改訂第3版

脳神経科学イラストレイテッド
――分子・細胞から実験技術まで

真鍋俊也（東京大学医科学研究所）
森　寿（富山大学大学院医学薬学研究部）
渡辺雅彦（北海道大学大学院医学研究科）
岡野栄之（慶應義塾大学医学部）
宮川　剛（藤田保健衛生大学総合医科学研究所）

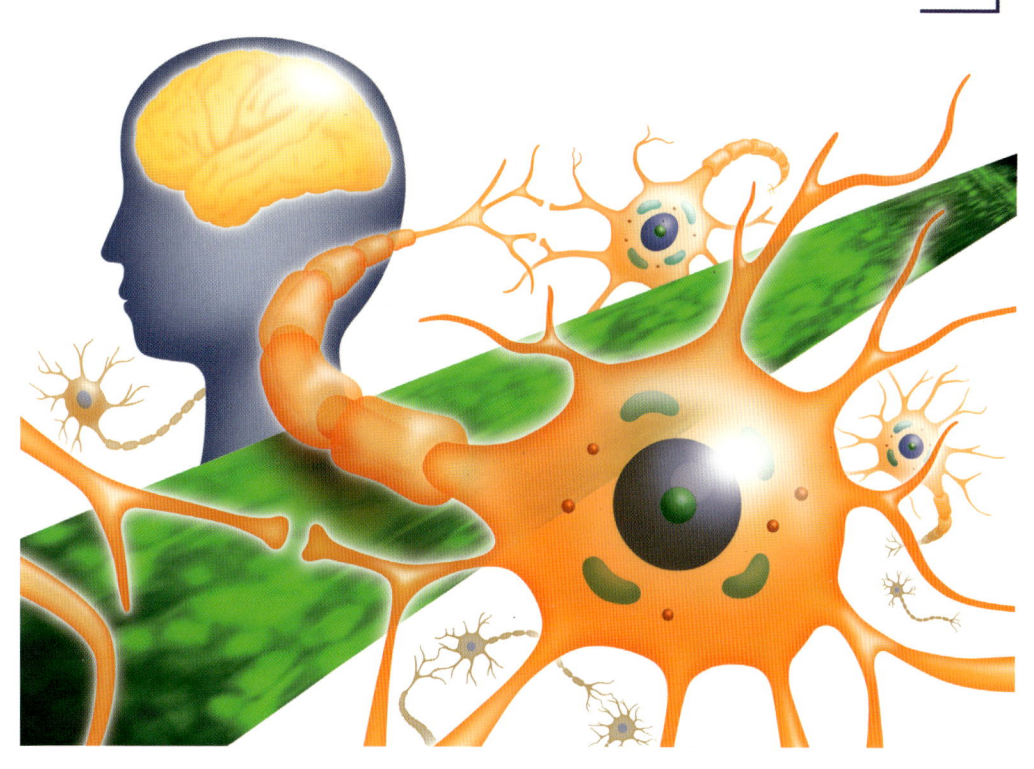

編集

羊土社
YODOSHA

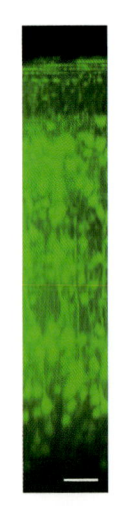

表紙写真：
マウス大脳皮質錐体細胞の
in vivo 2光子イメージング
⇒詳細は第8章－3 *in vivo* イメージング
（353ページ図8-14）を参照

【注意事項】本書の情報について
　本書に記載されている内容は，発行時点における最新の情報に基づき，正確を期するよう，執筆者，監修・編者ならびに出版社はそれぞれ最善の努力を払っております．しかし科学・医学・医療の進歩により，定義や概念，技術の操作方法や診療の方針が変更となり，本書をご使用になる時点においては記載された内容が正確かつ完全ではなくなる場合がございます．また，本書に記載されている企業名や商品名，URL等の情報が予告なく変更される場合もございますのでご了承ください．

改訂第3版　序

　2000年7月に「脳神経科学イラストレイテッド」の初版が発行されてから，すでに12年以上の歳月が流れた．その間，脳・神経科学の分野の発展は著しく，最新の知見を取り入れるべく，2006年3月には第2版を発刊したが，それから6年以上が経過し，この短期間のあいだにも，この分野は爆発的な発展を遂げ，今もその勢いは衰えることを知らない．そこで，今回，さらにアップデートするために第3版を出版することとなった．

　初版，第2版のいずれも，分子レベルから脳機能を解説する脳・神経科学分野の新しいタイプのサブテキストとして，大学生や大学院生など，幅広い読者から一定のご評価を得てきたことは自負しているところであるが，今回はそのような精神を受け継ぎながら，この分野の進展に対応すべく，その内容を大きく改訂することにした．そのため，まず，構成をかなり変更するとともに，新たな項目を加えた．最近大きく発展しつつあるES細胞およびiPS細胞については，神経分化や神経再生におけるそれらの役割を解説する項目を新たに設けた．また，高次脳機能として，聴覚と言語の項目を増やし，より広い領域をカバーできるようにした．さらに，研究手法として重要性が益々増している in vivo イメージングと光操作に関する項目を加えた．これまでの版に含まれていた項目についても最新の成果を盛り込むために，新たに図を作成したり，内容を大きく書きかえたりしたものもある．さらに，今回の改訂では，図を多色刷りにしたが，それにより図がより見やすくなり，内容がより理解しやすくなったのではないかと思う．本書が，脳・神経科学に興味をもたれる多くの読者に役立つことを期待するものである．

　それぞれの項目は，脳・神経科学の最先端で研究を進めておられる，ご多忙な先生方に執筆をお願いしたが，本書の趣旨をご理解いただき，快く執筆をお引き受けいただいたことに編者一同，心よりお礼申し上げる．また，最後に，第3版の編集に際しては，吉田雅博さん，冨塚達也さんをはじめとする羊土社の関係者のみなさまにお世話になったことに感謝する．

2013年2月

編者を代表して
真鍋俊也

初版　序

　脳神経科学は私たち自身の脳の機能を解明し，精神活動の機構を明らかにするとともに，痴呆や神経細胞死などの脳神経系の病気に対して治療法や予防法を開発し，また脳型の人工知能を開発しようとするなど，非常に広範な学問分野を含んでいる．私たちは普段あまり脳の働きを意識せずに思考や記憶や行動を行っている．この時，私たちの脳神経系の中ではどんな現象が起きているのであろうか？　神経伝達は基本的には電気的現象である事が明らかにされている．しかしながら，単純な電気的現象では私たちの脳の機能は説明できない．この脳神経系の機能と病態のしくみを明確に示すことが脳神経研究に与えられた課題である．人の脳には10^{11}個のオーダーの神経細胞が含まれている．脳神経系はこのように膨大な数の神経細胞と，その数十倍から成るグリア細胞から構成されている．さらに，各神経細胞は他の神経細胞と接続する数万に及ぶシナプスを介して神経回路網としての構造を保ちながら機能している．このことが脳神経系を複雑なものにしており，生物学研究の最後のフロンティアと言われているゆえんでもある．筆者の専門分野の分子生物学の立場からすれば，遺伝現象が相補的二重らせんのDNAとして，発生現象が転写制御因子であるホメオボックスとして，免疫現象が抗体や抗原受容体の遺伝子組換えとして，癌が細胞増殖シグナルにかかわる癌遺伝子として分子的に明らかにされたような明確さで，記憶や学習や情動や言語や思考などの精神現象が分子的に説明される日がくることを期待している．

　本書は脳神経系に興味をもつ大学生，大学院生あるいは専門外の研究者を対象とし，脳神経系の基礎から最前線の研究成果までわかりやすく解説することを心掛けて執筆された．従って，これから脳神経系の研究に本格的に取り組みたいと考えておられる方には，まとまりのある知識を得るうえで格好の書となるであろう．本書は8章から成るが，1章で脳神経系の基本単位である神経細胞について概説し，2章と3章で脳神経系の構造学的特徴と，構造形成の過程である神経系の発生と分化および神経回路網形成の機構について説明した．4章と5章では，神経伝達のしくみと，さまざまな神経伝達物質について紹介している．さらに，これらの基礎をふまえたうえで，6章で脳の高次機能，7章で脳神経系疾患の分子機構を紹介し，8章で現在の脳神経科学の方法論について執筆していただいた．筆者のような分子生物学を専門としてきた者が脳神経系の解説を書くように，分子生物学的立場からの解説が多いことも本書の特徴の1つになっている．本書を大いに活用していただくことが，われわれ編者の大きな喜びである．

　本書は，羊土社「実験医学」の一戸裕子編集長との会話の中で，ダイナミックに展開している脳神経科学の中で，初学者にもわかりやすいまとまりのあるサブテキストが必要との意見が一致して企画されたものであり，各章の執筆をお願いしました先生方は，現在も脳神経科学の最前線で研究を精力的に展開している方々であります．非常にご多忙な中で，本書の主旨をご理解くださり各章の執筆を快く引き受けていただきましたことに心からお礼申し上げます．制作にあたられた天野　幸氏，井出晶子氏をはじめとする羊土社の関係各位に感謝いたします．

2000年4月

編者を代表して

森　　寿

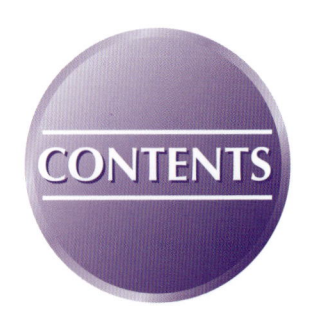

改訂第3版 脳神経科学イラストレイテッド
—分子・細胞から実験技術まで

CONTENTS

改訂第3版　序 ··· 真鍋俊也
初版　序 ··· 森　寿

巻頭アトラス
　脳の基本マップ ··· 渡辺雅彦
　電位・電流記録の基本 ··· 西崎知之

第1章　序論 （森　寿） 23

❶ 脳神経科学とは 24
1. 古代から現在までの歴史的背景
2. 脳神経研究は複合領域

❷ ニューロン説とシナプス伝達の概念 27
1. ニューロンと神経ネットワークの発見
2. 神経系の基本単位となるニューロンとグリア細胞
3. ニューロンの機能と機能的分類
4. シナプスの構造と機能
5. シナプス伝達と可塑性

❸ 脳機能の解明がもたらすもの 32
1. 可能性と問題点
2. 治療応用に向けて

第2章　脳の構造と機能 35

❶ 脳の概略 （渡辺雅彦） 36
1. 脳の構造と機能
2. 脳の構成細胞

❷ シナプスの構造と受容体 （重本隆一） 45
1. シナプスとは
2. シナプスの基本構造
3. 受容体の局在と機能
4. 受容体とその関連分子の動態

❸ スパインの動態と可塑性 （井ノ口 馨） 52
1. 樹状突起スパインの構造
2. シナプス可塑性とスパイン動態
3. 安定なスパインと不安定なスパイン
4. スパイン形態制御の分子機構

❹ 大脳新皮質 （玉巻伸章） 58
1. 全体像
2. 新皮質の層構造
3. 入出力
4. 情報処理
5. 白質の線維の配置

❺ 海馬 （石塚典生） ··· 63
- ❶ 海馬の構造
- ❷ 海馬体への入力
- ❸ 海馬体の内部回路
- ❹ 海馬体からの出力

❻ 嗅球 （森　憲作） ··· 71
- ❶ 主嗅覚系の神経経路
- ❷ 匂い分子の受容機構
- ❸ 嗅球の神経回路とその機能
- ❹ 嗅球と高次中枢

❼ 線条体 （藤山文乃） ··· 80
- ❶ 大脳基底核と線条体
- ❷ 線条体の解剖
- ❸ 線条体をめぐるネットワーク
- ❹ 線条体の新しい側面

❽ 小脳 （渡辺雅彦） ··· 86
- ❶ 小脳の構造
- ❷ 小脳のニューロンと神経回路

第3章　神経系の発生と分化　93

❶ 神経系の成り立ち－神経誘導とパターン形成 （岡本　仁） ··· 94
- ❶ 神経誘導現象
- ❷ 神経誘導の分子機構
- ❸ 神経系の前後軸に沿った分化
- ❹ 神経系の部域特異化の概要
- ❺ 後脳の菱脳節の特異化
- ❻ 前脳の部域特異化
- ❼ 背腹軸に沿ったニューロンの分化
- ❽ 二次誘導作用による中脳・後脳境界部と前脳の部域特異化
- ❾ 複数の分泌性シグナルの協同作用によるニューロンの分化
- ❿ 運動ニューロンのサブタイプ特異化

❷ 多能性幹細胞からの神経分化 （佐野坂　司，中島欽一） ··· 105
- ❶ ES細胞からの神経誘導
- ❷ ES細胞の問題点
- ❸ iPS細胞とは
- ❹ iPS細胞の樹立
- ❺ iPS細胞の分化能
- ❻ iPS細胞の医療応用
  －ヒトiPS細胞由来神経幹細胞の移植
- ❼ ダイレクト・リプログラミング
- ❽ リプログラミング技術の可能性

❸ ニューロンとグリアの分化 （鹿川哲史，田賀哲也） ··· 113
- ❶ 神経幹細胞
- ❷ ニューロンとグリア細胞の分化促進因子
- ❸ 神経幹細胞からニューロン・グリア分化の方向性を規定するエピゲノム修飾

❹ 神経細胞の移動と皮質の構築 （山川眞以，田畑秀典，仲嶋一範） ························· 120
- ❶ 大脳皮質の正常発生
- ❷ リーリンとその関連分子
- ❸ 大脳皮質の発生と進化

❺ 成長円錐の走行制御と神経回路形成 （玉田篤史，村上富士夫） ························· 130
- ❶ 軸索の伸長および経路選択
- ❷ 標的の選択およびシナプス形成
- ❸ 神経回路の修正

❻ 神経発達と臨界期 （吉井　聡） ··· 137
- ❶ 生後初期のシナプス形成
- ❷ 視覚系の発達におけるグルタミン酸シナプスの変化
- ❸ 臨界期およびその終了

第4章　神経系の再生　143

❶ 成体脳室下帯におけるニューロン新生 （澤本和延） ··· 144
- ❶ 神経幹細胞とは
- ❷ 成体脳の脳室下帯におけるニューロンの新生
- ❸ 成体ニューロン新生の制御機構
- ❹ 神経再生への応用の試み

❷ 成体脳海馬におけるニューロン新生 （久恒辰博）·········149
- 1 大人の海馬におけるニューロン新生
- 2 成体神経幹細胞から新生ニューロンへ
- 3 成体海馬でのニューロン新生を調節する仕組み
- 4 海馬ニューロン新生を活用した神経再生戦略

❸ 神経再生と細胞治療 （髙橋 淳）·········154
- 1 移植治療の試み―パーキンソン病を中心に
- 2 胎児中脳細胞移植
- 3 ES細胞, iPS細胞を用いたニューロン移植
- 4 臨床応用に向けて

❹ 脊髄損傷後の軸索再生制御機構の解明と軸索再生促進へのストラテジー
（金子慎二郎, 戸山芳昭, Zhigang He, 岡野栄之, 中村雅也）·········162
- 1 背景
- 2 軸索再生制御機構の解明の手がかり
- 3 extrinsic factor としての軸索再生阻害因子とそのシグナル伝達のメカニズムの解明
- 4 ニューロンの軸索側の intrinsic な growth ability の制御機構の解明
- 5 今後の課題・展望

第5章 神経伝達とシナプス可塑性の仕組み　169

❶ シナプス伝達 （山口和彦）·········170
- 1 神経伝達物質の開口放出
- 2 シナプス後電位の発生

❷ シナプス可塑性－長期増強：LTP/長期抑圧：LTD （小林静香, 真鍋俊也）·········177
- 1 シナプス可塑性とは
- 2 海馬CA1領域におけるLTPの特性
- 3 LTPの分子機序－シナプス後性LTPとシナプス前性LTP
- 4 長期抑圧（LTD）
- 5 おわりに

❸ 電位依存性チャネル （若森 実, 三木崇史, 中尾章人, 高田宜則, 森 泰生）·········185
- 1 電位依存性 Ca^{2+} チャネル
- 2 電位依存性 Na^+ チャネル
- 3 電位依存性 K^+ チャネル

❹ 神経伝達物質と受容体 （森 寿）·········193
- 1 神経伝達物質の生理機能
- 2 受容体
- 3 おわりに

❺ 神経栄養因子 （武井延之）·········200
- 1 ニューロトロフィン（neurotrophin）
- 2 ニューロトロフィン受容体 Trk
- 3 ニューロトロフィンの作用
- 4 プロ-ニューロトロフィン（pro-neurotrophin）
- 5 神経栄養因子受容体からのシグナル伝達
- 6 神経栄養因子と疾患

第6章 脳の高次機能　207

❶ 視覚 （佐藤宏道, 内藤智之, 七五三木 聡）·········208
- 1 眼球
- 2 網膜（retina）
- 3 外側膝状体（lateral geniculate nucleus）
- 4 一次視覚野（primary visual cortex）
- 5 視覚前野（prestriate cortex）
- 6 背側経路と腹側経路

❷ 聴覚 （山口聡一郎, 日比野 浩）·········218
- 1 蝸牛での音の受容
- 2 聴覚神経経路
- 3 音源定位
- 4 聴覚皮質と聴覚関連領域の働き

CONTENTS

- ❸ **嗅覚** (椛　秀人) 229
  - ① 個体認知の機能的な意義
  - ② 個性をコードする匂い遺伝子
  - ③ 鋤鼻系
  - ④ 鋤鼻系における個性のコーディング
- ❹ **運動におけるパターン生成の神経機構** (柳原　大) 235
  - ① 歩行運動に関わる神経制御系
  - ② 歩行運動中に加えられた外乱に対する適応
  - ③ 歩行の適応制御の数理的モデル
  - ④ 運動のパターン化の役割
- ❺ **情動，動機づけ** (小川園子) 242
  - ① 情動の脳神経機構
  - ② 恐怖
  - ③ 攻撃行動
  - ④ 性行動
- ❻ **記憶と学習** (遠藤昌吾) 249
  - ① 記憶の分類
  - ② 学習の分類
  - ③ 健忘症と記憶
  - ④ 記憶の座
  - ⑤ 記憶の分子機構の解明
- ❼ **遺伝子と行動** (宮川　剛, 高雄啓三) 258
  - ① 行動の傾向は遺伝するのか？
  - ② 行動の遺伝の仕方
  - ③ 遺伝子特定の研究法
- ❽ **言語** (内藤　泰) 269
  - ① 音声言語の認知
  - ② 聴覚障害の言語への影響

第7章　神経・精神疾患の分子機構　　277

- ❶ **統合失調症** (西川　徹) 278
  - ① 統合失調症の臨床的・生物学的特徴
  - ② 神経伝達障害
  - ③ 分子遺伝学的解析
  - ④ 神経回路異常と神経発達障害仮説
- ❷ **気分障害** (加藤忠史) 287
  - ① 気分障害とは
  - ② うつ病
  - ③ 双極性障害
- ❸ **発達障害-自閉症スペクトラムとADHD** (加藤進昌) 293
  - ① 自閉症スペクトラム（ASD）
  - ② ASDの分子遺伝学
  - ③ ASDの神経生理学的研究
  - ④ 成人ASDの視線計測と画像研究
  - ⑤ 遺伝子研究と脳画像研究をつなぐために
  - ⑥ ADHDをめぐって
  - ⑦ ADHDの分子ターゲット
  - ⑧ ADHDの病態メカニズムが教えるもの
- ❹ **ALSなど運動ニューロン病** (山下博史, 髙橋良輔) 300
  - ① 家族性ALSとその原因遺伝子
  - ② TDP-43 proteinopathyとしての疾患概念の確立
  - ③ ALSの発症機序
  - ④ 運動ニューロン死に対する治療への可能性
- ❺ **アルツハイマー病** (西道隆臣) 312
  - ① アルツハイマー病の定義
  - ② アルツハイマー病のカスケード
  - ③ Aβの生成
  - ④ Aβの分解
  - ⑤ 危険因子としての補体系
  - ⑥ Aβワクチン
  - ⑦ 今後の課題
- ❻ **パーキンソン病** (伊藤弦太, 岩坪　威) 319
  - ① 細胞障害物質
  - ② 遺伝要因と細胞変性機序
  - ③ ドーパミンニューロンの生存維持機構とパーキンソン病の治療

❼ ポリグルタミン病 （垣塚　彰） ... 327
1. 神経変性疾患に共通する性質
2. CAG リピートの伸長
3. ポリグルタミン病
4. 毒性タンパク質断片仮説
5. 論点
6. 挑戦

第8章 さまざまな実験手法　335

❶ 電気生理学的手法 （西崎知之，菅野武史） ... 336
1. 集合シナプス活動測定
2. 多重空間的シナプス活動測定
3. 単一ニューロン活動測定
4. シングルチャネル測定

❷ 細胞培養と遺伝子導入 （林　康紀） ... 344
1. 細胞培養
2. 遺伝子導入法

❸ in vivo イメージング （喜多村和郎） ... 351
1. 背景
2. 2 光子励起観察法の原理と特徴
3. in vivo 2 光子イメージングの実際
4. in vivo 2 光子イメージングの応用例
5. その他の in vivo イメージング法

❹ 光操作 （松崎政紀） ... 359
1. ChR2 による細胞活動の光誘導
2. HR，BR による細胞活動の光抑制
3. 細胞内シグナル伝達の光操作
4. 遺伝子導入法
5. 光照射法

❺ Functional MRI （中田　力） ... 365
1. 歴史的背景
2. 原理
3. 実践
4. 正当性のある fMRI の施行をめざして

❻ 遺伝子操作マウス （﨑村建司） ... 376
1. トランスジェニック動物
2. ノックアウトマウス
3. 遺伝子改変マウスを用いた脳研究の今後

❼ 網羅的解析 （戸田年総） ... 383
1. トランスクリプトーム解析とプロテオーム解析
2. 網羅的解析のための分離技術
3. 網羅的解析における定量的な比較分析技術
4. 網羅的解析におけるタンパク質の同定技術

索引　390

執筆者一覧

【編集】

真鍋俊也	東京大学医科学研究所基礎医科学部門神経ネットワーク分野
森　寿	富山大学大学院医学薬学研究部分子神経科学講座
渡辺雅彦	北海道大学大学院医学研究科解剖発生学分野
岡野栄之	慶應義塾大学医学部生理学教室
宮川　剛	藤田保健衛生大学総合医科学研究所システム医科学研究部門

【執筆者】（50音順）

石塚典生	東京都医学総合研究所
伊藤弦太	東京大学大学院医学系研究科脳神経医学専攻神経病理学分野
井ノ口馨	富山大学大学院医学薬学研究部（医学）生化学講座
岩坪　威	東京大学大学院医学系研究科脳神経医学専攻神経病理学分野
遠藤昌吾	東京都老人総合研究所老化脳神経科学研究チーム
岡野栄之	慶應義塾大学医学部生理学教室
岡本　仁	理化学研究所脳科学総合研究センター発生遺伝子制御研究チーム
小川園子	筑波大学人間系行動神経内分泌学研究室
鹿川哲史	東京医科歯科大学難治疾患研究所幹細胞制御分野
垣塚　彰	京都大学大学院生命科学研究科高次生命科学専攻
加藤忠史	理化学研究所脳科学総合研究センター精神疾患動態研究チーム
加藤進昌	昭和大学附属烏山病院
金子慎二郎	国立病院機構村山医療センター整形外科
椛　秀人	高知大学医学部生理学講座
菅野武史	兵庫医科大学生理学講座生体情報部門
喜多村和郎	東京大学大学院医学系研究科機能生物学専攻
小林静香	東京大学医科学研究所基礎医科学部門神経ネットワーク分野
西道隆臣	理化学研究所脳科学総合研究センター神経蛋白制御研究チーム
﨑村建司	新潟大学脳研究所細胞神経生物学分野
佐藤宏道	大阪大学大学院医学系研究科認知行動科学教室
佐野坂司	奈良先端科学技術大学院大学バイオサイエンス研究科分子神経分化制御研究室
澤本和延	名古屋市立大学大学院医学研究科再生医学分野
重本隆一	自然科学研究機構生理学研究所脳形態解析研究部門
七五三木聡	大阪大学大学院医学系研究科認知行動科学教室
高雄啓三	自然科学研究機構生理学研究所行動・代謝分子解析センター行動様式解析室
高田宜則	京都大学大学院工学研究科合成・生物化学専攻
田賀哲也	東京医科歯科大学難治疾患研究所幹細胞制御分野
髙橋　淳	京都大学iPS細胞研究所臨床応用研究部門
髙橋良輔	京都大学大学院医学研究科脳病態生理学講座
武井延之	新潟大学脳研究所分子神経生物学
田畑秀典	愛知県心身障害者コロニー発達障害研究所神経制御学部臨床薬理学
玉田篤史	新潟大学研究推進機構超域学術院／新潟大学大学院医歯学総合研究科分子細胞機能学分野
玉巻伸章	熊本大学大学院生命科学研究部脳回路構造学
戸田年総	横浜市立大学先端医学研究センター
戸山芳昭	慶應義塾大学医学部整形外科
内藤智之	大阪大学大学院医学系研究科認知行動科学教室
内藤　泰	神戸市立医療センター中央市民病院耳鼻咽喉科
中尾章人	京都大学大学院工学研究科合成・生物化学専攻
仲嶋一範	慶應義塾大学医学部解剖学教室
中島欽一	奈良先端科学技術大学院大学バイオサイエンス研究科分子神経分化制御研究室
中田　力	新潟大学脳研究所統合脳機能研究センター
中村雅也	慶應義塾大学医学部整形外科
西川　徹	東京医科歯科大学大学院医歯学総合研究科精神行動医科学分野
西崎知之	兵庫医科大学生理学講座生体情報部門
林　康紀	理化学研究所脳科学総合研究センター
久恒辰博	東京大学大学院新領域創成科学研究科先端生命科学専攻
日比野浩	新潟大学大学院医歯学総合研究科分子生理学分野
藤山文乃	同志社大学大学院脳科学研究科神経回路形態部門
松崎政紀	自然科学研究機構基礎生物学研究所光脳回路研究部門
真鍋俊也	東京大学医科学研究所基礎医科学部門神経ネットワーク分野
三木崇史	同志社大学生命医科学部医生命システム学科神経生理学教室
宮川　剛	藤田保健衛生大学総合医科学研究所システム医科学研究部門
村上富士夫	大阪大学大学院生命機能研究科脳神経工学講座
森　憲作	東京大学大学院医学系研究科細胞分子生理学分野
森　寿	富山大学大学院医学薬学研究部分子神経科学講座
森　泰生	京都大学大学院工学研究科合成・生物化学専攻
柳原　大	東京大学大学院総合文化研究科・生命環境科学系
山川眞以	慶應義塾大学医学部解剖学教室
山口和彦	理化学研究所脳科学総合研究センター運動学習制御研究チーム
山口聡一郎	新潟大学大学院医歯学総合研究科分子生理学分野（現：北海道大学大学院獣医学研究科比較形態機能学講座薬理学教室）
山下博史	京都大学大学院医学研究科脳病態生理学講座
吉井　聡	Department of Brain and Cognitive Sciences, McGovern Institute for Brain Research, Massachusetts Institute of Technology
若森　実	東北大学大学院歯学研究科口腔生物学講座歯科薬理学分野
渡辺雅彦	北海道大学大学院医学研究科解剖発生学分野
Zhigang He	ハーバード大学医学部ボストン小児病院

巻頭アトラス　脳の基本マップ

　本書を読む際に，具体的なイメージをもって理解が進むように「巻頭アトラス」を設けました．「脳の基本マップ」ではヒトとマウスの脳の構造を，「電位・電流記録の基本」では膜電位を計測する手法をご紹介しています．

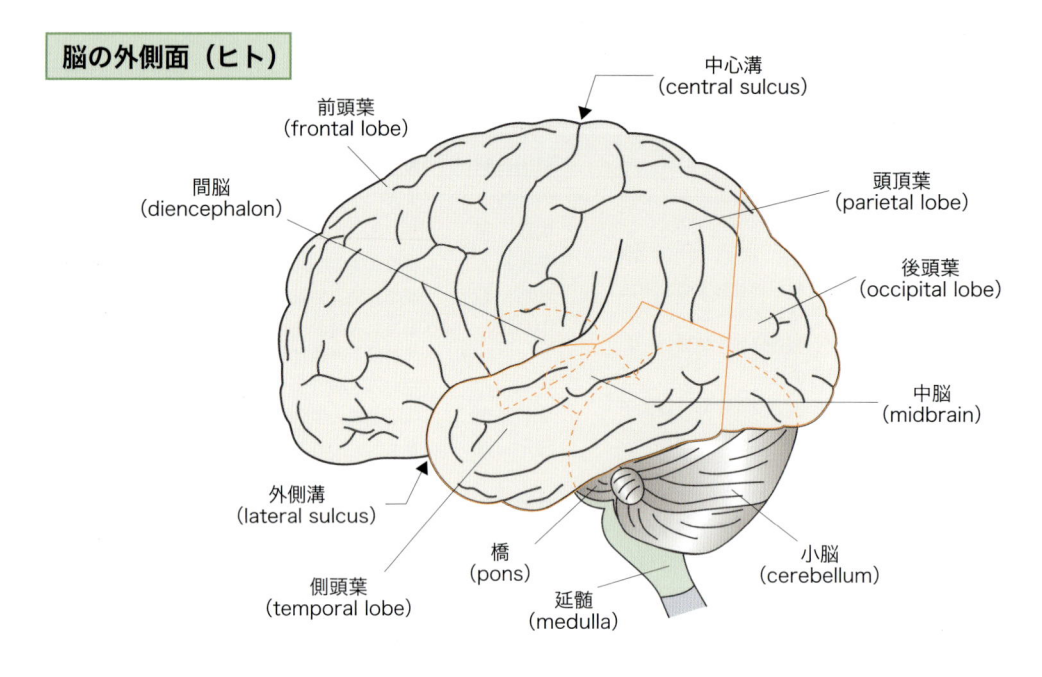

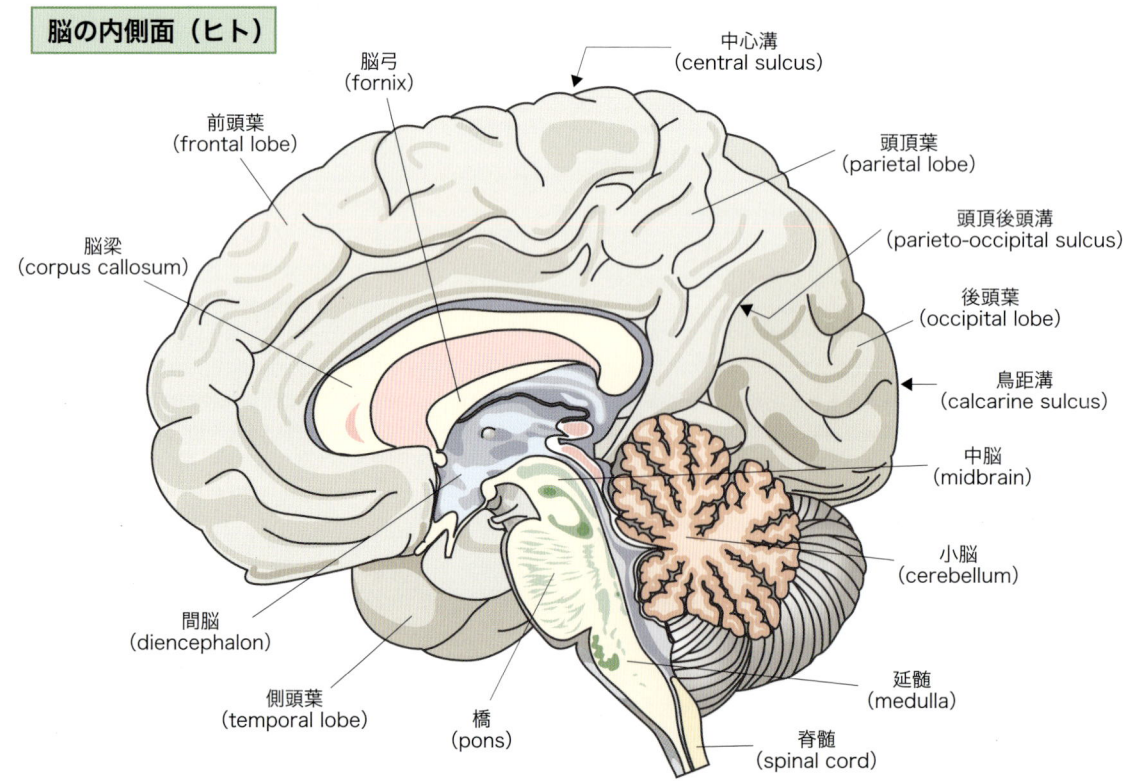

脳の外側面（ヒト）

- 前頭葉（frontal lobe）
- 中心溝（central sulcus）
- 頭頂葉（parietal lobe）
- 後頭葉（occipital lobe）
- 間脳（diencephalon）
- 中脳（midbrain）
- 外側溝（lateral sulcus）
- 側頭葉（temporal lobe）
- 橋（pons）
- 延髄（medulla）
- 小脳（cerebellum）

脳の内側面（ヒト）

- 脳弓（fornix）
- 中心溝（central sulcus）
- 前頭葉（frontal lobe）
- 頭頂葉（parietal lobe）
- 頭頂後頭溝（parieto-occipital sulcus）
- 脳梁（corpus callosum）
- 後頭葉（occipital lobe）
- 鳥距溝（calcarine sulcus）
- 中脳（midbrain）
- 小脳（cerebellum）
- 間脳（diencephalon）
- 延髄（medulla）
- 側頭葉（temporal lobe）
- 橋（pons）
- 脊髄（spinal cord）

大脳の前頭断（ヒト）

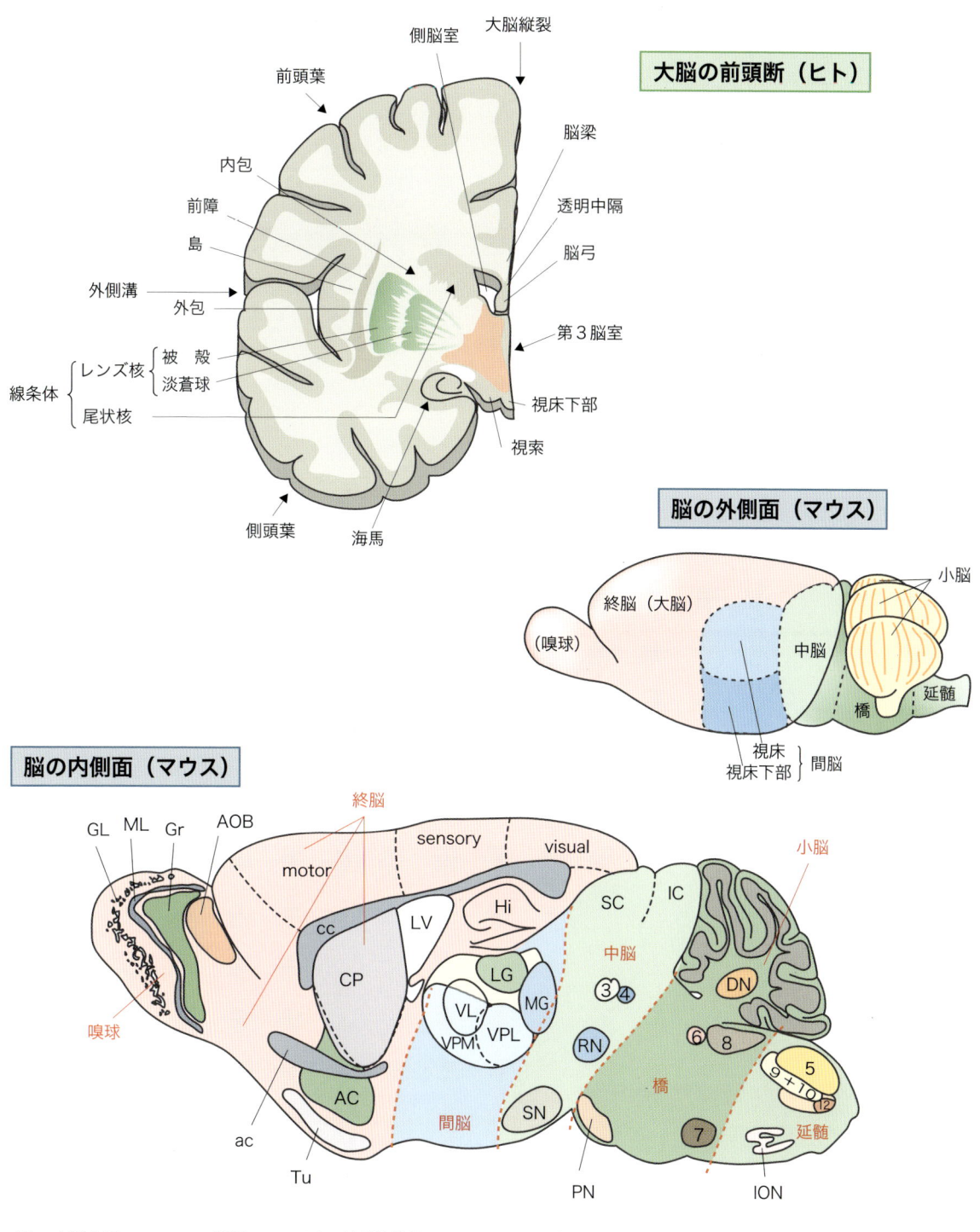

主要構造：前頭葉、側脳室、大脳縦裂、脳梁、透明中隔、脳弓、第3脳室、視床下部、視索、海馬、側頭葉、外側溝、外包、島、前障、内包

線条体
- レンズ核｛被殻、淡蒼球｝
- 尾状核

脳の外側面（マウス）

終脳（大脳）、（嗅球）、中脳、小脳、橋、延髄、視床、視床下部｝間脳

脳の内側面（マウス）

終脳、小脳、中脳、間脳、橋、延髄、嗅球

GL	糸球体層
ML	僧帽細胞層
Gr	顆粒細胞層
AOB	副嗅球
motor	運動野
sensory	感覚野
visual	視覚野
cc	脳梁
CP	線条体
LV	側脳室
ac	前交連
AC	側坐核
Tu	嗅結節
Hi	海馬
LG	外側膝状体
VL	外側腹側核
VPM	後内側腹側核
VPL	後外側腹側核
MG	内側膝状体
SC	上丘
IC	下丘
RN	赤核
SN	黒質
3	動眼神経核
4	滑車神経核
DN	小脳核
PN	橋核
6	外転神経核
7	顔面神経核
8	前庭神経核
ION	下オリーブ核
5	三叉神経脊髄路核
9+10	迷走神経背側運動核，孤束核，下唾液核
12	舌下神経核

数字は脳神経核の位置を示す

巻頭アトラス 脳の基本マップ

大脳皮質（体性感覚野）

ヒトの体性感覚野

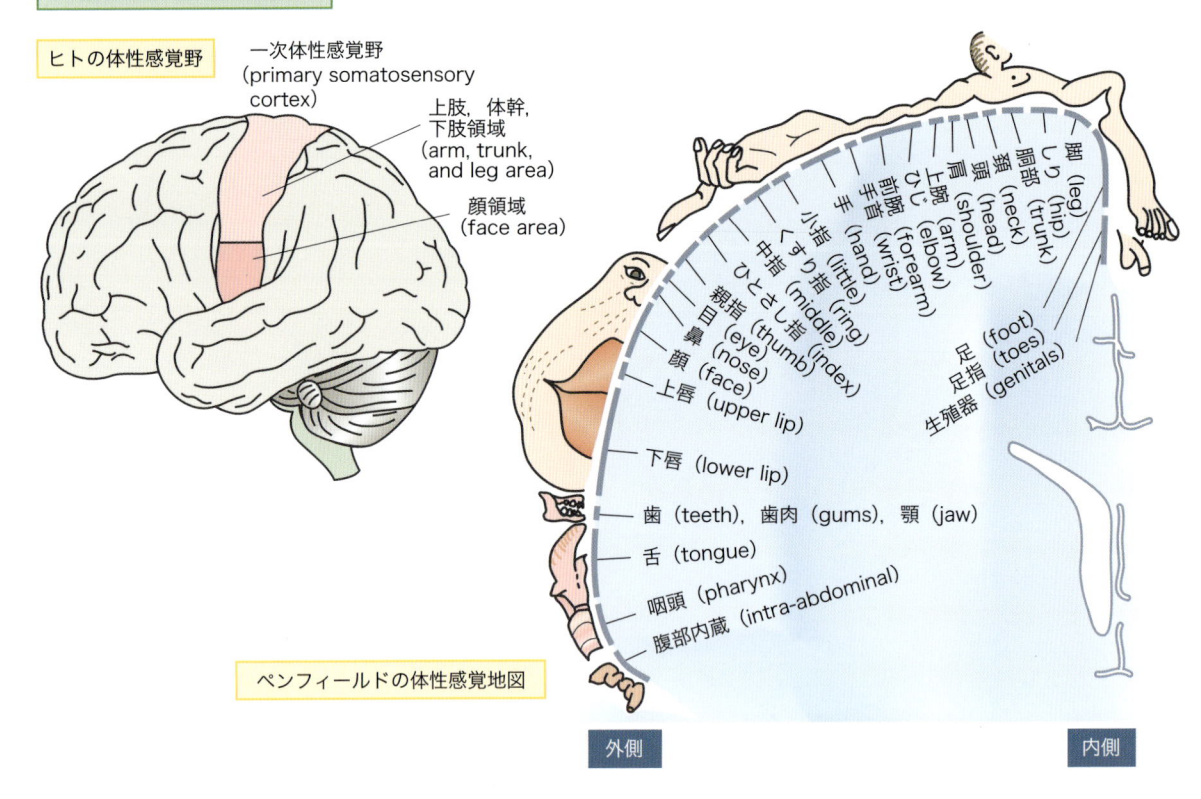

一次体性感覚野 (primary somatosensory cortex)
上肢, 体幹, 下肢領域 (arm, trunk, and leg area)
顔領域 (face area)

ペンフィールドの体性感覚地図

- 歯 (leg)
- しり (hip)
- 胴部 (trunk)
- 頸 (neck)
- 頭 (head)
- 肩 (shoulder)
- 上腕 (arm)
- 前腕 (forearm)
- 手首 (wrist)
- 手 (hand)
- 小指 (little)
- くすり指 (ring)
- 中指 (middle)
- ひとさし指 (index)
- 親指 (thumb)
- 目 (eye)
- 鼻 (nose)
- 顔 (face)
- 上唇 (upper lip)
- 下唇 (lower lip)
- 歯 (teeth), 歯肉 (gums), 顎 (jaw)
- 舌 (tongue)
- 咽頭 (pharynx)
- 腹部内蔵 (intra-abdominal)
- 足 (foot)
- 足指 (toes)
- 生殖器 (genitals)

外側　　内側

齧歯類の体性感覚野の脳地図（バレル皮質）

顔面の洞毛（whisker）に対応するバレル構造

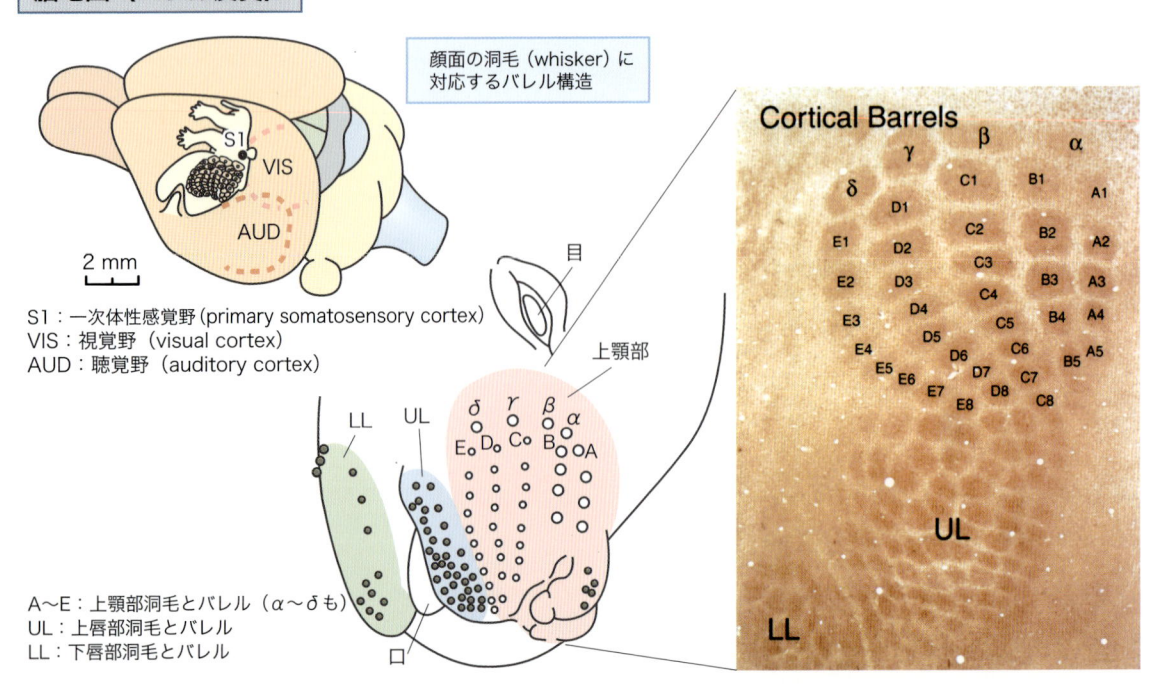

2 mm

S1：一次体性感覚野 (primary somatosensory cortex)
VIS：視覚野 (visual cortex)
AUD：聴覚野 (auditory cortex)

A〜E：上顎部洞毛とバレル（α〜δも）
UL：上唇部洞毛とバレル
LL：下唇部洞毛とバレル

Cortical Barrels

UL
LL

ヒト脳幹（小脳を中心として）

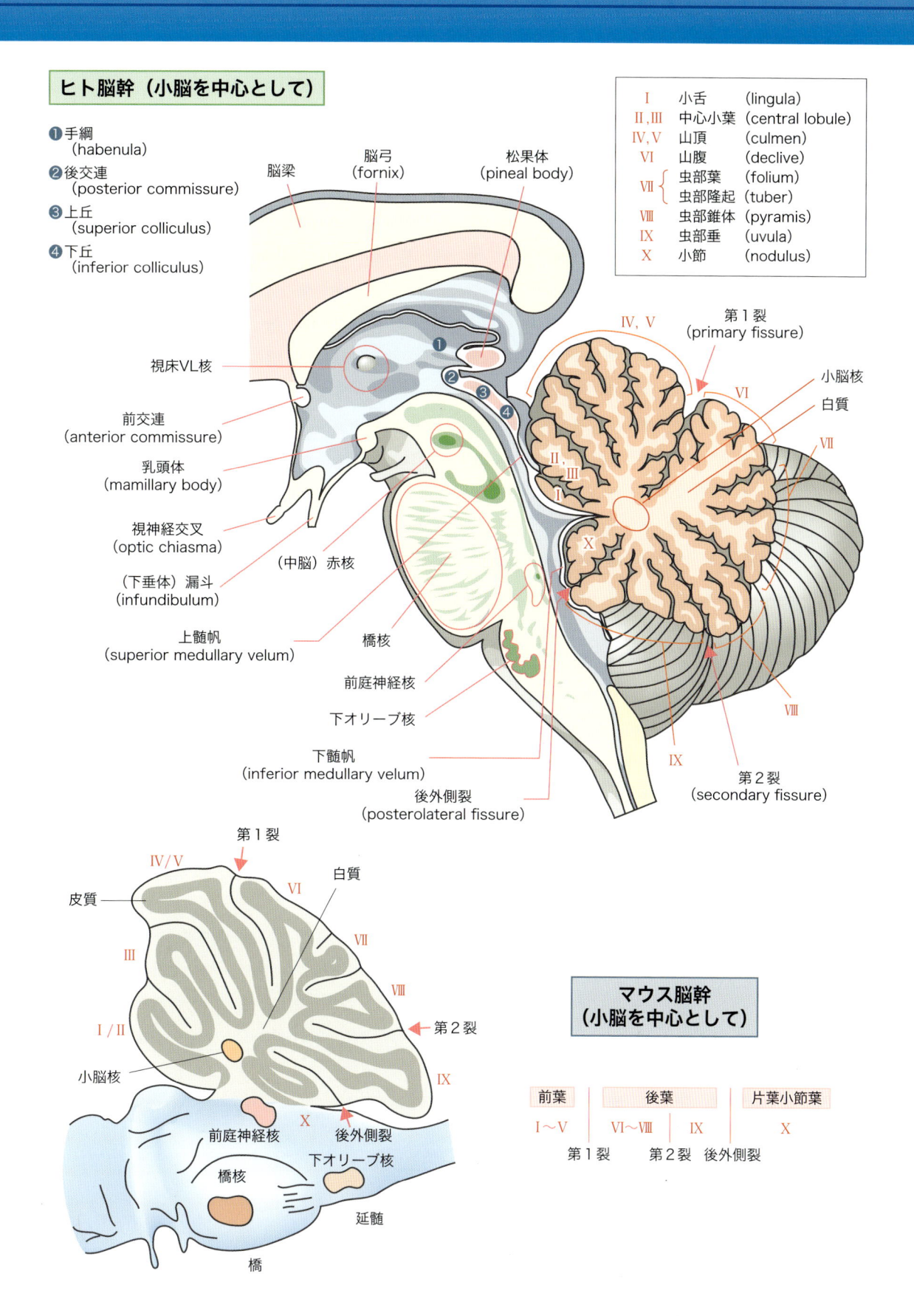

❶ 手綱 (habenula)
❷ 後交連 (posterior commissure)
❸ 上丘 (superior colliculus)
❹ 下丘 (inferior colliculus)

I	小舌	(lingula)
II, III	中心小葉	(central lobule)
IV, V	山頂	(culmen)
VI	山腹	(declive)
VII	虫部葉	(folium)
	虫部隆起	(tuber)
VIII	虫部錐体	(pyramis)
IX	虫部垂	(uvula)
X	小節	(nodulus)

脳梁
脳弓 (fornix)
松果体 (pineal body)
第1裂 (primary fissure)
小脳核
白質
視床VL核
前交連 (anterior commissure)
乳頭体 (mamillary body)
視神経交叉 (optic chiasma)
（下垂体）漏斗 (infundibulum)
上髄帆 (superior medullary velum)
（中脳）赤核
橋核
前庭神経核
下オリーブ核
下髄帆 (inferior medullary velum)
後外側裂 (posterolateral fissure)
第2裂 (secondary fissure)

第1裂
白質
皮質
小脳核
前庭神経核
後外側裂
下オリーブ核
橋核
延髄
橋
第2裂

マウス脳幹（小脳を中心として）

前葉	後葉	片葉小節葉
I〜V	VI〜VIII　IX	X
第1裂	第2裂　後外側裂	

巻頭アトラス 脳の基本マップ

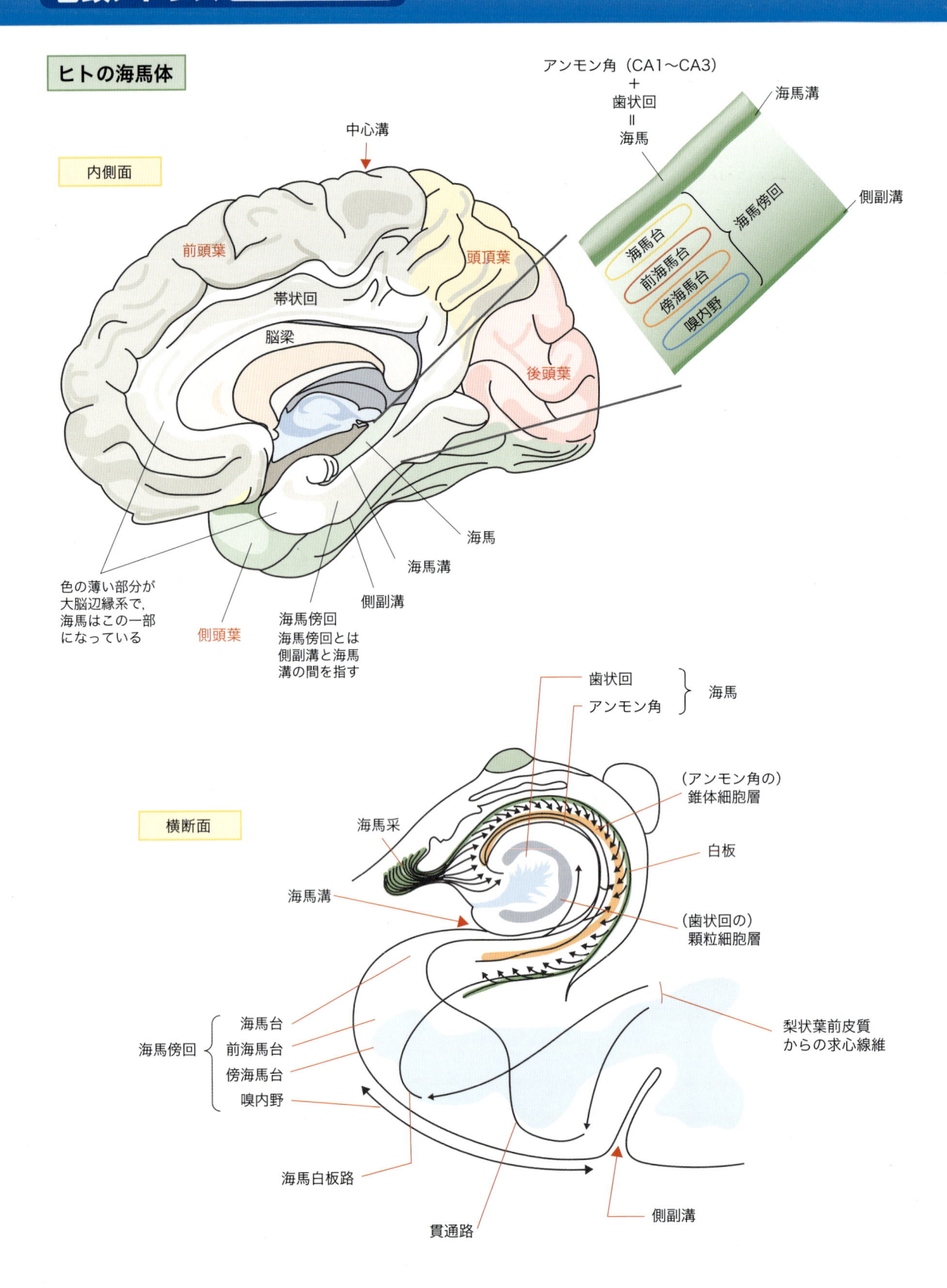

ヒトの海馬体

内側面

アンモン角（CA1〜CA3）＋歯状回＝海馬

海馬溝
側副溝
海馬傍回
海馬台
前海馬台
傍海馬台
嗅内野

中心溝
前頭葉
頭頂葉
帯状回
脳梁
後頭葉
海馬
海馬溝
側副溝
側頭葉
海馬傍回
海馬傍回とは側副溝と海馬溝の間を指す

色の薄い部分が大脳辺縁系で，海馬はこの一部になっている

横断面

歯状回
アンモン角
｝海馬

（アンモン角の）錐体細胞層
白板
（歯状回の）顆粒細胞層
梨状葉前皮質からの求心線維

海馬采
海馬溝

海馬傍回
海馬台
前海馬台
傍海馬台
嗅内野

海馬白板路
貫通路
側副溝

マウスの海馬体

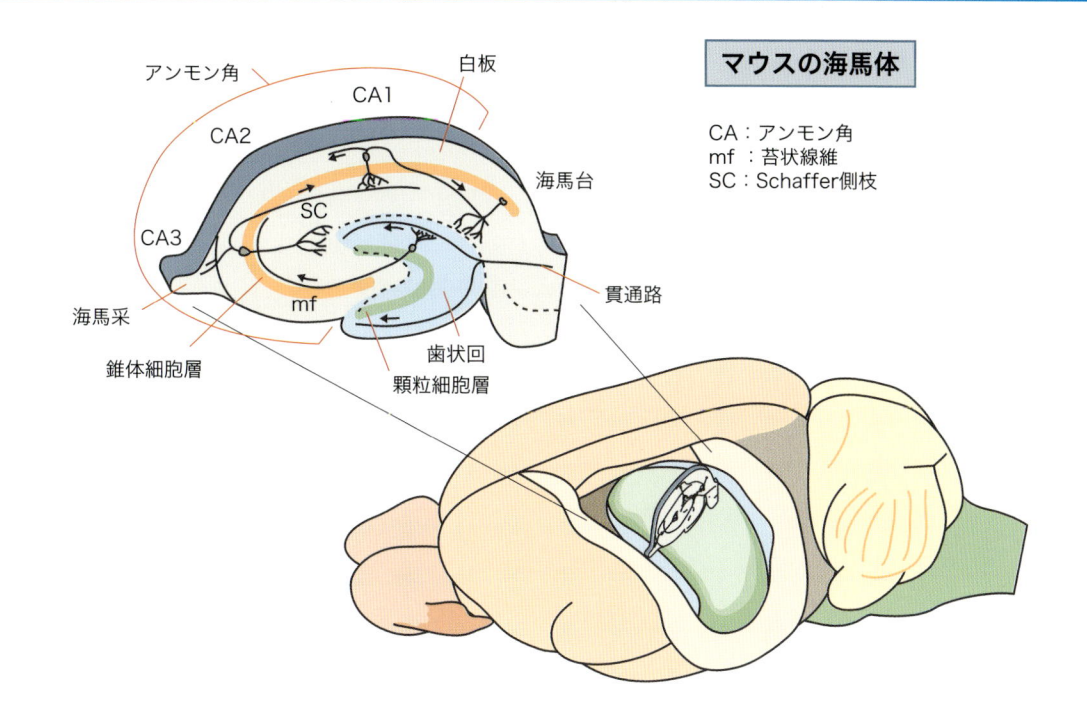

CA：アンモン角
mf：苔状線維
SC：Schaffer側枝

- アンモン角
  - CA1
  - CA2
  - CA3
- 白板
- 海馬台
- SC
- mf
- 貫通路
- 海馬采
- 錐体細胞層
- 歯状回
- 顆粒細胞層

脳の構成細胞：ニューロンとグリア
（神戸大学医学部・寺島俊雄教授の講義資料「解剖学講義ノート」を元に作成）

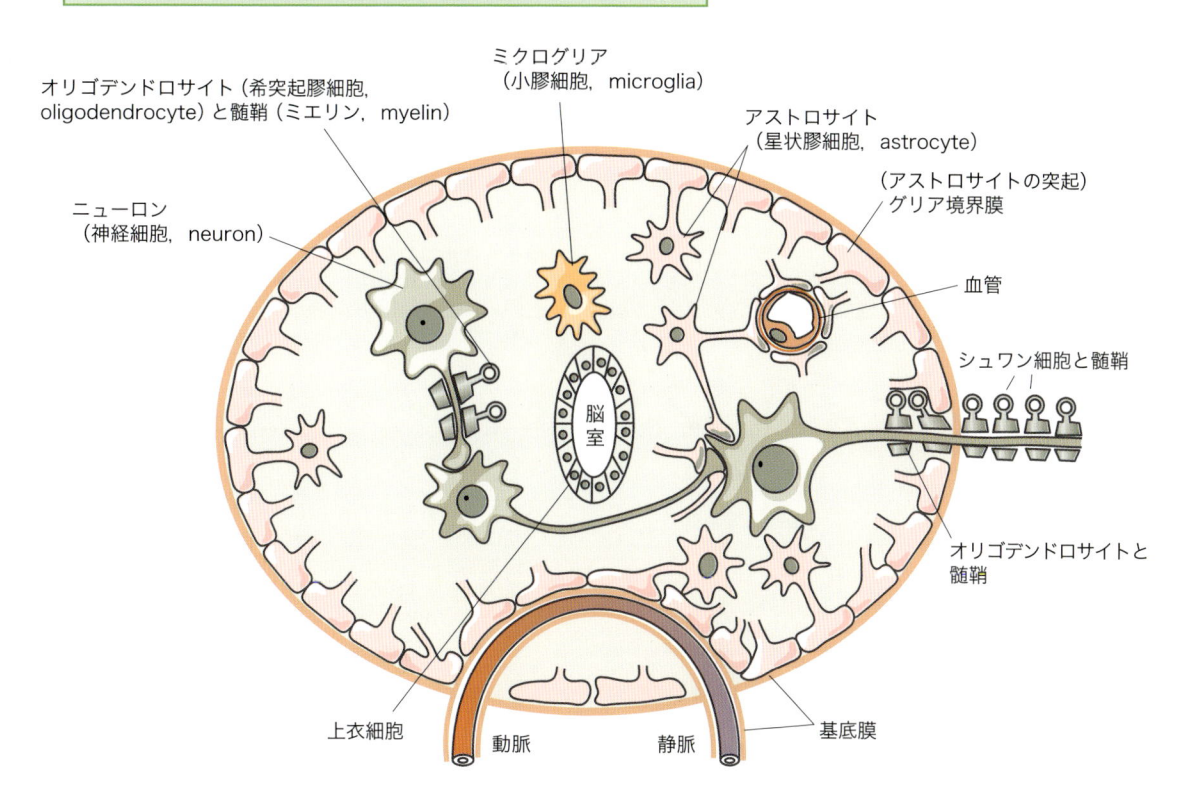

- オリゴデンドロサイト（希突起膠細胞, oligodendrocyte）と髄鞘（ミエリン, myelin）
- ミクログリア（小膠細胞, microglia）
- アストロサイト（星状膠細胞, astrocyte）
- （アストロサイトの突起）グリア境界膜
- ニューロン（神経細胞, neuron）
- 血管
- シュワン細胞と髄鞘
- 脳室
- オリゴデンドロサイトと髄鞘
- 上衣細胞
- 動脈
- 静脈
- 基底膜

巻頭アトラス　電位・電流記録の基本

単一チャネル（single channel）

記録

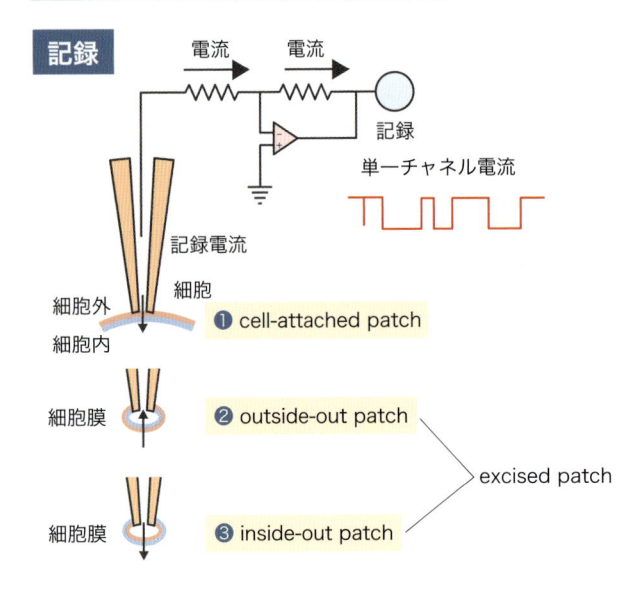

単一チャネルを記録するには，次の3つの方法がある．

❶ cell-attached patch
細胞の細胞膜にパッチする
※パッチ電極は細胞外と交通している

❷ outside-out patch
cell-attached patch完成後，パッチ電極部の細胞膜を破りwhole-cell patch-clampモードに移行させ，続いてパッチ電極を引き上げることにより，細胞膜の断片を切除する
※パッチ電極は細胞内と交通している

❸ inside-out patch
cell-attached patch完成後，パッチ電極を引き上げることにより，細胞膜の断片を切除する
※パッチ電極は細胞外と交通している

なお，❷，❸を合わせて，excised patchという．

※記録図に関して，一般的に，陽イオンがパッチ電極内に向かう方向（陰イオンがパッチ電極外に向かう方向）を下向きにしている

解析

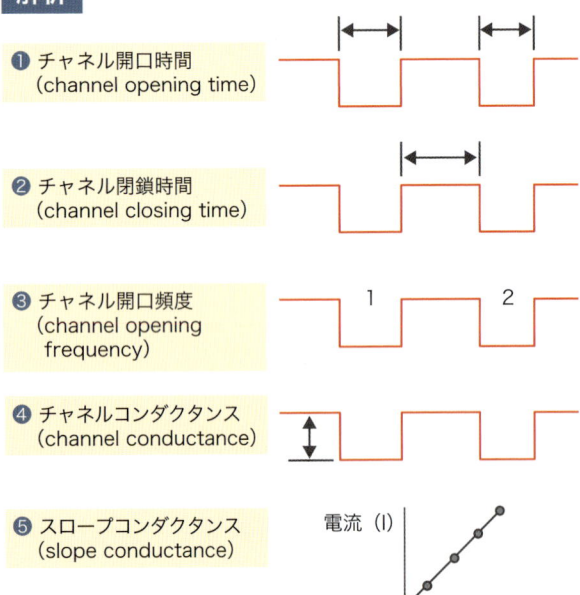

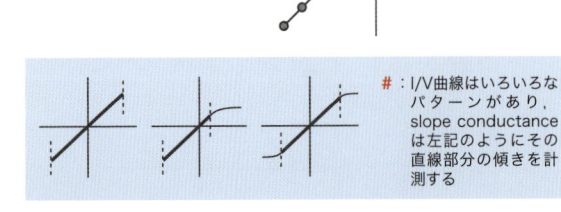

❶ チャネル開口時間（channel opening time）
チャネルの開いている時間を測定する

❷ チャネル閉鎖時間（channel closing time）
チャネルの閉じている時間を測定する

❸ チャネル開口頻度（channel opening frequency）
チャネルが一定時間内に開く回数を測定する

❹ チャネルコンダクタンス（channel conductance）
開口したチャネルを通過するイオンの量（電流振幅）を測定する

❺ スロープコンダクタンス（slope conductance）
patch-clamp完成後，保持電位（holding potential）を変化させ（例えば，−100mVから+100mVまで+20mVのステップで変化させる），それぞれ電位で得られる単一チャネルの電流振幅を測定する．横軸に電位（保持電位），縦軸に電流をとり，電流/電位相関曲線［current (I) / voltage (V) relation］を作成し，その直線部分の傾き（slope conductance）を計算する#

#：I/V曲線はいろいろなパターンがあり，slope conductanceは左記のようにその直線部分の傾きを計測する

※slope conductance＝I/V＝1/R（抵抗）．したがって，slope conductanceは「チャネルのイオン透過度」の指標であり，値が高い（抵抗が低い）ほどイオンが通りやすい

全細胞電流（whole-cell membrane current）

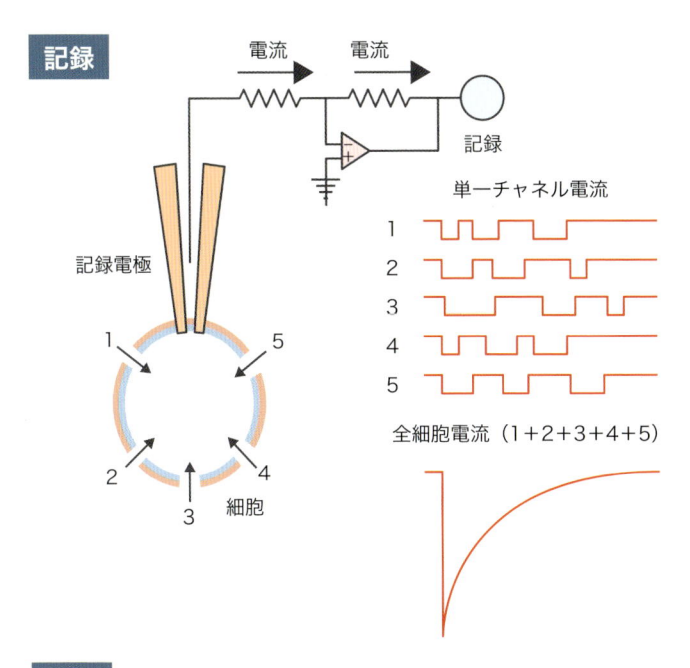

記録

whole-cell patchは，cell-attached patch後，パッチ電極部の細胞膜を破り完成する．全細胞電流は開口した単一チャネルの集合電流である

解析

❶ 脱感作時間（time constant：τ）

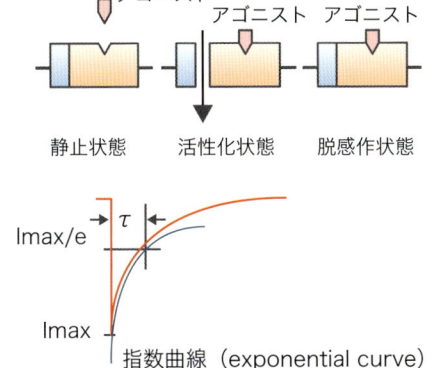

1 脱感作時間（time constant：τ）
脱感作時間の定義はイオンチャネル型神経伝達物質受容体（あるいは，イオンチャネル）が活性化状態から脱感作状態（受容体がアゴニストに対して高親和性にも関わらず，チャネルが閉じている状態．外見は静止状態と同じ）に移行するのに要する時間であるが，電気生理学的には，全細胞電流に指数曲線（exponential curve）を適合させ，振幅の最大値（Imax）からImax/自然対数（e）振幅にまで落ちるのに要する時間を指標としている．多くの場合，2つの指数曲線に適合させ，早期脱感作時間（fast time constant）と遅発脱感作時間（slow time constant）を測定する
※最近では，脱感作時間の代わりに，電流減衰時間（current decay time：一定の電流振幅にまで落ちる時間．例えば半分の振幅）を使用するほうが多い

❷ 電流振幅（current amplitude）

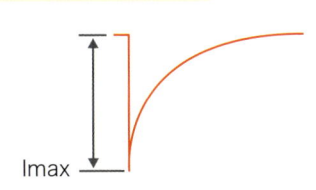

2 電流振幅（current amplitude）
全細胞電流振幅の最大値（Imax）を測定する．
※全細胞電流振幅増大は，単一チャネルレベルで開口時間の延長，閉鎖時間の短縮，開口頻度の増加，あるいはコンダクタンス（slope conductance）の増加を意味する

巻頭アトラス　電位・電流記録の基本

微小興奮性シナプス後電流（miniature excitatory postsynaptic current：mEPSC）

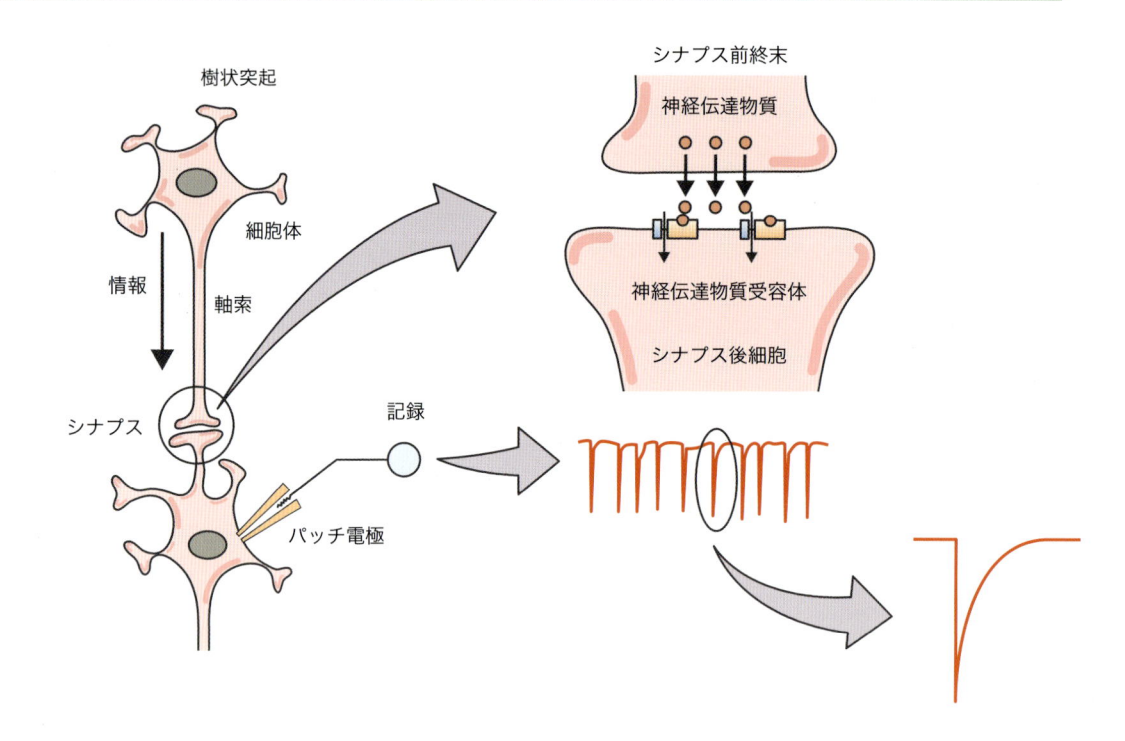

微小興奮性シナプス後電流はシナプスを形成しているシナプス後細胞にwhole-cell patchを施行して得られる電流である．その解析には電流発現頻度，電流振幅を用いる

※微小興奮性シナプス後電流はシナプス前終末から放出される神経伝達物質に対応して得られる反応であり，その頻度は神経伝達物質放出量と相関している．したがって，微小興奮性シナプス後電流頻度（放電頻度）の増加はシナプス前終末からの神経伝達物質放出増加を意味している

興奮性シナプス後電位（excitatory postsynaptic potential：EPSP）

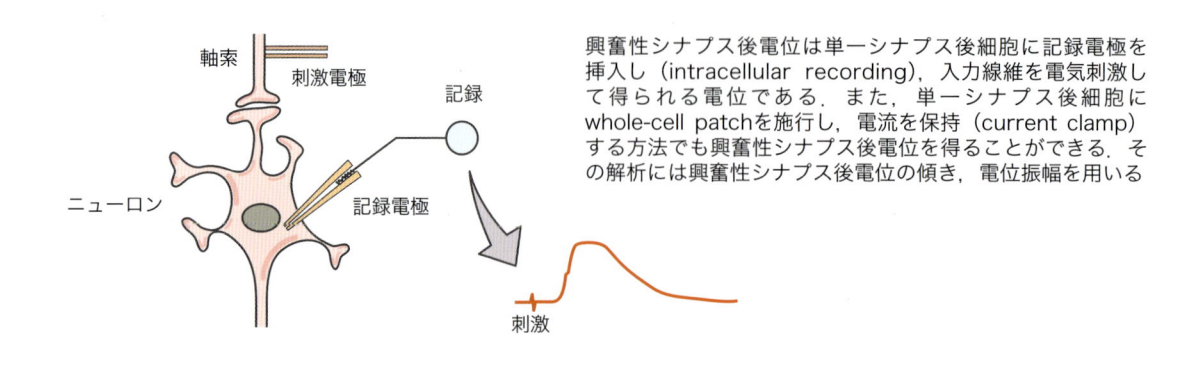

興奮性シナプス後電位は単一シナプス後細胞に記録電極を挿入し（intracellular recording），入力線維を電気刺激して得られる電位である．また，単一シナプス後細胞にwhole-cell patchを施行し，電流を保持（current clamp）する方法でも興奮性シナプス後電位を得ることができる．その解析には興奮性シナプス後電位の傾き，電位振幅を用いる

細胞外興奮性シナプス後電場電位（field excitatory postsynaptic potential：fEPSP）

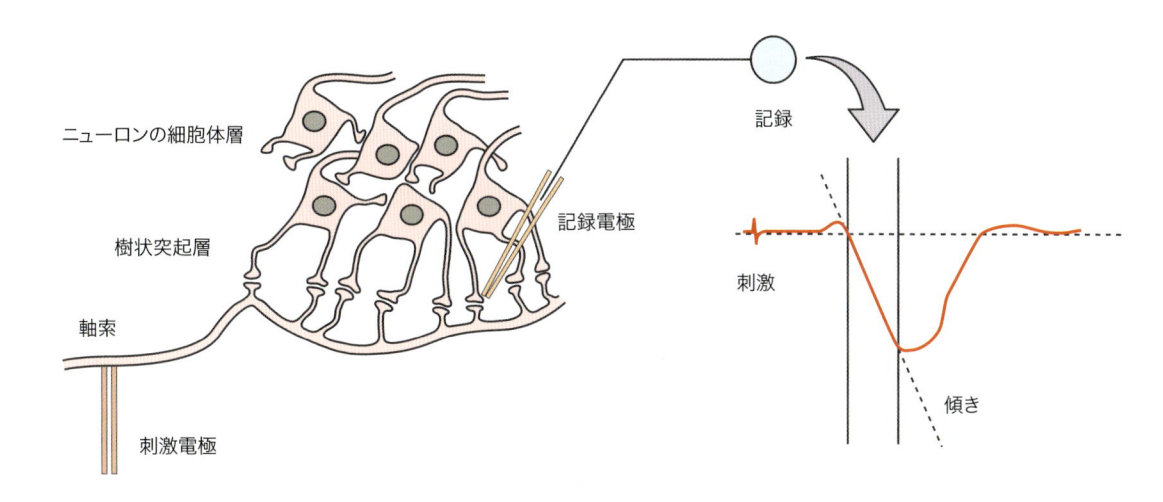

細胞外興奮性シナプス後電場電位はニューロン樹状突起層に記録電極を置き，入力線維を電気刺激して得られる場の電位である．その解析には細胞外興奮性シナプス後電場電位の傾きを用いる

※細胞外興奮性シナプス後電場電位はシナプス活動を反映していると考えられている

集合電位（population spike：PS）

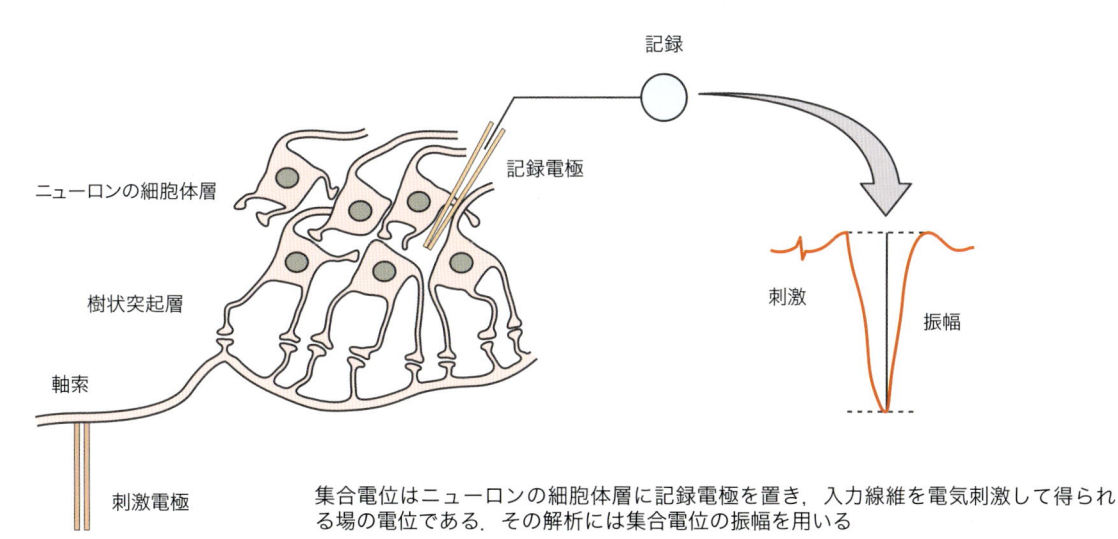

集合電位はニューロンの細胞体層に記録電極を置き，入力線維を電気刺激して得られる場の電位である．その解析には集合電位の振幅を用いる

※集合電位はシナプス後細胞の反応を反映していると考えられている
※細胞外興奮性シナプス後電場電位において，その潜時（電気刺激から最大振幅まで）が12ミリ秒前後であるのに対し，集合電位では5ミリ秒前後である

巻頭アトラス 電位・電流記録の基本

膜容量測定（measurement of membrane capacitance）

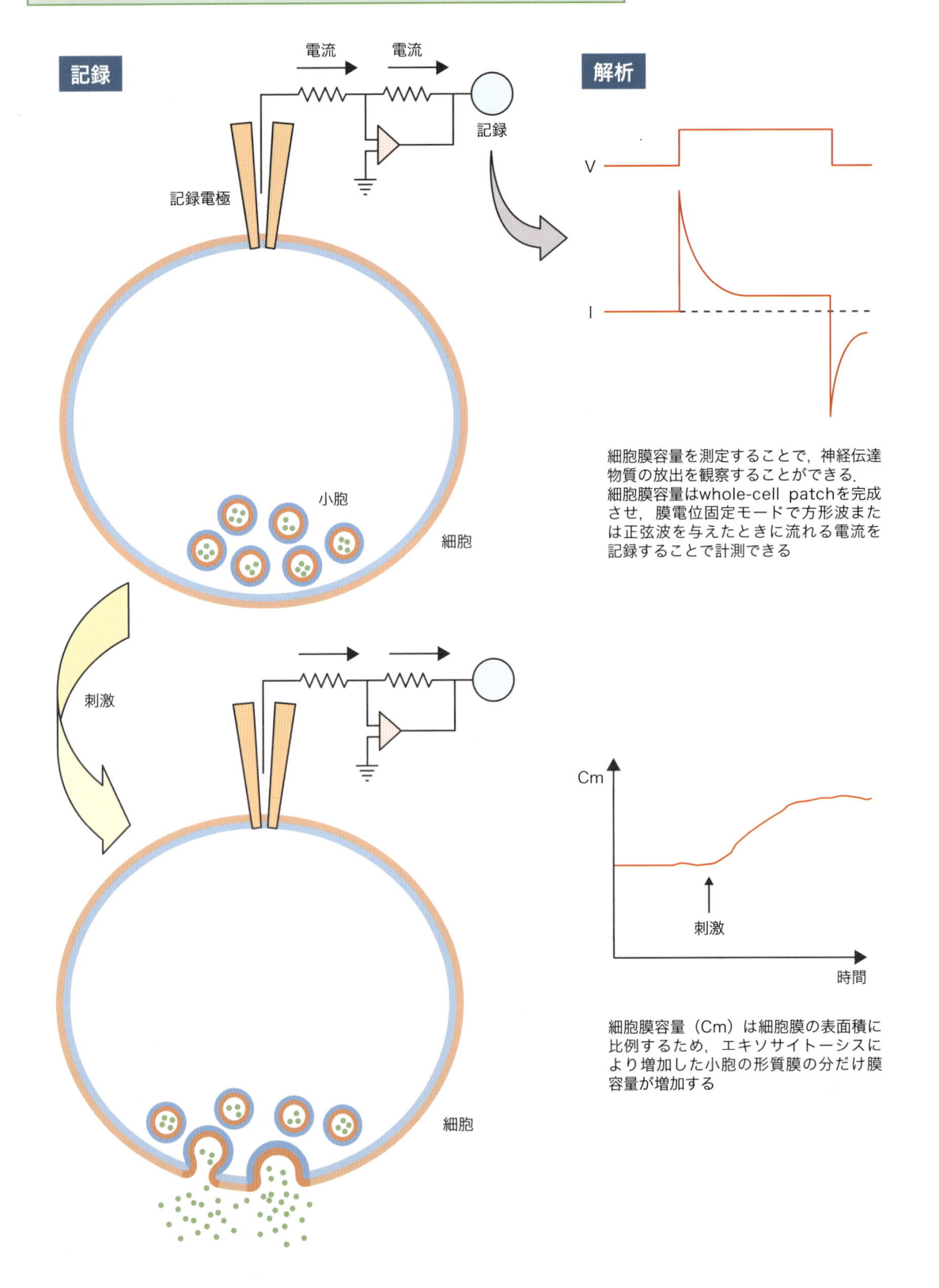

記録

電流　電流

記録電極

記録

小胞

細胞

刺激

細胞

解析

V

I

細胞膜容量を測定することで，神経伝達物質の放出を観察することができる．細胞膜容量はwhole-cell patchを完成させ，膜電位固定モードで方形波または正弦波を与えたときに流れる電流を記録することで計測できる

Cm

刺激

時間

細胞膜容量（Cm）は細胞膜の表面積に比例するため，エキソサイトーシスにより増加した小胞の形質膜の分だけ膜容量が増加する

第1章
序論

❶ 脳神経科学とは ……………………………………………… 24
❷ ニューロン説とシナプス伝達の概念 ……………………… 27
❸ 脳機能の解明がもたらすもの ……………………………… 32

第1章 序論

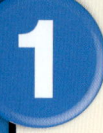

1 脳神経科学とは

　脳神経系は感覚情報の処理，運動系の制御，意識，感情，記憶などに関わり個人の思考と行動の制御を行っている器官である．脳神経科学は，特に20世紀になって新たな方法論の開発により急速に発展しており，脳神経系の生理と病理をさまざまな立場からアプローチすることにより明らかにしている．脳神経系の研究が進むことで，われわれ人間の理解に大きく貢献することが期待される（概念図）．

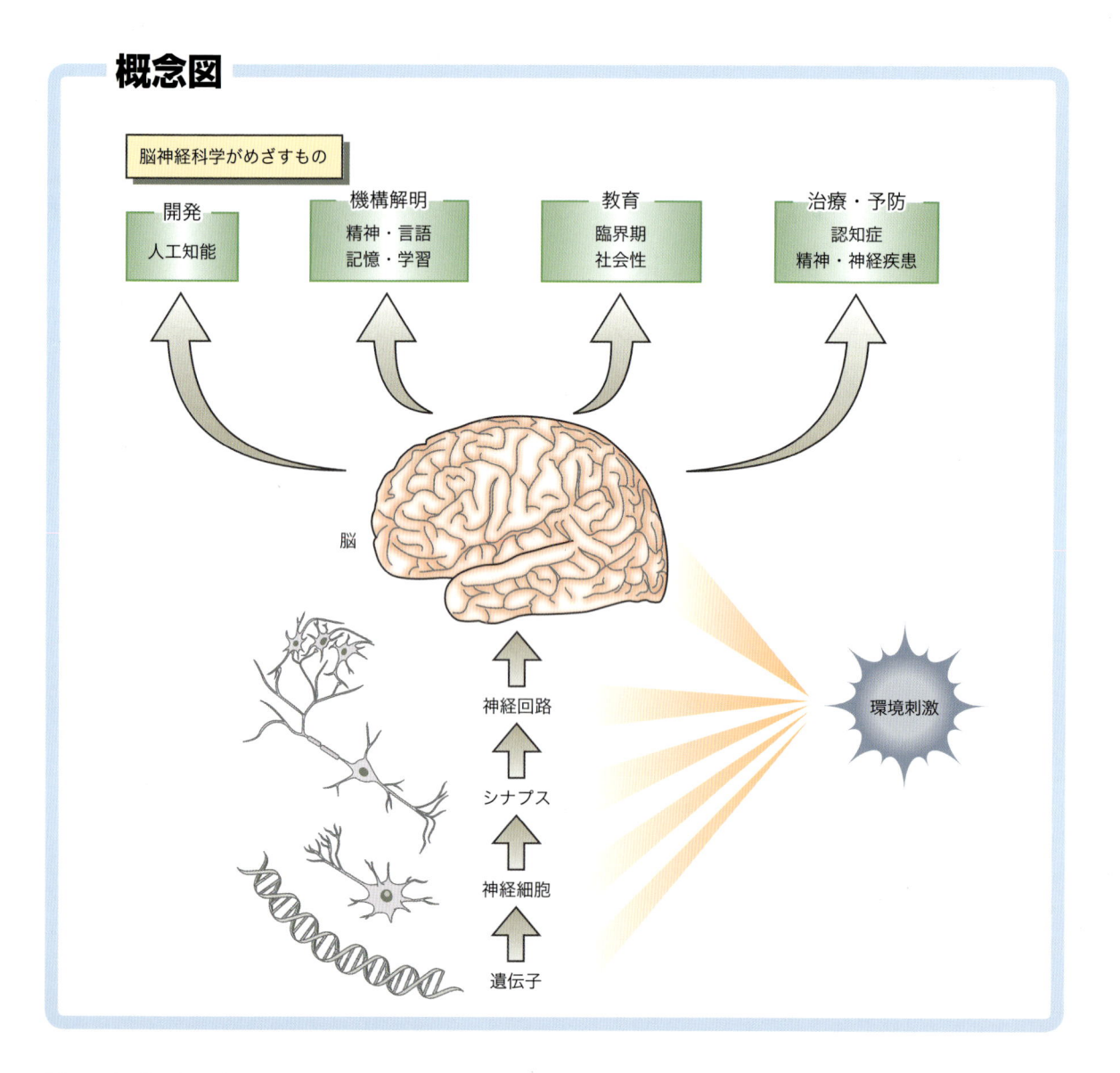

概念図

脳神経科学がめざすもの

- 開発：人工知能
- 機構解明：精神・言語，記憶・学習
- 教育：臨界期，社会性
- 治療・予防：認知症，精神・神経疾患

脳 ← 神経回路 ← シナプス ← 神経細胞 ← 遺伝子

環境刺激

われわれは自分たちの脳機能を解明できるのであろうか？例えばわれわれは，目の前をひらひらと落ちようとしている紙片を手で捕まえることができる．このとき，われわれは紙片の動きを感覚器である目で視覚情報として捕らえ，脳で判断し紙の落下経路と落下速度を予測しながら，運動器官である腕の筋肉の伸展と収縮を行い手を伸ばし，紙片を空中で捕まえるのである．この一連の知覚運動処理に1秒くらいしかかからない．また，「リンゴ」という言葉を頭の中に思い浮かべたとすると，この言葉を手がかりとして非常に個人的な記憶を呼び起こすことが可能である．例えば果物屋の店先に箱につめられて売られていた真っ赤な色のリンゴの情景を思い浮かべたり，さくっとした歯触りと酸っぱさという味覚を思い出すことが可能である．このように脳神経系は感覚情報の処理，運動系の制御，意識，感情，記憶などに関わり個人の思考と行動の制御を行っている器官である．

1 古代から現在までの歴史的背景

脳神経系に関する研究は，人間が精神の場を探究しはじめた古代ギリシャ時代にまで遡る．アリストテレスは精神の場として心臓を考えていた．この考え方はきわめて自然であった．すなわち人間の死とともに停止し，また人間の感情の動きに連動して拍動が変化する心臓が精神を司る座と考えていたのである．一方ほぼ同時期に，感覚器と脳のつながりから，医学の祖といわれているヒポクラテスは，視覚・聴覚などの感覚，喜び・悲しみなどの感情，思考や判断などの精神作用は脳に担われていると考えていた．古代アレキサンドリアでは人体解剖が行われ，脳の内部に脳室があることが明らかにされ，脳室に意識や精神の元となる霊気（プネウマ）が貯えられていると考えられた．ローマ時代になってこの思想はガレヌスによって学説となった．彼は肝臓で生まれるプネウマが心臓を経て体内の熱源になるとともに，脳で精神プネウマとなり脳室に貯えられた後，神経を通って感覚器や筋肉に運ばれ精神的な作用を引き起こすと考えていた．ガレヌスは脳脊髄の生体解剖により生じる障害の観察から，これらの部位の機能を考察する実験神経病理学的手法により，脳の働きに重要なのは脳室であり，脳の前部が感覚を，後部が運動を担うと考えた．また，大きく3つに分けられる脳室が異なる機能を担うと考える脳室機能局在論を生んでいる．中世暗黒時代には脳神経機能に関する知識の進歩はみられず，18世紀ころまでガレヌスのプネウマ説が信じられていた．

18世紀の終わりにラボアジェらによって体内の熱は脂肪や炭水化物の酸化作用という化学反応によって発することが明らかになり，プネウマ説は終焉を迎えた．また，この時期には生理学的立場から神経伝達が電気的現象であると考えられた．さらに薬理学的立場から薬物の作用標的として特異的な受容体の概念が唱えられた．この時期に，ガルは大脳の表面に精神の座があるとする大脳皮質の機能局在論を唱えた．脳における機能局在の考え方は，現在でも脳を理解する基礎となっている．ガルはさらに，機能強化された部分が肥大し頭骸骨にその肥大が反映されるとの考えから骨相学を創始した．

17世紀に発明された顕微鏡や生理学の進展によって近代的な脳神経科学が始まり，20世紀に脳神経科学は非常に大きな進展を迎えた．特に新しい方法論の開発と脳神経研究の展開にはめざましいものがある．1940年代には，イカの巨大神経軸索を材料とした電気生理学的実験において軸索における興奮伝導の機構が明らかにされた．'50年代にはシナプスにおける興奮伝達の機構が明らかにされた．すなわち，シナプス前部からの化学物質の放出とシナプス後部に存在する特異的受容体の結合を介したイオンチャネルの開口による伝達であることが明らかにされた．シナプス前部とシナプス後部に存在する分子とその機能を解明することは，現在も依然として大きな研究の流れの1つとなっている（**第2章**）．また，この時期には神経の生存を促す神経栄養因子の存在が明らかにされ，後の軸索ガイダンス機構の研究にもつながっている．'60年代には電気生理学的手法を用いて視覚系を中心とした大脳皮質の生理学（**第6章**）が進展した．'70年代には神経回路ネットワークを順行性および逆行性に染色する方法の開発，特異抗体を用いた免疫組織化学的手法の開発をはじめとする神経解剖学的解析の進展と，神経細胞の増殖，分化，移動，軸索伸長などを解析する発生神経生物学（**第3章**）が進展した．'80年代には分子生物学の進展を受け，分子神経生物学と神経疾患の分子遺伝学的基礎が明らかにされ始めた（**第7章**）．特に神経伝達物質の放出機構や多くの神経伝達物質受容体，イオンチャ

ネルの分子実体が明らかにされ，分子の構造に担われた機能部位が明確に示された（**第5章**）．'90年代には非侵襲的手法を用いPET（positron emission tomography）やfMRI（functional magnetic resonance imaging）などを用いた解析により認知に関わる脳内部位が同定されるとともに，行動心理学と分子神経生物学の複合領域で記憶や学習の分子機構が論議され認知神経科学が進展した（**第6，8章**）．さらに，脳神経系の病態の分子機構が明らかにされつつある（**第7章**）とともに，神経幹細胞を用いた治療法の開発（**第4章**）が進められている．

さらに21世紀を迎える頃から約10年の間に，技術革新による新たな方法論の導入が行われ，形態学では2光子励起蛍光顕微鏡を用いた生きたままの個体脳内での神経回路や分子の動態イメージング解析，生理学では多重電極アレイを用いた神経細胞集団からの同時記録と得られた情報をもとにしたブレイン・マシン・インターフェース（BMI）の開発，細胞生物学では成体神経新生の機構とその生理的役割の解析，また分子遺伝学では特定の神経細胞集団のみを活性化あるいは抑制する光遺伝学（オプトジェネティクス）の導入など（**第8章**）が行われ，脳に対する高精度の網羅的解析が行われつつある．

2 脳神経研究は複合領域

脳神経科学は，最終的には人間の精神作用の機構を明らかにしようとするものであろう．したがって，脳神経科学の研究対象は脳神経系であるが，1つのアプローチからなる体系づけられた学問分野ではなく，アプローチのしかた，用いる材料，めざす目標などにより非常に広範な分野を含む複合領域である．例えば，アプローチする方法論により，構造の解析からアプローチする解剖学，機能からアプローチする生理学，薬物などをプローブとしてアプローチする薬理学，遺伝子からアプローチする分子生物学，また精神神経疾患からアプローチする脳神経医学，精神現象を研究する心理学，神経系の働きの理論から人工知能の開発等々まで脳神経科学の範囲と考えられている（図1-1）．

例えば，脳の高次機能の1つである記憶・学習の機構を解明する際のモデル動物としても，それぞれの動物の特徴に応じて線虫，ショウジョウバエ，アメフラシ，カナリア，マウス，サルなどが使われている．また脳神経系の解析手法も，遺伝子操作，電気生理学的解析，解剖学的解析，機能部位のイメージング，行動学的解析が行われている．それぞれの立場からの解析でも成果をあげることは可能であるが，それぞれの解析が組合わさることによって個体レベルでの新たな知見が得られ，研究の意義がさらに上昇する．したがって脳神経研究は，複合領域からなる総合科学の要素が非常に強い．

1900年代の最後の10年を脳の10年として，アメリカで脳神経科学に集中的に研究予算の投入が行われ研究が展開された．また日本でも理化学研究所を中心とした脳科学総合研究センターが開設された．脳の機能解析，病態の解明と予防・治療，脳型の人工知能の創造，脳の機能発達と学習メカニズムの解明などをめざし，脳関連の戦略的基礎研究も展開されている．このように異なるアプローチからなる研究が，神経回路の発達のように新たな結びつきを形成し，共同研究を展開することで，新たな脳神経系の原理ともいえる概念を生み出すことが期待される．

（森　寿）

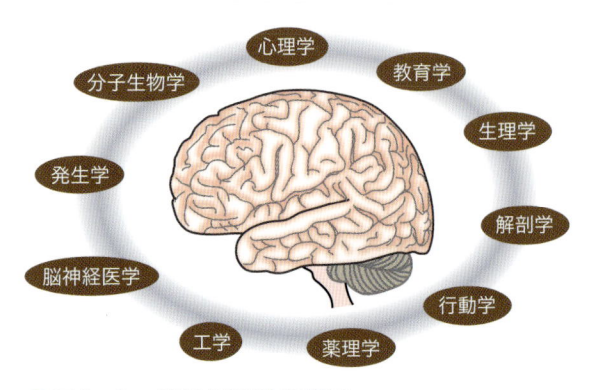

●図1-1　脳神経科学の範囲
脳神経科学は広範なアプローチが可能である

■ **参考文献** ■
・第1章-3を参照

第1章 序論

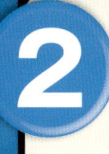

2 ニューロン説とシナプス伝達の概念

　脳神経系は主にニューロン（神経細胞）とグリア細胞から構成されている．ニューロンは神経伝達を直接担う脳神経系の機能単位であり，グリア細胞はニューロンのサポートを行っている．ニューロンは外見的には非常に多様な形態をしているが，活動電位と呼ばれる非常に速くて一過的で共通な電気的現象として情報伝達を担っている．ニューロン間の情報伝達の場がシナプスである．さらにニューロンの機能は構成される神経回路網により機能的多様性を示す．入力により変化するシナプス機能の可塑性が脳の高次機能を担っている可能性が示唆されている．

1 ニューロンと神経ネットワークの発見

　近代的な脳神経系の研究は，顕微鏡による形態学的観察により進展した．非常に複雑と考えられる脳神経系を理解する際に原理となる考え方は存在するのであろうか？ゴルジにより開発された銀染色法を神経系に応用したカハールは，中枢神経系の細胞の形態と接続様式を記述し，形態学的観察結果からの洞察によりニューロンの機能を予測した．銀染色によって，ニューロンは，突起をもつ個々のニューロンのつながるネットワークを形成し中枢神経系を構築していることが明らかにされた．したがって，カハールは神経系では最小の機能単位がニューロンであると考えた（ニューロン説）．さらに彼は，神経系の機能と構成に関して2つの原理があることを提唱した．1つめは動的極性（dynamic polarization）の原理である．この原理はニューロンでの電気的信号が樹状突起などの受容部位から軸索の伝達部位に向かって一方向的に伝えられるとするものである．ニューロンはさまざまな形態をしているが，情報の流れる方向に関しては基本的にはこの法則にしたがっている．2つめの原理は，接続特異性（connectional specificity）である．ニューロンはランダムに接続しているのではなく，特別な接点をもち特異的に接続しているとするものである．これらの考え方は，現代の脳神経科学の基礎となるものである．

2 神経系の基本単位となるニューロンとグリア細胞

　神経系を構築している細胞は主にニューロン（神経細胞）とグリア細胞からなる（表1-1，第2章-1，第3章-3）．これら2つの細胞譜系のほとんどは同じ神経上皮に由来する．脊椎動物の中枢神経系ではグリ

● 表1-1　ニューロンとグリア細胞の分類，機能

ニューロン	
感覚ニューロン	感覚器から中枢神経系への情報伝導
運動ニューロン	中枢神経系から筋肉，腺などへの情報伝導
介在ニューロン	ニューロン間の情報伝導
グリア細胞	
マクログリア	オリゴデンドロサイト：中枢神経系の軸索絶縁 シュワン細胞：末梢神経系の軸索絶縁 アストロサイト：神経栄養機能，血液脳関門
ミクログリア	感染，傷害，病態時の食細胞機能（中胚葉由来）

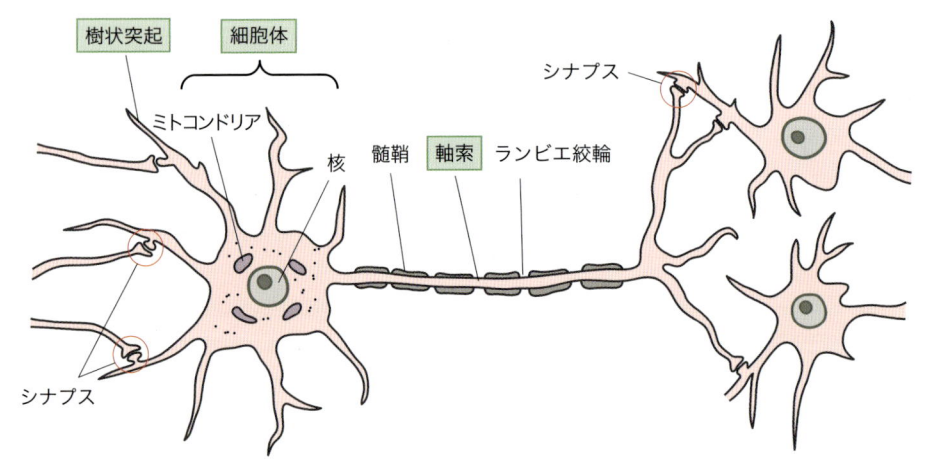

●図1-2　ニューロンの基本構造
ニューロンは基本的には，情報を受容する樹状突起，遺伝子発現とタンパク質合成を行う細胞体，情報伝達を行う軸索から構成されている．ニューロンにおける電気的情報は，基本的には樹状突起から軸索に向かって伝導される．軸索と樹状突起（あるいは細胞体や別のニューロンの軸索）との接点がシナプスである

ア細胞はニューロンの10～50倍程度多く存在し，ニューロンのサポートを行っている．グリア細胞は，ニューロンの細胞体，樹状突起，軸索を取り囲み神経系の形態形成に参加し，ニューロン群間を区分している．軸索を取り囲み絶縁することで，より速やかな神経伝達を可能としている．さらに，シナプスで放出された神経伝達物質の取り込みや再放出を行い神経伝達の修飾にも積極的に参加している．また脳内への物質の流入を制限している血液脳関門の形成に関わるとともに，増殖因子を分泌してニューロンの生存維持にも関わっていると考えられている．グリア細胞の中でも中胚葉由来のミクログリアは，侵入したウイルスや死んだニューロンの残渣の除去など，免疫系のマクロファージと同様の機能を担っている．

一方，ニューロンは神経伝達を直接担う細胞であり，脳神経系の機能単位である．ニューロンは，発生過程での最終分裂を終え移動を完了し脳神経系を構築した後には基本的には分裂増殖しない．ニューロンも他の動物細胞と共通の細胞内構造をもち，遺伝子発現，タンパク質合成を行っている．また，細胞内部には特徴的な神経線維（neurofilament）と神経微小管（neurotubulus）が観察され，構造の維持と物質輸送を担っている．ニューロンは外見的には非常に多様な形態をしているが，3つの基本構造から構成されている．すなわち，①細胞体，②樹状突起，③軸索である（図1-2）．

細胞体は，細胞核と細胞質を含み遺伝情報の保持，遺伝子発現，タンパク質合成と代謝を担っている．細胞体からは2種類の突起が出ており，1つは樹状突起で，その名の通り樹状構造をしていて他のニューロンからの情報を受け取る装置となっている．もう1つは細胞体から長く伸長した軸索であり，他のニューロンに情報伝達を行っている．2つのニューロンが情報伝達している場がシナプス（第2章-2）であり，神経伝達を伝達する細胞がプレシナプス細胞（シナプス前細胞），神経伝達を受容する細胞がポストシナプス細胞（シナプス後細胞）である．シナプスでは，プレシナプス（シナプス前部）末端とポストシナプス（シナプス後部）の構造が対になっているが，ほとんどのシナプスではプレ側とポスト側が直接接触しているわけではない．ポストシナプスは樹状突起に形成されることが多いが，細胞体あるいは軸索上に形成されることもある．

ニューロンはその突起の数と形態から大きく3つに分類される（図1-3）．1番目は枝分かれのある1つの主要な突起をもつ単極ニューロン（unipolar neurons）であり，枝分かれの1つが軸索として，他が樹状突起として機能しており，主に無脊椎動物の神経系に観察される．2番目は双極ニューロン（bipolar neurons）であり2本の突起をもち1つが樹状突起として，他が軸索として機能している．多くの網膜，嗅上皮の感覚ニューロンがこの形態をもつ．3番目が脊椎動物の神

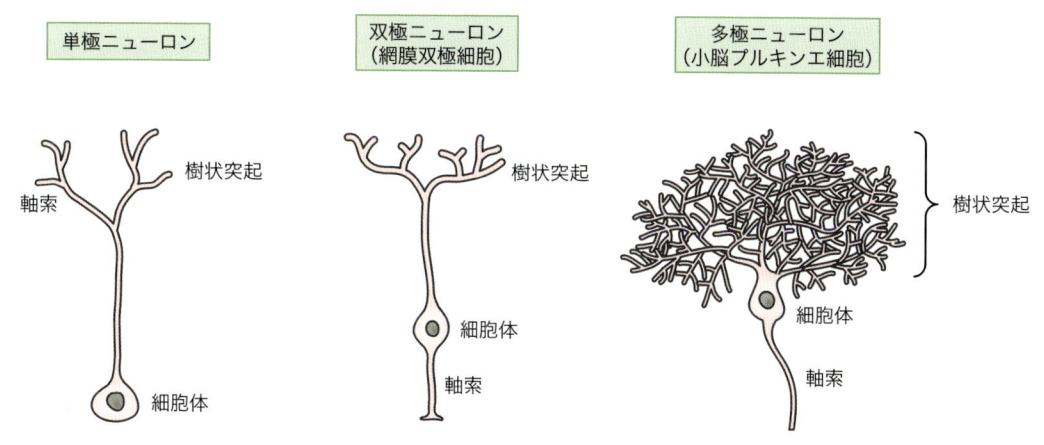

●図1-3　ニューロンの形態学的分類
ニューロンは非常に多様な形態をしているが，神経突起の形態から，単極，双極，多極ニューロンの3つに分けられる

経系で最も多くみられる多極ニューロン（multipolar neurons）である．このニューロンでは1本の軸索と細胞体から派生する多くの樹状突起をもっている．多極ニューロンは軸索の長さ，樹状突起の数，長さ，複雑さにより非常に多様な形態を示す．シナプス数は樹状突起の数や形態により多様である．脊髄の運動ニューロンで約1万のシナプスがあり，もっと大きく樹状突起も複雑に発達した小脳プルキンエ細胞では約15万のシナプスをもっている．

3 ニューロンの機能と機能的分類

ニューロンの基本的機能を知るうえで脊髄は，反射を担う回路が明確になっており理解しやすいモデルシステムの1つである．脊髄におけるニューロンは主に担う機能から3つに分類される．すなわち感覚ニューロン，運動ニューロン，介在ニューロンである（図1-4）．感覚ニューロンは身体の末梢からの感覚受容を行い，運動ニューロンに興奮を伝導する．運動神経は神経伝達を筋肉に伝える機能を担っている．介在ニューロンは短い軸索をもち局所的な回路を制御している．これら3つが組合わさり，脊髄レベルでの反射が制御されている．脳には，直接的に感覚受容と運動制御を行う以外の多くのニューロンが存在し，より高次な機能の制御を行っている．

ニューロンに担われている情報は活動電位と呼ばれる非常に速くて一過的な電気的現象である．この活動

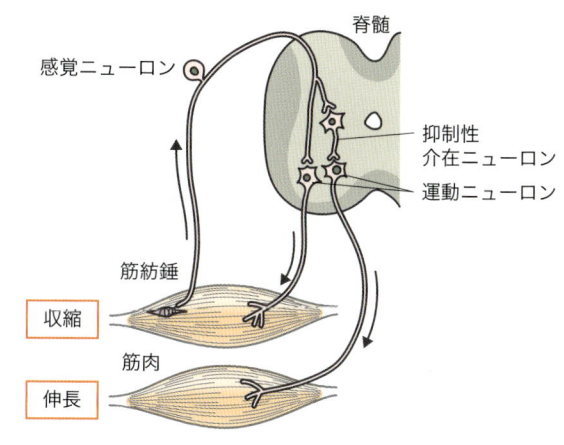

●図1-4　脊髄反射を担うニューロンと機能
脊髄では，感覚ニューロン，運動ニューロン，介在ニューロンからなる反射回路が構成されている

電位は発生するかしないかの全か無かの法則で制御され，基本的には一方向の伝達である．ニューロンはその形態が非常に多様であるのみならず，機能的にも非常に多様である．分子生物学的手法により現在多くのイオンチャネルや受容体の分子実体が明らかとなり，これらの分子の非常な多様性が明らかにされてきた（**第5章**）．さらに発現しているイオンチャネルの組成が異なると，伝達物質を受容した後に発生する活動電位発生の閾値や発火頻度が異なり，最終的な神経伝達のパターンが異なる．またニューロンは合成，放出する神経伝達物質も非常に多様である．このように脳内のニューロンは分子レベルで非常に多様であり，この多

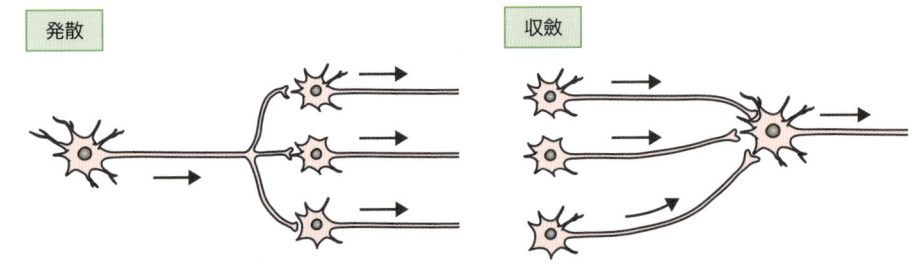

●図1-5　神経結合の発散と収斂
1本の軸索が多くのニューロンの樹状突起，細胞体とシナプスを形成している場合，1つのニューロンの興奮が多数のニューロンの興奮を引き起こす（発散）．一方，多くのニューロンが1つのニューロンにシナプスをつくっている場合，多くのニューロンの神経伝導の総和として興奮が制御される（収斂）．実際の神経結合はこれらの組合わせとなっている

様性が脳神経系全体としての機能に非常に重要であると考えられている．さらに，これらの多様性から脳内の特定の受容体に作用する薬物，あるいは特定の受容体などの遺伝的な障害が脳機能の特異的な変化や病態につながっていると考えられている．

ニューロンはそのネットワーク構成によりさらに機能的多様性を示す．例えば，ニューロンの接続の仕方に関しても，感覚神経系で観察されるように，1つのニューロンが多くのニューロンに分岐した軸索により多くのニューロンに同時に神経伝達を行う発散（divergence）がある．一方，運動神経系で典型的に観察されるように，多くのニューロンからの軸索が1つのニューロンに集まってくる収斂（convergence）がみられる（図1-5）．また，入力する軸索の性質（興奮性か抑制性か），入力する位置（樹状突起か，細胞体か，軸索末端周辺か）によって最終的な神経伝達の性質が決定される．したがってニューロンは，形成しているネットワークに依存して特異的な情報伝達を行っているのである．

4 シナプスの構造と機能

ニューロン間で情報伝達が行われる場がシナプスである．多くのシナプスはニューロン間が約20 nmほどの間隙により隔てられ，情報伝達が神経伝達物質を介する化学的シナプスである．しかしながら，シナプスの一部は約2 nmほどの間隙をもち，ギャップ結合により結合した電気的シナプスである．最もよく研究されているシナプスは，比較的単純で実験的操作が容易

である神経筋接合部のシナプスである．ここでは1本の運動神経軸索が筋細胞とのシナプスを構成しており，神経伝達物質のアセチルコリンが運動神経末端のシナプス小胞から放出され，筋肉上に存在するアセチルコリン受容体チャネルに結合して陽イオンの流入により興奮性シナプス後電位を生じる．それが加算することにより脱分極が進み，閾値を超えると電位依存的Na^+チャネルが開口し，活動電位が発生して筋収縮が引き起こされる（図1-6）．

一方，中枢神経系のシナプスは，ニューロン間のネットワークが非常に多様であり，興奮性，抑制性の両方の入力を受けている．脊椎動物の中枢神経系ではグルタミン酸が主要な興奮性神経伝達物質であり，GABAとグリシンは抑制性の神経伝達物質である．興奮性シナプスでは脱分極性のシナプス後電位を発生するが，抑制性シナプスでは過分極性のシナプス後電位を発生する．

5 シナプス伝達と可塑性

脳神経系の大きな特徴は，入力に応じてその機能を変えることである．入力に応じて変化が生じ維持されることを可塑性（第5章-2）と呼ぶ．例えば，粘土のような物質に力を加えるとその形が変化して，変化した状態が維持されるようなことである．脳神経系でも実際に可塑的変化がシナプスレベルで生じることが実験的に示されている．よく研究が進んでいる海馬の切片標本では強い電気刺激により，神経伝達効率が上昇し継続する長期増強（LTP），逆に弱い電気刺激を与え

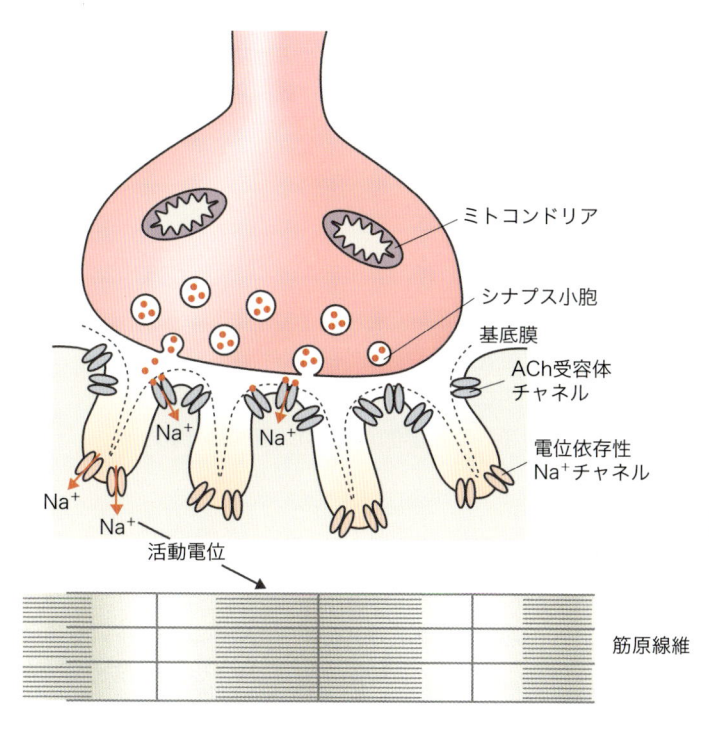

●図1-6 神経筋接合部シナプス

神経筋接合部では，運動神経末端から放出されたアセチルコリン（ACh）が筋肉上に存在するACh受容体チャネルに結合して，陽イオンの流入により興奮性シナプス後電位を生じる．それが加算することにより脱分極が進み，閾値を超えると電位依存的Na^+チャネルが開口し活動電位が発生して筋収縮が引き起こされる

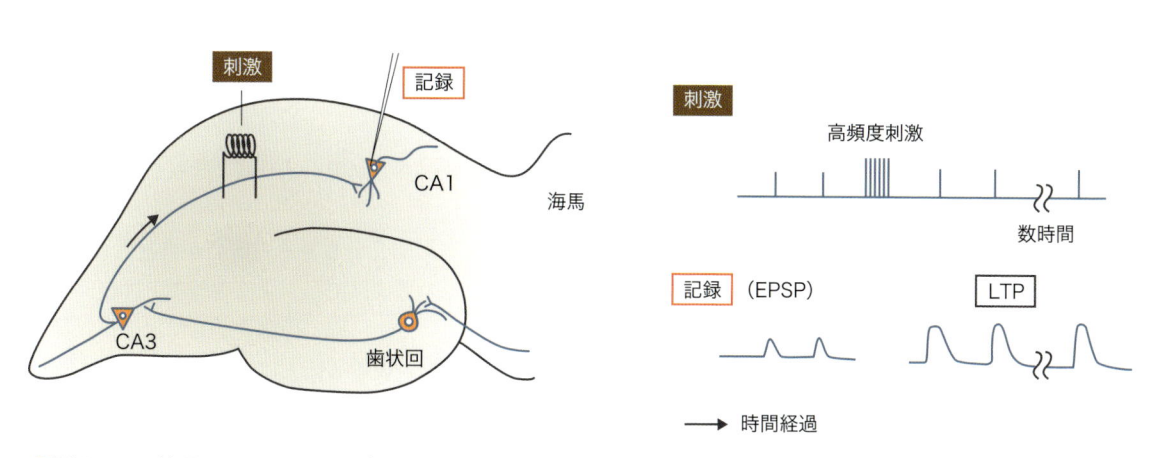

●図1-7 海馬におけるシナプス可塑性

海馬では強い電気刺激により，神経伝達効率が上昇し継続する長期増強（LTP），逆に弱い電気刺激により伝達効率が減少する長期抑圧（LTD）が観察されている．これらの現象は記憶や学習のモデルとして研究が進められている

ると伝達効率が減少する長期抑圧（LTD）が観察されている．さらに，LTPを誘導する刺激に伴ってシナプスを形成する樹状突起のスパインが増加したり，シナプスの部分が分かれて2つのシナプスに増加すること，あるいは活性化されたシナプスに特定のmRNAが輸送されたり，ポストシナプスでタンパク質合成が起こる可能性が示唆されており，これらの現象に関わる分子機構の研究は急激に展開している（図1-7）．このように，神経系では実際に，入力に応じてシナプスが機能的にも構造的にも変化する証拠が集められている．

（森　寿）

■ 参考文献 ■

・第1章-3を参照

第1章 序論

3 脳機能の解明がもたらすもの

　脳機能の解明が感覚の情報処理や記憶・学習の分子機構の解明などを中心として急速に進展している．脳の生理的機能の解析は，心理学的に語られてきた精神や心についても科学的根拠を与え，さらに脳神経系の情報処理を基礎とした新しいタイプの人工知能の創造にも道を拓く．また，脳の発達と脳の病態の理解は脳の疾患の予防と治療に道を拓く可能性が大きい．脳神経科学の研究は，人間の一層の理解に大きく貢献する．

　進化学的観点からみれば，神経系は多細胞動物が外界からの刺激を受け取り行動を変化させ生存繁殖などの適応のために発達させた情報処理機能を担うシステムである．脳は特に神経系の細胞を集中させることにより，高度な情報処理を可能とする器官となっている．進化に伴い脳は先端部分での肥大化が進行している．特に脊椎動物の中でも人類では大脳皮質が大きく，それに伴ってさまざまな精神機能，思考，言語などが可能になったと考えられる．脳神経科学の研究者は脳と精神の一元論をもとに，心や精神が物質的根拠をもった機械論的に説明できうるとの立場で研究を進めている．脳が意識の場，個性の源であることが明らかとなり，脳死が個体死を意味するとの考え方が主流になりつつある．脳が行っている機能を表す言葉として，知覚，運動，意識，思考，情動，記憶，学習などがあるが，それらに対する研究はどこまで進展しているのであろうか？

1 可能性と問題点

　脳での情報処理である知覚の中で精力的に解析が進められているのは，視覚による情報処理の過程である．電気生理学的解析，PETやfMRIを用いた非侵襲的手法，病態の解析などにより，目から大脳皮質に至る経路の中で，形，色，動き，奥行きなどの視覚情報が多くの大脳皮質の広い領域で並列的に処理され統合されることが明らかになってきている．並列的情報処理の機構は，直列の連続的な情報処理を行うコンピュータとの大きな違いである．

　一方，近年導入された多重電極アレイを用いた神経細胞集団からの同時記録法により，感覚情報処理過程と運動実行過程での神経細胞集団の発火パターン（アンサンブル）が解析され，さらに得られたアンサンブル情報をもとにしたブレイン・マシン・インターフェース（BMI）の開発による機械制御が可能となってきている．これらの成果は，脳機能の機構を明らかにするとともに，ロボット制御やリハビリテーションへの応用が期待されている．

　記憶と学習に関しても多くの研究が進展している．古くから記憶の機構に関し，記憶物質説と神経回路説が考えられていたが，特定の物質として記憶が保持されるとの記憶物質説の考え方は否定され，神経ネットワークにより記憶が担われていると考えられている．記憶の研究に最も大きな影響を与えた考え方の1つめは，ヘッブによる可変シナプスの理論である．すなわちシナプス前部とシナプス後部のニューロンが同期して活性化された場合にシナプス強化が起こり，この機構が発達時の神経回路形成と学習を担うとする理論である．2つめは，海馬に損傷を受けた患者に損傷以降の新しいことが覚えられなくなるという前行性の健忘症が生じるとの観察である．3つめは，海馬においてヘッブが想定した可変シナプスが電気生理学的に実体として存在するとの報告である．したがって，これらの研究から海馬のシナプス可塑性の分子機構と記憶の機構の解析が精力的に進められている．また，神経回路ネットワーク形成の機構についても，多くの制御分

子の同定と機能解明が進められている．特に神経ネットワーク形成過程が神経細胞の発生，軸索誘導，入力依存的なシナプス形成の大きく3つの段階からなることが明らかにされてきている．特に最終的な段階である入力依存的なシナプスの形成過程は，成体における記憶学習との共通機構である可能性も示唆されている．

このような脳の生理的機能の解析は，心理学的に語られてきた精神や心について科学的根拠を与えるとともに，脳神経系をモデルとした新しいタイプの人工知能の創造にも道を拓き，また効果的な教育法の開発にもつながる可能性がある．特に神経系が入力に依存して神経ネットワークを変化させながら情報処理を行っているとの考え方は，遺伝的制約はあるにせよ，個性の源である神経ネットワークが個人の体験により脳内で構成され他人とは異なることを意味している．このような考え方から，脳機能を理解することは人間の行動の原理を理解し，お互いが人間の多様性を認めながら理解し合える手助けとなると考えられる．一方で意識や感情の機構を解明することは，意識や感情を操作する方法の開発につながる可能性を秘めており問題点も含んでいる．

このように脳機能の解明はわれわれ自身の精神や心の仕組みを明らかにすることであるがゆえに，われわれの社会に与える影響も非常に大きいと考えられる．

2 治療応用に向けて

また，脳の発達と脳の病態の理解は脳の疾患の予防と治療に道を拓く可能性が大きい．高齢化に伴う老人性認知症は大きな社会問題になっており，その中でも大きな部分を占めるアルツハイマー型の認知症は神経細胞の細胞骨格の異常とアミロイドの蓄積である老人斑，皮質全体の神経脱落を特徴とする．生化学的および分子生物学的アプローチにより，発病と進行に関わるいくつかの分子とその機構が明らかにされてきている．近年脳内アミロイドの蓄積を検出する新たな分子プローブが開発され，発症前のアミロイド蓄積を評価することが可能となってきており，このような技術開発により，発症の予防と治療に道が拓かれることが期待される．また，徐々に進行する振戦，筋固縮，歩行困難を呈するパーキンソン病は黒質のドーパミン作動性ニューロンの細胞死によることが明らかにされ，細胞死の原因と機構解析が進められている．また，治療に関してもドーパミン前駆体のL-ドーパ投与，外科的処置などの対症療法からニューロン保護，ニューロン移植，遺伝子治療などが展開されている．さらに，統合失調症，躁うつ病などの精神疾患に関しても分子遺伝学的な病因候補遺伝子の探索と，精神薬理学的な治療薬の開発が進展している．このように脳神経科学の研究は，人間の一層の理解に大きく貢献するとともに，脳神経系の病気の治療に道を拓く大きな可能性を秘めた分野であると考えられる．

21世紀は生物学研究の最先端としての脳研究の世紀といっても過言ではないであろう．脳はわれわれが普段実体として感じている意識，感覚，記憶，運動といった個体の思考と行動を制御しているため，脳神経系の機能を理解することはわれわれ自身を理解し，われわれ人間自身の価値を再確認することにつながるはずである．

（森　　寿）

■ 参考文献 ■

※非常に広範な領域を網羅したので，代表的な教科書，総説をリストアップした

- 『絵ときブレインサイエンス入門―脳と神経の科学』（小林　繁，他／著），オーム社，1987
- 『脳と神経の生物学』（伊藤　薫／著），培風館，1996
- 『Principles of neural science 4th ed.』（Kandel, E. R. et al./ed.），McGraw-Hill Companies, Inc., 1999
- 『The Neuron』（Levitan, I. B. & Kaczmarek, L. K.），Oxford Univ. Press, 1991
- Jessell, T. & Kandel, E. R.：Introduction：One decade of Neuron, six decades of neuroscience. Neuron, 20：367-369, 1998
- 『越境する脳―ブレイン・マシン・インターフェースの最前線』（ミゲル・ニコレリス／著，鍛原多恵子／訳），早川書房，2011

第2章

脳の構造と機能

- ❶ 脳の概略 ……… 36
- ❷ シナプスの構造と受容体 ……… 45
- ❸ スパインの動態と可塑性 ……… 52
- ❹ 大脳新皮質 ……… 58
- ❺ 海馬 ……… 63
- ❻ 嗅球 ……… 71
- ❼ 線条体 ……… 80
- ❽ 小脳 ……… 86

第2章 脳の構造と機能

1 脳の概略

　脳は，終脳・間脳・中脳・橋・小脳・延髄から構成されている（概念図）．それぞれの領域は，末梢との間で情報処理を行いながら脳内の神経回路を介して相互に連携し，運動・感覚・記憶・学習・認知・思考・情動などの高次神経機能を生み出している．これらの神経機能は，ニューロン（神経細胞）が形成するシナプス回路を基盤として発現し，その支持機構としてグリア細胞が重要な役割を果たしている．本項では，脳の構造，機能，構成細胞について概説する．

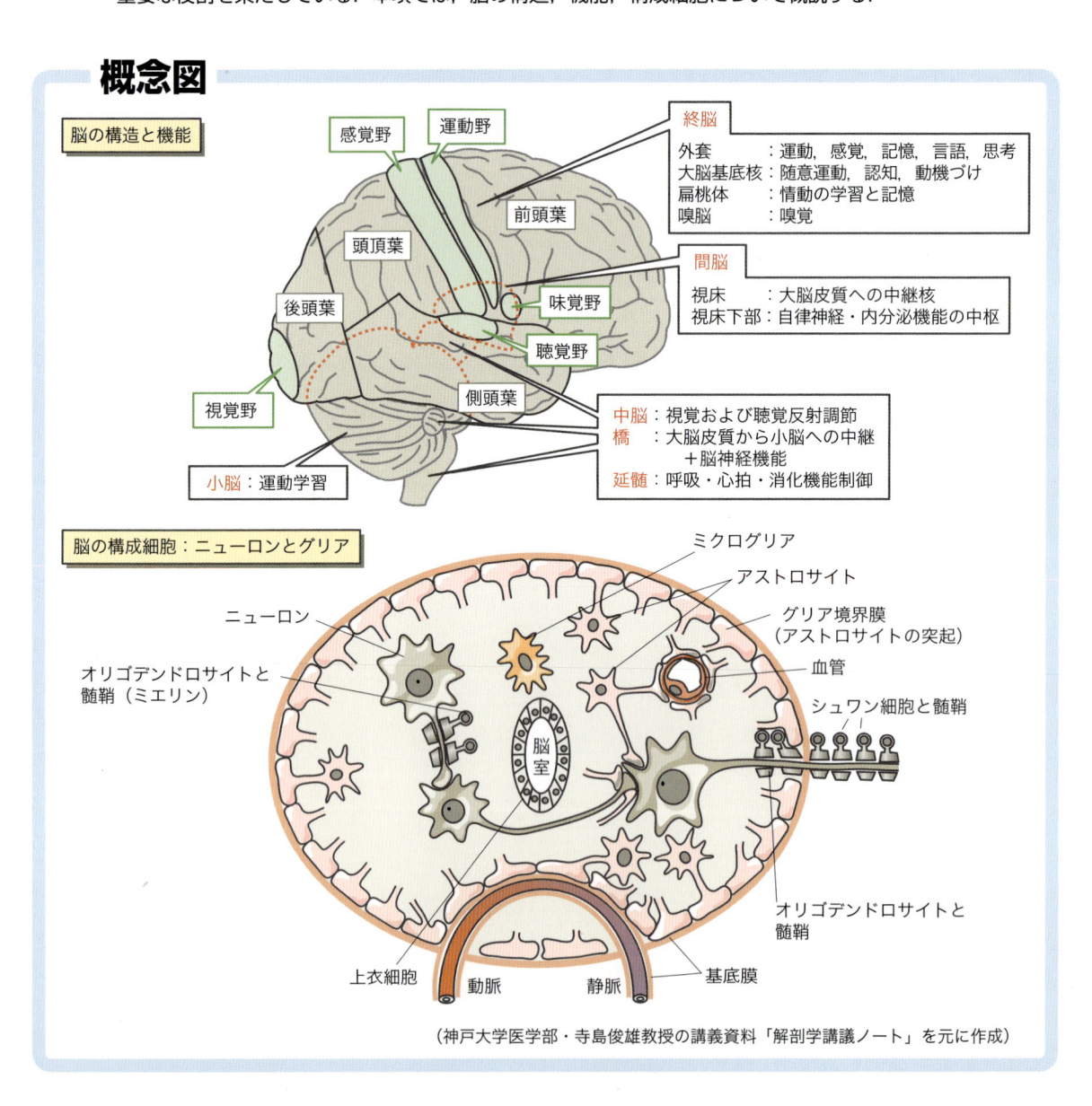

概念図

脳の構造と機能

- 感覚野
- 運動野
- 前頭葉
- 頭頂葉
- 後頭葉
- 味覚野
- 聴覚野
- 側頭葉
- 視覚野
- 小脳：運動学習

終脳
- 外套　　：運動，感覚，記憶，言語，思考
- 大脳基底核：随意運動，認知，動機づけ
- 扁桃体　：情動の学習と記憶
- 嗅脳　　：嗅覚

間脳
- 視床　　：大脳皮質への中継核
- 視床下部：自律神経・内分泌機能の中枢

中脳：視覚および聴覚反射調節
橋　：大脳皮質から小脳への中継＋脳神経機能
延髄：呼吸・心拍・消化機能制御

脳の構成細胞：ニューロンとグリア

- ミクログリア
- アストロサイト
- ニューロン
- グリア境界膜（アストロサイトの突起）
- オリゴデンドロサイトと髄鞘（ミエリン）
- 血管
- シュワン細胞と髄鞘
- 脳室
- オリゴデンドロサイトと髄鞘
- 上衣細胞
- 動脈
- 静脈
- 基底膜

（神戸大学医学部・寺島俊雄教授の講義資料「解剖学講義ノート」を元に作成）

1 脳の構造と機能

1）脳の区分

　脳（brain）は，終脳・間脳・中脳・橋・小脳・延髄に区分され，脊髄（spinal cord）とともに中枢神経系を構成する（巻頭アトラス①）．一方，脳から出る12対の脳神経と脊髄から出る31対の脊髄神経，さらに自律神経を併せて末梢神経系という．脳の各領域は，脳神経を介して顔面・頭部と結ばれ，脊髄神経および脊髄を介して体幹・四肢と結ばれ，その運動と感覚に関与する．さらに，それぞれの脳領域は相互に連絡し，記憶・学習・認知・思考・言語などの高次神経機能を発現する．脳幹という呼称は，終脳と小脳を除く脳領域を指す．

　ニューロンの細胞体が集まる部位を灰白質，軸索が占める部位を白質という．終脳では灰白質が白質の外側に位置し，脊髄では逆になる．灰白質の中で，ニューロンが周囲と判別できるような集合体をつくる場合，これを（神経）核（nucleus）と呼ぶ．中脳・橋・延髄には，灰白質と白質が混在している部位，いわゆる網様体も存在する．

MEMO

■ **脳の進化**

　種の進化に伴い，脊髄に対して脳が，脳の中では終脳が相対的に増大した．例えば，ニワトリでは脊髄の脳に対する重量率は50%であるが，ヒトでは2%に過ぎない．また，魚類では，終脳といえば嗅球（嗅脳）と基底核に相当する部分が大きな視蓋や小脳の前方に位置する程度である．一方，大脳皮質が著明に拡大したヒトでは，終脳が間脳や中脳のほとんどを被いつくし，脳の85%を占めている（巻頭アトラス①）．これを，「神経機能の頭方移動の原則」と呼ぶ．また，霊長類の中では，終脳の中でも連合野と呼ばれる新皮質領域の拡大が著しく，この領域は感覚情報の高度な統合による認知機能，複数の感覚の統合，感覚と運動の統合，随意運動，情動行動，言語機能，精神機能など，より高次な脳機能を具現化している．

2）延髄（medulla oblongata）／橋（pons）／中脳（midbrain）

　延髄・橋・中脳には，多くの感覚性および運動性の脳神経核が存在し，顔面・頭部の運動と感覚や，呼吸・循環・消化など生命機能に関与する．これらの領域の機能理解には，脳神経および脳神経核の理解が重要である（表2-1）．

　脳神経核以外にも，重要な神経核が存在する．延髄には下オリーブ核があり，その軸索は対側小脳へ投射する登上線維となる．登上線維の発火は小脳プルキンエ細胞に強力な興奮作用をおよぼし，長期抑制の発現に関与する（第2章-8）．橋腹側部にある橋核は，大脳皮質からの運動情報を小脳へ伝える．中脳には，上丘・下丘・黒質・赤核などがある．上丘は移動目標の追視や注視などの視覚性運動反射に関わり，下丘は聴覚の中継核として蝸牛神経核からの情報を視床に伝える．黒質のドーパミン作動性ニューロンは，大脳基底核の1つである線条体に投射している（第2章-7）．パーキンソン病はこのニューロンの脱落を原因とする運動系の変性疾患である（第7章-6）．赤核は，小脳核や運動野からの入力を受け，下オリーブ核へ出力することにより，小脳のフィードバック系を構成する．

　脳幹網様体は，行動的覚醒，筋緊張度や反射調節による運動制御，呼吸運動や循環調節，痛みの知覚など，生命機能をコントロールする重要な部位である．脳幹網様体の内部には，セロトニン・ノルアドレナリン・ドーパミンなどを神経伝達物質とするモノアミンニューロンが存在し，脳の広い領域に投射している．セロトニン作動性ニューロンは脳幹の正中領域に分布し，縫線核と呼ばれる．

3）間脳（diencephalon）

　間脳は，視床（thalamus）と視床下部（hypothalamus）からなる．視床は，嗅覚以外のすべての感覚性情報を受け，大脳皮質の特定の領野に投射する．例えば，内側膝状体や外側膝状体は，それぞれ聴覚と視覚の中継核として機能し，聴覚野と視覚野へ投射する．また，視床VPL/VPM核〔VPL：ventral posterolateral nucleus（後外側腹側核），VPM：ventral posteromedial nucleus（後内側腹側核）〕は，それぞれ脊髄および三叉神経核に由来する知覚線維を受け，感覚野へ投射する（巻頭アトラス③）．一方，視床VA/VL核

● 表2-1　脳神経と機能

脳神経	機能	脳神経核（入力域）	神経核の位置
Ⅰ 嗅神経	嗅覚	嗅球	終脳（嗅脳）
Ⅱ 視神経	視覚	外側膝状体 上丘	間脳（視床） 中脳
Ⅲ 動眼神経	外眼筋の運動 内眼筋の運動	動眼神経核 動眼神経副核	中脳 中脳
Ⅳ 滑車神経	外眼筋の運動	滑車神経核	中脳
Ⅴ 三叉神経	咀嚼筋の運動 顔面・頭部の知覚	三叉神経運動核 三叉神経中脳路核 三叉神経主知覚核 三叉神経脊髄路核	橋 中脳 橋 延髄
Ⅵ 外転神経	外眼筋の運動	外転神経核	橋
Ⅶ 顔面神経	表情筋の運動 唾液腺・涙腺・鼻腺の分泌 味覚	顔面神経核 上唾液核 孤束核（外側部）	橋 橋 延髄
Ⅷ 内耳神経 　蝸牛神経 　前庭神経	 聴覚 平衡覚	 蝸牛神経核 前庭神経核	 橋 橋
Ⅸ 舌咽神経	咽頭筋の運動 耳下腺の分泌 舌・咽頭の知覚 味覚	疑核 下唾液核 孤束核（内側部） 孤束核（外側部）	延髄 延髄 延髄 延髄
Ⅹ 迷走神経	咽頭筋と喉頭筋の運動 胸腹部内臓の運動 味覚	疑核 迷走神経背側運動核 孤束核（外側部）	延髄 延髄 延髄
Ⅺ 副神経	僧帽筋と胸鎖乳突筋の運動	頸髄前角	脊髄
Ⅻ 舌下神経	舌筋の運動	舌下神経核	延髄

〔VA：ventral anterior nucleus（前腹側核），VL：ventral lateral nucleus（外側腹側核）〕は，小脳核・線条体・黒質などから線維を受け，大脳皮質の運動野や運動前野に投射する．これは，視床が運動野のフィードバック制御系の中継核としても機能していることを意味する．視床には，前述のような特定の神経核からの情報を特定の皮質領野に投射する中継核以外にも，連合野に投射する連合核や皮質の広範な領域に投射する非特殊核などもある．

視床下部は，自律神経機能や内分泌機能の制御を通して生命機能の維持に関わる．具体的には，血圧，血流，体温，体液，消化，吸収，排泄，性機能，代謝，摂食・飲水，日内リズムの制御など多岐にわたる．視床下部は，辺縁系と密接な線維連絡をもち，情動や本能行動などと深く結びついている．視床下部には，睡眠・覚醒や摂食行動などエネルギー代謝の恒常性維持を制御する特定の神経ペプチドを含有するニューロンが豊富に集まっている．

MEMO

■ 視床下部ペプチドのオレキシン

オレキシン（ヒポクレチン）は摂食中枢として知られる視床下部外側野に特異的なニューロペプチドで，その脳内投与により摂食が亢進することから，ギリシャ語の食欲を意味するorexisから命名された．ポジショナルクローニングおよびノックアウトマウスの解析から，日中の強い眠気と睡眠発作を主症状とするナルコレプシーが，このペプチドを介する情報伝達系の異常によるものであることがわかり，この領域が睡眠・覚醒の調節にも関わっていることが判明した[1)2)]．この作用は，G_qタンパク質や$G_{i/o}$タンパク質と共役する2つの受容体（OX1RとOX2R）を介して伝達される[3)]．

4）小脳（cerebellum）

　小脳は，橋の背側に位置し，大脳皮質のしわ（脳回）に比べると，細かなしわに富む脳部位である（**巻頭アトラス④**）．線維連絡様式から，小脳は3つの機能的ドメインに分けられる．尾側小脳に存在する片葉小節葉は前庭小脳と呼ばれ，前庭神経核からの入力を受け，眼球運動や平衡機能に関係する．小脳虫部および半球内側部は脊髄小脳と呼ばれ，脊髄を介して四肢や体幹からの感覚入力を受け，小脳核を介して脳幹や脊髄に出力し，姿勢や運動を制御する．小脳半球外側部は大脳小脳と呼ばれ，大脳皮質からの入力を橋核を介して受け，小脳核を介して視床VA/VL核から大脳皮質へと出力し，運動のプラニング，タイミングなどに関与する（**第2章-8**）．小脳機能の消失は，感覚や筋力自体を障害しないが，四肢や眼球の協調運動および平衡機能を障害し，筋緊張の低下を招く．

5）終脳（telencephalon）〔大脳半球（cerebral hemisphere）〕

　終脳は外套，大脳核，嗅脳の3部からなる．大脳皮質は外套の主要な部分で，脳溝や脳回を境界として前頭葉・頭頂葉・後頭葉・側頭葉・島・辺縁葉の6葉に分けられる．大脳皮質には機能局在がある（**巻頭アトラス③**）．運動野・感覚野・聴覚野・味覚野・視覚野・言語野などの機能中枢が特定の領域に存在し，下位領域と結ばれる．1909年，ブロードマンはヒト大脳皮質の層構造から47の領域に区分した．この皮質領野は，現在でも機能局在を表現するために広く用いられている（**第2章-4**）．

　大脳核は，終脳から発生した皮質下核で，線条体や淡蒼球，前障，扁桃体などから構成される（**巻頭アトラス②**）．線条体は，淡蒼球，視床下核，黒質と密接な線維連絡を形成し，大脳基底核を構成する．次に，大脳基底核は大脳皮質と視床との間に，「大脳皮質→大脳基底核の入力核→大脳基底核の出力核→視床→大脳皮質（前頭葉）」からなる4つのループ回路を形成して，骨格筋運動，眼球運動，認知，行動の動機づけや情動などを制御する．扁桃体も皮質下核の1つで，情動，特に恐怖や不安を惹起する情動的な出来事に関連づけられる恐怖記憶の形成，貯蔵，消去において中心的な役割を担う．

　大脳辺縁系とは，辺縁葉（脳梁を取り囲む発生的に古い皮質で，帯状回・海馬傍回・海馬体・歯状回などを含む）に加え，扁桃体や中隔などの皮質下核を包括する概念で，記憶・本能行動・情動行動などに深く関与している．特に，海馬を中心とする神経回路は記憶の形成に（**第2章-5**，**巻頭アトラス⑤⑥**），扁桃体は恐怖条件付けなど情動行動に関与する．嗅脳は，嗅覚に関係する終脳の前下部の脳領域を指し，嗅球・嗅索・嗅結節・前嗅核・扁桃体および梨状葉の一部を含む．嗅球では，それぞれの匂い受容体を発現する嗅神経線維が別々の糸球体を形成し，ここで匂いに対する特異性を高めたり，フェロモンに対する記憶形成に関与する（**第2章-6**）．

MEMO

■海馬と記憶

　側頭葉内側部の切除手術や脳虚血などの患者の観察から，海馬は陳述性記憶の記銘に関わる部位であると考えられてきた．また，ラットを用いたNMDA型グルタミン酸受容体のブロッカー投与実験から，この受容体を介するシグナル伝達が記憶の分子メカニズムであろうと考えられてきた．マサチューセッツ工科大学の利根川らのグループは，海馬領域特異的NR1ノックアウトマウスの作製と行動実験を推進し，海馬の領域と記憶のメカニズムを実験的に検証した．その結果，海馬CA1特異的なNR1サブユニットノックアウトにより，この領域の長期増強（LTP）が完全に消失し，水迷路を用いた空間学習テストにおいて記憶の記銘障害を示した[4]．一方，CA3領域のノックアウトでは記銘は正常に行われたが，記憶の想起に障害を示した[5]．

MEMO

■記憶の研究に貢献したH. M. 氏

　H. M. 氏は，2008年12月2日に82才で亡くなった．12月4日付けニューヨーク・タイムズ紙に追悼記事が掲載され，ヘンリー・モレゾンという本名とともに情報が開示された（http://www.nytimes.com/2008/12/05/us/05hm.html?pagewanted=1&_r=1）．9歳のときの自転車事故がきっかけでてんかんを発症し，彼が27才になった1953年にてんかんの治療として海馬を含む側頭葉内側部の切除手術を，スコヴィール医師の手により受けた．彼は1929年に起こった世界恐慌や1940年代の

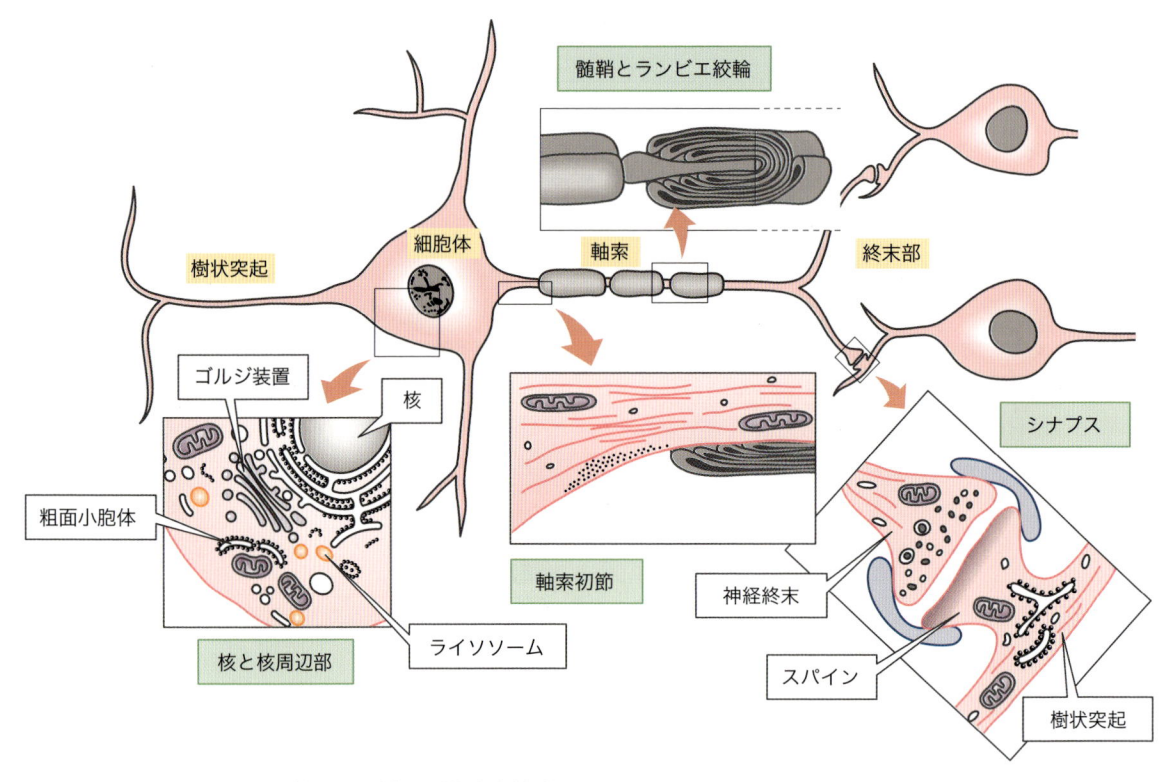

●図2-1　ニューロン（神経細胞）の構造的特徴
　ニューロンは，神経回路形成と神経情報伝達に適するよう，高度に分化した形態を有している．ニューロンは，樹状突起・細胞体・軸索・終末部の4つの部位に分けられる

第二次世界大戦のことは覚えていたが，手術後の55年間は彼が会う友達も，食べるものも，近所の森も，いつもそれが彼にとっては初めてとなる生活であったという．
　この追悼記事を通して，世界の脳研究者の多くは，脳研究の発展に多大な貢献をしてきたH. M. 氏が，症例発表から半世紀も経てごく最近まで生きていたことを知り，驚いた．

2 脳の構成細胞

　神経系の構成細胞は，感覚・統合・運動などの情報処理を基盤とした神経機能を直接担うニューロン（神経細胞）と，ニューロンを保護しその恒常性を維持することで間接的に神経機能を担うグリア（神経膠細胞）とに大別される（**巻頭アトラス⑥**）．それぞれ単独では神経機能を果たすことはできず，発生・分化・機能発現の諸相において相互に依存的である．ゆえに，この2群の神経系構成細胞の構造的・機能的関連性を示す用語として，ニューロン・グリア相互関係（neuron-glial relationship）がしばしば用いられる．

1）ニューロン（神経細胞）

　ニューロンは，神経回路形成と神経情報伝達に適するよう，高度に分化した形態を有している．ニューロンは，4つの部位に分けられる（**図2-1**）．

■樹状突起（dendrite）

　樹状突起は神経情報の入力部となる領域で，シナプス後部の構造要素となる．樹状突起では，シナプス前部からの神経伝達物質とシナプス後部の受容体の活性化により，シナプス（後部）電位が生じる．グルタミン酸受容体やアセチルコリン受容体の開口による陽イオン（Na^+やCa^{2+}）の流入により興奮性シナプス電位が生じ，$GABA_A$受容体やグリシン受容体の活性化により抑制性シナプス電位が発生する．シナプス電位の加算の結果，細胞膜電位が閾値を超えると巨大な活動

電位が発生する．

軸索を遠方へ投射する投射型ニューロンの多くは大量の入力を受けており，樹状突起の表面にスパイン（spine，棘突起）と呼ばれる突出構造を発達させている．スパインにはグルタミン酸受容体が発現し，興奮シナプス伝達や，長期増強や長期抑制などのシナプス可塑性発現に関与している（第2章-2，第5章-2）．さらに，シナプス伝達や可塑性発現と連動して，スパインのダイナミックな構造変化も捉えられており，脳高次機能との関連から注目されている（第2章-3）．一方，介在ニューロンの多くはスパインをもたず，興奮性シナプスも抑制性シナプスも樹状突起幹に形成されている．

MEMO
■ **スパインとシナプス可塑性**

スパインには，滑面小胞膜・ポリソーム・アクチン細線維などが含まれている．滑面小胞膜はspine apparatusとも呼ばれ，Ca^{2+}ストアとして機能し，その膜上にイノシトール3リン酸受容体が存在する．ポリソームの存在はシナプス局所におけるタンパク質合成活動を示唆し，アクチン細線維はスパインの形態変化や受容体局在を制御している．このように，スパインは独立したコンパートメントとなって，情報処理の個別化とシナプス可塑性の制御に関与している[6)7)]．

■ 細胞体（soma, cell body）

細胞体は，核（nucleus）と核周囲部（perikaryon）からなる．核周囲部は，タンパク質合成系や分解に関わる細胞内小器官が多数集まっている．ニューロンはリボソームや粗面小胞体が豊富であるため，その細胞体はニッスル染色で強染する．また，mRNAの分布はリボソームの分布と一致しているため，in situ hybridizationで検出されるシグナルは細胞体に集中する．介在ニューロンに比べ，長い軸索を有する投射型ニューロンの細胞体は大型で，代謝レベルやタンパク質合成レベルも高い．

■ 軸索（axon）

軸索は，樹状突起と比べると細く，長く，平滑な細胞突起である．軸索の起始部で髄鞘に覆われていない部位を，初節（initial segment）と呼ぶ．ここには電位依存性Na^+チャネルが高密度に集中し，活動電位が最初に発火する部位となる．ミエリン間のランビエ絞輪にも同チャネルが集合し，ここで活動電位は再生され跳躍伝導となる．

軸索はリボソームなどのタンパク質合成装置をもたないため，軸索や終末部が必要とするタンパク質や酵素などは，細胞体からの軸索輸送に頼らざるを得ない．活動電位の伝導と同じ方向への輸送を順行性軸索輸送と呼び，反対方向への輸送を逆行性軸索輸送という．

■ 終末部（terminal）

終末部は，軸索の末端部という意味で命名されたが，実際観察される終末部は，通過軸索の途中に形成される膨らみ（bouton en passant）である．終末部は，その活動帯（active zone）でシナプス後部要素と狭いシナプス間隙を挟んで対峙する．活動電位が終末部に到達すると，活動帯に集積する電位依存性Ca^{2+}チャネルが活性化し，このCa^{2+}流入がトリガーとなってシナプス小胞の細胞膜融合過程が始まり，神経伝達物質の放出が起こる．終末部には，伝達物質の合成酵素に加え，神経伝達物質を小胞内に貯える小胞膜性トランスポーターが存在する．

MEMO
■ **神経伝達物質のトランスポーター**

ある種の伝達物質を放出しているニューロンは，必ず，そのシナプス小胞に選択的な小胞膜性トランスポーターを発現している．また，細胞外の放出された伝達物質の再取込に関与する細胞膜性トランスポーターも存在する．グルタミン酸を伝達物質とするニューロンは小胞膜性グルタミン酸トランスポーターVGLUTを発現するが，細胞膜性グルタミン酸トランスポーターGLASTとGLT1はアストロサイト（星状膠細胞）に特異的に発現している．このグリアは，同時にグルタミン合成酵素も豊富に発現するため，放出されたグルタミン酸はまずアストロサイトに取り込まれて興奮毒性のないグルタミンへと速やかに変換される．次に，終末部が再びグルタミンを取り込み，グルタミナーゼによりグルタミン酸に再変換され神経伝達物質として再利用される．対照的に，ドーパミン，ノルアドレナリン，セロトニンなどを放出するモノアミンニューロンやアセチルコリンを放出するコリン作動性ニューロンでは，小胞膜トランスポーターVMAT/VAChTも細胞膜トランスポーターDAT/NET/SERT/CHT1もシナプス前部ニューロンに選択的に発現し，放

●表2-2　グリアの細胞マーカー

アストロサイト（星状膠細胞）	
GFAP	グリア細線維性酸性タンパク質（中間径フィラメント）
RC1/RC2	モノクロナール抗体認識抗原
GS	グルタミン合成酵素
GLAST	グルタミン酸トランスポーター
S-100	Ca^{2+}結合タンパク質
BLBP	脂肪酸結合タンパク質
オリゴデンドロサイト（希突起膠細胞）	
MBP	ミエリン塩基性タンパク質
MAG	ミエリン関連糖タンパク質
CNP	環状ヌクレオチド水解酵素
PLP/DM20	プロテオリピドタンパク質/そのスプライス変異体
PDGFRα	血小板由来増殖因子受容体
GalC	ガラクトセレブロシド
O4	表面抗原
ミクログリア（小膠細胞）	
OX42	表面抗原（補体受容体）
ED1	表面抗原
Mac-1	表面抗原
F4/80	表面抗原
AIF-1/Iba-1/MRF-1	Ca^{2+}結合タンパク質

出された伝達物質は神経終末側に直接取り込まれ再利用される．

2）グリア細胞

グリア（glia）とは，不活性な中枢神経系を埋める糊という意味で，ドイツの病理学者ウィルヒョーが19世紀中期に最初に用いた呼称である．現在は，グリアが，ニューロンの発達や生存，液性環境維持，代謝的支援，ニューロン機能の発現，軸索伝導やシナプス伝達の調節など，神経機能の全般にわたって積極的な役割を果たしていることが知られている．

中枢神経系には，4種のグリア（星状膠細胞，希突起膠細胞，上衣細胞，小膠細胞）が存在する．特に，星状膠細胞と希突起膠細胞は合わせてマクログリア（macroglia）と総称される．末梢神経系にみられるシュワン細胞や外套細胞もニューロンの支持細胞であるが，狭義ではグリアといえば中枢神経内の支持細胞を指す．それぞれのグリアには特異的な分子が発現し，グリアの同定や研究には細胞マーカーがきわめて有用である（表2-2）．

■ アストロサイト（星状膠細胞，astrocyte）

アストロサイトは多極性の形態をとる場合が多く，星形（aster = star）と命名された．しかし，小脳バーグマングリアや網膜ミューラー細胞のように，単極性や双極性などの特殊な形態をもつアストロサイトも存在する．このグリアは血管や脳の表面を被い，グリア境界膜（glia limitans）を形成する．血管周囲のグリア境界膜は血管内皮細胞とともに血液脳関門を形成し，脳表面のグリア境界膜は髄液脳関門となる．グリア境界膜が外傷や手術侵襲などにより損傷を受けると，アストロサイト内や細胞間隙に水分が貯留し脳浮腫という厄介な問題が生じる．さらに，アストロサイトはシナプスやニューロンの表面を被い，ニューロンの伝達機能や代謝・栄養を支えている．グリア細線維性酸性タンパク質（GFAP）は，最も広く利用されているアストロサイトのマーカーである．

ニューロンの活動電位発生の増加に伴い，細胞外K^+濃度が上昇する．このような状況になると，軸索の静止膜電位が上昇することにより活動電位が発生しやすくなり，伝導の混線が起こりやすくなる．アストロサ

ニューロンの損傷　　ニューロンの変性

分枝型　　　　活性型　　　　貪食型
(ramified)　　(activated)　　(phagocytic)

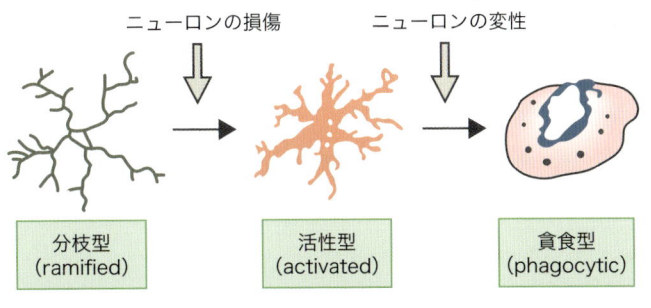

●図2-2　ミクログリアの活性化

イトは細胞外K⁺を取り込むことによりその緩衝機能を発揮する．さらに，アストロサイトは，神経伝達物質の再取り込みと再利用，シナプス活動に連動した血管からのグルコースの取り込み，セリンの合成，血管内皮細胞による血液脳関門のバリア機能発現など，さまざまな細胞機能を発揮している．

> **MEMO**
> ■アストロサイトによるシナプスの被覆
> バーグマングリアの細胞突起は，小脳プルキンエ細胞のシナプス間隙をほぼ完全に閉鎖している[8]．これに対し，海馬や大脳皮質では，アストロサイトによるシナプスの被覆は不完全で，隣接したシナプス間隙が連絡していることが多い[9]．被覆度の違いは，神経伝達物質の拡散・除去・流出などに影響をおよぼし，シナプス伝達機能やシナプス可塑性の誘発機構を左右するものと考えられている．

■オリゴデンドロサイト
（希突起膠細胞，oligodendrocyte）

オリゴデンドロサイトは，ミエリン（myelin，髄鞘）を形成するグリアである．ミエリンでは，内部の細胞質と細胞外空間がほとんど消失している．その結果，細胞膜の内葉同士が融合して電子密度の高い周期線となり，隣接する突起の外葉同士が融合して周期間線となる．ミエリンは脂質の含有率が70％と高く，電気的絶縁効果を高めている．残る30％はタンパク質であり，中枢ではMBPとPLPがそれぞれ周期線と周期間線の主要な成分となり，これにCNPやMAGが加わる．ミエリンタンパク質がオリゴデンドロサイトのよい細胞マーカーとなるが，幼若な段階ではPDGF受容体やO4抗原などが細胞マーカーとして用いられる．

■上衣細胞（ependymal cell）
上衣細胞は神経管の内壁を構成するグリアで，単層立方（もしくは円柱）上皮となり脳室や中心管を取り囲む．

■ミクログリア（小膠細胞，microglia）
ミクログリアは，全グリアの約10％を占める．一般的に，単球系細胞に由来する外来性グリアと考えられているが，他のグリアと同様に神経外胚葉由来とする説もある．成熟神経系では休止〔resting（分枝：ramified）〕ミクログリアとして存在し，小型の細胞体と数本の枝分かれした突起を特徴とし，白質・灰白質を問わずほぼ等間隔で存在する．血管内皮を取り囲むものは細長い形態をとるため，血管周囲（perivascular）ミクログリアと呼び分けることもある．いったん，ニューロンに損傷や変性が起こると，活性型〔activated（アメーバ型：amoeboid）〕ミクログリアへと変化する（図2-2）．ミクログリアのマーカー分子のほとんどは，マクロファージのそれと共通している．

> **MEMO**
> ■運動神経損傷モデルとミクログリアの活性化
> 損傷に対するミクログリアの応答を調べる目的で，顔面神経切断や舌下神経切断などの実験的運動神経損傷が広く行われている（図2-2）．神経切断後3〜4日の間は，損傷ニューロン周囲でミクログリアが増殖し，種々のマーカー遺伝子の発現が増強する．切断4日目以降，活性型〔activated (reactive)〕ミクログリアは損傷ニューロンの細胞体を取り囲み，シナプスを離解させる（synaptic stripping）．損傷ニューロンが変性に陥ると，貪食型（phagocytic）ミクログリアへと変化し，貪食能を現す（図2-2）[10]．

（渡辺雅彦）

■文献■

1) Chemelli, R. M. et al. : Narcolepsy in orexin knockout mice: molecular genetics of sleep regulation. Cell, 98 : 437-451, 1999
2) Lin, L. et al. : The sleep disorder canine narcolepsy is caused by a mutation in the hypocretin (orexin) receptor 2 gene. Cell, 98 : 365-376, 1999
3) Mieda, M. & Yanagisawa, M. : Sleep, feeding, and neuropeptides: roles of orexins and orexin receptors. Curr. Opin. Neurobiol., 12 : 339-345, 2002
4) Tsien, J. Z. et al. : Subregion-and cell type-restricted gene knockout in mouse brain. Cell, 87 : 1317-1326, 1996
5) Nakazawa, K. et al. : Requirement for hippocampal CA3 NMDA receptors in associative memory recall. Science, 297 : 211-218, 2002
6) Harris, K. M. & Kater, S. B. : Dendritic spines: cellular specializations imparting both stability and fexibility to synaptic function. Annu. Rev. Neurosci., 17 : 341-371, 1994
7) Schuman, E. M. : mRNA trafficking and local protein synthesis at the synapse. Neuron, 23 : 645-648, 1999
8) Spacek, J. : Three-dimensional analysis of dendritic spines. Ⅲ. Glial sheath. Anat. Embryol., 171 : 245-252, 1985
9) Ventura, R. & Harris, K. M. : Three-dimensional relationships between hippocampal synapses and astrocytes. J. Neurosci., 19 : 6897-6906, 1999
10) Streit, W. J. & Kreutzberg, G. W. : Response of endogenous glial cells to motor neuron degeneration induced by toxic ricin. J. Comp. Neurol., 268 : 248-263, 1988

2 シナプスの構造と受容体

　ニューロン（神経細胞）間の情報伝達はシナプスと呼ばれる特別な細胞接合部を中心として行われる（概念図）．シナプス前部の神経軸索終末より放出される神経伝達物質は，シナプス後部の細胞膜上に存在する各種受容体に結合し，細胞内に情報を伝達するほか，シナプス前部の軸索やその終末に存在する受容体にも作用し，伝達物質の放出を調節する．また，シナプスには受容体のほか，イオンチャネル，酵素，細胞接着分子，およびこれらに結合するタンパク質が集積しており，これらも受容体下流の情報伝達を担うとともに，シナプスの形成や受容体の機能，局在を短期，長期にわたって変化させることによって，神経伝達の調節を行っている．

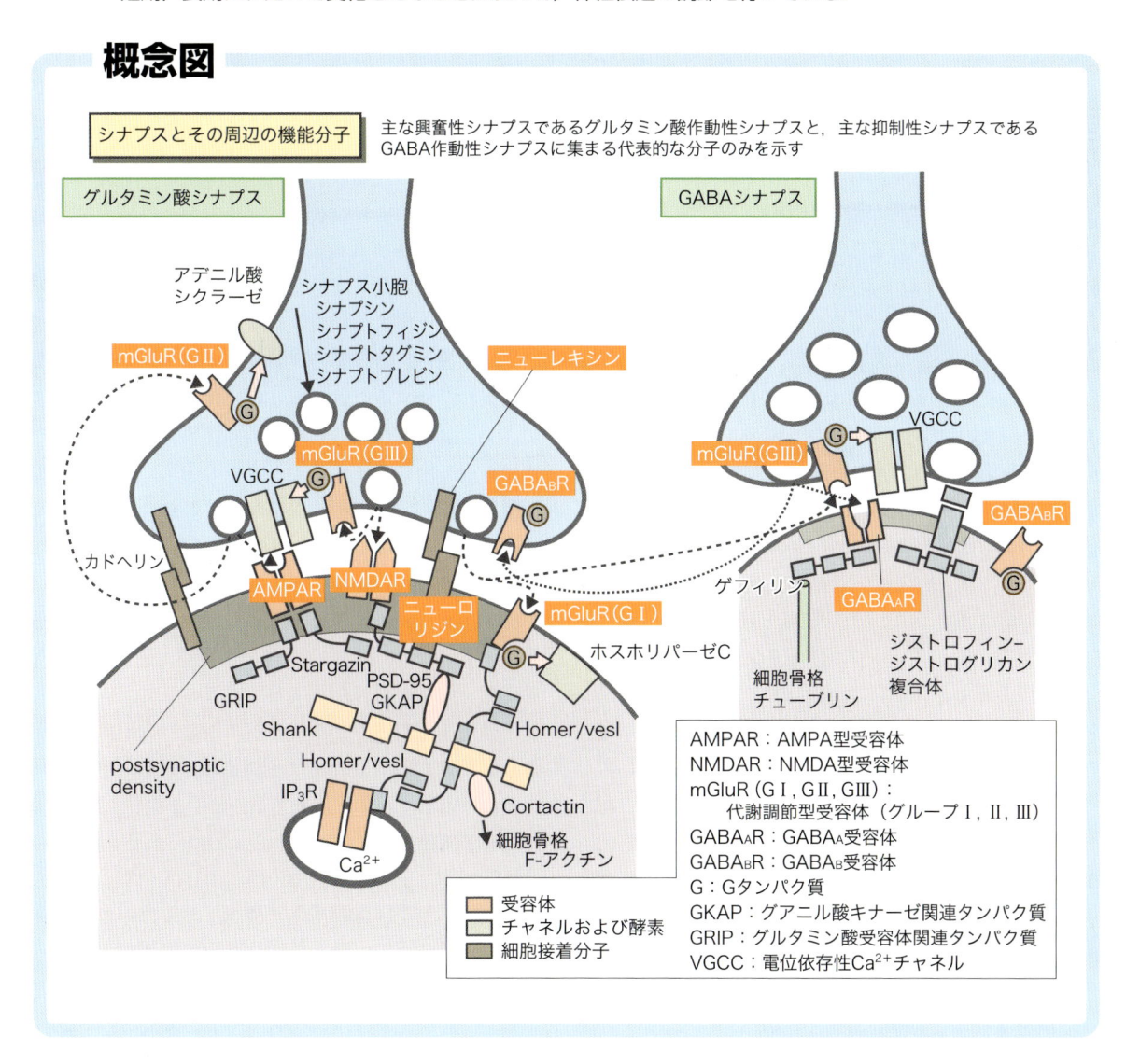

概念図

シナプスとその周辺の機能分子

主な興奮性シナプスであるグルタミン酸作動性シナプスと，主な抑制性シナプスであるGABA作動性シナプスに集まる代表的な分子のみを示す

AMPAR：AMPA型受容体
NMDAR：NMDA型受容体
mGluR（GⅠ, GⅡ, GⅢ）：
　　代謝調節型受容体（グループⅠ, Ⅱ, Ⅲ）
GABA$_A$R：GABA$_A$受容体
GABA$_B$R：GABA$_B$受容体
G：Gタンパク質
GKAP：グアニル酸キナーゼ関連タンパク質
GRIP：グルタミン酸受容体関連タンパク質
VGCC：電位依存性Ca^{2+}チャネル

受容体
チャネルおよび酵素
細胞接着分子

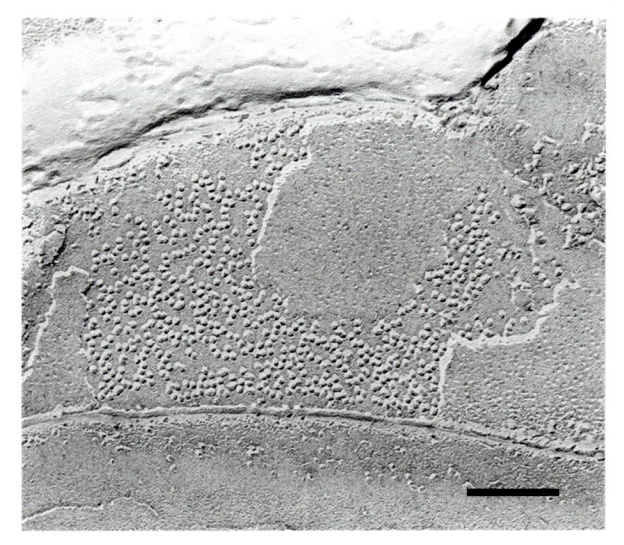

●図2-3　電気シナプス（gap junction）の凍結割断レプリカ電子顕微鏡像
小さな膜内粒子（6つのコネキシン分子からなる1つのコネクソンを表すと考えられる）が規則正しく配列しているのがわかる．スケールバー＝100 nm（写真提供：京都府立医科大学の馬杉美和子博士）

1 シナプスとは

　脳神経科学の最も重要な原理の1つは，ニューロンドクトリン，つまり脳が最小の生命単位であるニューロンのネットワークによって構成されているという学説である[1]．この学説が最終的に確立する決め手となったのが，電子顕微鏡によるシナプスの発見であった[2]．シナプス（synapse）とはギリシャ語で「お互いに結びつける」という意味の語であり，個々の単位であるニューロン同士が狭いギャップを隔てて相対し情報をやり取りする場，細胞膜の特殊化された接合部を指す．脳内のシナプスには大きく分けて電気シナプスと化学シナプスの2種類がある．

　電気シナプス（図2-3，gap junctionとも呼ばれる）では，非常に狭い（約2 nm）間隙を挟んで細胞膜が相対し，双方の膜上には6つのコネキシン（connexin）分子がつくるコネクソン（connexon）と呼ばれるチャネルが密集している．このチャネルは約2 nmの孔をもち，イオンや低分子が細胞間を自由に行き来する．そのため1つのニューロンにおける電位変化がそのまま次のニューロンに瞬時に伝達される．この性質は，多数のニューロンを同期させるメカニズムとして，注目されている．例えば，海馬の介在ニューロンの一部や下オリーブ核では，同種のニューロン同士が電気シナプスでお互いに結合し，活動電位が多数のニューロンで同期しうることが知られている．

　一方，化学シナプスは，より数の多い一般的なシナプスと考えられており，12〜20 nmの間隙を挟んで化学物質（神経伝達物質）を放出するシナプス前細胞の細胞膜と，放出された神経伝達物質を受け取り情報を次に伝えるシナプス後細胞の細胞膜が相対している．電気シナプスが双方向性なのに比べ，化学シナプスでは，通常シナプス前細胞から後細胞へと，一方向性に情報が伝達される．また，電気シナプスが受動的な電流の流れを介するだけであるのに比べ，化学シナプスでは，神経伝達物質の放出とその受容体への結合，それによって起こるイオンチャネルの開閉，酵素の活性化などの多くのプロセスが関わっているため，情報の伝達に多少の遅れ（1ミリ秒以上）が生じる．その代わりに，これらのプロセスを各段階で調節する手段が豊富であり，例えば神経伝達物質の放出，受容体の感受性，イオンチャネルの活性などを短期，長期にわたって亢進したり抑制したりすることによって，シナプス伝達の効率を変化させることができる（シナプス可塑性，第5章-2）．化学シナプスには，これらの多様な調節を可能とする非常に多種類の分子が集積しており，お互いの機能や局在に影響し合っていると考えられる．

　以下では，主に哺乳動物の脳における化学シナプスの基本構造と受容体の局在，機能，およびそれらを調節する分子について最近の知見を含め概説する．

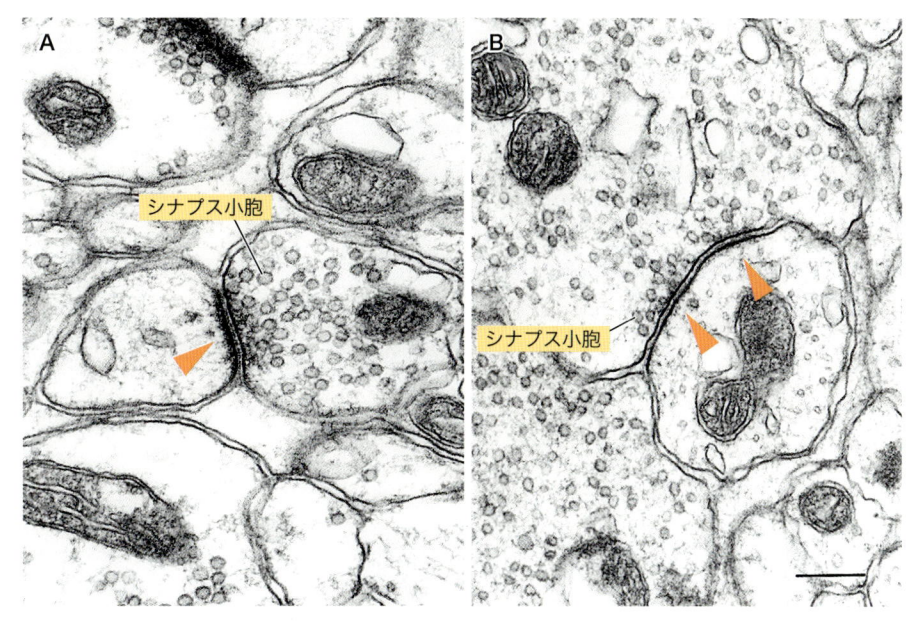

●図2-4　化学シナプスの超薄切片電子顕微鏡像
小脳の非対称性シナプス（A：興奮性と考えられる）と対称性シナプス（B：抑制性と考えられる）を示す．シナプス後部膜（矢頭）のpostsynaptic densityの違いに注意

> **MEMO**
> シナプスはニューロンが情報伝達を行う接点であり，電気シナプスと化学シナプスの2種類がある．

2 シナプスの基本構造

シナプスの構造は，電子顕微鏡によって観察することができる（図2-4）．これらの標本は，化学固定（グルタルアルデヒド，パラホルムアルデヒド，オスミウムなどが用いられる）され電子染色（ウランや鉛などの重金属による染色）を施されたものであり，電子密度の高い（重金属をより多く吸着した）場所がより暗くみえる．シナプスを他の細胞膜同士が接する部位と区別する特徴としては，①シナプス前膜の細胞内側に小さな（40～50 nm）球形の膜構造（シナプス小胞）が集積している，②細胞膜が比較的まっすぐ平行に相対している，③細胞膜に挟まれた隙間（シナプス間隙）の電子密度がシナプス以外の場所に比べて高い，④シナプス後膜の細胞内側に沿って電子密度の高い層（postsynaptic density）がある，などがある．シナプス小胞内には，グルタミン酸やGABA（γアミノ酪酸）などの神経伝達物質が入っており，小胞膜上には，シナプス前部膜への輸送やドッキング，開口放出に必要な多くの分子が存在する（概念図）．活動電位が軸索終末へ到達すると，伝達物質放出部位（active zone）に存在する電位依存性Ca^{2+}チャネルが活性化される．それによって細胞内に流入するCa^{2+}の濃度上昇が引き金となって，シナプス小胞はシナプス前膜と融合し，神経伝達物質をシナプス間隙に放出する．シナプス間隙の電子密度の高い部分は，糖タンパク質が豊富で，恐らくシナプス膜をお互いに強く結合させる細胞接着分子（ニューレキシン／ニューロリジン[3]，カドヘリン[4]，Cbln[5]など）や各種受容体の細胞外領域やそれらを結合する分子を反映していると考えられ，postsynaptic densityは，これらの分子の細胞内領域や受容体をシナプスに保持したり調節したりする結合タンパク質あるいは関連タンパク質の集積（後述）を反映していると考えられる．

> **MEMO**
>
> 化学シナプスには情報伝達に必要な多種類の分子が集積している．

　脳内の化学シナプスは，従来の電子顕微鏡による観察から，グレイの1型（図2-4A）と2型（図2-4B），あるいは非対称性シナプス（asymmetrical synapse）と対称性シナプス（symmetrical synapse）の2種類に大別されてきた[2]．これらには，①postsynaptic densityがはっきりしているか，ほとんどないかによって，シナプス膜が非対称的にみえるか，対称的にみえるかという違い，②シナプス小胞が非対称性シナプスでは球形なのに対して，対称性シナプスでは楕円形の小胞もあり多形性があるという違い，③シナプス間隙が非対称性シナプスでは広め（20 nm）であるのに対して，対称性シナプスでは狭い（12 nm）という違い，などが指摘されてきた．非対称性シナプスは，大脳皮質，海馬，小脳皮質などで軸索終末と樹状突起スパイン（dendritic spine）の間に最も数多く（視覚野で約80％）みられるが，軸索終末と樹状突起（dendritic shaft）や細胞体，あるいは樹状突起同士などの間にもみられる．対称性シナプスは，軸索終末と樹状突起や細胞体の間に多く（視覚野で約70％）みられるほか，樹状突起同士，軸索終末同士，軸索終末と軸索起始部（axon initial segment）の間にもみられる．

　機能的な側面として，非対称性シナプスでは興奮性（主にグルタミン酸作動性）伝達が，対称性シナプスでは抑制性（主にGABA作動性あるいはグリシン作動性）伝達が行われているという推測がしばしばなされる．しかし実際のシナプス像の解釈にあたっては，これらの原則に多くの例外が存在することに十分注意する必要がある．例えば化学固定や染色の条件によってシナプス小胞やpostsynaptic densityの形態は大きく異なってくるし，非対称性シナプスでも抑制性であることは珍しくない（対称性シナプスが興奮性であることは少ない）．例えばアセチルコリン作動性軸索は非対称性と対称性の両方のシナプスをつくる．また，非対称性か対称性か区別のつきがたいシナプスも多く，シナプスの多様性を反映しているものと考えられる．現在では，これらの純粋に形態学的な観察の限界を超えるために，シナプスの多様性を個々のシナプスに存在する分子を同定することで明らかにしようとする試みが行われるようになってきた．

> **MEMO**
>
> 化学シナプスには，主に興奮性の非対称性シナプスと主に抑制性の対称性シナプスがある．

3 受容体の局在と機能

　シナプス小胞からシナプス間隙に放出された神経伝達物質は，拡散してシナプス後細胞膜上に存在する受容体に結合する．ここでは，脳内の主な興奮性および抑制性伝達物質である，グルタミン酸およびGABAに対する受容体を取り上げる．これらの受容体は，①イオンチャネルを分子内にもつイオンチャネル（イオノトロピック）型と，②Gタンパク質を介してイオンチャネル，酵素，他の受容体などを調節する代謝調節（メタボトロピック）型の2種類に分けることができる．さらにそれぞれに多数のサブユニットやサブタイプが存在するが，詳細は**第5章-4**を参照されたい．ここでは，各受容体のシナプス局在に限って述べる．

1）グルタミン酸受容体のシナプス局在
■ イオンチャネル型受容体
　グルタミン酸作動性シナプスでは，postsynaptic densityのあるシナプス後膜にAMPA型とNMDA型のイオンチャネル型グルタミン酸受容体が存在する．このことは，これらの受容体に選択的なアゴニスト（作動薬），アンタゴニスト（拮抗薬）を用いて電気生理学的に予想されていたが，定量的な金標識免疫電子顕微鏡法により，シナプスにはシナプス外に比べてはるかに高濃度の受容体が集積していることが目に見える形で明らかとなった[6]．これらの受容体は，化学シナプスを介する神経伝達としては，速い興奮性伝達を担うものであり，グルタミン酸の放出部位直下に存在することは合理的である．また，入力する神経軸索の種類の違いによって異なる受容体サブタイプやサブユニットが存在すること[7][8]，同種の入力でもシナプス後細胞のタイプによってシナプスの受容体濃度にばらつきが大きい場合とかなり一定の場合があること[9]，などが報告されている．これらの知見は，シナプスがそれ

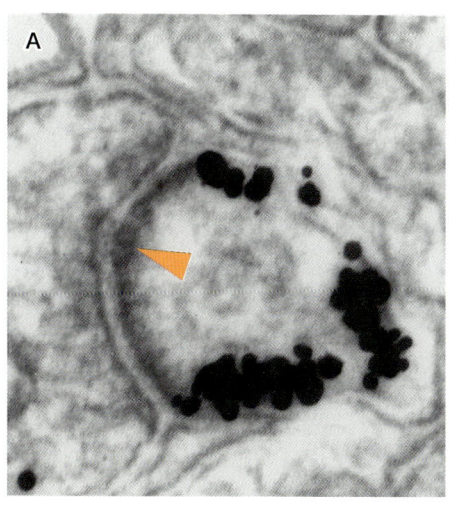

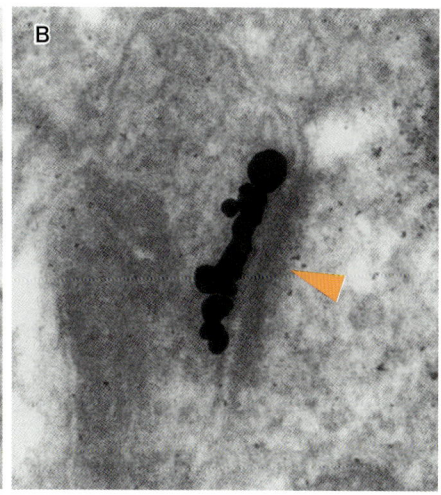

●図2-5　受容体のシナプス局在
シナプス外に存在する受容体の一例としてmGluR1a（A），シナプスに集積する受容体の一例として代謝調節型グルタミン酸受容体（B：mGluR7a）を示す．mGluR7a（グループⅢ）の免疫金標識は，伝達物質放出部位（active zone）に集積しているのに対し，mGluR1a（グループⅠ）の免疫金標識は，シナプス後膜（矢頭）にはなく，その周辺に多い

を形成するシナプス前細胞とシナプス後細胞の種類やシナプスの活動性によって受容体の種類や濃度を変化させうることを示唆している．

MEMO
　速い伝達を担うイオンチャネル型受容体はシナプス後膜に局在する．

代謝調節型受容体

　代謝調節型グルタミン酸受容体については，3つのサブグループ（グループⅠ〜Ⅲ）が知られている．また一般に代謝調節型グルタミン酸受容体は，イオンチャネル型に比べ，①よりゆっくりとした反応を引き起こし，②同じ入力の繰り返し刺激が活性化に必要なことが多く，③活性化による効果がカップルする分子によってそれぞれの場所で異なる，という特徴がある．
　シナプス局在の特徴として，まずグループⅠの受容体はグルタミン酸作動性シナプスを取り囲む細胞膜に多い（図2-5A）[10]．グループⅠの受容体の活性化は，例えばAMPA型やNMDA型受容体の感受性を変化させることから，繰り返し刺激によってシナプス間隙から漏れ出してきたグルタミン酸がシナプスの周りに存在する受容体を活性化し，シナプスに存在するイオンチャネル型受容体を調節しているものと考えられる．
　一方，グループⅡとグループⅢの受容体は主にシナプス前ニューロンに分布しているが，それぞれでシナプスとの位置関係が異なる[11]．グループⅢの受容体がシナプスの伝達物質放出部位に局在する（図2-5B）のに対して，グループⅡの受容体はシナプスから離れた神経軸索部に多く存在する．このことは，これらの受容体によって調節されるイオンチャネルや酵素が異なっていることを予想させるほか，これらの受容体を活性化するグルタミン酸がどこから来るか，ということにも関係していると考えられる．例えば，グルタミン酸放出部位に局在するグループⅢの受容体は，電気生理学的に報告されているautoreceptor，つまり放出されたグルタミン酸がそのシナプス自身に働きフィードバック的に放出を抑制するための受容体として働くと考えられる．一方，シナプスから離れた受容体は，別のシナプスから放出された伝達物質による作用（heterosynaptic interaction）を仲介している可能性がある．例えば，小脳ゴルジ細胞のGABA作動性軸索に豊富なグループⅡの受容体（mGluR2）の機能として，大石らは近傍のグルタミン酸作動性シナプス（苔状線維－顆粒細胞間シナプス）の活動亢進により漏れ出してきたグルタミン酸がGABAの放出を抑制するという仮

説を提唱した[12]が，実際にそのような作用が電気生理学的実験により証明されている[13]．また，放出部位に局在するグループⅢの受容体は，シナプス形成する相手の細胞の種類によって濃度を変えていることも明らかとなっており[14]，標的細胞に依存した伝達物質の放出調節が起こることを示唆している．

> **MEMO**
> 代謝調節型受容体は，シナプス局在や機能の面で多様性に富む．

2) GABA受容体のシナプス局在

GABA作動性シナプスにおいては，グルタミン酸作動性シナプスと同様，イオンチャネル型としてGABA$_A$受容体がシナプス後膜に集積しており，速い抑制性伝達を主に担っていると考えられる．前述したように，GABA作動性と考えられる対称性シナプスは，樹状突起，細胞体，軸索起始部などに認められるが，これらの場所の違いによってGABA$_A$受容体のサブユニット構成が異なるということが報告されている[6]．またGABA$_A$受容体はシナプス外にもかなりの量が存在し，例えば小脳顆粒細胞のδサブユニットに至ってはシナプス外にしか検出されない[15]．このようなシナプス外のGABA$_A$受容体は，細胞外環境のGABAによる恒常的な抑制（tonic inhibition）に関与していると考えられる．一方，代謝調節型のGABA$_B$受容体は，電気生理学的にシナプス入力の刺激によっては活性化されにくく，やはりGABA作動性シナプス外に存在すると推測される．多くの場合，電子顕微鏡的にもGABA作動性シナプスには検出されておらず，むしろグルタミン酸作動性シナプスの周辺に多くみられる[16]．このGABA$_B$受容体の局在は，mGluR2の例とちょうど逆の関係にあり（概念図），近傍のGABA作動性シナプスから漏れ出したGABAによるグルタミン酸放出の抑制を担っているものと考えられる．

4 受容体とその関連分子の動態

以上述べてきた受容体のシナプス局在は決して静的なものではなく，生理的，病理的刺激により常に変化しうるものである．受容体をシナプスあるいはその周辺に集積させ，保持するために必要と考えられているのが，これらの受容体分子の細胞内領域に結合する各種の関連タンパク質（足場タンパク質，制御タンパク質など）である．最初に報告されたPSD-95（postsynaptic density-95，NMDA型受容体に結合する）を始めとして，多くの関連タンパク質が報告されている（概念図）[17]．これらは，二量体を形成したり，お互いに結合したりするためのさまざまな結合ドメインをもっており，受容体とそれらを調節する分子，細胞内へのシグナル分子，細胞骨格などの橋渡しをしていると考えられる．例えば，PSD-95は，GKAP（guanylate kinase-associated protein）にも結合し，GKAPはShankに，ShankはHomer/veslに結合する．Homer/veslは，グループⅠの代謝調節型グルタミン酸受容体に結合するほか，この受容体の活性化による細胞内Ca^{2+}の放出を仲介するIP$_3$受容体にも結合することが知られている．これらの一連の受容体関連タンパク質はシナプスおよびその周辺に存在するとされており，全体としてNMDA型受容体とグループⅠの代謝調節型受容体を間接的に結びつける複合体を形成していると推測される．また，これらの関連タンパク質にはドミナントネガティブとして働き，逆に橋渡しを壊してシナプスからの受容体の離散を起こすものもある．

> **MEMO**
> シナプスに集積する受容体関連分子は，複合体を形成して受容体の局在を調節する．

実際にどのような刺激が受容体の局在変化を起こすのかということについては，やはりイオンチャネル型グルタミン酸受容体の研究がよく進んでいる．例えば，脊髄の培養ニューロンのつくるシナプスに対して，3日間AMPA型グルタミン酸受容体の拮抗薬を投与して興奮性シナプス活動を抑制すると，AMPA型受容体サブユニットであるGluA1のシナプスへの集積が促進され，AMPA型受容体を介したシナプス反応も増大する[18]．逆に，GABA$_A$受容体の拮抗薬を投与して興奮性シナプス活動を増強すると，シナプスのGluA1は減少し，シナプス反応も小さくなる．他にも光刺激[19]や電気刺激などによって，AMPA型やNMDA型受容体のシナプスへの集積が促進されたり抑制されたりすることがわかっている．また，高頻度刺激やシナプス後

細胞の脱分極と同期させた刺激など，シナプスの長期増強現象を引き起こす刺激は，受容体の分布のみならず，樹状突起スパインの形態やシナプスの形成にも変化を起こすことが知られている[20)21)]．今後，このようなダイナミックなシナプスの再編成と伝達物質受容体や細胞骨格，細胞接着分子との関わりが明らかにされることが期待される．

（重本隆一）

■文献■

1) 『Foundations of Neurobiology』(Delcomyn, F.), W. H. Freeman & Co., 1998
（訳書:『ニューロンの生物学』（小倉明彦，冨永恵子/訳），南江堂，2000）

2) 『The fine structure of the nervous system 3rd ed.』(Peters, A. et al.), pp138-211, Oxford University Press, 1991

3) Missler, M. et al.: The making of neurexins. J. Neurochem., 71: 1339-1347, 1998

4) Uemura, T.: The cadherin superfamily at the synapse: more members, more missions. Cell, 93: 1095-1098, 1998

5) Yuzaki, M.: Cbln1 and its family proteins in synapse formation and maintenance. Curr. Opin. Neurobiol., 21: 215-220, 2011

6) Nusser, Z.: Subcellular distribution of amino acid neurotransmitter receptors and voltage-gated channels. 『Dendrites』(Stuart, G. et al./ed.), pp85-113, Oxford University Press, 1999

7) Rubio, M. E. & Wenthold, R. J.: Glutamate receptors are selectively targeted to postsynaptic sites in neurons. Neuron, 18: 939-950, 1997

8) Watanabe, M. et al.: Selective scarcity of NMDA receptor channel subunits in the stratum lucidum (mossy fibre-recipient layer) of the mouse hippocampal CA3 subfield. Eur. J. Neurosci., 10: 478-487, 1998

9) Nusser, Z. et al.: Cell type and pathway dependence of synaptic AMPA receptor number and variability in the hippocampus. Neuron, 21: 545-559, 1998

10) Lujan, M. et al.: Perisynaptic location of metabotropic glutamate receptors mGluR1 and mGluR5 on dendrites and dendrititic spines in the rat hippocampus. Eur. J. Neurosci., 8: 1488-1500, 1996

11) Shigemoto, R. et al.: Differential presynaptic localization of metabotropic glutamate receptor subtypes in the rat hippocampus. J. Neurosci., 17: 7503-7522, 1997

12) Ohishi, H. et al.: Immunohistochemical localization of metabotropic glutamate receptors, mGluR2 and mGluR3, in rat cerebellar cortex. Neuron, 13: 55-66, 1994

13) Mitchell, S. J. & Silver, R. A.: Glutamate spillover suppresses inhibition by activating presynaptic mGluRs. Nature, 404: 498-502, 2000

14) Shigemoto, R. et al.: Target-cell-specific concentration of a metabotropic glutamate receptor in the presynaptic active zone. Nature, 381: 523-525, 1996

15) Nusser, Z. et al.: Segregation of different $GABA_A$ receptors to synaptic and extrasynaptic membranes of cerebellar granule cells. J. Neurosci., 18: 1693-1703, 1998

16) Kulik, A. et al.: Subcellular localization of metabotropic $GABA_B$ receptor subunits $GABA_{B1a/b}$ and $GABA_{B2}$ in the rat hippocampus. J. Neurosci., 23: 11026-11035, 2003

17) Kim, E. & Sheng, M.: PDZ domain proteins of synapses. Nat. Rev. Neurosci., 5: 771-781, 2003

18) O'Brien, R. J. et al.: Activity-dependent modulation of synaptic AMPA receptor accumulation. Neuron, 21: 1067-1078, 1998

19) Quinlan, E. M. et al.: Rapid, experience-dependent expression of synaptic NMDA receptors in visual cortex *in vivo*. Nat. Neurosci., 2: 352-357, 1999

20) Engert, F. & Bonhoeffer, T.: Dendritic spine changes associated with hippocampal long-term synaptic plasticity. Nature, 399: 66-70, 1999

21) Matsuzaki, M. et al.: Structural basis of long-term potentiation in single dendritic spines. Nature, 429: 761-766, 2004

3 スパインの動態と可塑性

　脳機能の細胞レベルにおける基礎であるシナプス可塑性は，神経伝達物質受容体の機能制御や伝達物質放出の制御などが主要な分子機構である．近年になってこれらの制御にシナプス形態のダイナミックな変化が関わっていることが明らかになってきた．特にスパイン構造のダイナミックな変化が，シナプス可塑性や記憶の形成・保持に重要な役割を果たしていることがわかってきた．それらにはスパインサイズの増大，スパインの縮小や退縮，シナプスの新生などのさまざまな形態変化がある（概念図）．

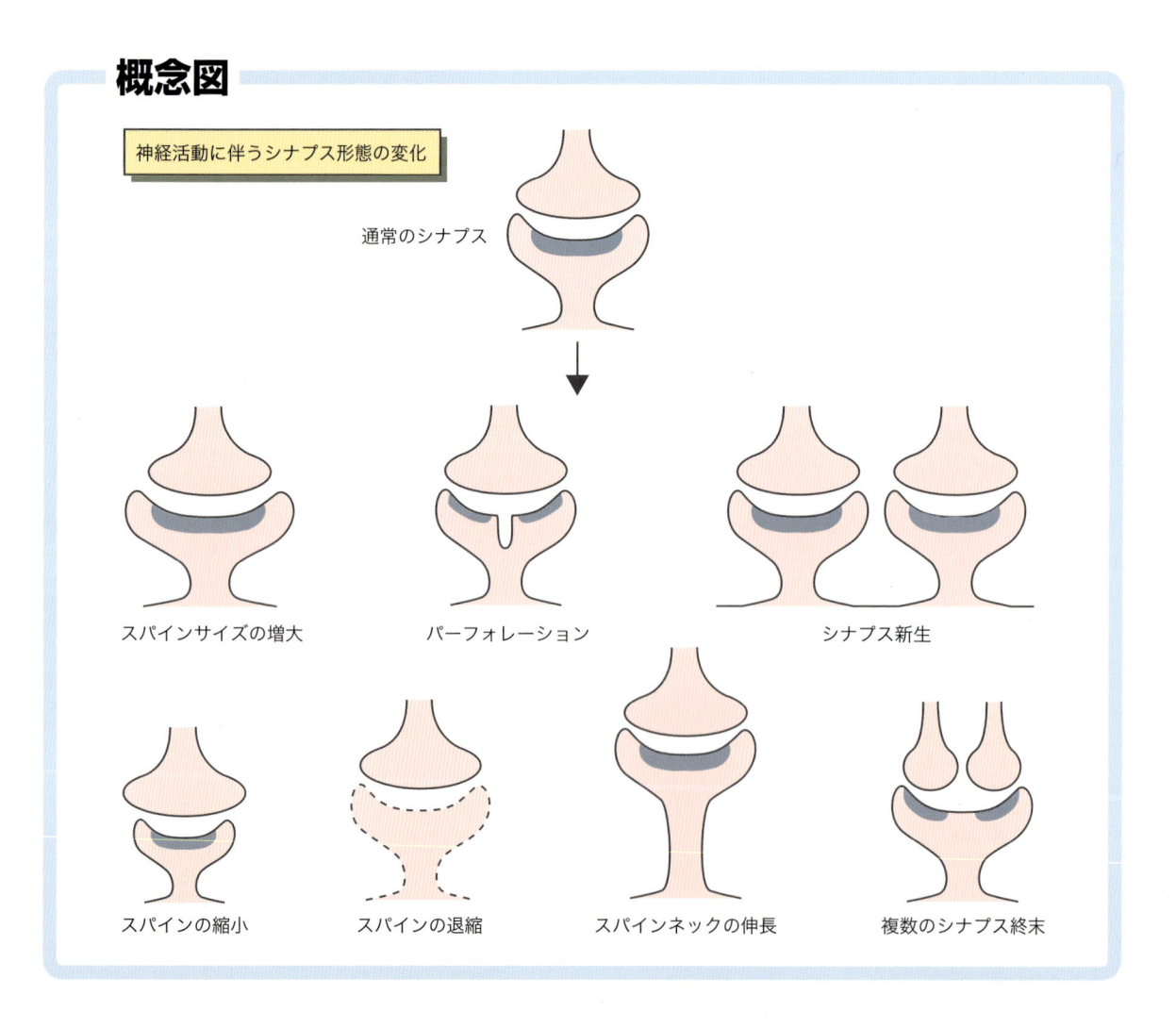

概念図

神経活動に伴うシナプス形態の変化

通常のシナプス

スパインサイズの増大　　パーフォレーション　　シナプス新生

スパインの縮小　　スパインの退縮　　スパインネックの伸長　　複数のシナプス終末

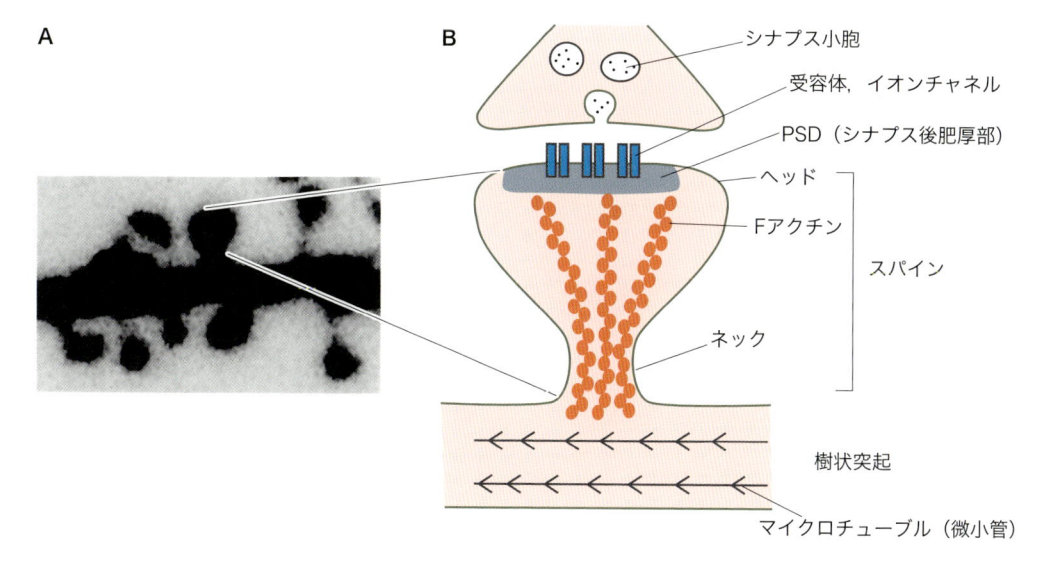

●図2-6 樹状突起スパインの構造
A) 培養した脳海馬ニューロンの樹状突起とスパイン．この図ではポストシナプス側の樹状突起とスパインのみが染色されているが，各スパインにはプレシナプスが接触しシナプスを形成している．B) スパインの構造．PSDには神経伝達物質受容体，細胞接着因子，足場タンパク質，シグナル伝達分子などが存在しており，プレシナプスからのシナプス入力情報を適切に効率よく樹状突起，細胞体に伝えることができる．スパインの構造はアクチン細胞骨格が支えており，スパイン内にはチューブリン細胞骨格系はほとんど存在しない．一方，樹状突起にはチューブリン細胞骨格があり，樹状突起構造を支えると同時にシナプスの機能タンパク質の輸送を担っている．ネックが細くくびれているためにスパインヘッド内は樹状突起とは独立した環境になっている

1 樹状突起スパインの構造

中枢神経系に存在する興奮性シナプスのほとんどで，ポストシナプスは樹状突起上の小さな棘突起（スパイン）を形成している（図2-6）．成熟した齧歯類の脳のスパインは約1μmの大きさをもち，100μmあたり100個前後存在する．1つのニューロンには数千個から数万個のスパインが存在する．スペインの解剖学者カハールによるスパインの発見以来ほぼ100年にわたって，成熟した動物の脳ではスパインは安定なものでその構造や数は変化しないと考えられてきた．ところが，さまざまな刺激のある豊富環境下で飼育された齧歯類ではスパイン数の増加がみられることや，精神遅滞の子供ではスパインが未成熟であることなどから，スパインの数や形態の適切な調節が脳の機能に重要であることが明らかになってきた．

スパインの形は変化に富んでいるが，基本的には頭部（スパインヘッド）と頸部（スパインネック）からなるマッシュルーム様の構造をしている（図2-6）．スパインのシナプス膜直下にはPSD（シナプス後肥厚部）が存在する．PSDは電子顕微鏡観察では電子密度の高い構造体として観察されるが，そこには神経伝達物質受容体，足場タンパク質，細胞接着分子，シグナル伝達分子など実に種々多様な機能タンパク質が含まれている（第2章-2）．

また，スパインにはアクチン線維が密集している．細胞骨格を構成する主要成分の1つであるアクチンは，生体内では単分子のGアクチンと，重合して線維状にあるFアクチンの2つの状態をとり，重合・脱重合によりそれぞれの部位に応じた動的な平衡状態にある．Fアクチンは細胞内では安定な構造と不安定な構造をとりうる．Fアクチンはスパイン内ではPSDやスパイン装置に豊富に存在している．スパインの形態は主にアクチンの動態により決定されている．

MEMO

PSDにはスパインがポストシナプスとして機能するために重要な機能分子群が存在する．PSD95やHomer/Veslをはじめとする足場タンパク質（scaffolding protein）に神経伝達物質受容体や細胞接着分子・シグナル伝

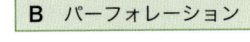

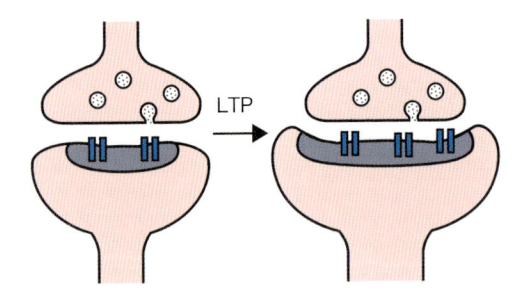

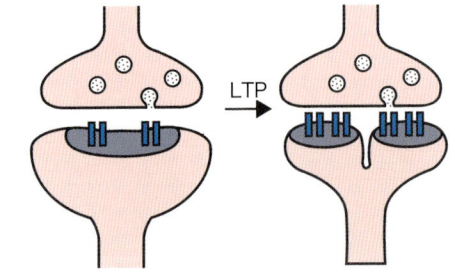

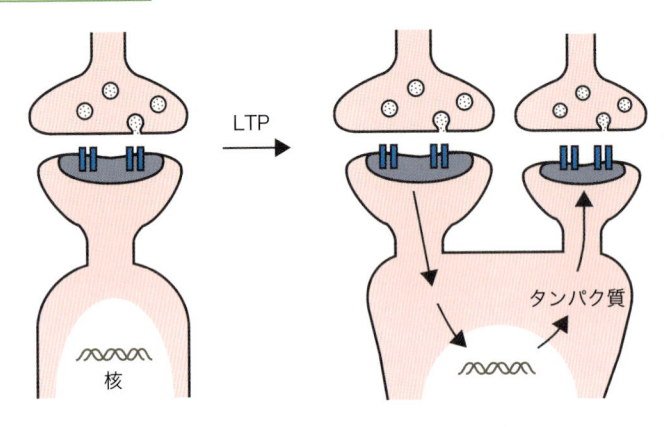

●図2-7　LTP（長期増強）とスパイン形態の変化
A）スパインサイズの増大．LTP誘導後，数分〜数十分後にスパインヘッドの体積とPSDの増大が起きる．B）スパインのパーフォレーション．LTP誘導後数十分〜数時間のうちにスパインヘッドが2つに分かれたパーフォレートスパインが現れる．C）シナプスの新生．LTP誘導後数時間経過すると，新たなスパインの形成が認められる．シナプス入力情報が核に伝達され遺伝子の発現を引き起こし，合成されたタンパク質が新たなスパインの形成を引き起こす．以上いずれのケースでもポストシナプス膜状に組み込まれて機能するAMPA型グルタミン酸受容体の数が増加し，シナプス伝達が強化する

2 シナプス可塑性とスパイン動態

1）LTP（長期増強）とスパイン形態

　LTPは神経線維に高頻度電気刺激（テタヌス）を与えることで，その後の長期間にわたって神経線維終末のシナプスにおける伝達効率が上昇する現象で，シナプス可塑性の代表例である．海馬のCA1や歯状回シナプスのLTPは，スパイン上に存在するイオン透過型グルタミン酸受容体であるNMDA型受容体の活性化が引き金となり，スパイン上のポストシナプス膜へのAMPA型グルタミン酸受容体の組み込みが生じることで誘導される（第5章-2）．

　ここで重要なのは，LTPを引き起こすテタヌスを与えるとスパイン形態に変化が生じることである．LTPに伴いスパイン内のアクチンは重合方向に進みFアクチンが増加する．その結果，スパイン形態のさまざまな変化が引き起こされる（図2-7）．LTP誘導後，数分〜数十分の間にスパインヘッドの体積の増大やPSDの増大が引き起こされる（図2-7A）[1)2)]．これに伴いポストシナプス膜上のAMPA受容体の数が増える[3)4)]．数十分〜数時間後にはスパインヘッドのPSDが分かれたパーフォレートスパインが形成されたり[5)]，樹

達分子群などが結合して，複雑な分子複合体を形成している．アクチン細胞骨格がこの複合体構造を支えている．

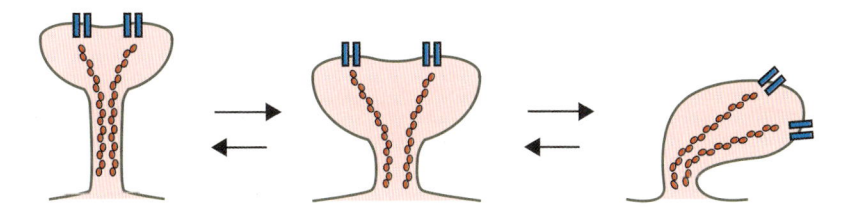

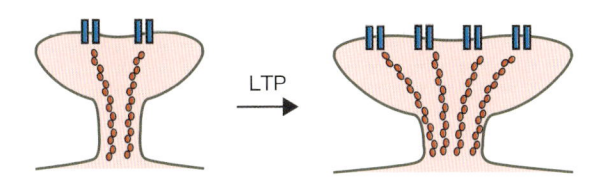

●図2-8 スパインアクチンの動態
A) スパインのアクチンは速い重合・脱重合を繰り返す．その結果，スパインは数秒～数十秒の間に形態を変化させる．B) LTPに伴いスパインアクチンは重合状態へ平衡が動き，Fアクチンが増大する．その結果，スパインヘッドの体積やPSDの増大，受容体数の増加などが引き起こされる．この変化は長時間持続する

状突起100μmあたり数個の新たなスパインが形成されたりする（図2-7B）．これらのスパインはプレシナプスと接触しており，機能的なシナプスを形成する．

アクチンダイナミクスを抑制するとLTPの誘導や保持が阻害されるので，スパインにおけるアクチン細胞骨格の適切な制御はシナプス可塑性や記憶の形成に重要であると想定されている[6)～14)]．

2) スパインアクチンの動態

スパインのFアクチンは実にダイナミックに重合・脱重合している[7)～13) 15)]．海馬のニューロンではスパインFアクチンは数秒のうちに形を変え，スパイン形態の揺らぎを引き起こす（図2-8A）．Fアクチンの急速な重合・脱重合の結果としてスパイン内のアクチン分子の80％程度が数十秒で入れ替わる．ただし，スパインの形は揺らぐものの，この時間のオーダーではスパインの消失や新生はほとんど起きない．

こうした急速な揺らぎの一方，長い時間でみるとスパインアクチンはシナプス活動に応じて重合・脱重合の平衡状態を変え，長期間安定に持続する変化を示す．例えば，数週間持続するLTPの際には，LTPの誘導に伴ってスパイン内のFアクチン量が増加した後，LTPが持続している間はその状態を安定的に保つ（図2-8B）．Fアクチンの増加に伴いスパインも大きくなるが，その状態が数週間持続する[6) 11) 13)]．

LTPに伴い細胞体ではさまざまな遺伝子の発現が誘導されてくる．それらの中にはシナプトポーディンをはじめとしてアクチン細胞骨格の動態制御に関わる遺伝子が含まれている．これらの遺伝子がコードするタンパク質は細胞体で合成された後，スパインに輸送されスパインのアクチン骨格を制御する（図2-7C）．この制御は，スパイン形態の遅い変化やその後の安定化に関わっていると想定され，遺伝子発現を介さない速いスパイン形態変化（図2-8A）とは異なるものである[7)]．

MEMO

学習により獲得された短期記憶は，遺伝子の転写・タンパク質合成の過程を経て安定な長期記憶となる．学習に伴い発現が誘導される遺伝子がコードするタンパク質には，転写因子，シグナル伝達分子，リガンドタンパク質，受容体，足場タンパク質，細胞骨格関連タンパク質などがある．学習に伴い発現が誘導される足場タンパク質や細胞骨格関連タンパク質がスパイン形態の変化やシナプス新生に関わっていると想定されている．

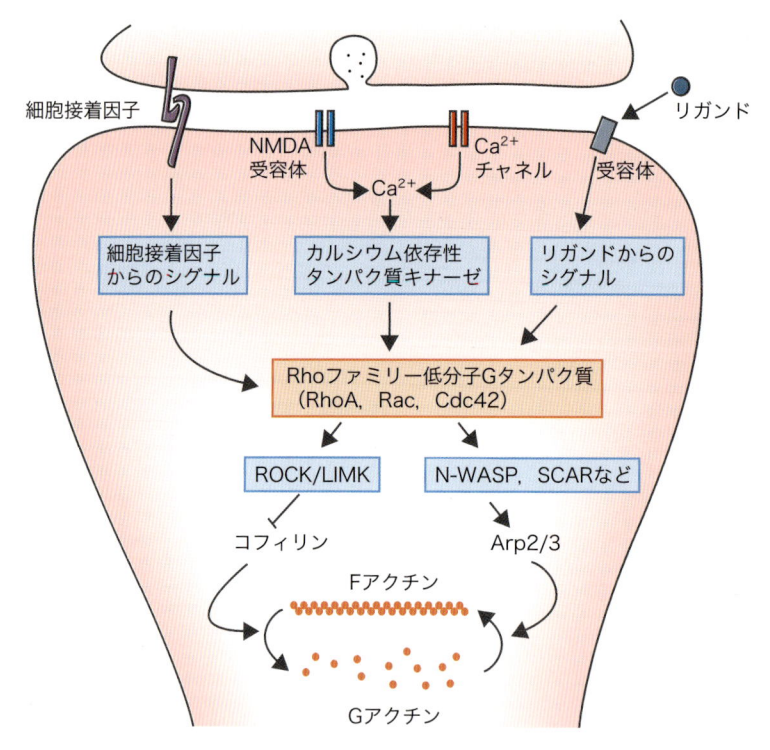

●図2-9 スパイン形態の制御機構
RhoAはROCK/LIMキナーゼ（LIMK）を介して，コフィリンのアクチン脱重合活性を抑制する．一方，Rac, Cdc42はN-WASP（neuronal Wiscott-Aldrich syndrome）やSCAR（suppressor of cAR）を介してArp2/3を調節し，アクチン重合を促進する

3) LTD（長期抑圧）とスパイン形態

一方，低頻度電気刺激で誘発されるLTDは，シナプスの伝達効率が低下するシナプス可塑性である（第5章-2）．LTDの誘発によりスパインのサイズが縮小したりスパイン自体が消失（退縮）したりする（概念図）[7)～10)]．

3 安定なスパインと不安定なスパイン

2光子励起顕微鏡により生きたままの齧歯類の成体大脳皮質ニューロンのスパイン形態が数カ月の長期間にわたって観察されている[16) 17)]．半分以上のスパインはきわめて安定で，数カ月間の観察期間中消失せずに機能している．一方，大脳皮質の領域により異なるが，数%～数十%のスパインは新たに形成されたり消失したりする．体性感覚野では比較的不安定で，半分程度のスパインが数日のうちに形成されたり消失したりする．新たに形成されるスパインは記憶の獲得に，安定なスパインは記憶の保持に関係していると思われる．

最近の報告によると，学習中に新たに形成されたスパインの多くは，樹状突起上に隣接したクラスターとして形成されてくる．このようなクラスターを形成したスパインは学習終了後も長期間維持される．これらのことは，学習に伴い同じ樹状突起上の近接した部位に新たに形成されるシナプスは，同一情報の伝達に関与しているというクラスター可塑性モデルをサポートしている[18) 19)]．

4 スパイン形態制御の分子機構

成体脳におけるスパイン形態は，NMDA受容体の活性化により流動的な変化が引き起こされ，AMPA受容体の活性化によって安定化される．LTPによるスパイン内の機能的なAMPA受容体数の増加に伴いスパイン形態は安定化し，LTPの持続化や記憶の持続に関与する[7) 9) 10)]．

スパイン内のアクチンダイナミクスを制御する中心的な分子は低分子Gタンパク質のRhoファミリーに属するRhoA, Rac, Cdc42である（図2-9）[7]. これらの分子はいずれもGTPase活性をもち，GEFタンパク質によりGTP結合型になると下流のエフェクター分子を活性化し，アクチン重合あるいは脱重合を促進する. RhoAは最終的にコフィリン分子のアクチン脱重合活性を抑制し，結果としてFアクチンを安定化する. 一方，RacやCdc42はArp2/3分子のアクチン重合活性を促進することで，スパインのアクチン重合を促進する. このようにRhoファミリー分子はアクチン重合の制御を通じてスパイン形態を調節し，シナプス可塑性や記憶形成に重要な役割を果たしている.

シナプス部位に存在する細胞接着分子もスパイン形態を制御する[7]. 代表的な分子は，カドヘリン，インテグリン，ニューレキシンである. いずれの分子もプレシナプスとポストシナプスの接着に中心的な役割を果たしているが，スパイン形態の安定化にも関わっており，シナプス可塑性や記憶の安定化に重要な役割を担っている. また，エフリン（ephrin）などの細胞外リガンド分子もスパイン形態を調節する. 細胞接着分子やリガンドからのシグナルもまたRhoファミリータンパク質を調節してスパインアクチンの重合・脱重合を制御している.

〈井ノ口 馨〉

■ 文献 ■

1) Engert, F. & Bonhoeffer, T.：Dendritic spine changes associated with hippocampal long-term synaptic plasticity. Nature, 399：66-70, 1999
2) Maletic-Savatic, M. et al.：Rapid dendritic morphogenesis in CA1 hippocampal dendrites induced by synaptic activity. Science, 283：1923-1927, 1999
3) Matsuzaki, M. et al.：Structural basis of long-term potentiation in single dendritic spines. Nature, 429：761-766, 2004
4) 河西晴郎ほか：樹上突起スパインの形態・安定性・機能連関. 蛋白質核酸酵素, 49：276-281, 2004
5) Toni, N. et al.：LTP promotes formation of multiple spine synapses between a single axon terminal and a dendrite. Nature, 402：421-425, 1999
6) Fukazawa, Y. et al.：Hippocampal LTP is accompanied by enhanced F-actin content within the dendritic spine that is essential for late LTP maintenance in vivo. Neuron, 38：447-460, 2003
7) Lamprecht, R. & LeDoux, J.：Structural plasticity and memory. Nat. Rev. Neurosci., 5：45-54, 2004
8) Okamoto, K. et al.：Rapid and persistent modulation of actin dynamics regulates postsynaptic reorganization underlying bidirectional plasticity. Nat. Neurosci., 7：1104-1112, 2004
9) Segal, M.：Dendritic spines and long-term plasticity. Nat. Rev. Neurosci., 6：277-284, 2005
10) Matus, A.：Growth of dendritic spines: a continuing story. Curr. Opin. Neurobiol., 15：67-72, 2005
11) 井ノ口 馨, 斎藤喜人：スパインアクチンの動態とシナプス形態の可塑性. 蛋白質核酸酵素, 49：282-286, 2004
12) 関野祐子, 他：スパインアクチン骨格は興奮性シナプス成熟を制御する. 蛋白質核酸酵素, 49：270-275, 2004
13) 井ノ口 馨：シナプス可塑性におけるスパインアクチン動態の重要性.『遺伝子制御による「選択的シナプス強化・除去」機構の解明』（狩野方伸/編）, pp13-22, クバプロ, 2005
14) 笠井陽子, 井ノ口 馨：アクチビンによるシナプス形態およびシナプス可塑性の制御.『遺伝子制御による「選択的シナプス強化・除去」機構の解明』（狩野方伸/編）, pp23-38, クバプロ, 2005
15) Fischer, M. et al.：Rapid actin-based plasticity in dendritic spines. Neuron, 20：847-854, 1998
16) Trachtenberg, J. T. et al.：Long-term in vivo imaging of experience-dependent synaptic plasticity in adult cortex. Nature, 420：788-794, 2002
17) Grutzendler, J. et al.：Long-term dendritic spine stability in the adult cortex. Nature, 420：812-816, 2002
18) Fu, M. et al.：Repetitive motor learning induces coordinated formation of clustered dendritic spines in vivo. Nature, 483：92-95, 2012
19) Takahashi, N. et al.：Locally synchronized synaptic inputs. Science, 335：353-356. 2012

第2章 脳の構造と機能

4 大脳新皮質

　人間の脳は，大きく大脳と小脳，脳幹部，脊髄に区分できるが，取り出して眺めると，脳とは大脳のことといえそうな外見をしている．実際，脳の高次機能を研究するときの対象は，大脳新皮質が大きな所を占める．大脳新皮質は，どの領野も6層構造をしていて，領野ごとに6層構造を修飾することにより，さまざまな機能を果たしている（概念図）．大脳新皮質の基本構造を理解することは，大脳新皮質の機能を理解する近道の1つである．

概念図

大脳新皮質の神経連絡模式図
- 情報処理のための皮質間相互入出力
- 皮質下への出力
- 視床からの情報入力
- 脳幹部からの調節入力

大脳新皮質の皮質構築像（A～E）

- Ⅰ 分子層
- Ⅱ 外顆粒層
- Ⅲ 外錐体細胞層
- Ⅳ 内顆粒層
- Ⅴ 内錐体細胞層
- Ⅵ 多形細胞層

A）ゴルジ鍍銀染色による神経細胞像
B）ニッスル染色による皮質内細胞分布
C）髄鞘染色による有髄線維走行

D 出力系
- D-1：Ⅵ層多形細胞の出力 → 脊髄，橋，上丘，視床，赤核，線状体
- D-2：Ⅴ層錐体細胞の出力 → 視床，前床，皮質-皮質間
- D-3：Ⅲ層錐体細胞の出力 → 皮質-皮質間　交連
- D-4：Ⅱ層錐体細胞の出力 → 皮質-皮質間

E 入力系
E）大脳皮質への入力．視床からはⅣ層とⅥ層に入力がある．脳幹部からは，神経活動や伝達効率を調節する伝達物質をもつニューロン（アミンニューロン，GABAニューロン）からの入力がある

D）各層ニューロンからの出力

A～C：文献1を元に作成，D：文献2を元に作成

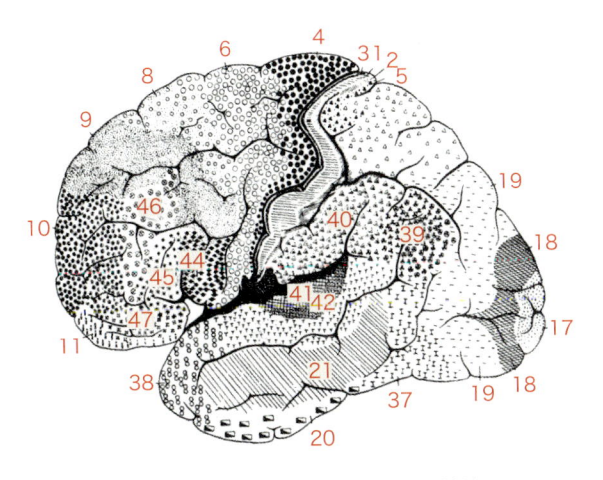

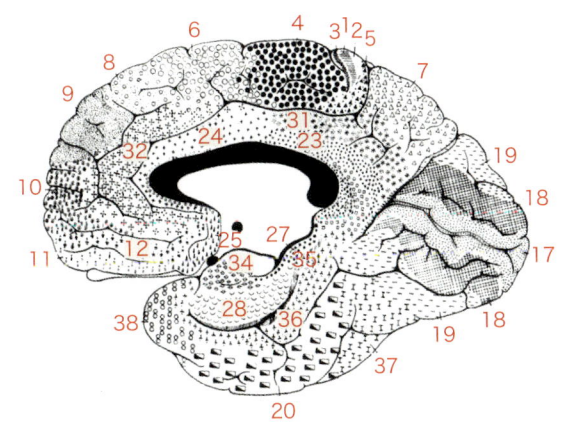

●図2-10　ブロードマンの大脳新皮質地図
大脳の表面と正中断面を左側方からみた図（文献2を元に作成）

1 全体像

　大脳皮質は，神経管吻側端の一対の膨らみである終脳胞から生じる．すべての脊椎動物には，対応する脳の構造がある．終脳胞からは，嗅球，大脳ができる．大脳は，皮質と基底核からなり，皮質は，新皮質，原皮質，古皮質からなる．原皮質は海馬，帯状回を含み，古皮質は梨状葉，嗅結節，扁桃核，扁桃周囲野，嗅内野を含む．ブロードマンは，大脳皮質のそれぞれの領野を指し示すために，皮質の層全体の厚さ，個々の細胞層の厚さや密度，細胞の数の違いや線維の配列の違いによって区分しうるところに番号をつけ，47～52領野に分けた．さらに大脳皮質の皺（回と溝）には，それぞれ名称が付けられている．これらの領野番号と，回と溝の名称は，どちらも場所を示すのに同等に重要で頻繁に用いられる（図2-10）．

2 新皮質の層構造

　新皮質の層構造は，6層を区別することができる．Ⅰ層からⅥ層までは，分子層（molecular layer），外顆粒層（outer granular layer），小錐体細胞層（small pyramidal cell layer），内顆粒層（inner granular layer），大錐体細胞層（large pyramidal cell layer），多形細胞層（multiform cell layer）と名づけられている（概念図A～C）．Ⅱ層からⅥ層までは，主要構成ニューロンの名称が層の名称となっている．皮質によっては，顆粒層が発達した顆粒皮質（体性感覚野，1～3野）や，内顆粒層の顆粒細胞が少ない無顆粒皮質（運動野，4野），皮質内に有髄線維が目立つ線条皮質（一次視覚野，17野）などがある．しかしこれはあくまで相対的なもので，無顆粒皮質に顆粒細胞がないわけではない（概念図A～B）．大型動物では細胞の形態や投射先の違いなどにより，Ⅱ～Ⅵ層はさらに複数層に区分される．また，特異分子の発現によりさらに複数層に区分されるようになった．また，放射方向にも，バレル構造が確認されたり，さらに小さな放射方向に配列された細胞の集団がみつかり，高次機能との関わりに関心が高まっている．

　胎児期の早い時期につくられた皮質板（preplate）は，新たに加わったニューロンにより最下層の神経細胞層（subplate）と最上層のmarginal zoneに二分され，subplateはⅦ層ないしⅥb層と呼ばれる層になる．marginal zoneにはカハール・レチウス細胞が観察されるが，生後は皮質のⅠ層となる．

　成熟した脳では，それぞれの皮質構成ニューロンは，その細胞特有の円柱状の樹状突起展開領域をもち，異なる入力を受ける．人間では，Ⅴ層の大錐体細胞の円柱状をした樹状突起展開領域の高さは，2mmにおよぶ（図2-11A）[3]．またそれぞれのニューロンは，固有の軸索投射領域をもち，広がりもそれぞれに異なる．抑制性ニューロン（図2-11B）は，細胞数で15～25％の比率でどの層にも満遍なく分布する．抑制性ニューロンはGABA（第5章-1）を伝達物質として

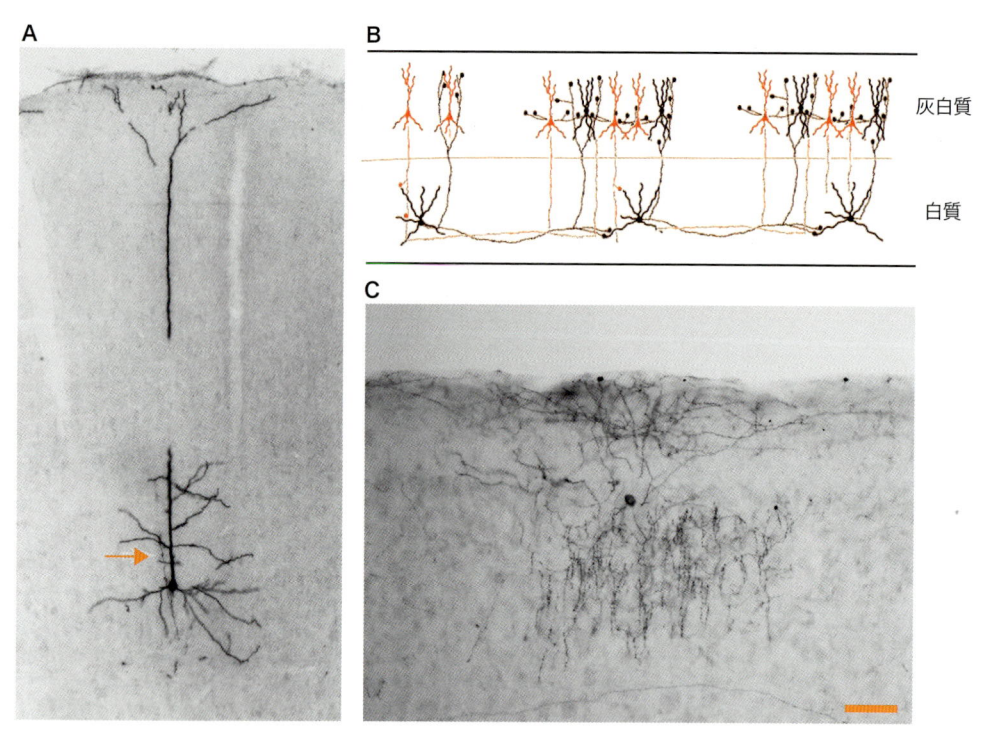

●図2-11　皮質構成ニューロン
A）ラット大脳皮質Ⅴ層錐体細胞．矢印は軸索側枝を示す．B）マウスのシャンデリア細胞．抑制性ニューロン（黒）で興奮性ニューロン（赤）の軸索起始部に特異的に抑制をかける．C）興奮性および抑制性ニューロンによる皮質間結合を示す図（スケールバー＝100μm）

使うが，それに加えて，さまざまなペプチドやカルシウム結合タンパク質を含むことから，サブタイプに分けることができる．後者の含有分子は，分泌されるもの，細胞内で働くもの，その働きはわかっていないもの，さまざまである．このような抑制性ニューロンは海馬にも同様のサブタイプが存在する．その起源はどちらも大脳腹側の大脳基底核原基にあり，増殖能を維持した抑制性神経前駆細胞自身が大脳皮質に移動し，大脳皮質内で抑制性ニューロンを供給する[4]．

3 入出力

　皮質外から皮質への入力の主要なものは，それぞれの皮質領野に対応した視床からのグルタミン酸を伝達物質とする入力で，Ⅰ層，Ⅳ層，Ⅵ層に至る（Ⅳ層が主要）．大脳皮質の神経活動を調節する伝達物質（セロトニン，ドーパミン，ノルアドレナリン，アセチルコリン，GABAなど）を含む神経線維は，脳幹部と中隔核より起こり，全層に広く分布する．皮質間で情報のやり取りをする神経線維（交連線維，連合線維）の量は，視床からの入力，視床脊髄などへの出力のための線維の量を大きく上回る．交連線維は，体の左右の協調を図るために，正中線に対して鏡像をなすように反対側半球の大脳皮質と結合する．連合線維は，視床から入力された情報を処理するために，関連する大脳皮質と結合する．同一領野内でも，短い軸索の枝で近傍のニューロンと結合する．

MEMO

交連線維：左右の半球を結合する神経線維
連合線維：同一領域内，同一構造内を結合する神経線維

　一般的に多くの皮質領野にみられる主要な出力の基本形と，入力の基本形を，概念図D, Eにまとめた．しかし領野ごとに出力神経線維が終止する場所は異なる．Ⅴ層から脊髄への投射（概念図D-2）は，運動野，体

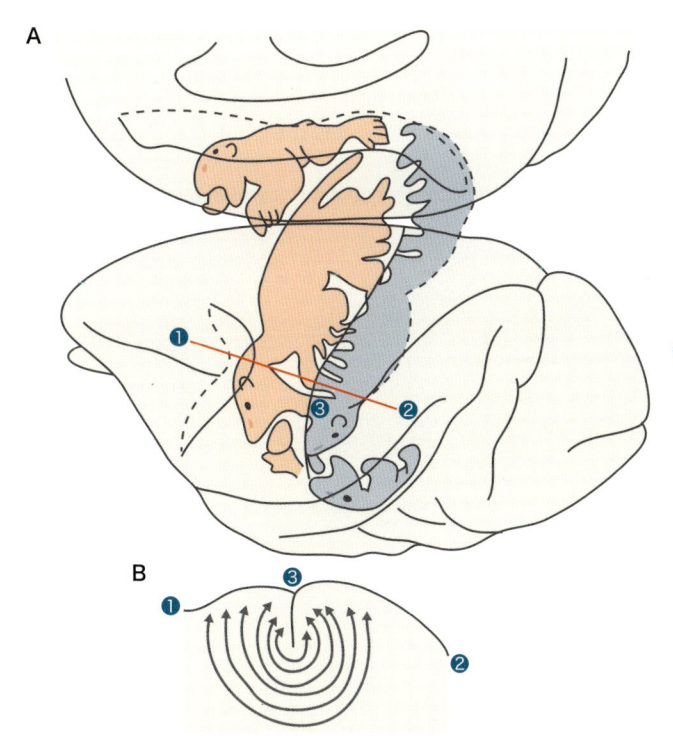

●図2-12 サルの一次運動野および一次体性感覚野の機能トポグラフィカルマップと皮質間連絡

中心溝（図中❸）よりも前方には一次運動野，後方には一次体性感覚野が有るが，それぞれ体の各所の運動と知覚は図に有るような形で，皮質表面に対応している．二次運動野は，小さく大脳半球内側面に（A上方），二次体性感覚野は，小さく腹側に（A下方）にある．境界線を線対称として鏡像をなす領野対応関係の形成は，近傍に向かう線維は白質の浅い部分を通り遠方に向かう線維は深い部分を通るというルールによりうまく説明することができる．Aのトポグラフィカルマップ中の赤線❶−❷の断面では，白質中の線維は，Bに有るように配列されていることが考えられる（Aは文献6を元に作成）

性感覚野に限られるが，これは発生段階にすべてのV層大錐体細胞は脊髄に向けて軸索枝を伸ばしていたが，生後脊髄への枝が除去されることによる．Ⅵ層の多形細胞は視床や前床への投射を受けもつ（概念図D-1）．つまり皮質からの出力線維（皮質下への投射）は，V層Ⅵ層による．皮質-皮質間結合は，Ⅱ層Ⅲ層が主に受けもつ（概念図D-3, 4）．これらの結合は，大半は興奮性ニューロンによるが，抑制性ニューロンの1%程度の細胞は，広く大脳皮質内と，皮質下神経核に投射することがわかってきた（図2-11C）．しかしその働きはまだ十分に理解されていない．

4 情報処理

視床や他の皮質からの入力は，すべて白質から皮質に対して垂直に入り，出力は白質に向かって出て行く．入力神経線維上の膨らみ（ブトン）と樹状突起が結合（シナプス）することにより，皮質のⅡ層からⅥ層の垂直方向に分布するニューロンは，同一の入力を直接あるいは間接的に受け取り，同一の入力情報に対してグループとして情報処理にあたる．このような情報処理単位を機能円柱（functional column）という．1つの機能を1つの機能円柱でこなすために，入力を受け取った細胞は，機能円柱内の他の細胞に軸索側枝を伸ばす．軸索側枝は主に垂直方向に伸びているが，皮質に対し接線方向（水平方向）にも伸びる．水平方向への軸索側枝は，隣接する機能円柱にも伸び出し，隣接機能円柱との情報のやり取りに働く．樹状突起の水平方向への広がりも，隣接する機能円柱からの情報を受け取るのに働く（概念図A〜C，図2-11）．

5 白質の線維の配置

大脳皮質それぞれの場所の下には白質がある．固定したヒトの脳をピンセットでほじって肉眼解剖すると，白質の線維は平行に並んでいるので，カニ蒲鉾のように裂いて，視放線や聴放線などの放線冠，交連線維の並び方，溝をまたいでわたる皮質皮質連絡の線維束をみることができる．これは大脳皮質内での情報の流れを，肉眼で把握できることを意味する[5]．このような線維の並びを肉眼でみられるのは，白質の線維の走行にもルールがあることによる．白質に下ってきた軸索が，近傍の皮質に向かって皮質皮質間の結合を担う場合は，灰白質に近い部分を走行し，遠方の皮質に向か

う場合は，白質層の比較的深い層を走行する．最も深い層は交連線維や皮質脊髄路，皮質視床路，視床皮質路を含んでいる．このようなルールにしたがって皮質-皮質間結合が形成されると，隣接する領野間のトポグラフィは，境界線を対称線として鏡像となることがしばしばある（図2-12）[6]．

（玉巻伸章）

■ 文 献 ■

※文献は広範な部分をカバーしたものをあげた

1) 『Vergleichende Lokalisationslehre der Grosshirnrinde in ihren Prinzipien dargestellt auf Grund des Zellenbaues』（Brodmann, K.）, barth, 1909
2) 『Cajal on the cerebral cortex』（DeFelipe, J. & Jones, E. G.）, Oxford University Press, 1988
3) Tamamaki, N. et al.：Neurons in Golgi-stain-like images revealed by GFP-adenovirus infection *in vivo*. Neurosci. Res., 38：231-236, 2000
4) Wu, S. et al.：Tangential migration and proliferation of intermediate progenitors of GABAergic neurons in the mouse telencephalon. Development, 138：2499-2509, 2011
5) 『解剖学カラーアトラス第7版』（Rohen, J. W. et al.）, 医学書院，2012
6) Woolsey, C. N.：Organization of somatic sensory and motor areas of the cerebral cortex. 『Biological and biochemical bases of behavior』（Harlow, H. F. & Woolsey, C. N. /ed.）, The University of Wisconsin Press, pp63-81, 1958

第2章 脳の構造と機能

5 海馬

　大脳皮質側頭葉の内側部に位置する嗅周皮質，嗅内野，海馬体（海馬台，海馬，歯状回），海馬後部皮質（前海馬台，傍海馬台）および脳梁膨大後皮質は記憶の形成に関与する．大脳皮質連合野で分析された種々の情報は，嗅周皮質と嗅内野で混合され，嗅内野から貫通線維束として海馬体に入る（概念図）．これらの情報は海馬体の内部回路により信号処理され，脳弓によって皮質下構造（視床前核，視床下部，乳頭体，中隔側坐核）へ出力されるとともに，複数の皮質投射経路によって嗅内野へ帰還する．そして，嗅内野から大脳皮質へ信号が運ばれ，記憶として貯蔵される．

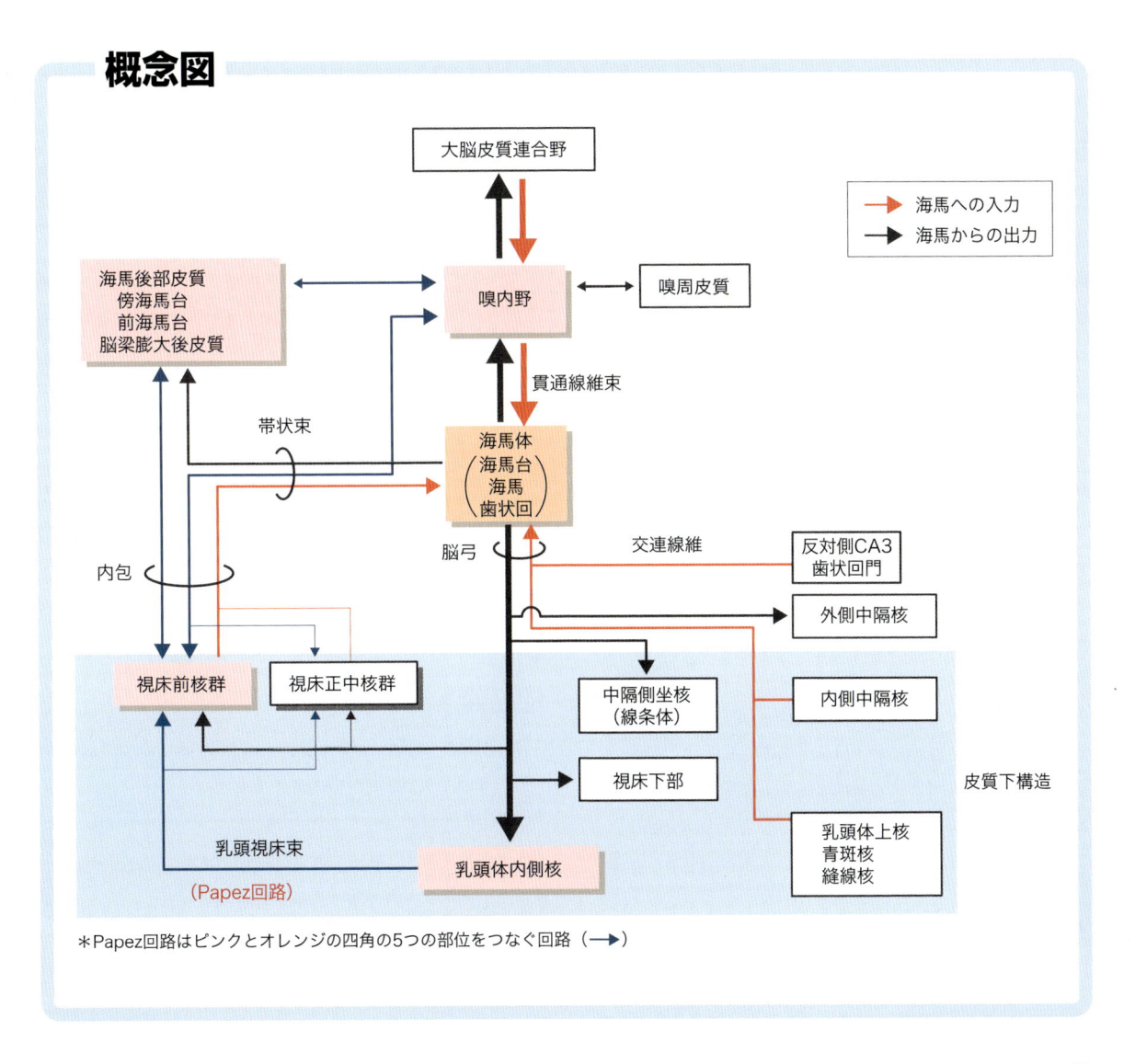

概念図

凡例：
- → 海馬への入力
- → 海馬からの出力

構成要素：
- 大脳皮質連合野
- 嗅内野 — 嗅周皮質
- 海馬後部皮質（傍海馬台，前海馬台，脳梁膨大後皮質）
- 海馬体（海馬台，海馬，歯状回）
- 貫通線維束
- 帯状束
- 内包
- 脳弓
- 交連線維 — 反対側CA3，歯状回門
- 視床前核群
- 視床正中核群
- 外側中隔核
- 中隔側坐核（線条体）
- 内側中隔核
- 視床下部
- 乳頭視床束
- 乳頭体内側核
- 乳頭体上核，青斑核，縫線核
- 皮質下構造

（Papez回路）

＊Papez回路はピンクとオレンジの四角の5つの部位をつなぐ回路（→）

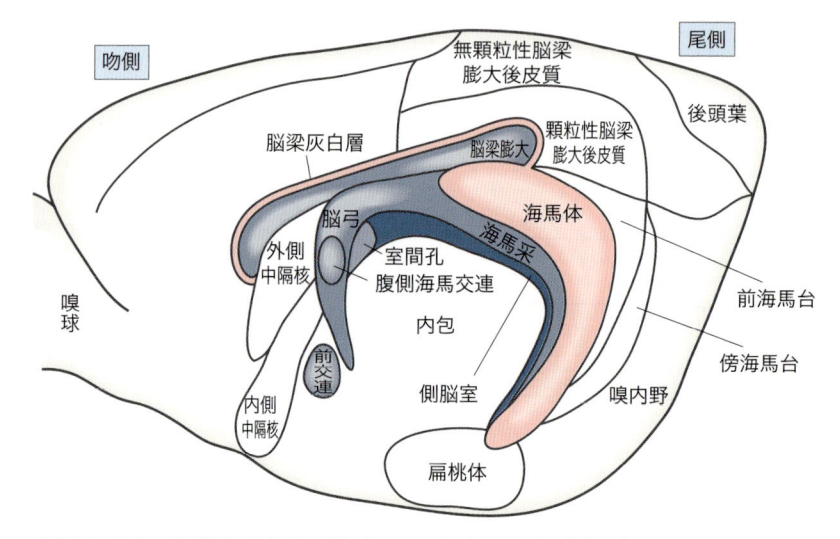

● 図2-13　間脳から切り離したラット大脳右半球内側面
海馬体は大脳半球内側部を円弧状に囲む皮質で，前方は外側中隔核，腹側は扁桃体へと続く．脳梁の発達により中間部分は伸展され，脳梁背側表面に脳梁灰白層として残存する．海馬体からの下行性線維は海馬采として背側に進み脳弓となる．室間孔の前方で左右の脳弓が合し，腹側海馬交連をつくる

記憶機能には記銘，保持，想起などの過程がある（第6章-6）．難治性てんかんの治療で両側海馬体を除去した症例や一時的心停止後にCA1細胞が特異的に脱落した症例では，過去の記憶の想起は可能だが顕著な順向性健忘（記銘障害）がみられた[1]．初期には順向性健忘が顕著なアルツハイマー病でも嗅内野，海馬台，CA1に早期に変性が出現する．他方，間脳性傷害や乳頭体変性をきたすコルサコフ症候群では，順向性健忘に加えて逆向性健忘（想起障害）や錯話もみられる．さらに，全般的な記憶の破壊がみられる老人性認知症では大脳皮質の広範囲に変性がみられる．したがって，それぞれの記憶過程には，これを司る特異的脳部位があると考えられる．このうち海馬体を中心とする側頭葉内側部は，記憶の形成（コーディング）に不可欠な部位とされる．また，エピソード形成（記憶事象の順序立て）や想起にはPapez回路（海馬体，乳頭体，視床前核，帯状回）や前頭葉の関与も考えられている．本項では，海馬体の構造を概観し，海馬体を構成する各領域の神経結合を検討する．

> MEMO
> 記憶の形成には海馬体・嗅内野が必要である．

1 海馬の構造

海馬（hippocampus）は側脳室下角底部に隆起する大脳皮質で，両側合わせた全体像がギリシャ神話の海神が乗る海馬の前肢に似ていることから命名された（Aranzio, 1587）．同義語としてcornu ammonis（エジプトの太陽神アンモンの角，de Garengeot, 1742）がある．海馬（アンモン角）はもともと大脳半球内側縁に位置し，中隔領域から側頭葉前端領域にかけて円弧状に広がる皮質である（図2-13）．脳梁により伸展された部分は脳梁灰白層として残る．ヒトの脳で，海馬の内縁に連続し表面に凹凸のある皮質部分を歯状回，海馬の下方に位置する領域を海馬台という．

> MEMO
> 歯状回，海馬（アンモン角），海馬台をあわせて海馬体（hippocampal formation）という．

アンモン角には大小錐体細胞からなる領域があり，Lorente de Nóは小錐体細胞領域をCA1とし，大錐体細胞領域をCA2～CA4に区分した（図2-14）．CA2は歯状回顆粒細胞からの線維（苔状線維）を受ける大きな突起（棘状瘤，thorny excrescence）を樹状突起上

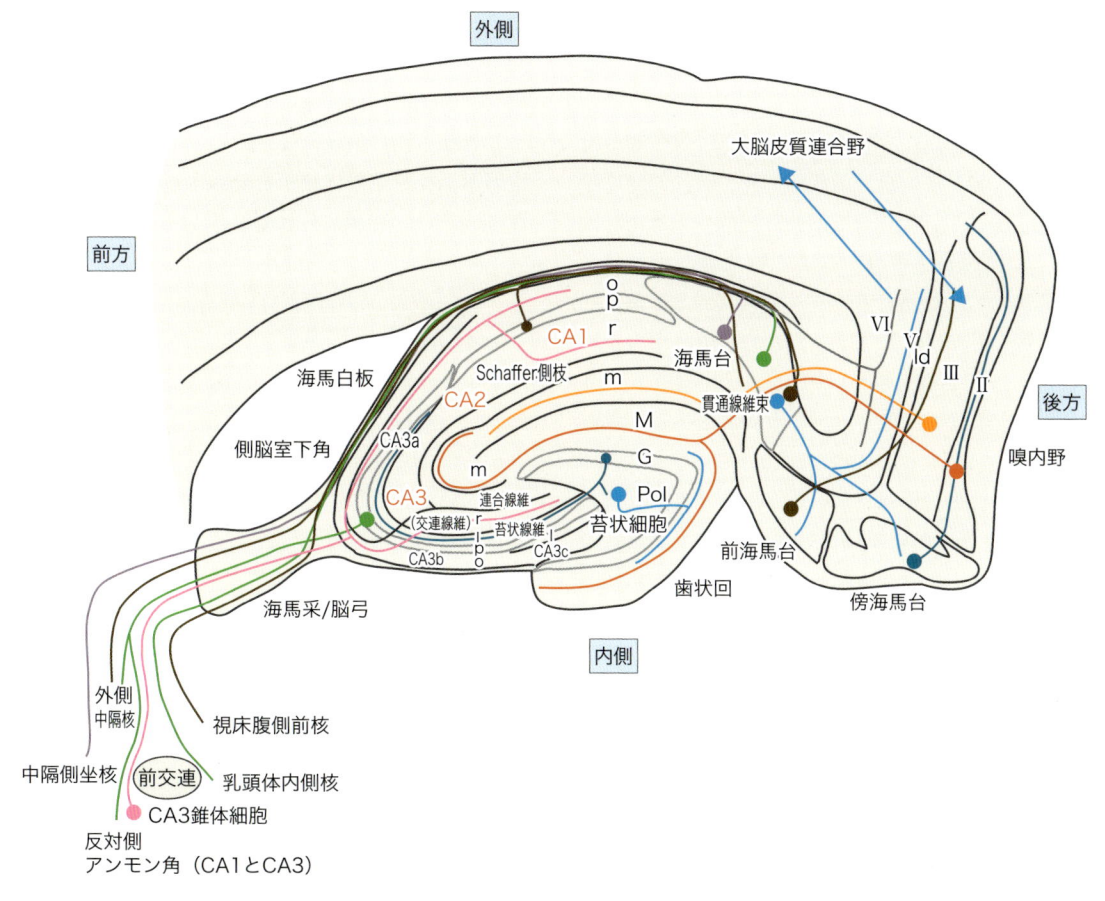

●図2-14 海馬体の興奮性内部回路と入出力
内側嗅内野のⅡ層細胞からの線維はCA3, 歯状回分子層の深部へ, Ⅲ層細胞からはCA1へは近位部に, 海馬台へは遠位部に終止する. 外側嗅内野のⅡ層細胞からの線維はCA3, 歯状回分子層の浅部へ, Ⅲ層細胞からの線維はCA1の遠位部と海馬台の近位部に終止する（o：上昇層, p：錐体細胞層, l：透明層, r：放線層, m：分子層, M：歯状回分子層, G：歯状回顆粒細胞層, Pol：歯状回多形細胞層, ld：分離板（細胞の少ない層））

にもたない大錐体細胞群を指す. CA4は歯状回に陥入した大錐体細胞群で, 霊長類やネコで顕著だが, 齧歯類ではCA4の細胞塊はみられず, CA3錐体細胞に似た大型の細胞（苔状細胞）が散在する. アンモン角には脳軟膜から脳室方向に分子層, 放線層, 透明層, 錐体細胞層, 上昇層が識別される. 透明層は苔状線維の走行部位で, CA2, CA1ではこれを欠く. アンモン角の脳室面には, 海馬領域への入出力線維からなる海馬白板があり, 海馬上縁では海馬采となり上方で脳弓へ連続する. 歯状回は, 分子層, 顆粒細胞層, 多形細胞層よりなる. 横断面では, 顆粒細胞層がCA3錐体細胞層を挟むように「つ」の字形を示し, 開いた部分を門（hilus）という. 海馬台は分子層と錐体細胞層からなる.

2 海馬体への入力

海馬体の入力線維としては, 嗅内野からの貫通線維束, 内側中隔核, 乳頭体上核, 青斑核, 縫線核から脳弓を上行してくる上行線維, および反対側CA3と歯状回多形細胞層から腹側海馬交連を通り脳弓を経由する交連線維がある. 貫通線維束は大脳皮質から記憶元情報を運び, 海馬体の交連線維は海馬内情報処理回路の一部を担い, 内側中隔核, 乳頭体上核, 青斑核, 縫線核からの上行性入力は海馬体内部回路の活動を修飾する. 皮質性の貫通線維とCA3線維はグルタミン酸, 内側中隔核線維はアセチルコリンとGABA, 青斑核線維はノルアドレナリン, 縫線核線維はセロトニン, そし

て，反対側の歯状回多形細胞層からの線維はGABAを伝達物質としている．乳頭体上核線維の伝達物質はカテコールアミンと考えられている．

貫通線維束は海馬台錐体細胞層を貫いて分子層へ出て，海馬台，アンモン角，歯状回の分子層に同時に投射する（図2-14）．嗅内野Ⅱ層錐体細胞からは歯状回とCA3へ，Ⅲ層錐体細胞からはCA1と海馬台へ終止する（海馬台の最深層にも終止する）．CA3と歯状回へは，同側の外側嗅内野（LEA）からの線維が分子層の表層部分に，内側嗅内野（MEA）からの線維がより深い部分に分布する．他方，CA1と海馬台へは両側性に投射があり，MEAからの線維はCA1の近位部（CA3に近い側）と海馬台の遠位部（前海馬台に近い側）に終止し，LEAからの線維はCA1の遠位部と海馬台の近位部に終止する[2)3)]．したがって，個々の歯状回顆粒細胞とCA3錐体細胞は一様に嗅内野全体（MEA，LEA）からの情報を受けるのに対し，CA1と海馬台錐体細胞は，近位部・遠位部によってMEAのみ，あるいはLEAのみの情報を受ける．他の皮質入力としては，サルでは嗅周皮質や前頭葉からCA1への入力の報告もあるが，ラットではほとんどない．

3 海馬体の内部回路

他の皮質領域と同様に，海馬体にも興奮性の結合と抑制性の結合が存在する．興奮性ニューロンの数は，Sprague-Dawley種のラットで，歯状回顆粒細胞が100万，CA3錐体細胞が33万，CA1錐体細胞が42万，海馬台錐体細胞が13万個という．ヒトでは歯状回顆粒細胞が880万，CA3錐体細胞が232万，CA1錐体細胞が472万個である[4)]．抑制性ニューロンの数はよくわかっていない．

歯状回には興奮性ニューロンとして顆粒細胞と苔状細胞があり，多形細胞層には各種の抑制性ニューロンがある．歯状回細胞の投射はすべて歯状回とCA3領域に留まる（図2-14，15A）．顆粒細胞は苔状線維によって苔状細胞とCA3錐体細胞に結合する．苔状線維終末は大きく，両種細胞の樹状突起基部にある棘状瘤を包み囲むシナプスをつくっている．苔状線維は，海馬長軸（中隔側頭葉軸）に直交する比較的幅の狭い（600μm程度）領域内を走行するが，CA3の遠位側に向かうほど長軸方向に広がる．歯状回多形細胞層には歯状回を長軸方向に結合する細胞があり，起始部位から長軸方向に約1mm以上離れたレベルの歯状回分子層へ投射する．他方，多形細胞層の中には，起始細胞より長軸方向に400μm以内のレベルの歯状回多形細胞層および分子層に軸索を分布する細胞があり，抑制性ニューロンと考えられている．

1）アンモン角大錐体細胞群（CA2～CA3）

ラットのアンモン角大錐体細胞群は，CA1側から歯状回側へ向けてCA2，CA3a，b，cに区分される（図2-14）．分子層に貫通線維，透明層に苔状線維，上昇層に内側中隔核からの線維，放線層と上昇層にCA3の連合線維と交連線維が終止する．乳頭体上核からの線維はCA2，CA3aの上昇層に多く終止する．樹状突起の総長と各層へ分布する部分突起長は細胞体の位置によって連続的に異なる[5)]．総長は約7.5mm（CA3c）から18.0mm（CA3a）である．CA2錐体細胞は，分子層への樹状突起分布量が多く嗅内野入力を最大に受容しているが，透明層を欠くため歯状回顆粒細胞からの情報を受けない．これの対極にあるCA3cでは嗅内野入力の受容が最小で，分子層に全く突起を分布しないCA3c細胞もある．そして，歯状回顆粒細胞からの入力はCA3cが最大に受ける．基底樹状突起長は，海馬采付着部の細胞で最大で，CA1と歯状回の双方向へ向け漸減する．上昇層へは内側中隔核入力と同時に同側・対側のCA3錐体細胞からの投射があり，基底樹状突起長と入力の関係が明確には定まらない．放線層では，樹状突起部分長に各亜区域（CA2，CA3a，b，c）間の顕著な差はみられない．

> **MEMO**
>
> CA2～CA3領域には入力ごとに向きの異なる分布勾配が存在し，錐体細胞の位置により各入力種の需要割合が異なる．

CA3錐体細胞の出力は両側性で，Schaffer側枝によってCA1放線層と上昇層へ投射するとともに，CA3領域へも連合性軸索側枝（ここでは同じ領域内を結合する軸索の意）を分布する．CA3cからは歯状回多形細胞層へも少量の軸索投射がある．さらに，両側性に外側中隔核に投射するが，海馬台や嗅内野には投射し

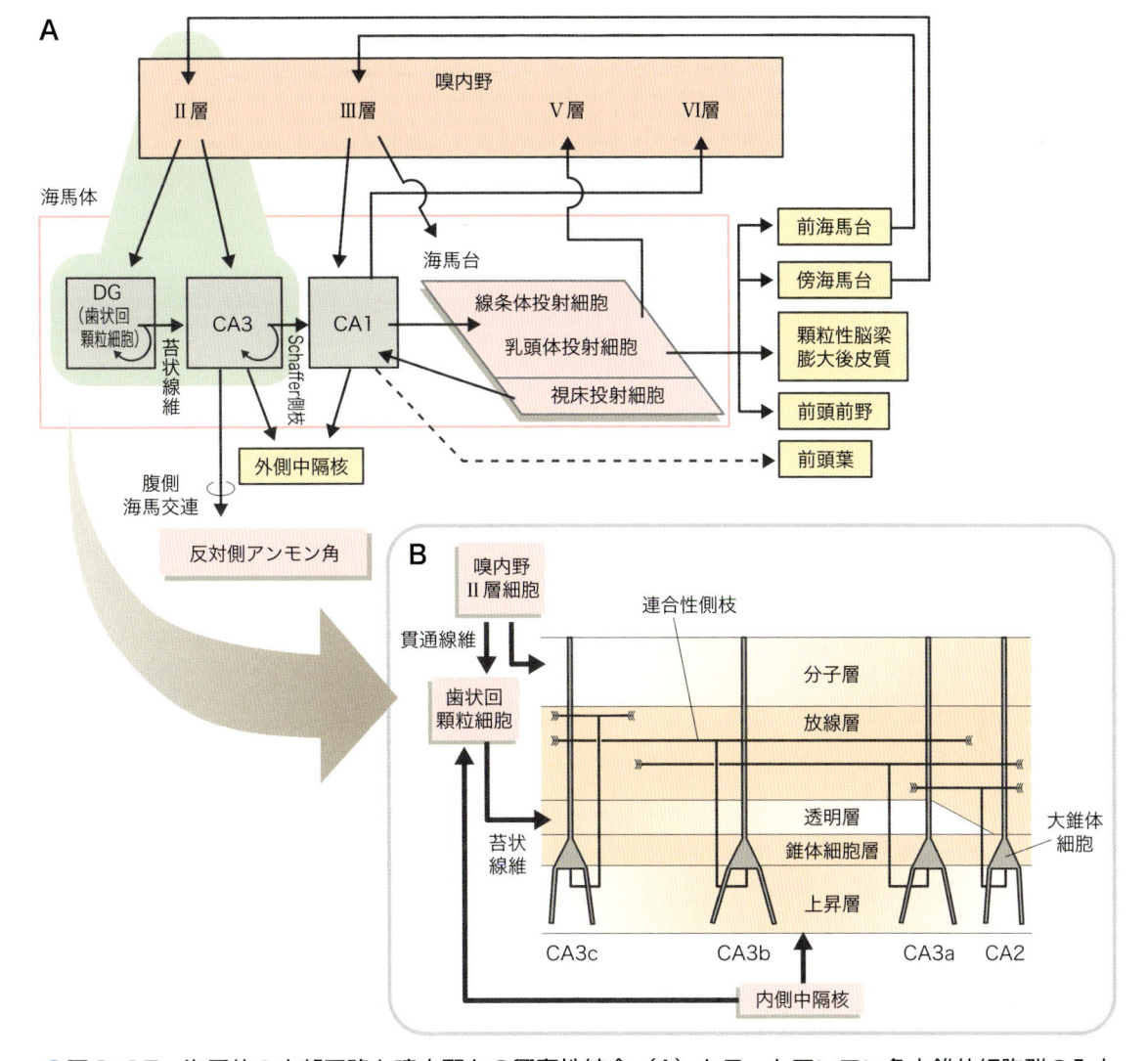

●図2-15　海馬体の内部回路と嗅内野との興奮性結合（A）とラットアンモン角大錐体細胞群の入力受容勾配と連合性側枝の分布（B）

A）海馬体は嗅内野のII層，III層から信号入力を受け，CA1と海馬台（前海馬台や傍海馬台を経由して）から，嗅内野の各層に出力を送っている．V層，VI層には視床を介した入力も終わる．破線はラットではあまり発達していないことを示す．B）アンモン角大錐体細胞は位置によってそれぞれの亜層への樹状突起分布量が異なり，各亜層へ終止する入力（太矢印）の受容量も異なると考えられる（色の濃淡で示す．濃い方が受容量が大きい）

ない．Schaffer側枝は海馬長軸方向に5 mm以上にわたり投射し（海馬の全長は約8 mm），CA3錐体細胞の細胞体の位置や投射レベルによってCA1への終止部位が連続的に変化する（図2-16）[4]．CA3内の連合性軸索側枝は，CA3c錐体細胞ではCA3c域に限局して終止するのに対し，CA3a錐体細胞の軸索は横断面上でもCA3領域内に広く分布している（図2-15B）．長軸方向の分布では，終止部位の頂上・基底方向への変移もCA1への投射様式と同様にみられる．

MEMO

CA3錐体細胞の軸索側枝（Schaffer側枝と連合線維）は海馬の長軸方向に広がり，投射レベルにより終止部位が連続的に変化する．

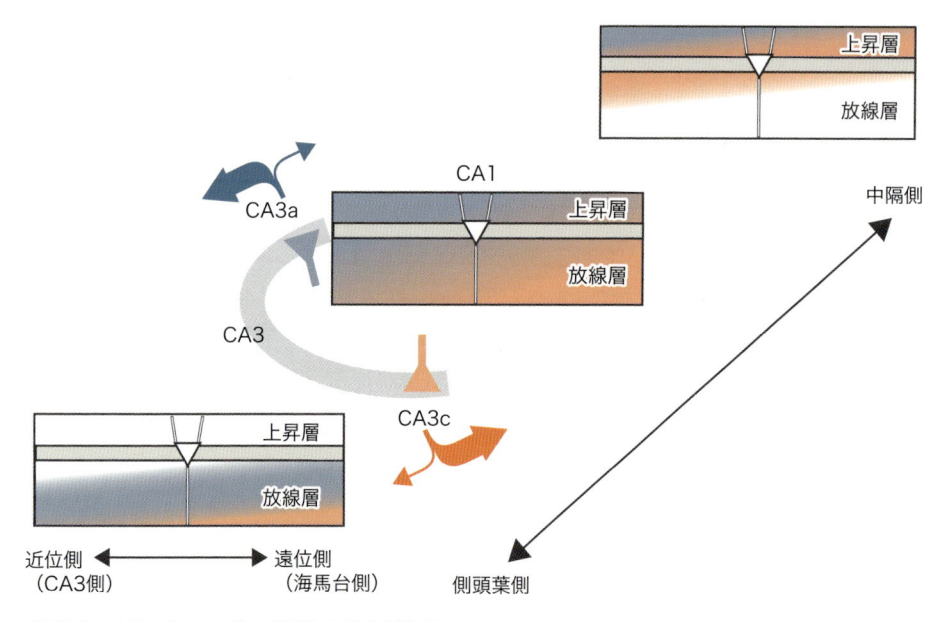

●図2-16　Schaffer側枝の投射様式

Schaffer側枝のCA1への投射は，CA3錐体細胞の細胞体の位置や投射レベルによって終止部位が連続的・段階的に変化する．第一に，CA3cからは中隔方向への投射が多く，軸索は主に放線層に分布して頂上樹状突起に終止する．反対に，CA3aからは側頭葉方向への投射が多く，軸索は主に上昇層に分布し，基底樹状突起に終止する割合が多い．第二に，投射レベルが中隔側に行くほど終止部位がCA1近位部（CA3側）かつ海馬白板側に移行し，樹状突起の下方に終止するのに対し，投射レベルが側頭葉側ほどCA1遠位部（海馬台側）かつ放線層浅層へ終止する

2）CA1錐体細胞

　CA1錐体細胞の軸索側枝は，上昇層には若干の終末分布があるが，放線層へはほとんど投射しない．また長軸方向へはほとんど投射せず，CA1錐体細胞間には連合性結合がほとんどないといってよい．終末は，錐体細胞層下部に位置する抑制性の籠細胞への終止が考えられる．CA1錐体細胞の樹状突起長は平均13.4 mmである．樹状突起にある棘（スパイン）の分布密度は部分によって異なり，太い突起ではシャフトにスパインが隠れるため，スパインの総数を正確に数えることは困難である．しかし，層ごとのスパイン分布密度と樹状突起の部分長からスパインの総数を推定すると，1個のCA1錐体細胞は少なくとも約15,000個のスパインをもつ．そして，約10％が分子層にある[5]．樹状突起のシャフトに終わる抑制性シナプスの数はいまだ概算されていない．

　CA1錐体細胞の軸索は，海馬台錐体細胞層の浅層3分の2に投射し，錐体細胞層深層へは終止しない．また，CA1近位部は海馬台遠位部へ，CA1遠位部は隣接する海馬台近位部へ投射する．CA1錐体細胞の軸索はCA3や歯状回へは投射しないが，CA1の抑制性細胞にはCA3や歯状回多形細胞層に軸索を分布する細胞もあるという[6]．CA1から海馬体以外への出力としては，同側の外側中隔核，嗅内野Ⅵ層，前辺縁皮質への投射があるが，中隔側坐核には投射しない．嗅内野への投射では，CA1遠位部からLEA，近位部からMEAという局所対応がみられる．

MEMO

　CA3錐体細胞の軸索投射は，海馬長軸を縦方向につないでいるが，CA1錐体細胞には連合性軸索投射がない．

4 海馬体からの出力

　すでに述べたように歯状回細胞，CA1，CA3錐体細胞の投射が皮質性であるのに対し，海馬台錐体細胞は皮質投射に加えて皮質下投射（線条体，視床，視床下

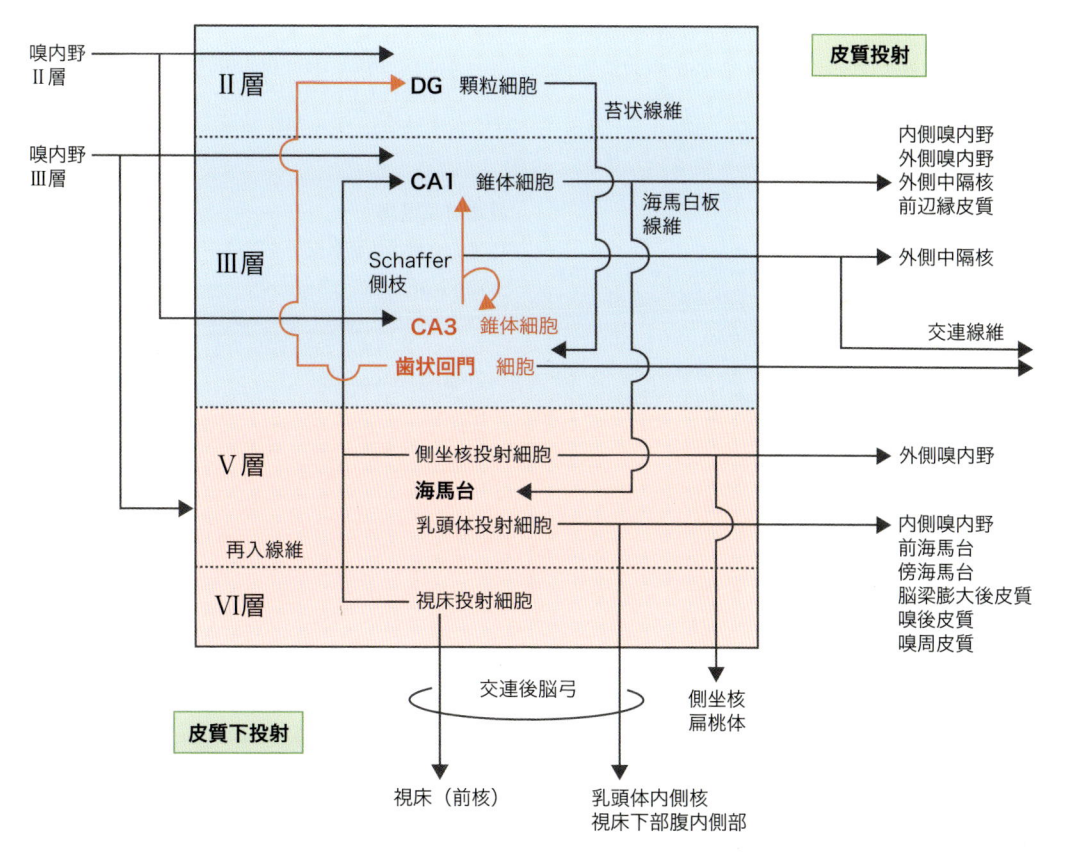

●図2-17　出力から見た海馬体の層構造と内部結合
Ⅱ・Ⅲ層（水色）顆粒上層，Ⅴ・Ⅵ（ピンク）顆粒下層に相当する．赤線は海馬長軸方向への投射のある結合（文献7を元に作成）

部，乳頭体）がある．海馬台錐体細胞層には，皮質下に投射する中隔側坐核（線条体の一部）投射細胞，乳頭体内側核投射細胞，視床腹側前核投射細胞が，錐体細胞層の表層から深層へと層状に分布しており[8]，いわゆる大脳新皮質のⅤ・Ⅵ層にみられる皮質下投射細胞の深浅配列順序[9]と同じである[4]．また海馬台からは扁桃体への投射もみられる．

海馬台の皮質投射は，ラットでは，嗅内野，嗅周皮質（近位部からのみ），前海馬台，傍海馬台，顆粒性脳梁膨大後皮質，前頭前野などへの投射がある（図2-17）．これらの投射は主に線条体投射細胞や乳頭体投射細胞から起こる．嗅内野へは，主にⅤ, Ⅵ層に終止し，海馬台の近位部がLEAへ，遠位部がMEA内側部へ投射する．前海馬台，傍海馬台への投射にも局所対応結合がみられる．また，海馬台内の連合性結合は主に乳頭体投射細胞から起こり，側頭葉方向に投射する．

錐体細胞層からはCA1へ戻る投射もある．

MEMO

皮質下に投射する海馬台は大脳皮質のⅤ, Ⅵ層に相当し，アンモン角と歯状回はもっぱら大脳皮質内の投射であることからⅡ, Ⅲ層に相当する．

（石塚典生）

■ 文献 ■

1）『Memory and Brain』(Squire, L. R.), Oxford University Press, 1987
2）Witter, M. P. & Amaral, D. G.：Hippocampal formation.『The Rat Nervous System, 3rd edition』(Paxinos, G. /ed.), pp635-704, Academic Press, 2004

3) Witter, M. P.：Connectivity of the rat hippocampus. 『The Hippocampus New Vistas』(Chan-Palay, V. & Köler, C. /ed.), pp53-69, Alan R. Liss, 1989

4) 石塚典生：海馬の細胞構築と神経結合．神経研究の進歩，38：5-22，1994

5) 石塚典生：海馬の構造と線維連絡．脳と神経，50：881-892，1998

6) Freund, T. F. & Buzáki, G.：Interneurons of the hippocampus. Hippocampus, 6：347-470, 1996

7) Ishizuka, N.：Structural organization of the efferent channels of the subiculum.『Limbic and Association Cortical Systems-Basic, Clinical and Computational Aspects. International Congress Series 1250.』(Ono, T. et al. /ed.), pp121-129, Elsevier, 2003

8) Ishizuka, N.：Laminar organization of pyramidal cell layer of the subiculum in the rat. J. Comp. Neurol., 435：89-110, 2001

9) Jones, E. G.：Anatomy of cerebral cortex: Columnar input-output organization.『The Organization of the Cerebral Cortex』(Schmitt, F. O. et al. /ed.), pp199-235, The MIT Press, 1981

■ 参考文献 ■

以下の文献は広範な部分をカバーしたものをあげた

・Amaral, D. G.：Memory: anatomical organization of candidate brain regions.『Handbook of Physiology』(Plum, F. /ed.) Sec.1, Vol. V, Part 2, pp211-294, Am. Physiol. Soc., 1987

・Amaral, D. G. & Insausti, R.：Hippocampal formation. 『The Human Nervous System』(Paxinos, G. /ed.), pp711-755, Academic Press, 1990

・『The Temporal Lobe and Limbic System』(Gloor, P.), Oxford University Press, 1997

第2章 脳の構造と機能

6 嗅球

　人や動物にとって外界の嗅覚情報は，「食べ物の獲得や評価」「捕食動物など危険の検知」および「パートナー探し」などの日常生活に大きな役割をもち，各種のモチベーション行動や情報行動を引き起こす．嗅球は，嗅上皮の嗅細胞（感覚ニューロン）からの軸索投射を受け，脳における嗅覚情報処理の一次中枢となっている．嗅覚神経系は，外界の匂い分子情報を受け取る主嗅覚系と，フェロモン分子情報処理をする副嗅覚系（第6章-3）とに大別される（概念図A）．本項では，哺乳類の主嗅覚系について，嗅上皮から嗅球への軸索連絡様式（概念図B）と，嗅球の「匂い地図」について紹介する．

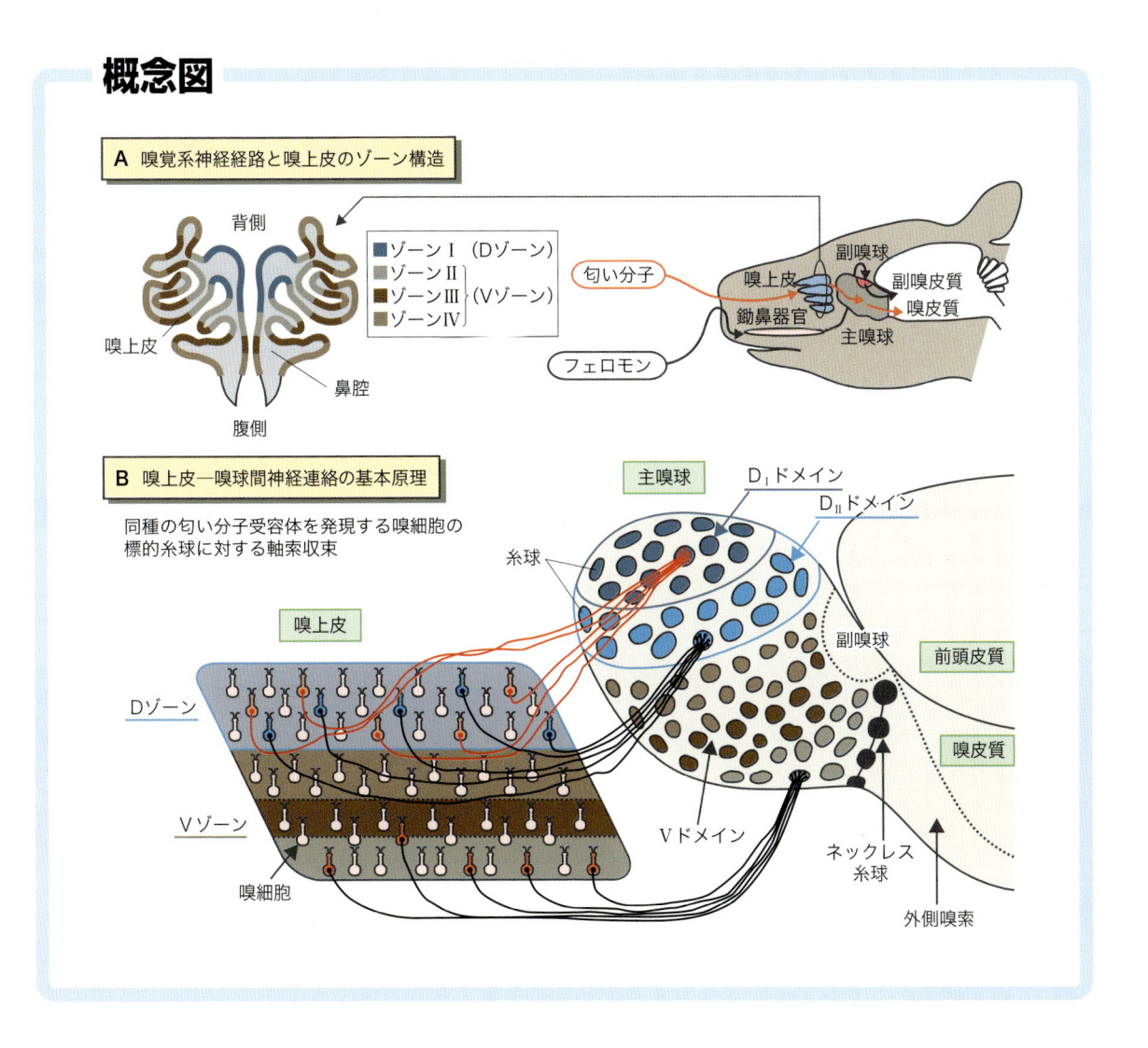

概念図

A 嗅覚系神経経路と嗅上皮のゾーン構造

- ゾーンⅠ（Dゾーン）
- ゾーンⅡ
- ゾーンⅢ（Vゾーン）
- ゾーンⅣ

背側／腹側／嗅上皮／鼻腔／匂い分子／フェロモン／鋤鼻器官／副嗅球／主嗅球／副嗅皮質／嗅皮質

B 嗅上皮—嗅球間神経連絡の基本原理

同種の匂い分子受容体を発現する嗅細胞の標的糸球に対する軸索収束

嗅上皮／Dゾーン／Vゾーン／嗅細胞／糸球／主嗅球／D_Iドメイン／D_{II}ドメイン／Vドメイン／ネックレス糸球／副嗅球／前頭皮質／嗅皮質／外側嗅索

第2章-6 嗅球　71

われわれは日常的に多種多様な匂いを感じながら過ごしているが，その匂いの実体はさまざまな種類の揮発性化学物質である．ヒトではおよそ40万種類もの化合物に匂いを感じるといわれている．また，バラやバナナなどの特定のイメージを想起させる香りは何十種類もの匂い分子の混合によって媒介され，構成成分や混合比が変化するとその匂いのイメージも異なってゆく．こうした莫大な種類の匂い分子とその組合わせをわれわれの嗅覚神経系ではどのようにして認識・識別し，脳の中に匂いのイメージをつくり上げているのであろうか？

MEMO

なお，2004年のノーベル医学・生理学賞は，本項で紹介する匂い分子受容体の発見[7]を契機として嗅覚系情報処理原理の理解に重要な種々の研究成果を上げたバック，アクセル両博士に与えられた．

1 主嗅覚系の神経経路

主嗅覚系の感覚ニューロンである嗅細胞は，鼻腔の奥にある感覚上皮（嗅上皮）に数千万個存在しており，外界からやってくる匂い分子を検知している．個々の嗅細胞は，その軸索（嗅神経）を嗅球へと投射し，それぞれが担当する匂い分子情報を嗅球の僧帽細胞や房飾細胞に伝える．この嗅神経から嗅球ニューロンへのシナプス連絡の場が糸球である（概念図B，図2-18）．糸球はグリア細胞や傍糸球細胞に囲まれた直径およそ50～200μmの球状の神経叢であり，その中では嗅細胞の軸索末端が僧帽・房飾細胞の細かく分岐した主樹状突起上にシナプスを形成している．僧帽細胞や房飾細胞はその軸索を外側嗅索へと伸ばした後，梨状葉など複数の領野からなる嗅皮質へ投射し，嗅皮質の錐体細胞へと匂い分子情報を伝えている．このように主嗅覚系では，嗅細胞（嗅上皮）－僧帽・房飾細胞（嗅球）－嗅皮質錐体細胞（嗅皮質）という神経連絡が情報の流れの基本をなしている．

2 匂い分子の受容機構

1）嗅細胞における匂い分子受容機構

個々の嗅細胞は1本の樹状突起と1本の軸索をもつ双極性のニューロンであり，樹状突起の先端には数本～数十本の嗅繊毛をもっている（図2-19）．この嗅繊毛には，Gタンパク質共役型受容体である匂い分子受容体（後述）を始めとする匂い分子受容のための信号変換機構に関わる分子群がある．匂い分子の結合により匂い分子受容体の活性化が起こると，Gタンパク質であるG_{olf}を介してIII型アデニル酸シクラーゼ（AC III）の活性化が起こり，細胞内のcAMP濃度の上昇が引き起こされる．cAMPは嗅繊毛膜にあるCNGチャネル（cyclic nucleotide gated channel）に結合することによってNa^+，Ca^{2+}透過性の陽イオンチャネルを開く．これにより嗅細胞膜に脱分極が起こり，それが閾値に達すると活動電位が発生する[1)5)6)]．嗅細胞の中には，上記のcAMPではなく，cGMPを二次メッセンジャーとするサブセット（グアニル酸シクラーゼ-D発現嗅細胞）が存在する．この嗅細胞サブセットは軸索をネックレス糸球へと投射する．

2）匂い分子受容体とその発現

1991年にバックとアクセルによって見出された匂い分子受容体遺伝子群は，マウスやラットではおよそ1,000種類のメンバーをもつ一大遺伝子ファミリーを形成している[7)〜9)]．個々の嗅細胞は1,000種類の受容体遺伝子のレパートリーのうち1種類の遺伝子のみを選択的に発現している（1嗅細胞-1受容体ルール）．したがって，数千万個の嗅細胞は匂い分子受容体の選択的発現により1,000種類に機能分化している．また，マウスの嗅上皮における匂い分子受容体の発現パターンの解析から，嗅上皮には空間的に重なり合わない2つのゾーン（DゾーンとVゾーン）があることが見出された（概念図A）．特定の匂い分子受容体はDゾーン（ゾーンI）またはVゾーン（ゾーンII〜IV）のどちらかのゾーン内の嗅細胞にのみ発現し，ゾーン内ではその受容体を選択した嗅細胞は広くまばらに配置されている（概念図B）．Vゾーン内でのさらなる分離も報告されているが，匂い受容体発現パターンは必ずしもゾーンII〜IVの分類と合致しないことがある．

匂い分子受容体とそのリガンドである匂い分子との対応関係については重要な原則が明確にされている．すなわち，①特定の受容体は複数種類の匂い分子をリガンドとしうること，②特定の匂い分子は複数種類の受容体に結合しうること，である（図2-19左上）[10)]．

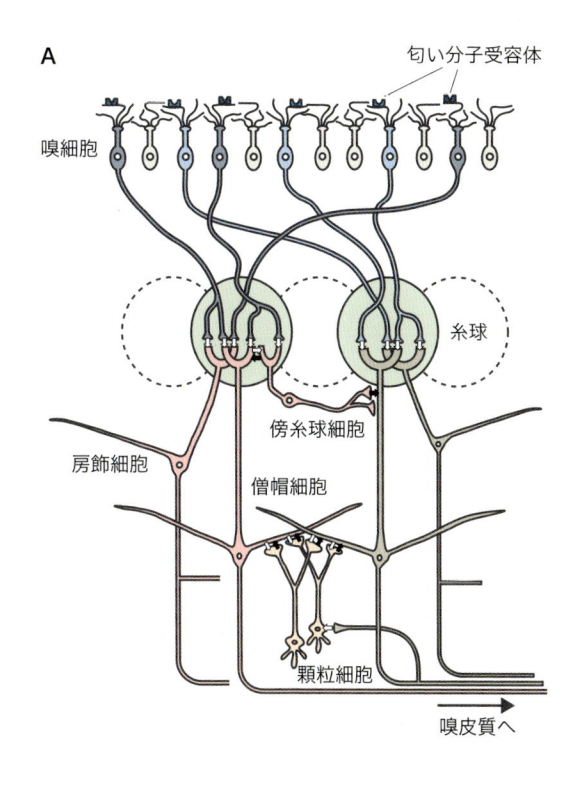

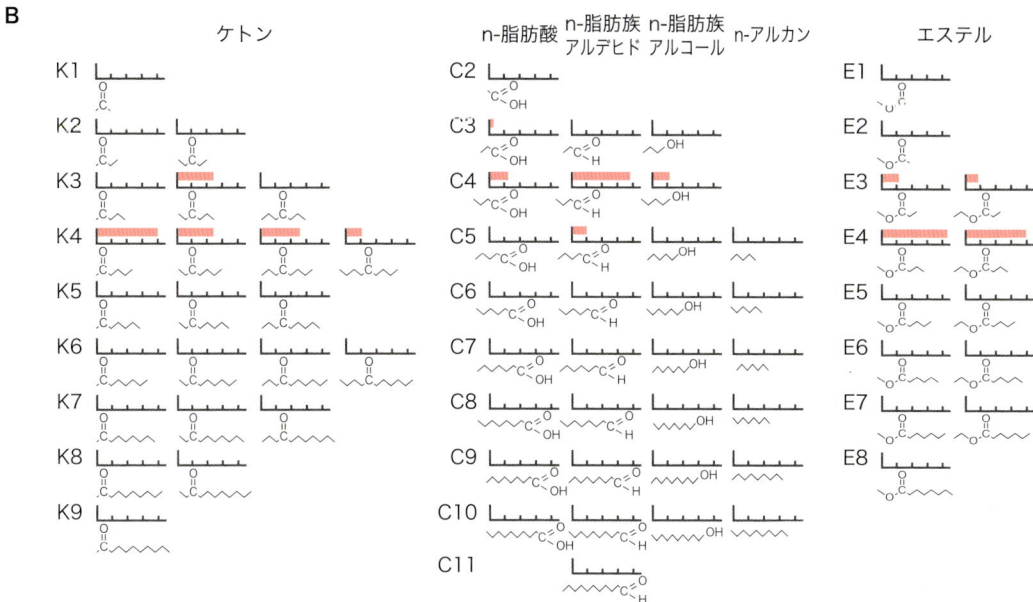

●図2-18 糸球モジュールと匂い分子受容範囲

A）嗅球の糸球では1万本近い嗅神経が収束し，数十個ほどの僧帽・房飾細胞とのシナプスが形成されている．個々の糸球が特定の匂い分子受容体を介した情報を担当していることから，糸球とそれに連なる一群のニューロンは1つの機能単位（糸球モジュール）としてみなすことができる．同一あるいは異なる糸球モジュールに属する僧帽・房飾細胞の間には，傍糸球細胞や顆粒細胞などの抑制性介在ニューロンによる橋渡しがあり，こうした嗅球内神経回路が嗅球レベルでの匂い情報の加工処理において重要な役割を果たしている．⇨は興奮性，➡は抑制性の入力を示す（文献2を元に作成）．B）嗅球背内側に位置する単一僧帽細胞における匂い分子受容範囲．図に示した各匂い分子によって一呼吸周期の間に単一僧帽細胞に引き起こされた平均スパイク応答数を色つきの棒で示している．構造式の上の1目盛りが10スパイクに相当する．K1〜9，C2〜11，E1〜8はそれぞれケトン，脂肪族，エステルの炭素数を示す．この僧帽細胞は，炭素数3もしくは4のエステル，脂肪族アルコール，脂肪族アルデヒド，脂肪酸，そしてケトンに応答する分子受容範囲をもっている（文献11を元に作成）

第2章-6 嗅球

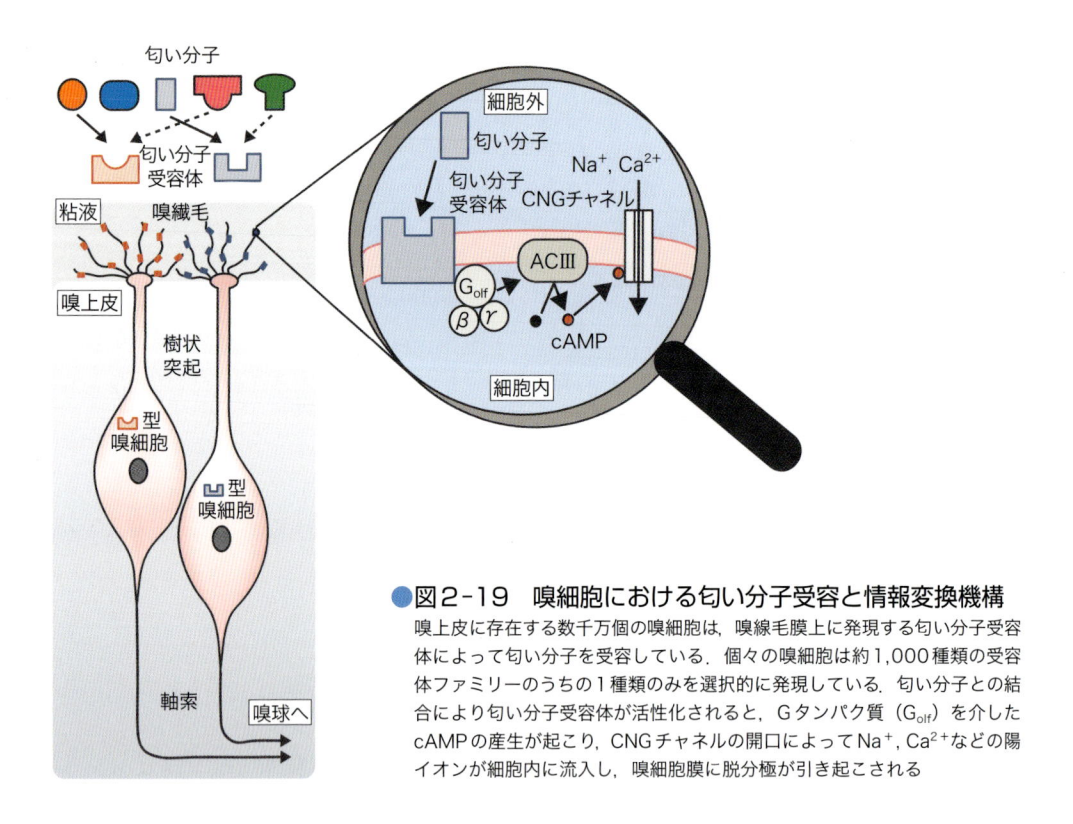

●図2-19　嗅細胞における匂い分子受容と情報変換機構

嗅上皮に存在する数千万個の嗅細胞は，嗅線毛膜上に発現する匂い分子受容体によって匂い分子を受容している．個々の嗅細胞は約1,000種類の受容体ファミリーのうちの1種類のみを選択的に発現している．匂い分子との結合により匂い分子受容体が活性化されると，Gタンパク質（G_{olf}）を介したcAMPの産生が起こり，CNGチャネルの開口によってNa^+, Ca^{2+}などの陽イオンが細胞内に流入し，嗅細胞膜に脱分極が引き起こされる

こうしたことから，1種類の匂い分子であれ，複数種類の匂い分子の混合であれ，あらゆる匂い分子入力は嗅上皮のレベルで1,000種類の匂い分子受容体のどの組合わせが活性化されたのかという情報に置き換えられる．

3）嗅上皮から嗅球への投射

嗅上皮から嗅球への神経連絡においては，非常にエレガントな嗅細胞軸索の投射原理が見出されている．すなわち，「同種の匂い分子受容体を発現する嗅細胞の軸索収束（1糸球-1受容体ルール）」と「ゾーンからゾーンへの投射」である（概念図B）．

特定の匂い分子受容体を発現する多数の嗅細胞は，嗅上皮の特定ゾーン内で広くまばらに分布しているが，その軸索は収束し，空間的に固定された特定の糸球へと選択的に投射することが見出されている．このときの標的糸球の数は，マウスの場合通常2個（1つの嗅球の内外側に一対）であり，これは受容体の種類が1,000であるのに対して糸球の総数が1,800という数の比（およそ1：2）とよく一致している．個々の嗅細胞が特定の受容体を選択的に発現することを考えあわせると，個々の糸球は特定の匂い分子受容体を介した情報を担当していると考えられる（1糸球-1受容体ルール）．

Dゾーンの嗅細胞には，classⅠ（魚タイプ）匂い分子受容体を発現するclassⅠ嗅細胞と，classⅡ（陸生動物タイプ）匂い分子受容体を発現するclassⅡ嗅細胞が存在する．嗅上皮では，classⅠ嗅細胞とclassⅡ嗅細胞が混在するが，両者の軸索は嗅球のDドメイン内の異なったサブドメインへと分離して投射する．すなわち，classⅠ嗅細胞の軸索は嗅球のD_Iドメインの糸球へと投射し，classⅡ嗅細胞の軸索はD_{II}ドメインの糸球へと投射する（概念図B）．特定の匂い分子受容体を発現する嗅細胞の標的糸球は嗅球内外側に一対あるが，嗅球全体としてみたときには内外側に鏡像対称的に配置されている[3]．個々の糸球の空間配置は嗅球の匂い分子受容体地図とみることができることから，1つの嗅球には内外側に鏡像対称的な匂い分子受容体地図をもっていることになる．

> **MEMO**
>
> 「同種の匂い分子受容体を発現する嗅細胞の軸索収束」により，個々の糸球は1種類の匂い分子受容体を表現する．脳は糸球群の活性化パターンから1,000種類の匂い分子受容体のどの組合わせが活性化されているのか，すなわちどのような匂い分子群が鼻に到達したのかを知るのである（組合わせコーディング）．

3 嗅球の神経回路とその機能

1）糸球モジュールと匂い分子受容範囲

個々の嗅細胞は1本の軸索を1つの糸球へのみ投射することや，個々の僧帽・房飾細胞は1本の主樹状突起を1つの糸球へのみ伸ばす（図2-18A）ことから，1つの糸球とそれに連なる一群のニューロンは1つの解剖学的ユニットとみることができる．糸球がそれぞれ特定の匂い分子受容体を介した入力情報を担当することから，糸球を中心とする解剖学的ユニットは機能的モジュールでもあるといえる（糸球モジュール）[12]．個々の糸球にどのような匂い分子群の情報が集められてくるのかという点についての詳細な検討は，匂い分子受容体の発見以前から，電気生理学的手法を用いて行われていた．側鎖や官能基を体系的に変化させた匂い分子パネルを用いて嗅上皮の刺激を行い，ウサギ嗅球の単一僧帽細胞からの神経インパルス応答を記録すると，個々の僧帽細胞は，分子構造の似通った一群の匂い分子にそれぞれ選択的に応答することが見出された（図2-18B）[11]．いいかえれば，個々の僧帽細胞や房飾細胞は匂い分子の構造的特徴（molecular feature）にチューニングしている．個々のニューロンを活性化させる匂い分子群の範囲を「匂い分子受容範囲（molecular receptive range）」と呼ぶ．「匂い分子受容範囲」は，近傍に位置する僧帽細胞間では似通っており，離れた糸球を担当する僧帽細胞間では系統的に異なっている．これらのことから，嗅球の機能地図は糸球の空間配置と密接に関係していると予想される．

> **MEMO**
>
> 糸球モジュールは嗅覚系の解剖学的，機能的モジュールであり，個々の糸球モジュールは特定の匂い分子受容体を介した入力情報を担当している．個々の僧帽細胞は特定の1つの糸球モジュールに所属しており，僧帽細胞の「匂い分子受容範囲」は所属する糸球の「匂い分子受容範囲」を強く反映していると考えられる．

2）嗅球の匂い地図のドメイン

神経活動に伴う局所的な酸素消費や体積変化による吸光度の変化を測定し，種々の刺激に対する神経活動を広範囲にわたって同時に計測する，内因性信号の光学測定法が確立された．この手法により，嗅球の背側部や外腹側部の糸球群が種々の匂い分子によってどのような活性化パターンを示すかということの解析が可能となった．その結果，例えば嗅球背側部には直鎖脂肪酸に非常に選択的に応答する糸球群や直鎖アルコールに応答する糸球群がそれぞれ限局された領域にクラスター状に配置されていることが見出された[13]．また，クラスター内では，側鎖の炭素鎖長が長くなるにしたがって嗅球の，より前方の糸球群を活性化させる傾向も見出された．特定のクラスター内の糸球群を活性化させる匂い分子群は，共通の構造的特徴（molecular feature）をもつことから，この糸球のクラスターはmolecular feature clusterと呼ばれる．ラットやマウスの匂い地図のDドメインでは，クラスターA，B，C，D，Jが詳細に調べられ，D_Iドメインの外側部にクラスターAが，D_{II}ドメインの吻側部から尾側部に向かってクラスターB，C，D，Jがこの順に配置されていることが知られている[14)15)]．さらに，マウスの匂い地図の異なったドメインは，それぞれ異なった匂い誘起行動反応と関連することが示されている[16]．例えば，D_IドメインのクラスターAは腐敗臭に対する忌避反応に[17]，D_{II}ドメインのトリメチルチアゾリン応答糸球群は，キツネなどの捕食動物に対する恐怖反応に関与する．

> **MEMO**
>
> 嗅球には個々の糸球を活性化できる匂い分子群の特定の構造的特徴によって規定される糸球の機能的クラスターが見出され，そのクラスターは匂いの質と密接な関係にある．こうした糸球の機能的クラスター状配置は嗅球の匂い地図としてみることができる．

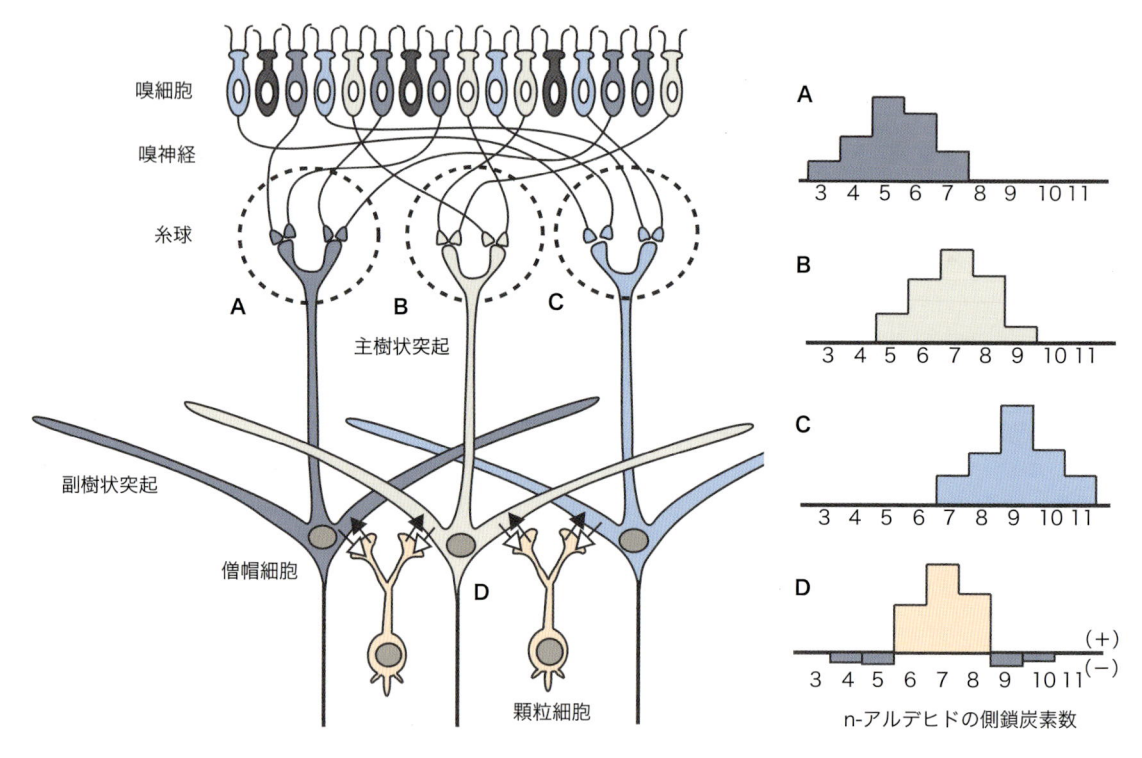

●図2-20　顆粒細胞による側方抑制と僧帽細胞レベルでの匂い応答特異性の向上
匂い分子受容範囲のオーバーラップした隣接する糸球（A，B，C）のうち，糸球Bを担当する僧帽細胞の出力（D）は，AあるいはCを担当する僧帽細胞を強く活性化させる匂い分子によって顆粒細胞を介した側方抑制を受け，糸球Bを最も強く活性化する匂い分子によってのみ興奮性応答を引き起こし，その範囲を超えた匂い分子では抑制性の応答を示す．図右のグラフでは横軸に刺激に用いたn-アルデヒドの側鎖炭素数，縦軸に刺激時の僧帽細胞の発火頻度を模式的に表した．Dにおける（−）は自発発火頻度よりも僧帽細胞の発火頻度が側方抑制によって下がったことを示している（文献18を元に作成）

3）嗅球内神経回路と側方抑制の匂い情報処理機構への寄与

嗅球には主要ニューロンである僧帽・房飾細胞のほかに傍糸球細胞や顆粒細胞といった抑制性の介在ニューロンが存在している（図2-18A）．僧帽・房飾細胞の副樹状突起と顆粒細胞の樹状突起間相反性シナプス（dendrodendritic reciprocal synapse）は，興奮した僧帽・房飾細胞から放出されたグルタミン酸によって顆粒細胞を興奮させ，顆粒細胞からはGABAを僧帽・房飾細胞に向かって放出し抑制をかける．このような抑制は弱い活性化ではシナプスレベルで相反的に起こるが，僧帽細胞が強く興奮するような状況においては顆粒細胞が連絡するすべての僧帽細胞に対しても抑制をかける側方抑制が起こる（図2-20）．この側方抑制によって，僧帽細胞の応答特異性は入力してくる嗅神経の応答特異性よりも向上する[18]．近傍の僧帽細胞の匂い分子受容範囲はオーバーラップしつつも，最も強く活性化する匂い分子は微妙に異なっている（図2-20グラフA, B, C）．すなわち，ある匂い刺激によって非常に強い嗅神経入力を受ける僧帽細胞は，同一の匂い分子で非常に弱い入力しか受け取れない僧帽細胞の活性を，両者を結ぶ顆粒細胞を介して場合によっては自発発火レベル以下まで引き下げる強い抑制を引き起こす．このような側方抑制により，それぞれの僧帽細胞は，糸球レベルでの応答特異性（図2-20グラフB）に比べてより先鋭化された匂い応答を嗅皮質へと送り出すことになる（図2-20グラフD）．

側方抑制の機能と考えられる興味深い知見が得られている[13]．チョウジや茴香といったスパイスは魚や肉の臭みを取る目的で古来より使われている．魚臭さの主な成分はアルキルアミン類であり，嗅球背側部にそれらによって活性化される糸球が見出されているが，

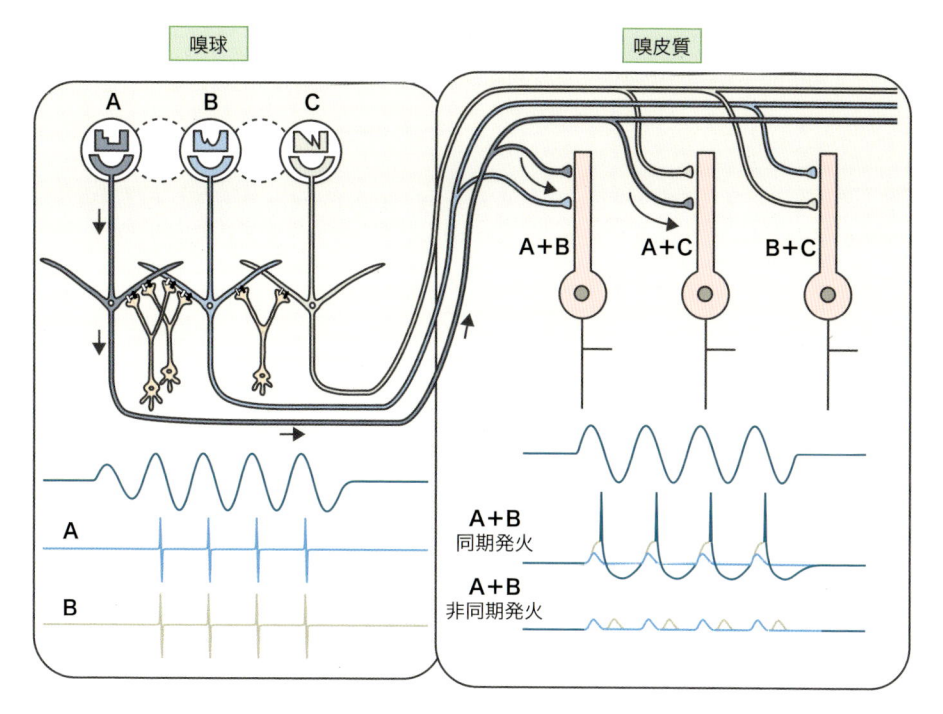

●図2-21　僧帽・房飾細胞の周期的かつ同期的神経発火活動と活性化された匂い分子受容体の組合わせを検知する嗅皮質ニューロン

異なる糸球を担当する僧帽・房飾細胞（A，B）が顆粒細胞を介して結びつけられたことによって，匂い刺激によって引き起こされる周期発火活動が同期した場合，双方の情報が収束する嗅皮質ニューロンの存在を仮定すると（A＋B），EPSPが重なることによりその標的皮質ニューロンはより活性化されやすくなると予想される（A＋B同期発火）（文献2を元に作成）

　その近傍にはチョウジや茴香によって強く活性化される糸球も配置されている．アルキルアミンとチョウジを同時に動物に嗅がせると，チョウジ糸球は活性化されるもののアミン糸球の活性は抑制されることが確認された．このことは，古来より経験的に使われてきた臭みのマスキングに科学的根拠を与えるものといえよう．

　顆粒細胞を介した僧帽細胞の活動抑制は，より高次の嗅皮質レベルでの匂い情報の統合にも寄与している可能性がある．嗅球では匂い刺激によって細胞外電場電位の周期的な変動が誘起されるが，これは僧帽・房飾細胞と顆粒細胞の周期的発火活動によるものと考えられている．この周期的発火活動は，顆粒細胞を介した僧帽・房飾細胞の抑制によって制御されていることが示唆されており，さらに，僧帽細胞の発火を同期させる機能を担っている可能性も指摘されている[19]．このことから，異なる糸球モジュールからの信号（したがって異なる匂い分子受容体からの信号）が同一の嗅皮質ニューロン上で収束する場合，入力が同期するとEPSP（興奮性シナプス後電位）の重なりにより標的皮質ニューロンを興奮させやすくすることが予想される（図2-21）．そこで，顆粒細胞による僧帽・房飾細胞の周期的かつ同期的な発火活動の調節は，さまざまな匂い分子受容体を介した情報を統合してゆく機構の中で特定の受容体の組合わせが活性化されたことを脳により強く認識させる役割を果たしているのではないかと推測される．

MEMO

　嗅球の介在ニューロンは糸球モジュール間あるいは糸球モジュール内に神経回路をつくり，分子受容範囲の指向性を側方抑制によって高めたり，異なる糸球を担当する僧帽細胞間で発火活動を同期させるなどの情報処理を担う役割を果たしている．

4 嗅球と高次中枢

　糸球で受け取られた匂い情報は，嗅球の2種類の投射ニューロン（僧帽細胞と房飾細胞）の軸索を介して嗅皮質の各領野へと送られる[4]．近年の研究により房飾細胞と僧帽細胞は，匂い信号の異なった側面を担当していることが判明した．例えば，房飾細胞の匂い応答の濃度閾値は非常に低く，低濃度から高濃度まで広濃度範囲に応答するのに対し，僧帽細胞は高濃度の匂い刺激のみに応答する．したがって，弱い匂い入力には，房飾細胞のみが応答する．僧帽細胞の匂い分子受容範囲は，房飾細胞のそれと比較して狭いので，匂い識別能力は僧帽細胞の方が高いと思われる．房飾細胞の匂い応答は，速くて高頻度なのに対し，僧帽細胞は，ゆっくりした低頻度の応答を示す．房飾細胞は，高頻度の匂い入力変化に追随して応答するが，僧帽細胞は追随できない傾向をもつ．これらの機能差と並行して，房飾細胞の軸索投射パターンは僧帽細胞の軸索投射パターンと全く異なる．例えば，房飾細胞は嗅皮質の吻側部にある領域（前嗅核，嗅結節，前梨状皮質）にのみ選択的に軸索投射するのに対し，僧帽細胞は吻側部の領域だけでなく，尾側部の領域（後梨状皮質，扁桃体皮質，外側嗅内皮質）にも広範囲に投射する．嗅皮質の吻側部の各領域内では，房飾細胞軸索の投射部位と僧帽細胞軸索の投射部位は分離している．これらの結果は，嗅球で受け取られた匂い情報は，僧帽細胞経路と房飾細胞経路の2種類の異なった機能をもつ並列した情報処理経路を介して嗅皮質の異なった部位や高次嗅覚中枢の異なった部位へと伝えられることを示唆している[20]．これらの嗅球の神経回路の知識は，さまざまな匂い入力を各種のモチベーション行動や情動行動へと翻訳する中枢神経回路メカニズムの今後の解明に，重要な手掛かりを与えられると思われる[4]．

（森　憲作）

■文献■

※文献は本項全体，または各キーワードの分野を概説したものを中心にあげた

総合的総説

1) Shepherd, G. M. : Discrimination of molecular signals by the olfactory receptor neuron. Neuron, 13 : 771-790, 1994
2) Mori, K. et al. : The olfactory bulb: Coding and processing of odor molecule information. Science, 286 : 711-715, 1999
3) Nagao, H. et al. : Grouping and representation of odorant receptors in domains of the olfactory bulb sensory map. Microsc. Res. Tech., 58 : 168-175, 2002
4) Mori, K. & Sakano, H. : How is the olfactory map formed and interpreted in the mammalian brain? Annu. Rev. Neurosci., 34 : 467-499, 2011

匂いの受容機構

5) Reed, R. R. : Signaling pathways in odorant detection. Neuron, 8 : 205-209, 1992
6) Menini, A. : Calcium signalling and regulation in olfactory neurons. Curr. Opin. Neurobiol., 9 : 419-426, 1999

匂い分子受容体

7) Buck, L. & Axel, R. : A novel multigene family may encode odorant receptors: a molecular basis for odor recognition. Cell, 65 : 175-187, 1991
8) Mombaerts, P. : Molecular biology of odorant receptors in vertebrates. Annu. Rev. Neurosci., 22 : 487-509, 1999
9) Buck, L. B. : Olfactory receptors and odor coding in mammals. Nutr. Rev., 62 : S184-S188, 2004
10) Malnic, B. et al. : Combinatorial receptor codes for odors. Cell, 96 : 713-723, 1999

嗅球の構造と機能

11) Imamura, K. et al. : Coding of odor molecules by mitral/tufted cells in rabbiy olfactory bulb. II. Aromatic compounds. J. Neurophysiol., 68 : 1986-2002, 1992
12) Shepherd, G. M. & Greer, C. A. : Olfactory bulb. 『The synaptic organization of the brain, 4th edition』(Shepherd, G. M./ed.), pp159-203, Oxford University Press, 1998
13) Uchida, N. et al. : Odor maps in the mammalian olfactory bulb: domain organization and odorant structural features. Nat. Neurosci., 3 : 1035-1043, 2000
14) Mori, K. et al. : Maps of odorant molecular features in the mammalian olfactory bulb. Physiol. Rev., 86 : 409-433, 2006
15) Matsumoto, H. et al. : Spatial arrangement of glomerular molecular-feature clusters in the odorant-receptor-class domains of the mouse olfactory bulb. J. Neurophysiol., 103 : 3490-3500, 2010

16) Kobayakawa, K. et al. : Innate versus learned odor processing in the mouse olfactory bulb. Nature, 450 : 503-508, 2007
17) Takahashi, Y. K. et al. : Detection and masking of spoiled food smells by odor maps in the olfactory bulb. J. Neurosci., 24 : 8690-8694, 2004
18) Yokoi, M. et al. : Refinement of odor molecule tuning by dendrodendritic synaptic inhibition in the olfactory bulb. Proc. Natl. Acad. Sci. USA, 92 : 3371-3375, 1995
19) Kashiwadani, H. et al. : Synchronized oscillatory discharges of mitral/tufted cells with different molecular receptive ranges in the rabbit olfactory bulb. J. Neurophysiol., 82 : 1786-1792, 1999
20) Igarashi, K. et al. : Parallel mitral and tufted cell pathways route distinct odor information to different targets in the olfactory cortex. J. Neurosci., 32 : 7970-7985, 2012

第2章 脳の構造と機能

7 線条体

　線条体は大脳基底核の入力部位であり，小脳とともに錐体路の運動系を修飾し運動をスムーズに遂行するための大脳核である．また，パーキンソン病やハンチントン病など働き盛りの年代の身体的社会的活動を奪う難治性疾患の病変部位でもあり，この領域のネットワークの解明は社会的にも大きな問題である．さらに最近では，黒質－線条体のドーパミン系を中心に強化学習などの新たな機能的側面も注目されている．本項では，直接路・間接路投射系，およびストリオソーム・マトリックス構造を中心に線条体の基本的なネットワークを解説する（概念図）．

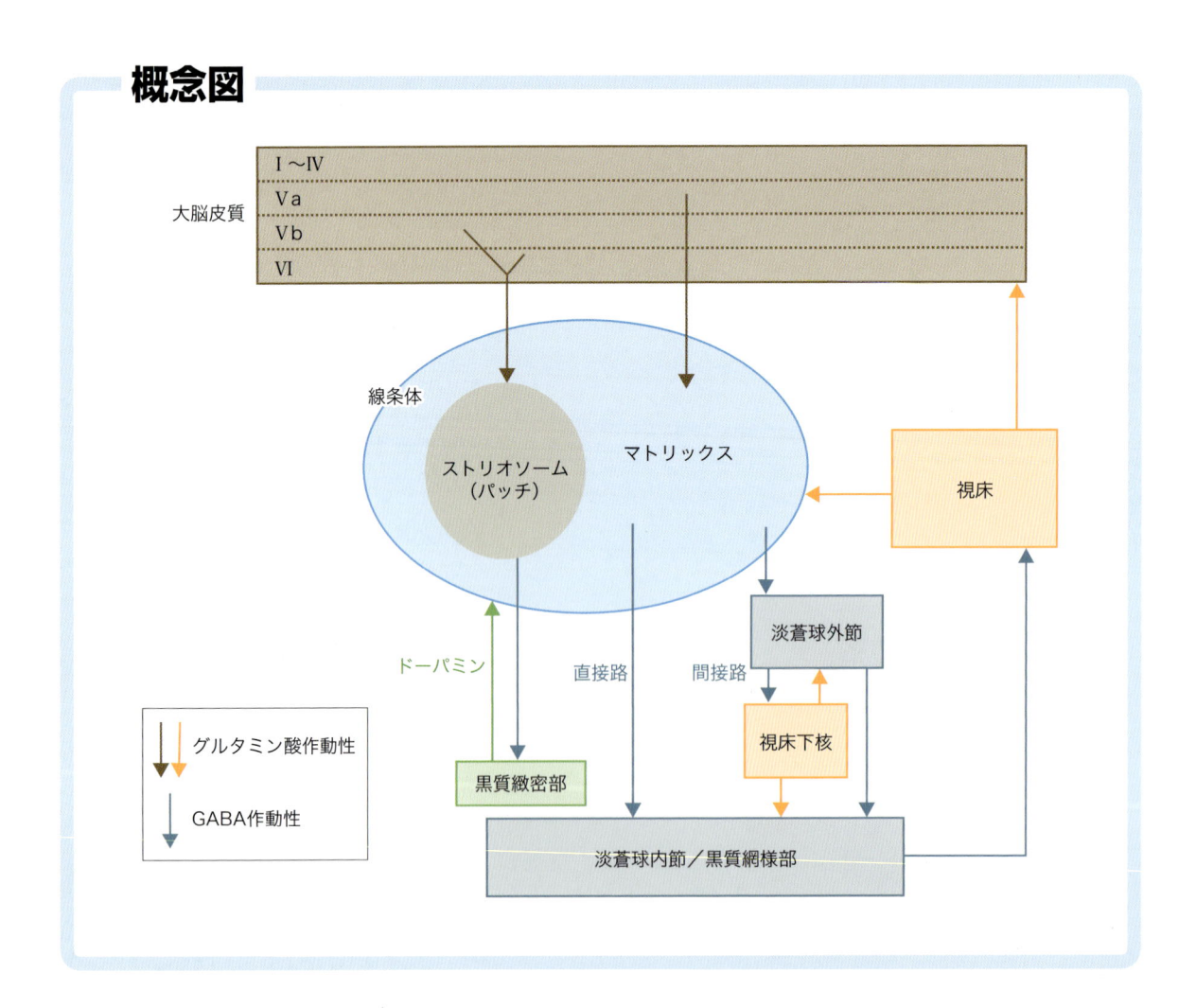

概念図

大脳皮質（I～IV, Va, Vb, VI）→ 線条体（ストリオソーム（パッチ）／マトリックス）

- ドーパミン
- 直接路
- 間接路
- 黒質緻密部
- 淡蒼球外節
- 視床下核
- 淡蒼球内節／黒質網様部
- 視床

凡例：
- グルタミン酸作動性
- GABA作動性

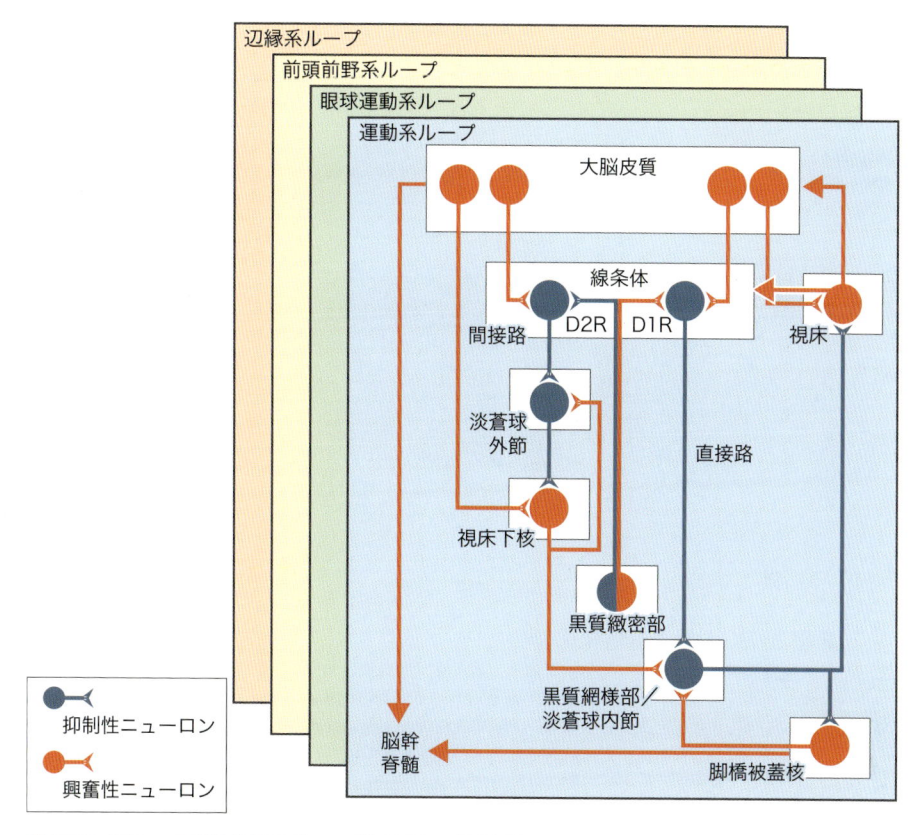

●図2-22　大脳基底核ループと直接・間接路

大脳皮質−大脳基底核−視床ループは，運動系ループ，眼球運動系ループ，前頭前野系ループ，辺縁系ループに分類できる．線条体の投射ニューロンはGABAとサブスタンスPを含み出力部（淡蒼球内節と黒質網様部）に直接投射する直接路と，GABAとエンケファリンを含み淡蒼球外節と視床下核を経由して出力部に伝達する間接路に分けられる．黒質緻密部からのドーパミン投射は，直接路にD1受容体を介して興奮性に，間接路にD2受容体を介して抑制性に作用する（文献1を元に作成）

1 大脳基底核と線条体

　中枢神経ネットワークの中では線条体は大脳基底核の入力部位として位置づけられる．この大脳基底核（線状体，淡蒼球，黒質，視床下核）は，前脳および中脳の基底部に分布する互いに密接な連絡をもつ神経核群の総称であり，小脳と並んで随意運動遂行系の調節中枢をなす．このうち，小脳が運動の時間的あるいは空間的な座標軸の演算を行っているのに対して，大脳基底核は学習や記憶に基づいて状況依存的に運動の遂行・企図・制御などに関与している．

　線条体は大脳皮質のほとんどすべての領域から入力を受け，この情報は大脳基底核内で処理された後，出力部（淡蒼球内節と黒質網様部）から視床に送られ，大脳皮質に再び返される．この大脳皮質−大脳基底核−視床ループはその起始となる大脳皮質領野と線維連絡の違いにより，運動系ループ，眼球運動系ループ，前頭前野系ループ，辺縁系ループに分類される（図2-22）[1]．このような，基本的に独立した，かつ相同なループが並列して働くことにより，大脳基底核は四肢の運動や眼球運動のみならず高次脳機能や情動などのコントロールをも可能にしていると考えられる．

MEMO

　線条体は大脳基底核の入力部位であり，大脳皮質−大脳基底核−視床−皮質ループの一部として，運動のみならず高次脳機能や情動などにも関与しうる．

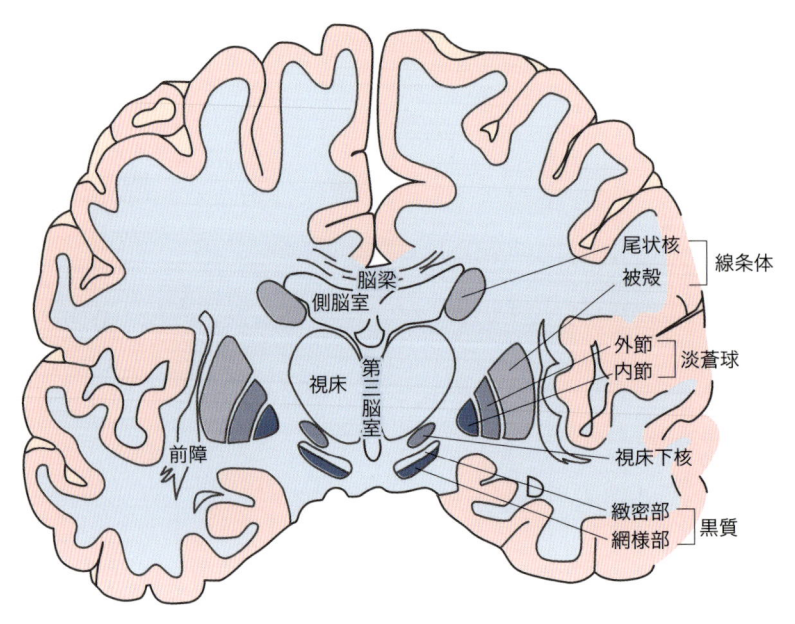

●図2-23　大脳基底核の解剖

大脳基底核は皮質下最大の核群であり，線条体（尾状核と被殻）・淡蒼球・黒質・視床下核を含む．淡蒼球は内節と外節に，黒質はドーパミン細胞を含む緻密部とGABAニューロンを含む網様部とに分けられる．大脳基底核の入力部位は線条体であり，黒質緻密部からのドーパミン投射による修飾を受ける．大脳基底核の出力部位は淡蒼球内節と黒質網様部であり，入力部と出力部の間には淡蒼球外節と視床下核が介在し複雑な基底核内ネットワークをつくる

2 線条体の解剖

尾状核と被殻を併せて線条体という．尾状核と被殻は発生が同じで（新線条体）元来一体のものであるが，ネコや霊長類ではこの間を新皮質に由来する線維群が内包として通過するために両者は二次的に分離した（図2-23）．

線条体のニューロンは80〜95％の投射ニューロンと少なくとも4種類の介在ニューロンから構成される[2]．投射ニューロンはすべてGABA作動性であり中型で有棘性である（図2-24）．内在性ニューロンはアセチルコリン作動性ニューロンとGABAをもっているタイプに区別され，後者はさらにパルブアルブミン含有GABAニューロン，ソマトスタチン／一酸化窒素合成酵素／ニューロペプチドY含有GABAニューロン，カルレチニン含有GABAニューロンに分けられる（図2-25）[3]．

MEMO

線条体は約9割を占めるGABA作動性投射ニューロンと4種類の内在性ニューロン（うち3種類がGABA作動性）からなる．

3 線条体をめぐるネットワーク

1) 入力

線条体は大脳皮質のほぼ全域と視床からグルタミン酸作動性の，黒質緻密部からドーパミン作動性の，脳幹の縫線核や青斑核からはそれぞれセロトニン作動性とノルアドレナリン作動性の入力を受けている．大脳皮質からの入力は約6割を占め，ほぼすべての大脳皮質領野から起こり明瞭な局所対応性を示す．例えば，感覚・運動野からの入力は前交連より後方の被殻後部に投射し，前頭・頭頂・側頭連合野からの入力は前交連より前方の被殻前部と尾状核の大部分に投射する．

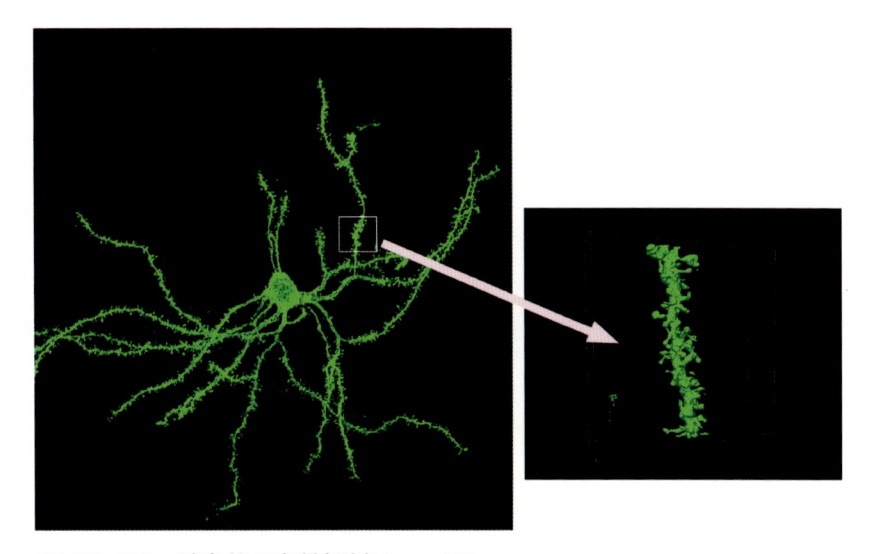

●図2-24　線条体の有棘投射ニューロン
線条体のニューロンの約9割を占める投射ニューロン．投射ニューロンはすべてGABA作動性であり中型で有棘性，つまり棘突起をもっている．大脳皮質からの投射は主にこの棘突起に，視床からの投射は主に樹状突起にシナプスをつくることが知られている．（写真提供：鹿児島大学の薗村貴弘博士）

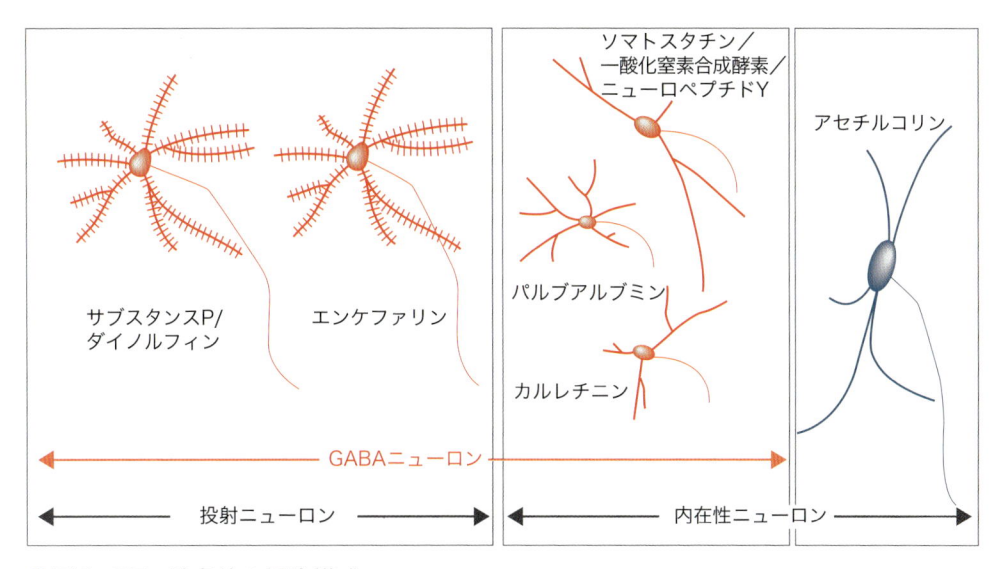

●図2-25　線条体の細胞構成
線条体のニューロンは投射ニューロンと4種類以上の介在ニューロンから構成される．投射ニューロンはすべてGABA作動性であり，内在性ニューロンはアセチルコリン作動性ニューロンとGABAをもっているタイプに区別され，後者はさらにパルブアルブミン含有GABAニューロン，ソマトスタチン/一酸化窒素合成酵素/ニューロペプチドY含有GABAニューロン，カルレチニン含有GABAニューロンに分けられる

第2章-7　線条体

また大脳辺縁系に属する皮質領域からの入力は，尾状核や被殻の前腹側部とそれらに隣接する側坐核に投射する．

視床からの投射は，主として髄板内核（特に正中中心核と束傍核）から起こるが，前腹側核や外側腹側核などの運動中継核や，後外側核や視床枕などの後部視床からも投射を受ける[4]．

他に重要な投射として黒質緻密部からのドーパミン作動性入力がある．ドーパミンは線条体の投射ニューロンの活動性を変化させることにより，線条体に入力する多様な情報を取捨選択しながら出力される情報を調整していると考えられているが[5]，そのメカニズムについては後述する．

2）出力—直接・間接経路を中心に

線条体の投射ニューロンは神経伝達物質と投射先の違いにより2つに分類され，それぞれ異なる経路を介して出力部である淡蒼球内節と黒質網様部に情報を伝達する．1つはGABAとサブスタンスPを含むニューロンが出力部に直接投射する直接路で，もう1つはGABAとエンケファリンを含むニューロンが，淡蒼球外節と視床下核を経由して出力部に伝達する間接路である（図2-22）[6]．

この出力部は，高頻度に発火するGABA作動性の抑制性ニューロンであるので，投射先である視床や上丘は普段は抑制された状態にある．大脳皮質からの入力によって線条体のニューロンが興奮すると，線条体の投射ニューロンがGABA作動性なので，直接路を介して出力部が一時的に抑制され，出力部からターゲット（視床やその先にある大脳皮質）への抑制が取り除かれて（脱抑制）必要な運動が起こると考えられる（図2-22）[7]．

一方，間接路においては，淡蒼球外節から視床下核への投射がGABA作動性，視床下核から出力部への投射がグルタミン酸作動性の興奮性投射であるため，ターゲットのニューロンに対しては逆に抑制を強めることになる．したがって，直接路が脱抑制によって必要な運動のみを必要な時間だけ発現させるのに対し，間接路は不必要な運動を抑制することにより直接路の作用を際立たせていると考えられる（図2-22）[8]．

黒質緻密部からのドーパミン投射は，直接路のニューロンにはD1受容体を介して興奮性に，間接路のニューロンにはD2受容体を介して抑制性に作用し，直接路と間接路に逆の作用をもたらす（図2-22）．この概念はパーキンソン病やハンチントン病などの臨床所見や治療効果をよく説明しうることなどから広く受け入れられているが，この経路の矛盾点や[9][10]，ハイパー直接路などの新たな投射系も発見されており[7]，今後の研究によって修正されていく可能性がある．

> **MEMO**
>
> 線条体の投射ニューロンを構成するGABA作動性ニューロンは，大脳基底核の出力部である淡蒼球内節と黒質網様部に連結する直接路と間接路を形成し，それらの活動は黒質緻密部からのドーパミン作動性入力により修飾される．その結果，直接路と間接路は相反する作用をもち，このフィルターを通して，入力情報のうち必要なものを選別し，適切な運動指令として出力している．

3）ストリオソーム・マトリックス構造

線条体のニューロンは大脳皮質や小脳と違って，層構造をなしているわけではない．一見ランダムに存在しているのであるが，実は発生学的に異なるストリオソーム（齧歯類ではパッチと呼ばれることが多い）とマトリックスという名の2つのコンパートメントの中に散在している．ストリオソームは発生学的に古くドーパミン入力を受けながら出現してくるのでドーパミンアイランドとも呼ばれるが，マトリックスはその後に発生し結果的に線条体全体の85％程度を占めるようになる．

線条体の入出力パターンはこのコンパートメント構造により違いがある．ストリオソームへの入力は主として眼窩前頭皮質や島などの辺縁系大脳皮質に由来するのに対し，マトリックスへの入力は運動系皮質・体性感覚野・頭頂葉など広範囲な大脳新皮質に由来する．視床からはマトリックスへの投射がパッチへのそれに比べて優位に多く[11]，黒質ドーパミンニューロンはストリオソームとマトリックスの双方に入力を与える（概念図）[12]．

出力に関してはこの両者では黒質緻密部のドーパミンニューロンとの線維連絡に大きな違いがある．筆者らは，シングルニューロントレース法を用いてストリオソームの直接路の投射ニューロンは黒質ドーパミンニューロンが存在する黒質緻密部に直接投射しており，

マトリックスの直接路の投射ニューロンはGABAニューロンが存在する黒質網様部に投射していることを明らかにした（概念図）[10]．行動の動機づけの側面に深く関係するドーパミンニューロンが辺縁系大脳皮質と神経連絡をもつストリオソームのニューロンと閉回路を形成しているというのはきわめて興味深い．

> **MEMO**
> 線条体は細胞化学的にストリオソーム・マトリックスコンパートメントに分けられ，マトリックスは運動感覚系，連合野系のループ連絡に，ストリオソームは辺縁系のループ連絡に関与しているようである．

4 線条体の新しい側面

近年，木村らのグループにより線条体における学習機能，特に運動手続きの学習と記憶との関係がクローズアップされている[13]．例えば，黒質からのドーパミン作動性ニューロンが報酬の予測誤差情報を担って線条体に送られることが示唆されている．これによって大脳皮質−線条体投射のシナプス効率が変化し，より適切な運動やより適切な評価の仕方について学習する，強化学習を実現する．

また，線条体は背側部と，側坐核を含めた腹側部線条体とに分けられるが，動機づけ課程に関係が深いといわれる辺縁系からの投射は腹側部に多く，背側部には運動系・感覚系・連合的認知的機能と関係する大脳皮質からの投射が密である．この両者の対比を含め，線条体にはいくつかの解剖学的および機能的に対比されるいくつかのコンセプトが混在しており，この領域の理解を複雑にしている．これを解きほぐすためには，解剖学的・電気生理学的アプローチなどによるシステムレベルの研究と情報理論的なアプローチとが有機的に関わり合っていくことが重要であろうと思われる．

> **MEMO**
> 線条体が運動制御のみならず，強化学習など脳の高次機能にも重要な役割を果たすという研究が進められている．

（藤山文乃）

■文 献■

1) Alexander, G. E. & Crutcher, : Functional architecture of basal ganglia circuits : neural substrates of parallel processing. Trends Neurosci., 13 : 266-271, 1990
2) 藤山文乃：大脳基底核の構造（細胞構築と神経回路）．Brain Nerve, 61 : 341-349, 2009
3) 高草木薫：大脳基底核の機能—パーキンソン病との関連において．日本生理誌, 65 : 113-129, 2003
4) 水野 昇：大脳基底核とは．Clin. Neurosci., 16 : 14-17, 1998
5) 高田昌彦：大脳基底核をめぐる神経回路．脳21, 13 : 15-22, 2000
6) 藤山文乃：基底核ニューロンの分子マーカー．Clin. Neurosci., 28 : 1352-1354, 2010
7) 南部 篤：基底核の機能．Brain Medical, 15 : 248-259, 2003
8) 藤山文乃, 金子武嗣：大脳基底核の解剖．Clin. Neurosci., 25 : 22-24, 2007
9) Koshimizu, Y. et al. : A quantitatine analysis of axon bouton distribution of subthalamic nucleus neurons in the rat by single neuron visualization with a uiral vector. J. Comp. Neurol., in press
10) Fujiyama, F. et al. : Exclusive and common targets of neostriatofugal projections of rat striosome neurons : a single neuron-tracing study using a viral vector. Eur. J. Neurosci., 33 : 668-677, 2011
11) Fujiyama, F. et al. : Difference in organization of corticostriatal and thalamostriatal synapses between patch and matrix compartments of rat neostriatum. Eur. J. Neurosci., 24 : 2813-2824, 2006
12) Matsuda, W. et al. : Single nigrostriatal dopaminergic neurons form widely spread and highly dense axonal arborizations in the neostriatum. J. Neurosci., 29 : 444-453, 2009
13) Kimura, M. et al. : Monitoring and switching of cortico-basal ganglia loop functions by the thalamo-striatal system. Neurosci. Res., 48 : 355-360, 2004

8 小脳

　小脳は，姿勢や四肢の運動制御に関わる脊髄小脳，運動のプランニングに関与する大脳小脳，眼球運動と頭の制御に関わる前庭小脳とに，機能的区分ができる．いずれの区分も共通した細胞構成とシナプス回路を有している．プルキンエ細胞は小脳における主要な情報処理ニューロンで，苔状線維/平行線維系と延髄下オリーブ核からの登上線維系の2つの興奮性投射を受け，長期抑制として知られるシナプス可塑性を発現する（概念図）．また，分子層や顆粒層に存在する抑制性介在ニューロン（星状細胞，バスケット細胞，ルガロ細胞，ゴルジ細胞）は，さまざまなレベルでプルキンエ細胞への興奮性投射系を調節している．

概念図

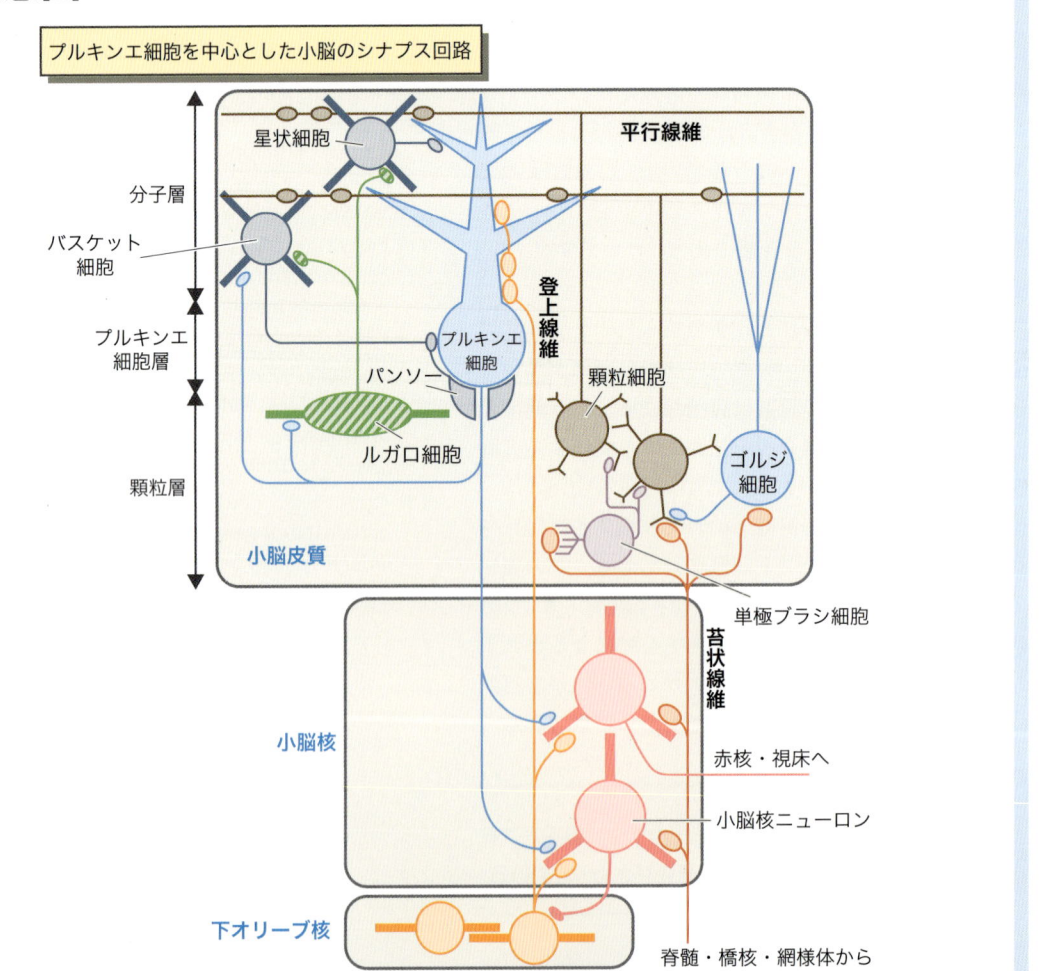

プルキンエ細胞を中心とした小脳のシナプス回路

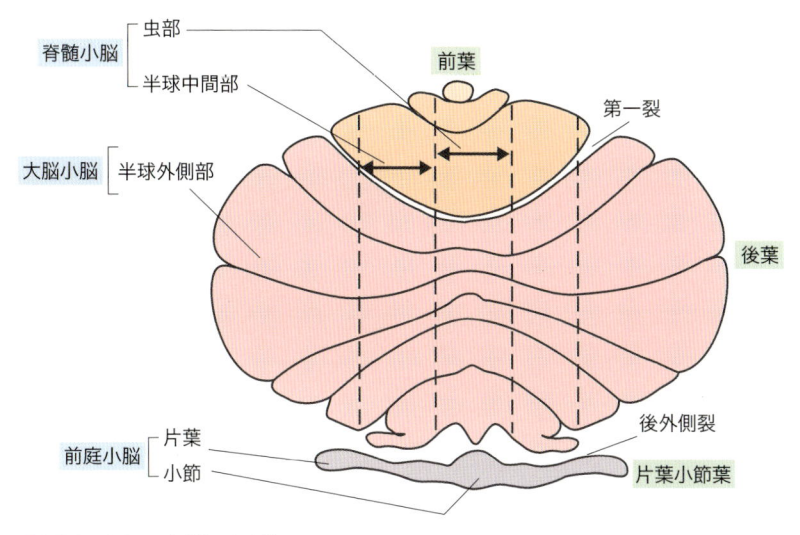

●図2-26　小脳の区分
横走する脳溝（第一裂と後外側裂）により，小脳は前葉・後葉・片葉小節葉に区分される．
さらに，小脳外との投射関係から，虫部と半球中間部は脊髄小脳，半球外側部は大脳小脳，
片葉と小節は前庭小脳に区分される

1 小脳の構造

1）解剖学的区分

　小脳の表面には，細かく横走する多数のしわがある．このしわの形成により，小脳皮質の莫大な面積もきちんと後頭蓋窩の中に収まることができる．さらに，矢状方向に走る浅い溝も観察され，これにより正中部の虫部（vermis）と左右の半球（hemisphere）に解剖学的な区分ができる（図2-26）．虫部を通る断面では，第一裂という深い溝を境に，体肢や体幹の運動制御に重要な前葉（anterior lobe）と，運動企画や非運動性の小脳機能に関与すると考えられている後葉（posterior lobe）とに分けられる．前葉と後葉は，さらに10個の小葉に区分される（図2-27A）．また，後外側裂により，後葉から片葉小節葉（flocculonodular lobe）が分けられる．小脳髄質には小脳皮質に出入りする軸索束が集まり，白質をつくっている．その分枝パターンから，小脳の白質は小脳活樹と呼ばれた．髄質には深部小脳核があり，正中から外側に向かって室頂核，球状核，栓状核（球状核と栓状核を合わせて中位核），歯状核と並ぶ．

2）機能的区分

　小脳を機能的観点からみると，次の3つの区分からなる．

　前葉と後葉の虫部とこれに隣接する半球中間部は脊髄小脳（spinocerebellum）と呼ばれ，筋紡錘などからの体性感覚情報を，脊髄を経由して受け取る（図2-26）．虫部は主に頭部・頸部・体幹から，半球中間部は体肢からの体性感覚情報を受け取り，それぞれ室頂核と中位核に出力し，姿勢と運動の制御に関与する．

　前葉と後葉の半球外側部は大脳小脳（cerebrocerebellum）と呼ばれ，反対側の運動野・感覚野・連合野などからの大脳皮質情報を，橋核を経由して受け取る．大脳小脳は歯状核へ出力し，ここから視床VL核と中脳赤核に投射し，運動のプランニングや認知・情動・言語などの非運動性の小脳機能に関与する．

　片葉小節葉は前庭小脳（vestibulocerebellum）とも呼ばれ，内耳からの平衡覚情報を，前庭神経を通して受け取る．前庭小脳は，小脳核ではなく前庭神経核に出力し，ここから頸部の筋や外眼筋の運動神経核を制御し，平衡の維持や頭部と眼球の運動制御に関与する．

MEMO

　小脳皮質には解剖学的および機能的な区分が存在し，それぞれの区分は異なる小脳外領域および深部小脳核と連絡することにより，異なる小脳機能を発現している．

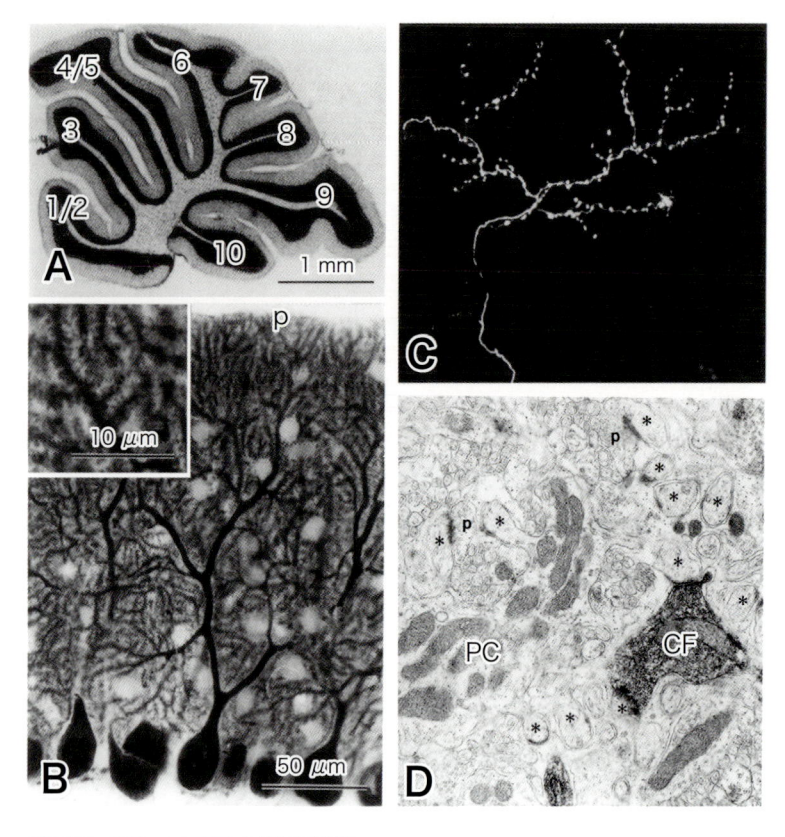

●図2-27 マウス小脳の形態

A) 小脳組織像. 1〜10は小葉を示す. B) プルキンエ細胞. カルビンジンによる免疫染色. 一列に配列する細胞体から太い近位樹状突起が伸び, 分枝を繰り返して多数の遠位樹状突起が分子層に広がる. 挿入図は遠位樹状突起から出るスパインを示す. pは軟膜を示す. C) 蛍光トレーサーにより標識された登上線維. プルキンエ細胞の樹状突起に沿って, 登上線維は分枝しながら数珠状終末を形成する. D) プルキンエ細胞の電子顕微鏡像. *はプルキンエ細胞樹状突起 (PC) から派生するスパインを示す. スパインの多くは平行線維終末 (p) とシナプスを形成するが, 一部は登上線維終末 (CF, トレーサー標識されている) ともシナプスを形成する

2 小脳のニューロンと神経回路

異なる解剖学的および機能的な区分にも関わらず, 情報処理のための細胞構築や小脳皮質の内部神経回路は基本的に同一である. 小脳皮質は6種類のニューロンを含んでいる. なかでも, 小脳皮質に一層に配列するプルキンエ細胞 (Purkinje cell) が小脳皮質回路における中心的な情報処理ニューロンであり, 小脳皮質からの唯一の出力性ニューロンでもある (図2-27B). プルキンエ細胞に至る小脳求心性神経回路に沿って細胞構築と神経回路を考えてみる (概念図).

1) 2つの主要な興奮性入力系
―登上線維系と苔状線維/平行線維系

登上線維 (climbing fiber) は, 延髄下オリーブを唯一の起源とし, プルキンエ細胞に直接投射する軸索である. その特徴は, 1個のプルキンエ細胞を1本の登上線維が支配するという単一支配にある (図2-27C, D). 登上線維は, 支配するプルキンエ細胞の近位樹状突起に対して数百個にもおよぶ興奮性シナプスをつくる. このため, たった1本の支配であっても, その活動は全か無かの反応となってプルキンエ細胞の樹状突起を強く脱分極させ, 電位依存性Ca^{2+}チャネルを通して大量の細胞外Ca^{2+}が流入する. この登上線維とプルキンエ細胞との間の結合は, 中枢神経系の中で最も強

力な興奮性結合の1つである．

プルキンエ細胞では，P/Q型Ca^{2+}チャネルが全Ca^{2+}電流の90％以上を占める．このチャネルが欠失する遺伝子欠損マウスでは，本来1本の登上線維が独占的に支配すべき樹状突起近位部を，複数の登上線維と多数の平行線維が混在して支配するようになる[1]．この事実は，登上線維の強い脱分極作用により活性化するP/Q型Ca^{2+}チャネルが，1本の主要な登上線維の強化分子機構となって樹状突起近位部の排他的支配を促進し，それ以外の余剰な登上線維や平行線維による支配を排除する機能を果たしていることを示している．

苔状線維（mossy fiber）は，脊髄・橋核・前庭神経核・網様体を主な起源とする軸索投射系であり，小脳の興奮性介在ニューロンである顆粒細胞（granule cell）と興奮性シナプスをつくる．苔状線維終末は大きく膨らみ，異なる顆粒細胞に由来する平均53本の樹状突起とシナプスを形成する[2]．このシナプス複合体は小脳糸球体（cerebellar glomerulus）と呼ばれる．次に顆粒細胞は，プルキンエ細胞樹状突起が分岐する分子層に向かって上行性軸索を伸ばし，これがT字形に二分して平行線維（parallel fiber）となる．小脳皮質を横走しながら平行線維は数百〜数千個にもおよぶプルキンエ細胞の遠位樹状突起と興奮性シナプスをつくる（図2-27D）．プルキンエ細胞側からみれば，数万〜数十万本もの平行線維から入力を受けるが，1本の平行線維は1個か2個のシナプスしか形成しない．

登上線維も平行線維もグルタミン酸を伝達物質とする軸索であり，プルキンエ細胞はグルタミン酸受容体でその興奮性シグナルを伝える．前述の異なる投射様式に加え，平行線維シナプス上のAMPA型グルタミン酸受容体の発現密度は登上線維シナプスのそれの5分の1程度と少ないため[3][4]，平行線維の入力強度は非常に弱いものとなる．この2つの興奮性入力系が同期して活動すると，その平行線維シナプスの伝達効率はさらに低下する（小脳長期抑圧）．これが運動学習の細胞基盤と考えられている[5]．このシナプス可塑性には，代謝型グルタミン酸受容体mGluR1シグナル伝達系とイオンチャネル型グルタミン酸受容体GluRδ2が重要な役割を果たしている[6]〜[11]．

GluRδ2は，小脳プルキンエ細胞に特異的なイオンチャネル型グルタミン酸受容体で[6]，平行線維終末とシナプスをつくるプルキンエ細胞のスパイン（棘突起）に選択的で，登上線維シナプスには存在しない[12]．この遺伝子欠損マウスでは，平行線維終末と結合しないフリースパインが出現し，平行線維シナプスが半分にまで減少する[13]．また，プルキンエ細胞上に発現するGluRδ2と平行線維終末から突き出るニューレキシンが顆粒細胞の分泌するCbln1を介して相互に結合することが判明し，GluRδ2依存的な平行線維シナプス形成機構のメカニズムが解明された[14][15]．さらにこのフリースパインをターゲットとして登上線維が支配領域を遠位拡大する結果，登上線維による多重支配と重篤な運動失調が発症する（図2-28）[16][17]．これらの事実は，平行線維と登上線維による神経支配が相互に排他的競合関係にあることを明示し，GluRδ2とP/Q型Ca^{2+}チャネルがこの競合を促す主要な分子機構であることを示唆する．GluRδ2およびP/Q型Ca^{2+}チャネル遺伝子の成体期欠損マウスを用いた研究から，2つの興奮性投射系の競合は完成した後の小脳シナプス回路においても続いており，どちらか一方の分子機構が成体期において欠損すると，神経支配の競合バランスが崩壊して登上線維の多重支配へと逆戻りし，運動失調が起こる[18]〜[20]．

> **MEMO**
>
> 登上線維系と苔状線維／平行線維系は2つの興奮性求心性投射を構成し，両者は競合的および連携的にプルキンエ細胞におけるシナプス形成，シナプス機能，シナプス可塑性を制御している．現在の神経科学研究は，次々とその分子メカニズムを解明している．

2）抑制性の介在ニューロン
—ゴルジ細胞，バスケット細胞，星状細胞

これらの興奮性入力系は，3種の抑制性介在ニューロンによる負の制御を受ける（概念図）．ゴルジ細胞（Golgi cell）は顆粒層に散在する介在ニューロンで，苔状線維からの興奮性入力を直接的もしくは平行線維を介して間接的に受け取る．ゴルジ細胞が発する抑制性出力は，小脳糸球体で顆粒細胞の樹状突起に対して送られる．一方，分子層には，表層に分布する星状細胞（stellate cell）とプルキンエ細胞付近に分布するバスケット細胞（basket cell）が存在し，プルキンエ細胞に対して抑制性の投射を行う．バスケット細胞は，プ

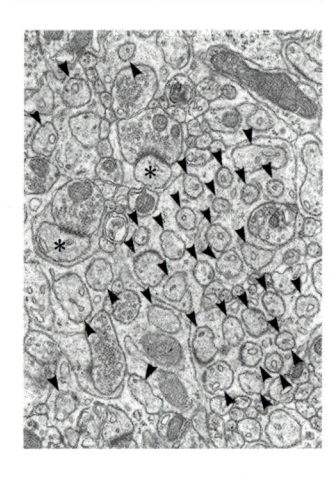

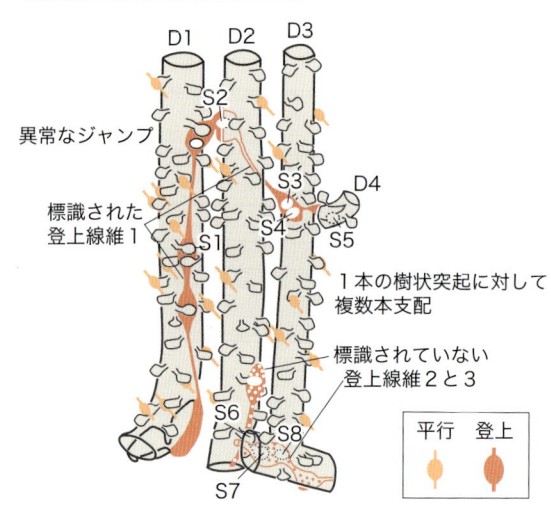

● 図2-28 GluRδ2欠損マウスにおける2つの表現型

A) 平行線維シナプス形成障害を示す電子顕微鏡写真．平行線維終末と結合しないプルキンエ細胞スパイン（矢頭）が，小脳分子層に多数出現している．＊はシナプス結合をもつスパインを示す．B) 標識登上線維の連続電子顕微鏡解析結果の模式図．GluRδ2欠損マウスの標識登上線維は，樹状突起D1を支配した後に，D2からD4への樹状突起へと次々と飛び移る．その結果，樹状突起D2とD3では，標識登上線維と未標識登上線維による多重支配が生じている

ルキンエ細胞の近位樹状突起・細胞体・軸索起始部を支配し，プルキンエ細胞の広範なシナプス活動や軸索起始部における活動電位の発生に対して強力な抑制作用をおよぼす．この中で，プルキンエ細胞の軸索起始部を取り囲むバスケット細胞軸索の特殊な複合体装置があり，パンソー（pinceau）と呼ばれる（概念図）．この装置にはGABA作動性の伝達分子がほとんど集積していないことから，パンソーによるプルキンエ細胞の活動電位の発生制御はGABAによる化学的抑制ではなく，電気的なフィールド抑制などの他のメカニズムより行われていることがわかってきた[21]．新生児期のプルキンエ細胞の細胞体を支配する入力線維は登上線維であり，生後第2週においてバスケット細胞による支配へとスイッチする．この過程において，登上線維とバスケット細胞の間での興奮性 vs. 抑制性の競合が起こり，それにより正常な小脳シナプス回路が完成することもわかってきた[22)23)]．星状細胞は，プルキンエ細胞の遠位樹状突起に投射し，その周囲のシナプス電位を抑制することにより，局所的なシナプス活動の統合に影響を与えると考えられている．

これらの5種類の古典的小脳皮質ニューロンに加え，単極ブラシ細胞（unipolar brush cell）という6番目の小脳皮質ニューロンが同定された[24]．このニューロンは前庭小脳の顆粒層に分布する興奮性介在ニューロンで，顆粒細胞と同様に苔状線維入力を受けるが，『単極性のブラシ』と表現される特異な樹状突起の形状や特定の代謝型グルタミン酸受容体およびCa^{2+}結合タンパク質を発現することなど，顆粒細胞とは異なる形態と化学特性を有するニューロンの一種として識別される．

MEMO

小脳は数種の同定可能なニューロンが，特徴的な神経回路を形成している．そのシナプス伝達にはしばしば特異な分子が発現し，シナプスの発達や伝達・可塑性を制御している．このようなシンプルで明快な回路が，小脳研究の発展を促している．

3) プルキンエ細胞のシナプス回路

小脳皮質の神経回路をプルキンエ細胞側からみると，次のようになる（概念図）．分子層に広がった樹状突起の近位部（細胞体により近い樹状突起）は，単一の登

上線維が形成する数百にもおよぶ強力な興奮性シナプス入力を受ける．一方，遠位部では，莫大な数の平行線維による興奮性シナプス入力を受ける．さらに，これらの興奮性入力によるシナプス電位や活動電位の発生は，バスケット細胞と星状細胞により抑制的に制御される．さらに，興奮性入力によるプルキンエ細胞シナプスの脱分極やそれによる細胞内 Ca^{2+} 濃度の上昇により，プルキンエ細胞で 2-アラキドノイルグリセロールなどの内因性カンナビノイドが産生・放出され，CB1受容体を有する近傍の抑制性終末や興奮性終末の伝達物質放出機能が短期的に抑制される[25)26)]．

樹状突起におけるこれらの興奮性および抑制性シナプス伝達の結果としてプルキンエ細胞が活動電位を発生すると，その軸索終末からGABAを伝達物質とした抑制性出力が深部小脳核や前庭神経核に送られる．これらの神経核では，もともとニューロンの活動レベルが高く維持されているため，プルキンエ細胞からの抑制性入力により神経活動が抑制される．

プルキンエ細胞に加え，登上線維と苔状線維は深部小脳核にも直接投射している．プルキンエ細胞が深部小脳核に対して抑制性投射を行うことを考慮すると，プルキンエ細胞を中心とした小脳皮質回路とは，小脳外から深部小脳核への主経路に対するサブ回路として発達したものと捉えることができる．このサブ回路を備えることにより，入出力の間の誤差信号が登上線維を介してプルキンエ細胞に伝えられ，平行線維-プルキンエ細胞シナプス活動に対して長期的に影響を与えることにより，精緻で円滑な小脳性運動調節機能を発現できると考えられている[5)]．

（渡辺雅彦）

■ 文献 ■

1) Miyazaki, M. et al.：P/Q-type Ca^{2+} channel α 1A regulates synaptic competition on developing cerebellar Purkinje cells. J. Neurosci., 24：1734-1743, 2004

2) Jakab, R. L. & Hámori, J.：Quantitative morphology and synaptology of cerebellar glomeruli in the rat. Anat. Embryol., 179：81-88, 1988

3) Masugi-Tokita, M. et al.：Number and density of AMPA receptors in individual synapses in the rat cerebellum as revealed by SDS-digested freeze-fracture replica labeling. J. Neurosci., 27：2135-2144, 2007

4) Yamasaki, M. et al.：FGlutamate receptor GluRd2 is essential for input pathway-dependent regulation of synaptic AMPAR contents in cerebellar Purkinje cells. J. Neurosci., 31：3362-3374, 2011.

5) Ito, M.：Cerebellar long-term depression：characterization, signal transduction, and functional roles. Physiol. Rev., 81：1143-1195, 2001

6) Kashiwabuchi, N. et al.：Impairment of motor coordination Purkinje cell synapse formation and cerebellar long-term depression in GluR δ 2 mutant mice. Cell, 81：245-252, 1995

7) Kano, M. et al.：Persistent multiple climbing fiber innervation of cerebellar Purkinje cells in mice lacking mGluR1. Neuron, 18：71-79, 1997

8) Ichise, T. et al.：mGluR1 in cerebellar Purkinje cells essential for long-term depression synapse elimination and motor coordination. Science, 288：1832-1835, 2000

9) Kano, M. et al.：Impaired synapse elimination during cerebellar development in PKC γ mutant mice. Cell, 83：1223-1231, 1995

10) Kano, M. et al.：Phospholipase C β 4 is specifically involved in climbing fiber synapse elimination in the developing cerebellum. Proc. Natl. Acad. Sci. USA, 95：15724-15729, 1998

11) Offermanns, S. et al.：Impaired motor coordination and persistent multiple climbing fiber innervation of cerebellar Purkinje cells in mice lacking G α q. Proc. Natl. Acad. Sci. USA, 94：14089-14094, 1997

12) Landsend, A. S. et al.：Differential localization of δ glutamatc receptors in the rat cerebellum: coexpression with AMPA receptors in parallel fiber-spine synapses and absence from climbing fiber-spine synapses. J. Neurosci., 17：834-842, 1997

13) Kurihara, H. et al.：Impaired parallel fiber-Purkinje cell synapse stabilization during cerebellar development of mutant mice lacking the glutamate receptor δ 2 subunit. J. Neurosci., 17：9613-9623, 1997

14) Matsuda, K. et al.：Cbln1 is a ligand for an orphan glutamate receptor delta2, a bidirectional synapse organizer. Science, 328：363-368, 2010

15) Uemura, T. et al.：Trans-synaptic interaction of GluRdelta2 and Neurexin through Cbln1 mediates synapse formation in the cerebellum. Cell, 141：1068-1079, 2010

16) Ichikawa, R. et al.：Distal extension of climbing fiber territory and multiple innervation caused by aberrant wiring to adjacent spiny branchlets in cerebellar Purkinje cells lacking glutamate receptor GluR δ 2. J. Neurosci., 22：8487-8503, 2002

17) Hashimoto, K. et al. : Roles of GluR δ 2 and mGluR1 in climbing fiber synapse elimination during postnatal cerebellar development. J. Neurosci., 21 : 9701-9712, 2001
18) Takeuchi, T. et al. : Control of synaptic connection by glutamate receptor delta2 in the adult cerebellum. J. Neurosci., 25 : 2146-2156, 2005
19) Miyazaki, T. et al. : Ablation of glutamate receptor GluRd2 in adult Purkinje cells causes multiple innervation of climbing fibers by inducing aberrant invasion to parallel fiber innervation territory. J. Neurosci., 30 : 15196-15209, 2010
20) Miyazaki, T. et al. : $Ca_v2.1$ in cerebellar Purkinje cells regulates competitive excitatory synaptic wiring, cell survival, and cerebellar biochemical compartmentalization. J. Neurosci., 32 : 1311-1328, 2012
21) Iwakura, A. et al. : Lack of molecular-anatomical evidence for GABAergic influence upon axon initial segment of cerebellar Purkinje cells by the pinceau formation J. Neurosci., 32 : 9438-9448, 2012
22) Ichikawa, R. et al. : Developmental switching of perisomatic innervation from climbing fibers to basket cell fibers in cerebellar Purkinje cells. J. Neurosci., 31 : 16916-16927, 2011
23) Nakayama, H. et al. : GABAergic inhibition regulates developmental synapse elimination in the cerebellum. Neuron, 74 : 384-396, 2012
24) Mugnaini, E. et al. : The unipolar brush cells of the mammalian cerebellum and cochlear nucleus: cytology and microcircuitry. Prog. Brain Res., 114 : 131-150, 1997
25) Ohno-Shosaku, T. et al. : Endogenous cannabinoids mediate retrograde signals from depolarized postsynaptic neurons to presynaptic terminals. Neuron, 29 : 729-738, 2001
26) Maejima, T. et al. : Synaptically driven endocannabinoid release requires Ca^{2+}-assisted metabotropic glutamate receptor subtype 1 to phospholipase C β 4 signaling cascade in the cerebellum. J. Neurosci., 25 : 6826-6835, 2005

■ 参考文献 ■

- 『Neuroanatomy Text and Atlas, 3rd edition』(Martin, J. H.), McGraw-Hill, 2003

第3章

神経系の発生と分化

- ❶ 神経系の成り立ち ―神経誘導とパターン形成 ……………… 94
- ❷ 多能性幹細胞からの神経分化 …………………… 105
- ❸ ニューロンとグリアの分化 ……………………… 113
- ❹ 神経細胞の移動と皮質の構築 …………………… 120
- ❺ 成長円錐の走行制御と神経回路形成 …………… 130
- ❻ 神経発達と臨界期 ………………………………… 137

第3章 神経系の発生と分化

1 神経系の成り立ち
－神経誘導とパターン形成

　神経系の分化は，大まかに分けて3段階で進む．初めに，外胚葉に神経板が誘導される（神経誘導，概念図）．この過程は，背腹・前後・左右という体軸の形成と密接に関係しながら進む．次に，神経板のおのおのの部域が，異なる特徴をもつ特異的な組織に分化する（パターン形成，部域特異化）．最後に，さまざまな個性をもった個々のニューロンが分化する（ニューロンの特異化）．このように概念的には区分されるが，実はおのおのの段階は，お互い同士密接に影響し合って進行する．発生においては，起こったこと（結果）は，次の段階の原因となり，これがまた新しい結果を生む．特定の個性をもったニューロンは，この繰り返しの最終産物である．ここまでに至るすべての過程で，すでにある組織が近接する別の組織に働きかけて，その組織の分化に影響を与えるという現象，すなわち分化誘導が重要な役割を果たしている．本項では，神経分化における誘導という古くからある概念が，今日の分子生物学の時代にどのように実体として捉えられるようになったのかを振り返りながら，神経系の成り立ちについて考える．

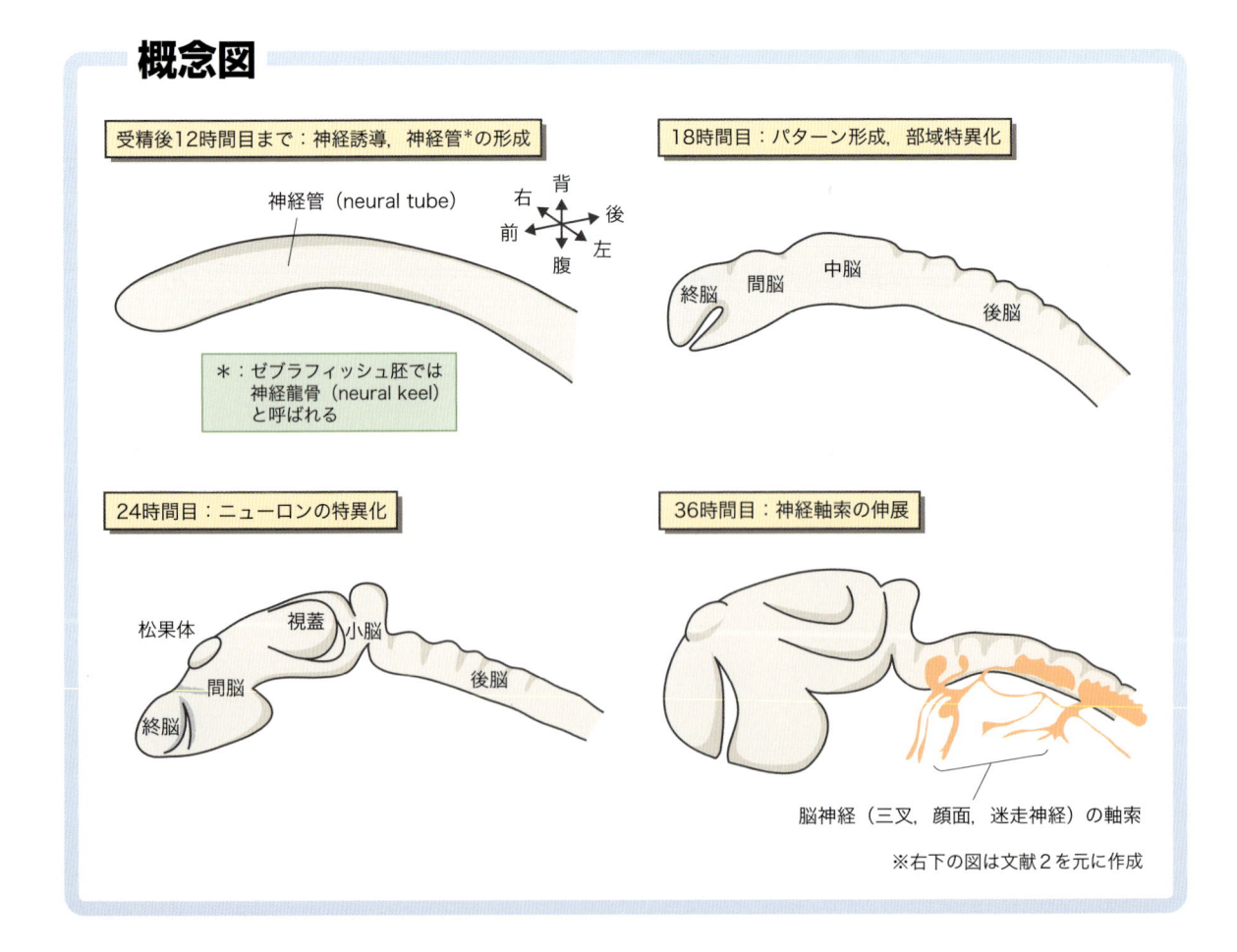

概念図

受精後12時間目まで：神経誘導，神経管*の形成
神経管（neural tube）
右・背・後／前・腹・左

*：ゼブラフィッシュ胚では神経龍骨（neural keel）と呼ばれる

18時間目：パターン形成，部域特異化
終脳，間脳，中脳，後脳

24時間目：ニューロンの特異化
松果体，視蓋，小脳，後脳，間脳，終脳

36時間目：神経軸索の伸展
脳神経（三叉，顔面，迷走神経）の軸索

※右下の図は文献2を元に作成

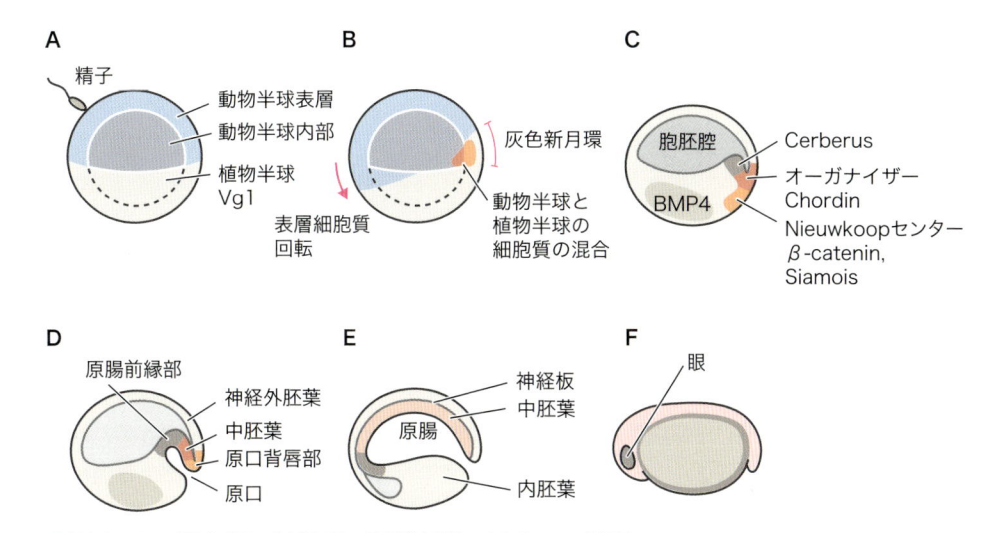

●図3-1　両生類で神経板の誘導が起こるまでの過程
A）受精，B）表層細胞質の回転，C）胞胚期，D）囊胚期（初期），E）囊胚期（後期），F）アフリカツメガエルの神経胚

1 神経誘導現象[1)3)4)]

　両生類の未受精卵（unfertilized egg, oocyte）は，その半分で色素が沈着しており，これによって卵は見かけ上2つの半球に分かれている．黒い方が動物半球（animal hemisphere），残りの白い方が植物半球（vegetal hemisphere）と呼ばれる．また，おのおのの半球の頂点が，動物極（animal pole）と植物極（vegetal pole）である（図3-1A）．

　受精（fertilization）において，精子（sperm）は動物半球であればどの部分からも侵入（entry）することができる（図3-1A）．受精が起きると，卵の表層の細胞質（cortical cytoplasm）は，精子の侵入点に向かって約30度だけ，内部の細胞質に対して相対的に回転する（cortical rotation）ことが知られている．その結果，精子の侵入部とちょうど反対側の部分では，動物半球由来で色素沈着をもつ内部細胞質が，植物半球由来の白い表層細胞質に覆われて，灰色にみえるようになる．この部分は灰色新月環（gray crescent）と呼ばれ，将来この付近から由来する細胞群が，後述するように，胚の背腹軸と前後軸の決定に重要な役割を果たすことになる（図3-1B）．

　細胞分裂が進み胞胚期（blastula）になると，動物半球では胞胚腔（blastocoel）が形成され，薄い細胞層がそれを覆うようになる（図3-1C）．囊胚期（gastrula）には，かつて灰色新月環が形成された領域の隣の動物極側の領域に"へこみ"〔原口（blastopore）〕ができ，ここから原腸（archenteron）が胞胚腔内へと陥入（gastrulation）し始める（図3-1D）．原腸陥入が進むにつれて，原口の周囲の動物半球の細胞層も原口に向かって移動し，やがて原口内に潜り込んで，動物半球に元からあった外側の細胞層と原腸との間にもう1つの細胞層を形成する．動物半球で陥入しないで外側に残った細胞層は外胚葉（ectoderm）となり，陥入によってできた内側の新たな細胞層は中胚葉（mesoderm）になる．植物半球の細胞は内胚葉（endoderm）となる（図3-1E）．

　中胚葉のうちで正中線に沿った領域は中軸中胚葉（axial mesoderm）となり，その両側は非中軸性中胚葉（non-axial mesoderm）となる．さらに，前者の前端部は脊索前板（prechordal mesoderm）に，その後の部分は脊索（notochord）になる．後者からは筋肉，骨，腎臓，血球などが分化する．外胚葉のうちで中胚葉と接している部分〔神経外胚葉（neuroectoderm）〕は，神経板（neural plate）となる．外胚葉の他の部分は，表皮（epidermis）に分化する（図3-1F）．

　このように原腸陥入に伴って，原腸の先端から原口に向かって体の前後軸が規定される．また背腹軸も同時に確立する．体軸が成立する過程は体軸形成（body axis formation）と呼ばれ，体軸に沿って部分部分がお

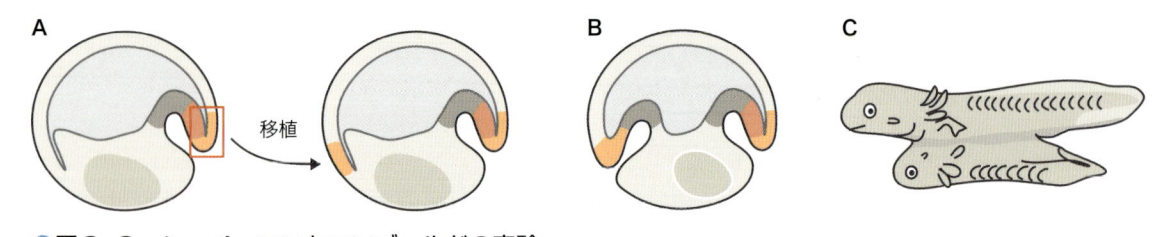

●図3-2　シュペーマンとマンゴールドの実験
A）原口背唇部の移植，B）異所性の原腸陥入の開始，C）二次軸をもつイモリ胚

のおのに特徴的（regional specific）な組織に分化する過程はパターン形成（pattern formation）と呼ばれる．

> **MEMO**
> 原腸陥入は灰色新月環に隣接して起こり，三胚葉（外胚葉，中胚葉，内胚葉）が形成され，神経板が分化する．

1924年にハンス・シュペーマンと，その大学院生であったヒルデ・マンゴールドは，細胞が色素沈着によって暗く色づいているイモリ（newt）胚の一部を，囊胚期の初期に色素沈着をもたない種類のイモリの囊胚に移植し，植え込まれた供与体（donor）由来の細胞が何に分化するのかを調べるという実験を行った．これらの細胞は色素沈着しているため，受け手（recipient）由来の細胞と容易に区別することができる．彼らは，原口の背側の縁付近の組織〔原口背唇部（dorsal blastopore lip）〕を切り取って，受け手の胚の原口背唇部とは反対側の（すなわち腹側の）外胚葉に植え込むと（図3-2A），その部位に，受け手の細胞をも巻き込んで異所性（ectopic）の原腸陥入が起きることを観察した（図3-2B）．その際に，移植された原口背唇部由来の細胞自らは，主に中軸中胚葉（脊索と脊索前板）に分化したが，それだけでなく，受け手側の細胞と混ざって体節（somite）などの傍軸中胚葉（paraxial mesoderm）性の組織にも分化した．さらに，異所性の中胚葉に接する受け手側の外胚葉は，本来なるべき腹側の表皮には分化しないで，神経板に分化した．その結果，異所性の原腸陥入によって，完全なレパートリーの組織をもつ胚体が，本来の胚体に加えて新たに同一個体の中で形成された（図3-2C）．本来の前後軸とは別に新たな前後軸が形成される現象は，二次軸形成（secondary axis formation）と呼ばれる．以上の観察から彼らは，原口背唇部が囊胚に原腸陥入を引き起こして完全な胚体の形成を促す特別な活性をもつと結論し，この部分の組織をオーガナイザー（organizer）と命名した．さらに移植された原口背唇部由来の中胚葉が，隣接する受け手由来の外胚葉を神経板に分化させたように，細胞が隣接する自分以外の細胞に働きかけて，その細胞に分化を引き起こさせる現象を誘導（induction）と呼んだ．

> **MEMO**
> 原口背唇部はオーガナイザーである．オーガナイザーは二次軸誘導能をもつ．

2 神経誘導の分子機構[3)5)]

シュペーマンとマンゴールドの発見以来，多くの人々が努力したにも関わらず，オーガナイザー活性の物質的実態は長い間謎であった．近年，分子生物学的手法が適用されるようになって初めて，主にアフリカツメガエル（*Xenopus laevis*）の胚を，そして最近ではゼブラフィッシュ（*Danio rerio*）の胚を実験材料として用いて，その解明が飛躍的に進んだ．

未受精卵の植物半球にはTGF（transforming growth factor）βファミリーの分泌タンパク質Vg1（ベジワン）をコードするmRNAが局在している（図3-1A）．受精直後の表層細胞質の回転は，動物半球と植物半球の細胞質の混ぜ合わせを灰色新月環の付近で引き起こし，この細胞質を受け継ぐ胞胚期の植物半球細胞（vegetal cells）が特別な活性をもつ原因になっている（図3-1B, C）．すなわち，この細胞群を動物極付近の外胚葉組織〔アニマルキャップ（animal cap）〕

と接して培養させると，アニマルキャップは脊索や体節といった最も背側の中胚葉組織，すなわち本来はオーガナイザーに由来する組織へと分化誘導される．植物半球の他の部分の組織は，共培養によってアニマルキャップを間葉組織，腎臓，血球系など腹側の中胚葉組織に誘導する活性はもっているが，背側中胚葉には誘導しない．このように灰色新月環の付近の細胞質を受け継ぐ植物半球細胞群は，中胚葉を背側化（dorsalize）しオーガナイザーに分化させるという特別な誘導能をもっており，Nieuwkoop（ニュークープ）センターと呼ばれる（図3-1C）．実際の胚発生でも，囊胚期でNieuwkoopセンターに接する外胚葉に原口背唇部が形成され，そこから原腸陥入が起こる．

Nieuwkoopセンターでは，Wntファミリーのシグナルカスケードの下流に位置しHMGボックス型の転写因子であるβ-カテニン（β-catenin）が，Wntファミリーのシグナルカスケードとは別の経路によって活性化され，核内に集積することが知られている（図3-1C）．β-カテニンそれ自身にも，異所性発現によって二次軸を誘導する活性があることから，Nieuwkoopセンターでのβ-カテニンの核内集積は，これまでに分子レベルで観察された中で最も初期の背側化兆候である．核内集積したβ-カテニンは，植物極側に局在するVg1による細胞内シグナルと協同して，Nieuwkoopセンター内でショウジョウバエのPairedに類似するホメオドメインをもつ転写因子Siamois（シアモア）を発現させる（図3-1C）．SiamoisはTGFβファミリーの分泌タンパク質であるNodal関連タンパク質群（Nodal-related proteins）の発現を誘導し，オーガナイザーの分化を促進する．

MEMO

Nieuwkoopセンターは，オーガナイザー誘導能をもち，β-カテニンとアフリカツメガエルではSiamoisを発現する．

オーガナイザーでは，主に2種類の機能をもつ因子群が発現する．1つのグループは，オーガナイザー自身の中軸中胚葉への分化に必須の転写因子群である．これらのうちでGoosecoidとXnotはおのおの，最終的には中軸中胚葉由来の脊索前板と脊索に限局して発現し，おのおのの領域の分化に重要な役割を果たしている．

もう1つのグループは分泌因子群であり，これらこそがオーガナイザーの誘導活性の実体である．Chordin, Noggin, Follistatinはいずれもオーガナイザー領域で発現し，その後，中軸中胚葉で発現する．これらは中胚葉を背側化し，外胚葉を神経板に誘導する（図3-1C）．これらの因子はいずれも，胚の腹側に発現するTGFβファミリーの因子BMP4と結合し，これを不活性化するという共通の機能をもっている．BMP4は胚を腹側化する働きをもっていることから，Chordin, Noggin, Follistatinは，BMP4の腹側化活性を阻害することによって，胚を背側化しているということが明らかになった．Nodal関連タンパク質群もオーガナイザーで発現する．これらはBMP4と同じくTGFβファミリーの因子であるが，BMP4とは別の受容体に結合し，細胞内伝達のためにBMP4受容体と共通の因子（Smad4）を奪い合う．したがって，Nodal関連タンパク質群はBMP4の働きを細胞内において競合的に阻害する働きをもっている．

MEMO

オーガナイザー活性の本態は，『腹側化因子の不活化による胚細胞の背側化』である．

3 神経系の前後軸に沿った分化[6]

2で述べたように中軸中胚葉は，腹側化を阻害することによって，外胚葉を神経板に分化誘導する．しかしながらこれだけでは，神経板の前から後にかけて，異なった構造がなぜ分化してくるのかは説明できていない．

ヒルデ・マンゴールドがオーガナイザーの発見に至る実験をした後，夫のオット・マンゴールドは，脊索前板を初期の囊胚の胞胚腔に移植すると異所性に頭が誘導されるが，もっと後の中軸中胚葉を移植すると，尾が誘導されることを発見した（図3-3A）．このことから，正常の胚発生の過程では，中胚葉は前後軸に沿って異なる誘導能をもっており，中胚葉の前方の部分ほど，外胚葉を前方の頭部様の神経組織に分化誘導することができると唱えた．この場合，前後方向の特異化を指定する信号が中胚葉から外胚葉に，胚葉の面に垂直に伝わると考えられるため，このような作用機

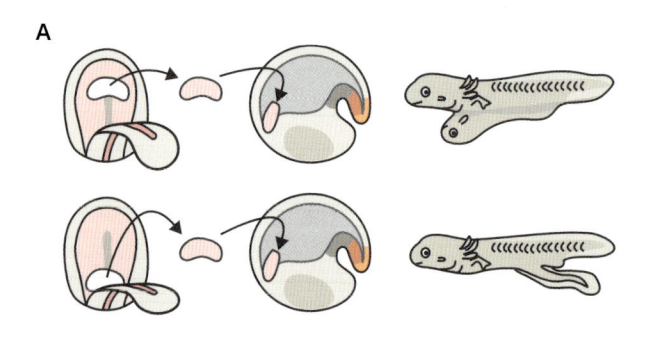

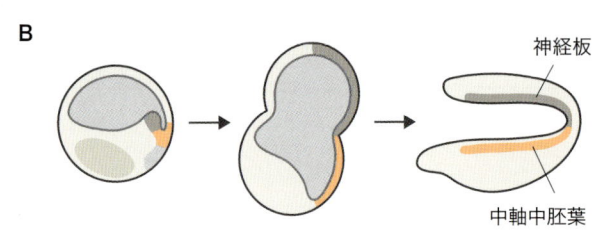

●図3-3 神経系の前後軸の決定における，垂直仮説と水平仮説を支持する実験
A）神経板を取り除き，その下の中胚葉と原腸壁を嚢胚に移植すると，由来する組織の前後軸に応じて，異なる組織が誘導される．B）原腸の陥入を阻害したアフリカツメガエル胚では，中胚葉と外胚葉が重ならないで分化する．このような胚でも，外胚葉からは神経板が形成され，前後軸に沿ってほぼ正常に分化する

構を想定する仮説は『垂直誘導シグナル仮説（vertical inductive signal hypothesis）』と呼ばれた．

　一方，この実験が行われたのと同じ頃，ホルト・フレーターは嚢胚で原腸を陥入（invagination）でなく膨出（evagination）させ，外胚葉と中胚葉とが互いの最後部以外では接していない胚（exogastrula）をつくった．このような状況では，外胚葉は外見上は神経系に分化しなかったようにみえたことから，ホルト・フレーター自身は，オーガナイザーは外胚葉に沿って平行に神経誘導能を伝播できないと結論した（図3-3B）．しかし，この実験は分子生物学の時代になって新たに再検討され，興味深い結果が得られた．実は膨出した外胚葉からもニューロンが分化し，その先端部から根本にかけて，前脳に特異的なマーカー遺伝子を除いて，すべての部域特異的な遺伝子，すなわち中脳特異的な *engrailed1*，後脳特異的な *krox20*，脊髄特異的な *hoxb1* が，正常胚と同じ順序で発現していることが確認された．この結果は，神経系の前後軸に特異的な分化には中胚葉は不必要で，むしろ外胚葉の最後部から外胚葉に沿って後方化シグナルが出されているという『水平誘導シグナル仮説（planar inductive signal hypothesis）』を支持した．この実験では，もう1つ注目すべき点がある．膨出した外胚葉は，神経系に分化したが，決して前脳には分化しなかった．前脳を誘導するためには，膨出外胚葉の内側に前方の中胚葉を移植する必要があった．このことは，前脳を含む頭部形成には，中胚葉最前部だけがもつ『頭部誘導能（head inducing activity）』が必要であることが示された．

　以上の結果を総合すると，神経系の前後軸に沿った分化には次の3種類の誘導シグナルが必要なことになる．

1）神経化因子（neural activator）

　その実体はChordin, Noggin, FollistatinなどのBMPシグナルの阻害因子である．中胚葉から外胚葉に向けて，垂直誘導シグナルとして働く．

2）後方化因子（posterior transformer）

　この因子の影響は，胚体の後部から，外胚葉を伝わって水平方向に伝播すると考えられる．FGFファミリーやWntファミリーの分泌因子やレチノイン酸などが関与している．

3）頭部誘導因子（head inducer）

　Cerberus（サーベラス）は単独で頭部を誘導する活性をもつ．Cerberusは，原腸陥入の際に，中胚葉の先端ではなく，それに先行して移動する原腸の先端で発現する（図3-1C, D, F）．Cerberusは，BMPファミリー，Wntファミリー，Nodal関連タンパク質のいず

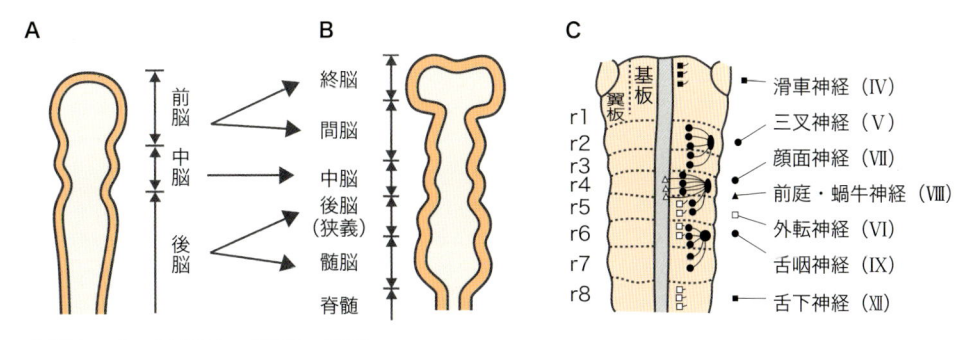

●図3-4　神経管の頭部の発達（文献5，13を元に作成）

れとも結合し，それらすべての活性を強力に阻害する．頭部あるいは前脳は，腹側化シグナル（BMP）や後方化シグナル（Wnt）の影響が完全に遮断されたときに，デフォルト（default）として形成される．

マンゴールドらの初期の移植実験で，前方中胚葉の移植によって頭部が誘導されたのは，前方中胚葉を取り出すときに一緒にCerberusを発現する原腸の前端部も付着していたためではないかと考えられる．

Dickkopf-1（ディックコップ）やFrzb-1（フリズビー）は，Wntシグナルの阻害因子である．これらは，BMPシグナル阻害因子とともに働くと，頭部誘導活性を発揮する．

MEMO

神経系の前後軸に沿った分化は，神経化因子，後方化因子，頭部誘導因子の作用によって決まる．

4 神経系の部域特異化の概要[7]

ヒトの胎児では，はじめは均一な板（神経板，neural plate）の形をした神経組織が，胎生22日目までに折れ曲がる．さらにその背側が融合し，神経管（neural tube）が形成される．胎生第4週になると，神経管の吻側端（rostral end）に，3つの膨らみがみられるようになる．これらは一次脳胞（primry brain vesicle）と呼ばれ，前方から前脳胞（prosencephalon）あるいは前脳（forebrain），中脳胞（mesencephalon）あるいは中脳（midbrain），菱脳胞（rhombencephalon）あるいは後脳（hindbrain）と呼ばれる（図3-4A）．胎生第5週には，前脳は終脳（telencephalon）と間脳（diencephalon）に細分化し，中脳と後脳の間には著明なくびれ（峡部，isthmus）が形成される（図3-4B）．この部位からは将来小脳（cerebellum）が発生する．

5 後脳の菱脳節の特異化[8)~10)]

後脳では，発達の一時期に，菱脳節（rohmbomere）と呼ばれる『ふくらみ』が7ないし8個連なったような構造が観察される（図3-4C）．菱脳節は前から順にr1～r8と呼ばれるのが慣わしとなっている．鰓弓（branchial arch）由来の筋肉を支配する脳神経（branchiomotor nerves），すなわち三叉神経（第Ⅴ脳神経），顔面神経（第Ⅶ脳神経），舌咽神経（第Ⅸ脳神経）の運動枝は，おのおののr2，r4，r6から伸び出す．このような観察から，後脳は2分節ごとに性質を少しずつ変える周期的構造をもっていると考えられた．この時期，節くれだった後脳から左右3対ずつ鰓弓運動神経が伸び出る様子は，節くれだった昆虫の体から脚や翅が伸び出ている様子を連想させる．1990年代になり，このような連想が，あながち見当外れのものではないことが明らかになってきた．ショウジョウバエの胚では，14回の体節（segment）の繰り返しがみられる．体の前後の軸に沿って並んだ体節は，すべてが同じわけではなく，おのおのの体節ごとに固有の特徴をもっている（図3-5A上）．このような体の前後軸に沿った体節ごとの個性（翅が生えるか脚が生えるかなど）の違いは，ホメオティック遺伝子群（homeotic genes）によって決定されていることが明らかになっている．すなわち昆虫もヒトを含む脊椎動物も，ホメオティック遺伝子群をもっていることが明らかになっている（図3-5A下）．

このように，ホメオティック遺伝子群の構造と配置

第3章-1　神経系の成り立ち

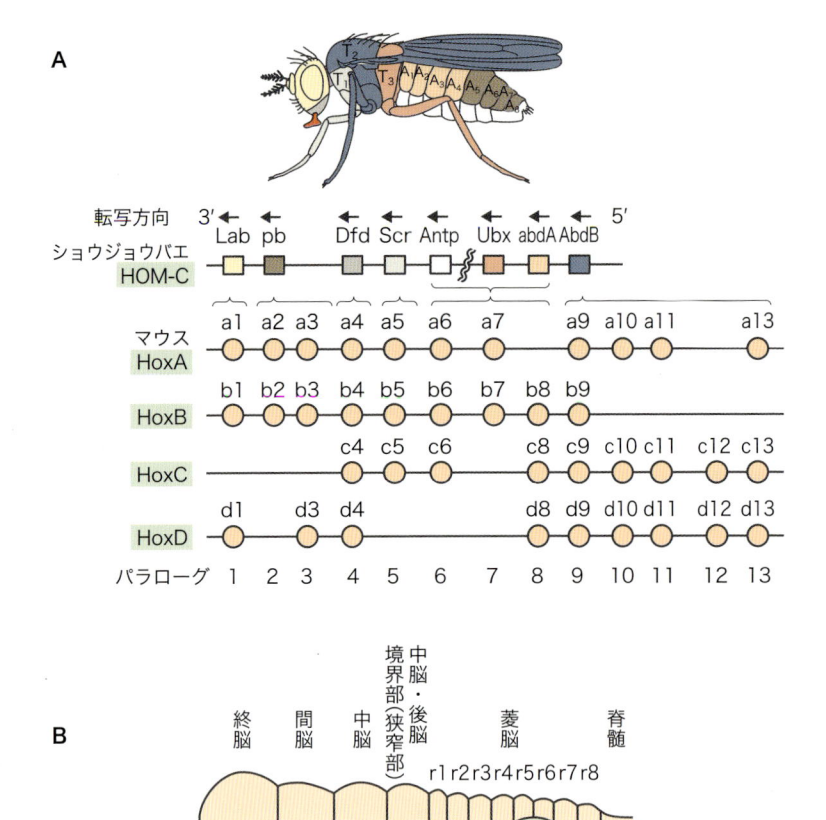

●図3-5　マウスとHox遺伝子群と脳の分節化

A) ショウジョウバエのホメオティック遺伝子群とマウスのHox遺伝子群の比較．昆虫の多くは，3つの胸部体節のみが腹側に脚をもっており，前方2つの胸部体節のみが背側に翅をもっているが，ショウジョウバエでは，後ろの翅は平均棍（ヘイキンコン）と呼ばれる構造に代わっている．ショウジョウバエでは，5つの遺伝子からなるアンテナペディア複合体（antennapedia complex）と3つの遺伝子からなるバイソラックス複合体（bithorax complex）が，この役割を担っている（A下）．これらの2つのグループの遺伝子群は，染色体上の2カ所に集中（cluster）して並んでいる．実は，Tribolium（red flour beetle）のようにもっと原始的な昆虫では，これらの2グループの遺伝子群は染色体の1カ所につながって存在しており，それが進化の過程で2つに分断されたことがわかっている．各遺伝子の転写の方向は一致しており，すべて図の右から左に転写される．すなわち図の配列の左側がすべてのホメオティック遺伝子の3′側に，右側が5′に相当する．興味深いことに，ホメオティック遺伝子群の並びの3′側に位置する遺伝子ほど，ショウジョウバエの体の前側で発現しており，体の前側の体節の個性決定に関わっていることがわかっている．マウスは，ゲノム4カ所にHoxA, HoxB, HoxC, HoxDという4つのホメオティック遺伝子群のクラスターをもっている（A下）．各クラスター内の遺伝子は，ショウジョウバエの場合と同じく，すべてが同じ向きに転写され（左が3′側），並びの3′側に位置する遺伝子ほど体の前側まで発現しており，体の前方の部位の個性決定に関わっている．各クラスター内の構成遺伝子には，他のクラスター内やショウジョウバエのホメオティック遺伝子群内に最も構造的に類似する構成遺伝子をみつけることができ，対応する遺伝子のクラスター内での並び方も共通している．B) マウス胚の脳の分節化と，それに関わる遺伝子（A, Bとも文献3を元に作成）

には，種を超えて驚くべき保存性と発現パターンの類似性がみられる．さらに，脊椎動物のHox遺伝子群の発現の組合わせ〔Hoxコード（Hox code）〕は体の前後軸に沿った部域特性，特に菱脳節の個性の決定に関わっていることが示されている．

図3-5Bは，HoxAとHoxB遺伝子群の発現パターンを示している．各遺伝子の発現領域の前端は菱脳節の境界に一致しており，Hox-b2→Hox-b3→Hox-b4→Hox-b5の発現部位の前端は，ちょうど2菱脳節ごとに後ろにずれている．

MEMO
菱脳節の特異化にはHox遺伝子群が関わっている．

6 前脳の部域特異化[11]

前脳でも，後脳と同じく発達の過程で各部を細分化するくびれが観察され，後脳の菱脳節のように前脳節（prosomere）に細分化されるという考え方が提唱されていた．最近，特定の前脳節に限って発現する転写因子が多数みつかり，前脳もやはり前脳節という区画（コンパートメント，comapartment）の継ぎはぎ（パッチワーク）でできていることが明らかになった．

前脳と中脳の脳節に特異的に発現する遺伝子のうらでOtx1とOtx2はショウジョウバエのotd（orthodenticle）という遺伝子と，Emx1とEmx2はems（empty spiracle）という遺伝子ときわめて高い類似性をもっている．otdもemsもショウジョウバエの頭部形成に深く関わっていることが示されており，脊椎動物の前脳・中脳形成においても，ショウジョウバエときわめて類似した遺伝子群が重要な役割を果たすことが明らかとなった（図3-5B）．

MEMO
前脳の特異化にはEmx1, 2, Otx1, 2が関わっている．

7 背腹軸に沿ったニューロンの分化[12)13)]

神経板が折れ曲がって神経管ができる過程で，脊索は，神経板の最も腹側の部分に常に接している（図3-6A左）．脊索と接する神経管の腹側正中部分には，底板細胞（floor plate cells）と呼ばれる一列の特殊な細胞が分化する（図3-6A中央）．底板細胞の両側には，運動ニューロン（motoneuronまたはmotor neuron）の集団が分化する．脊髄の背側には，軸索を一度腹側まで伸ばした後，腹側正中線上の底板細胞を越えて反対側の脊髄を上行性に伸展させる交叉ニューロン（commissural neuron）が分化する（図3-6A右）．底板細胞は，脊髄背側の交叉ニューロンの軸索を腹側に引き寄せたり，逆に別の種類の介在ニューロンの軸索が反対側に伸びていくのを妨げることが知られており，脊髄の神経回路網形成において非常に重要な役割を担っている．

このように脊髄では，背側と腹側を結ぶ線（背腹軸：dorsoventral axis）上で異なる部位から異なる種類のニューロン群が分化してくる．脊索と底板細胞とは，脊髄の背腹軸に沿った細胞の分化において中心的な役割を果たしていることが知られている（図3-6A）．早期のニワトリの胚で，ニューロンが分化し始める前の神経板で，これと接するようにもう1つ余分に脊索を移植してやると，移植片と接する脊髄の部分で，余分な底板細胞が分化する．さらに，その両側には運動ニューロンの集団が新たに分化する．この結果は，脊索が未分化な脊髄の組織を腹側の特徴をもつように分化誘導する性質をもっていることを意味する．さらに切り取った底板細胞を含む組織片も，未分化な脊髄に接触させてやると，接触する脊髄の部位に新たな底板細胞が分化する．そして，その両側には運動ニューロンの集団が新たに分化する．このことから，脊索は脊髄内の底板細胞を分化誘導し，さらに脊索と底板細胞は両方とも，脊髄組織を腹側的特徴をもつように分化誘導する性質をもっていると考えられた．

このような背景のもと，ショウジョウバエにおいて体節，脚，翅や眼の分化できわめて重要な働きをする分泌タンパク質であるヘッジホッグ（Hedgehog）と類似するタンパク質が，脊椎動物で同定された．その中で，脊索と底板細胞で生産されるソニックヘッジホッグ（Sonic Hedgehog：Shh）が，底板細胞や運動ニューロンといった脊髄の腹側の細胞の分化誘導に重要な役割を果たしていることが明らかとなった．未分化な脊髄の組織をShhの存在下で培養すると，Shhの

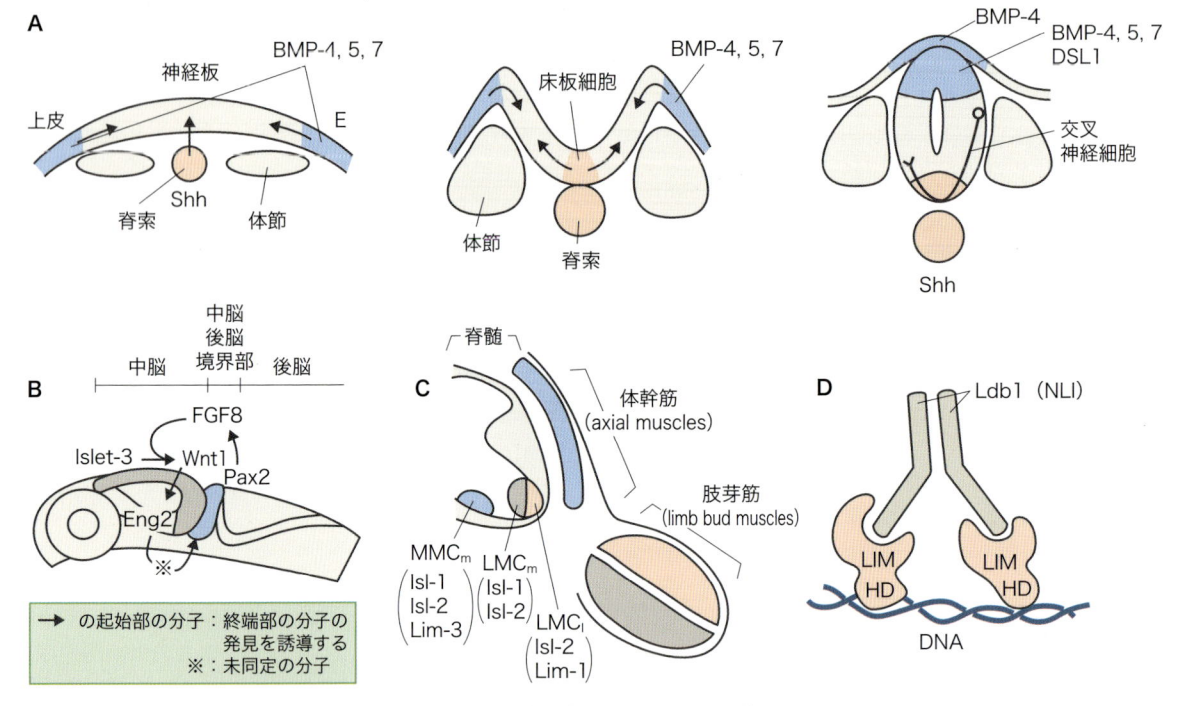

● 図3-6　神経系の部域特異化やニューロン特異化に関わる因子群
A) 神経管の背腹軸に沿った分化を制御する因子群（文献12, 13を元に作成）．B) 中脳・後脳境界部における，相互的誘導作用に関わる因子群．C) 上肢のレベルでの，運動ニューロンプールと，おのおののLIMコード．それぞれの運動ニューロンプールと，その標的筋を同じ色で塗り分けている（文献12, 13を元に作成）．D) LIM/ホメオドメイン型タンパク質とLIM結合タンパク質の二量体との高次複合体

濃度が高いほど腹側の細胞，すなわち底板細胞や運動ニューロンが分化誘導され，低いと本来比較的背側で分化する介在ニューロンなどが分化してくる．Shhのように，分布が濃度勾配を形成し，影響を受ける細胞の運命決定（fate determination）が濃度依存的に行われるような物質は，モルフォゲン（morphogen）と呼ばれる．

神経管の最も背側の細胞は，神経堤細胞（neural crest cell）になり，末梢へと移動（migrate）してさまざまな組織の形成に寄与する．移動しない神経管の最も背側の細胞は蓋板細胞（roof plate cell）となる．蓋板細胞からは，BMP-4（bone marrow proliferating factor-4）やBMP-5，BMP-7，DorsalinといったTGFβファミリーに属する分泌性タンパク質が産生されており，腹側でつくられるShhとは逆向きの濃度勾配を背腹軸に沿って形成する．これらの因子は，モルフォゲンとして脊髄の背側から生まれる神経堤細胞や背側の介在ニューロンの分化を誘導すると考えられている（図3-6A）．

このように脊髄の背腹の分化には，互いに逆向きの濃度勾配で分布する2種類の分泌性因子（ShhとTGFβファミリーの因子）が重要な役割を果たしている．

MEMO

神経管の腹側と背側の分化には，おのおのShhとBMPファミリーのタンパク質がモルフォゲンとして働く．

8 二次誘導作用による中脳・後脳境界部と前脳の部域特異化[8) 14)]

4 で述べたように，中脳の最後部と後脳の最前部によってできる中脳・後脳境界部（midbrain/hindbrain boundary）の背側は，峡部を形成し，ここから小脳が分化する．中脳・後脳境界部がくびれて峡部を形成する頃に，この部位の組織を切り出し，前方の間脳に移植すると，移植片は植えつけられた部位で小脳に分化する．興味深いことに，このとき，移植片の周囲の本

来は間脳となるべき組織が視蓋に分化した．また，同じ組織を後脳に移植すると，今度は移植片のみならず周囲の後脳由来の組織までもが小脳に分化した．このことから，中脳・後脳境界部は周囲の組織に対して分化誘導作用をもっていることが明らかとなった（図3-6B）．この意味で，中脳・後脳境界部は二次誘導中心（secondary organizing center）と呼ばれる．中脳・後脳境界領域の付近には，Pax2，Pax5，engrailed1，engrailed2といった転写因子群とWnt1やFGF8などの分泌性因子が発現してることがわかっている．これらの遺伝子の発現は，Wnt1やFGF8などの分泌因子を介した中脳視蓋部と中脳・後脳境界部との組織間相互作用を通じて維持され，おのおのの組織の視蓋と小脳への分化を促進していると考えられる．

転写因子Gbx2は，Otx2が発現する前脳・中脳領域の後縁から後で発現する．中脳・後脳境界部は，Gbx2とOtx2の発現領域の接触部に形成される．トランスジェニック技術を使って，Gbx2を正常よりも前方まで発現させると，中脳・後脳境界部が前方に移動し，小脳が拡大し中脳が小さくなった．逆に，Otx2を正常よりも後方まで発現させると，小脳が小さくなり，中脳が拡大した．このことから，前方に発現するOtx2と後方に発現するGbx2とが，おのおのがお互いの発現を抑制し合い，中脳・後脳境界部は，両者の発現領域が接する部分に形成されると考えられている．

前脳の分化においても，前脳の周囲の非神経性の上皮〔前方神経隆起（anterior neural ridge）〕から分泌されるFGF8が，前脳における部域特異的遺伝子の発現を誘導することが知られている．

> **MEMO**
> 中脳・後脳境界部と前方神経隆起は，二次誘導中心として働く．

9 複数の分泌性シグナルの協同作用によるニューロンの分化 14) 15)

中脳・後脳境界部の前の中脳の腹側からは，将来，大脳基底核（basal ganglia）の黒質（substantia nigra）の緻密帯（pars compacta）を構成するドーパミン（dopaminergic）ニューロンが分化する．この細胞は，腹側からのShhと後方からのFGF8が同時に作用してはじめて分化することが知られている．

一方，中脳・後脳境界部の後方では，網様体（reticular formation）を構成するセロトニン（serotonergic）ニューロンが分化する．この細胞の分化は，ShhとFGF8に加えて，恐らくFGF4が協同して誘導されると考えられている．また，中脳・後脳境界部の近くには，将来青斑核（locus coeruleus）を構成するノルアドレナリン（noradrenergic）ニューロンが分化する．この細胞の分化は，ShhとFGF8に加えて，適度な濃度（多すぎても少なすぎても不可）のBMPシグナルが協同することによって誘導されることが明らかになっている．

> **MEMO**
> 脳のカテコールアミンニューロンは，複数の因子の協同作用によって分化する．

10 運動ニューロンのサブタイプ特異化 12) 13) 16) ～18)

先に，脊髄や後脳の腹側の細胞は，Shhの影響を受けて運動ニューロンに分化すると述べた．運動ニューロンは，支配する筋肉の違いによって分別される．同じ筋肉を支配する複数の運動ニューロンの集団は，運動ニューロンプールまたはカラムと呼ばれ，脊髄の中の特定の領域に集まって分布している．異なる運動ニューロンプールが占める領域は，脊髄の中で互いに重なり合わずに分布している（図3-6C）．ニワトリやマウスの胚の脊髄の上肢を支配する運動神経が分布するレベルでは，体幹筋（axial muscle）を支配する運動ニューロンは脊髄腹内側部に集積している（medial motor column：MMC）．また，肢の筋肉群を支配する運動ニューロンの細胞体は，脊髄腹外側部に集積している（lateral motor column：LMC）．このうち，肢の腹側筋群を支配する運動ニューロンの細胞体は，LMCの中でもより内側部（LMC_m）に，背側筋群を支配する運動ニューロンの細胞体は，LMCの中でもより外側部（LMC_l）に局在している．肢を支配する運動ニューロンをもたない胸髄のレベルでは，LMCは存在せず，体幹筋を支配する運動ニューロン群のやや外

側に，腹側の体壁筋を支配する運動ニューロン群（MMC_l）が存在する．したがって，体幹筋を支配する最も内側の運動ニューロン群はMMC_mと呼ばれて区別される．

これらの運動ニューロンのサブタイプは，異なるLIM/ホメオドメイン型タンパク質群と呼ばれる一群の転写因子の発現の組合わせ〔LIMコード（LIM code）〕によって区別できることが示されている．上肢のレベルで，MMC_mはLIM/ホメオドメイン型タンパク質であるIsl-1とIsl-2とLim-3を，LMC_mはIsl-1とIsl-2を，LMC_lはIsl-2とLim-1を，おのおの発現する．また，胸髄でMMC_lはIsl-1とIsl-2を発現する．この結果，LMC_mとLMC_lとは，おのおのがIslet-1とLim-1とを特異的に発現していることで，またMMC_mとMMC_lとは，Lim-3の発現の有無によって，区別することができる．

LIM/ホメオドメインタンパク質のLIM領域には，Ldb（LIM domain bunding factor）またはNLI（Nuclear LIM Interacter）と呼ばれる43kDaのタンパク質が結合する（図3-6D）．このタンパク質は，N末端側で互いに結合することによってホモ二量体を形成し，C末端側の165アミノ酸で，ほとんどのLIM/ホメオドメイン型タンパク質のLIM領域と結合する．すなわち異なるLIM/ホメオドメイン型の転写因子は，Ldb1のホモ二量体を介して転写因子複合体を形成し，転写活性化においては協同的に作用すると考えられる．このことは，ニューロンの特異化に際して，LIM/ホメオドメイン型タンパク質の組合せ（LIMコード）が，おのおの異なる意味合いをもつための分子的基盤になっていると考えられている．

> **MEMO**
> LIMコードは運動ニューロンのサブタイプを規定する．

（岡本　仁）

■ 文 献 ■

1) Langeland, J. A. & Kimmel, C. B. : Fishes.『Embryology : Constructing the organism』(Gilbert, S. F./ ed.), pp383-407, Sinauer Associates, 1997
2) Higashijima, S. et al. : Visualization of cranial motor neurons in live transgenic zebrafish expressing green fluorescent protein under the control of the Islet-1 promoter/enhancer. J. Neurosci., 20 : 206-218, 2000
3) Gilbert, S. F. :『Developmental Biology (5th edition)』, Sinauer Associates, 1997
4) 『The heritage of experimental embryo-logy : Hans Spemann and the organizer』(Hamburger, V.). Oxford University. Press, 1988
5) Kodjabachian, L. et al. : Gastrulation in zebrafish : What mutants teach us. Devel. Bid., 213 : 231-245, 1999
6) Ruiz, I. & Altaba, A. : Planar and vertical signals in the induction and patterning of the Xenopus nervous system. Development, 115 : 67-80, 1992
7) Moore, K. L. & Persaud, T. V. N. : Essentials of Embryology and Birth Defects. W. B. Sounders, Philadelphia, 1993
8) 岡本　仁：神経組織の領域化と特異化．『分子神経生物学入門』（金子章道，他／編），pp17-32，共立出版，1999
9) 岡本　仁：ゼブラフィッシュのHox遺伝子から見た脊椎動物の進化と多様化．生体の科学，49：546-554，1999
10) Arendt, D. & Nübler-Jung, K. : Comparison of early nerve cord development in insects and vertebrates. Development, 126 : 2309-2325, 1999
11) Shimamura, K. et al. : Longitudinal organization of the anterior neural plate and neural tube. Development, 121 : 3923-3933, 1995
12) Tanabe, Y. & Jessell, T. M. : Diversity and pattern in the developing spinal cord. Science, 274 : 1115-1123, 1996
13) Jessell, T. M. & Lumsden, A. : Inductive signals and the assignment of cell fate in the spinal cord and hindbrain.『Molecular and Cellular Approaches to neural Development』(Cowan, W. M. et al./ed.), pp290-333, Oxford University. Press, 1997
14) Hynes, M. & Rosenthal, A. : Specification of dopaminergic and serotonergic neurons in the vertebrate CNS. Curr. Opin. Neurobiol., 9 : 26-36, 1999
15) Guo, S. et al. : Development of noradrenergic neurons in the zebrafish hindbrain requires BMP, FGF8, and the homeodomain protein Soulless/Phox2a. Neuron, 24 : 555-566, 1999
16) 岡本　仁：ゼブラフィッシュの脊髄と運動神経細胞の分化―転写因子と組織間相互作用の役割．生体の科学，45：182-188，1994
17) 岡本　仁：Islet-1ファミリーと神経系の分化．『神経回路形成と機能発達』（津本忠治，他／編），共立出版，2000
18) 平良眞規：LIMホメオドメインタンパク質．実験医学（増刊），17：320-329，1999

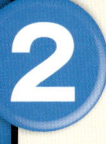

2 多能性幹細胞からの神経分化

　胚性幹細胞（embryonic stem cell：ES細胞）は，生体のさまざまな細胞種へ分化できる多能性幹細胞である．したがって，効率よく望みの細胞へと分化誘導できれば，基礎生物学的に興味深いだけでなく，再生医療や創薬への応用が期待できる．この多能性幹細胞を人工的に作製する（人工多能性幹細胞，induced pluripotent stem cell：iPS細胞）ことが可能となったことで，再生能が非常に低いといわれている中枢神経系において特に医療応用が期待されている．

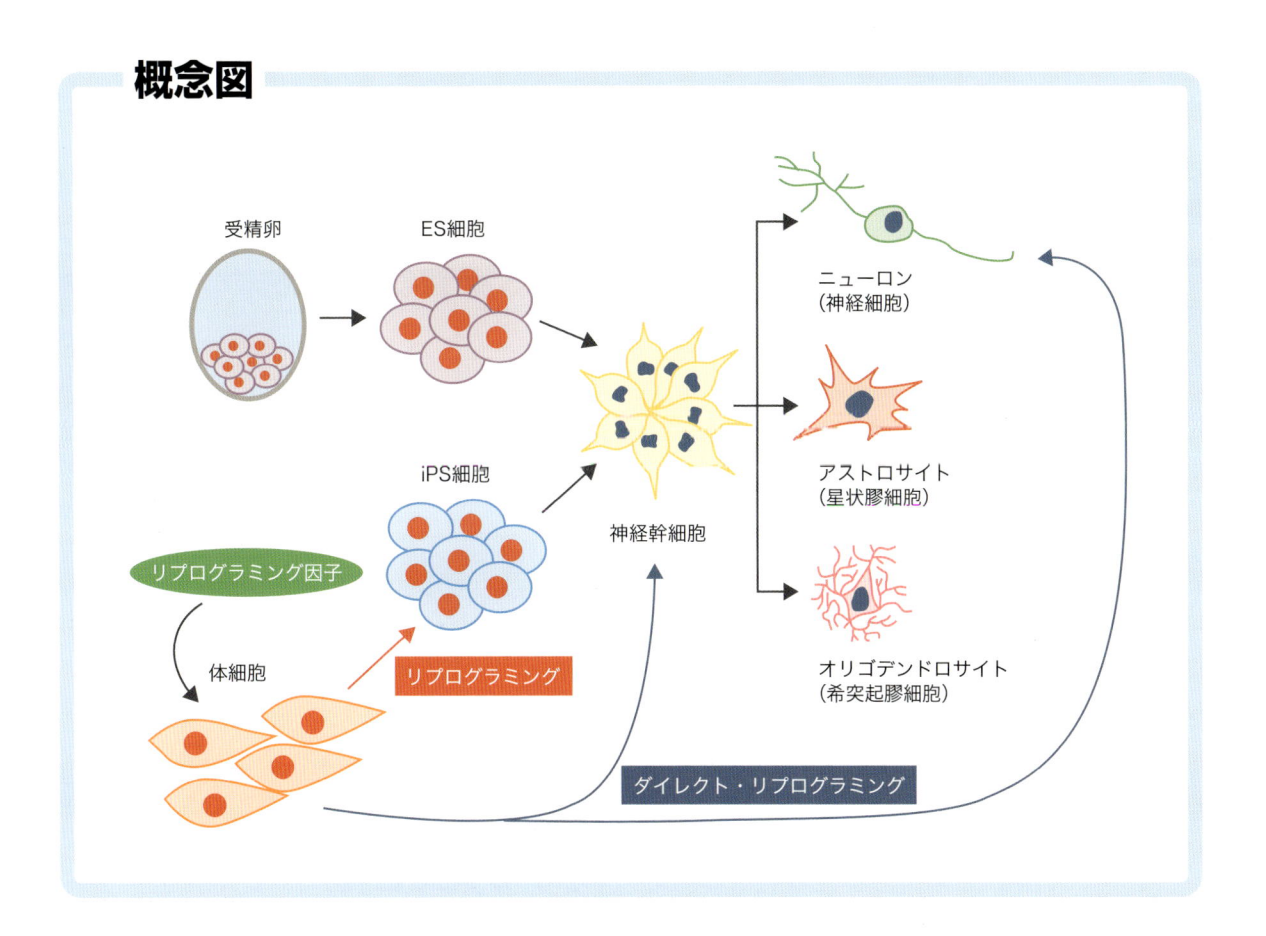

概念図

受精卵 → ES細胞 → 神経幹細胞 → ニューロン（神経細胞）／アストロサイト（星状膠細胞）／オリゴデンドロサイト（希突起膠細胞）

リプログラミング因子 + 体細胞 → リプログラミング → iPS細胞 → 神経幹細胞

体細胞 → ダイレクト・リプログラミング → ニューロン

神経幹細胞は，自己複製能をもつとともに，中枢神経系を構成する主要細胞種である．ニューロン，アストロサイト，オリゴデンドロサイトへの多分化能をもつ細胞と定義される（第3章-3，第4章-1，概念図）．1990年代に入り，ヒトを含めた哺乳動物において神経幹細胞や神経前駆細胞の培養法が報告[1]~[4]され，移植治療に必要とされる神経系細胞を手に入れる道筋が示された．しかしながら，in vitroで神経幹細胞を長期間培養すると神経幹細胞の分化能が変化することがわかり，実際に必要とされる細胞のみへ効率的に分化させることは難しい．これに対して，ES細胞は多能性を維持したまま自己複製を無限に繰り返すことができ，生体内での発生段階に沿った神経系細胞の産生を，in vitroの培養系でも再現することができるため，このES細胞から望みの神経系細胞への効率のよい分化誘導法の開発が盛んに行われている．

1 ES細胞からの神経誘導

ES細胞を神経に誘導する古典的な方法は，血清存在下で浮遊培養を行い胚様体（embryoid body）を形成させるものである．実際の胚と同様に，形成された胚様体は三胚葉（外胚葉，内胚葉，中胚葉）の分化が起こるが，この段階でレチノイン酸（retinoic acid）を添加することで神経系への分化が効率よく誘導されることがマウスES細胞において報告された[5]．現在では，ES細胞の神経系への分化はES細胞自体がもっている能力であり，増殖因子や血清を含まない状態で分化させると神経幹細胞を含めた神経系細胞への分化が優位になることがわかっている．

しかしながら，ひとくくりに神経幹細胞といっても，発生の時期および領域によってその性質は異なり，それら神経幹細胞から分化・産生されるニューロンの種類も当然異なってくる．そのため，ES細胞から神経幹細胞へ分化誘導を行うには，最終的に必要なニューロンの種類を考慮し，そのニューロンを産生することのできる神経幹細胞へ誘導する必要がある．

第3章-1に示されているように，個体発生において神経系細胞の領域特異性は，さまざまなタイミングで分泌される誘導因子およびその濃度勾配によって制御されている．これと同様に，in vitroでES細胞を神経系へ分化させる際にもこれら誘導因子の働きが重要であることが報告されている（図3-7）[6]~[13]．

大脳皮質の形成は，脳室層および脳室下層に存在する神経幹細胞から，時期特異的に産生されるさまざまなニューロンが，「inside-out」の様式をとって移動し層構造をとることによりなされる（第3章-4）．in vitroにおいて，ES細胞から分化誘導した終脳特異的な神経幹細胞においても，同様の形式で時期特異的なニューロンが産生される（図3-8）[14]．また，in vitroでES細胞から誘導された細胞集団が，実際の大脳皮質と同じ構造をとることが，理化学研究所の笹井芳樹らの三次元培養によって示されている（図3-9）[14][15]．

> **MEMO**
> マウスES細胞とヒトES細胞では，神経分化誘導法が異なる．また，誘導にかかる日数も，実際の生体内での神経発生を模倣するようにヒトES細胞では長期間必要である．

2 ES細胞の問題点

前述のように，ES細胞から神経系細胞を誘導することで，傷害や疾患などにより失われた細胞をつくり出すことができるが，実際の移植治療に応用するには2つの大きな問題点がある．1つは，ES細胞は，受精卵から作製される多能性幹細胞株であるため，不妊治療の余剰胚を用いるものの，その作製にあたって生命の萌芽を滅失してしまうという倫理的問題である．もう1つは，ES細胞は他人の受精卵由来であるため，そのES細胞から分化させた組織や細胞を細胞移植に用いても，患者に拒絶反応が起こってしまうという免疫拒絶の問題である．これらの問題は，iPS細胞の誕生によって一挙に解決されたと考えられる．

3 iPS細胞とは

iPS細胞は，皮膚などの体細胞に数種の遺伝子（例えば，いわゆる山中4因子）をレトロウイルスベクターを用いて導入することで作製され，ES細胞と同様に，さまざまな組織や細胞に分化する能力と半永久的に増殖する能力をもつ多能性幹細胞である[16]．iPS細胞は，成人の体細胞から作製することができるため，受精卵

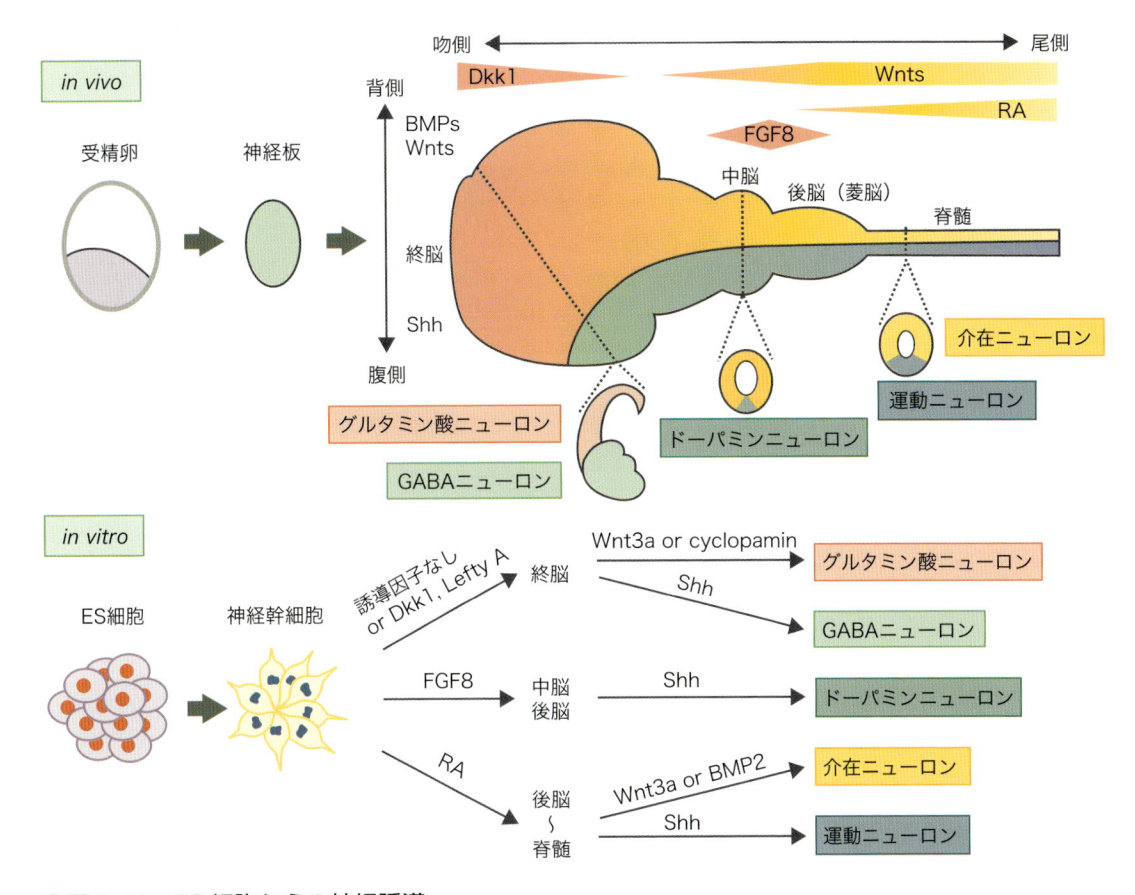

●図3-7　ES細胞からの神経誘導

ES細胞からの領域特異的な神経分化は，生体内での発生様式と同様に分泌因子の組合わせで誘導される（**第3章-1**）．ここでは，ES細胞からの神経分化におけるモルフォゲンとの対応を解説していく．神経誘導法は，胚様体を介した方法や，ストローマ細胞などをフィーダー細胞として使った直接分化法があるが，どちらにせよ分泌性因子の組合わせによって領域特異性を制御できることが報告されており，それらを簡潔にまとめるとモデル図のようになる．**終脳**：ES細胞をモルフォゲンなしの状態で培養することで終脳神経前駆細胞へ分化するが，Dkk1（dickkopf homolog 1）とLeftyA（Nodal阻害因子）によってより効率的に終脳神経前駆細胞が誘導される．さらに，腹側誘導因子であるShh（sonic hedgehog）を加えることでGABAニューロンへ，背側誘導因子であるWnt3A（wingless-type MMTV integration site family, member 3A）もしくはcyclopamin（Shh阻害剤）によってグルタミン酸ニューロンへ分化する．**中脳・後脳（菱脳）**：中脳・後脳の領域化を制御しているFGF8（fibroblast growth factor 8）によって中脳・後脳神経前駆細胞が誘導され，Shhによってドーパミンニューロンが誘導される．また，セロトニンニューロンにも分化することが報告されている．**後脳（菱脳）～脊髄**：後方化シグナルであるRA（retinoic acid）によって脊髄神経前駆細胞が誘導され，Wnt3AやBMP2（bone morphogenetic protein 2）によって脊髄介在ニューロンへ，Shhによって脊髄運動ニューロンへ分化する．また，RAの濃度を調節することによって後脳から脊髄における前後軸および背腹軸の領域特異性を制御できることも知られている

を使う必要がなく，倫理的問題を回避できる．また，患者自身の細胞からの作製が可能なため，移植しても理論的には拒絶反応が起きないと考えられる．

MEMO

■ 山中因子

京都大学の山中伸弥らは，体細胞（線維芽細胞）に4つの転写因子〔Oct3/4（別名Pou5f1：POU domain, class 5, transcription factor 1），Sox2（SRY-box containing gene 2），c-Myc（myelocytomatosis oncogene），Klf4（Kruppel-like factor 4）〕を発現させることで，2006年に世界で初めてiPS細胞の作製に成功した．これにちなんで，これら4つの転写因子が山中因子と呼ばれている．2012年，山中ら

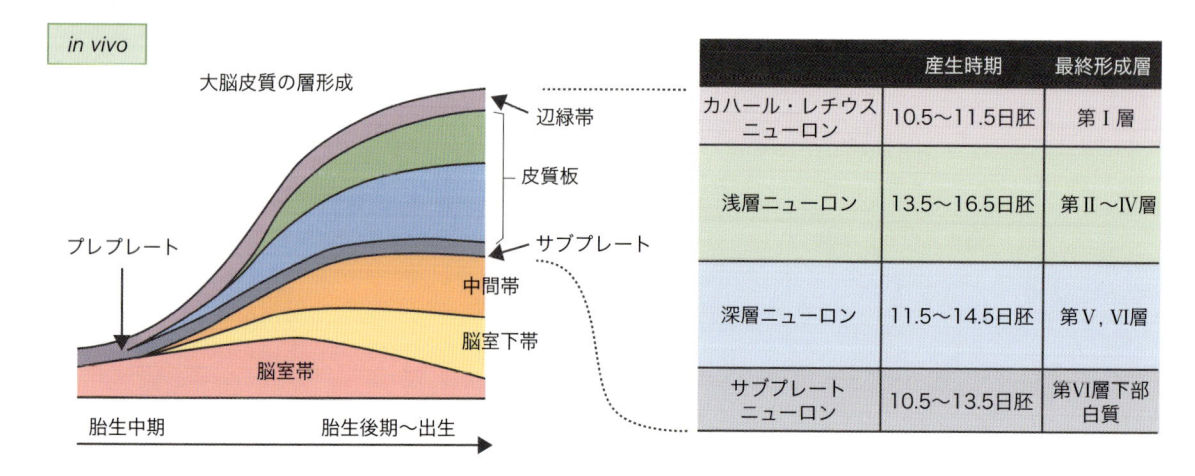

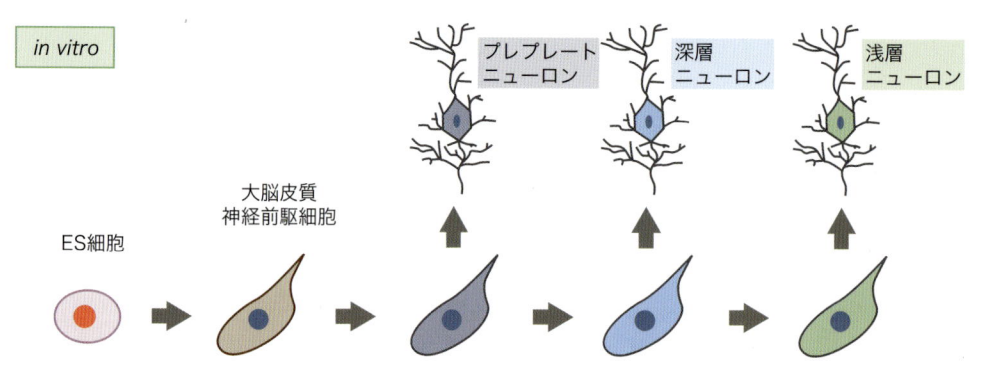

	産生時期	最終形成層
カハール・レチウスニューロン	10.5〜11.5日胚	第Ⅰ層
浅層ニューロン	13.5〜16.5日胚	第Ⅱ〜Ⅳ層
深層ニューロン	11.5〜14.5日胚	第Ⅴ, Ⅵ層
サブプレートニューロン	10.5〜13.5日胚	第Ⅵ層下部白質

●図3-8 大脳皮質ニューロンの発生

大脳皮質の形成過程において，ニューロンは脳室帯に存在する神経幹細胞から産生される（第3章-3）．胎生中期においては，産生されたニューロン（ニューロブラスト）は中間帯を通過し，表層へ向かって移動する．表層手前で移動を停止後，ニューロンへ分化し（プレプレートニューロン），プレプレートを作製する．このプレプレートニューロンが皮質を形成する最も早生まれのニューロンである．その後に産生されるニューロンはプレプレートの間に入り込み，皮質板を形成する．これにより，プレプレートは，上部の辺縁帯と下部のサブプレートの2層に分断される．さらに新しく産生されたニューロンは，順次皮質板に加わるが，その際，早く生まれたニューロンを通り越し，より表層側でその移動を停止する（inside-out）．そのため，早生まれのニューロンが深層ニューロン（第Ⅴ, Ⅵ層）になり，後から生まれたニューロンが浅層ニューロン（第Ⅱ〜Ⅳ層）となる．また，上部の辺縁帯は最終的に皮質第Ⅰ層に，下部のサブプレートは皮質第Ⅵ層下部と白質になる．ES細胞から大脳皮質ニューロンを誘導した場合も，この生体内での順序を模倣した形で異なる種類のニューロンが産生されることがわかっている．ニューロンへの分化を誘導すると，まずプレプレートニューロンが産生され，その後，深層ニューロン，ついで浅層ニューロンが産生される．これら誘導されたニューロンの種類は，大脳皮質での層特異的マーカーの発現により確認されている

は「体細胞のリプログラミング（初期化）による多能性獲得の発見」の功績でノーベル賞を受賞した．

4 iPS細胞の樹立

iPS細胞は，山中4因子を体細胞に導入することで，2006年にマウスiPS細胞[16]，2007年にはヒトiPS細胞[17]が樹立された．当初のiPS細胞は，初期化因子の1つとしてがん遺伝子であるc-Mycを用いていたため，c-Mycが細胞内で再活性化することで腫瘍が形成される危険性が指摘されていた．しかし，同時にc-MycなしではiPS細胞の樹立効率が落ちることや，樹立されたiPS細胞の多能性が下がることもわかっていた．現在までに国内外の研究者によって安全なiPS細胞を作製するための方法が数多く報告されている[18)〜21)]．

また，初めて作製されたiPS細胞は，体細胞に初期化因子を導入するためにレトロウイルスベクターが用

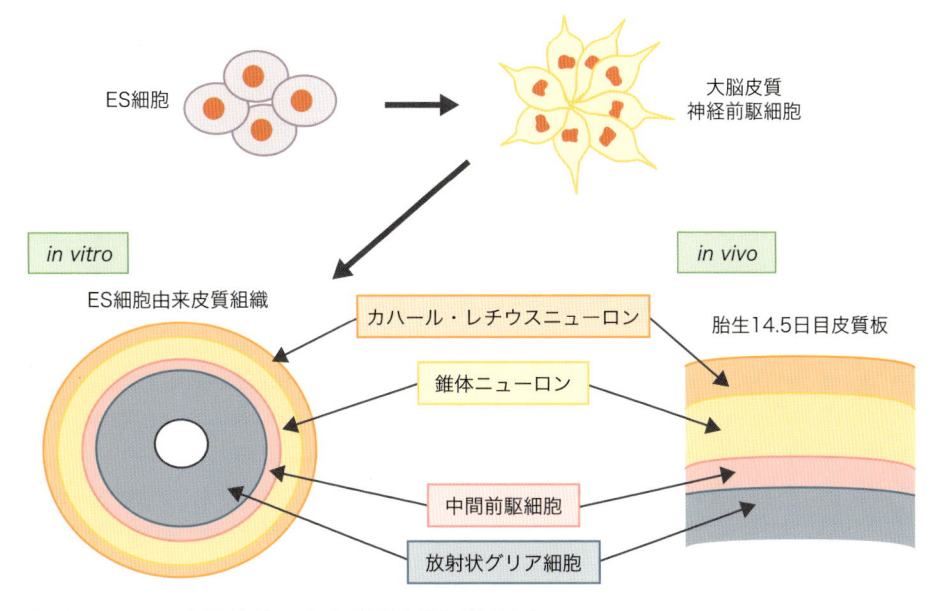

●図3-9 三次元培養による大脳皮質組織形成
ES細胞から浮遊培養にて大脳皮質神経前駆細胞を誘導後，その細胞塊を立体的に浮遊培養し続けることで大脳皮質特有の層構造をもった組織ができる．作製された層は4層構造を示し，マウス胎生14.5日目の組織と同様の層構造を示している．マウス大脳皮質は6層構造であるが，ES細胞から誘導した組織では4層構造まで作製することに成功している

いられていた．レトロウイルスベクターを使用すると，ウイルスが細胞のゲノムDNAにランダムに組み込まれてしまうため，もともとある遺伝子が失われる，または逆に活性化される可能性があった．そのため，そのようなゲノムDNAへの組み込みが起こらない方法の開発が推進されている．

5 iPS細胞の分化能

iPS細胞からの神経系細胞への誘導も，ES細胞とおおむね同様の方法で行えることが報告されているが，樹立されたiPS細胞の株によってその安全性や分化能が大きく異なることもわかってきた[22]．また，もととなる体細胞の種類によっても，できたiPS細胞の多能性が違うこと，さらには移植後にできるテラトーマ（奇形腫）形成率が異なることが報告されている[22]．そのため，最終的に分化させる目的の細胞に合わせてもととなる体細胞を選ぶことも必要であると思われる．

6 iPS細胞の医療応用—ヒトiPS細胞由来神経幹細胞の移植

現在では，iPS細胞からつくられた細胞を移植するといった応用実験が盛んに行われており，その有効性，および安全性が試されている．これに関連して，筆者らの研究室では，ヒトiPS細胞より分化誘導した神経幹細胞を脊髄損傷モデルマウスに移植し，その有効性を観察した．iPS細胞より誘導した神経幹細胞を用いた損傷脊髄の修復はいくつか報告があるが，移植用の質のよい細胞をつくるには課題が残っていた．そのような状況の中，筆者らは，iPS細胞を培養皿に接着させて培養し，神経幹細胞の形態をとるものを取り出し，さらに培養・継代を繰り返すことで均一な神経幹細胞集団を回収するという方法をとった（図3-10）[23]．その神経幹細胞を脊髄に損傷を施したマウス9匹に移植したところ，移植後7週間で5匹のマウスが後ろ脚で体重を支えて歩けるまでに回復した．不純物を取り除いた高純度の培養系を新たに採用することで安全性が高められ，移植細胞の腫瘍化は観察されなかった．

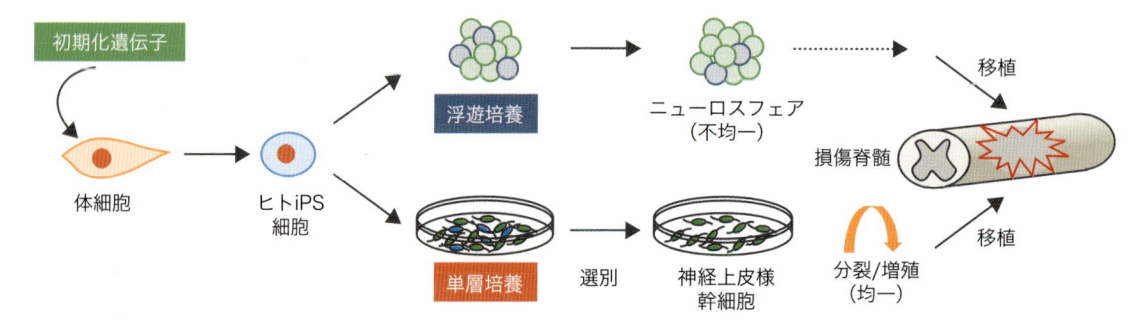

●図3-10 ヒトiPS細胞由来神経幹細胞を利用した移植治療への応用
上）従来の浮遊培養による神経幹細胞誘導法．下）新しく開発した単層培養による神経幹細胞誘導法

7 ダイレクト・リプログラミング

ダイレクト・リプログラミングとは，iPS作製技術を応用したもので，iPS細胞を介さずに，体細胞から目的の細胞へ直接分化転換を誘導することである．これまでに述べたように，将来の臨床応用を考えると，iPS細胞をそのまま移植するわけにはいかない．未分化な細胞が残っていた場合，その細胞がどんな細胞になるかわからないため，治療目的の細胞へしっかり分化させる必要があるが，そのステップだけでも大変な作業である．しかし，ダイレクト・リプログラミングでは，直接目的の細胞をつくるためにこのステップを省くことができる．また，iPS細胞の作製だけでも1カ月程度かかるため，目的細胞作製の時間を大幅に短縮することができる．以下，神経系における例をいくつか紹介する．

1) iN細胞
―体細胞からニューロンの直接誘導

神経系細胞へのダイレクト・リプログラミングは，アメリカのスタンフォード大学の研究チームより，マウスにおいて皮膚からニューロンへの誘導が2010年に報告された[24]．この細胞は，「人工的に誘導されたニューロン（induced neuronal cells）」としてiN細胞と名付けられた．iN細胞へのダイレクト・リプログラミングは，ニューロン分化に重要な因子，Brn2（別名Pou3f2，POU domain, class 3, transcription factor 2），Ascl1（achaete-scute complex homolog 1），Myt1l（myelin transcription factor 1-like）の3因子をマウス線維芽細胞に導入し，ニューロン用培地で培養することでニューロンを誘導した．また，2011年には同チームよりヒト細胞においてもiN細胞を誘導できることが報告された[25]．ヒトの場合では，マウスで用いた3因子（Brn2，Ascl1，Myt1l）に，さらにNeuroD1（neuronal differentiation 1）を加え，4週間培養することで誘導している．このニューロンは，脳への移植実験および電気生理学的手法により，機能的ニューロンであることが確認されている．

2) diNSC
―体細胞から神経幹細胞の直接誘導

慶應義塾大学の岡野栄之らは，iPS細胞を作製するときと同様の山中4因子をマウスおよびヒトの皮膚に導入後，神経幹細胞を培養する条件で培養した結果，iPS細胞を介さずに約2週間という短期間で神経幹細胞を作製することに成功した[26]．この細胞は，「直接誘導された神経幹細胞（directly induced neural stem cell）としてdiNSCと名付けられた．直接ニューロンを作製した場合，ニューロンは増殖しないためそれ以上増やすことができないが，ニューロンにも分化可能で自己増殖能をもった神経幹細胞を作製することで，必要な数および目的の種類のニューロンを手に入れることができる．また，約2週間という短期間で神経幹細胞を作製できるため，脊髄損傷のような，細胞移植の有効なタイミングが限られる疾患においても，このようなダイレクト・リプログラミングにより患者本人からの移植細胞の作製が可能になると期待されている．

この他，神経系以外にも，造血細胞，軟骨細胞，筋肉細胞など，さまざまな細胞へのダイレクト・リプログラミングが次々に報告[27)～29)]されており，再生医療

への期待が高まっている．

MEMO

脊髄を損傷した場合，その症状が固定する前に細胞移植を行う必要があることがわかっている．ヒトの場合，そのタイミングは損傷後2～4週間と考えられている．

8 リプログラミング技術の可能性

多能性幹細胞からさまざまな組織への神経分化誘導法が開発されるとともに，それら細胞の移植実験によりその有効性が検討されている．また，リプログラミングやダイレクト・リプログラミング技術によって患者由来の細胞から移植細胞の作製が可能となったことで，再生医療がますます現実的なものとなってきた．現在では患者由来の細胞からiPS細胞をつくり，そこから誘導したニューロンを用いて治療薬の開発も行われている．このように，リプログラミング技術をもちいた新しい医学への道が切り開かれつつある．

（佐野坂 司，中島欽一）

■ 文 献 ■

1) Reynolds, B. A. & Weiss, S.：Generation of neurons and astrocytes from isolated cells of the adult mammalian central nervous system. Science, 255：1707-1710, 1992
2) Kilpatrick, T. J. & Bartlett, P. F.：Cloning and growth of multipotential neural precursors：requirements for proliferation and differentiation. Neuron, 10：255-265, 1993
3) Davis, A. A. & Temple, S.：A self-renewing multipotential stem cell in embryonic rat cerebral cortex. Nature, 372：263-266, 1994
4) Palmer, T. D. et al.：FGF-2-responsive neuronal progenitors reside in proliferative and quiescent regions of the adult rodent brain. Mol. Cell. Neurosci., 6：474-486, 1995
5) Bain, G. et al.：Embryonic stem cells express neuronal properties *in vitro*. Dev. Biol., 168：342-357, 1995
6) Renoncourt, Y. et al.：Neurons derived *in vitro* from ES cells express homeoproteins characteristic of motoneurons and interneurons. Mech. Dev., 79：185-197, 1998
7) Lee, S. H. et al.：Efficient generation of midbrain and hindbrain neurons from mouse embryonic stem cells. Nat. Biotechnol., 18：675-679, 2000
8) Wichterle, H. et al.：Directed differentiation of embryonic stem cells into motor neurons. Cell, 110：385-397, 2002
9) Okada, Y. et al.：Retinoic-acid-concentration-dependent acquisition of neural cell identity during *in vitro* differentiation of mouse embryonic stem cells. Dev. Biol., 275：124-142, 2004
10) Shimozaki, K. et al.：Stage- and site-specific DNA demethylation during neural cell development from embryonic stem cells. J. Neurochem., 93：432-439, 2005
11) Watanabe, K. et al.：Directed differentiation of telencephalic precursors from embryonic stem cells. Nat. Neurosci., 8：288-296, 2005
12) Su, H. L. et al.：Generation of cerebellar neuron precursors from embryonic stem cells. Dev. Biol., 290：287-296, 2006
13) Gaspard, N. & Vanderhaeghen, P.：Mechanisms of neural specification from embryonic stem cells. Curr. Opin. Neurobiol., 20：37-43, 2010
14) Gaspard, N. et al.：An intrinsic mechanism of corticogenesis from embryonic stem cells. Nature, 455：351-357, 2008
15) Eiraku, M. et al.：Self-organized formation of polarized cortical tissues from ESCs and its active manipulation by extrinsic signals. Cell Stem Cell, 3：519-532, 2008
16) Takahashi, K. & Yamanaka, S.：Induction of pluripotent stem cells from mouse embryonic and adult fibroblast cultures by defined factors. Cell, 126：663-676, 2006
17) Takahashi, K. et al.：Induction of pluripotent stem cells from adult human fibroblasts by defined factors. Cell, 131：861-872, 2007
18) Okita, K. et al.：Generation of mouse induced pluripotent stem cells without viral vectors. Science, 322：949-953, 2008
19) Soldner, F. et al.：Parkinson's disease patient-derived induced pluripotent stem cells free of viral reprogramming factors. Cell, 136：964-977, 2009
20) Woltjen, K. et al.：piggyBac transposition reprograms fibroblasts to induced pluripotent stem cells. Nature, 458：766-770, 2009
21) Yu, J. et al.：Human induced pluripotent stem cells free of vector and transgene sequences. Science, 324：797-801, 2009

22) Miura, K. et al. : Variation in the safety of induced pluripotent stem cell lines. Nat. Biotechnol., 27 : 743-745, 2009
23) Fujimoto, Y. et al. : Treatment of a mouse model of spinal cord injury by transplantation of human induced pluripotent stem cell-derived long-term self-renewing Neuroepithelial-like stem cells. Stem Cells, 30 : 1163-1173, 2012
24) Vierbuchen, T. et al. : Direct conversion of fibroblasts to functional neurons by defined factors. Nature, 463 : 1035-1041, 2010
25) Pang, Z. P. et al. : Induction of human neuronal cells by defined transcription factors. Nature, 476 : 220-223, 2011
26) Matsui, T. et al. : Neural stem cells directly differentiated from partially reprogrammed fibroblasts rapidly acquire gliogenic competency. Stem Cells, 30 : 1109-1119, 2012
27) Szabo, E. et al. : Direct conversion of human fibroblasts to multilineage blood progenitors. Nature, 468 : 521-526, 2010
28) Efe, J. A. et al. : Conversion of mouse fibroblasts into cardiomyocytes using a direct reprogramming strategy. Nat. Cell Biol., 13 : 215-222, 2011
29) Hiramatsu, K. et al. : Generation of hyaline cartilaginous tissue from mouse adult dermal fibroblast culture by defined factors. J. Clin. Invest., 121 : 640-657, 2011

3 ニューロンとグリアの分化

　脊椎動物の中枢神経系を構成するニューロン（神経細胞），アストロサイト（星状膠細胞），オリゴデンドロサイト（希突起膠細胞）は共通の前駆細胞である神経幹細胞から分化する（概念図）．神経幹細胞の自己複製や各細胞系譜への分化という運命付けの過程は，細胞外来性シグナルによる細胞系譜特異的転写因子群の活性制御と，細胞内在性のプログラムともいうべきエピゲノム修飾がもたらすクロマチン動態に基づくそれら転写因子への応答性調節の，双方の協働による遺伝子発現様式の変化により決定される．

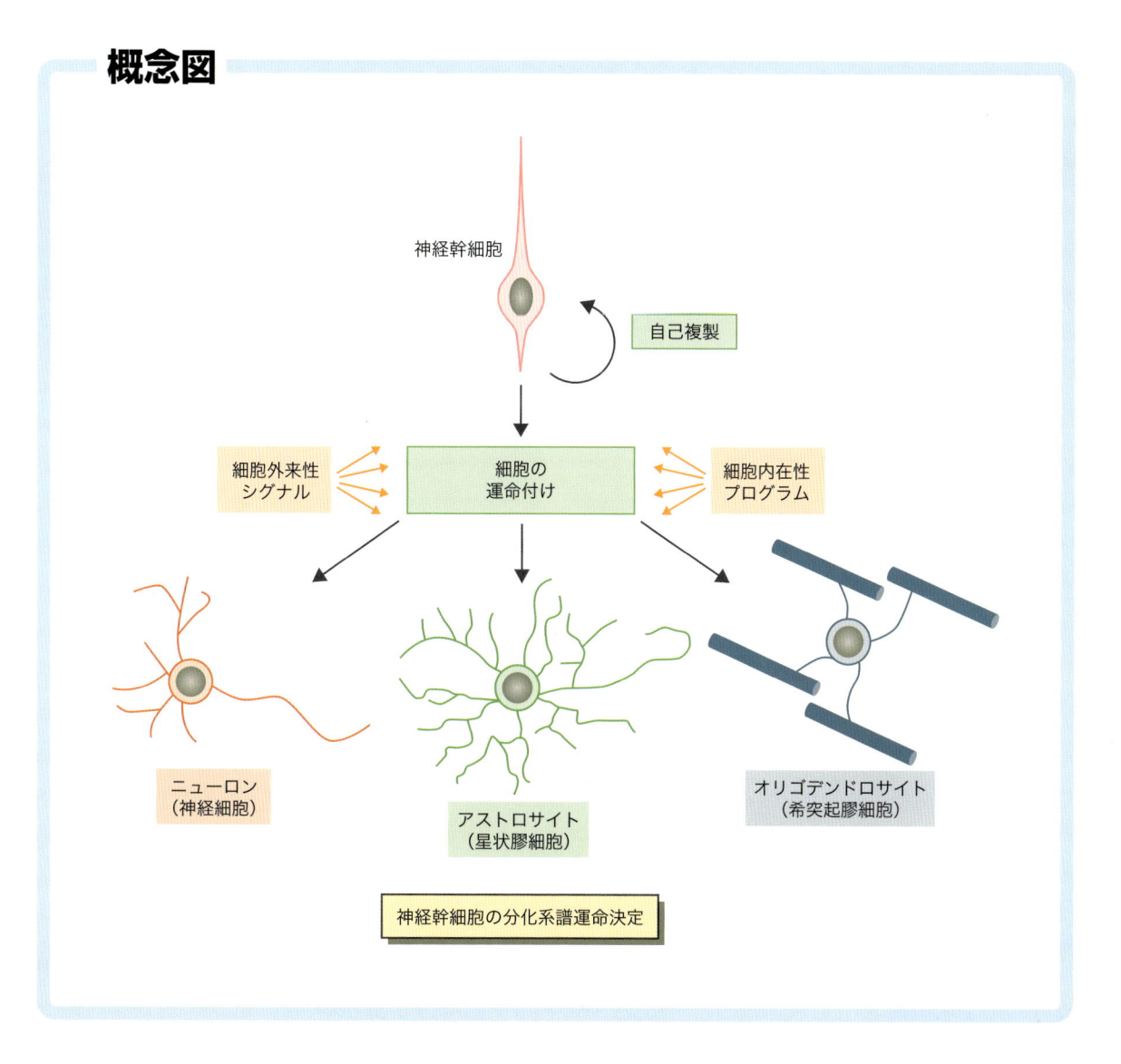

概念図

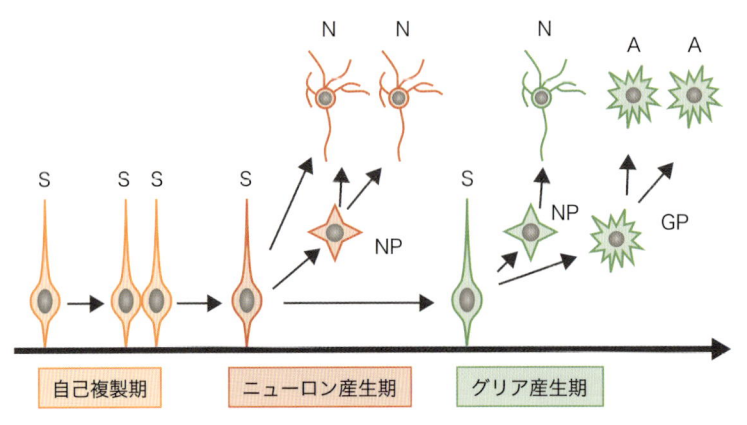

●図3-11 マウス大脳発生過程におけるニューロンとグリア細胞分化の時系列

マウスは胎生中期の大脳神経幹細胞は自己複製を繰り返すが，胎生中後期にはニューロンを，胎生後期以降はアストロサイトを産生するように性質を変化させる（S：神経幹細胞，NP：ニューロン前駆細胞，GP：グリア前駆細胞，N：ニューロン，A：アストロサイト）（文献11を元に作成）

1 神経幹細胞

脊椎動物の脳を構成する細胞群を大別すると，神経情報伝達を担うニューロンとこれを支持するアストロサイトやオリゴデンドロサイトなどのグリア細胞に分けられる（第2章-1）．これらの細胞は胎生期神経外胚葉由来の未分化な細胞集団（神経上皮細胞，neuroepithelial cell）を共通の起源として分化する（図3-11）．胎生中期の神経管を構成する神経上皮細胞は一層の薄い細胞層からなり，対称性細胞分裂による自己増殖を繰り返している．やがて脳室面から脳の表面まで長い突起を伸ばした放射状グリア（ラジアルグリア）と呼ばれる細胞形態に変化する．スライス培養系を用いたタイムラプス実験から，大脳皮質の放射状グリア細胞は非対称性分裂によって1個の放射状グリア細胞と1個のニューロン（またはニューロン前駆細胞：NP）を生み出すことが示された．ニューロン前駆細胞は脳室下帯（sub-ventricular zone：SVZ）に移動してさらに細胞分裂を経て成熟ニューロンへと分化する．出生前後の放射状グリア細胞は突起を退縮させてグリア前駆細胞（GP）に分化し，対称性分裂を経てグリア線維性酸性タンパク質（Glia-fibrillary acidic protein：GFAP）陽性のアストロサイトを生み出す．側脳室周囲SVZや海馬では，突起を退縮させた放射状グリア細胞の一部が神経幹細胞として成体まで残存することが

知られている（第4章-1，2）．

MEMO

ニューロンとグリア細胞が共通の前駆細胞から産まれることは，超低密度分散培養系を用いて1個の神経上皮細胞の娘細胞系譜を追跡することで確かめられた[1]．また，ニューロスフェア（neurosphere）法と呼ばれる未分化細胞の浮遊培養系の確立により，多種類の細胞を生み出す多分化能と自己増殖能を合わせもつ神経幹細胞の存在が証明された．

2 ニューロンとグリア細胞の分化促進因子

1990年代以降，神経幹細胞からニューロンやグリア細胞への分化に関わる非常に多くの因子が報告された．これらのシグナル経路が協調的にあるいは排他的に働くことで細胞分化運命が決定されていることがわかってきた．2 では，近年明らかにされたニューロンやグリア細胞分化を促進する仕組みについて紹介する．

1）ニューロンの分化

神経幹細胞がニューロンに分化誘導を受ける際にはベーシック・ヘリックス・ループ・ヘリックス（basic

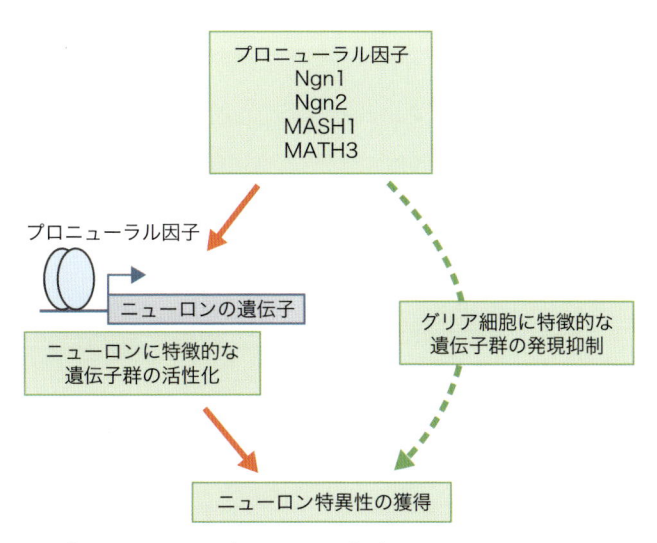

●図3-12　プロニューラル（proneural）転写因子によるニューロン分化誘導

helix-loop-helix：bHLH）ドメインを有するプロニューラル（proneural）転写因子群が重要な役割を担っている．代表的なプロニューラル因子としてNeurogenin 1（Ngn1），Ngn2，MASH1（別名ASCL1），MATH3などがある．プロニューラル因子群はそれぞれ脳神経系の領域やドメインに特異的なニューロン産生に関わっており，ニューロンの多様化にも一翼を担っている．胎生期の大脳皮質脳室帯で発現している*Ngn1*と*Ngn2*の二重遺伝子欠損マウスは大脳皮質ニューロン分化に異常を示す[2]．また，*Mash1*と*Math3*遺伝子を二重欠損すると中脳，後脳，網膜のニューロンが形成されない[3]．また，プロニューラル因子群は神経幹細胞のニューロン分化を誘導すると同時にグリア細胞への分化を抑える働きがある（図3-12）．すなわち，胎生15.5日目の正常な神経幹細胞は盛んにニューロンへと分化するが，*Mash1*と*Math3*遺伝子を欠損した神経幹細胞はアストロサイトへの分化を開始する．このことは，本来ニューロンになるべき細胞が*Mash1*と*Math3*遺伝子欠損によりグリア細胞に運命転換していることを示しており，MASH1やMATH3にはグリア細胞の分化を抑制する活性もあることが示唆される[4]．同様のことは*Ngn*欠損マウスでも報告されており，ニューロン分化促進因子はグリア細胞分化を阻害していることがわかる[4]．

ニューロン分化はneuregulin 1によるErbB4受容体の活性化によっても誘導される[4]．ErbB4はチロシンキナーゼ活性を有するEGF受容体ファミリーメンバーであり，Grb2やShcを介してPLCγやPI3K，STATなどさまざまな下流シグナル経路を活性化し，ニューロン分化に対して促進的に働くと考えられている．また，ErbB4受容体はpresenilin依存的な切断を受けることも知られている．切断されたErbB4の細胞内ドメインはN-CoRと複合体を形成して核内に移行し，アストロサイト特異的な*GFAP*や*S100β*遺伝子などの発現を抑制して，アストロサイトへの分化を抑制している．一方，ErbB4と同じファミリーに属する*ErbB2*の発現は胎生期神経幹細胞におけるニューロン産生期からグリア産生期への移行とともに低下する．興味深いことに，成体のアストロサイトに*ErbB2*を強制発現すると放射状グリア細胞としての性質を再獲得し，ニューロン産生能を示すようになることが報告されている[4]．

> **MEMO**
>
> プロニューラル因子によるニューロン分化誘導作用には，ニューロン特異的遺伝子の発現誘導と同時にグリア細胞特異的な遺伝子の発現抑制がある．

2）アストロサイトの分化

神経幹細胞からアストロサイトへの分化は，先に神経幹細胞から産まれたニューロンが分泌するIL-6ファミリーの白血病抑制因子（leukemia inhibitory

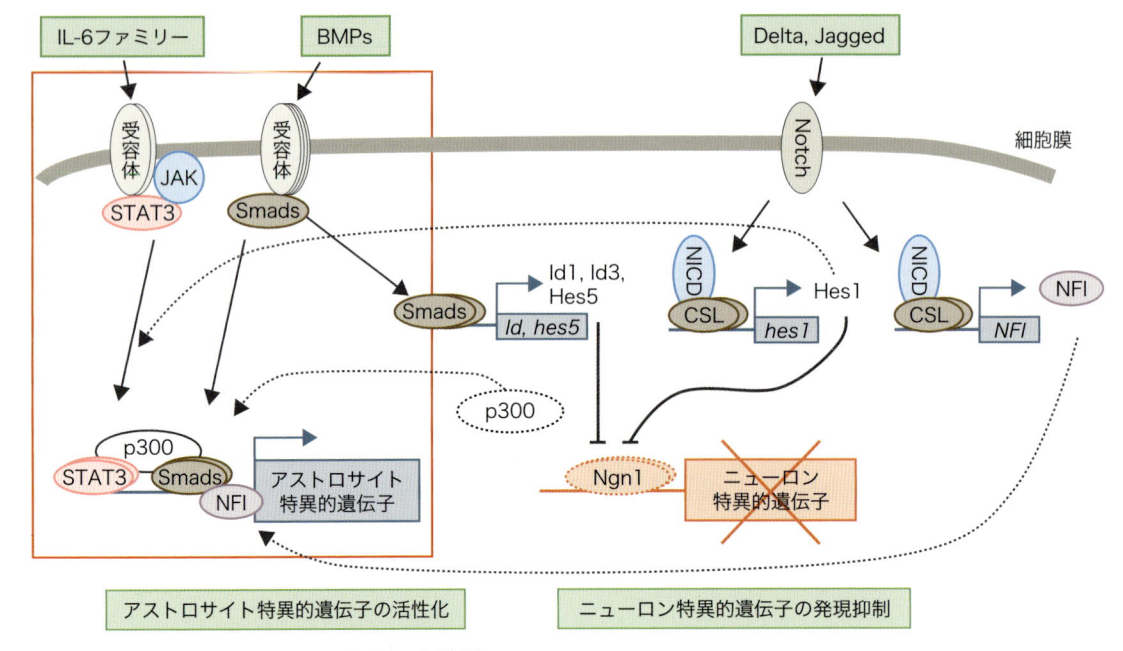

●図3-13 アストロサイト分化促進機構
アストロサイト分化促進因子であるBMPやNotchシグナリングにはアストロサイト特異的遺伝子の活性化作用とニューロン特異的遺伝子の発現抑制作用がある．赤の枠はSmad-p300-STAT転写複合体形成によるアストロサイト分化誘導機構（文献11を元に作成）

factor：LIF）やCNTF，Cardiotrophin-1（CT-1）のフィードフォワードシグナルによって誘導を受ける[5]．IL-6ファミリー因子が神経幹細胞表面のLIF受容体-gp130受容体の複合体に結合すると，STAT3がリン酸化され核内に移行し，アストロサイト特異的なGFAP遺伝子などのプロモーター領域に結合して転写を促進する（図3-13）．生体においてもLIF受容体，gp130受容体，CT-1各遺伝子欠損マウスではアストロサイトの数が減少することから，アストロサイト分化誘導に重要なシグナル経路であることが示されている．

骨形成タンパク質（bone morphogenetic protein：BMP）群はLIF受容体シグナルを増強してアストロサイト分化促進作用があることが知られている．すなわち，BMP受容体とLIF受容体が同時に活性化されるとSmad-p300-STAT転写複合体が形成され，アストロサイト関連遺伝子の発現が誘導される（図3-13）[6]．一方，BMP刺激に応答して活性化されたSmadはプロニューラルなbHLH転写因子の活性を補助しニューロン分化を誘導する第2の機能も有している．すなわち，BMPシグナルは，ニューロン分化誘導シグナル活性が優位な細胞ではニューロン分化を誘導し，アストロサイト分化誘導シグナルが優位な細胞ではアストロサイト分化を誘導する二相性の活性を示す[5]．

Notchシグナルもアストロサイト分化に助長的に働く．ニューロン前駆細胞や幼若ニューロンはNotchリガンドであるDelta-like 1やJagged 1を発現し，これに接した神経幹細胞のNotch受容体を活性化する．NotchはHesの産生を誘導し，これがプロニューラル因子群の活性を阻害することでニューロン分化を抑制する．同時にHesはJAK-STAT経路に働いてこれを増強し，アストロサイト分化を促進する．Notchシグナルの活性化はNFI（transcription nuclear factor I）転写因子を誘導し，GFAP遺伝子プロモーターのCAATT boxに結合してこれを活性化することも報告されている（図3-13，および後述）[7]．

> **MEMO**
> アストロサイト分化はBMP受容体とLIF受容体，Notch受容体の活性化によって相乗的に促進される．

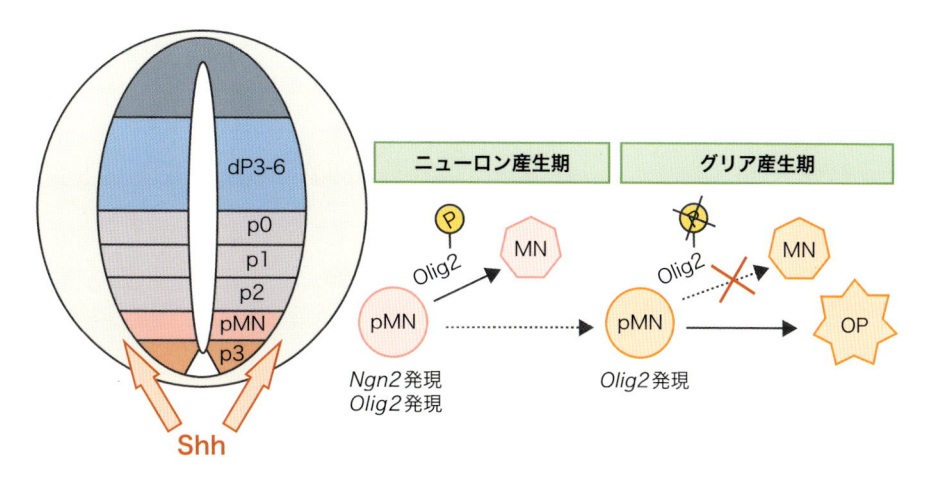

●図3-14　胎生脊髄の運動ニューロンとオリゴデンドロサイトの発生

胎生脊髄腹側から放出されるソニックヘッジホッグ（Shh）の濃度勾配により中心管周囲の神経上皮細胞層は多数のドメインに区画化される．その1つpMNドメインから運動ニューロンとオリゴデンドロサイト前駆細胞が産生される．pMNドメインの神経上皮細胞は，ニューロン産生期にはNgn2とOlig2を共発現しているが，グリア産生期にはNgn2の発現が消失しOlig2のみを発現する．Ngn2陰性の神経上皮細胞は運動ニューロン産生能が低下している．運動ニューロン産生期のOlig2はリン酸化されているが，グリア産生期のOlig2はリン酸化が外れている（pMN：pMNドメインの神経上皮細胞，MN：運動ニューロン，OP：オリゴデンドロサイト前駆細胞）

3）オリゴデンドロサイトの分化

　胎生期脊髄のpMN（progenitor of motor neurons）ドメインの神経上皮細胞は，発生の進行に伴ってまず運動ニューロンを，次にオリゴデンドロサイトを産生することから，ニューロン分化からグリア分化への細胞分化運命スイッチのよいモデルとして研究されてきた[4]．pMNドメインは，ソニックヘッジホッグ（sonic hedgehog：Shh）によって誘導されるOlig2陽性細胞集団として同定される（図3-14）．Olig2は脊髄の運動ニューロンとオリゴデンドロサイトの発生に必須なbHLH転写因子である．ニューロン産生期のpMNドメインの神経上皮細胞はOlig2に加えてNgn2を共発現しているが，Ngn2の発現が減弱すると運動ニューロン産生が低下しオリゴデンドロサイト産生が始まる．Olig2のリン酸化修飾が，ニューロン産生期からグリア産生期に発生が進むにつれて減弱することも興味深い[8]．

　Notchシグナリングはプロニューラル因子の活性を抑えて運動ニューロン分化を抑制する．その結果としてオリゴデンドロサイト前駆細胞を間接的に増加させる働きがある．Notchとは別にオリゴデンドロサイト前駆細胞を能動的に誘導する分子としてSox9が研究されている．Sox9はマウス胎生中期以降の脊髄中心管近傍に発現しており，Sox9遺伝子欠損マウスは脊髄腹側のオリゴデンドロサイト産生に障害を示す[4]．興味深いことに，Sox9はNFIAの発現にも必要なためSox9欠損によりアストロサイト産生も障害された．NotchとSox9の二重支配を受けるNFIには細胞分化運命スイッチの共通のエフェクター分子としての役割が期待される．

MEMO

神経幹細胞を培養するとニューロン，アストロサイト，オリゴデンドロサイトへの多分化能を示すが，生体発生においては特定ドメインの神経幹細胞からオリゴデンドロサイト前駆細胞が特異的に分化する．

3 神経幹細胞からニューロン・グリア分化の方向性を規定するエピゲノム修飾

　神経幹細胞の分化系譜はこれまでに述べてきたサイトカインなど細胞外からの分化誘導シグナルに加えて，

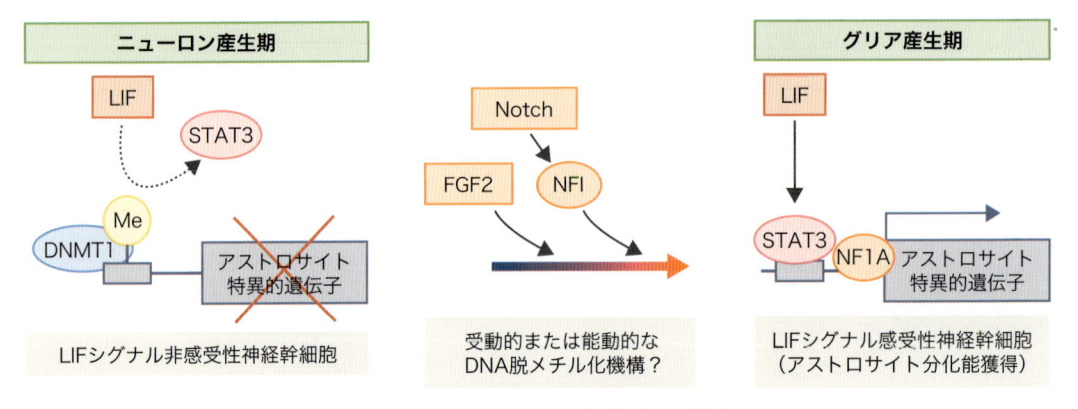

●図3-15　DNA脱メチル化によるアストロサイト分化能の獲得
GFAPなどアストロサイト特異的遺伝子はニューロン産生期にはDNAメチル化修飾を受けており、LIFシグナルを受けても遺伝子発現しない。受動的または能動的な脱メチル化を経た神経幹細胞はLIFシグナル感受性を示し、アストロサイト分化能を獲得する

遺伝子の応答性を決めるエピゲノム修飾など細胞内在的プログラムとの組合わせにより決定される（概念図）。エピゲノム修飾とはDNA塩基配列の変化を伴わず遺伝子発現を変化させる機構であり、DNAメチル化修飾、ヒストン修飾、非翻訳RNAなどが含まれる。

神経幹細胞から生み出される細胞がニューロン優位性からグリア優位性へ経時的に変化する様子は初代培養系においても観察されることから、この変化は細胞内在的なプログラムに大きく依存していると考えられる[9]。例えば、胎生14.5日マウス胚より調製した初代培養神経幹細胞にLIFを作用させると、転写因子STAT3が活性化してアストロサイト特異的遺伝子に結合し、その発現を誘導する。しかし、胎生11.5日胚より調製した培養神経幹細胞に対してLIFを作用させても、アストロサイト特異的遺伝子は応答しない。この時期のアストロサイト特異的遺伝子プロモーター領域のDNAはメチル化修飾を受けていてSTAT3が標的配列に結合できないためである[7]。このことは、ニューロン産生期にアストロサイトが産生されないことをうまく説明している。発生が進行してグリア産生期になると、アストロサイト特異的遺伝子プロモーター領域のDNA脱メチル化が進み、STAT3が結合できるようになる。DNA脱メチル化は、Notchシグナリングの下流で発現誘導されるNFIによって亢進することが示されている（図3-15）[7]。

DNA脱メチル化機構の全容はまだ解明されていない[10]。DNAメチル基転移酵素DNMT1は、細胞分裂によって新たに合成されたDNA鎖に鋳型DNA鎖のメチル化情報にしたがってメチル基を付加する酵素である。Dnmt1遺伝子が機能欠損すると神経幹細胞の脱メチル化が加速することから、細胞分裂の繰り返しによるメチル化修飾DNAの希釈も受動的な（passive）脱メチル化機構の1つと考えられる。一方、^{3}H-標識したメチル化シトシンを用いた実験から、DNA合成非依存的な能動的な（active）脱メチル化機構が存在していることも示されている。DNMT3a/3bは新規メチル基転移活性を示すことがよく知られているが、これに加えてシトシンをチミンに変える脱アミノ基反応促進活性があることが示された。メチル化CpG結合ドメイン（MBD）遺伝子ファミリーに属するMBD4にはT:Gミスマッチを認識しBER（base excision repair）による修復を促進する活性も報告されている。近年、TET（ten-eleven translocation）ファミリーとAID/APOBECファミリーによる水酸化と脱アミノ基反応なども報告され、T:Gミスマッチグリコシダーゼ反応を含めたさまざまな能動的な脱メチル化機構が提唱されている[10]。

ヒストン修飾変化も遺伝子発現制御を通じて細胞分化系譜に大きく影響する。神経幹細胞におけるGFAP遺伝子プロモーター領域の、胎生の進行に伴う経時的な賦活化はFGF2刺激によっても亢進する。FGF2シグナリングはGFAP遺伝子プロモーター領域近傍のヒストンH3K9のメチル化修飾を外し、ヒストンH3K4のメチル化を亢進することでクロマチン構造を弛緩さ

せ遺伝子発現誘導を可能にしている．また，バルプロ酸などHDAC阻害剤にはニューロン分化促進作用とグリア細胞分化抑制効果があることが知られている．PcG（polycomb group）は*Ngn1*遺伝子プロモーター領域近傍のヒストンH3K27のメチル化を促進し，*Ngn1*遺伝子発現を抑制する[9]．PcGとTrxG（trithorax group）による「bivalent」なヒストン修飾も幹細胞の多能性と密接に関わっている．

エピゲノム修飾変化をもたらす機構の1つとしてREST（RE1 silencing transcription factor）/NRSF（neuron restrictive silencing factor）も研究が進んでいる．REST/NRSFは非ニューロン細胞に発現しており，ニューロン特異的遺伝子がもつRE-1と呼ばれる21～23塩基対の標的配列に作用して発現を抑制する．脳特異的なmicroRNAの1つであるmiR-124もその標的と考えられている[10]．興味深いことにmiR-124は*Sox9*やNotchリガンドの*Jagged-1*の発現を制御している可能性があり，ニューロンからグリアへの細胞分化運命スイッチの主要なユニットとして注目される．

MEMO

神経幹細胞では，エピゲノム修飾変化による細胞内在的な時間軸プログラムが作動して細胞外シグナルに対する応答性を時期特異的に変化させている．この細胞内プログラムと細胞外シグナルの組合わせにより神経系の多様性が生み出されていることが考察される．

（鹿川哲史，田賀哲也）

文献

1) Temple, S. : The development of neural stem cells. Nature, 414 : 112-117, 2001
2) Fode, C. et al. : A role for neural determination genes in specifying the dorsoventral identity of telencephalic neurons. Genes Dev., 14 : 67-80, 2000
3) Ohsawa, R. et al. : Mash1 and Math3 are required for development of branchiomotor neurons and maintenance of neural progenitors. J. Neurosci., 25 : 5857-5865, 2005
4) Rowitch, D. H. & Kriegstein, A. R. : Developmental genetics of vertebrate glial-cell specification. Nature, 468 : 214-222, 2010
5) Fukuda, S. & Taga, T. : Cell fate determination regulated by a transcriptional signal network in the developing mouse brain. Anat. Sci. Int., 80 : 12-18, 2005
6) Nakashima, K. et al. : Synergistic signaling in fetal brain by STAT3-Smad1 complex bridged by p300. Science, 284 : 479-482, 1999
7) Namihira, M. et al. : Committed neuronal precursors confer astrocytic potential on residual neural precursor cells. Dev. Cell, 16 : 245-255, 2009
8) Li, H. et al. : Phosphorylation regulates OLIG2 cofactor choice and the motor neuron-oligodendrocyte fate switch. Neuron, 69 : 918-929, 2011
9) Hirabayashi, Y. & Gotoh, Y. : Epigenetic control of neural precursor cell fate during development. Nat. Rev. Neurosci., 11 : 377-388, 2010
10) Hu, X. L. et al. : Epigenetic control on cell fate choice in neural stem cells. Protein Cell, 3 : 278-290, 2012
11) 鹿川哲史，他：アストロサイトの発生・分化．Clinical Neuroscience, 29 : 1239-1242, 2011

第3章 神経系の発生と分化

4 神経細胞の移動と皮質の構築

　ヒトを含む哺乳類の脳の複雑な構造は，個々のニューロン（神経細胞）が脳室壁などで誕生後，離れた部位まで移動し最終位置に整然と配置されることで形成される．この配置決定を制御する重要な分子として，リーリンおよびその関連分子が知られている．また，その移動様式も，放射状グリア（ラジアルグリア）を足場とする様式など複数の移動様式を変換しながら放射状（法線方向）に移動するもの（概念図A）と，放射状グリアを直接の足場とはせずに脳表面に平行な方向（接線方向）に移動するもの（概念図B）など，種々存在することがわかってきた．

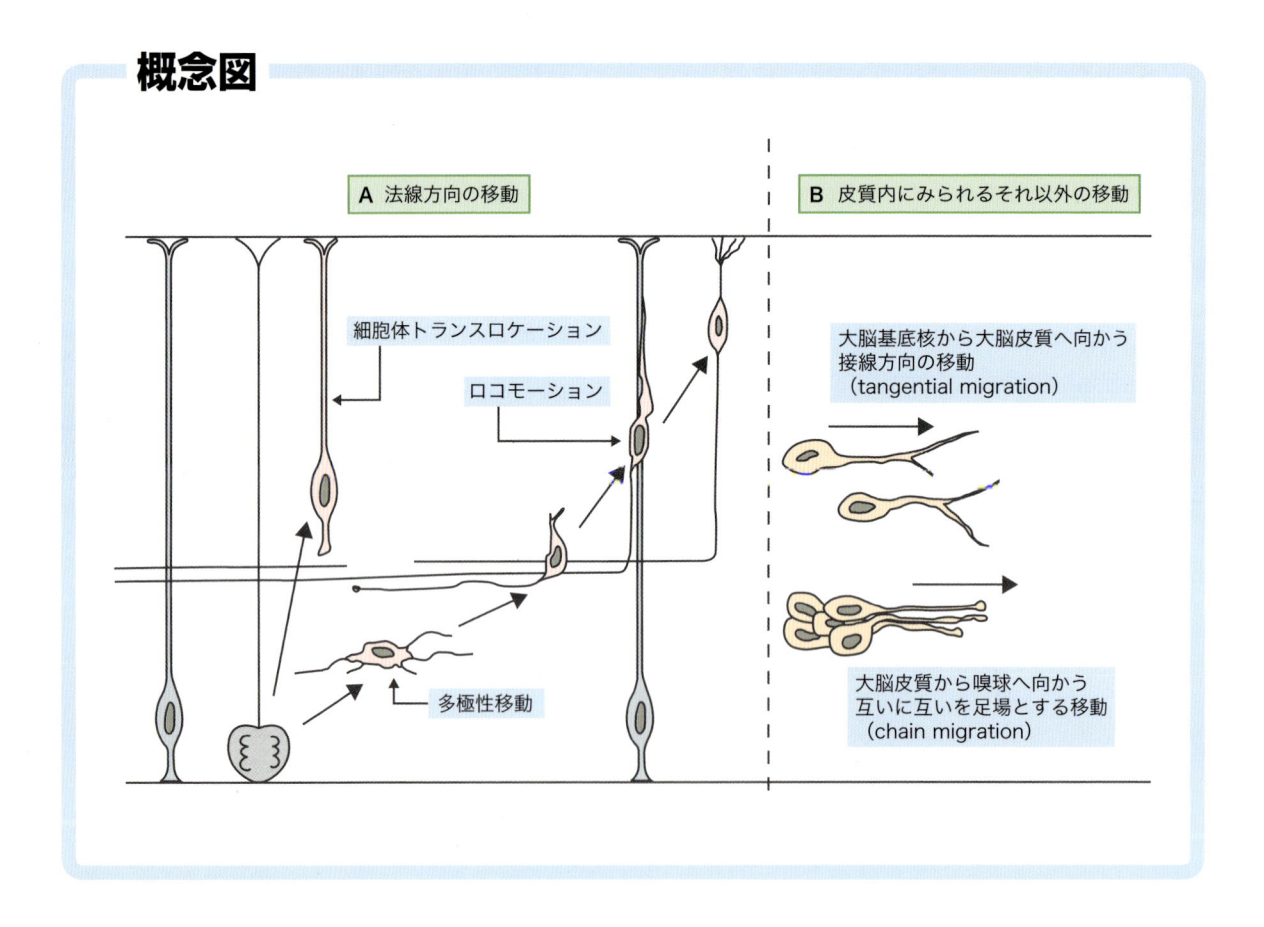

概念図

A 法線方向の移動

- 細胞体トランスロケーション
- ロコモーション
- 多極性移動

B 皮質内にみられるそれ以外の移動

- 大脳基底核から大脳皮質へ向かう接線方向の移動（tangential migration）
- 大脳皮質から嗅球へ向かう互いに互いを足場とする移動（chain migration）

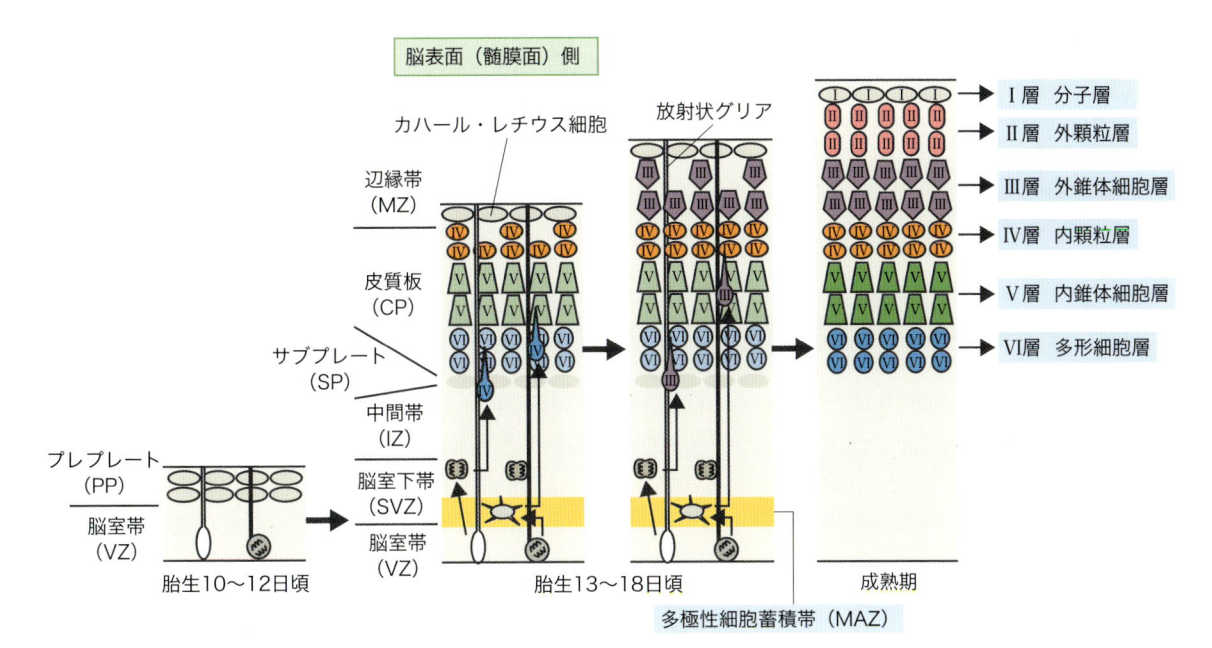

●図3-16　大脳皮質の正常発生模式図
最初に誕生したニューロンは髄膜直下に進入してプレプレートをつくる．プレプレートは，その後に脳室壁で誕生した細胞が放射状移動することによって辺縁帯（カハール・レチウス細胞を含む）とサブプレートに分割され，この間に皮質板が形成される．皮質板は将来大脳皮質のⅡ～Ⅵ層となる．Ⅴ・Ⅵ層は主に皮質下に出力する層，Ⅳ層は主に視床からの入力を受ける層であり，Ⅱ・Ⅲ層は大脳皮質内の他の領域と連絡する層であり，Ⅰ層は接線方向に走るさまざまな線維からなり，多数のシナプスが存在する層である（文献1を元に作成）

1 大脳皮質の正常発生

1）大脳皮質発生における正常構造

正常に発生した哺乳類の大脳皮質では，ニューロンが脳表面に平行に層状に配列し，特に大脳新皮質では6層構造（脳表面側からⅠ～Ⅵ層）を呈する（**第2章-4**）．各層はそれぞれを構成する主なニューロンの形態学的特徴によって区別されたものであり，その線維連絡の様式にも各層のニューロンはそれぞれ共通な特徴をもつ．大脳皮質発生の最初期には，神経前駆細胞（初期は神経上皮細胞とも呼ばれる）のみが並んで脳室帯（ventricular zone：VZ）を構成しており，分裂によって次々に前駆細胞を増やしているが，発生が少し進むと脳表面側の髄膜直下にプレプレート（preplate）と呼ばれるニューロン層が現れる（図3-16）．プレプレートには，直下の脳室帯で最終分裂を終えて局所的に供給されたニューロン（将来のサブプレート，後述）以外に，皮質外から脳表面に平行に移動して進入してくるニューロンも含まれ，その代表的なものがカハール・レチウス細胞と呼ばれるニューロンである．この細胞は，皮質層形成の重要な制御因子であるリーリン（Reelin）分子を細胞外に分泌する．リーリンについては**2**で詳述する．

その後脳室帯で誕生したニューロンは，脳表面に向かって放射状に移動（radial migration）して，プレプレートを脳表面側の辺縁帯（marginal zone：MZ，将来の第Ⅰ層）と深層側のサブプレート（subplate）に分割する．それ以降に脳室帯で誕生したニューロンは，次々に先輩の細胞を追い越し，辺縁帯直下まで移動して停止するため，最終的には，Ⅰ層を例外として早生まれの細胞から順に深部から脳表面近くまで積み上がった『inside-out』様式での細胞配置となる．辺縁帯とサブプレートに挟まれた部分は皮質板（cortical plate：CP）と呼ばれ，将来のⅡ～Ⅵ層を構成するニューロン群である．辺縁帯は将来第Ⅰ層となり，カハール・レチウス細胞，サブプレートはいずれも皮質完成後は認められなくなる．すなわち，これらは発生期にのみ一過的に存在する細胞群であるが，皮質発生においてきわめて重要な機能を有する（カハール・レチウス細胞はリーリンを分泌して層形成を制御（後述）

第3章-4　神経細胞の移動と皮質の構築　121

し，サブプレートは，例えば視床からの投射線維の一時的な領野特異的標的細胞となる）．皮質板ニューロンを産生する時期になると，脳室帯の神経前駆細胞は放射状グリア（ラジアルグリア，radial glia）とも呼ばれる．この細胞は，脳表面にまで達する長い突起を有し，これを放射状線維（radial fiber）と呼ぶ．脳室帯とサブプレートの間には皮質各層に出入りする軸索が豊富に存在する部位ができ，これを中間帯（将来の白質）と呼ぶ．中間帯と脳室帯の間には分裂細胞を含む脳室下帯（subventricular zone：SVZ）と呼ばれる部位が次第にできてくる．脳室下帯の分裂細胞はグリア細胞を生むとされてきたが，近年の研究からニューロンも多く生み出していることが示された．脳室下帯は霊長類の進化に伴って厚くなるため，非常に興味深い．3で詳しくみていきたい．

大脳皮質のニューロンのうち約8割を興奮性ニューロンが，約2割を抑制性ニューロンが占める．抑制性ニューロンについても，基本的にその最終分裂時期，すなわちニューロンとして産まれた時期に依存して積み上がっており，最終的には早生まれ細胞が深層に，遅生まれ細胞が浅層に配置される．

MEMO

最初に誕生したニューロンは髄膜直下に進入してプレプレートをつくる．プレプレートは，その後に脳室壁で誕生した細胞が放射状移動することによって辺縁帯（カハール・レチウス細胞を含む）とサブプレートに分割され，この間に皮質板が形成される．皮質板は将来大脳皮質のII～VI層となる．

2）大脳皮質の興奮性ニューロンの由来

大脳皮質の発生過程において，皮質板を構築していく興奮性ニューロンは，脳室面近くで誕生した後，移動様式を複数回変化させながら放射状に脳表面側へと移動する．これを放射状移動（radial migration）と呼ぶ．長い間，興奮性ニューロンは放射状グリアの放射状線維を伝って，あたかも上り棒を上るように脳表面側へと向かうと主に説明されてきた（概念図）．これをロコモーション（locomotion）と呼び，細胞体が速く動く時期と停止する時期を繰り返しながら，跳躍するように移動することがタイムラプスイメージングによって観察されている．細胞体トランスロケーション（somal translocation）と呼ばれる移動様式では，移動細胞は脳室帯にいるときから脳表面に達する突起を有しており，その突起を短縮させながら細胞体が速いスピードで上っていく（そのまま脳表面にまで到達するニューロンはほとんどなく，多くは後述のように途中で分裂し，または分裂せずにそのままニューロンに分化する）．また脳室下帯や中間帯には複数（典型的には3～4本）の突起を活発に伸縮させながらうろうろしている細胞もいて，このような細胞を多極性細胞，その移動様式を多極性移動（multipolar migration）と呼ぶ．移動過程の詳細な解析から，放射状移動はこれらの移動様式を多段階に変化させながら達成されるものであることがわかった（図3-17）．

移動終了地点では，辺縁帯に達した先導突起を短縮させながら細胞体が引き上げられるターミナルトランスロケーションが観察される．現在までに移動に関わる多くの遺伝子が同定されてきているが，阻害した場合にその影響の出る場所が異なる．これは移動過程が多段階的に進むことと関連しており，特に多極性細胞からロコモーションへの転換部分は多くの遺伝子が機能する重要な局面である．

3）大脳皮質の抑制性ニューロンの由来

齧歯類の大脳新皮質に存在するGABA作動性介在性ニューロン（抑制性ニューロン）の大部分は腹側終脳に由来する（図3-18）．これらの細胞は，大脳皮質脳室面近くで生まれる興奮性ニューロンとは異なり，脳表面と平行に移動して（接線方向移動，tangential migration）皮質に進入する（概念図）．脳室下帯などを通って移動する抑制性ニューロンの多くは，その後皮質板を通過して辺縁帯に一度到達し，辺縁帯内でランダムウォークした後に皮質板内に再進入することが知られている．興味深いことに，抑制性ニューロンについても，一部のサブポピュレーションを除いて，興奮性ニューロンと同様に皮質板内で誕生時期依存的に"inside-out様式"で配置される．大脳皮質の正常な神経活動には興奮性ニューロンと抑制性ニューロンが適切な割合で分配されることが必要不可欠であり，この抑制性ニューロンの移動が阻害されると生後の脳機能に障害が出てくるため，重要な課題として研究が進められている．

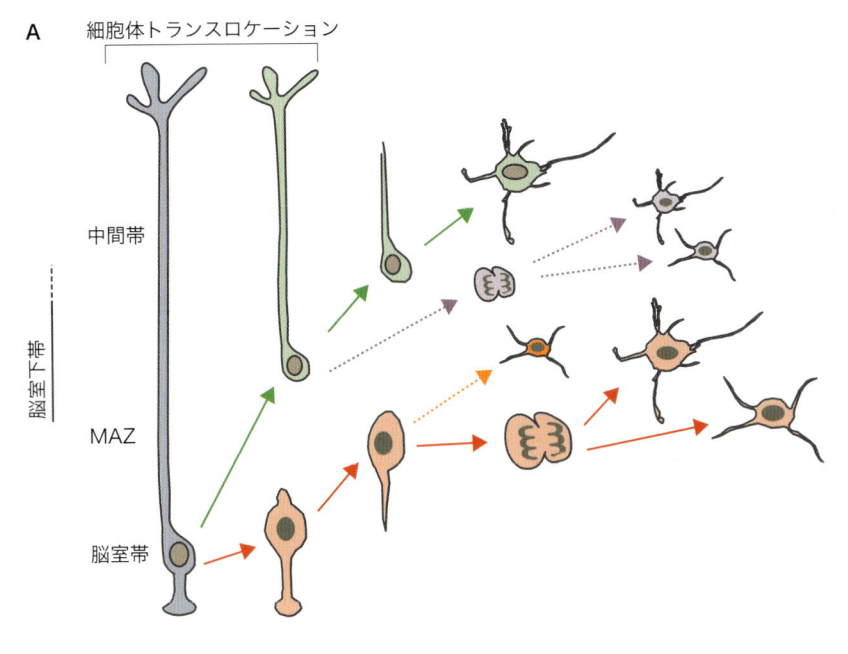

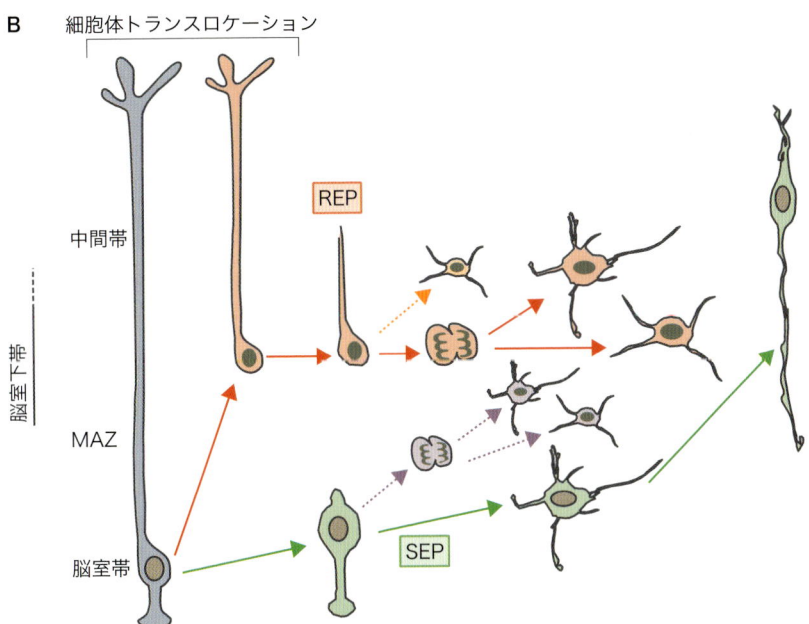

●図3-17 大脳皮質の興奮性ニューロンの産生と移動の様式

A）大脳皮質発生初期における興奮性ニューロンの産生と移動の様式．皮質板形成の初期において放射状グリア細胞が分裂すると，放射状線維を受け継ぐ娘細胞と，ピン様の形態をもった娘細胞（脳室面とは突起で接触しているが脳表面に達する突起を有しない）とがペアで産生されることが観察された．前者はそのまま脳室面から離れ，細胞体トランスロケーションをしてニューロンになる．一方後者は，その多くが再び分裂してニューロンを産生する．それらは多くが多極性移動細胞の形態をとった後に，中間帯でロコモーション細胞となって，脳表面に向かって移動していく．B）大脳皮質発生後期における興奮性ニューロンの産生と移動の様式．皮質板形成の中〜後期になると，放射状グリア細胞の分裂後，放射状線維を受け継いだ娘細胞は多くが細胞体トランスロケーションによってすばやく脳室下帯〜中間帯に移動する．この一群をREP（rapidly exiting population）と呼ぶ．その多くがその後突起を退縮し，分裂して2個の多極性移動ニューロンを産生する．脳室下帯の本来の定義は，この分裂細胞の分布する領域のことである．他方，放射状線維を受け継がなかった方の娘細胞は，脳室帯内の分裂によって誕生した後，脳室帯で10時間以上留まった後，脳室帯のすぐ上にゆっくりと移動して，多極性移動ニューロンとなる．そのため，この一群はSEP（slowly exiting population）と呼ばれる．これらは脳室帯直上で約24時間留まるため，この場所は細胞密度の高い領域となり，「多極性細胞蓄積帯（multipolar cell accumulation zone：MAZ）」と呼ぶ．MAZで滞留後は，接線方向に軸索を伸ばし，ロコモーション細胞となって脳表面に向かって移動していく（文献2より転載）

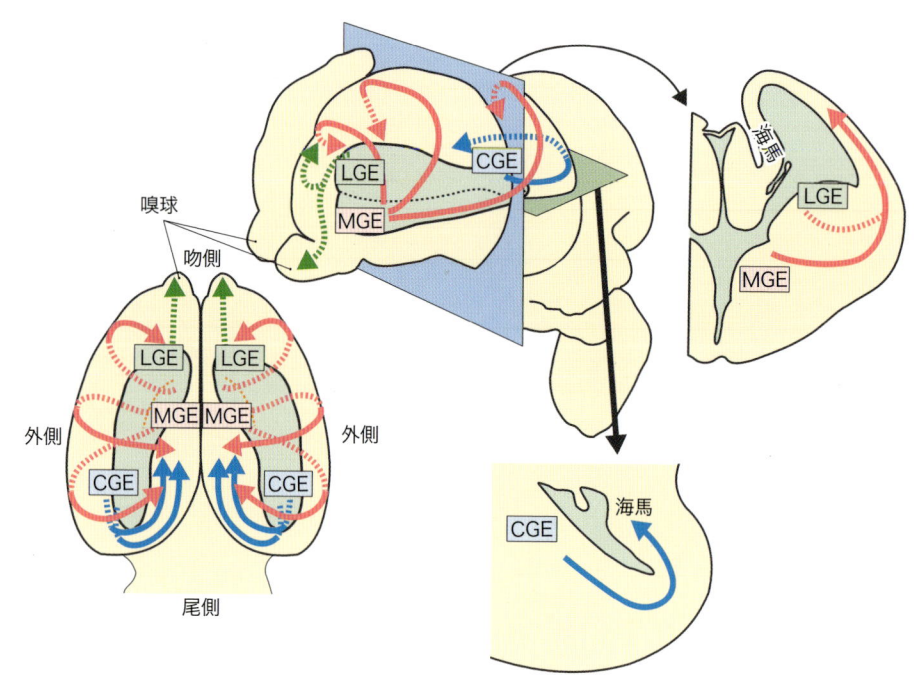

●図3-18　抑制性ニューロンの移動経路

大脳皮質の抑制性ニューロンのうち，ほとんどのパルブアルブミン陽性細胞およびソマトスタチン陽性細胞は内側基底核原基（medial ganglionic eminence：MGE）に由来し，またセロトニン受容体陽性細胞の多くは尾側基底核原基（caudal ganglionic eminence：CGE）に由来する．この他にも，視索前野（preoptic area：POA）や外側基底核原基（lateral ganglionic eminence：LGE）からも一部の皮質抑制性ニューロンが供給される．これらの誕生場所から生まれた抑制性ニューロンは，大脳新皮質内のさまざまな部位，すなわち脳室下帯，中間帯，サブプレートおよび辺縁帯を通りながら皮質板内へと進入する（文献3より転載）

2 リーリンとその関連分子

1）概観

　前述のように大脳皮質のニューロンは誕生時期に依存してinside-out様式で配置され，多層構造を形づくっているが，この配置に異常がある突然変異マウスが複数知られている．なかでもリーラー（reeler）マウスは，1951年に報告されて以来多くの研究者の興味を引きつけてきた．リーラーマウスは，大脳皮質の皮質板が全体としておおよそ逆転してしまう（『outside-in』様式）という特徴的な表現型を有する（図3-19）．このリーラーマウスの原因遺伝子として，1995年にリーリン（reelin）が同定・報告された．リーリンは，辺縁帯のカハール・レチウス細胞が分泌する3,461アミノ酸からなる分泌性糖タンパク質であり（図3-20A），その受容体についてはApoER2とVLDLRがわかっている．その下流のDab1のチロシン残基リ

ン酸化を皮切りとして，現在ではリーリンの下流のシグナルカスケードが多数同定された（図3-20B）．しかし，リーリンの機能に関するさまざまな分子がわかってきたものの，どうしてリーリンがニューロンをinside-out様式に並ばせることができるのか，その全容はいまだにわかっていない．

2）リーリンの作用機序仮説

　ここではリーリンの移動ニューロンに対する生物学的機能に関する仮説のうち，代表的な2つ，すなわち停止／離脱シグナル説と許容（permissive）シグナル説についてみていく．

　停止シグナル説とは，リーリンが主に移動ニューロンの終点に位置する細胞から細胞外に分泌されることから，移動ニューロンを停止させるシグナルを送っているとする仮説である．移動ニューロンは足場である放射状線維から離脱すると移動は結果的に停止すると

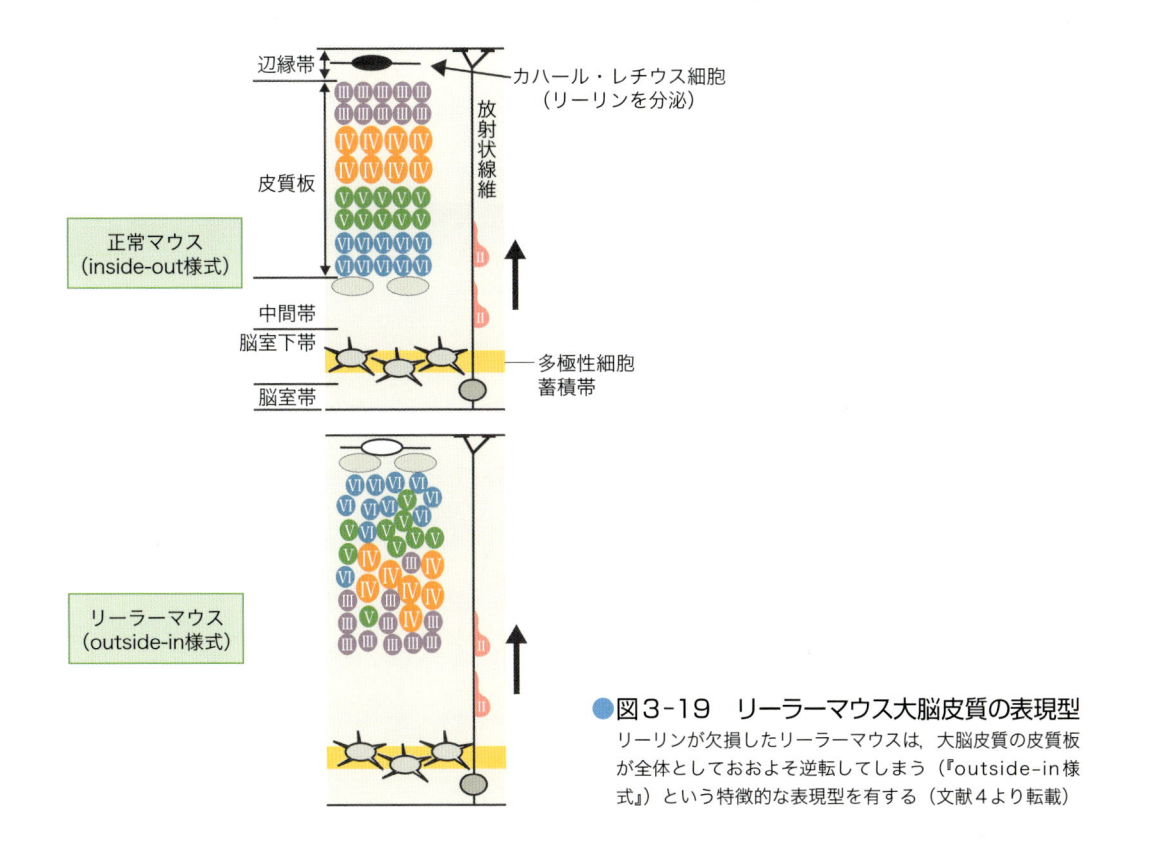

●図3-19　リーラーマウス大脳皮質の表現型
リーリンが欠損したリーラーマウスは，大脳皮質の皮質板が全体としておおよそ逆転してしまう（『outside-in様式』）という特徴的な表現型を有する（文献4より転載）

考えられるため，停止シグナル説には，移動細胞の放射状線維からの離脱を促して，結果として停止させる離脱シグナルとする考え方も含んでいる．

一方で，リーリンはむしろ細胞移動に対してポジティブに作用するのではないか，という許容シグナル説も提唱されている．リーラーマウスの脳室帯にリーリンを異所的に発現させたトランスジェニックマウスを作製したところ，プレプレートの分割など，不完全ながらもリーラーの一部の表現型がレスキューされた．さらに，リーラーのヘテロマウスに同様の操作をすると，脳室帯で異所的に発現したリーリンはニューロン移動を阻害しなかった．これらの結果は，リーリンが移動細胞に対する単純な停止/離脱シグナルではなく，むしろ移動に対する許容シグナルである可能性を示唆している．

では，結局リーリンは生体内で何をしているのだろうか？これを再検討するために，子宮内胎仔脳電気穿孔法（in utero electroporation）を用いて発生期の正常マウス大脳皮質の一部の移動ニューロンに異所的にリーリンを強制発現させる実験が行われた（図3-20C）．前述のトランスジェニックマウスよりも高濃度で発現させたところ，本来辺縁帯直下で生じるのと同様な『inside-out様式』での細胞凝集塊が異所的に形成された．その後の研究で，正常な発生過程において移動細胞がターミナルトランスロケーションによって皮質板最表層の細胞密集領域（primitive cortical zone：PCZ）を通過できるかどうかが，最終的な『inside-out様式』での層形成のためにきわめて重要であることが示された．このターミナルトランスロケーションを引き起こす分子機構については，リーリンシグナルがその受容体を介して移動細胞の細胞内からインテグリンを活性化する機構が関わっていることが近年わかった．アクチン系の細胞骨格も関与していることが示唆されている．一方，リーリンシグナルが細胞凝集を引き起こすメカニズムについては全く不明であり，今後解明すべき重要な課題である．リーリンは停止/離脱シグナルと許容シグナルの両方の作用をもっているのかもしれない．

また，ニューロンが最終的にどの層に配置するかは，最後の細胞周期の遅い時期（G2/M期）にどの時期の

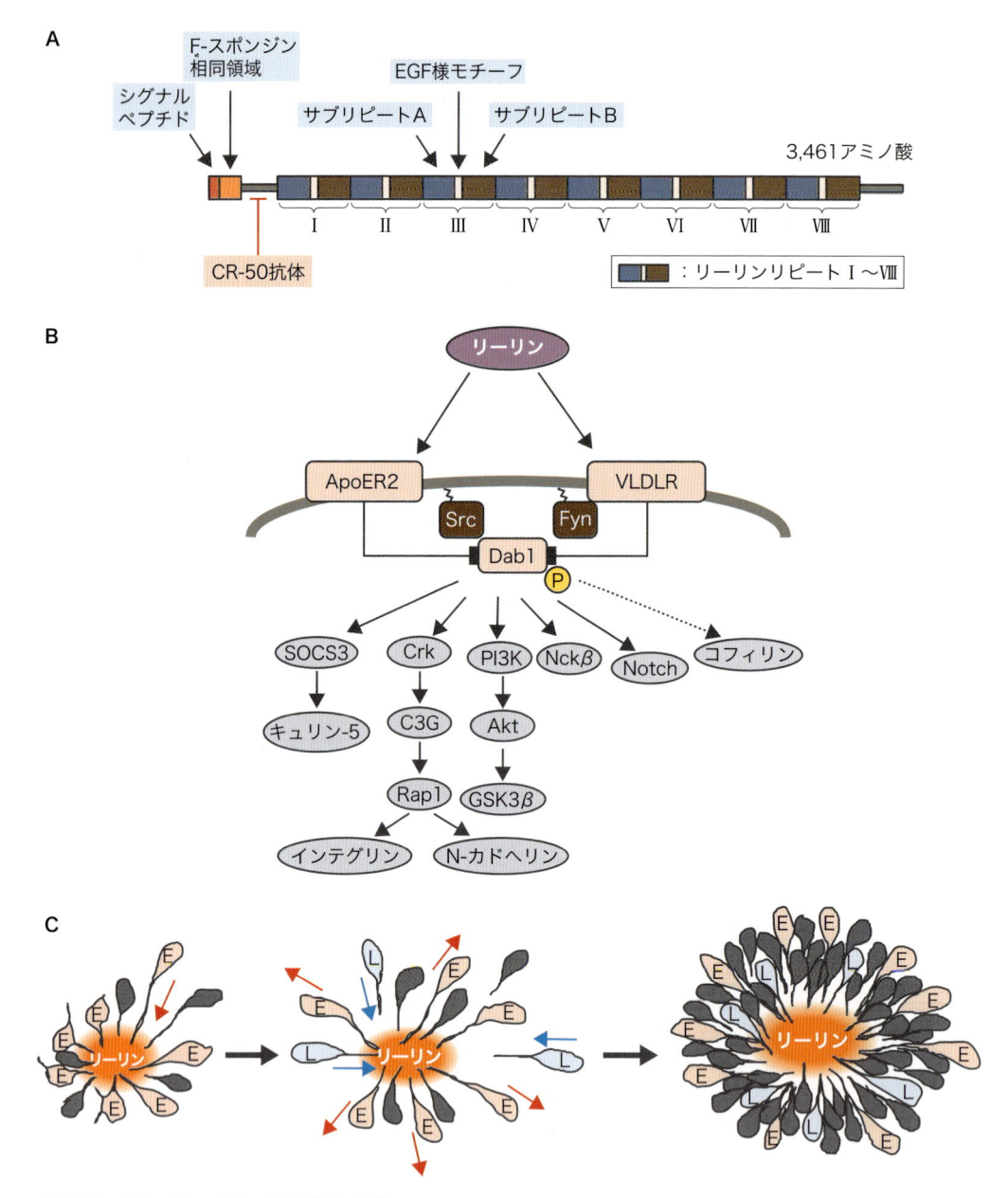

●図3-20　リーリンの構造と機能

A) リーリンタンパク質の構造．N末端のシグナルペプチドに続いて，F-スポンジンとやや相同性のある領域があり，その後ろに300〜350アミノ酸からなるリピート（リーリンリピート）を8回繰り返す構造をしている．B) リーリンの下流のシグナルカスケード．C) リーリンの異所的発現実験．発生期大脳皮質におけるリーリンの異所的強制発現の実験．移動細胞はリーリンを強制発現した細胞だけでなく遺伝子導入されていない周囲の正常移動細胞を多く巻き込んで，異所的な球状の細胞凝集塊を形成した．凝集塊の表面は比較的平滑であり，中心近くからは細胞体が排除されて突起のみが高密度に放射状に分布していた．この部位には辺縁帯と同様にリーリンが濃縮して局在しており，集まった突起はMAP2（microtubule-associated protein2）陽性の樹状突起に分化していくこともわかった．この凝集塊形成にあたって，遅生まれのニューロンは凝集塊内の先輩の早生まれニューロンを乗り越え，より中心近く（辺縁帯と同様に細胞体が少なくリーリンが濃縮している部位に隣接する位置）へと進入していくことがわかった．この「凝集」は辺縁帯直下に認められるPCZ（primitive cortical zone）と呼ばれる細胞密集帯と似ており，「先輩細胞の追い越し」の様子も，辺縁帯直下でPCZを通過する際にみられるターミナルトランスロケーションと類似していた．すなわち，『inside-out様式』での細胞配置を含め，本来辺縁帯およびその直下で起こっている現象が見事に再現されていることがわかった．E：早生まれの移動ニューロン，L：遅生まれの移動ニューロン（文献4より転載）

脳室帯にいたかが重要である可能性が移植実験によって示唆されている．さらに，単一細胞への分散後の再凝集培養実験により，大脳皮質の将来Ⅳ層に配置される移動ニューロンは，その前後に産まれるニューロンと凝集塊内で選別される機構を有することが示された．この選別機構は，リーリンシグナルに依存せず，しかもニューロンがまだ中間帯を移動中の段階までに獲得，または獲得すべく運命付けされていることがわかっている．

MEMO

リーリンはニューロン移動の終点にある細胞から分泌される糖タンパク質である．その受容体（VLDLR, ApoER2）を介して，リーリンシグナルは細胞内アダプタータンパク質Dab1へと伝達される．リーリンは大脳皮質や小脳皮質の層構造形成，脳幹の神経核形成などを制御する分子である．

3) Cdk5とそのアクチベーター（p35, p39）

リーリンの他にも，機能阻害やノックアウトによってさまざまな皮質形成障害をもつマウスが生まれる遺伝子は多数知られている．その1つにCdk5（cyclin-dependent protein kinase 5）およびそのアクチベーターとして働くp35, p39がある．Cdk5はリン酸化p35とヘテロダイマーとなり，ニューロフィラメントやタウをリン酸化する．胎仔脳ではニューロンに特異的に発現し，これらをノックアウトしたマウスは興味深い表現型を示す．両者とも，大脳皮質発生初期ではほぼ正常な発達を示し，プレプレートは辺縁帯とサブプレートに正常に分離して，その間に皮質板が形成され始める．ところが発生後期になると，放射状移動する細胞がサブプレートを越えることができず，リーラーと同様にその下に留まってしまう．このことは，大脳皮質発生の初期と後期とでその分子機構に違いがあることを示している．近年の研究で，Cdk5は多極性細胞の形態から双極性の形態になって皮質板に入るステップや，移動終了後の適切な樹状突起の分化成熟などに必要であることが示唆されている．

3 大脳皮質の発生と進化

1) 大脳皮質構成の種差

大脳皮質は，哺乳類においては運動や感覚の最高中枢になっているばかりでなく，記憶や推理といった高次の精神活動を担う．層構造をなす大脳皮質の原型は爬虫類にも認められるが，哺乳類とは違い，基本的に早生まれの細胞ほど浅層に，遅生まれの細胞ほど深層に位置している．したがってinside-outの様式は哺乳類になって初めて獲得されたといえる．哺乳類の中でも霊長類，特にヒトにおいてはⅡ～Ⅳ層がよく発達する．Ⅳ層は下位脳からの入力部位であり，Ⅱ～Ⅲ層は大脳皮質の領野間を連絡することから，Ⅱ～Ⅳ層が発達したことは，中枢機能を大脳皮質にもち上げ，高次機能を実現するうえで重要な意義がある（図3-21）．inside-out様式によって，脳が大きく発達する発生後期にその重要な細胞群を表層側に配置することは，それらの細胞数を増やし高度な情報処理を可能にするうえで重要な進化的戦略であった可能性が想定できる．

2) 進化の過程で増加した浅層ニューロン

霊長類進化過程で大脳皮質の浅層が発達した背景には，皮質形成後期におけるニューロン産生の増加が大きな要因としてある．これに対応して，胎生期の霊長類大脳皮質においては脳室下帯の著しい肥厚が認められ（図3-21），脳表面側のOSVZ（outer SVZ）と脳室側のISVZ（inner SVZ）に分けられる．マウスの脳室下帯細胞の多くは分裂して2つのニューロンを産生し，分裂を終了するのに対し，霊長類では，特にOSVZには自己複製能をもつ前駆細胞が存在することが観察された．この細胞は脳表面側へと長く伸びる突起をもつなど，放射状グリアと類似した性質をもつことから，oRG（OSVZ radial glia-like）細胞と呼ばれる．oRG細胞は脳室帯の放射状グリアと同様に非対称分裂により一方が突起を受け継ぎ，これがさらにoRG細胞として機能するとともに，突起を受け継がなかった細胞は，より分化の進んだ細胞のマーカーであるTbr2（Eomes）陽性となり，最終的にニューロンを産生する．このように，ヒトのような霊長類においては，神経前駆細胞が脳室帯に加えて脳室下帯にも多く分布するようになり，いわば神経前駆細胞の高層化が進み，膨大なニューロンの産生を可能にしたと考えられる．

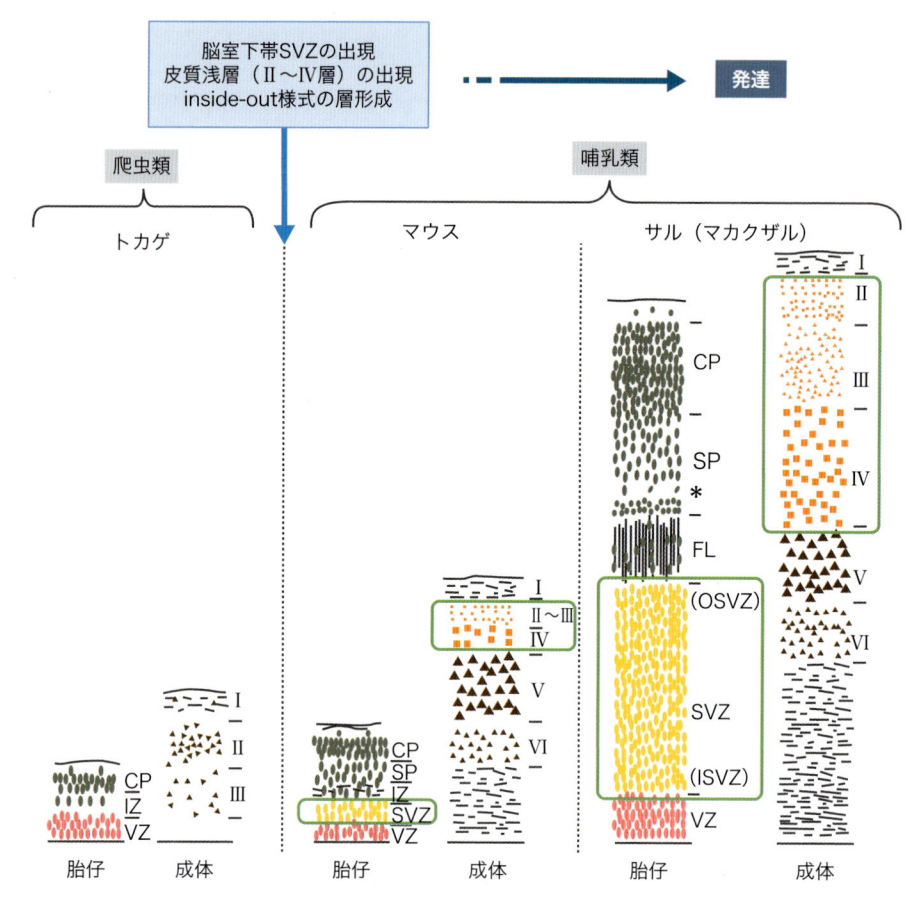

●図3-21　進化に伴う脳室下帯の発達

爬虫類には，哺乳類の深層ニューロン（V・VI層）に相当する細胞は認められるものの，浅層ニューロン（II〜IV層）に相当する細胞は認められない．胎生期においては，脳室下帯が哺乳類には認められるが，爬虫類には存在しない．脳室下帯は，皮質全層のニューロンを産生するが，特に皮質浅層ニューロンの重要な起源である．哺乳類の中でも，齧歯類からさらに霊長類になると，脳室下帯および皮質浅層が大きく発達する（CP：皮質板，SP：サブプレート，IZ：中間帯，SVZ：脳室下帯，VZ：脳室帯，FL：fibre layer，＊：clear layer）（文献5を元に作成）

　さらに，胎生期の移動抑制性ニューロンが新皮質の皮質板を認識して進入できる能力は，哺乳類への進化に伴って獲得されたことが近年報告された（鳥類や爬虫類の抑制性ニューロンは新皮質の皮質板に進入しない）．新皮質が成立するためには興奮性ニューロンと抑制性ニューロンが適切な比率で配置されることが必須であるため，この移動能の変化は哺乳類が新皮質を獲得するうえで重要な意味があったと考えられる．

　以上のように，大脳皮質の層構造形成機構およびニューロンの増加機構の解明は，ヒトの大脳皮質の成立を理解するうえで重大な鍵となるだろう．これらの分野における研究のさらなる進展が期待される．

（山川眞以，田畑秀典，仲嶋一範）

■文献■

※文献は広範にカバーするものを中心にあげた

1）仲嶋一範：発生期大脳皮質における移動神経細胞のダイナミクス．『ブレインサイエンス・レビュー2009』（ブレインサイエンス振興財団/編），pp207-232，クバプロ，2009
2）Sekine, K. et al.：Cell polarity and initiation of migration. Dev. Neurosci., A Comprehensive Reference, in press

3）森本桂子，仲嶋一範：発生期大脳皮質におけるニューロンの移動と配置のダイナミクス．実験医学，25：338-345，2007
4）仲嶋一範：大脳皮質の層形成「制御」因子リーリンは，何を「制御」しているのか？．生化学，83：727-731，2011
5）Molnár, Z. et al.：Comparative aspects of cerebral cortical development. Eur. J. Neurosci., 23：921-934, 2006

■ 参考文献 ■

・仲嶋一範：ニューロンの移動と層および神経核の形成，『脳の発生学（仮題）』（宮田卓樹，山本亘彦/編），化学同人，印刷中
・Honda, T. et al.：Regulation of cortical neuron migration by the Reelin signaling pathway. Neurochem. Res., 36：1270-1279, 2011
・Nakajima, K.：Control of tangential/non-radial migration of neurons in the developing cerebral cortex. Neurochem. Int., 51：121-131, 2007
・Jossin, Y.：Neuronal migration and the role of reelin during early development of the cerebral cortex. Mol. Neurobiol., 30：225-251, 2004
・Wang, X. et al.：A new subtype of progenitor cell in the mouse embryonic neocortex. Nat. Neurosci., 14：555-561, 2011
・Rubenstein, J. L.：Annual Research Review：Development of the cerebral cortex：implications for neurodevelopmental disorders. J. Child Psychol. Psychiatry., 52：339-355, 2011

第3章 神経系の発生と分化

5 成長円錐の走行制御と神経回路形成

　神経系に存在するニューロン（神経細胞）は，複雑ではあるがきわめて秩序だった細胞同士の結合（神経回路）を介して情報のやりとりをしている．発生過程において，ニューロンは軸索伸長・経路選択・標的選択・シナプス形成という一連の過程を経ることにより神経回路を形成する（概念図）．この過程では軸索の先端に存在する成長円錐が重要な働きをしている．また，一度つくられた神経回路は固定されたものではなく，その後の修正過程を経ることにより最終的に完成する．

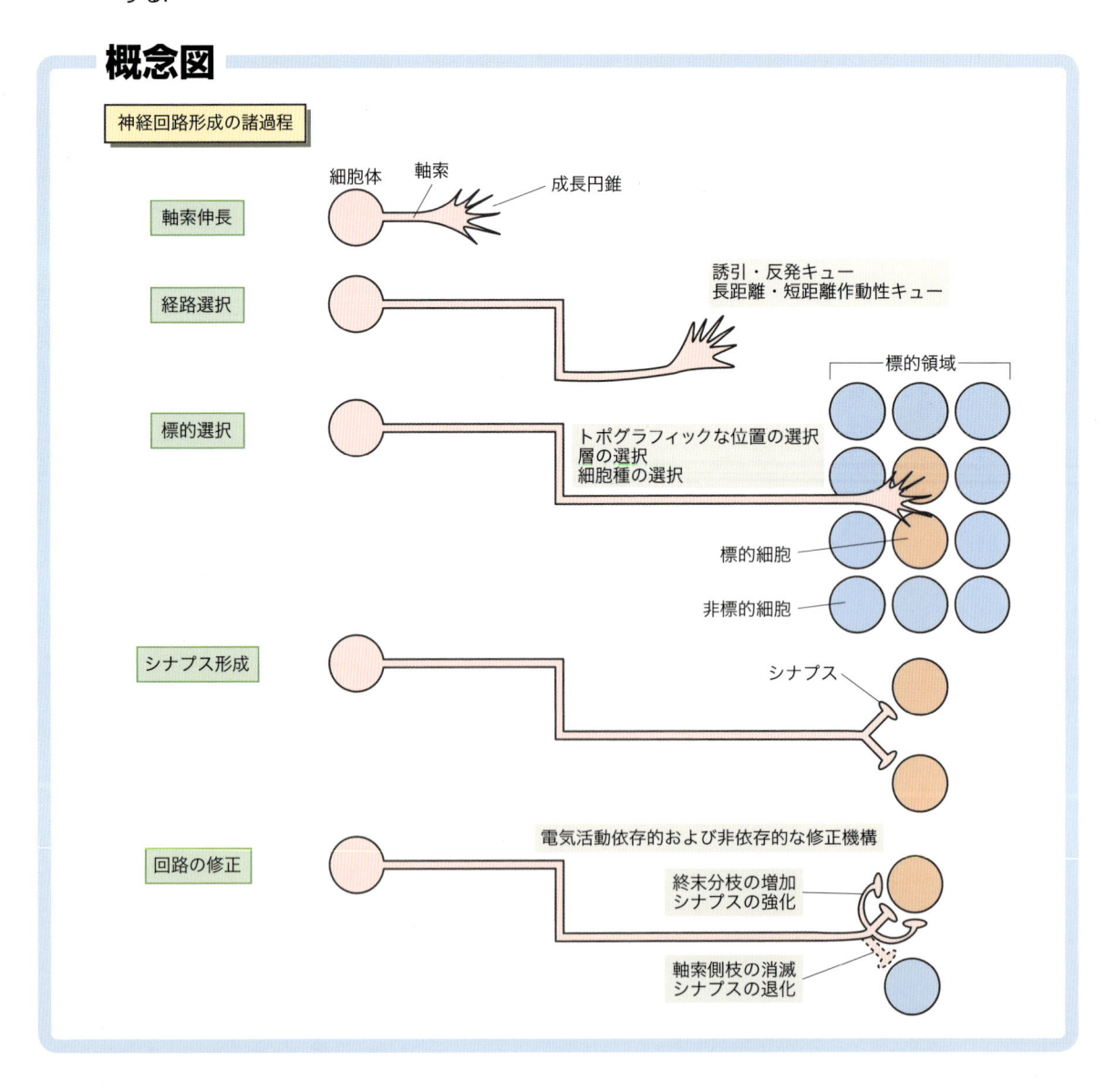

概念図

神経回路形成の諸過程

- 軸索伸長 — 細胞体／軸索／成長円錐
- 経路選択 — 誘引・反発キュー／長距離・短距離作動性キュー
- 標的選択 — トポグラフィックな位置の選択／層の選択／細胞種の選択／標的領域／標的細胞／非標的細胞
- シナプス形成 — シナプス
- 回路の修正 — 電気活動依存的および非依存的な修正機構／終末分枝の増加　シナプスの強化／軸索側枝の消滅　シナプスの退化

A 成長円錐の構造

軸索／微小管／C-ドメイン／P-ドメイン／成長円錐／フィロポディア／ラメリポディア／F-アクチン

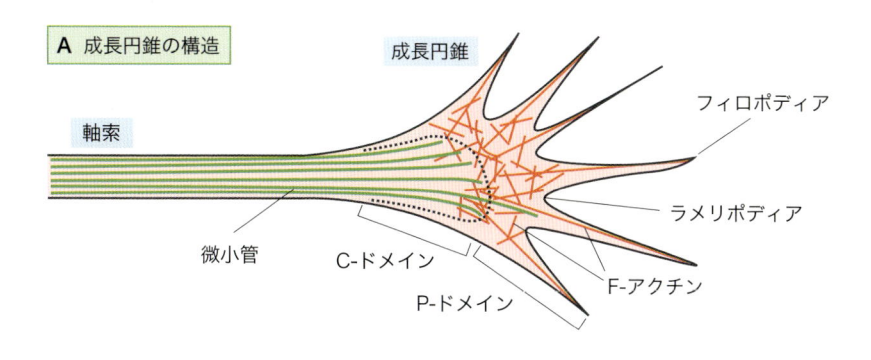

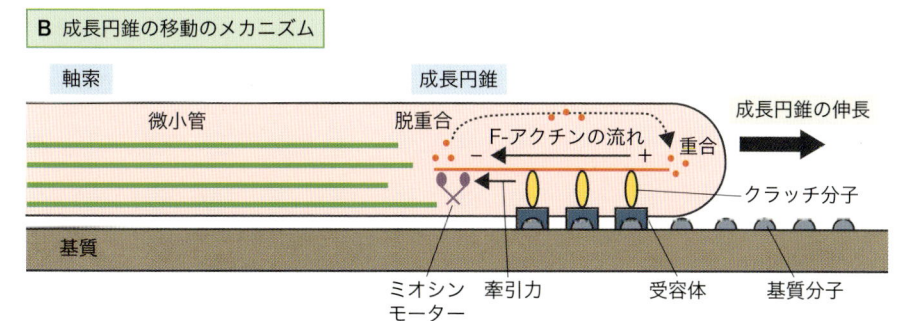

B 成長円錐の移動のメカニズム

軸索／微小管／成長円錐／脱重合／F-アクチンの流れ／重合／成長円錐の伸長／クラッチ分子／受容体／基質分子／牽引力／ミオシンモーター／基質

●図3-22　成長円錐の構造および移動のメカニズム
詳細は本文参照

　ニューロンは長く軸索を伸ばして別のニューロンの細胞体・樹状突起とシナプス結合をつくることにより神経回路を形成している．脳神経系では膨大な数の神経回路が正確に秩序だったネットワーク（神経回路網）を構築しており，これがさまざまな脳機能の発現を可能にしている．複雑な神経回路がどのように形成されるのかという問題は，発生生物学的観点からも興味深いものであり，完成した脳の機能解明の1つのアプローチにもなる．ここでは神経回路の形成機構に関するこれまでの知見を紹介する．

　神経回路の形成過程は概念図に示すようにいくつかのステップに分けられる．最終分裂を終えてニューロンに分化した細胞は軸索を伸長させる（軸索伸長）．軸索は脳内に存在するさまざまなキュー（手がかり）を認識し，決められた道筋に沿って走行する（経路選択）．軸索は標的領域にたどり着くと，その中から結合すべき相手の細胞（標的細胞）を選択する（標的選択）．そして，標的細胞とシナプス結合を形成し神経回路をつくる（シナプス形成）．その後，一度形成された神経結合が修正されて最終的に正確な神経回路が完成する（回路の修正）．

> **MEMO**
> 神経回路形成は，軸索伸長・経路選択・標的選択・シナプス形成・回路修正の過程に分けられる．

1　軸索の伸長および経路選択[1)2)]

　細胞分裂により生じたニューロンは最初は球形をしているが，その後，複数の突起を伸ばしはじめ，その中の1本が軸索に分化し，残りが樹状突起になる．伸長する軸索（樹状突起）の先端には，成長円錐と呼ばれる特殊化した構造が認められる（図3-22A）．成長円錐は扁平なP-ドメイン（周辺部）と厚みのあるC-ドメイン（中央部）に区分され，P-ドメインはさらにシート状のラメリポディア（葉状仮足）と，針状のフィロポディア（糸状仮足）より構成される．内部には細胞内骨格として，微小管がC-ドメインに，アクチン単量体が重合したアクチンフィラメント（F-アクチン）がP-ドメインに分布する．成長円錐の前進運動は次のような分子メカニズムで説明される（クラッチモデル）（図3-22B）．

第3章-5　成長円錐の走行制御と神経回路形成

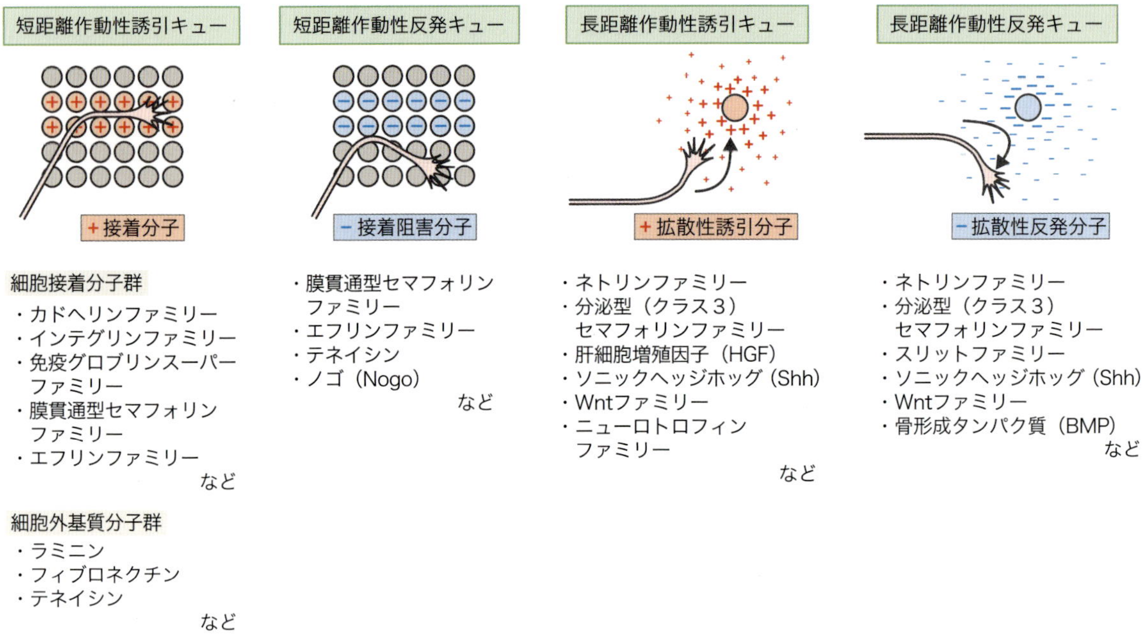

●図3-23　成長円錐を誘導するキューおよびそれを担う分子
詳細は本文参照

P-ドメインのF-アクチンはそのプラス端が先端部に向くように配向しており，先端部ではアクチンの重合，基部では脱重合が起きる．同時に，F-アクチンは基部に存在するミオシンモーターにより定常的に後方に引っ張られており（アクチン後方移動），これが成長円錐の動力源となる．成長円錐が停止しているときは，F-アクチンを構成する個々のサブユニットは流れているがフィラメント全体としては動きがなく空回り状態になっている．基質上に細胞接着分子や細胞外基質分子が存在し，それに成長円錐表面の受容体が結合し，さらに受容体がクラッチ分子によってF-アクチンと結合して複合体を形成すると，アクチン後方移動が妨げられ，先端部の重合によりF-アクチンが前方に突出する．F-アクチンと微小管は相互作用すると考えられ，F-アクチンと連動して微小管が前方に移動し，成長円錐全体が前方に移動する．

MEMO

成長円錐は軸索の先端に存在して軸索を適切な方向に導く働きをしている．

成長円錐は自律的に移動する能力を有しているが，同時に環境に存在するさまざまなキューを検知することが可能で，これらに応答して自らの移動方向を決定し，正しい経路を選択して軸索を標的領域まで先導していく能力も備えている．脳内には成長円錐を誘導するさまざまなキューが用意されている．これまでに数多くのキューが発見され，それを担う分子の同定も急速に進んだ．これらは成長円錐の応答性により誘引性と反発性に，作動する距離により短距離作動性と長距離作動性に分けられる（図3-23）．

短距離作動性誘引キューは，細胞表面あるいは細胞外基質に存在し，接触により成長円錐の伸長を促す．この種のキューは，将来の伸長経路上の細胞表面あるいは細胞外基質に発現して成長円錐を決められたルートに沿って走らせたり，また，先行する軸索表面に発現して，後続の軸索に対して神経束をつくらせて先行する軸索と同じ経路をたどらせる働きをしている．短距離作動性反発キューは，同様に接触依存的に働くが，逆に成長円錐の伸長を阻害する方向に作用し，しばしば成長円錐の縮退を引き起こす．この種のキューは侵入すべきでない領域に発現して軸索が正しい経路からそれないように制御していると考えられる．

長距離作動性キューは，発生源から遠く離れた広範

囲の領域で作用し，発生源から分泌されて拡散する分子を介するものである（分泌型の分子でも分泌細胞周囲にとどまる場合もあるので長距離と短距離の区別はしばしばあいまいである）．長距離作動性誘引キューは，標的・中間標的領域から分泌される拡散性誘引分子の濃度勾配により，濃度の高い（発生源に近づく）方向に成長円錐を誘導するものである．長距離作動性反発キューは，逆に，拡散性反発分子の濃度勾配により濃度の低い（発生源から遠ざかる）方向に成長円錐を誘導するものである．

現在のところ，前述の4種類のカテゴリーに属する複数のキューが，時間的・空間的に規則正しく配置されることが，軸索の走行経路の選択に重要であると考えられている．さらに，キューを受け取る成長円錐の側も，誘導分子の受容体の発現制御やシグナル伝達機構の調節などを介して，キューに対する応答性のON/OFF，正・負を選択し，それを巧みに切り替えることにより，どのキューにどのように応答すべきか選択していると考えられる．2000年代後半から in vitro の実験系を用いた研究からガイダンスキューの受容から成長円錐の伸長方向制御に至る細胞内メカニズムの実体が急速に明らかになりつつある[3) 4)]．ガイダンス分子が成長円錐表面の受容体に結合すると，誘引性・反発性いずれの場合にも，細胞外からのCa^{2+}の流入により細胞質Ca^{2+}濃度が局所的に上昇する．このCa^{2+}シグナルが小胞体からの二次的Ca^{2+}放出を伴う場合には成長円錐の誘引を引き起こすのに対し，小胞体由来のCa^{2+}放出を伴わない場合には成長円錐の反発を引き起こす．小胞体Ca^{2+}チャネルの活性は環状ヌクレオチドであるcAMPとcGMPにより正と負にそれぞれ制御され，cAMP濃度が高い場合には成長円錐は誘引性の反応，cGMP濃度が高い場合には反発性の応答を示す．また，Ca^{2+}シグナル下流で誘引・反発反応を駆動するシグナル伝達機構に関する知見も蓄積している．低分子量GTP結合タンパク質（Rho，Cdc42，Rac など）を介する細胞骨格系の再編成，細胞接着の制御，局所的なタンパク質合成と分解，さらには，膜トラフィッキング（誘引キューによるエクソサイトーシスと反発キューによるエンドサイトーシス）が重要な働きをすることが明らかになってきている．

> **MEMO**
> 成長円錐を誘導するキューには，長距離作動性・短距離作動性にそれぞれ誘引・反発キューの4種類がある．

2 標的の選択およびシナプス形成[5)]

1）トポグラフィックな回路形成

正しい経路を選択して伸長してきた成長円錐は，標的領域に侵入して膨大な数のニューロンの中からシナプス結合をつくるべき標的細胞をみつけ出さなければならない．標的の選択にはいくつかの種類がある．一般に神経回路は多数のニューロンの集団同士の結合により構成され，このとき起始細胞間の位置関係が標的細胞間でも保存されるような（トポグラフィックな）結合の対応関係をもつことが多い．例えば，魚類・鳥類などでは網膜で受け取った視覚情報は神経節細胞の軸索である視神経により反対側の上丘（視蓋）に伝えられるが，視神経は網膜上の位置関係が上丘でも保たれるように結線されている（図3-24A）．トポグラフィックな回路形成の場合，成長円錐が起始細胞の位置情報にしたがって対応する標的細胞を正確にみつける必要がある．この他，脳の多くの領域は異なる種類の細胞が層状に積み重なった構造をとっており，成長円錐は標的細胞の存在する層を選択する必要がある．また，標的細胞の存在する位置を選択した後も，混在する標的細胞と非標的細胞を区別する必要もある．さらに，標的細胞の細胞体あるいは樹状突起のどの部位にシナプスをつくるのかといった問題も存在する．

標的選択のメカニズムについては，前述の網膜−上丘（視蓋）系，大脳皮質の層特異的神経回路，無脊椎動物ではショウジョウバエの神経−筋結合などのモデル系で研究が進んできており，現在のところ，経路選択と同じように長・短距離の誘引・反発キューである程度までは説明できると考えられている．網膜−上丘系を例にとると（図3-24B），網膜神経節細胞とその成長円錐には受容体型チロシンキナーゼephファミリーのephA3が側頭部で強く鼻側部で弱くなるように勾配をもって発現している．一方，上丘ではリガンド分子のephrin A2およびephrin A5が後部で強く前部で弱く発現している（A2とA5の発現パターンは若干異

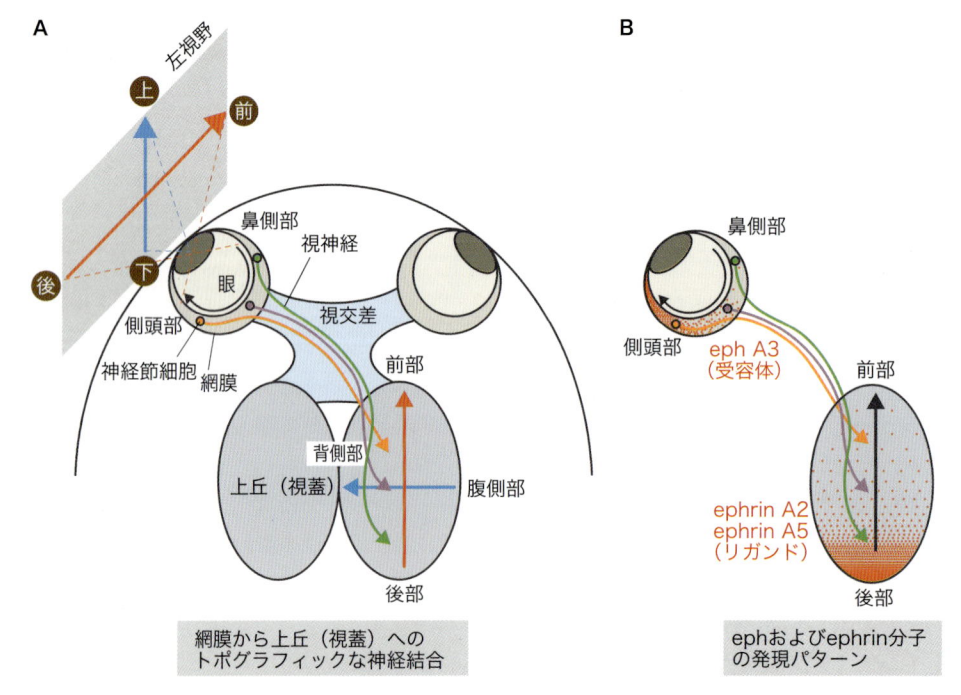

●図3-24　網膜から上丘（視蓋）へのトポグラフィックな神経回路の形成

なる）．ephrinは側頭部網膜由来の成長円錐を反発することにより，これらの軸索を上丘前部に留めるように働くのではないかと示唆されている．さらに，もう一方の直交軸である背腹軸に関するトポグラフィーの形成については，ephrin BとephB間の誘引性の相互作用が関与することが示唆されている．ただ，ephrin-ephの相互作用だけでどの程度までトポグラフィックな標的選択を説明できるかどうかは不明である．

2）シナプス結合の形成機構

標的細胞を選択した後，成長円錐が標的細胞と結合しシナプスを形成することにより神経回路ができてニューロン間の情報伝達が行えるようになる．シナプス結合の形成機構は未解明な部分が多いが，神経-筋接合部での研究が比較的進んでいる．培養下では運動神経の成長円錐は筋肉に接触すると数分で機能的なシナプスをつくることが知られているが，実際にシナプスの構造が形成されるにはしばらく時間がかかる．シナプスが形成されるときには，伝達物質であるアセチルコリンに対する受容体がシナプス後部に集積することが必要であるが，この集積過程には，運動神経終末より放出されるアグリンおよび筋肉に発現するMuSK

と呼ばれる受容体型チロシンキナーゼが重要であることが報告されている．

中枢神経系では，ニューロンの軸索は標的となるニューロンの樹状突起，その中でもスパインと呼ばれる棘状に隆起した構造に，シナプスを形成する場合が多い．伸長してきた軸索の成長円錐と標的の樹状突起が接触するとその部分がシナプスに分化する．発達期の樹状突起には樹状突起フィロポディアと呼ばれる針状の構造体が密に分布し，高い運動性を示しながら発生・消滅を繰り返している．樹状突起フィロポディアはスパインの原型であるとされ，末端の成長円錐だけでなく途中の軸索と接触することにより，シナプスが形成され，フィロポディアはスパインに移行していくと考えられている[6)7)]．

また，中枢神経系でのシナプス形成の分子機構が急速に明らかになってきている（図3-25）．軸索（成長円錐）と樹状突起，その後のシナプス前部と後部の接着には，カドヘリンファミリーや免疫グロブリンスーパーファミリーの細胞接着分子が働いている．さらに，シナプスオーガナイザーと呼ばれる，シナプス間隙に発現してシナプスの分化を誘導する分子が多数見出されている[8)]．シナプスオーガナイザーは，シナプス前

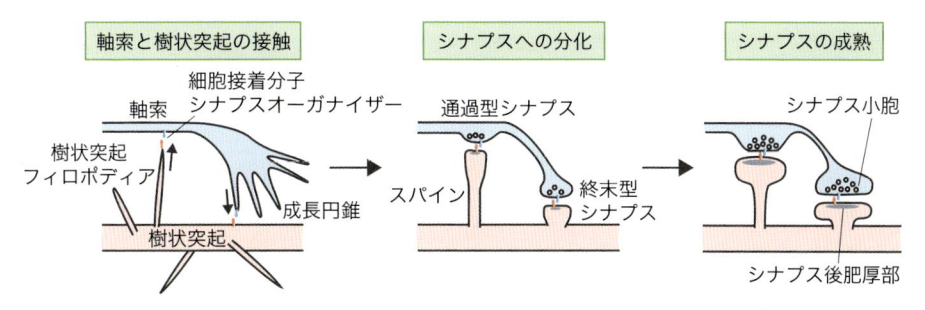

●図3-25 シナプスの形成過程
高い運動性をもつ成長円錐と樹状突起フィロポディアが周囲を探索し，相手方である樹状突起や軸索と接触し，細胞接着分子を介して互いに接着する．接着面に存在する分子複合体であるシナプスオーガナイザーが，軸索側にシナプス前部を，樹状突起側にシナプス後部の構造を分化誘導し，その後シナプスが成熟していく．細胞接着分子としては，カドヘリン，免疫グロブリンスーパーファミリー分子がある．シナプスオーガナイザーには，シナプス前膜と後膜に発現する細胞接着分子のペアとして，ニューレキシン/ニューロリジン，ニューレキシン/LRRTM，LAR/ネトリンGリガンド，ephrinB/ephB，SynCAM/SynCAMなどがある．また，Clbn1，Narp，Wnt，FGFなどの分泌型分子もシナプスオーガナイザーを構成する

部と後部の膜表面に発現して相互に結合する細胞接着分子のペアで構成される場合と，分泌型分子とそれと相互作用する膜表面分子で構成される場合がある．また，シナプス前部から後部，後部から前部，あるいは双方向にシナプス分化を誘導するものに分けられる．オーガナイザーの中でも典型例で最も研究が進んでいるのが，シナプス前部のニューレキシンと後部のニューロリジンである[9]．ニューロリジンは軸索表面のニューレキシンを凝集させてシナプス前部の分化を誘導し，逆に，ニューレキシンは樹状突起表面のニューロリジンの凝集を介してシナプス後部の分化を誘導する能力をもつ．両分子の遺伝子変異と自閉症などの精神疾患との関連が報告されており，両分子がシナプスの形成と機能発現に重要な役割を果たしていると示唆されている．

3 神経回路の修正

これまで述べてきたように，軸索伸長・経路選択・標的選択・シナプス形成と一連の段階を経て神経回路はひとまず形成される．しかし，この時期の神経回路は未熟で間違いも多い．一度できた神経回路は，固定されたものではなく，その後の発達過程で修正されてしだいに完成する[10]．

神経回路の修正は，間違った結合・過剰な結合の退化だけでなく，正しい結合の強化という方向でも引き起こされる．神経結合の退化は，結合を担う起始細胞の死による場合もあるとされるが，細胞死までは至らずに異所性に投射した軸索側枝が消滅することにより引き起こされる場合の方が多いとされている．一方，神経結合の強化は軸索終末の分枝の増加を伴ったシナプス結合の強化によると考えられている．

MEMO

神経回路は結合の退化および結合の強化により修正される．

神経回路の修正機構はいくつかのモデル系で研究されてきており，中でも哺乳類視覚系での研究が多くの知見をもたらしている．両眼で受容した視覚情報は，視神経を介して間脳の外側膝状核の異なる層でそれぞれ中継された後に大脳皮質一次視覚野に入る．最初，左右の眼からの入力（左右の眼の情報を中継する外側膝状核の軸索）は視覚野内で混在しているが，軸索の側枝の退化および分枝の増加により，しだいに両眼の入力が分離して眼優位性カラムが形成される（図3-26）．カラムが形成される時期に単眼を遮蔽して動物を飼育すると非遮蔽眼由来のカラムが大きくなることから，外部の環境が神経結合の発達に影響を与えうることが示された．その後，両眼の視覚入力が全くない状態で飼育してもカラムが形成されること，神経活動をフグ毒であるテトロドトキシンでブロックするとカ

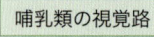

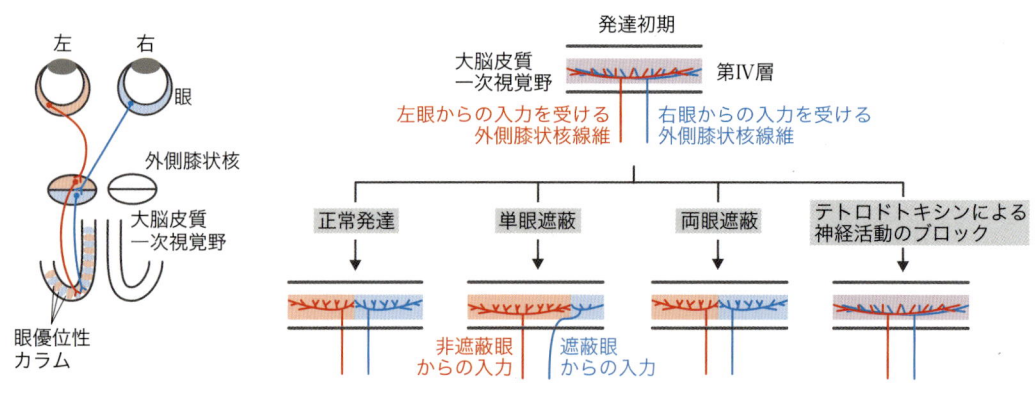

●図3-26　哺乳類視覚系における眼優位性カラムの形成
詳細は本文参照

ラムができないことから，視覚入力は必須ではなく，自発的な電気的活動がカラムの形成に十分であると考えられている．その後，実際に近接する網膜神経節細胞が相関をもって発火することが示され，自発発火パターンによりカラムが形成されるモデルが立てられている．ただ，両眼を摘出した動物においてもカラムが形成されるという報告もあり，今後の研究の進展が待たれるところである．

　この他にもいくつかの系で神経回路の修正機構が研究されていて，回路の修正には遺伝的な要因だけでなく後天的な環境に由来する要因が重要であることが示唆されている．これには電気的活動の高い結合が強化され活動の低い結合が弱められるという活動依存的なメカニズムが関与するのではないかと考えられている．外部の環境が神経活動に影響を与え，神経活動に応じて神経回路が自らを自己組織化していくという考え方は魅力的であり，このようなメカニズムは神経回路の形成過程だけでなく，学習あるいは記憶の基盤ともなっているのではないかと推測されている．

（玉田篤史，村上富士夫）

■ 文 献 ■

1) Raper, J. A. & Tessier-Lavigne, M.：Growth cones and axon pathfinding.『Fundamental Neuroscience, Chapter 18』(Squire, L. et al./ed.), pp519-546, Academic Press, 1999

2) Tessier-Lavigne, M. & Goodman, C. S.：The molecular biology of axon guidance. Science, 274：1123-1133, 1996

3) Lowery, L. A. & Van Vactor, D.：The trip of the tip：understanding the growth cone machinery. Nat. Rev. Mol. Cell. Biol., 10：332-343, 2009

4) Tojima, T. et al.：Second messengers and membrane trafficking direct and organize growth cone steering. Nat. Rev. Neurosci., 12：191-203, 2011

5) Lichtman, J. W. et al.：Synapse formation and elimination.『Fundamental neuroscience, chapter19』(Squire, L. et al./ed.), pp547-580, Academic Press, 1999

6) Ziv, N. E. & Smith, S. J.：Evidence for a role of dendritic filopodia in synaptogenesis and spine formation. Neuron, 17：91-102, 1996

7) Yoshihara, Y. et al.：Dendritic spine formation and stabilization. Curr. Opin. Neurobiol., 19：146-153, 2009

8) Siddiqui, T. J. & Craig, A. M.：Synaptic organizing complexes. Curr. Opin. Neurobiol., 21：132-143, 2001

9) Sudhof, T. C.：Neuroligins and neurexins link synaptic function to cognitive disease. Nature, 455：903-911, 2008

10) Katz, L. C. & Shatz, C. J.：Synaptic activity and the construction of cortical circuits. Science, 274：1133-1138, 1996

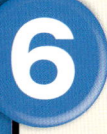

6 神経発達と臨界期

　臨界期（critical period）とは感覚の処理機能やその統合，運動機能など脳の高次機能の獲得に重要な発達中の期間のことで，この期間は成熟後の脳と比べて可塑性が高く，学習能力が高いと考えられる．臨界期は，さまざまな哺乳類の視覚系，体性感覚野をはじめ，トリの歌の学習や幼児の言語，音楽，スポーツの習得に至るまで幅広くみられる．臨界期における高い神経の可塑性は，脳神経回路やシナプスの形成と深く関わっている．本項では，齧歯類の視覚系における臨界期について，シナプスおよび神経回路形成とその分子制御機構を紹介する（概念図）．

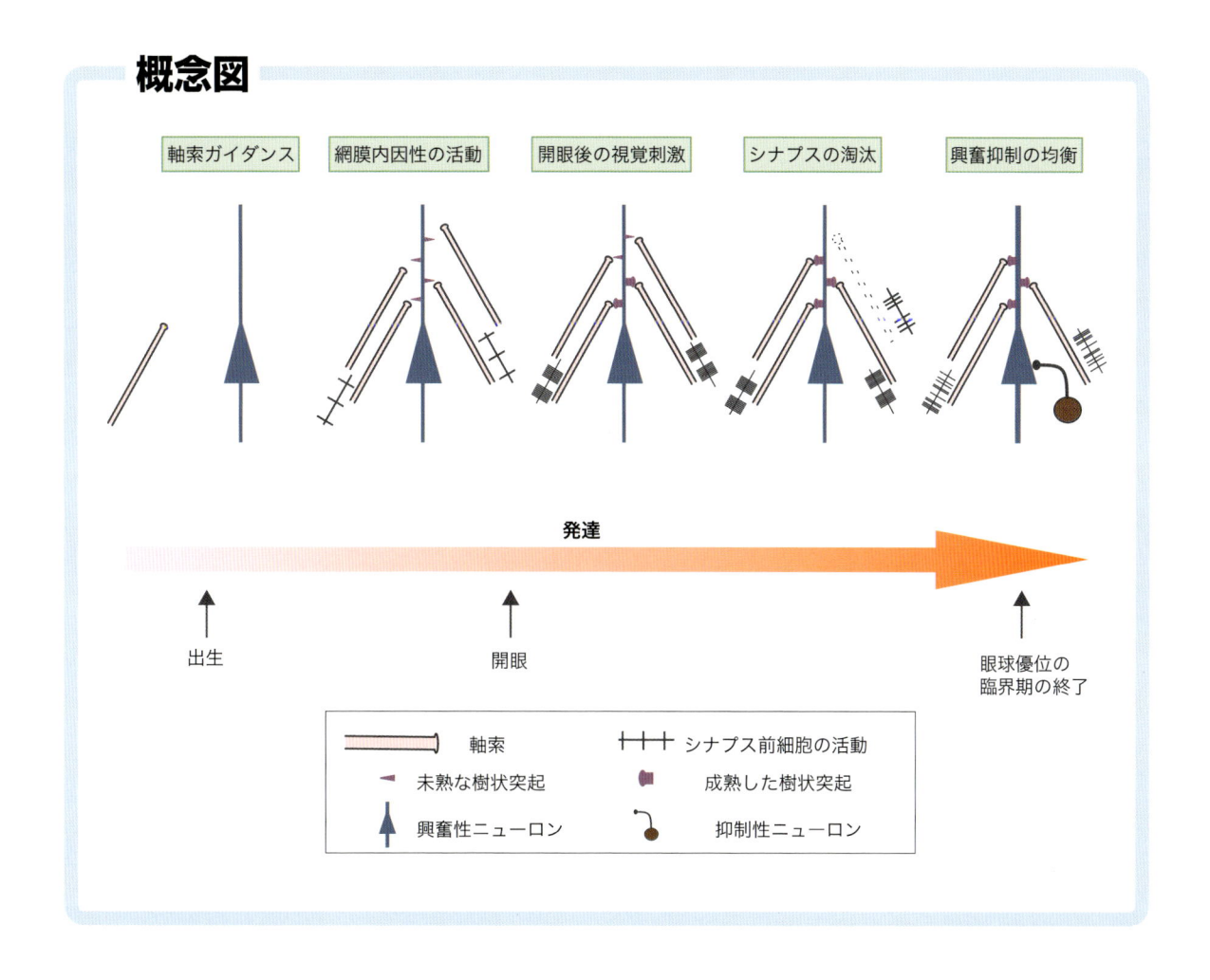

概念図

軸索ガイダンス　網膜内因性の活動　開眼後の視覚刺激　シナプスの淘汰　興奮抑制の均衡

発達

↑出生　↑開眼　↑眼球優位の臨界期の終了

凡例：
- 軸索
- シナプス前細胞の活動
- 未熟な樹状突起
- 成熟した樹状突起
- 興奮性ニューロン
- 抑制性ニューロン

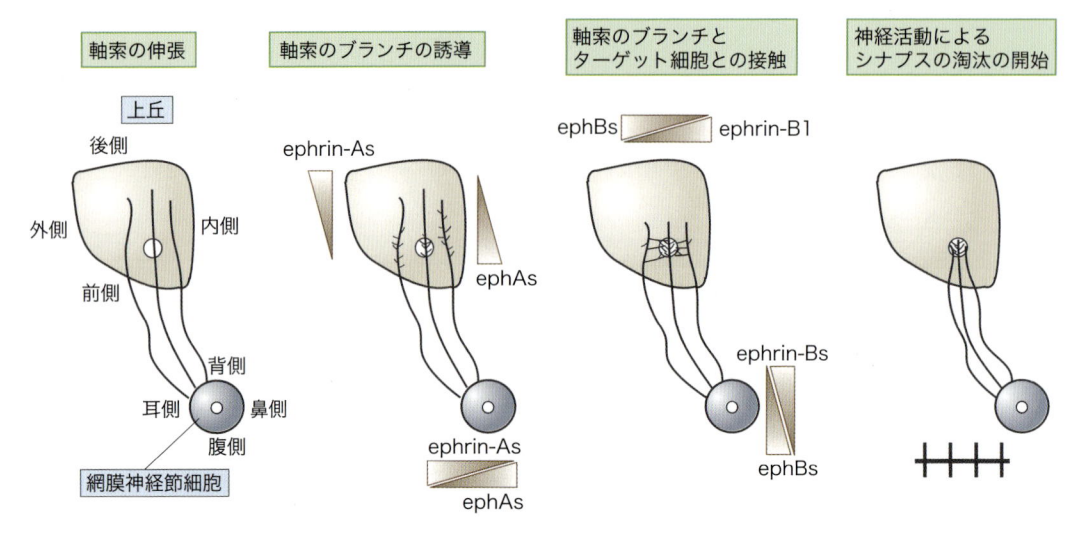

●図3-27 軸索ガイダンスと初期のシナプス活動
網膜神経節細胞は軸索を上丘へ伸張する．この際，始めは目標の細胞を超えるが，軸索の途中でブランチを出し，eph/ephrinの濃度勾配（▰）により目標の細胞と接合し，続いてアセチルコリンを介した網膜内在性の神経活動によりシナプスの成熟が始まる

　知覚系の発達の過程は，脳細胞の増殖・移動から軸索ガイダンス，シナプス形成と成熟およびその淘汰，神経回路としての統合，とりわけ興奮性と抑制性ニューロンのバランスなど多岐にわたる（概念図）．近年，分子生物学的手法や遺伝子組換えマウスを電気生理学的手法やin vivoのイメージング手法などの機能解析と組合わせることで，中枢視覚神経回路の発達と臨界期のメカニズムの理解が深まりつつある．以下の項目では，視覚中枢でのシナプスの形成，可塑性，そして臨界期の終了を取り上げる．

1 生後初期のシナプス形成

　中枢視覚経路は，投射されたイメージを神経活動に変換する網膜に始まり，視交叉を経て中脳の上丘へ至る経路と，視床の外側膝状体とシナプスを形成する経路が存在する（第6章-1）．外側膝状体ニューロンはさらに大脳皮質視覚野第Ⅳ層ニューロンへ投射する．
　マウスでは生後5～6日目までにeph/ephrinをはじめとする軸索ガイダンス分子により網膜神経節細胞から伸長した軸索が，上丘および外側膝状体のニューロンと接合する．eph/ephrinの発現には網膜，上丘，外側膝状体でそれぞれ濃度勾配があり，網膜で隣接する神経節細胞同士の配置とそれらが投射するシナプス後細胞の位置関係が保たれている（図3-27）[1]．大脳皮質でも同様の濃度勾配があるが多数のサブタイプが複雑な発現パターンを呈している．ephBはグルタミン酸受容体のNR1サブユニットと結合することが知られており，軸索ガイダンスからグルタミン酸シナプスにおける活動依存性シナプス形成が2つの違った過程ではなく，連続したプロセスであることを示唆する[2]．
　前述の初期シナプス形成は齧歯類では開眼前に起こり，光受容体を介した外界からの感覚刺激ではなく網膜内での内在的なリズムが神経節細胞を発火させ，活動の同期するシナプスが選別されて成熟し，他は淘汰される．この網膜内での内在的なリズムは，日齢7～10頃まではコリン作動性シナプスを介しており，網膜内で双極ニューロンと神経節細胞の接合が成熟するにつれてグルタミン酸作動性シナプスによって置換される[3]．

MEMO

初期のシナプス形成ではeph/ephrinを始めとする軸索ガイダンス分子が必要で，その濃度勾配により軸索はおおよその局在を決定し，続いてアセチルコリンを介した網膜内在性の活動によりシナプスの成熟および選択が始まる．

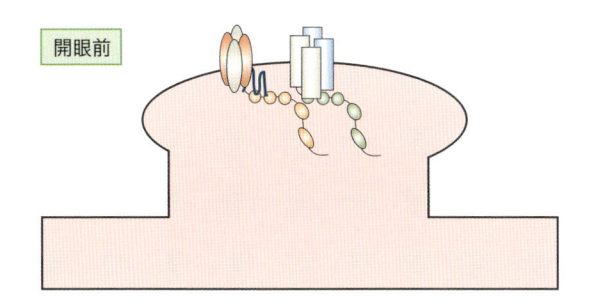

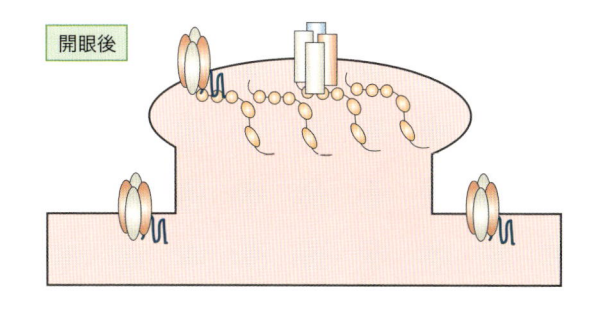

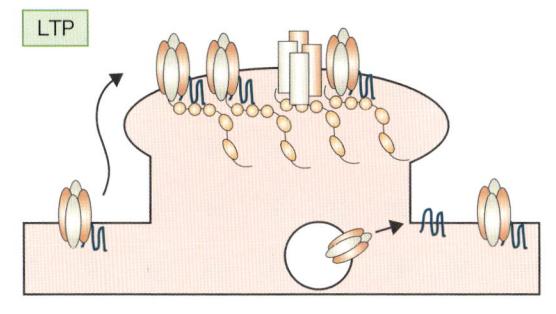

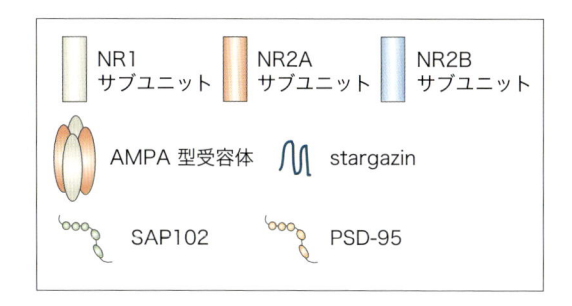

●図3-28　開眼時のグルタミン酸シナプスの変化
開眼前にはSAP102に裏打ちされたNR2Bを含むNMDA型受容体が主体で，開眼による視覚刺激の増加に伴いシナプスでPSD-95およびNR2Aを含むNMDA型受容体が増加する．さらに増加したシナプス活動は長期増強（long term potentiation：LTP）様の現象を呈しAMPA型受容体が膜表面に発現し，さらにstargazinによりシナプス内へ輸送される

2 視覚系の発達における グルタミン酸シナプスの変化

1）NMDA型受容体とAMPA型受容体

　視覚系の興奮性シナプスではグルタミン酸受容体が最も重要であるが，この中でNMDA（N-methyl-D-aspartate）型受容体はヘテロ四量体で2つのNR1サブユニットと2つのNR2サブユニットにより形成される．生後2週間はNR1/NR2Bサブユニットよりなる受容体が主であるが徐々に減少して，NR1/NR2A/NR2Bサブユニットによる受容体，そして最終的にはNR1/NR2Aサブユニットによる受容体に置き換わる（図3-28）．この置換はマウスの開眼と時期的に一致しており，シナプス活動の増加と関連している[4]．

　また，開眼後から臨界期にかけてAMPA（alpha-amino-3-hydroxy-5-methylisoxazole-4-propionate）型受容体がシナプスで増加することが，上丘，外側膝状体，大脳皮質視覚野のすべてで確認されている．AMPA型受容体は主にNMDA型受容体を介したシナプスの活動状態に応じてその局在を変化させ，活動が低いときには細胞内またはシナプス外の細胞表面に存在し，活動が上がるとシナプス内の膜表面に局在することが知られている．特にAMPA型受容体が細胞内にある状態をサイレントシナプスと呼び，NMDA型受容体を介して流入する樹状突起内でのCa^{2+}の濃度変化に応じて，細胞表面に挿入されたり細胞膜内へ取り込まれたりする．AMPA型受容体のGluR1サブユニットは，長期増強時はカルモジュリン依存性キナーゼⅡやプロテインキナーゼAによりリン酸化されることでシナプス膜上に局在する．一方，GluR2サブユニットは長期抑制時にホスファターゼにより脱リン酸化されることでGRIPやPICKと結合し，これらのタンパク質がさらにAP-2やNSFというエンドサイトーシスに関わるタンパク質と結合することでシナプス膜表面から除去される．詳細なメカニズムは**第5章-4**，あるいは他の総説[5]を参照されたい．上丘では，開眼前に比べて開眼後にはサイレントシナプスが減少する一方でAMPA型受容体がシナプス内に挿入される．外側膝状体でも同様に，1つの網膜神経節細胞によって刺激を受けるシナプス後細胞でのAMPA型受容体によるシナ

プス電位が開眼に伴って増強する．また，臨界期に暗室で育てられたマウスの視覚皮質では，GluR2サブユニットの脱リン酸化が起こり，外界からの視覚刺激を遮断されると長期抑制様の現象が生じると考えられる．

2）PSD-95

以上のNMDA型およびAMPA型のグルタミン酸受容体の発達中の変化は，活動依存性のシナプス形成の重要性を反映している．シナプス内でのグルタミン酸受容体はPSD（postsynaptic density）と呼ばれる100種類以上のタンパク質よりなる構造に局在している．PSDに豊富に存在するPSD-95と呼ばれるタンパク質はPDZドメインでNMDA型受容体と結合し，またstargazinを介してAMPA型受容体とも間接的につながっている．またPSD-95は，SynGAP, ErbB, fyn, nNOS, SPAR, Kalirin, neuroliginなどのシナプス形成やシナプス後細胞での情報伝達に関連したさまざまなタンパク質や，GKAP, Criptなどの足場タンパク質と直接結合する．PSD-95は，シナプス伝達においても長期増強および抑制を調節する役割がある．PSD-95は開眼から6時間以内に中枢視覚系のシナプスで増加し，それはNR1/NR2BからNR1/NR2AへのNMDA型受容体サブユニットの置換と同じタイミングで起こる．またAMPA型受容体の増加を促進する（図3-28）[6]．NR2AサブユニットがPSD-95との親和性が強いのに対してNR2BはPSD-95と相同性の高いSAP102と親和性が強く，またSAP102は生後直後から開眼前まで徐々に発現量が増加し，その後は発現量が漸減するので，PSD-95とSAP102という2つのPSDタンパク質がNMDA型受容体のサブユニット置換を制御すると考えられる．

開眼時に視覚中枢ニューロンで起こるPSD-95タンパク質のシナプスへの輸送は，脳由来神経栄養因子（brain derived neurotrophic factor：BDNF）とその受容体TrkBにより制御されている．まずTrkBはホスフォリパーゼC（PLCγ）を介してさらにその下流のプロテインキナーゼC（PKC）を賦活化し，さらにPKCはパルミチン酸化酵素ZDHHC8をリン酸化する[7]．PSD-95はZDHHC8によりパルミチン酸化修飾を受けることで細胞内輸送小胞膜へ付着することが可能になる．さらにBDNFはPI3キナーゼを介して小胞輸送を賦活化することにより，PSD-95を細胞体から

シナプス後膜へ移動させる[8]．

以上の開眼時のグルタミン酸受容体およびPSDタンパク質の変化は，開眼前の網膜が起こす内在的なリズムから，開眼後に外界から網膜に投影されるイメージが起こす神経活動パターンが，シナプスのさらなる成熟および選択を促進させる過程を反映していると考えられる．また，増加した神経活動は開眼後から次に述べる臨界期にかけて，プロテインキナーゼA, MAPキナーゼなどを介してCREBなどの転写因子に働きかけ，mRNAおよびタンパク質合成も増加させる．

MEMO

シナプスの活動はグルタミン酸受容体を介して行われ始め，開眼を機に外界からのパターンヴィジョンが網膜を刺激することでシナプスのさらなる成熟が起こる．この過程でグルタミン酸受容体やPSDタンパク質の局在がダイナミックに変化し，さらにさまざまな細胞内シグナルカスケードやmRNA合成を活性化する．

3 臨界期およびその終了

1963年にヒューベルとウィーゼルは，仔ネコの片眼を縫合して視覚情報を一時的に遮断した後再び開眼し，一次視覚皮質ニューロンでは遮断されていた眼からの入力への反応性が可逆的に消失することを示した（図3-29）．一次視覚野には，両眼からの入力が競合しながら収束しており，知覚剥奪された眼からの反応が減少し処置を受けなかった眼からの反応が優位になる可塑的な変化を眼球優位可塑性（ocular dominance plasticity）と呼ぶ[9]．さらに片眼の知覚剥奪が一定の時期を越えて行われると変化が不可逆的に残ることを発見し，この時期を過ぎた後に片眼の知覚剥奪を行っても，幼若期と異なり前述の可塑性が起こらないことを明らかにした．このような発達中の可塑性が高い期間を臨界期（critical period）と呼ぶ．

近年，多光子励起レーザー顕微鏡を用いたin vivoでのラットの視覚野皮質ニューロンの観察により，臨界期の動物では多数の樹状突起フィロポディアが伸張退縮を繰り返すのに対し，成熟した動物では大半がより安定した構造である樹状突起スパインであることが明らかになった[10]．この変化は，臨界期に神経活動がシ

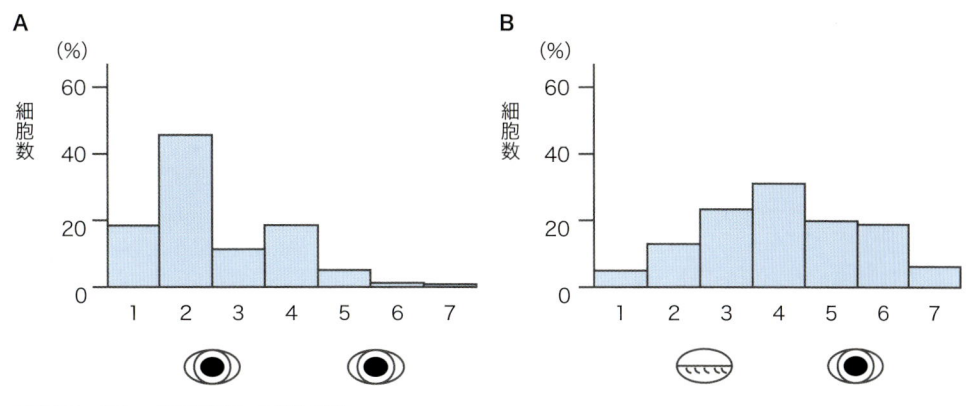

● 図3-29　眼球優位の臨界期
両眼からの視覚刺激に反応する両眼領域の個々のニューロンの活動を7段階に評価（1：対側のみへの反応，4：両側に同程度に反応，7：同側のみへの反応）すると，正常では対側眼からの刺激へ反応する細胞（1～3）が多い（A）．対側眼を縫合し3日間知覚剥奪を行い再び両眼を開いた状態で記録を行うと，対側眼の刺激に反応する細胞数が減少する一方，同側眼への刺激に反応する細胞数が増加する（B）

ナプス形成，成熟，淘汰する過程を反映していると考えられる．

　齧歯類の視覚野では，対側視野からの投射のみを受ける単眼領域（monocular zone）と両眼からの投射を受ける両眼領域（binocular zone）があり，両眼領域では，眼球優位可塑性の臨界期があることが確認されている．臨界期の終了のメカニズムは複雑であるが，遺伝子操作マウスや薬理的阻害剤を用いた研究により，臨界期の終了にはBDNFにより成熟するGABA作動性の抑制性ニューロンが視覚野の神経回路に組み入れられることが重要であることがわかった[11]．

　この他にも臨界期の終了に関わっている要因の候補として，いくつかの機序が報告されている．まず，成人脳の抑制性ニューロンでは，perineuronal netと呼ばれる細胞体や樹状突起を取り囲む細胞外間質のコンドロイチン硫化プロテオグリカンが増加し，興奮と抑制のバランスを調節すると考えられる[12]．また，髄鞘（ミエリン）形成も重要で，特に髄鞘タンパク質の受容体であるNgR1やPirBが，神経突起の成長を抑制する[13) 14)]．さらに，発達中にはコリン作動性シナプスが神経可塑性を高めるが，成長とともにLynx1と呼ばれるアセチルコリン受容体を阻害する内在性のタンパク質の発現が増加し，視覚野での臨界期終了を制御する[15]．

> **MEMO**
>
> 大脳視覚野の両眼領域で片眼知覚剥奪により起こる臨界期には，前述の興奮性シナプスの変化のほか，抑制性ニューロンがネットワークに組み入れられ，興奮と抑制のバランスが取れることが臨界期の終了に必須と考えられている．

（吉井　聡）

■ 文　献 ■

1) McLaughlin, T. & O'Leary, D. D.：Molecular gradients and development of retinotopic maps. Annu. Rev. Neurosci., 28：327-355, 2005
2) Dalva, M. B. et al.：EphB receptors interact with NMDA receptors and regulate excitatory synapse formation. Cell, 103：945-956, 2000
3) Blankenship, A. G. & Feller, M. B.：Mechanisms underlying spontaneous patterned activity in developing neural circuits. Nat. Rev. Neurosci., 11：18-29, 2010
4) van Zundert, B. et al.：Receptor compartmentalization and trafficking at glutamate synapses：a developmental proposal. Trends Neurosci., 27：428-437, 2004
5) Shepherd, J. D. & Huganir, R. L.：The cell biology of synaptic plasticity：AMPA receptor trafficking. Annu. Rev. Cell Dev. Biol., 23：613-643, 2007

6) Yoshii, A. et al.：Eye opening induces a rapid dendritic localization of PSD-95 in central visual neurons. Proc. Natl. Acad. Sci. USA, 100：1334-1339, 2003

7) Yoshii, A. et al.：TrkB and protein kinase M ζ regulate synaptic localization of PSD-95 in developing cortex. J. Neurosci., 31：11894-11904, 2011

8) Yoshii, A. & Constantine-Paton, M.：BDNF induces transport of PSD-95 to dendrites through PI3K-AKT signaling after NMDA receptor activation. Nat. Neurosci., 10：702-711, 2007

9) Hubel, D. H. et al.：Plasticity of ocular dominance columns in monkey striate cortex. Philos. Trans. R. Soc. Lond. B. Biol. Sci., 278：377-409, 1977

10) Holtmaat, A. & Svoboda, K.：Experience-dependent structural synaptic plasticity in the mammalian brain. Nat. Rev. Neurosci., 10：647-658, 2009

11) Huang, Z. J. et al.：BDNF regulates the maturation of inhibition and the critical period of plasticity in mouse visual cortex. Cell, 98：739-755, 1999

12) Pizzorusso, T. et al.：Reactivation of ocular dominance plasticity in the adult visual cortex. Science, 298：1248-1251, 2002

13) Syken, J. et al.：PirB restricts ocular-dominance plasticity in visual cortex. Science, 313：1795-1800, 2006

14) McGee, A. W. et al.：Experience-driven plasticity of visual cortex limited by myelin and Nogo receptor. Science, 309：2222-2226, 2005

15) Morishita, H. et al.：Lynx1, a cholinergic brake, limits plasticity in adult visual cortex. Science, 330：1238-1240, 2010

第4章

神経系の再生

❶ 成体脳室下帯におけるニューロン新生 ……………………144
❷ 成体脳海馬におけるニューロン新生 ………………………149
❸ 神経再生と細胞治療 …………………………………………154
❹ 脊髄損傷後の軸索再生制御機構の解明と
　 軸索再生促進へのストラテジー ……………………………162

第4章 神経系の再生

1 成体脳室下帯における ニューロン新生

　神経系を構成するさまざまな細胞は，神経幹細胞と呼ばれる共通の細胞から産み出される．哺乳類の脳室下帯および海馬歯状回では，成体になっても神経幹細胞が存在し，ニューロンの新生が継続して起こっている（概念図）．そのため，神経幹細胞を用いた神経疾患治療への応用が期待されている．

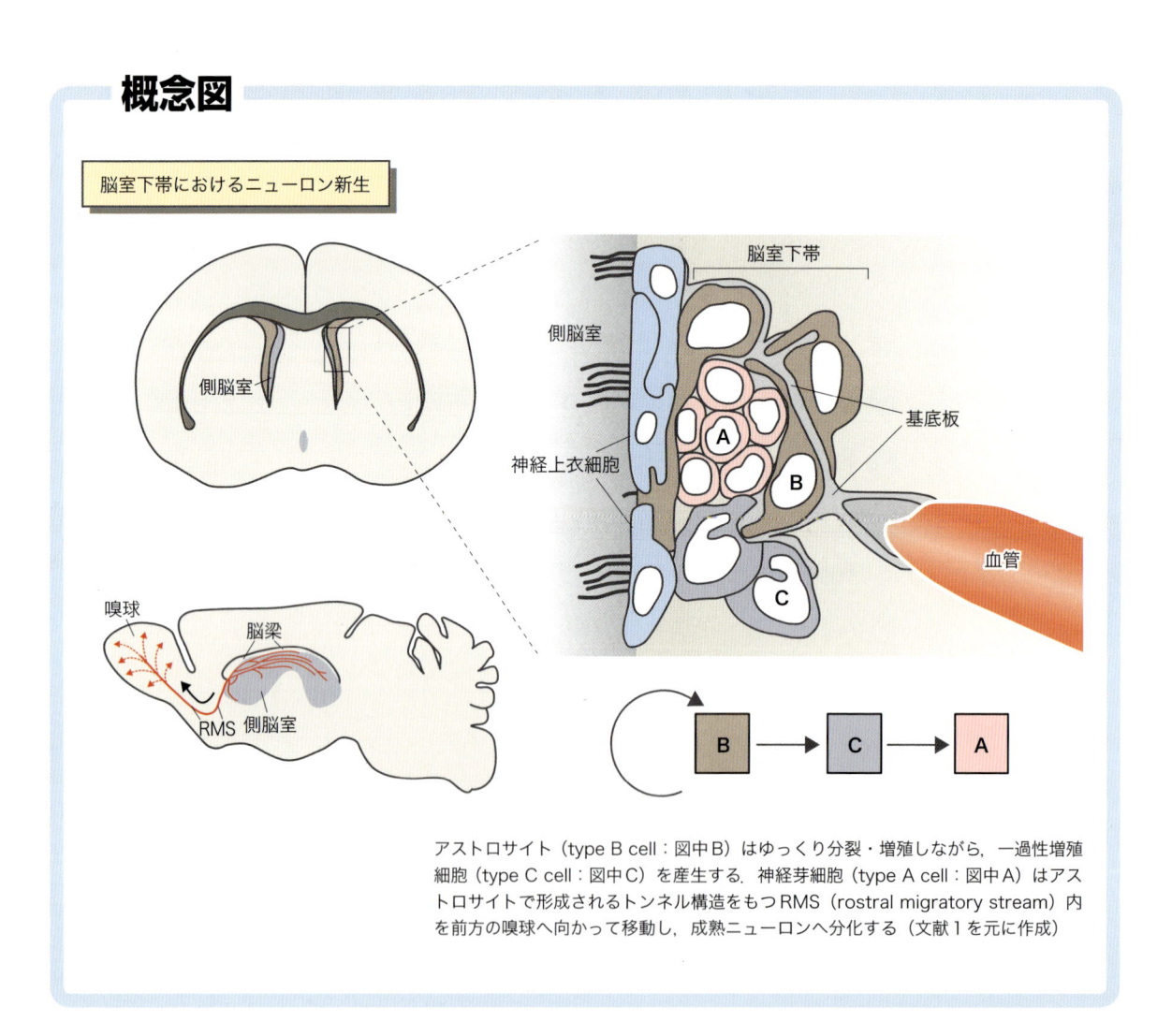

概念図

脳室下帯におけるニューロン新生

アストロサイト（type B cell：図中B）はゆっくり分裂・増殖しながら，一過性増殖細胞（type C cell：図中C）を産生する．神経芽細胞（type A cell：図中A）はアストロサイトで形成されるトンネル構造をもつRMS（rostral migratory stream）内を前方の嗅球へ向かって移動し，成熟ニューロンへ分化する（文献1を元に作成）

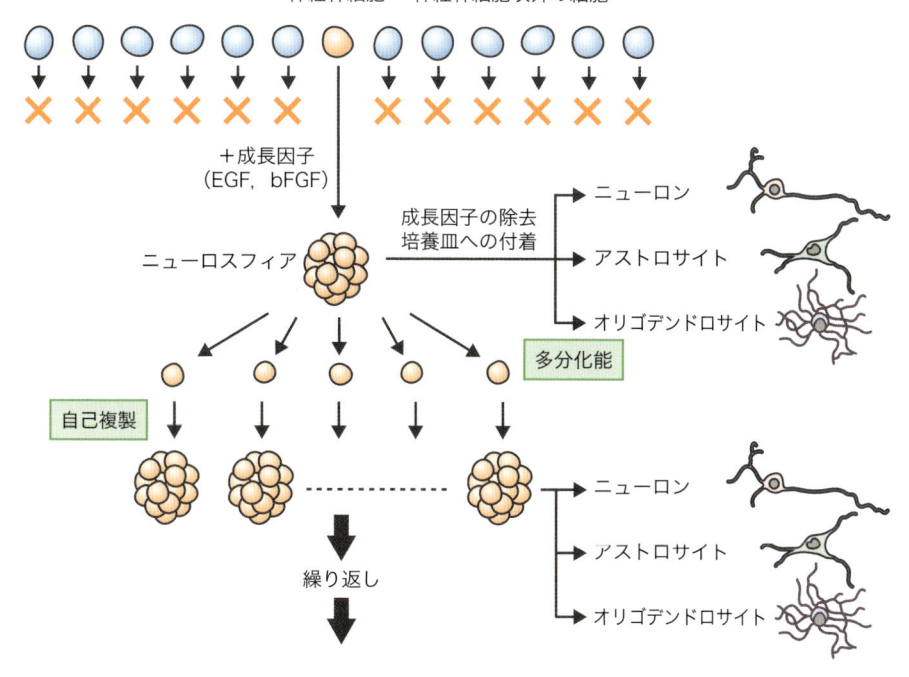

● 図4-1　神経幹細胞の機能を証明した培養実験
中枢神経系の細胞を成長因子の存在下で浮遊培養すると，神経幹細胞のみが単一の細胞から分裂を繰り返してニューロスフィア（neurosphere）と呼ばれる細胞塊を形成する．このニューロスフィアをバラバラにして同様の条件で培養すると，再び同様のニューロスフィアが形成される．一方，ニューロスフィアを培養皿に付着させ成長因子を除去すると，ニューロン，アストロサイト，オリゴデンドロサイトに分化する（文献3を元に作成）

1 神経幹細胞とは

　幹細胞とは盛んに分裂して自己を複製しつつ，その組織を構成する多様な細胞へ分化する能力を備えた細胞である．造血系や皮膚など多くの組織に多能性幹細胞が存在することが知られているが，神経系にも同様に「神経幹細胞」が存在する．神経幹細胞は，増殖して同じ細胞をつくる能力（自己複製能）とニューロン，アストロサイト，オリゴデンドロサイトなどの多様な細胞に分化する能力（多分化能）を備えている（**第3章-2**）．

> **MEMO**
> 神経幹細胞とは自己複製能と多分化能を併せもつ，未分化な神経系細胞である．

　前述の神経幹細胞の性質は培養実験によって証明された．神経幹細胞は，上皮成長因子（epidermal growth factor：EGF）あるいは塩基性線維芽細胞成長因子（basic fibroblast growth factor：bFGF）を添加して培養すると盛んに増殖する．1個の神経幹細胞から増殖してできた細胞集団は，ニューロン，アストロサイト，オリゴデンドロサイトの3種類の細胞へ分化する．この集団から細胞を1つとって培養すると再び1個の細胞由来の同様の集団が（形成される．このような細胞培養実験によって，多分化能と自己複製能という幹細胞がもつ2つの能力を証明することができる（**図4-1**）[2]．

　神経幹細胞は胎生期の中枢神経系の脳室付近に豊富に存在し，活発に分裂して細胞数を増やすとともに，ニューロンとグリア細胞を産み出している．これらの性質に関しては，**第3章「神経系の発生と分化」**を参照されたい．

　近年，神経幹細胞は成体の脳にも存在することが明

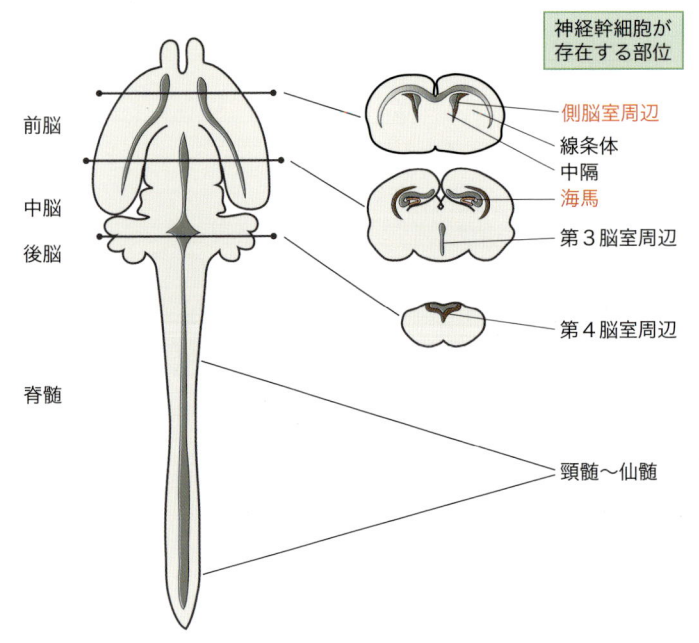

●図4-2　成体の中枢神経系における神経幹細胞の局在
成長因子に応答して増殖する神経幹細胞の存在が報告された部位．成体において実際にニューロン新生が起こっている部位を赤文字で示した．神経幹細胞は，側脳室周辺および海馬などのニューロンの新生が起こる部位のみならず，脊髄などのニューロンの新生が起こらない部位からも単離されている（文献4を元に作成）

らかになった．哺乳類の側脳室に面した脳室下帯および海馬の歯状回では，成体になっても神経幹細胞が存在しニューロンの新生が起こっている（図4-2）[3)4)]．本項では，これらのうち脳室下帯におけるニューロンの新生について解説する．海馬におけるニューロンの新生に関しては，**第4章-2「成体脳海馬におけるニューロン新生」**を参照されたい．脳内において，脳室下帯および海馬の歯状回以外の部位でもニューロンが産生されることが報告されている．また，成長因子存在下で培養すると，中枢神経系の他の領域からも神経幹細胞様の性質を示す細胞を分離することができるが，脳内において，これらのすべての領域でニューロンが産生されているとは限らない．

> **MEMO**
> 神経幹細胞は，発生過程のみならず成体の神経系にも存在する．

2 成体脳の脳室下帯におけるニューロンの新生

成体齧歯類の脳室下帯では，神経幹細胞と考えられているアストロサイト（type B cell）が分裂しながら，より速く分裂する一過性増殖細胞（type C cell）に分化する．一過性増殖細胞から神経芽細胞（type A cell）が生まれ，神経芽細胞は鎖状に連なり，アストロサイトで形成されたトンネルを通り，脳室下帯からRMS（rostral migratory stream）を経て嗅球へ移動し，ニューロンに成熟する（概念図）．哺乳類のみならず，魚類，爬虫類，鳥類などさまざまな動物の脳室壁において神経幹細胞からのニューロン新生が起こっていることが報告されている[5)]．成人脳の脳室下帯にも神経幹細胞のマーカーを発現する細胞が存在すること，さらには帯状に存在するアストロサイトが培養下で神経幹細胞様の性質を示すことが報告されたが，脳内における機能はいまだよくわかっていない．齧歯類の脳室下帯で産生される嗅球ニューロンは，匂いの嗅ぎ分けに必要との報告もあるが，不要であるということを示す実験も報告されている．嗅覚系の一部である副嗅球にはフェロモン受容などの機能があり，この部分でのニューロン新生が嗅覚依存的な性行動などに関与している可能性もある．

3 成体ニューロン新生の制御機構

脳内で神経幹細胞が局在する特殊な場所をニッチという[6)]．脳室下帯は，成体脳における主要な神経幹細

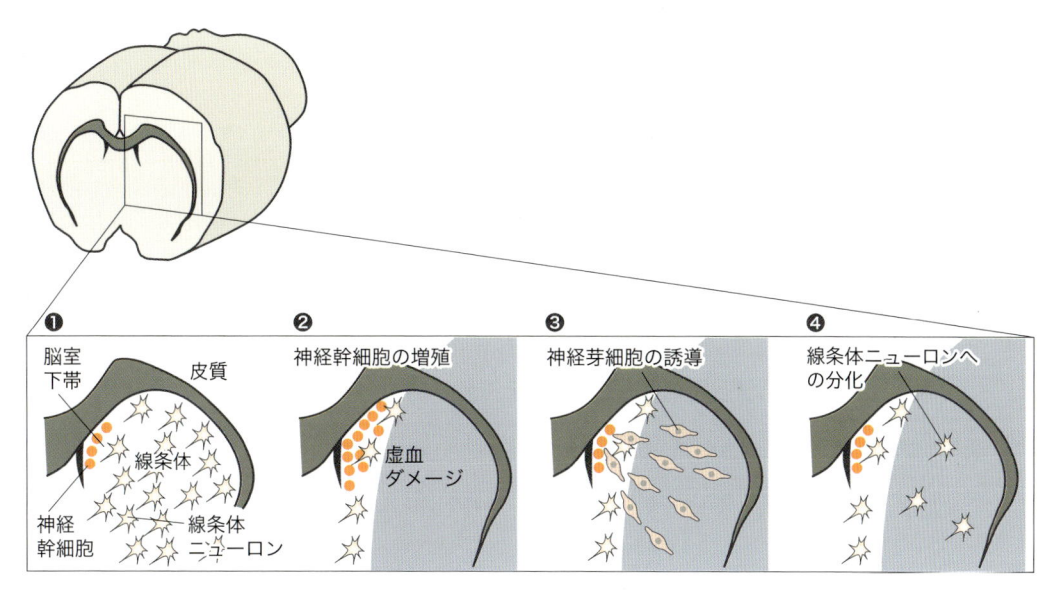

●図4-3　脳梗塞モデルにおける神経新生
線条体梗塞による神経新生について．❶脳室下帯に存在する神経幹細胞が，❷梗塞による線条体ニューロンの脱落に伴い増加し，❸神経芽細胞として梗塞巣に誘導され，❹線条体ニューロンに分化する（文献10を元に作成）

胞ニッチの1つであり，この部位に存在する構造物（アストロサイト，血管，上衣細胞など）が，幹細胞の増殖や分化，新生細胞の移動などに影響するさまざまな分子を産生して，ニューロン新生に適した微小環境を提供していると考えられている[7)8)]．近年の研究によって，成体ニューロン新生の制御に関わる分子が多数明らかになってきた．細胞外からシグナルを与える拡散性のタンパク質（EGF, FGF, Shh, Wnt, BMPなど），細胞膜結合型のタンパク質（Notchリガンド，ephrinなど），神経伝達物質，細胞外マトリックスタンパク質，細胞の移動を制御するガイダンス分子と細胞内分子（Slit, Reelin, dcx, cdk5など），細胞内因子としては，細胞周期制御因子（p16, p21, p35など），幹細胞・前駆細胞の維持・分化に関与する因子（Sox2, β-catenin, Olig2, Pax6など）などがある．さらに，エピジェネティックな制御機構（DNAのメチル化修飾，ヒストンのアセチル化・メチル化などのタンパク質の翻訳後修飾，non-coding RNAによる発現制御など）も知られている．

4 神経再生への応用の試み

自己複製能と多分化能という神経幹細胞の能力を利用して，失われた神経機能を修復しようとする試みが始まっている．このような研究は2つに大別される．

1つ目の治療方法として，神経幹細胞移植があげられる．パーキンソン病や脊髄損傷に対して，iPS細胞などから作製した神経幹細胞を移植する再生医療の研究が進んでいる（**第4章-3**）．しかし，これらの細胞は移植後に腫瘍を形成する可能性があり，臨床応用のためには腫瘍化を防止したり，腫瘍化した細胞を除去する方法が必要である．もう1つの治療方法は，脳室下帯などに存在する内在性の神経幹細胞を活性化させ神経再生を促す方法である[9)]．脳虚血などの傷害後，脳室下帯の幹細胞から産生される神経芽細胞が血管に沿って傷害部へ移動してニューロンに分化するという報告もされている（図4-3）[10)]．また，このような反応が細胞成長因子や神経栄養因子を投与することにより促進されることも明らかになっている．今後，内在性神経幹細胞の増殖，分化，移動を制御することができれば，さまざまな神経疾患治療につながる可能性がある．この場合，細胞を移植する必要がないため侵襲が少なく，また倫理的な問題も少ない理想的な方法となることが期待できるが，実現のためには多くの課題が残されている．

MEMO

神経幹細胞を用いて神経疾患を治療できるようになる可能性がある.

（澤本和延）

■ 文 献 ■

1) Alvarez-Buylla, A. & Garcia-Verdugo, J. M.：Neurogenesis in adult subventricular zone. J. Neurosci., 22：629-634, 2002
2) Reynolds, B. A. et al. ： A multipotent EGF-responsive striatal embryonic progenitor cell produces neurons and astrocytes. J. Neurosci., 12：4565-4574, 1992
3) 岡野栄之：adult brainにおける神経幹細胞の存在とneurogenesis. 細胞工学, 18：687-689, 1999
4) Temple, S. & Alvarez-Buylla, A.：Stem cells in the adult mammalian central nervous system. Curr. Opin. Neurobiol., 9：135-141, 1999
5) 澤本和延, 岸本憲人：脳室壁付近に存在する成体神経幹細胞ニッチの機能と進化. 細胞工学, 27：681-685, 2008
6) 澤本和延：幹細胞ニッチ.『遺伝子医学MOOK別冊　ますます重要になる細胞周辺環境の科学技術』(田畑泰彦/編), メディカルドゥ, pp267-273, 2009
7) Ihrie, R. A. & Alvarez-Buylla, A.：Lake-front property：a unique germinal niche by the lateral ventricles of the adult brain. Neuron, 70：674-686, 2011
8) Ming, G. L. & Song, H.：Adult neurogenesis in the mammalian brain ： significant answers and significant questions. Neuron, 70：687-702, 2011
9) 金子奈穂子, 澤本和延：成体脳におけるニューロン新生と脳梗塞後の神経新生メカニズム. 実験医学, 26：224-229, 2008
10) Kokaia, Z. & Lindvall, O.：Neurogenesis after ischaemic brain insults. Curr. Opin. Neurobiol., 13：127-132, 2003

■ 参考文献 ■

- 『Neurogenesis in the adult brain Ⅰ』(Seki, T. et al. /ed.), Springer, 2011
- 『Neurogenesis in the adult brain Ⅱ』(Seki, T. et al. /ed.), Springer, 2011
- 『Adult neurogenesis 2』(Kempermann, G.), Oxford University Press, 2010
- 『再生医療叢書　第七巻　神経系』(岡野栄之, 出澤真理/編), 朝倉書店, 2013

第4章 神経系の再生

2 成体脳海馬における
ニューロン新生

　「人間の脳細胞は，子供の頃にピークに達した後に，年をとるとともに衰える一方である」と考えられてきた．ところが，近年，記憶にかかわる海馬の歯状回においては，どんなに年をとっても新しくニューロンが生み出されていることが発見され，この現象が大いに注目されている（概念図）．海馬新生ニューロンの機能について，それ以来，一段と研究が進み，記憶形成や抗うつ作用を担っていることを示すデータが数多く得られてきた．記憶障害や精神疾患に対する神経再生戦略として，今後の研究が期待される．

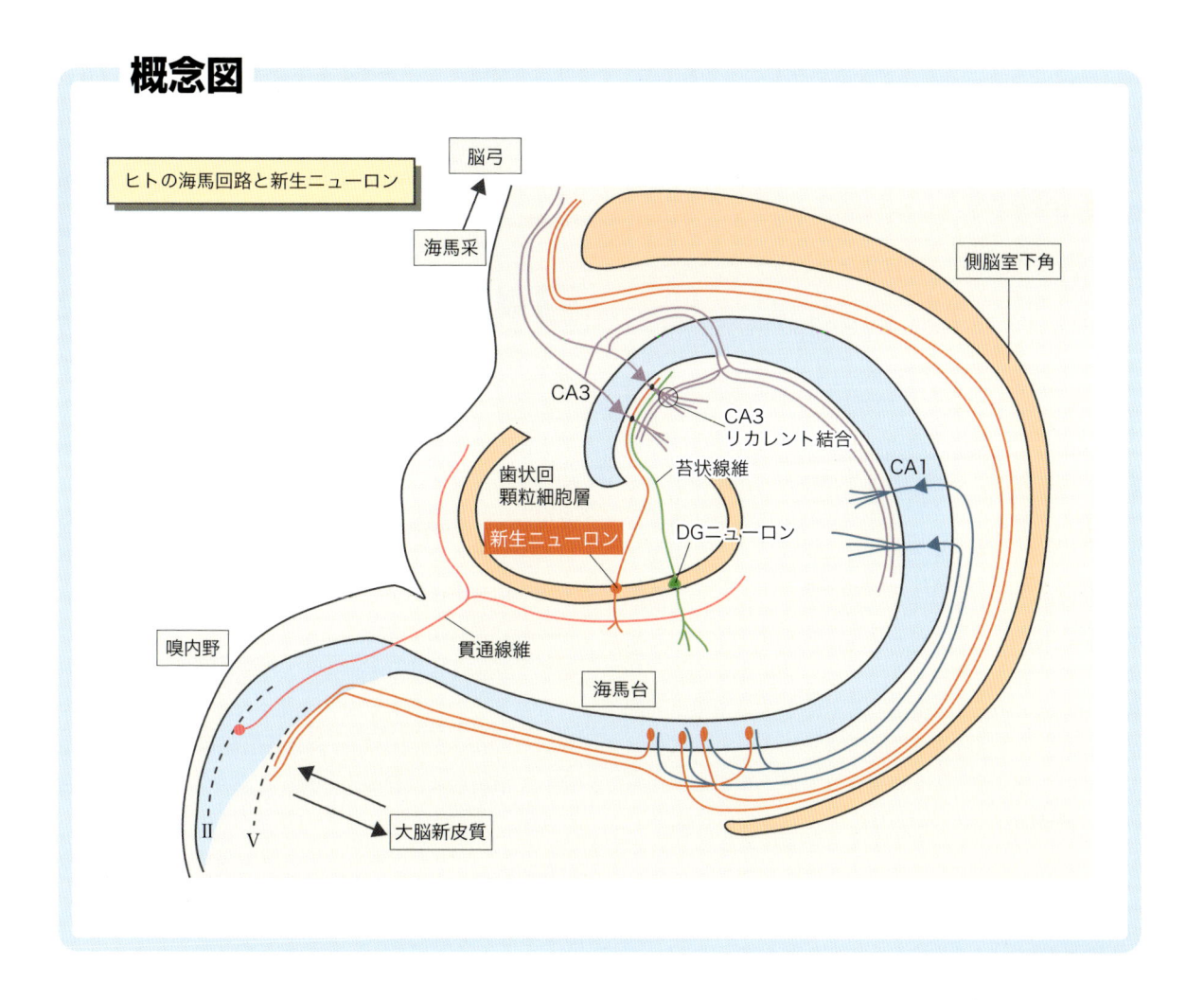

概念図

ヒトの海馬回路と新生ニューロン

- 脳弓
- 海馬采
- 側脳室下角
- CA3
- CA3リカレント結合
- 歯状回顆粒細胞層
- 苔状線維
- CA1
- 新生ニューロン
- DGニューロン
- 嗅内野
- 貫通線維
- 海馬台
- II
- V
- 大脳新皮質

1 大人の海馬における ニューロン新生

1998年11月，スウェーデンのイエーテボリにあるサールグレンスカ大学病院のエリクソンと米国ソーク生物学研究所のゲージらは，大人の脳の中でも，少なくとも，記憶と学習に重要な海馬において，ニューロンが日常的に新生しているという驚くべき発見を発表した[1]．40年以上前から，哺乳動物（マウスやラットなど）の研究で，成体の脳がニューロンを生み出していることが報告されてきたが，ヒトの脳でもニューロンが新生しているとは認識されてはこなかった．しかし，エリクソンとゲージらの研究に触発され，大型のサル（マカクザル）で，ニューロン新生の証拠が1999年に得られ，19世紀の末にスペインの大科学者ラモニ・カハール（1906年ノーベル生理学・医学賞受賞）によってニューロンが発見されて以来100年間余り，ニューロンは決して再生しないと信じ続けられてきたが，この定説は奇しくも20世紀の最後の年に，完全に覆されることになった[2)3)]．

> **MEMO**
> ヒトの大人の脳内で，海馬歯状回の顆粒細胞層では，ニューロンの新生が確実に証明されている．

これまでに，成体の脳内において，ニューロンが新生している部位について，非常に精力的な研究が進められてきた．動物モデル研究で，匂い感覚を伝達する嗅球において，GABA陽性の介在性ニューロンが盛んに入れ替わっていることが立証されているほか，前頭連合野においてもニューロン新生を示唆するデータが報告されている．嗅球でのニューロン新生を含め，神経再生分野での応用が非常に期待されている脳室周囲層に存在する成体神経幹細胞からのニューロン新生については，**第4章-1**を参照されたい．本項では，主に「成体海馬のニューロン新生」についての紹介を行う．

成体の海馬において誕生した新生ニューロンは，歯状回の顆粒細胞として機能する．新生ニューロンは，嗅内野皮質からの投射（貫通線維）を受け神経情報を受容し，苔状線維をCA3領域に伸ばしCA3錐体細胞との間にシナプス結合を形成する．新生ニューロンは，神経可塑性に富んでおり[4)]，顆粒細胞にしては珍しくGABA神経による強い興奮抑制がない[5)]．歯状回部位は，空間記憶におけるパターンセパレーションを司っているが[6)]，この作用は主に新生ニューロンが担っていることがわかってきた[7)～9)]．加えて，新生ニューロンには，記憶をアップデートする機能[10)]や，過去の記憶を整理しストレス状態を緩和する作用[11)12)]があることもわかってきた．確かに成体脳で新生ニューロンが存在しているのはきわめて限られた部位であるが，新生ニューロンは，周辺ニューロンとはきわめて異なる機能特性をもっており，この特殊なニューロンが海馬回路に機能的に組み込まれることによって，記憶の形成・維持・消去や，さらには感情のコントロールに至るさまざまな脳機能に対して，中核的な働きを示している．海馬体からの出力は，①海馬采を経て脳弓へと至る経路と，②嗅内野皮質を経て大脳新皮質の各領域と連結する経路がある．ヒトにおいては海馬の前方部位は扁桃体とのつながりが強く感情コントロールに寄与し，後方の海馬は前頭葉とのつながりが強く認知機能に深く寄与することがわかってきた．

2 成体神経幹細胞から新生 ニューロンへ

成体海馬の新生ニューロンは，どのような細胞から生み出されているのであろうか？ 神経幹細胞のGFP標識や核酸アナログ（ブロモデオキシウリジン，BrdU）を用いて分裂細胞を標識する実験が行われ，歯状回の最内層に存在する神経幹細胞より新生ニューロンが生まれていることが証明された[13)14)]．そして，成体の海馬において，幹細胞としての性質を強く保有する1型細胞（type-1 cell，放射状グリア様細胞）から，ニューロンとしての性質を部分的にもち分裂を繰り返す2型細胞（type-2 cell，ニューロン前駆細胞）が分化し，そして最終的には分裂が停止した新生ニューロンが発生することがわかってきた（図4-4）．

> **MEMO**
> 新生ニューロンは，成体海馬神経幹細胞より生み出されている．

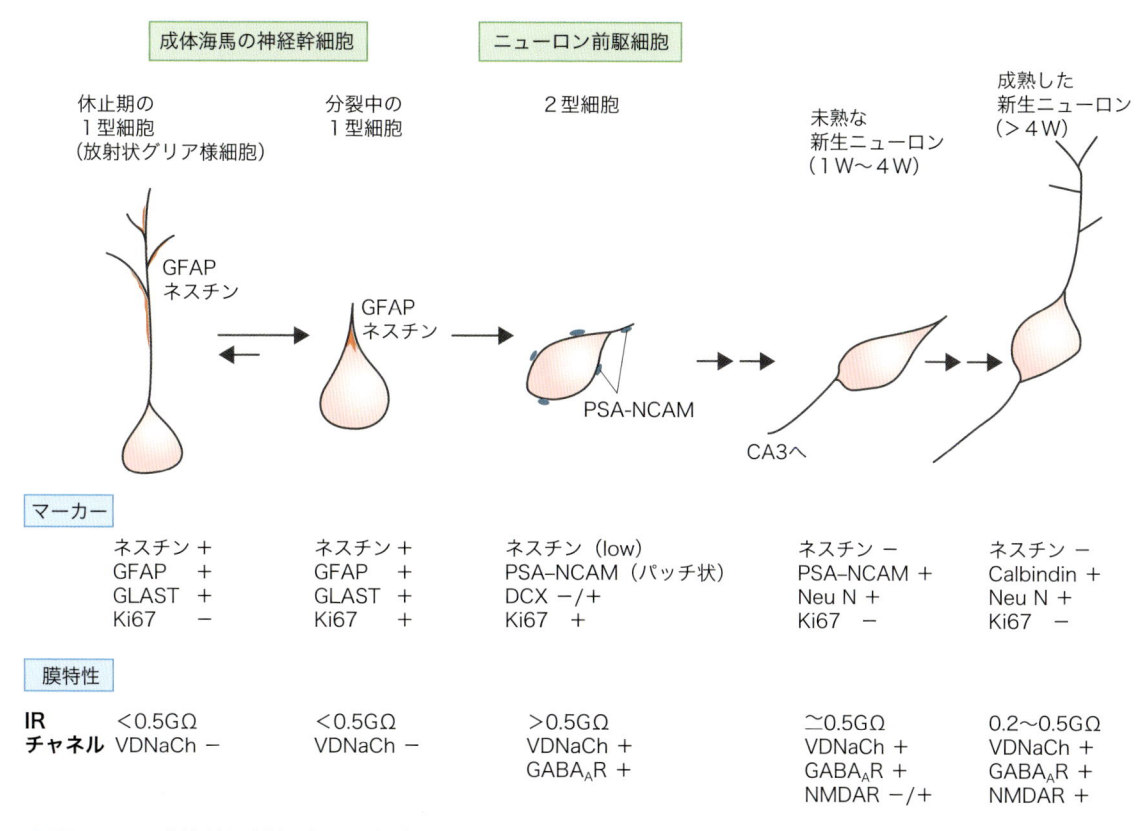

●図4-4　成体神経幹細胞から新生ニューロンへの分化過程

成体海馬において，放射状グリア様の神経幹細胞（1型細胞）から，新生ニューロンが発生する．1型細胞は，突起の遠位部においてGFAPおよびネスチンタンパク質をもつ．ニューロン前駆細胞（2型細胞）への分化に伴い，放射状突起は消失し，加えて膜の興奮性が獲得される[13]．この終末分化からおよそ4週間を経て，新生ニューロンは成熟した顆粒細胞として成長し，海馬回路網に機能的に組み込まれる．GLAST（放射状グリア細胞のマーカー），Ki67（分裂細胞のマーカー），PSA-NCAM（若いニューロンのマーカー），DCX（若いニューロンのマーカー），NeuN（ニューロンのマーカー），Calbindin（成熟ニューロンのマーカー），IR（input resistance，膜の電気的特性），VDNaCh（電位依存的ナトリウムチャネル），GABA$_A$R（A型GABA受容体チャネル），NMDAR（NMDA型グルタミン酸受容体チャネル）

3　成体海馬でのニューロン新生を調節する仕組み

　加齢に伴い，海馬新生ニューロンの数が減少することが知られている[3]．では，加齢に伴い，神経幹細胞の数，そのものが減ってしまうのであろうか？　この疑問に応えるべく，筆者らは高齢のサルの脳サンプルを利用した研究を行った．その結果，神経幹細胞の数は比較的保たれているものの，加齢に伴い新生ニューロンへの分化とその生存率がきわめて低下していることがわかってきた[15]．そして，加齢に伴う新生ニューロン数の低下に脳内の炎症反応が寄与していることが明らかになってきた[16]．炎症反応をうまくコントロールすることができれば，新生ニューロン数を増加させることが可能となる．

　この加齢に加え，認知症や精神疾患においても，新生ニューロンの数や働きが低下していることが動物モデル研究から示唆されている．そのため，成体海馬において，新生ニューロンの数を増加させるための諸条件について，特に小動物を用いて非常に精力的に研究が展開されてきた．中高齢者において，海馬新生ニューロンの数をうまく増やすことができれば，加齢に伴う脳機能の低下（記憶力の低下やうつ状態の増加）を防ぐことができるのではないかと大いに期待されており，一般的な関心もきわめて高い．これまでに得られてきた知見について，図4-5にまとめてみた．運動や，学習行動など，生活習慣の改善により新生ニューロン数が増加する点が注目されており，また，各種の神経伝

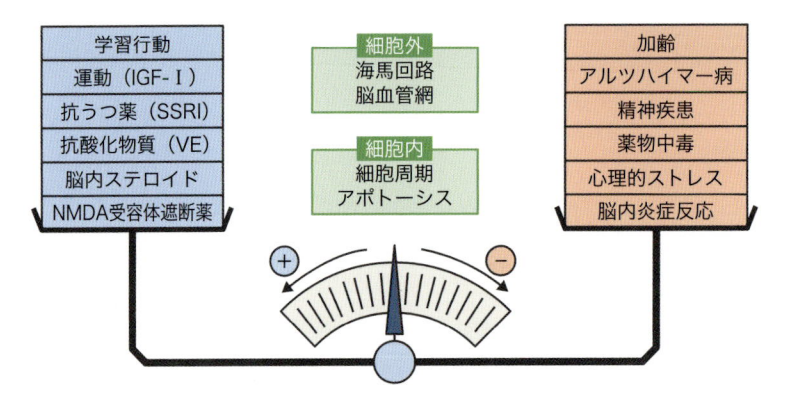

●図4-5　新生ニューロンの数を増減させる諸条件
成体海馬における新生ニューロンの数はさまざまな状態のバランスによって制御されている

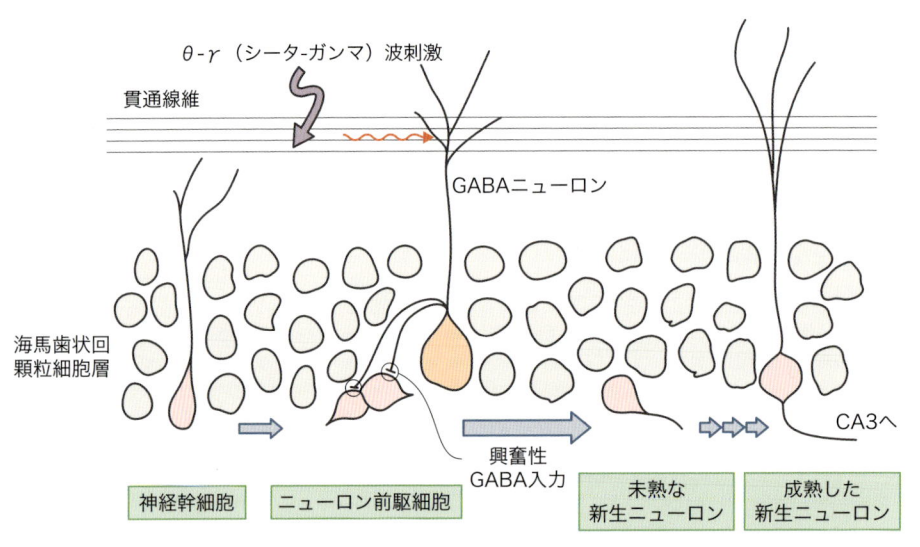

●図4-6　成体海馬における興奮性GABA入力によるニューロン分化の促進
実験では，マウスから海馬を含むスライスを作製し，刺激電極によって貫通線維をθ-γリズム（学習行動の際に観測される海馬の発火パターン）で刺激した．すると，海馬のGABAニューロンが興奮し，シナプス結合を経てニューロン前駆細胞が脱分極することがわかった．この脱分極により，電位依存的Ca^{2+}チャネルが開口し，ニューロン前駆細胞内に一過的にCa^{2+}が流入することが認められた．このCa^{2+}流入反応が引き金となって，ニューロン分化にかかわる転写因子（ニューロD）の発現量が増加し，新生ニューロンへと至る分化が促進されることがわかった（文献17より引用）

達物質受容体に対する薬剤が作用をもつことから，海馬回路の活動が直接的あるいは間接的にニューロン新生の過程に働きかけていることが推測される．

MEMO
大人の海馬におけるニューロン新生を促進させる諸条件がわかってきた．

学習などで，海馬の活動が高まると，新生ニューロンの数が増加することが報告されてきたが，この仕組みについては全く不明であった．筆者らは，学習などの際，海馬GABAニューロンが特殊なパターンで発火することで，ニューロン前駆細胞に刺激が伝達され，この細胞にCa^{2+}流入が起こることで，ニューロンへの終末分化が促進されていることを発見した（図4-6）[17]．マウスに，脳内GABA回路の働きを高める薬剤（フェ

ノバルビタール）を投与することで，海馬新生ニューロンの数が増加することも合わせて突き止めた．

4 海馬ニューロン新生を活用した神経再生戦略

　アルツハイマー病などの認知症の進行に伴い，脳内でニューロン新生の動態がどのように変化しているのであろうか？ アルツハイマー病モデルマウスを用いて，これまでに多くの研究が行われ，モデルマウスの脳内では新生ニューロンの数が減少し，その働きも低下していることがわかってきた[18]．アルツハイマー病は，高齢になり（65歳以上で）発症する孤発性アルツハイマー病がその95％を占めていて，そのリスク遺伝子としてApoE4がある．ApoE4を遺伝子導入したマウスでは，海馬のGABA回路の働きが低下し，新生ニューロン数も減少することが見出され，このマウスに筆者らの先の実験と同じようにフェノバルビタールを投与したところ新生ニューロン数の減少が抑えられることが判明した[19]．また，家族性アルツハイマー病の原因遺伝子であるアミロイド前駆体タンパク質とプレセニリン遺伝子を導入したマウスでは，海馬GABA回路のアンバランスが起こり新生ニューロンの働きが低下することが認められている[20]．海馬GABA回路の働きを正常に保つことにより，海馬ニューロン新生のレベルが維持され，ひいては，（海馬ニューロン新生に依存する）認知機能や情動調節機能を保っていくことができると思われる．今後の研究の発展が大いに期待される．

（久恒辰博）

■ 文 献 ■

1) Eriksson, P. S. et al.：Neurogenesis in the adult hippocampus. Nat. Med., 4：1313-1317, 1998
2) Kempermann, G. & Gage, F. H.：大人でも脳細胞は新生する．日経サイエンス，8：36-42, 1999
3) Abrous, D. N. et al.：Adult neurogenesis：from precursors to network and physiology. Physiol. Rev., 85：523-569, 2005
4) Schmidt-Hieber, C. et al.：Enhanced synaptic plasticity in newly generated granule cells of the adult hippocampus. Nature, 429：184-187, 2004
5) Marín-Burgin, A. et al.：Unique processing during a period of high excitation/inhibition balance in adult-born neurons. Science, 335：1238-1242, 2012
6) McHugh, T. J. et al.：Dentate gyrus NMDA receptors mediate rapid pattern separation in the hippocampal network. Science, 317：94-99, 2007
7) Clelland, C. D. et al.：A functional role for adult hippocampal neurogenesis in spatial pattern separation. Science, 325：210-213, 2009
8) Sahay, A. et al.：Increasing adult hippocampal neurogenesis is sufficient to improve pattern separation. Nature, 472：466-470, 2011
9) Nakashiba, T. et al.：Young dentate granule cells mediate pattern separation, whereas old granule cells facilitate pattern completion. Cell, 149：188-201, 2012
10) Kitamura, T. et al.：Adult neurogenesis modulates the hippocampus-dependent period of associative fear memory. Cell, 139：814-827, 2009
11) Santarelli, L. et al.：Requirement of hippocampal neurogencsis for the behavioral effects of antidepressants. Science, 301：805-809, 2003
12) Snyder, J. S. et al.：Adult hippocampal neurogenesis buffers stress responses and depressive behaviour. Nature, 476：458-461, 2011
13) Fukuda, S. et al.：Two distinct subpopulations of nestin-positive cells in adult mouse dentate gyrus. J. Neurosci., 23：9357-9366, 2003
14) Kempermann, G. et al.：Milestones of neuronal development in the adult hippocampus. Trends Neurosci., 27：447-452, 2004
15) Aizawa, K. et al.：Primate-specific alterations in neural stem/progenitor cells in the aged hippocampus. Neurobiol. Aging, 32：140-150, 2011
16) Villeda, S. A. et al.：The ageing systemic milieu negatively regulates neurogenesis and cognitive function. Nature, 477：90-94, 2011
17) Tozuka, Y. et al.：GABAergic excitation promotes neuronal differentiation in adult hippocampal progenitor cells. Neuron, 47：803-815, 2005
18) Mu, Y. & Gage, F. H.：Adult hippocampal neurogenesis and its role in Alzheimer's disease. Mol. Neurodegener., 6：85, 2011
19) Li, G. et al.：GABAergic interneuron dysfunction impairs hippocampal neurogenesis in adult Apolipoprotein E4 knockin mice. Cell Stem Cell, 5：634-645, 2009
20) Sun, B. et al.：Imbalance between GABAergic and glutamatergic transmission impairs adult neurogenesis in an animal model of Alzheimer's disease. Cell Stem Cell, 5：624-633, 2009

第4章 神経系の再生

3 神経再生と細胞治療

　神経変性疾患や頭部・脊髄損傷などでニューロン（神経細胞）が脱落すると，手足の麻痺や言語障害などが生じる．そこで，細胞移植によってニューロンを補充して機能を回復させようという治療法が試みられている．特にパーキンソン病では1980年代の終わりから胎児中脳細胞の移植が行われ，一定の効果が得られている．さらに2000年代に入り概念図にみられるように，多能性幹細胞（ES細胞，iPS細胞）から必要な細胞を誘導して移植する方法に期待が寄せられており，脊髄損傷や網膜色素変性症ではすでにES細胞を用いた臨床治験が開始された．本項ではパーキンソン病をモデルケースとして細胞移植治療の現状について紹介する．

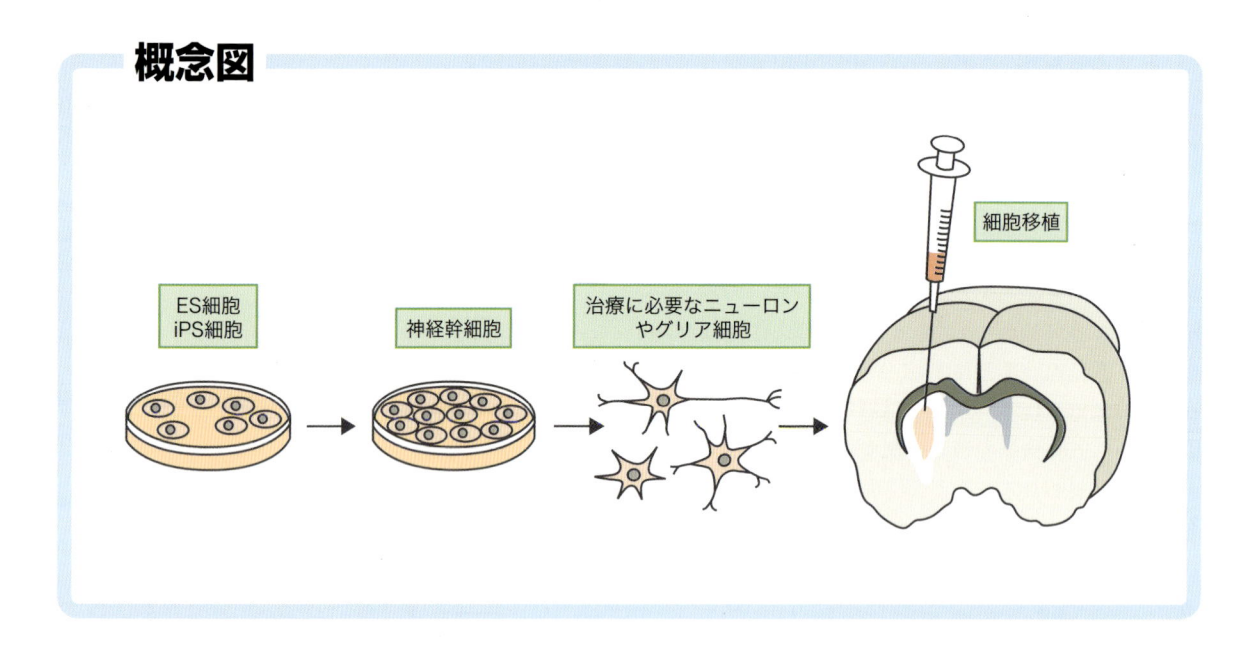

概念図

ES細胞 iPS細胞 → 神経幹細胞 → 治療に必要なニューロンやグリア細胞 → 細胞移植

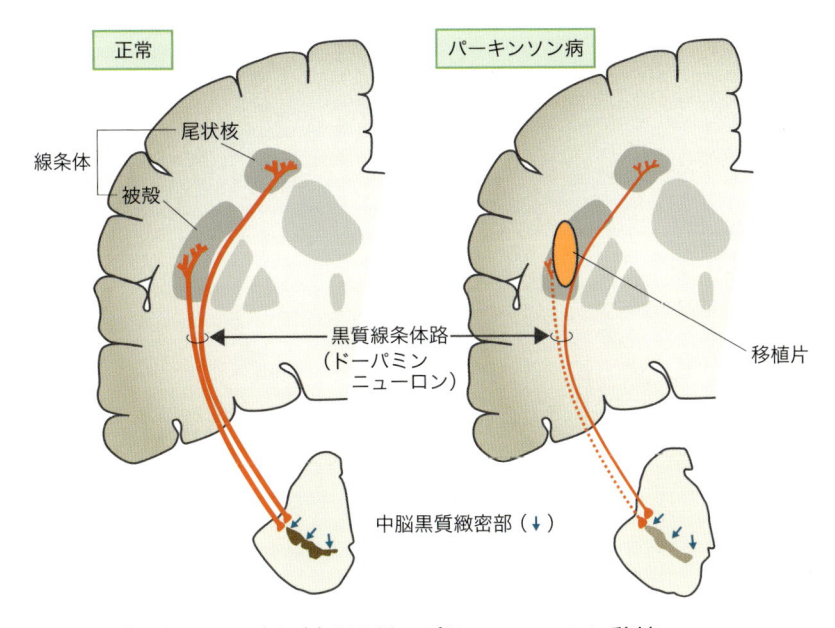

●図4-7　パーキンソン病に対するドーパミンニューロン移植
パーキンソン病では中脳黒質から線条体（被殻，尾状核）へと投射するドーパミンニューロンが進行性に変性脱落する．それにより線条体内のドーパミンが減少し運動機能障害を引き起こす．線条体にドーパミンを補うためにドーパミンニューロンの移植が行われる（文献29を元に作成）

1 移植治療の試み
　―パーキンソン病を中心に

　ニューロンの減少に対してはさまざまなアプローチがある．神経変性の原因そのものを修復しようというもの，ニューロンの細胞死を最小限に抑えようというもの，失われたニューロンを別の細胞で補おうというもの，さらには人工網膜などのように機器を用いて神経機能を代償しようというものまである．幹細胞を用いた治療は基本的には補充療法にあたるが，内在性神経幹細胞からのニューロン新生・グリア新生を促すものと細胞移植により外から細胞を補うものに分けられる．本項では後者について，特にその病態が比較的解明されており，疾患動物モデルも確立しているパーキンソン病をモデルケースとして取り上げ，ES細胞，iPS細胞を用いた幹細胞移植について述べる．パーキンソン病では中脳黒質から線条体に投射するドーパミンニューロンが進行性に脱落する．そのために線条体でのドーパミン濃度が低下して，手足の震えやこわばりなどが生じる．そこで失われたドーパミンニューロンを移植で補充し線条体におけるドーパミン濃度を上げることによって神経機能の再生を図る（図4-7）．

> **MEMO**
> パーキンソン病は中脳黒質から線条体に投射するドーパミンニューロンが進行性に脱落する変性疾患である．

2 胎児中脳細胞移植

　そもそも成人の脳や脊髄に細胞を移植して生着し機能するのかという疑問があるが，パーキンソン病では患者さんに対する胎児細胞移植がすでに行われその有効例が報告されている．1987年に第1例が報告され，その後欧米を中心にヒト中絶胎児の中脳黒質細胞を用いた移植治療が約400例に行われてきた．一部では劇的な効果が認められ，移植後10年以上経っても移植細胞が生存し臨床効果が持続している症例も報告されている（図4-8）．しかし，2001年と2003年に発表された二重盲検試験ではいくつかの問題が明らかとなった[1)2)]．まず高齢者や重症例ではコントロール群と比べて症状改善に有意差がなく，効果が認められたのは60才以下の中・軽症例であった．また15％から約半数の症例で移植後にジスキネジア（graft-induced dyski-

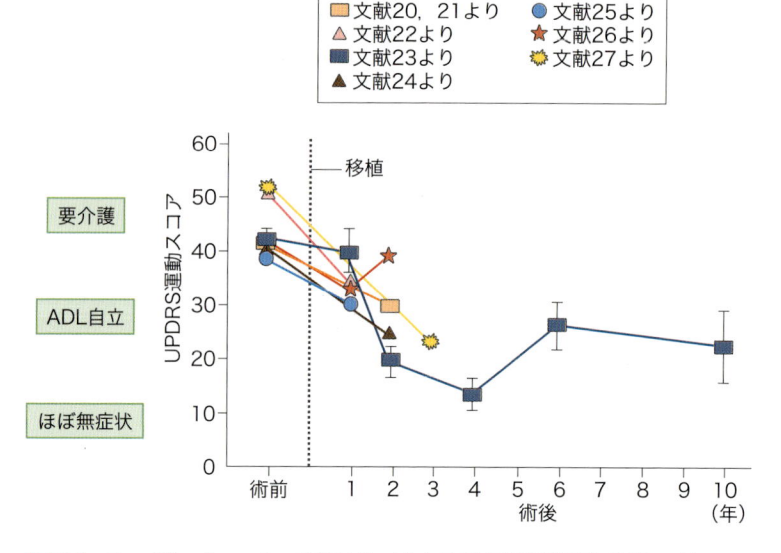

●図4-8 パーキンソン病患者に対する胎児黒質細胞移植の結果
縦軸は神経症状（UPDRS運動スコア）．UPDRSスコアは顔の表情や，手足の振戦，歩行などを0～4の5段階に数値化して算出される．正常は0で，数字が多いほど重症．数値化する項目は全部で31項目にわたる（文献28を元に作成）

nesia）がみられ，これはL-ドーパの投与を中止しても治まらなかった．また胎児1体分と4体分の移植の比較では後者でしか有意な行動改善が得られなかった．これらの問題に加え胎児細胞を移植に使うには供給面の問題もあり，これらの課題を克服するためにES細胞，iPS細胞など幹細胞の利用に期待が寄せられている．幹細胞は自己増殖可能なので培養によって大量かつ比較的均一な細胞を得ることができ，凍結保存も可能である．分化をコントロールすることができれば理論的にはその疾患に必要な細胞を大量に得ることができるという利点がある．

MEMO
胎児中脳細胞移植では60歳以下の中・軽症例のパーキンソン病患者の症状改善が報告されている．

3 ES細胞，iPS細胞を用いたニューロン移植

1）中脳ドーパミン産生神経の誘導と純化

胎児中脳細胞移植では，実際に移植する細胞に含まれるドーパミンニューロンは全体の約5～10％である．残りはセロトニンニューロンやGABAニューロンなどであり，これら不適切な細胞のためにドーパミン量の調整がうまくできず移植後のジスキネジアが起こるのではないかと考えられている．これに対し，ES細胞やiPS細胞を用いる利点は効率的選択的に神経誘導を行うことによりドーパミンニューロンの純度を高めうる点にある．ドーパミンニューロンを誘導する方法として，2000年にPA6というマウス間質フィーダー細胞との共培養（SDIA法）[3]と，まず胚様体を作り次いでFGF-8やShhなどの分化誘導因子を順次加えていく方法（5ステップ法）[4]が報告され，ヒトES細胞，iPS細胞からもドーパミンニューロンが誘導されている（図4-9）．さらに現在は5ステップ法が改良されてより高率にドーパミンニューロンが誘導されるようになった[5]．ただし，この方法でもドーパミンニューロンは全体の50～70％であり，安全を期すにはドーパミンニューロンを選別する技術が必要となる．Pitx3::GFPノックインES細胞で蛍光細胞をソーティングして（Pitx3は中脳ドーパミンニューロンに発現する転写因子なので中脳ドーパミンニューロンに分化した細胞だけが蛍光を発する）ドーパミンニューロンの純度を上

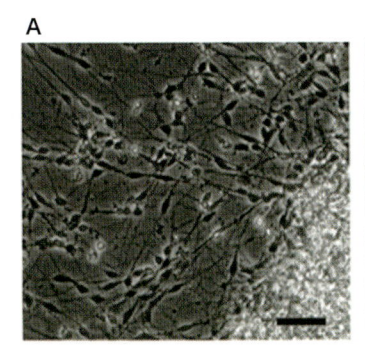

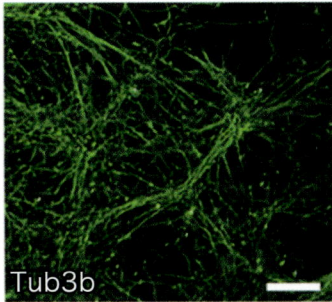

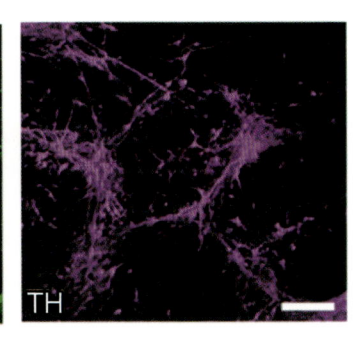

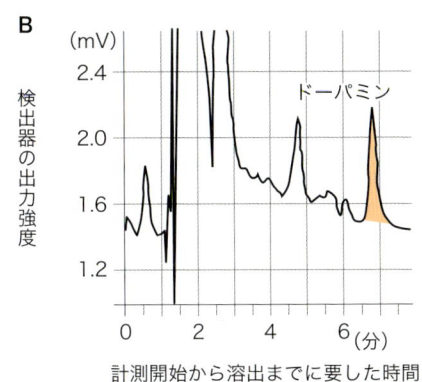

●図4-9　ヒトiPS細胞からのドーパミンニューロン誘導

A）位相差顕微鏡写真（左）と免疫染色写真（Tub3b：神経一般のマーカー，TH：ドーパミンニューロンマーカー．スケールバー＝50μm）B）ドーパミンの分泌をクロマトグラフィーで検出（文献14より転載）

げて移植するとモデルラットの行動改善率が向上することが報告されており[6]，純化の有効性は期待される．ただし，この方法は遺伝子導入が必要なので臨床応用は難しい．中脳から脊髄にかけて腹側で発現する表面タンパク質としてタイプⅡ型膜貫通セリンプロテアーゼであるCorinが報告されているが[7]，チャンらはこのCorinに着目し，中脳から吻側に発現するOtx-2とCorinの両方を発現している細胞を，中脳腹側細胞として純化した．この細胞をラットモデルの線条体に移植すると，多くのドーパミンニューロンが生着し，回転運動が改善することが確認されている[8]．ドーパミンニューロンの特異的表面タンパクが同定されればそれを利用したソーティングが可能になるが，現時点では実現に至っていない．

MEMO

ヒトES細胞，iPS細胞からもドーパミンニューロンの誘導が可能であるが，純化のためにはセルソーティングなどを行う必要がある．

2）細胞の生着と機能

胎児細胞移植の結果では，症状改善に必要なドーパミンニューロン生着数〔ドーパミン産生に関わる酵素の1つであるTH（tyrosine hydroxylase）陽性細胞〕は報告によって大きな差があり（右脳と左脳の線条体を合わせて5～20万個），だいたい10万個くらいが目安とされている．二重盲験テストでは，両側線条体におけるTH陽性細胞の合計が44,000個であったにも関わらず移植3年後に神経スコア〔薬の効果が切れているとき（off時）のUPDRSスコア〕が33％改善していた[1]．別のオープンラベル移植では，TH陽性細胞226,000個の生着で3年後のoff時UPDRSスコア改善率が31％であった（運動スコアだけでは54％）[9]．つまり，単純なTH陽性細胞生着数だけでなく生着細胞の神経突起の伸展具合，すなわち線条体の中でどれだけ広範囲まで投射できるかが重要である．さらには，その投射先でホスト脳とシナプスを形成しなければならない．ラット胎仔脳室内への移植では，マウスES細胞由来のニューロンが新生ラット脳実質内に広範に移動し，シナプス関連タンパクPSD-95の発現がみられること，電子顕微鏡でシナプス構造が観察されること，

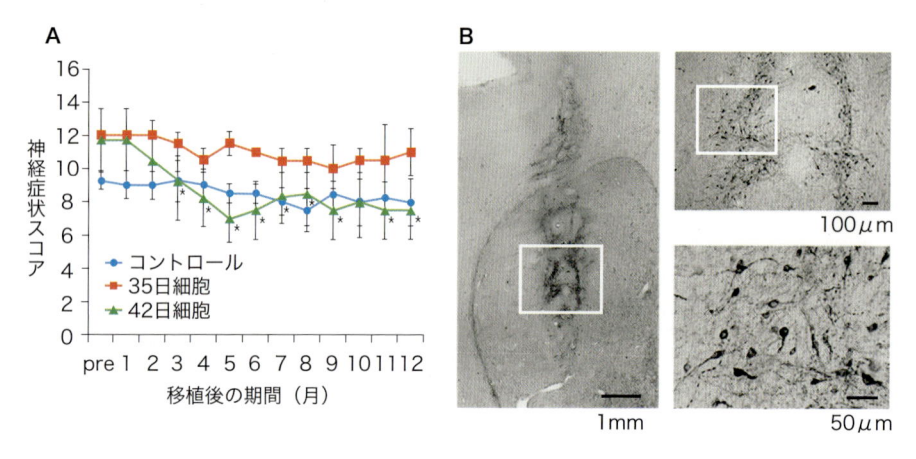

●図4-10　ヒトES細胞由来ドーパミンニューロン移植によるカニクイザルパーキンソン病モデルの症状改善

A) 縦軸は上にいくほど重症. コントロールは培地のみ注入. 分化日数が35日の細胞と42日の細胞を移植したところ, 後者で症状改善がみられた. B) 移植12カ月後の脳切片の免疫染色写真. 左の写真の白枠部分は右上の写真を, 右上写真の白枠部分は右下写真を示している. ドーパミンニューロン (TH陽性) の生着が確認された (文献13より転載)

さらに脳スライスのパッチクランプでAMPAおよびGABA$_A$受容体を介する後シナプス電流が観察されること, が報告されている[10].

では, ES細胞, iPS細胞から誘導したドーパミンニューロンの移植でも胎児細胞と同様にパーキンソン病症状の改善が得られるのであろうか. ヒトES細胞から誘導したドーパミンニューロンをパーキンソン病モデルラットの線条体に移植する実験では, 十分量 (数百個～) のTH陽性細胞が生着したケースでは行動改善が観察されている. なかでもチョウらは, 移植後4週間でモデルラットの行動改善がみられ, 12週間後の移植片内に1万個以上のTH陽性細胞が生着しており腫瘍化は認められなかったと報告している[11]. 筆者らもカニクイザルES細胞から誘導したドーパミンニューロンをカニクイザルモデルの線条体に移植したところ, 移植片部位に一致してPETにおける^{18}F-dopaの取り込み上昇が観察された. 移植後徐々に行動が改善し, 3カ月後にコントロール群 (培地のみの移植) と比べて有意差な行動改善がみられた[12]. さらに筆者らは, ヒトES細胞から誘導したドーパミンニューロンをカニクイザルモデルに移植し12カ月間の経過観察を行った. 神経分化誘導42日目の未分化ES細胞を含まない細胞の移植では, 3カ月後から有意な症状の改善が認められ12カ月後まで持続した (図4-10). また, PETにおける^{18}F-dopaの取り込み上昇も認められ, 移植細胞がドーパミンニューロンとして機能していることが確認された (図4-11)[13]. 同様に, ヒトiPS細胞由来のドーパミンニューロンがカニクイザルモデル脳に6カ月間生着することも確認されている[14]. これらの結果はES細胞, iPS細胞を用いたパーキンソン病治療が可能であることを示唆する.

> **MEMO**
>
> ヒトES由来ドーパミンニューロンの移植で, カニクイザルパーキンソン病モデルの症状改善が確認された.

3) 腫瘍形成

ES細胞, iPS細胞を用いた移植治療における問題の1つは腫瘍形成であり, 実際ES細胞を用いた動物実験では, マウスES細胞の同種移植のみならずヒト-ラット間の異種移植においても未分化ES細胞の残留による腫瘍形成が報告されている. 未分化ES細胞, iPS細胞の混入を防ぐには2つの方法が考えられる. 1つには, 分化誘導を十分に行って未分化ES細胞, iPS細胞をすべて分化細胞にするという方法である.

ブラダーラウらは, ヒトES細胞をPA6細胞との共培養 (SDIA法) で分化誘導する際に16日の分化誘導

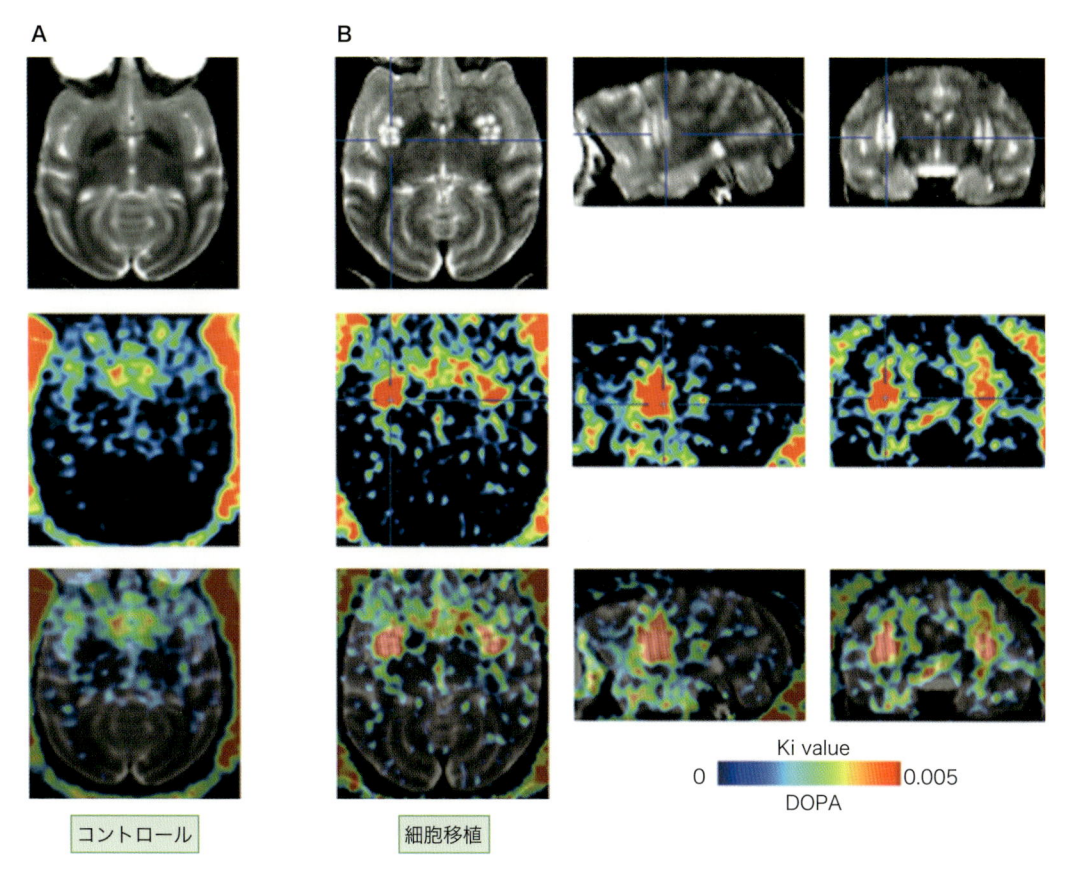

●図4-11　ヒトES細胞由来ドーパミンニューロン移植12カ月後のPET所見
コントロール移植のカニクイザル（A）では線条体における^{18}F-dopaの取り込みが低下している（青）が，細胞移植をしたカニクイザル（B）では移植片に一致して取り込みの上昇（赤）がみられる（文献13より転載）

ではまだ未分化ES細胞が残存しラット脳内への移植でも腫瘍形成がみられたが23日間分化させると未分化ES細胞は消失し移植後も腫瘍形成はみられなかったと報告している[15]．しかし，細胞株ごとに分化効率が違い分化抵抗性の株もあるので，確実に腫瘍形成を防ぐにはソーティングなどの方法で必要な細胞だけを選別することが望ましい．そこで，より確実な2つ目の方法として，未分化細胞を除去する，あるいは安全な細胞のみを選別するという方法が考えられる．このことを検証するために，筆者らはSox1::GFPノックインES細胞を用いて，神経系に分化した細胞（Sox1陽性）とまだ未分化なES細胞（Oct3/4陽性）をセルソーターで分離した．それぞれ正常マウス脳に移植したところ，後者では高率に腫瘍形成がみられたが前者では認められなかった[16]．このようにセルソーティングは安全な細胞の選別に有効だと思われるが，その後も

CD133，CD15，CD24やCD29といった表面マーカーの組合わせによるソーティングでニューロンのみを純化する方法が報告されている[17]．これらのことから，セルソーティングや培養法の工夫を組合わせて神経系細胞のみを選別し，よく分化させて移植することが可能になれば腫瘍形成が抑制されると考えられる．iPS細胞の場合は，未分化細胞の混入以外にiPS細胞作製法に起因する問題がある．しかし，現在は遺伝子導入がなくc-mycも用いない樹立法が開発されており[18]，安全なヒトiPS細胞作製に向けた技術は日々改良されている．

MEMO

細胞移植後の腫瘍形成を抑制するには，最低でも未分化ES細胞，iPS細胞の混入をゼロにする必要がある．

4 臨床応用に向けて

　モデルケースとしてパーキンソン病を対象疾患とした幹細胞治療について述べた．過去の臨床例から学べることは5～10万個のドーパミンニューロンをその神経突起が均一に線条体をカバーするように生着させる必要があるということであり，ES細胞やiPS細胞の出現によりそれが現実に近づきつつある．といっても長期効果や安全性を，霊長類モデルを用いて検証する必要があるし，培地や使用する機器類なども臨床応用可能なものに置き換えなければならない．二重盲検治験で明らかになったように重症例では胎児細胞移植は効果がなく，UPDRSスコアやL-ドーパテストに対する反応性などによって適応患者を絞り込んでいく必要もある．ES細胞の臨床応用については，米国カリフォルニア州Geron社の「ヒトES細胞由来オリゴデンドロサイト前駆細胞（GRNOPCI）を急性脊髄損傷患者に移植治療する治験」が米国FDAの認可を得て開始されたことはよく知られている．腫瘍形成などの安全性確認には2,000匹以上のマウス・ラットと1年間の歳月を要したとのことである．神経系疾患への世界初のES細胞移植という意味で，この臨床試験の成り行きには注目が集まっていたが，残念ながら2011年11月に経営上の問題のために治験の中止が発表された．4人の患者が参加し，最長1年後の時点で重大な副作用は認められていない．また，網膜色素変性症に対してヒトES細胞由来の網膜色素上皮細胞移植が行われたが，2例の患者で特に合併症もなく4カ月後に視力の改善が認められている[19]．他の神経疾患においても，非臨床試験で有効性と安全性を検証し，臨床研究に移行していくものと思われる．

MEMO
脊髄損傷や網膜色素変性症ではヒトES細胞の臨床応用がすでに始められている．

（髙橋　淳）

■文献■

1) Freed, C. R. et al.: Transplantation of embryonic dopamine neurons for severe Parkinson's disease. N. Engl. J. Med., 344: 710-719, 2001
2) Olanow, C. W. et al.: A double-blind controlled trial of bilateral fetal nigral transplantation in Parkinson's disease. Ann. Neurol., 54: 403-414, 2003
3) Kawasaki, H. et al.: Induction of midbrain dopaminergic neurons from ES cells by stromal cell-derived inducing activity. Neuron, 28: 31-40, 2000
4) Lee, S. H. et al.: Efficient generation of midbrain and hindbrain neurons from mouse embryonic stem cells. Nat. Biotechnol., 18: 675-679, 2000
5) Kriks, S. et al.: Dopamine neurons derived from human ES cells efficiently engraft in animal models of Parkinson's disease. Nature, 480: 547-551, 2011
6) Hedlund, E. et al.: Embryonic stem cell-derived Pitx3-enhanced green fluorescent protein midbrain dopamine neurons survive enrichment by fluorescence-activated cell sorting and function in an animal model of Parkinson's disease. Stem Cells, 26: 1526-1536, 2008
7) Ono, Y. et al.: Differences in neurogenic potential in floor plate cells along an anteroposterior location: midbrain dopaminergic neurons originate from mesencephalic floor plate cells. Development, 134: 3213-3225, 2007
8) Chung, S. et al.: ES cell-derived renewable and functional midbrain dopaminergic progenitors. Proc. Natl. Acad. Sci. USA, 108: 9703-9708, 2011
9) Mendez, I. et al.: Cell type analysis of functional fetal dopamine cell suspension transplants in the striatum and substantia nigra of patients with Parkinson's disease. Brain, 128: 1498-1510, 2005
10) Wernig, M. et al.: Functional integration of embryonic stem cell-derived neurons *in vivo*. J. Neurosci., 24: 5258-5268, 2004
11) Cho, M. S. et al.: Highly efficient and large-scale generation of functional dopamine neurons from human embryonic stem cells. Proc. Natl. Acad. Sci. USA, 105: 3392-3397, 2008
12) Takagi, Y. et al.: Dopaminergic neurons generated from monkey embryonic stem cells function in a Parkinson primate model. J. Clin. Invest., 115: 102-109, 2005
13) Doi, D. et al.: Prolonged maturation culture favors a reduction in the tumorigenicity and the dopaminergic function of human ESC-derived neural cells in a primate model of Parkinson's disease. Stem Cells, 30: 935-945, 2012
14) Kikuchi, T. et al.: Survival of human induced pluripotent stem cell-derived midbrain dopaminergic neurons in the brain of a primate model of Parkinson's disease. J. Parkinson's Disease., 1: 395-412, 2011

15) Brederlau, A. et al. : Transplantation of human embryonic stem cell-derived cells to a rat model of Parkinson's disease: effect of *in vitro* differentiation on graft survival and teratoma formation. Stem Cells, 24 : 1433-1440, 2006

16) Fukuda, H. et al. : Fluorescence-activated cell sorting-based purification of embryonic stem cell-derived neural precursors averts tumor formation after transplantation. Stem Cells, 24 : 763-771, 2006

17) Pruszak, J. et al. : CD15, CD24 and CD29 define a surface biomarker code for neural lineage differentiation of stem cells. Stem Cells, 27 : 2928-2940, 2009

18) Okita, K. et al. : A more efficient method to generate integration-free human iPS cells. Nat. Methods, 8 : 409-412, 2011

19) Schwartz, S. D. et al. : Embryonic stem cell trial for macular degeneration: a preliminary report. Lancet, 379 : 713-720, 2012

20) Wenning, G. K. et al. : Short -and long-term survival and function of unilateral intrastriatal dopaminergic grafts in Parkinson's disease. Ann. Neurol., 42 : 95-107, 1997

21) Hagell, P. et al. : Sequential bilateral transplantation in Parkinson's disease: effects of the second graft. Brain, 122 : 1121-1132, 1999

22) Hauser, R. A. et al. : Long-term evaluation of bilateral fetal nigral transplantation in Parkinson disease. Arch. Neurol., 56 : 179-187, 1999

23) Piccini, P. et al. : Dopamine release from nigral transplants visualized *in vivo* in a Parkinson's patient. Nat. Neurosci., 2 : 1137-1140, 1999

24) Brundin, P. et al. : Bilateral caudate and putamen grafts of embryonic mesencephalic tissue treated with lazaroids in. Parkinson's disease. Brain, 123 : 1380-1390, 2000

25) Freed, C. R. et al. : Placebo surgery in trials of therapy for Parkinson's disease. N. Engl. J. Med., 342 : 353-355, 2000

26) Olanow, C. W. et al. : A double-blind controlled trial of bilateral fetal nigral transplantation in Parkinson's disease. Ann. Neurol., 54 : 403-414, 2003

27) Mendez, I. et al. : Cell type analysis of functional fetal dopamine cell suspension transplants in the striatum and substantia nigra of patients with Parkinson's disease. Brain, 128 : 1498-1510, 2005

28) Isacson, O. et al. : Parkinson's disease: interpretations of transplantation study are erroneous. Nat. Neurosci., 4 : 553, 2001

29) 脳プロブレム！.jp『パーキンソン病DBS』(http://www.nouproblem.jp/DBS/index.html)

4 脊髄損傷後の軸索再生制御機構の解明と軸索再生促進へのストラテジー

哺乳類成体中枢神経系のニューロンの軸索は末梢神経系のニューロンの軸索に比して再生能に乏しいが、その理由の1つとして中枢神経系の損傷部においては軸索の再生を阻害するさまざまな因子が存在するということがあげられる（概念図）。一方、中枢神経系においては末梢神経系に比して損傷を受けたニューロンの軸索のintrinsicな再生能自体が乏しいという側面もあり、これらの軸索再生制御機構を分子生物学的に解明することは、脊髄損傷などの中枢神経系の損傷後に、よりよい軸索の再生をえるためにはきわめて重要な課題の1つであり、本項ではこれらの事項に焦点を当てて概説する。

概念図

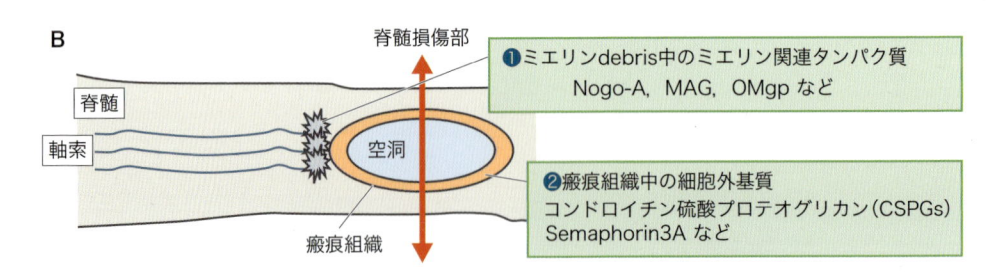

A)
ニューロン軸索再生能		グリア細胞
中枢神経系	± ←	オリゴデンドロサイト（ミエリン構成要素） アストロサイト（損傷後瘢痕組織の主な構成要素）
末梢神経系	+ ←	シュワン細胞（ミエリン構成要素）

↓

中枢神経系損傷部軸索再生（伸展）阻害因子

B) 脊髄損傷部／空洞／瘢痕組織／脊髄／軸索

❶ミエリンdebris中のミエリン関連タンパク質
　Nogo-A，MAG，OMgp など

❷瘢痕組織中の細胞外基質
　コンドロイチン硫酸プロテオグリカン（CSPGs）
　Semaphorin3A など

A）末梢神経系と中枢神経系のニューロン軸索再生能の相違と構成要素の相違の関係／
B）中枢神経系におけるさまざまな軸索再生（伸展）阻害因子

末梢神経系と中枢神経系のニューロン軸索再生能の相違は，その構成要素の相違などとも密接な関係がある．中枢神経系に存在するさまざまな軸索再生阻害因子は，主に，❶損傷部ミエリンdebris中などに存在する種々のミエリン関連タンパク質と，❷損傷部瘢痕組織中に存在する種々の細胞外基質の2つに大別される

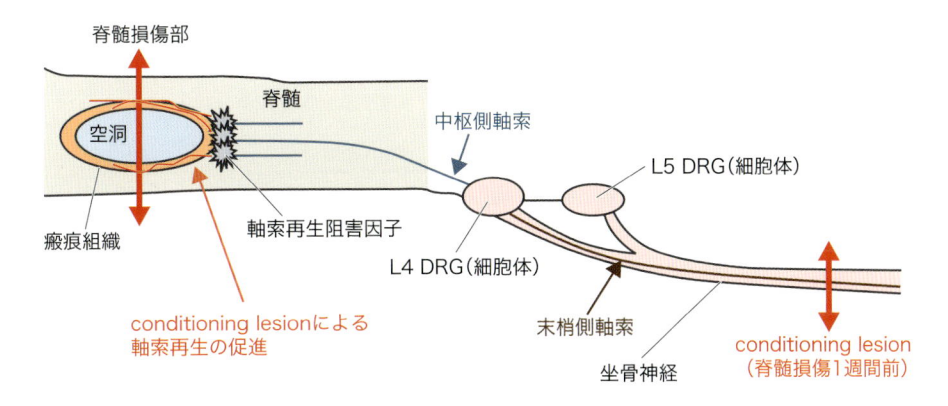

●図4-12　後根神経節（DRG）ニューロンにおけるconditioning lesionモデル
後根神経節（DRG）ニューロンは、①中枢側と末梢側に再生能の異なる2つの軸索（枝）をもっている．また、②脊髄損傷を加える約1週間前に坐骨神経〔末梢側軸索（枝）〕に損傷を加えておく（conditioning lesion）ことにより脊髄損傷後の脊髄後索〔中枢側軸索（枝）〕における再生が促進される，という2点において軸索再生のメカニズムを調べるうえで非常に有用な系である

1 背景

　哺乳類の成体中枢神経系のニューロンの軸索は末梢神経系のニューロンの軸索に比して再生能に乏しい．その理由の1つとして，中枢神経系の損傷部の環境による，いわゆる外的要因（extrinsic factor）があげられ，大別すると，❶ミエリンdebris中に存在する種々のいわゆるミエリン関連タンパク質と，❷瘢痕組織中に存在する種々の細胞外基質の2つが主な軸索再生阻害因子であると考えられてきた（概念図）．一方で，これらのextrinsic factorの作用は，損傷を受けたニューロンの軸索側のintrinsic growth abilityを適切な手段により促進させることにより，少なくとも部分的にはovercome可能なものであることも示されてきた．したがって，中枢神経系軸索の損傷後の再生能力は，損傷を受けたニューロンの軸索側のintrinsicな再生能と損傷部環境側のextrinsicな軸索再生阻害因子の力のバランスによって決まってくるものと考えられる．

2 軸索再生制御機構の解明の手がかり

　これらの相互関係を解明するのに，ひいては軸索再生制御機構そのもののメカニズムに関する研究を進めていくうえで非常に有用なモデルとして知られているのが，後根神経節（dorsal root ganglion：DRG）のニューロンを用いたconditioning lesion modelである．DRGニューロンの特徴として，末梢組織にinnervateしていく末梢側の枝と脳幹部まで脊髄内の脊髄後索の中を走行していく中枢側の枝と，2本の軸索をDRG内にある細胞体から伸ばしている点があげられる（図4-12）．興味深いことに，末梢側の軸索（枝）は損傷後の再生能が高いのに比して，中枢側の軸索（枝）は損傷後の再生能が低く，同じ細胞体に由来する2つの軸索の再生能の違いという点が，軸索再生のメカニズムを調べるうえで，非常に有用なモデルとなっている要因の1つである．さらに興味深いことに，末梢側の軸索（坐骨神経）に先に損傷を加えた後に，中枢側の脊髄の後索に損傷を加えると，通常はほとんど再生しない中枢側の軸索の有意に促進された再生が認められ，これがこの系におけるいわゆる「conditioning lesion」の効果と呼ばれるものである（図4-12）[1]．実際，軸索再生のメカニズムを調べるうえで，conditioning lesionのように一貫して劇的な軸索再生促進効果が認められるモデルが現時点では他にほとんど知られていないため，本項のテーマである軸索再生における分子生物学的制御機構を研究していくうえで，非常に有用な貴重なモデルとなっている．

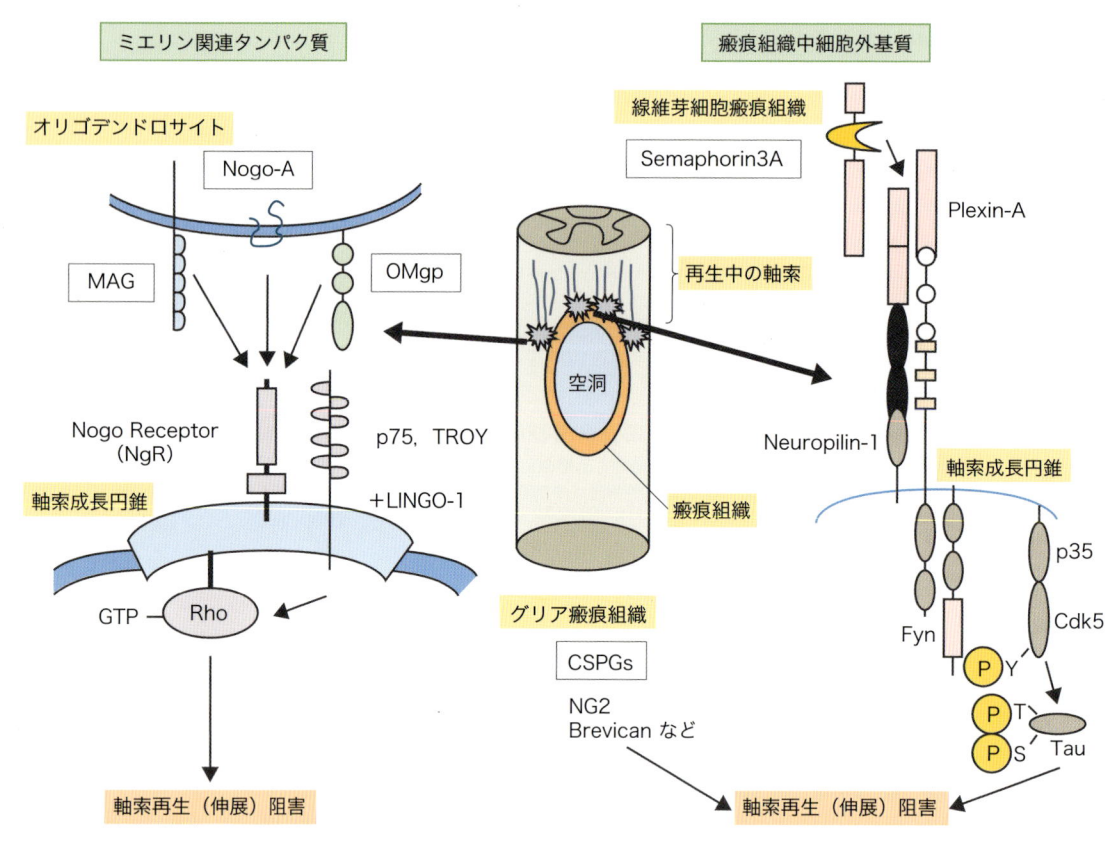

●図4-13　中枢神経系における軸索再生（伸展）阻害因子のシグナル伝達経路
ミエリン関連タンパク質のうちNogo-A, MAG, OMgpの3分子は，興味深いことに構造上全く異なる分子でありながら，共通のレセプター，Nogo Receptorにリガンドとして結合し，その共役受容体として同定されたp75, TROY, LINGO-1などを通じて，軸索再生阻害のシグナルを細胞内に伝達していく

3 extrinsic factorとしての軸索再生阻害因子とそのシグナル伝達のメカニズムの解明

1) ミエリンdebris中に存在する軸索再生阻害因子（ミエリン関連タンパク質）

いわゆるextrinsic factorとしての軸索再生阻害因子としては，前述したように，損傷部のミエリンdebris中などに存在する種々のミエリン関連タンパク質と，損傷部瘢痕組織中に存在する種々の細胞外基質の2つに大別されるが，前者として，Nogo-A[2)3)], MAG[4)5)], OMgp[6)]などの分子が，後者としてコンドロイチン硫酸プロテオグリカン（CSPGs）[7)]やSemaphorin3A[8)9)]などの分子が同定されてきた（概念図）．本項においては，これらについての詳細は紙面の制限の都合上，割愛するが，前述のNogo-A[2)3)], MAG[4)5)], OMgp[6)]の3分子は，興味深いことに，構造上全く異なる分子でありながら，共通のレセプター，Nogo Receptor[10)]にリガンドとして結合する[4)～6)10)]ことが明らかにされ，その共役受容体として同定されたp75[11)～13)], TROY[14)15)], LINGO-1[16)]などを通じて，軸索再生（伸展）阻害のシグナルを細胞内に伝達していくというメカニズム（図4-13）が解明されたことから，これらの分子のノックアウトマウスを用いた脊髄損傷モデルにおける軸索の再生能を調べる研究に近年，多くの研究者達の興味が集まった．しかしながら，Nogo-A[17)～19)], Nogo-Receptor[20)21)], p75のノックアウトマウスをはじめとして，これらのシグナル伝達系に関与する分子群のいずれのノックアウトマウスにおいても（研究室間でやや結果が異なるような要素も存在するものの基本的には）期待された程の劇的な軸索の再生は認められず[17)～21)]，これらの結果から，瘢痕組織中の細胞外

基質としての軸索再生阻害因子の役割やニューロンの軸索側のintrinsicなgrowth abilityのメカニズムの解明といった方向に，近年の研究の中心は移行しつつある．

2）損傷部瘢痕組織中の軸索再生阻害因子

中枢神経系損傷瘢痕組織中に存在する細胞外基質としての代表的な軸索再生阻害因子のうち，グリア瘢痕組織中に存在するCSPGsに関しては，その機能をattenuateさせる薬剤（chondroitinase-ABC）による軸索再生促進効果に関する報告[22]をはじめとして，軸索再生を阻害する分子としての重要度に関するさまざまな報告がこれまでにもなされてきたが，主に線維芽細胞による瘢痕組織中に存在するSemaphorin3Aに関する同様の報告に関しては，これまで詳細にはなされてこなかった（図4-13）．

すなわち，Semaphorin3Aが脊髄損傷後の軸索再生を阻害する分子として重要な役割を果たしている可能性としては過去にも示唆されてきたが[8)9)]，Semaphorin3Aのノックアウトマウスの致死性の高さなどが原因となり，それを直接的に証明する報告はなされてこなかった．そこで筆者らは大規模なスクリーニングによりSemaphorin3Aに対する阻害活性および選択性のきわめて高い薬剤，SM-216289を開発し，Semaphorin3Aの損傷後の脊髄内における役割に関する薬理学的なアプローチによる解明を試みた[23]．その結果，SM-216289の投与により脊髄損傷後の，損傷部における軸索再生の促進，損傷部へのシュワン細胞のmigrationの促進と再生軸索に対する末梢神経型の髄鞘形成の促進，損傷部におけるアポトーシスの抑制，損傷部における血管再生の促進，さらにはこれらとの因果関係が示唆される運動機能の回復の有意な促進などを認め，Semaphorin3A阻害薬の脊髄損傷の治療に対する有効性が示唆されるとともに，損傷後の脊髄内において，Semaphorin3Aはさまざまな再生反応を阻害する因子として中心的役割を果たしている可能性が示唆された[23]．

以上，ここであげてきたそれぞれの分子の軸索再生阻害因子としての重要度（関与の度合い）に関して，それらを直接的に比較するような研究はこれまでには報告されていないが，それぞれの分子がそれぞれの場所で重要な役割を果たしているものと一般的にはみなされており，これらを包括的にコントロールするような手段を開発することが，臨床的にはよりよい軸索再生を得るために重要な課題の1つであると考えられる．

4 ニューロンの軸索側のintrinsicなgrowth abilityの制御機構の解明

一方，ニューロンの軸索側のintrinsicなgrowth abilityの制御機構の解明という点においては，前述したDRGにおけるconditioning lesionのシステム（図4-12）[1]を利用することにより，いくつかの興味深い報告がなされてきた．その1つとして，細胞内のcAMPのレベルを上昇させることによりextrinsicな軸索再生阻害因子の作用をovercomeさせることが可能であり，また，DRG内に in vivo でcAMPをinjectionすることにより，conditioning lesionの効果[1]がmimic可能であることなどが報告されてきた[24]．また，細胞内のシグナル伝達経路の中で，JAK2/STAT3系の経路が，DRGニューロンに対して同様の効果をもつことも報告されてきている[25]．また，DRGにおけるconditioning lesionのシステム[1]の前述したような有用性などを利用して，マイクロアレイなどを用いたスクリーニングも近年は多々行われている．

一方筆者らは，視神経損傷モデルを用いて，さまざまなコンディショナルノックアウトマウスにウイルス（AAV-Cre）をinjectionすることによって，中枢神経の損傷後の軸索再生に関与するニューロン内部の分子を in vivo でスクリーニングを行うシステムを確立した．その結果，rapamycin（mTOR）経路の哺乳類におけるターゲットのnegative regulatorであるPTEN（phosphatase and tensin homolog）の働きをdeleteすることにより，視神経損傷後の軸索再生が有意に促進されることを見出した．また，mTOR経路に対して同様にnegative regulatorとしての役割をもつTSC-1（tuberous sclerosis complex-1）のコンディショナルノックアウトマウスを用いて同様にmTOR経路を活性化した系でも，視神経損傷後の軸索再生が有意に促進されることを確認した[26]．さらにこれまでの報告では長い距離にわたる軸索再生が得られたというconvincingなデータの得られることのなかった皮質脊髄路（cortico-spinal tract：CST）に関しても，筆者らは同様にしてPTENのコンディショナルノックアウトマウ

スを用いてmTOR経路を活性化させることによって，損傷後にCSTの長い距離にわたる軸索再生が得られるなど，ニューロン内部でのPTEN/mTOR活性の適切な調整により，脊髄損傷後に有意な軸索再生が得られる可能性を示した[27]．以上のように，軸索再生を制御するintrinsicなメカニズムに関する分子生物学的解明は，さまざまなアプローチから進んできている．

5 今後の課題・展望

　はじめにも述べたごとく，哺乳類の成体中枢神経系のニューロンの軸索は末梢神経系のニューロンの軸索に比して再生能に乏しいが，これらの分子生物学的制御機構を解明することは，脊髄損傷などの中枢神経系の損傷後に，よりよい軸索の再生を得るためにはきわめて重要な課題の1つであり，本項では主にこれらに焦点を当てて概説してきた．当然予測できることながら，extrinsicな軸索再生阻害因子の機能のattenuationとintrinsicなgrowth abilityのenhancementをそれぞれ得る手段を併用した際に，相加的な軸索再生が認められたという報告もあり，こうした異なったさまざまなアプローチからの軸索再生促進戦略の併用といった点も，特に臨床的観点からは当然，重要である．また同時に，再生後の軸索の適切なるwiringの制御の問題もきわめて重要な次なる課題の1つであり，これらを包括的に制御可能な手段の開発に向けて，さまざまなアプローチ・角度からの研究が世界各地でon goingで行われているところである．

　　　　　　（金子慎二郎，戸山芳昭，Zhigang He，
　　　　　　　　　　　岡野栄之，中村雅也）

■文献■

1) Neumann, S. & Woolf, C. J. : Regeneration of dorsal column fibers into and beyond the lesion site following adult spinal cord injury. Neuron, 23 : 83-91, 1999
2) Chen, M. S. et al. : Nogo-A is a myelin-associated neurite outgrowth inhibitor and an antigen for monoclonal antibody IN-1. Nature, 403 : 434-439, 2000
3) GrandPré, T. et al. : Identification of the Nogo inhibitor of axon regeneration as a Reticulon protein. Nature, 403 : 439-444, 2000
4) Liu, B. P. et al. : Myelin-associated glycoprotein as a functional ligand for the Nogo-66 receptor. Science, 297 : 1190-1193, 2002
5) Domeniconi, M. et al. : Myelin-associated glycoprotein interacts with the Nogo66 receptor to inhibit neurite outgrowth. Neuron, 35 : 283-290, 2002
6) Wang, K. C. et al. : Oligodendrocyte-myelin glycoprotein is a Nogo receptor ligand that inhibits neurite outgrowth. Nature, 417 : 941-944, 2002
7) Jones, L. L. et al. : NG2 is a major chondroitin sulfate proteoglycan produced after spinal cord injury and is expressed by macrophages and oligodendrocyte progenitors. J. Neurosci., 22 : 2792-2803, 2002
8) Pasterkamp, R. J. et al. : Peripheral nerve injury fails to induce growth of lesioned ascending column axons into spinal cord scar tissue expressing the axon repellent Semaphorin3A. Eur. J. Neurosci., 13 : 457-471, 2001
9) De Winter, F. et al. : Injury-induced class 3 semaphorin expression in the rat spinalcord. Exp. Neurol., 175 : 61-75, 2002
10) Fournier, A. E. et al. : Identification of a receptor mediating Nogo-66 inhibition of axonal regeneration. Nature, 409 : 341-346, 2001
11) Wang, K. C. et al. : p75 interacts with the Nogo receptor as a co-receptor for Nogo, MAG and OMgp. Nature, 420 : 74-78, 2002
12) Yamashita, T. et al. : The p75 receptor transduces the signal from myelin-associated glycoprotein to Rho. J. Cell Biol., 157 : 565-570, 2002
13) Yamashita, T. et al. : Neurotrophin binding to the p75 receptor modulates Rho activity and axonal outgrowth. Neuron, 24 : 585-593, 1999
14) Mi, S. et al. : LINGO-1 is a component of the Nogo-66 receptor/p75 signaling complex. Nat. Neurosci., 7 : 221-228, 2004
15) Park, J. B. et al. : A TNF receptor family member, TROY, is a coreceptor with Nogo receptor in mediating the inhibitory activity of myelin inhibitors. Neuron, 45 : 345-351, 2005
16) Shao, Z. et al. : TAJ/TROY, an orphan TNF receptor family member, binds Nogo-66 receptor 1 and regulates axonal regeneration. Neuron, 45 : 353-359, 2005
17) Zheng, B. et al. : Lack of enhanced spinal regeneration in Nogo-deficient mice. Neuron, 38 : 213-224, 2003
18) Simonen, M. et al. : Systemic deletion of the myelin-associated outgrowth inhibitor Nogo-A improves regenerative and plastic responses after spinal cord injury. Neuron, 38 : 201-211, 2003

19) Kim, J. E. et al. : Axon regeneration in young adult mice lacking Nogo-A/B. Neuron, 38 : 187-199, 2003
20) Zheng, B. et al. : Genetic deletion of the Nogo receptor does not reduce neurite inhibition *in vitro* or promote corticospinal tract regeneration *in vivo*. Proc. Natl. Acad. Sci. USA, 102 : 1205-1210, 2005
21) Kim, J. E. et al. : Nogo-66 receptor prevents raphespinal and rubrospinal axon regeneration and limits functional recovery from spinal cord injury. Neuron, 44 : 439-451, 2004
22) Bradbury, E. J. et al. : Chondroitinase ABC promotes functional recovery after spinal cord injury. Nature, 416 : 636-640, 2002
23) Kaneko, S. et al. : A selective Sema3A inhibitor enhances regenerative responses and functional recovery of the injured spinal cord. Nat. Med., 12 : 1380-1389, 2006
24) Qiu, J. et al. : Spinal axon regeneration induced by elevation of cyclic AMP. Neuron, 34 : 895-903, 2002
25) Qiu, J. et al. : Conditioning injury-induced spinal axon regeneration requires signal transducer and activator of transcription 3 activation. J. Neurosci., 25 : 1645-1653, 2005
26) Park, K. K. et al. : Promoting axon regeneration in the adult CNS by modulation of the PTEN/mTOR pathway. Science, 322 : 963-966, 2008
27) Liu, K. et al. : PTEN deletion enhances the regenerative ability of adult corticospinal neurons. Nat. Neurosci., 13 : 1075-1081, 2010

第5章

神経伝達とシナプス可塑性の仕組み

❶ シナプス伝達……170
❷ シナプス可塑性 ―長期増強：LTP/長期抑圧：LTD……177
❸ 電位依存性チャネル……185
❹ 神経伝達物質と受容体……193
❺ 神経栄養因子……200

第5章 神経伝達とシナプス可塑性の仕組み

1 シナプス伝達

　軸索を伝導した活動電位（デジタル的電気信号）は，シナプス前末端部に到着すると「化学物質の放出」という化学信号に変換される（概念図）．放出された神経伝達物質はシナプス間隙を拡散し，シナプス後膜に存在する受容体に結合して，これを活性化する．活性化された受容体は直接，あるいは間接的にイオン透過性を調節し電位変化を生じさせる．調節されるイオンチャネルの種類により，膜電位が脱分極する興奮性シナプス後電位（EPSP），あるいは過分極する抑制性シナプス後電位（IPSP）が生じる．シナプス電位はアナログ的電気信号として統合され，閾値を越えると活動電位が生じる．シナプス伝達効率の可塑性は学習や記憶の基礎メカニズムとして重要である．

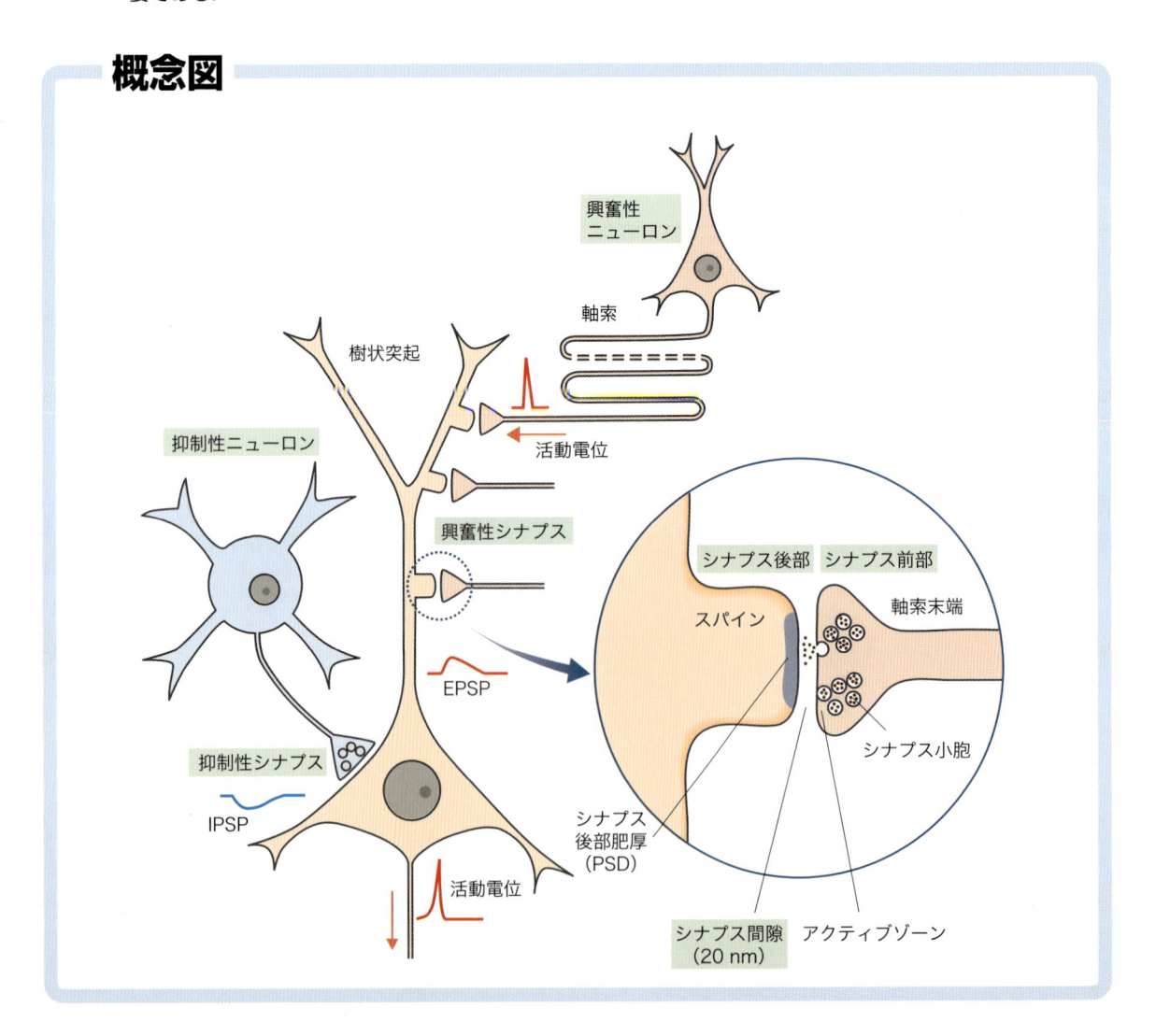

概念図

複雑で精妙な脳機能はニューロン同士の織りなす神経回路網によって実現されている．この神経回路網におけるニューロン同士の接点をシナプスと呼ぶ（第2章-2）．シナプスは，通常，樹状突起，細胞体を入力部とし，軸索末端部を出力部としている．中枢神経系のほとんどのシナプスは化学シナプスであり，電気シナプスは例外的である．化学シナプスではシナプス前膜と後膜の間にすき間（シナプス間隙，約20 nm）があり，電気信号は伝わらない．シナプス前末端部に到着した電気信号（活動電位）は神経伝達物質放出という化学信号に変換される．神経伝達物質はシナプス間隙を拡散してシナプス後膜に達し，特異的受容体に結合し，これを活性化する．受容体にはイオン透過性を上昇させるイオンチャネル型受容体とGTP結合タンパク質など細胞内情報伝達系を介してイオンチャネルを調節する代謝型受容体とがある（第5章-4）．受容体チャネルの場合，透過するイオンの種類，そのイオンの細胞内外の濃度比により，静止膜電位（通常は－50 mV～－70 mVに分極）より0 mV方向に変化する場合（脱分極）とより大きく分極する場合（過分極）がある．脱分極させることで活動電位を発生（興奮）しやすくさせるシナプス電位を興奮性シナプス後電位EPSP（excitatory postsynaptic potential），過分極させ興奮を抑制するものを抑制性シナプス後電位IPSP（inhibitory postsynaptic potential）と呼ぶ．

1 神経伝達物質の開口放出

1）神経伝達物質の量子的放出

グルタミン酸（Glu），アセチルコリン（ACh），γアミノ酪酸（GABA）などの神経伝達物質は直径50 nmのシナプス小胞に充填され，シナプス小胞はシナプス前末端部に集積している．グルタミン酸はシナプス小胞性グルタミン酸輸送体VGLUTにより，シナプス小胞に充填される（小胞内のグルタミン酸濃度，60～150 mM）．小胞膜がシナプス前部細胞膜と融合，Ω型となり中身を放出することを開口放出（エクソサイトーシス，exocytosis）と呼ぶ．神経伝達物質の放出量は連続的ではなく，単位量の整数倍の値をとる（量子的放出）．

2）シナプス前開口放出のCa^{2+}依存性

シナプス小胞の開口放出にはCa^{2+}の細胞外からの流入が必要である．Ca^{2+}はシナプス前末端部の脱分極により開口したP/Q型（$Ca_V 2.1$），およびN型（$Ca_V 2.2$）Ca^{2+}チャネルより流入する．哺乳類聴覚系の中枢シナプス（ヘルドのカリックスシナプス，calyx of Held synapses）では，ケージ化Ca^{2+}のアンケージングによりシナプス前末端内のCa^{2+}濃度を上昇させると，開口放出が生じる．2～8 μMの範囲で，単位時間当たりの小胞の開口放出は，細胞内Ca^{2+}濃度の約4乗に比例する．また10 μM程度の細胞内Ca^{2+}濃度が，活動電位と同程度の開口放出を惹き起こす．これ以上の細胞内Ca^{2+}濃度ではシナプス小胞の即時放出可能プール（readily releasable pool：RRP）は急速に枯渇する．哺乳類中枢シナプスでは，活動電位到着からEPSP発生までのシナプス遅延は約0.5ミリ秒である．ヘルドのカリックスシナプスではCa^{2+}上昇刺激からEPSP発生までの時間は約0.3～0.4ミリ秒である[1]．

> **MEMO**
>
> ■ ケージ化化合物
>
> 　Ca^{2+}のような生理活性分子にある分子を結合させることにより，その生理活性を失わせることができる（ケージ化）．この結合分子を紫外線により分解されるように設計しておけば，紫外線照射により瞬時に生理活性物質を放出する（アンケージング）ことができる．このような化合物をケージ化化合物と呼ぶ．

3）シナプス前開口放出とリサイクリング

シナプス前末端部に貯蔵されていたシナプス小胞は，シナプス前膜の近くに移動し，エクソサイトーシス分子装置にドッキングされる．放出準備状態（プライミング）を経て，活動電位による急激な細胞内Ca^{2+}濃度の上昇によってエクソサイトーシスが生じる．エクソサイトーシス後，細胞膜に融合したシナプス小胞膜はエンドサイトーシス（endocytosis）により細胞膜から回収される．細胞膜にAP-2，アンフィファイシン（amphiphysin）が結合し，クラスリン（clathrin）に被覆され膜が陥入し，陥入部の首を，ダイナミン〔dynamin（GTPase）〕がGTP加水分解のエネルギーを用いて，くびり切る．クラスリン被覆の離脱，VGLUT

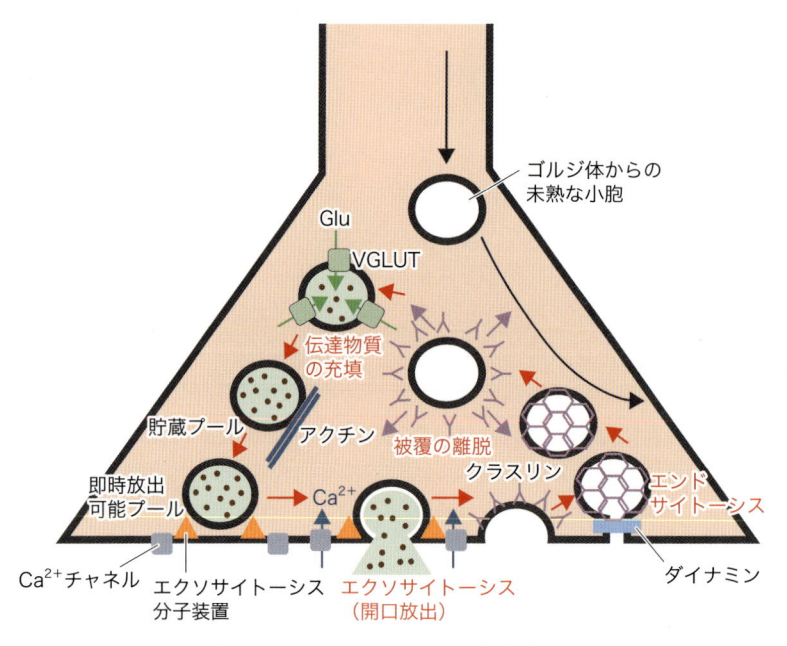

●図5-1　シナプス小胞のリサイクリング（グルタミン酸性シナプスの場合）

貯蔵プールから即時放出可能プールに移行したシナプス小胞はCa^{2+}依存性エクソサイトーシスにより，シナプス前膜と融合する．小胞膜はクラスリンによるエンドサイトーシスにより，シナプス前膜より陥入し，ダイナミンによりくびり切られ回収される．クラスリン被覆が離脱し，小胞にVGLUTにより伝達物質Gluが再充填され，再び開口放出に用いられる

などによる神経伝達物質の再充填を経て[2]，再びエクソサイトーシスに用いられる．ゴルジ体から形成された未熟な小胞も軸索末端部に輸送されてくる（図5-1）．

4）シナプス前エクソサイトーシスの分子機構

■貯蔵

シナプス小胞は細胞骨格であるアクチン線維に小胞膜タンパク質，シナプシン（synapsin）を介して結合し，貯蔵されている．貯蔵プール（reserve pool）にある小胞はCa^{2+}/カルモジュリン依存性キナーゼによるリン酸化によって遊離される．

■ドッキング

遊離したシナプス小胞は，細胞膜近くのアクティブゾーン近傍に，ELKS，CAST，ピッコロ，バスーン，RIM1，Munc13などのアクティブゾーン基質タンパク質によって繋ぎとめられる（tethering）[3]．その後，シナプス小胞はエクソサイトーシス分子装置にドッキングする．エクソサイトーシス分子装置はSNARE（sol-uble NSF attachment protein receptor）タンパク質であるVAMP（シナプス小胞膜），シンタキシン〔syntaxin（細胞膜）〕およびSNAP25（細胞膜）などにより構成されている（図5-1, 2）．

■プライミング

ドッキングした小胞は準備過程（プライミング，priming）を経て，Ca^{2+}依存性にエクソサイトーシスされる．プライミングにはCa^{2+}結合部位をもつRIM，Munc13などのタンパク質が関与する．ドッキングおよびプライミングの途中にある小胞が即時放出可能プールを構成する（図5-1）[4]．

■膜融合

VAMP，シンタキシン，SNAP-25との三者の結合は強く，SNAREコア・コンプレックスを形成し，これらの強い結合により小胞膜と細胞膜の融合が生じ，神経伝達物質が開口放出される（図5-2）[5]．このとき，P/Q型およびN型Ca^{2+}チャネルはシンタキシン，SNAP-25に結合し，ドッキングした小胞の近傍（ナノドメイン）にCa^{2+}が流入する[6]．またRIMもこれらの

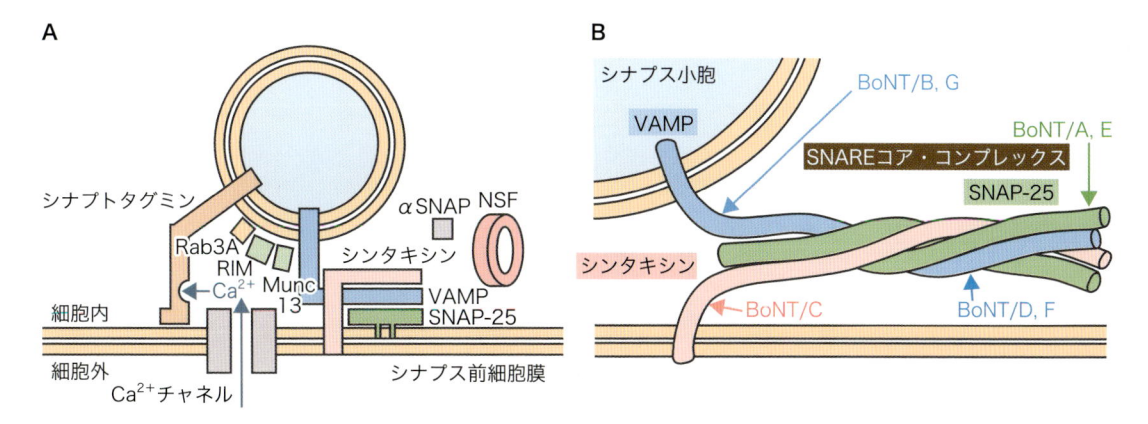

● 図5-2 シナプス小胞と開口放出分子装置
A) シナプス小胞はアクティブゾーンにドッキングされる．RIM，Munc13などのタンパク質により膜融合の準備が進行する（プライミング）．近傍に存在するCa²⁺チャネルよりCa²⁺が流入し，膜融合を引き起こす．Ca²⁺センサーであるシナプトタグミンは，Ca²⁺流入まで膜融合を阻止している．αSNAP，NSF（ATPase）によりSNAREコアコンプレックスは解離する．
B) VAMP（小胞膜タンパク質），シンタキシン（シナプス前膜タンパク質），SNAP-25（シナプス前膜タンパク質）の3者は強固なSNAREコア コンプレックスを形成し，膜融合を生じさせる．矢印は各ボツリヌス神経毒素による切断部位を示す

Ca²⁺チャネルをアクティブゾーンに繋ぎとめている[7]．RIMと結合する小胞体タンパク質，Rab3A GEPもエクソサイトーシス調節に関与している[8]．Ca²⁺センサータンパク質の最有力候補，シナプトタグミンは膜融合をCa²⁺流入直前まで抑制するが，Ca²⁺流入により脱抑制され，短時間で同期的膜融合が生じる[9]．VAMPは破傷風毒素およびボツリヌス神経毒素B，D，F，G（BoNT/B, D, F, G）により，シンタキシンはボツリヌス神経毒素C（BoNT/C）により，SNAP-25はボツリヌス神経毒素A，E（BoNT/A, E）によりそれぞれ特異的に切断され，開口放出が阻害される．SNAREコア・コンプレックスにα SNAP，NSF〔（N-ethylmaleimide-sensitive factor（ATPase）〕が結合し，ATP加水分解により，コア・コンプレックスは解離する[4)5)]．

5）開口放出の調整と可塑性

海馬CA3領域における苔状線維→錐体細胞間シナプスではテタヌス刺激により，シナプス開口放出の増強が生じる．また刺激によるシナプス形成も報告されている．

MEMO
神経伝達物質はシナプス小胞に充填され，量子的に放出される．貯蔵プールを離れたシナプス小胞は，ドッキング，プライミングを経て，Ca²⁺上昇によって開口放出される．膜融合はSNAREコア・コンプレックス形成により生じる．開口放出後，膜はエンドサイトーシスを経てリサイクルされる．

2 シナプス後電位の発生

1）静止膜電位

静止状態でニューロンは−50〜−70 mVに分極している．K⁺濃度は細胞外（3〜5 mM）に比べ細胞内（150 mM前後）は高い（図5-3A）．静止状態では主に2ポア・ドメインK⁺チャネルが開いており[10]，細胞内から外へK⁺は拡散して出て行く（図5-3B）が，細胞内に陰イオンが取り残されるため分極が生じ細胞内はマイナスとなる．このマイナスの静電場により細胞外に出たK⁺が一部引き戻される．その結果，拡散力（浸透力）と静電力（クーロン力）が釣り合い，正味のK⁺の移動はなくなる．この平衡状態時の膜内外の電位差をK⁺の平衡電位と呼び，K⁺の内外の濃度比からネルンストの式

$$E_{Ka} = -62\log\left([K^+]_{in}/[K^+]_{out}\right)(mV)$$

で求められる（$[K^+]_{in}$：細胞内K⁺濃度，$[K^+]_{out}$：細胞外K⁺濃度，37℃の場合−90〜−105 mV）．通常の

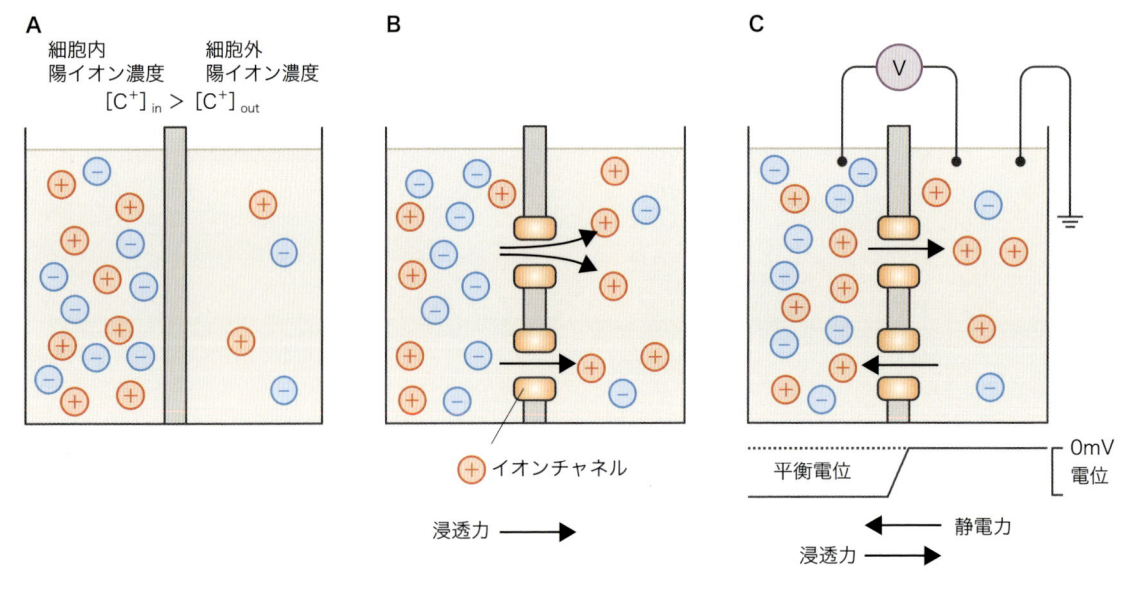

● 図5-3　イオンの不均一分布と膜の選択的透過性による膜電位発生のしくみ

A）細胞内外にあるイオンペアが不均一に，細胞内に多く細胞外に少なく分布しているが，内外それぞれでは電気的には中和されている．B）このペアの陽イオン（C^+）のみを通過させるイオンチャネルが開口すると，浸透力によりこの陽イオンは細胞外に拡散する．C）電気的バランスがくずれ，細胞内に残された陰イオンにより，静電場が生じる．この静電力により，拡散して外に出ていった陽イオンの一部が引き戻される．出ていく陽イオン数と戻される陽イオン数が等しくなったとき（平衡状態）の電位差を，この陽イオンの平衡電位と呼ぶ（この場合，細胞内がマイナス）

● 表5-1　受容体チャネルに作用する神経伝達物質

伝達物質	受容体	透過イオン	シナプス電位
Glu	AMPA受容体	Na^+, K^+	EPSP
	カイニン酸（KA）受容体	Na^+, K^+	EPSP
	NMDA受容体	Na^+, K^+, Ca^{2+}	EPSP
ACh	ニコチン性受容体	Na^+, K^+	EPSP
5-HT	$5\text{-}HT_3$受容体	Na^+	EPSP
GABA	$GABA_A$受容体	Cl^-	IPSP
Gly	Gly受容体	Cl^-	IPSP

ニューロンでは静止時Na^+に対する透過性も無視できないため，静止膜電位は$-50 \sim -70$ mV付近となる（図5-3C）．

2）興奮性シナプス後電位

興奮性ニューロンの活動により，興奮性シナプス後電位（EPSP）が生じる．AMPA型Glu受容体イオンチャネルでは，Gluにより，Na^+とK^+の透過性が上昇する．EPSPの極性はNa^+とK^+のそれぞれの平衡電位の間，0 mV付近で反転する．この電位をEPSPの反転電位，あるいは平衡電位と呼ぶ．ある神経伝達物質がどのような電位変化を生じさせるかは神経伝達物質とそれに対する受容体のイオン透過性，および細胞内外の各イオン濃度に依存する（表5-1）．

3）抑制性シナプス後電位

抑制性ニューロンの活動により，過分極性のシナプス後電位，抑制性シナプス後電位（IPSP）が生じ，興奮（活動電位発生）が抑制される．抑制性神経伝達物質により受容体イオンチャネルのCl^-の透過性が上昇し，IPSPが生じる．抑制性神経伝達物質にはγアミノ酪酸（GABA）とグリシン（Gly）の2種類のアミノ酸がある．細胞内Cl^-濃度が高く，Cl^-の平衡電位が静止膜電位と変わらない場合も，膜抵抗の減少により興奮

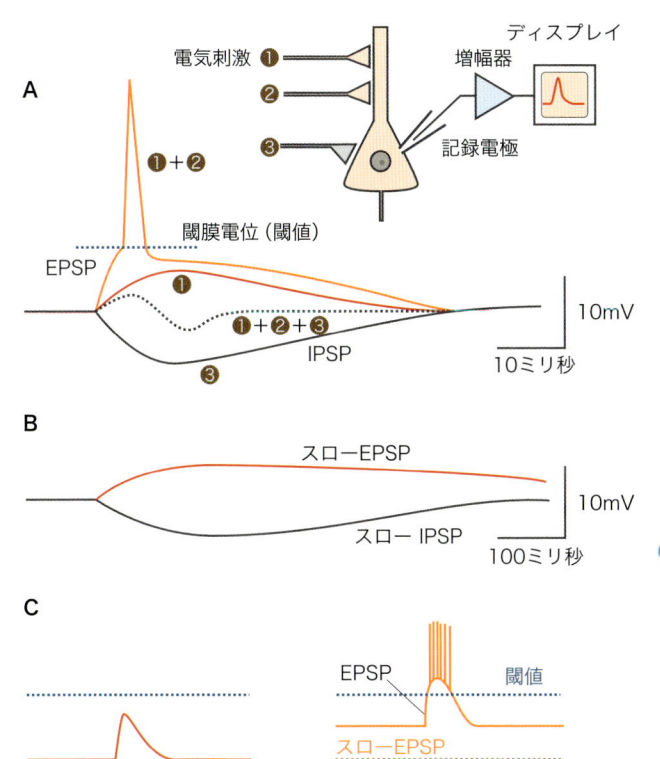

●図5-4 シナプス電位
A) 電気刺激❶によりEPSPが生じる．刺激❶+❷により，EPSPは閾膜電位（閾値）を越え，活動電位が発生する．電気刺激❸はIPSPを生じさせる．刺激❸により刺激❶+❷による活動電位発生は抑制される．B) スローEPSPとスローIPSP．Aより10倍遅いタイムスケールに注意．C) 単独では閾値下のEPSP（左）でもスローEPSP（脱分極側へのシフト）と重なることで閾値を越え，強い興奮が生じる（右）

は抑制される（シャンティング効果）．哺乳類中枢ニューロンでは新生仔期，ニューロン内Cl⁻濃度が高く，GABAなどによるCl⁻透過性の上昇が脱分極を起こす場合がある．

4) シナプス電位の統合

1つの細胞へのシナプス入力はIPSPとEPSPの和として統合され，これが閾値を越えると活動電位が発生する．EPSPの振幅は活動電位発生の頻度に変換される（図5-4A）．

5) 代謝型受容体とシナプス伝達

神経伝達物質のうち，受容体がイオンチャネルと同一分子ではなく，三量体GTP結合タンパク質（Gタンパク質）と共役して細胞内情報伝達系を介してイオンチャネル活動を調節するタイプのものを代謝型受容体と呼ぶ．調節するイオンチャネルによって持続時間の長いスローEPSP，あるいはスローIPSPを生じる（図5-4B, C）．

（山口和彦）

■ 文献 ■

1) Schneggenburger, R. & Neher, E. : Presynaptic calcium and control of vesicle fusion. Curr. Opin. Neurobiol., 15 : 266-274, 2005
2) Schenck, S. et al. : A chloride conductance in VGLUT1 underlies maximal glutamate loading into synaptic vesicles. Nat. Neurosci., 12 : 156-162, 2009
3) Hida, Y. & Ohtsuka, T. : CAST and ELKS proteins : structural and functional determinants of the presynaptic active zone. J. Biochem., 148 : 131-137, 2010
4) Haucke, V. et al. : Protein in the coupling of synaptic exocytosis and endocytosis. Nat. Rev. Neurosci., 12 : 127-138, 2011
5) Chen, Y. A. & Scheller, R. H. : SNARE-mediated membrane fusion. Nat. Rev. Mol. Cell Biol., 2 : 98-106, 2001
6) Yokoyama, C. T. et al. : Mechanism of SNARE protein binding and regulation of Ca_v2 channels by phosphorylation of the synaptic protein interaction site. Mol. Cell. Neurosci., 28 : 1-17, 2005
7) Kaeser, P. S. et al. : RIM proteins tether Ca^{2+} channels to presynaptic active zones via a direct PDZ-domain interaction. Cell, 144 : 282-295, 2011

8) Yamaguchi, K. et al.：A GDP/GTP exchange protein for the Rab3 small G protein family up-regulates a postdocking step of synaptic exocytosis in central synapses. Proc. Natl. Acad. Sci. USA, 99：14536-14541, 2002

9) Young, S. M. Jr. & Neher, E.：Synaptotagmin has an essential function in synaptic vesicle positioning for synchronous release in addition to its role as a calcium sensor. Neuron, 63：482-496, 2009

10) Miller, A. N. & Long, S. B.：Crystal structure of the human two-pore domain potassium channel K2P1. Science, 335：432-436, 2012

■ 参考文献 ■

・『新生理学 第4版』（小幡邦彦，他/著），文光堂，2003
・山口和彦：神経興奮とシナプス伝達の分子メカニズム．『分子・細胞・シナプスからみる脳』（古市禎一/編），pp55-90，東京大学出版会，2008

第5章 神経伝達とシナプス可塑性の仕組み

2 シナプス可塑性
－長期増強：LTP／長期抑圧：LTD

　シナプスとはニューロン同士のコミュニケーションの場であり，脳内の情報処理の基本単位である．シナプスにおける情報伝達の効率は必ずしも一定ではなく，むしろ神経の活動履歴に依存して正・負どちらの方向にも長期的に変化し得ることが知られている．外界の変化に依存して長期的に活動を変化させ，しかもそれを維持し続けるという性質は，記憶のもつ性質と非常に似通っていることから，シナプスの可塑性こそが記憶形成のための最も基本的な過程ではないかと考えられてきた．本項では，陳述記憶の形成に必須とされる海馬で得られた知見を中心として，シナプス可塑性の分子機構について解説する．

概念図

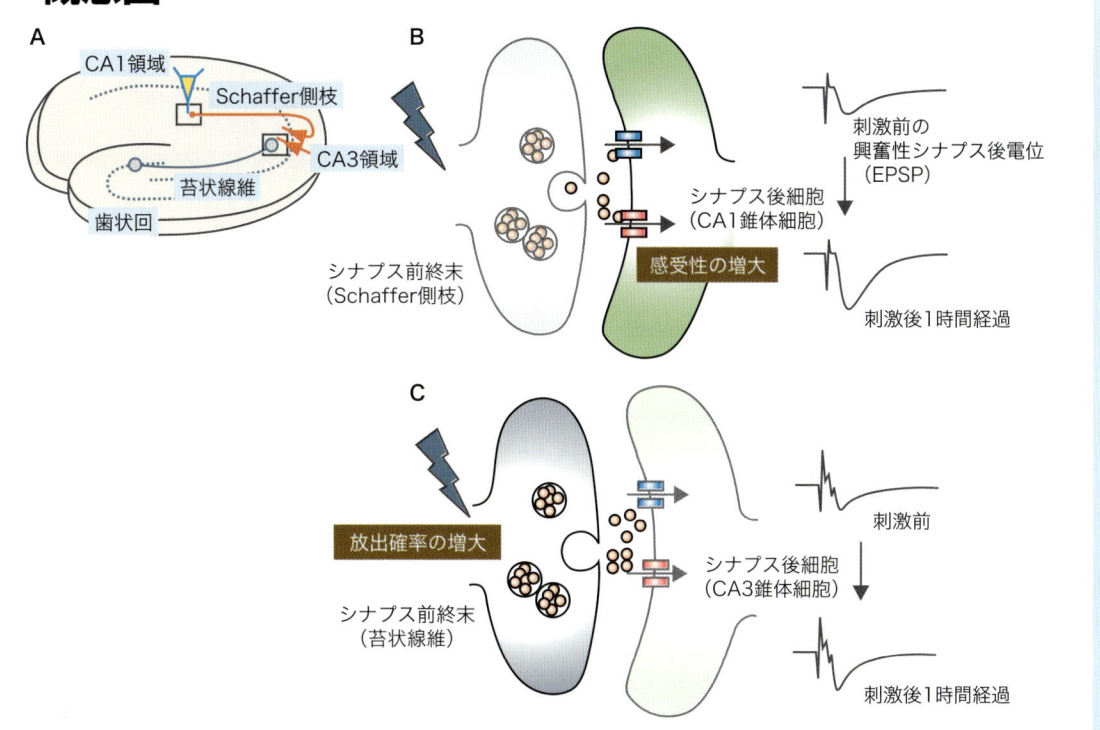

●概念図　シナプスを介したニューロンのネットワークとそれぞれのシナプスにおける可塑的変化の概念図

A）海馬内の興奮性神経回路の模式図．海馬外から嗅内皮質を介して海馬内へと入った情報は歯状回顆粒細胞→CA3錐体細胞→CA1錐体細胞へと順次伝達されていくが，この伝達効率はシナプス活動に依存して随時変化する．同じ海馬内であっても，LTPの発現メカニズムは領域ごと（シナプスごと）にそれぞれ異なり，シナプス後部の変化によるもの（B）と，シナプス前部の変化に起因するもの（C）とに大きく分けられる．B）左図：Schaffer側枝–CA1錐体細胞シナプスでのLTP発現機構．シナプス後細胞（＝CA1錐体細胞）の変化によりLTPが発現する．右の波形は刺激の前後での興奮性シナプス後電位（EPSP）の変化をそれぞれ示しているが，刺激後1時間が経過してもEPSPの増大が維持されている．C）左図：苔状線維–CA3錐体細胞シナプスにおけるLTP発現機構．苔状線維終末からのグルタミン酸放出確率の増大によりLTPが発現する

第5章-2　シナプス可塑性　177

1 シナプス可塑性とは

ニューロンは互いに接続し複雑で巨大なネットワークを形成している．このニューロン同士の接続部位をシナプスと呼ぶ（第2章-2）．シナプスにおける情報伝達の効率は，常に一定に保たれているわけではない．むしろ，刻一刻と変化するニューロンの活動に依存して，その伝達効率もまた柔軟に変化し得ることが知られている．このような神経活動の変化によってもたらされるシナプス伝達の持続的な変容をシナプス可塑性と呼ぶ．代表的なものとして，長期増強（long-term potentiation：LTP）や長期抑圧（long-term depression：LTD）があげられるが，前者はシナプス伝達効率の持続的な増加を示す現象であり，一般的にはシナプスが高頻度（およそ10Hz以上）で活性化された際に誘導されると考えられている．一方，後者はシナプス伝達効率の持続的な低下を示す現象のことで，シナプスが比較的低頻度（およそ10Hz以下）で持続的に活性化された際に誘導されることが知られている．こうした持続的なシナプス伝達効率の変化は，数時間から，場合によっては数カ月間も持続することが知られており，その持続時間の長さから記憶・学習との関連性が早くから指摘され関心を集めてきた．

MEMO
シナプス可塑性とは，神経活動に応じてシナプス伝達効率が変化する現象を指す．代表例はLTPとLTDであり，記憶に関連した現象の細胞レベルでの基礎過程であると考えられている．

2 海馬CA1領域におけるLTPの特性

1973年に，ブリスとレモによって海馬のグルタミン酸作動性シナプスにおけるLTPに関するまとまった報告が最初になされて以来，現在に至るまで，海馬を含む多数の脳領域においてLTPの存在が確認されている．ここでは，詳細な解析が最も進んでいる海馬CA1領域を例にとり，LTPの特性について概説する（図5-5）．

1）共同性（cooperativity）

LTPが誘導されるためには，ある一定以上の入力線維が同時に活性化される必要があることがわかっており，この性質をLTPの共同性と呼ぶ（図5-5A）．

2）入力特異性（input-specificity）

同一細胞に複数の入力線維が接続する場合，刺激を受けた入力線維が形成するシナプスでのみLTPが誘導されることが知られており，これをLTPの入力特異性と呼ぶ（図5-5B）．

3）連合性（associativity）

通常，高頻度刺激を与えてもLTPが起こらないような弱い入力であっても，同時に別の強い入力が高頻度で刺激された場合には，弱い入力でもLTPを誘導することができることが知られており，これをLTPの連合性と呼ぶ（図5-5C）．

3 LTPの分子機序
― シナプス後性LTPとシナプス前性LTP

シナプスの構造は，情報の送り手側である「シナプス前部（＝シナプス前終末）」と，情報の受け取り手である「シナプス後部（＝シナプス後細胞）」の2つに大別できるが，理論的にはそのどちらに変化が生じてもシナプス伝達効率は変化しうる（概念図）．では，実際にはシナプスの「どこで」・「どのような」変化が生じた結果としてシナプス伝達効率の増加がもたらされるのであろうか？ LTPの発現機序に関しては諸説あるが，大きく分けて「①シナプス後細胞のイオン透過型グルタミン酸受容体応答の増大に起因するシナプス後性のLTP」と，「②シナプス前部からの神経伝達物質（グルタミン酸）の放出増加に起因するシナプス前性のLTP」とに分類[1]することができる．

1）シナプス後性LTPの分子機序
― NMDA型受容体依存的LTP

海馬CA1領域のLTPはシナプス後性に誘導され発現するという考え方が現在では広く受け入れられている[2]．すなわち，刺激によってシナプス後細胞のAMPA（α-amino-3-hydroxy-5-methyl-4-isoxazole propi-

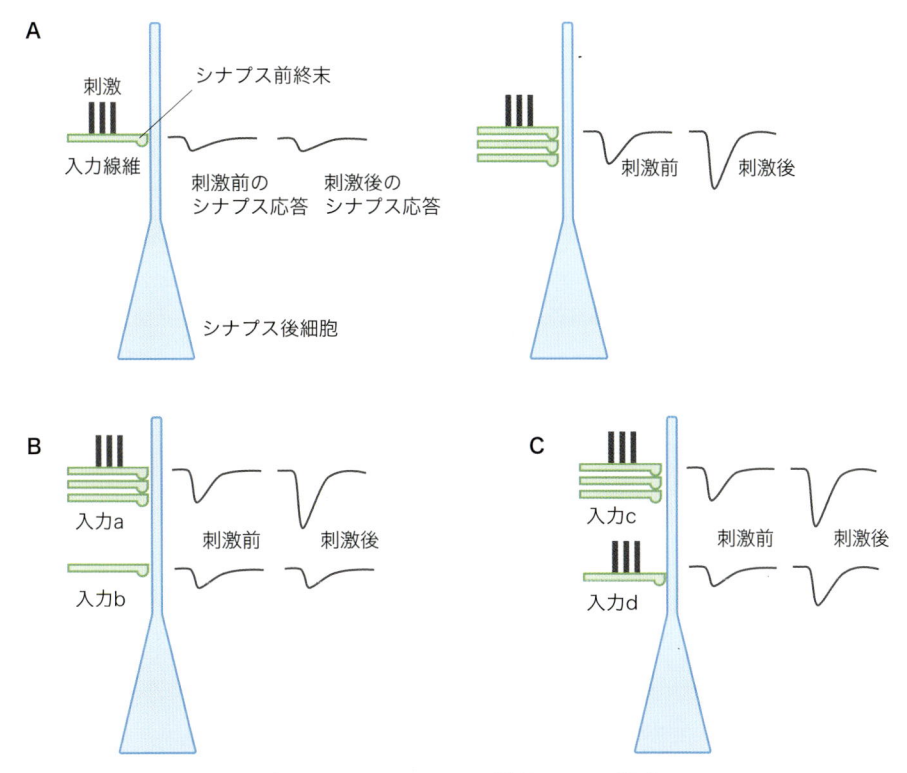

● 図5-5　海馬CA1領域におけるLTPの特性を示す模式図

A) LTPの共同性（cooperativity）．同じ高頻度刺激を加えても、ある一定以上の入力線維が同時に刺激された場合のみLTPが誘導される（右）．B) 入力特異性（input-specificity）．刺激を受けたシナプス（入力a）でのみLTPが誘導され、入力bでは誘導されない．C) 連合性（associativity）．弱い入力（入力d）を刺激するのと同時に、別の強い入力（入力c）を高頻度で刺激すると、弱い入力でもLTPを誘導することができる（文献15を元に作成）

onic acid）型受容体のグルタミン酸に対する感受性が増大することこそが、LTPの本態であるとする考え方である[3]．図5-6に示すように、海馬での通常のシナプス伝達は、イオン透過型グルタミン酸受容体の一種であるAMPA型受容体によって担われている．スパインにはAMPA型受容体以外にも、別のイオン透過型グルタミン酸受容体であるNMDA（N-methyl-D-aspartate）型受容体が存在しているが、この受容体は単にグルタミン酸が結合するだけでは活性化されないため、通常の条件下でのシナプス伝達には関与していない（図5-6A）．NMDA型受容体が活性化されるためには、細胞外Mg^{2+}による受容体チャネルの閉塞（＝Mg^{2+}ブロック）が解除される必要がある．シナプスが高頻度で刺激された結果、神経終末から放出されたグルタミン酸によって、多くのシナプスにおいてAMPA型受容体が活性化されると、シナプス後細胞は一過性に強く脱分極する．その結果、NMDA型受容体のMg^{2+}ブロックが外れイオンが透過できるようになる（図5-6B）．NMDA型受容体は、一価の陽イオンだけでなく、二価の陽イオンであるCa^{2+}をも透過する性質をもつ点がAMPA型受容体とは大きく異なっており、このNMDA型受容体を介したシナプス後細胞へのCa^{2+}の流入が海馬CA1領域でのLTPの誘導に重要なカギを握っている．通常、細胞内のCa^{2+}はさまざまな機構によってきわめて低い濃度に保たれているが、NMDA型受容体の開口により、大量のCa^{2+}がシナプス後細胞のスパイン内に流入するとCa^{2+}依存的な生化学過程が一斉に活性化される．なかでもCa^{2+}・カルモジュリン依存性タンパク質リン酸化酵素II（CaMK II）はLTPの誘導に中心的な役割を果たしていることが知られている[4,5]．CaMK IIはさまざまな基質をリン酸化するのと同時に、自身をもリン酸化する自己リン酸化酵素の

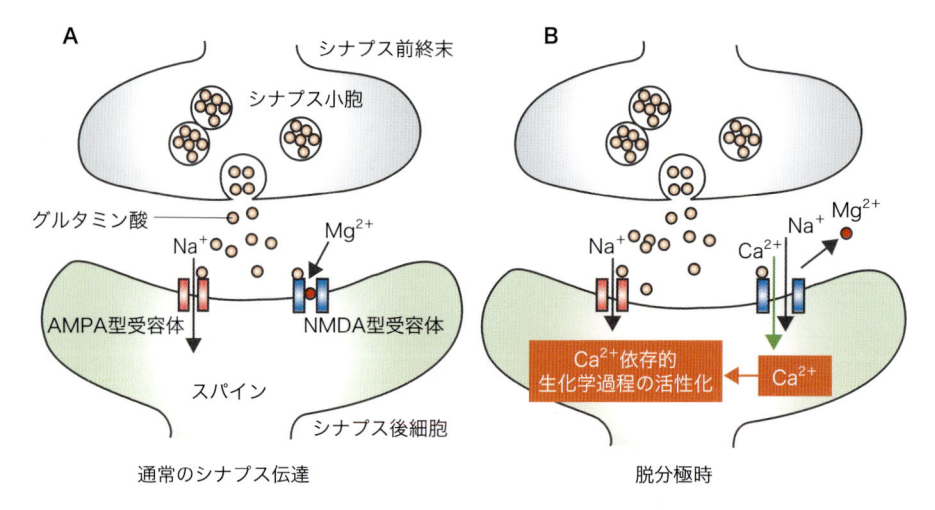

● 図5-6 海馬CA1領域でのシナプス伝達とLTPの誘導機序
A）通常のシナプス伝達の模式図．Mg²⁺ブロック（●）のためNMDA型受容体を介する電流は流れず，AMPA型受容体を介したシナプス伝達のみが観察される．B）高頻度刺激によりシナプス後細胞が強く脱分極した際のシナプス伝達．シナプス後細胞が脱分極することでMg²⁺ブロックが外れ，NMDA型受容体を介したCa²⁺の流入が起こる．流入したCa²⁺により，さまざまな生化学過程が引き起こされることがLTPの誘導につながる

1つである．この自己リン酸化機能によって，Ca^{2+}濃度の上昇が収束し定常レベルに戻った後でも，CaMKⅡは酵素活性を一定期間維持することができる．

CaMKⅡ活性化以降のLTP発現機構には諸説あるが，現在最も有力視されているのがAMPA型受容体のリン酸化とそれに伴う受容体のスパイン後膜への新規の挿入機構である（図5-7A, B）．これにより，実際にシナプスで機能するAMPA型受容体の数が増加し，その結果としてAMPA型受容体の応答が増大するのではないかと考えられている[6]．これ以外にも，すでに細胞表面に発現しているAMPA型受容体がリン酸化されることによって，既存の受容体の単一チャネルコンダクタンスが増大する（図5-7A, B）ことによりLTPが発現する可能性なども指摘されている[7]．CaMKⅡのリン酸化の重要性は，リン酸化能を欠失したCaMKⅡαを発現する遺伝子改変マウスでLTPがほぼ完全に消失することでも示されている（図5-7C, D）[4]．

MEMO

通常のシナプス伝達を担うのはAMPA型受容体だが，高頻度刺激により細胞膜が十分に脱分極するとNMDA型受容体のMg²⁺ブロックが外れ，シナプス後細胞内に大量のCa²⁺が流入する．

MEMO

流入したCa²⁺は，細胞内のさまざまな生化学的過程を一斉に活性化するが，なかでもCaMKⅡの活性化とそれに伴うリン酸化はLTPの発現に非常に重要であると考えられている．

2）シナプス前性LTPの分子機序
  — NMDA型受容体非依存的LTP

シナプス前終末での変化が伝達効率の増加をもたらすシナプスの例として，海馬歯状回顆粒細胞の軸索である苔状線維（mossy fiber）とCA3錐体細胞間のシナプスがあげられる（図5-8A）．このシナプスでのLTP（＝苔状線維LTP）は，前述のCA1領域でのLTPのようなシナプス後性LTPの場合と異なり，シナプス後細胞のNMDA型受容体の活性化によるCa²⁺流入を必要としない[8]．このことは，シナプス後細胞のNMDA型受容体を薬理学的に遮断したり，シナプス後細胞のCa²⁺上昇をバッファーによって抑制したりして

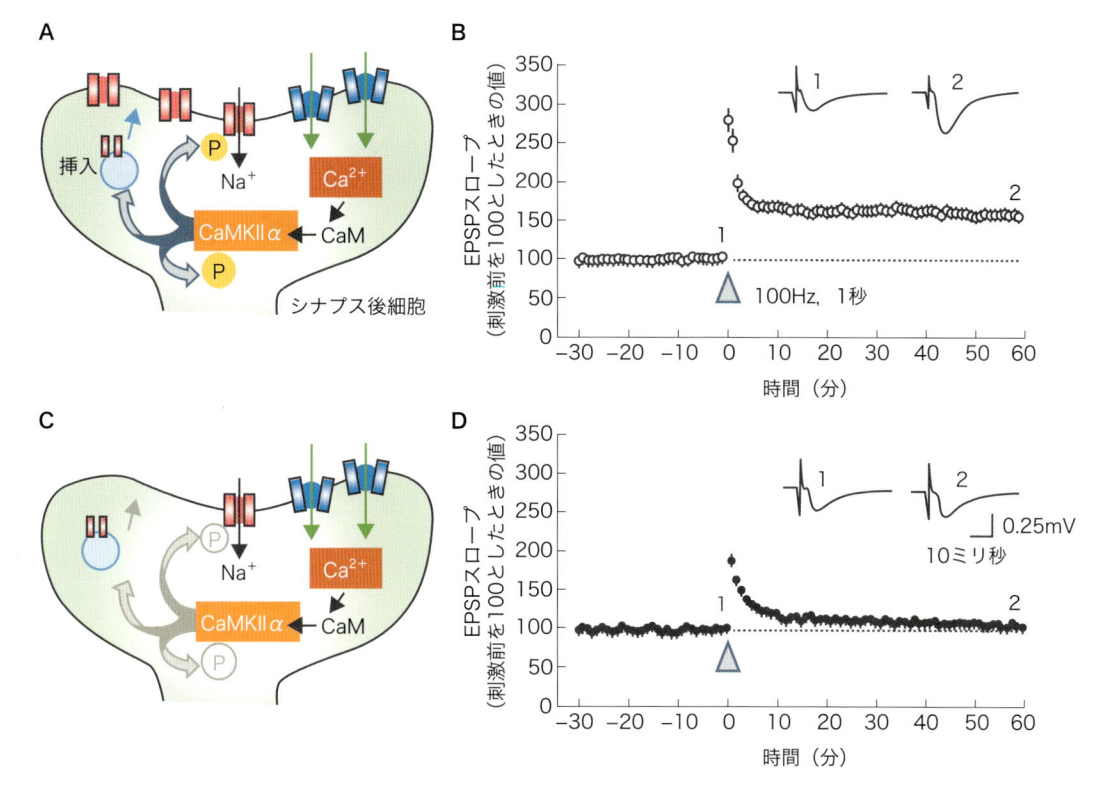

● 図5-7 海馬CA1領域におけるLTPの発現機序

A）B）正常動物における海馬CA1領域におけるLTP発現の模式図．高頻度刺激（100Hz，1秒）により，NMDA型受容体を介してシナプス後部にCa^{2+}が流入するとCaMKⅡが活性化され，自身をリン酸化すると同時にAMPA型受容体などをリン酸化する．正常動物で記録された典型的なLTPの例（B）．時間0で高頻度刺激を与えている．刺激後EPSPの傾きが増大し，それが1時間以上持続している．上部に示した波形は，刺激前（1）と刺激後1時間（2）でのEPSPをそれぞれ示す．C）D）リン酸化機能不全型のCaMKⅡαを発現する遺伝子改変マウスにおけるLTP．NMDA型受容体の活性化によりシナプス後細胞にCa^{2+}が流入しているが，CaMKⅡがリン酸化機能をもたないため，AMPA型受容体のリン酸化が起こらない．そのため，高頻度刺激を与えてもLTPは誘導されない（D）．（文献4を元に作成）

も正常にLTPが誘導できることなどから明らかにされた．苔状線維LTPの詳細な発現機構についてはいまだに不明な点が多いが，現在最も支持されている仮説は以下のとおりである（図5-8B）[9]．❶高頻度刺激によって電位依存性Ca^{2+}チャネルが活性化され，Ca^{2+}がシナプス前終末に流入する．❷流入したCa^{2+}によって，Ca^{2+}依存性のアデニル酸シクラーゼ（adenylate cyclase）が活性化し，❸シナプス前終末内のcAMP濃度が増加する．❹cAMPによりAキナーゼ（protein kinase A）が活性化され，❺シナプス前終末内に存在するシナプス小胞からのグルタミン酸放出確率が持続的に上昇する．

これに関連して，シナプス小胞放出関連分子であるRab3AやRIM1αなどを遺伝的に欠くマウスでは苔状線維LTPが起こらないことが報告されている[10]．特にRIM1αはAキナーゼの基質であることから，Aキナーゼの活性化がRIM1αのリン酸化を介してシナプス小胞の放出促進に何らかの形で関与している可能性が示唆されている．しかしながら，現時点では，cAMPの濃度上昇から神経伝達物質放出亢進に至る詳細なプロセスはほとんど明らかになっておらず，今後のさらなる研究が必要である．

4 長期抑圧（LTD）

次にLTDの分子機序について，小脳と海馬を例に説明する．

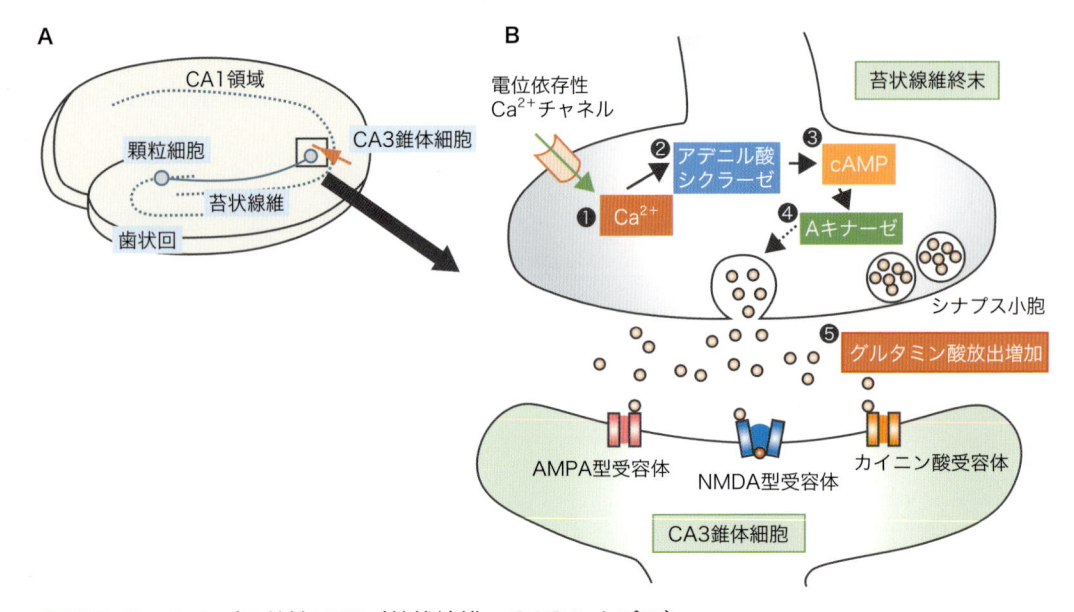

● 図5-8　シナプス前性LTP（苔状線維-CA3シナプス）
A) 海馬の模式図．歯状回顆粒細胞の軸索である苔状線維（青実線）は，CA3錐体細胞（赤）とシナプスを形成している．
B) 苔状線維-CA3シナプスにおけるLTPの発現機序．高頻度刺激によって苔状線維終末に存在する電位依存性Ca^{2+}チャネルが開口し，❶シナプス前部へのCa^{2+}流入が起きる．これにより，❷アデニル酸シクラーゼが活性化し，❸シナプス前終末内のcAMP濃度が上昇する．cAMPにより，❹Aキナーゼが活性化され，❺シナプス小胞からのグルタミン酸放出が亢進すると考えられている

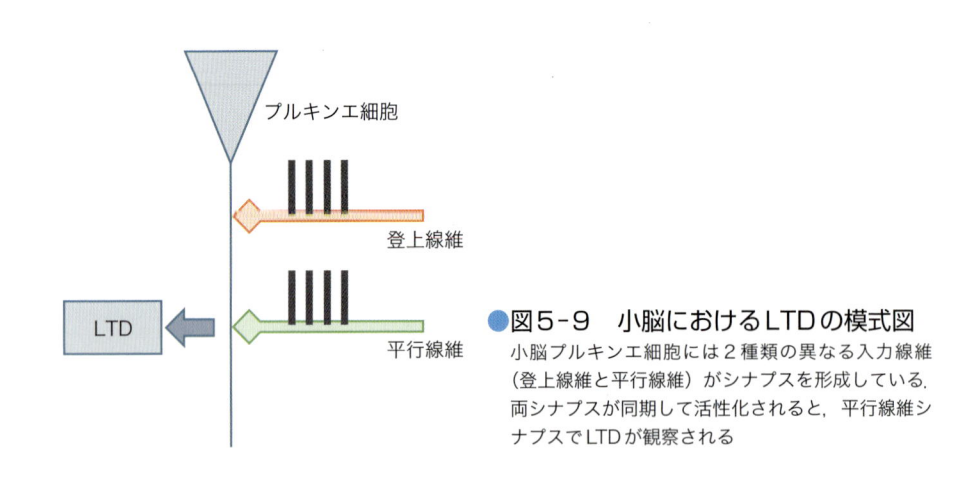

● 図5-9　小脳におけるLTDの模式図
小脳プルキンエ細胞には2種類の異なる入力線維（登上線維と平行線維）がシナプスを形成している．両シナプスが同期して活性化されると，平行線維シナプスでLTDが観察される

1）小脳LTDの分子機序

1982年に伊藤ら[11]）によって最初に報告された小脳のLTDは，小脳における運動学習の細胞レベルでの基盤であると考えられている．小脳プルキンエ細胞には，平行線維と登上線維の2種類の入力線維がシナプスを形成している（図5-9）．この2つの線維に同時に低頻度刺激を加えると，平行線維のシナプスにおいてLTDが誘導される．小脳LTDの誘導の際には，プルキンエ細胞内のCa^{2+}濃度の上昇が必須であるが，この

ときのCa^{2+}の流入は電位依存性カルシウムチャネルを介して起こることが知られている（ちなみに成体のプルキンエ細胞はNMDA型受容体を欠く）．また，プルキンエ細胞に発現している代謝型グルタミン酸受容体（metabotropic glutamate receptor：mGluR）の1つであるmGluR1を遺伝的に欠損したマウスでは，小脳LTDが認められず，小脳運動学習にも障害が起こることが報告されていることなどから，mGluRを介したシナプス伝達もまた，小脳LTDに重要な役割を果たして

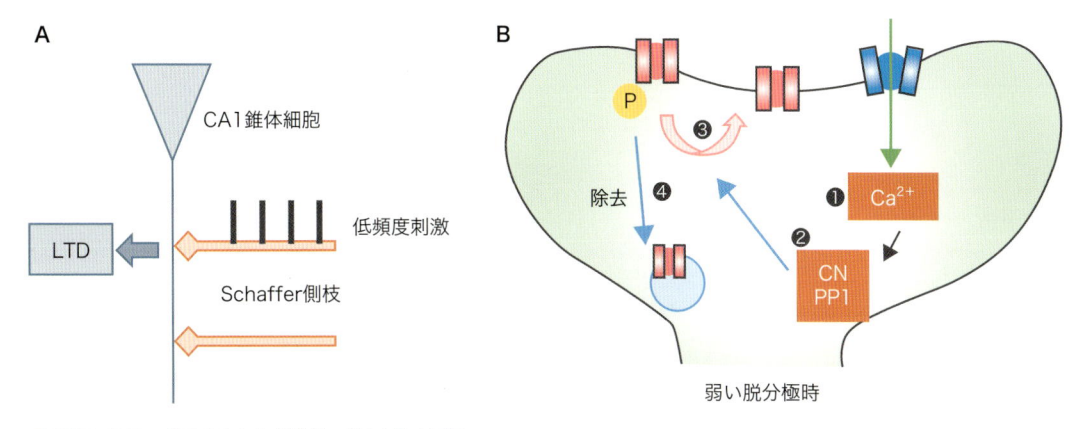

●図5-10　海馬CA1領域におけるLTD
A) Schaffer側枝に低頻度刺激を繰り返し与えることで，刺激を受けたシナプスにおいてLTDが観察される．B) 低頻度刺激によりシナプス後細胞が弱く脱分極した際の変化を模式的に示した．弱い脱分極により，❶中程度のCa^{2+}流入がNMDA型受容体を介して起こる．これにより，❷CNおよびPP1の活性化が起きる．❸脱リン酸化作用により，AMPA型受容体の脱リン酸化が進むとともに，❹細胞表面のAMPA型受容体のエンドサイトーシスが促進され，受容体がシナプスから除去されることによりLTDが誘導・発現する

いることが示唆されている[12]．

2）海馬LTDの発現機序

海馬CA1領域におけるLTDの誘導には，LTPの誘導と同様にシナプス後細胞でのCa^{2+}濃度の上昇が必要であることがわかっている（図5-10）．❶シナプスが比較的低頻度で刺激された結果，NMDA型受容体を介して中程度のCa^{2+}の上昇が引き起こされ，❷Ca^{2+}・カルモジュリン依存性脱リン酸化酵素であるカルシニューリン（calcineurin：CN）が活性化される．CNの活性化により，脱リン酸化酵素-1（protein phosphatase 1：PP1）の阻害分子であるインヒビター1という分子が抑制され，結果としてPP1の活性化が引き起こされる[13]．❸活性化された脱リン酸化酵素の作用によって，AMPA型受容体の脱リン酸化，❹それに伴う受容体のエンドサイトーシスによる細胞表面からのAMPA型受容体の除去が引き起こされ，LTDが誘導されると考えられている[14]．LTPとLTDのような相反する可塑性の誘導メカニズムに，ともにシナプス後細胞でのCa^{2+}上昇が関係している点は興味深い．CNはCaMKⅡに比べCa^{2+}に対する親和性が高いことから，Ca^{2+}濃度上昇が比較的低い場合にはLTDが，Ca^{2+}濃度上昇が高い場合にはLTPがそれぞれ誘導されるのではないかと考えられている．

5 おわりに

シナプス可塑性（特に海馬における）の分子メカニズムに関しては，かなり詳しい点まで明らかになってきている．しかし，シナプス可塑性が個体レベルでの記憶形成にどのように反映されているのかという重要な問題に関しては依然として明確な答えが得られておらず，今後のさらなる研究が必要であろう．

（小林静香，真鍋俊也）

■文献■

1) Nicoll, R. A. & Malenka, R. C. : Contrasting properties of two forms of long-term potentiation in the hippocampus. Nature, 377：115-118, 1995
2) 渡部文子，真鍋俊也：神経②神経可塑性．『イラストで徹底理解する シグナル伝達キーワード事典』（山本　雅，仙波憲太郎，山梨裕司/編），pp266-273，羊土社，2012
3) Manabe, T. et al. : Postsynaptic contribution to long-term potentiation revealed by the analysis of miniature synaptic currents. Nature, 355：50-55, 1992
4) Yamagata, Y. et al. : Kinase-dead knock-in mouse reveals an essential role of kinase activity of Ca2+/calmodulin-dependent protein kinase II alpha in dendritic spine enlargement, long-term potentiation, and learning. J. Neurosci., 29：7607-7618, 2009

5) Lisman, J. et al. : The molecular basis of CaMK II function in synaptic and behavioural memory. Nat. Rev. Neurosci., 3 : 175-190, 2002

6) Hayashi, Y. et al. : Driving AMPA receptors into synapses by LTP and CaMK II : requirement for GluR1 and PDZ domain interaction. Science, 287 : 2262-2267, 2000

7) Barria, A. et al. : Regulatory phosphorylation of AMPA-type glutamate receptors by CaM-K II during long-term potentiation. Science, 276 : 2042-2045, 1997

8) Harris, E. W. & Cotman, C. W. : Long-term potentiation of guinea pig mossy fiber responses is not blocked by N-methyl D-aspartate antagonists. Neurosci. Lett., 70 : 132-137, 1986

9) Nicoll, R. A. & Schmitz, D. : Synaptic plasticity at hippocampal mossy fibre synapses. Nat. Rev. Neurosci., 6 : 863-876, 2005

10) Castillo, P. E. et al. : RIM1 alpha is required for presynaptic long-term potentiation. Nature, 415 : 327-330, 2002

11) Ito, M. : The molecular organization of cerebellar long-term depression. Nat. Rev. Neurosci., 3 : 896-902, 2002

12) Aiba, A. et al. : Deficient cerebellar long-term depression and impaired motor learning in mGluR1 mutant mice. Cell, 79 : 377-388, 1994

13) Lisman, J. : A mechanism for the Hebb and the anti-Hebb processes underlying learning and memory. Proc. Natl. Acad. Sci. USA, 86 : 9574-9578, 1989

14) Carroll, R. C. et al. : Role of AMPA receptor endocytosis in synaptic plasticity. Nat. Rev. Neurosci., 2 : 315-324, 2001

15) Nicoll, R. A. et al. : The current excitement in long-term potentiation. Neuron, 1 : 97-103, 1988

第5章 神経伝達とシナプス可塑性の仕組み

3 電位依存性チャネル

電位依存性チャネル（voltage-dependent channel）は，ホジキン，ハクスレーによる「チャネル」概念の原形となったものである（概念図）．ニューロンにおいては，活動電位の発生・伝導だけでなく，神経伝達物質放出などのさまざまな生理応答に電位依存性チャネルが関与する[1]．近年では，X線による結晶構造（図5-11）や電子顕微鏡による単粒子構造を用いた静的構造解析に加え，ケミカルバイオロジーと蛍光技術を併用した動的構造解析も進んでいる．本項では，電気的シグナル伝達の中枢を担う電位依存性チャネル（Ca^{2+}，Na^+，K^+）に関する知見を網羅的に紹介する．

概念図

電位依存性陽イオンチャネルの基本機能ユニット

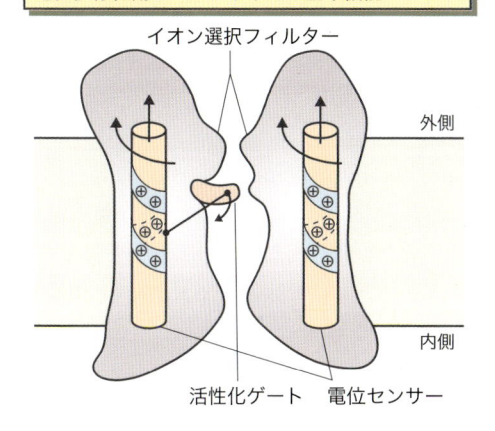

（イオン選択フィルター，外側，内側，活性化ゲート，電位センサー）

電位依存性チャネル

種類	生理機能
Na^+チャネル	興奮性ニューロンの活動電位の発生
Ca^{2+}チャネル	電気信号（脱分極）を化学信号（Ca^{2+}イオン濃度）に変換することにより，Ca^{2+}依存性の生体応答を惹起
K^+チャネル	興奮した細胞を静止状態に戻す（再分極）

電位依存性陽イオンチャネルの進化系統樹

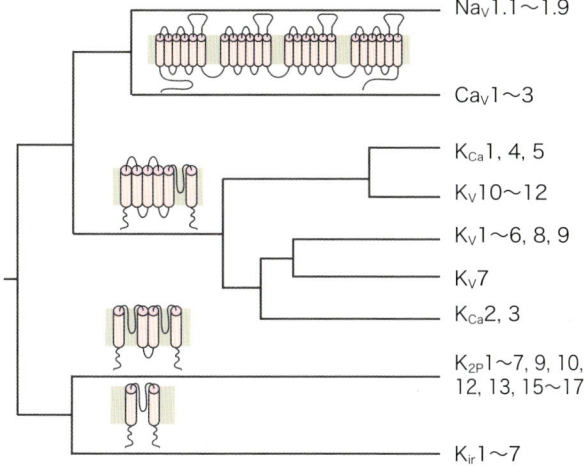

- $Na_V1.1〜1.9$　電位依存性Na^+チャネル
- $Ca_V1〜3$　電位依存性Ca^{2+}チャネル
- $K_{Ca}1, 4, 5$　Ca^{2+}依存性K^+チャネル（BK）
- $K_V10〜12$　eagチャネル ┐
- $K_V1〜6, 8, 9$　　　　　　├ 電位依存性K^+チャネル
- K_V7　KCNQチャネル ┘
- $K_{Ca}2, 3$　Ca^{2+}依存性K^+チャネル（SK, IK）
- $K_{2P}1〜7, 9, 10, 12, 13, 15〜17$　two-pore domain K^+チャネル
- $K_{ir}1〜7$　内向き整流性K^+チャネル

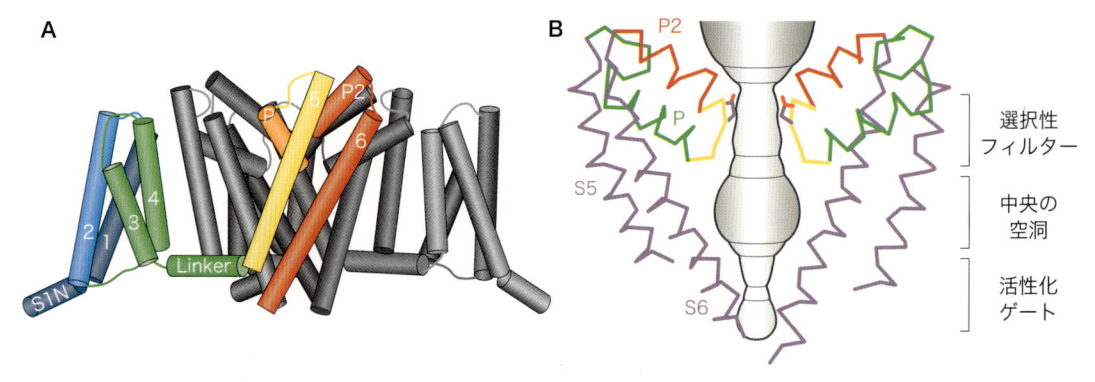

●図5-11　電位依存性Na⁺チャネルの結晶構造

X線解析によって細菌のArcobacter butzleriのVGSC（NavAb）の結晶構造が明らかにされた[2]．NavAbは四量体で1つのチャネルをつくる．A）1つのサブユニットを色付けしている．電位感知部位（S1〜S4）が隣接するサブユニットのポア形成部位（S5〜S6）と近接していることがわかる．B）ポア構造の全体像から，イオン選択性フィルター，中央の空洞，活性化ゲートの様子もみることができる（P：first pore-helix, P2：second pore-helix）（文献2を元に作成）

電位依存性チャネルとは，膜のコンダクタンス（抵抗の逆数）を電位によって変化させるチャネルの総称である[1]．本項で扱うチャネルは狭義の電位依存性チャネルのことであり，リガンド作動性チャネルやストレッチ作動性チャネルと区別される概念としての電圧作動性（voltage-gated）チャネルである．この電圧作動性チャネルは，ある一定の電圧を境に開くようなチャネルでNa⁺，Ca²⁺，K⁺チャネルが含まれ，ニューロンに代表される興奮性ニューロンにおいて，電気信号を伝える役割を担っている．概念図が示すように，電位依存性チャネルは膜電位の変化を感知し作動する電位センサーと，イオン選択フィルターを有するチャネル孔を共通に備えており，いくつかの他の陽イオンチャネルとともに共通の祖先から発生してきたと考えられている．

1 電位依存性Ca²⁺チャネル

電位依存性Ca²⁺チャネル（voltage-dependent Ca²⁺ channel：VDCC）が担う形質膜越えのCa²⁺流入は，細胞内Ca²⁺濃度（[Ca²⁺]ᵢ）の制御だけでなく，膜を脱分極させることによるCa²⁺依存性活動電位の発生も担っている[1]．活性化（開口）される膜電位により，高電位（高閾値）活性型（〜−20 mV）と低電位（低閾値）活性型（〜−60 mV）に，VDCCは大別される．高電位活性型はさらにL, N, P/Q, Rに電気生理学・薬理学的に細かく分類される（表5-2）．

高電位活性型VDCCは，$α_1$, $α_2/δ$, $β$および$γ$サブユニット（構成比1：1：1：1）のタンパク質複合体であるが，Gタンパク質や膜の融合に関係するSNARE（soluble N-ethylmaleimide-sensitive factor attachment protein receptor）タンパク質が結合するなど，組織特異的な特徴も備えている（図5-12）．$α_1$は，電位センサー，Ca²⁺選択性のチャネル孔（P領域），薬剤結合部位などを有するVDCCそのものである（図5-12）．$α_1$は約2,000アミノ酸残基よりなり，膜貫通疎水性領域S1〜S6および，電位センサーS4領域〔陽電荷をもつアミノ酸（リジン，アルギニン）残基が3つごとに規則的に配列〕を含む構造単位が4回繰り返す（リピートⅠ〜Ⅳ）．現在までに，10種類の$α_1$遺伝子が同定されており（表5-2），構造・機能的に，高閾値のL型（$Ca_v1.1〜Ca_v1.4$；$α_{1S}$, $α_{1C}$, $α_{1D}$, $α_{1F}$），非L型（$Ca_v2.1〜Ca_v2.3$；$α_{1A}$, $α_{1B}$, $α_{1E}$），および低閾値T型（$Ca_v3.1〜Ca_v3.3$；$α_{1G}$, $α_{1H}$, $α_{1I}$）の3サブファミリーに分かれる．一方，副サブユニットと呼ばれる$α_2/δ$, $β$および$γ$は$α_1$の機能・発現調節，細胞内局在などに重要であり，複数の遺伝子によってコードされている．

多様な細胞機能の制御・調節機構において，VDCCは必須である．VDCCの生理学的重要性は，筋肉の興奮収縮連関において最も認識されている．骨格筋では，T管に局在するL型チャネル（$Ca_v1.1$）によるCa²⁺流入は必要とせず，脱分極によるL型チャネル構造変化

● 表5-2　電位依存性Ca^{2+}チャネルの分類とその性質[3]

機能分類(型)	電気生理学的性質	選択的阻害剤	分子分類	組織分布	生理機能
L	高閾値型，遅い不活性化，大きな単一チャネルコンダクタンス (22〜27 pS, 100 mM Ba)	DHP, PAA, BTZ	$Ca_v1.1 (\alpha_{1S})$ $Ca_v1.2 (\alpha_{1C})$ $Ca_v1.3 (\alpha_{1D})$ $Ca_v1.4 (\alpha_{1F})$	骨格筋 遍在する（心臓，脳，平滑筋，線維芽細胞） 脳，内分泌組織 網膜	興奮収縮連関，分泌転写制御
N	高閾値型，多様な不活性化速度，多様な単一チャネルコンダクタンス (11〜21 pS, 110 mM Ba)	ω-コノトキシンGⅣA	$Ca_v2.2 (\alpha_{1B})$	脳，交感神経，知覚神経	神経伝達物質放出軸索伸長
P/Q	高閾値型，多様な不活性化速度，単一チャネルコンダクタンス (16 pS, 110 mM Ba)	ω-アガトキシンⅣA（高感受性P型と低感受性Q型）	$Ca_v2.1 (\alpha_{1A})$	脳，運動神経	神経伝達物質放出 高閾値Ca^{2+}スパイク 長期抑圧
R	高閾値型，速い不活性化，単一チャネルコンダクタンス (12 pS, 110 mM Ba)	SNX-482$_v$	$Ca_v2.3 (\alpha_{1E})$	脳	神経伝達物質放出
T	低閾値型，速い不活性化，遅い脱活性化，小さな単一チャネルコンダクタンス (8 pS, 110 mM Ba)	ミベフラジル	$Ca_v3.1 (\alpha_{1G})$ $Ca_v3.2 (\alpha_{1H})$ $Ca_v3.3 (\alpha_{1I})$	脳 心臓，脳，腎臓 脳	心臓や脳におけるペースメーカー活性

3大Ca^{2+}拮抗薬，DHP，PAA，BTZの標的となるのが，心筋VDCCを代表とするL型である（図5-12）．N型はイモ貝毒（ω-コノトキシンGⅣA）で不可逆的に阻害される．P型は，多く発現する小脳Purkinje（プルキンエ）細胞の頭文字「P」に由来し，クモ毒成分（ω-アガトキシンⅣA）により阻害される．Q型はP型の亜種で，両者の違いはω-アガトキシンⅣA感受性の定量的な差である．R型は小脳の顆粒細胞に存在し，DHP・ω-コノトキシンGⅣA・ω-アガトキシンⅣAのいずれに対しても非感受性で，T型と同じく比較的低濃度のNi^{2+}で阻害される．N，P，Q，およびR型は，どれもニューロンに特異的に（豊富に）存在する．低電位活性型はさまざまな組織での存在が知られている．速い不活性化と小さい単一チャネルコンダクタンスを特徴とし，Cd^{2+}よりもNi^{2+}に高い感受性を有している．$Ca_v1.1$〜$Ca_v1.4$がL型である．骨格筋型$Ca_v1.1$（α_{1S}）が最初にcDNAクローニングされた．$Ca_v1.2$（α_{1C}）は心筋・平滑筋収縮に必須なだけでなく，脳・線維芽細胞など種々の細胞に広く発現している．$Ca_v1.3$（α_{1D}）は膵臓のβ細胞など内分泌系細胞とニューロンに，$Ca_v1.4$（α_{1F}）は網膜に主に存在している．$Ca_v2.1$〜$Ca_v2.3$が高電位活性化型非L型サブファミリーを形成している．N型チャネルは$Ca_v2.2$（α_{1B}）遺伝子によりコードされる．$Ca_v2.1$（α_{1A}）遺伝子は小脳に多く発現し，P型とQ型をコードする．P型$Ca_v2.1$とQ型$Ca_v2.1$は選択的スプライシングによる3アミノ酸残基の違いである．R型は$Ca_v2.3$（α_{1E}）遺伝子によりコードされ，小脳顆粒細胞に発現している．T型の$Ca_v3.1$〜$Ca_v3.3$（$\alpha_{1G}・\alpha_{1H}・\alpha_{1I}$）は脳に最も豊富に発現しており，βサブユニット結合配列がない

が，筋小胞体のリアノジン受容体1型の活性化，つまりCa^{2+}放出を惹起する．一方，心臓においては，L型（$Ca_v1.2$）によるCa^{2+}流入がリアノジン受容体2型によるCa^{2+}放出を惹起する．神経系においては，活動電位が神経終末に達すると，Ca^{2+}依存的にシナプス小胞が細胞膜に融合して神経伝達物質が放出されるが，この際のCa^{2+}流入経路としては，N型，P/Q型，R型のVDCCが協調して働く．神経終末アクティブゾーンにおいて，VDCCは効率的に神経伝達物質放出を惹起するため，シナプス小胞の放出を制御するSNAREタンパク質（具体的にはシンタキシン，SNAP-25，シナプトブレビン），Ca^{2+}センサーであるシナプトタグミンとともに足場タンパク質であるRIM（Rab3-interacting molecule）ファミリー，CAST，Munc13，Bassoon，Piccoloなどを介して巨大なシグナル複合体を形成している．また，L型は主に細胞体や樹状突起の細胞体に近い部分に分布し，発火頻度の調節や転写制御などに関与する．最近では，軸索起始部に存在するR型，T型またはP/Q型，N型が活動電位の発生や形，発火頻度の制御に重要な役割を担っていることが明らかにされた[4]．

VDCC機能修飾もさまざまな生体応答の基礎をなしている．心筋Ca^{2+}電流に対するβアゴニストの増強効果は，促進性GTP結合タンパク質（G_s）の活性化，cAMP濃度上昇を経た，AキナーゼよるL型（$Ca_v1.2$）のリン酸化によるものである．また，神経終末アクティブゾーンにおいて，シンタキシンやSNAP-25は不活性化状態を安定化させることでチャネル活性を抑制する．一方RIMファミリーは不活性化を抑制し，チャネル活性を持続させる．ニューロンのシナプス前抑制においては，神経伝達物質受容体により活性化されたG_o，G_iあるいはG_sが，P/Q型（$Ca_v2.1$）やN型（$Ca_v2.2$）に直接会合しVDCC電流を抑制する（図5-12）．さら

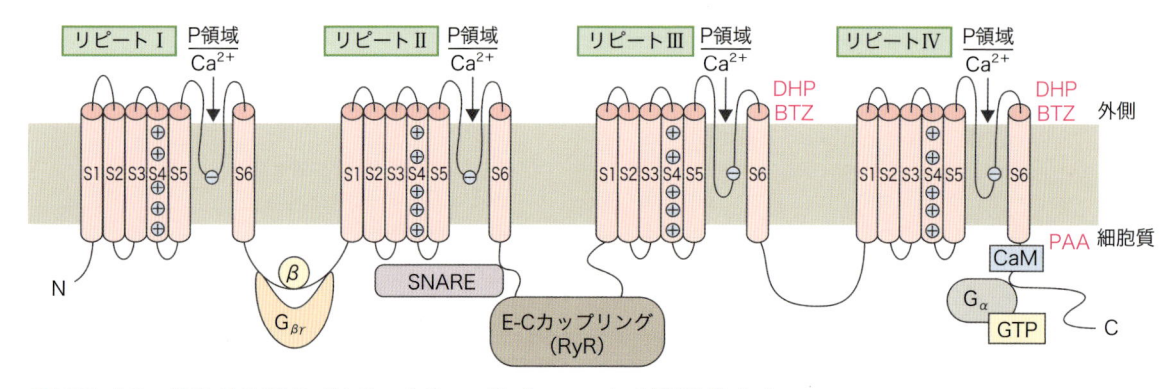

● 図5-12　電位依存性Ca^{2+}チャネルα_1サブユニットの機能ドメイン

Ca^{2+}チャネルを定義づける機能的要件として，より高濃度の他の無機陽イオン共存下で，Ca^{2+}高選択性を維持しながら効率よくCa^{2+}を透過する性質があげられる．それを可能にするのは，チャネル孔における高親和性Ca^{2+}結合部位と，それらを同時に占有した2つのCa^{2+}間のイオン間反発と考えられてきた．人工変異体を用いた実験から，S5とS6の間にあるP領域に，4つのリピートで保存されているグルタミン酸残基が形成する高親和性Ca^{2+}結合部位が同定された．また，リピートIのS3およびS3-S4リンカー部分が活性化速度の決定に，S6と両側の細胞外・細胞内領域が不活性化速度の決定に重要であることが示された．DHP結合部位は，Ca_v1のリピートIIIとIVのS6とそれに近接する細胞外側部分であると考えられている．BTZもその近傍のCa_v1の細胞外領域に結合する．一方，PAAの結合部位は，Ca_v1のリピートIVのS6および細胞質側のアミノ酸残基であると考えられている．これらの部分はチャネル孔を構成するP領域に近いことから，チャネル口付近の構造変化によりCa^{2+}の流入を阻むと考えられている．β結合部位はCa_v1〜Ca_v3上のリピートI-II間の細胞質ループに同定されている．βアイソフォーム間で保存されている2つの領域のうち，C末端側領域のN末端側数十アミノ酸がCa_v1との結合に，一方のN末端側領域が不活性化速度の決定に重要である．シナプス小胞と前シナプス膜の融合に重要なSNAREタンパク質は，N型$Ca_v2.2$上の細胞質側リピートII-IIIループにCa^{2+}依存性の結合をする．リピートI-IIループが$G_{\beta\gamma}$の作用部位である．一方，G_αの結合部位が$Ca_v2.1$および$Ca_v2.2$のC末端に決定されている

に，L型VDCCは臨床的に重要な3種類のCa^{2+}拮抗薬，ジヒドロピリジン（DHP），フェニルアルキルアミン（PAA），ベンゾチアゼピン（BTZ）の標的である．

このように生理的に重要なVDCCに生じる異常は，種々の疾患を生じる．P/Q型$Ca_v2.1$遺伝子が，脊髄小脳変性症6型，家族性偏頭痛1型，反復発作性失調症2型などのヒト遺伝子疾患，および運動失調・てんかん変異マウス tottering, leaner, rolling Nagoya の原因遺伝子であることが明らかとなっている．一方，骨格筋L型チャネル$Ca_v1.1$は低K^+性周期性四肢麻痺の，心筋L型チャネル$Ca_v1.2$はティモシー症候群や遺伝性QT延長症候群8型の原因遺伝子である．

MEMO

RIMファミリーは，VDCCの機能的発現に必須なβサブユニットを介してVDCCと相互作用し，不活性化を著しく遅くすることでCa^{2+}流入量を増加させる[5)6)]．RIMファミリーのうち，すべての構造モチーフを含むα型のRIM1は，神経終末アクティブゾーンの足場タンパク質であり，シナプス小胞タンパク質Rab3と結合することから，シナプス小胞とVDCCの距離を規定する分子である可能性が高い[5)]．また，RIMはβサブユニットを介してだけでなく，α_1サブユニットのII-IIIリンカー[7)]，C末端領域[8)]とも相互作用することが報告されている．RIM1/2のコンデショナルノックアウトマウスを用いた検討から，RIMがVDCCのアクティブゾーンにおける局在にも重要なことが明らかにされている[8)]．このように，神経終末アクティブゾーンにおいてVDCCはRIMとの相互作用を通じて，迅速かつ効率的な神経伝達物質放出を可能にしている．

2 電位依存性Na^+チャネル

電位依存性Na^+チャネル（voltage-gated sodium channel：VGSC）は活動電位の発生・伝播に決定的な役割を果たしている[1)]．イカの巨大軸索を材料に用いた，ホジキンらの研究によって，VGSCはNa^+に対する独立した通路という，「チャネル」概念の原形として提示された．

Na^+チャネルはα，β（β_1〜β_4の4種類がある）サブユニットの複合体からなる[1)]．Na^+チャネルの電位

● 表5-3　電位依存性Na⁺チャネルαサブユニットの分類[9]

	Nav1.1	Nav1.2	Nav1.3	Nav1.4	Nav1.5	Nav1.6	Nav1.7	Nav1.8	Nav1.9
TTX感受性	＋	＋	＋	＋	＋	＋	＋		
50％活性化される電位（mV）	－15	－30	－10	－20	－10	－10	－20		
50％不活性化される電位（mV）	－40	－60	－35	－50	－70	－55	－60	－30	
コンダクタンス（pS）		20	16		22				
発現部位	脳	脳	脳	骨格筋	心筋	ニューロン グリア	末梢ニューロン	知覚ニューロン	知覚ニューロン

● 表5-4　電位依存性Na⁺チャネルの毒物による修飾様式

部位	毒物	作用様式	ドメイン
部位1	テトロドトキシン(TTX), サキシトキシン, μ-コノトキシン	イオンの通過を遮断	各リピートのS2-S6（ポア領域）
部位2	バトラコトキシン, ベラトリジン, グラヤノトキシン	活性化曲線を過分極移動, 速い不活性化をなくし持続的に活性化	ⅠS6, ⅣS6
部位3	α-サソリ毒, イソギンチャク毒	不活性化過程の遅延または遮断	ⅠS5-S6, ⅣS3-S4, ⅣS5-S6
部位4	β-サソリ毒	不活性化過程に影響を与えず活性化曲線を過分極移動	ⅡS1-S2, ⅡS3-S4 ⅠS6, ⅣS5
部位5	ブレベトキシン, シガトキシン	不活性化過程に遮断しながら活性化曲線を過分極移動	
部位6	δ-コノトキシン		
局所麻酔薬作用部位	局所麻酔, 抗不整脈薬, 抗てんかん薬		ⅠS6, ⅢS6, ⅣS6

毒物の効果や作用様式により6つの結合部位が想定されている．そのうち，最もよくわかっているのは部位1である．TTXに対する感受性は脳や骨格筋のNa⁺チャネル（Na$_v$1.1～1.4, 1.6）が非常に高いのに対し，心筋のNa⁺チャネル（Na$_v$1.5）はやや低く（1/100），脊髄後根神経節のNa⁺チャネル（Na$_v$1.8, 1.9）は感受性がない．TTXが正電荷をもちチャネルを外側から閉塞することから，Na$_v$1.2チャネルのP領域を構成するグルタミン酸残基（負電荷）やフェニルアラニン残基（疎水性）はTTX感受性を決める重要な残基である．また，バトラコトキシンがリピートⅠとⅣのS6に作用することも報告され，リピートⅠとⅣの近接が示唆された．このように毒物を使うことにより，チャネル機能に必須の構造を予測することも可能である

依存性およびイオン選択性は他の電位依存性チャネルと同様にαサブユニットが担っており，4つのリピートそれぞれにおけるS1からS6の膜貫通領域，電位センサーS4，S5とS6間のチャネル孔を形成するP領域を含む．現在までに，9種類のα遺伝子（Na$_v$1.1～1.9）が同定され，cDNAを用いた発現実験から電位依存性やフグ毒テトロドトキシン（TTX）感受性に違いがあることが判明している（表5-3）．Na$_v$1.1, 1.2, 1.3, 1.6は神経系に広く発現しており，細胞種や発生時期によって異なった発現分布を示す．Na$_v$1.8や1.9はTTXに抵抗性であり，活性化および不活性化の速度が遅いチャネルである．両チャネルは小型から中型の後根神経節細胞に特異的に発現しており，持続性の痛みの伝播に重要であると考えられている．βサブユニットもαサブユニットと同様に脳，骨格筋や心筋の興奮性細胞に発現している．β$_1$はNa⁺チャネルの活性化や不活性化の加速や不活性化の電位依存性の過分極移動，チャネル活性（チャネル数）増大を惹起することが報告されている．一方，β$_2$は細胞接着分子の1つであるコンタクチンと類似のアミノ酸配列を有することから，軸索の伸長やシナプス形成に関与している可能性が示唆されている．脊椎動物のNa$_v$の構造はいまだ明らかにされていないが，近年微生物のNa$_v$の結晶構造が解明された（図5-11）[2]．

VGSCにはヘビ，サソリ，クモ，貝などの毒物が作用することが報告され，その中でもTTXに対する感受性は最も重要な分類基準の1つである（表5-4）．一方，VGSCには単純化すると電流を通す活性化状態，

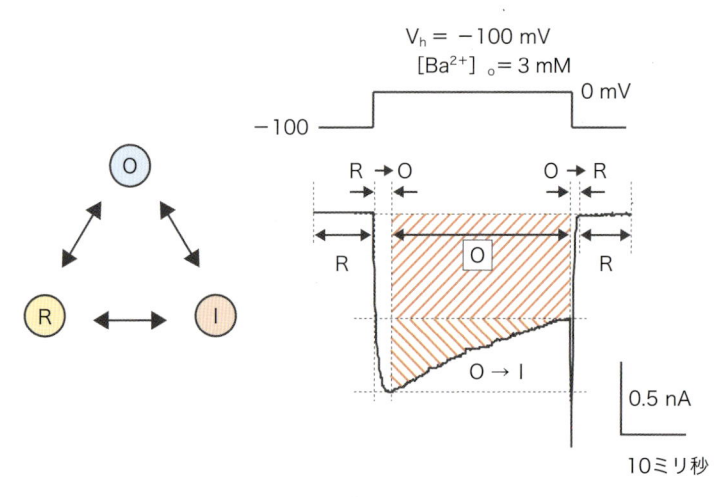

●図5-13　電位依存性チャネルの3つの状態
電位依存性チャネルの電流波形をもとにキネティクス，電位依存性や薬物作用機序を解析するとき，静止状態（R）と開口状態（O）と不活性化状態（I）を想定すると考えやすい．右図はQ型（$Ca_v2.1 + α_2 + β_{1a}$）をBHK細胞に発現させBa^{2+}電流として膜電位固定下に記録した．-100 mVでチャネルはRにあるが，0 mVまで脱分極させるとRからOへ瞬時に遷移する（活性化），チャネルによっては（例えば，VDNCが有名）OからIへ遷移するため，同じ膜電位（この場合0 mV）に保持しているにもかかわらず，電流は減少する．この現象がチャネルの不活性化であり，膜電位依存性がある．なお，VDCCでは電位依存性の不活性化の他に，Ca^{2+}依存性不活性化が知られている．膜電位を0 mVから-100 mVに戻せばOからRへ遷移する（脱活性化）．このとき，-100 mVに戻した直後はチャネルの開口確率は変わらずdriving force（平衡電位－膜電位）が急に大きくなるのでtail電流が記録できる

電流を通さない静止状態と不活性化状態の3つのコンフォーメーションが想定され，このモデルに基づいて，薬物の作用機序を考えると理解しやすい（図5-13）．局所麻酔薬／抗不整脈薬であるリドカインは細胞膜を透過し細胞の内側から阻害するが，活性化／不活性化状態にあるVGSCは静止状態に比べて阻害されやすい．さらに，抗てんかん薬フェニトインも局所麻酔薬と同様に活性化／不活性化状態のVGSCに高い親和性をもつ．すなわち，活動電位の発火頻度が高いてんかん時の方が，通常の発火頻度の非てんかん時より効果的にVGSCが阻害される．

VGSCの関与する遺伝性チャネル病としては，神経系においては$Na_v1.1$が乳児重症ミオクロニーてんかんや熱性けいれんの，骨格筋においては$Na_v1.4$が高カリウム性周期性四肢麻痺や先天性パラミオトニアの，心臓においては$Na_v1.5$が先天性QT延長症候群（LQT）のうちのLQT3の原因遺伝子として知られている．また感覚ニューロンに発現している$Na_v1.7$は機能獲得として紅痛症や突発性肢端紅痛症，機能喪失として痛みを感じない先天性無痛症の原因であることが同定されている[10]．

VGSCはランビエ絞輪や軸索丘に高密度で集積している．このVGSCの集積はβIVスペクトリン，アンキリン-G，NrCAM，ニューロファシンなどが関与しており[11]，軸索での効率的な跳躍伝導や細胞体から樹状突起への活動電位の逆伝播（back propagation）に重要である．

3 電位依存性K$^+$チャネル

電位依存性K$^+$チャネル（voltage-gated potassium channel：VGKC）は，興奮性ニューロンばかりでなくリンパ球などの非興奮性ニューロンにも存在する．特に興奮性ニューロンにおける活動電位の再分極に，VGKCは決定的な役割を果たしている．緩徐な活性化・不活性化を示す遅延整流K$^+$チャネル（I_K）および，急速な活性化・不活性化を示すAチャネル（I_A）に機能分類される．ホジキンおよびハクスレーが示したイカ巨大軸索の再分極を担うのが，I_Kである．ほとんどのニューロンにはこの型が存在するが，Aチャネルとの中間のキネティクスを示すものもあり，VGKCは機能的多様性を示す．

異常興奮を示すショウジョウバエ変異体の1つである*Shaker*の原因遺伝子のクローニングによって，

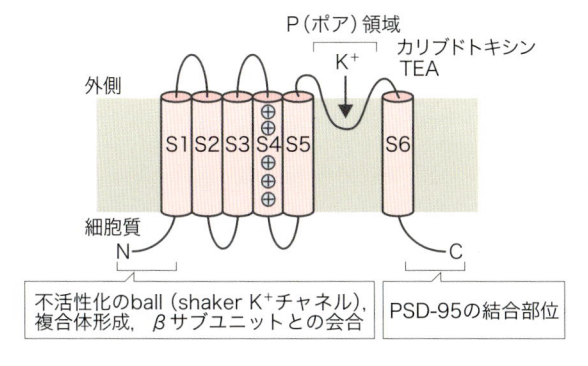

● 図5-14　電位依存性K⁺チャネルαサブユニットの機能ドメイン

K⁺選択フィルターを備えたチャネル孔を形成するP領域は，サソリ毒カリブドトキシン，テトラエチルアンモニウム（TEA）などの阻害剤の結合部位でもある．S4-S5リンカーやS6はチャネル孔の細胞質側構造の形成に関与している

● 表5-5　電位依存性K⁺チャネルの分類とその性質[12]

K_vファミリー（αサブユニット）		
K_v1 (Shaker)	K_v1.1〜K_v1.8	単独で遅延整流性K⁺電流（delayed rectifier K⁺チャネル）を形成
K_v2 (Shab)	K_v2.1, K_v2.2	
K_v3 (Shaw)	K_v3.1〜K_v3.4	
K_v4 (Shal)	K_v4.1〜K_v4.3	
K_v5, K_v6, K_v8, K_v9（βサブユニット）		調節的
$K_v\beta 1$〜$K_v\beta 4$		
eagファミリー		
K_v10 (eag)	K_v10.1, K_v10.2	
K_v11 (erg)	K_v11.1〜K_v11.3	
K_v12 (elk)	K_v12.1〜K_v12.3	
K_vLQT1ファミリー		
K_v7	K_v7.1〜K_v7.5	遅延整流性K⁺電流の遅い成分（slow delayed rectifier K⁺チャネル）を形成

K_vファミリーは副サブユニットβが存在することからαサブユニットと呼ばれている．4つのβ遺伝子が知られ，αの機能・発現調節をする．eag（ether a go-go）ファミリーは3つのサブグループよりなり，その1つのK_v11.1（herg）は臨床的に重要なQT延長症候群2型（LQT2）の原因遺伝子である．K_v7.1（KCNQ1）はQT延長症候群1型（LQT1）の原因遺伝子として同定された

VGKCの分子的実体が最初に明らかになった．VGKCはやはりS1〜S6の6つの膜貫通領域からなり，電位センサーS4およびチャネル孔P領域を有する（図5-14）．しかし，VDCCやVGSCと異なり，αサブユニット1タンパク質分子に1繰り返し単位しか存在せず，VGKC分子四量体が1つのK⁺チャネルを形成する．現在までに30以上の分子種が明らかになり，大きく3つのファミリー（K_v, eag, KCNQ1）に分類される（表5-5）．さらに，厳密な意味ではVGKCとしては分類されないCa^{2+}依存性K⁺チャネル（BK）や過分極誘発性陽イオンチャネル（I_h）も，VDKCと同一の基本構造モチーフを有する．VGKCにも副サブユニットや会合タンパク質が知られ，K_vにはβサブユニットが，また，K_v7.1（KCNQ1）にはKCNE1（あるいはminK）が会合し，機能修飾する．このように，異種VGKC分子の四量体形成および複数の副サブユニットとの会合を通して，VGKCはさらに大きな機能的多様性を獲得している．

先天性QT延長症候群（LQT）は，LQT1からLQT5まで分類されているが，少なくとも3つがK⁺チャネル遺伝子を原因遺伝子としている．先天性LQTの50％を占めるLQT1は，KCNE1と会合し心筋の遅延整流K⁺電流の遅い成分（I_{Ks}）を担うK_v7.1（KCNQ1）の変異による．LQT2の原因遺伝子は早期活性型遅延整流性K⁺チャネル電流（I_{Kr}）を担うherg（human eag-related gene），LQT5はKCNE1である．ジャーベル・ランゲ・ニールセン症候群も，K_v7.1（KCNQ1）およびKCNE1遺伝子上の変異であることが明らかとなっている．

MEMO

　電位依存性チャネルのうち，電位センサーおよびチャネル孔の解析が最も進んでいるのがK⁺チャネルである．概念図が示すように，従来，電位依存性チャネルは膜電位変化に対して正電荷アミノ酸が規則正しく配列するS4（電位センサー）が回転しながら上下すると説明されてきた．しかし，電位依存性K⁺チャネル（K$_V$AP）の構造を世界で初めて明らかにしたマッキノンらは，S4とS3の一部からなる構造物が脂質二重膜に接しながらカヌーのパドルのように膜を横切って大きく移動するというパドルモデルを提唱している[13)～15)]．それに対し，生理学的に電位センサーの存在を初めて示したベザニラらはS4自体の動きよりもむしろそれを取り囲む構造が変化し，S4が感じる電場が変化すると考えるトランスポーターモデルを提唱している[16)]．これらのモデル個々では，過去の報告に矛盾する点をはらんでいる[17)]が，近い将来それぞれが歩み寄ることにより，統一的な理解がなされることであろう．

（若森　実，三木崇史，中尾章人，高田宜則，森　泰生）

■文　献■

※7，10，16はチャネルの分類の文献

1)『イオンチャネル最前線update』（倉智嘉久／編），別冊医学のあゆみ，医歯薬出版，2005
2) Payandeh, J. et al.：The crystal structure of a voltage-gated sodium channel. Nature, 475：353-358, 2011
3) Catterall, W. A. et al.：International Union of Pharmacology. XLVIII. Nomenclature and structure-function relationships of voltage-gated calcium channels. Pharmacol. Rev., 57：411-425, 2005
4) Bender, K. J. & Trussell, L. O.：The physiology of the axon initial segment. Annu. Rev. Neurosci., 35：249-265, 2012
5) Kiyonaka, S. et al.：RIM1 confers sustained activity and neurotransmitter vesicle anchoring to presynaptic Ca²⁺ channels. Nat. Neurosci., 10：691-701, 2007
6) Uriu, Y. et al.：Rab3-interacting molecule γ isoforms lacking the Rab3-binding domain induce long lasting currents but block neurotransmitter vesicle anchoring in voltage-dependent P/Q-type Ca²⁺ channels. J. Biol. Chem., 285：21750-21767, 2010
7) Coppola, T. et al.：Direct interaction of the Rab3 effector RIM with Ca²⁺ channels, SNAP-25, and synaptotagmin. J. Biol. Chem., 276：32756-32762, 2001
8) Kaeser, P. S. et al.：RIM proteins tether Ca²⁺ channels to presynaptic active zones via a direct PDZ-domain interaction. Cell, 144：282-295, 2011
9) Catterall, W. A. et al.：International Union of Pharmacology. XLVII. Nomenclature and structure-function relationships of voltage-gated sodium channels. Pharmacol. Rev., 57：397-409, 2005
10) Catterall, W. A.：Voltage-gated sodium channels at 60：structure, function, and pathophysiology. J. Physiol., 590：2577-2589, 2012
11) Lai, H. C. & Jan, L. Y.：The distribution and targeting of neuronal voltage-gated ion channels. Nat. Rev. Neurosci., 7：548-562, 2006
12) Gutman, G. A. et al.：International Union of Pharmacology. LIII. Nomenclature and molecular relationships of voltage-gated potassium channels. Pharmacol. Rev., 57：473-508, 2005
13) Jiang, Y. et al.：X-ray structure of a voltage-dependent K⁺ channel. Nature, 423：33-41, 2003
14) Jiang, Y. et al.：The principle of gating charge movement in a voltage-dependent K⁺ channel. Nature, 423：42-48, 2003
15) Long, S. B. et al.：Crystal structure of a mammalian voltage-dependent Shaker family K⁺ channel. Science, 309：897-903, 2005
16) Starace, D. M. & Bezanilla, F.：A proton pore in a potassium channel voltage sensor reveals a focused electric field. Nature, 427：548-553, 2004
17) Tombola, F. et al.：How does voltage open an ion channel？ Annu. Rev. Cell Dev. Biol., 22：23-52, 2006

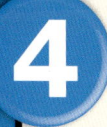

4 神経伝達物質と受容体

　神経伝達物質受容体は，神経伝達物質に特異的に結合し細胞内へのイオン流入やシグナル伝達を制御することにより，ニューロンの機能変化を引き起こす鍵となる分子である．神経伝達物質受容体は，構造と機能からイオンチャネル型と代謝型に分類される（概念図）．遺伝子クローニングにより，神経伝達物質受容体は時空的発現を異にする多種類のサブユニット分子から構成されること，タンパク質複合体として存在し，リン酸化や細胞内局在制御により機能修飾され神経系の多様な機能を担うことが明らかにされた．

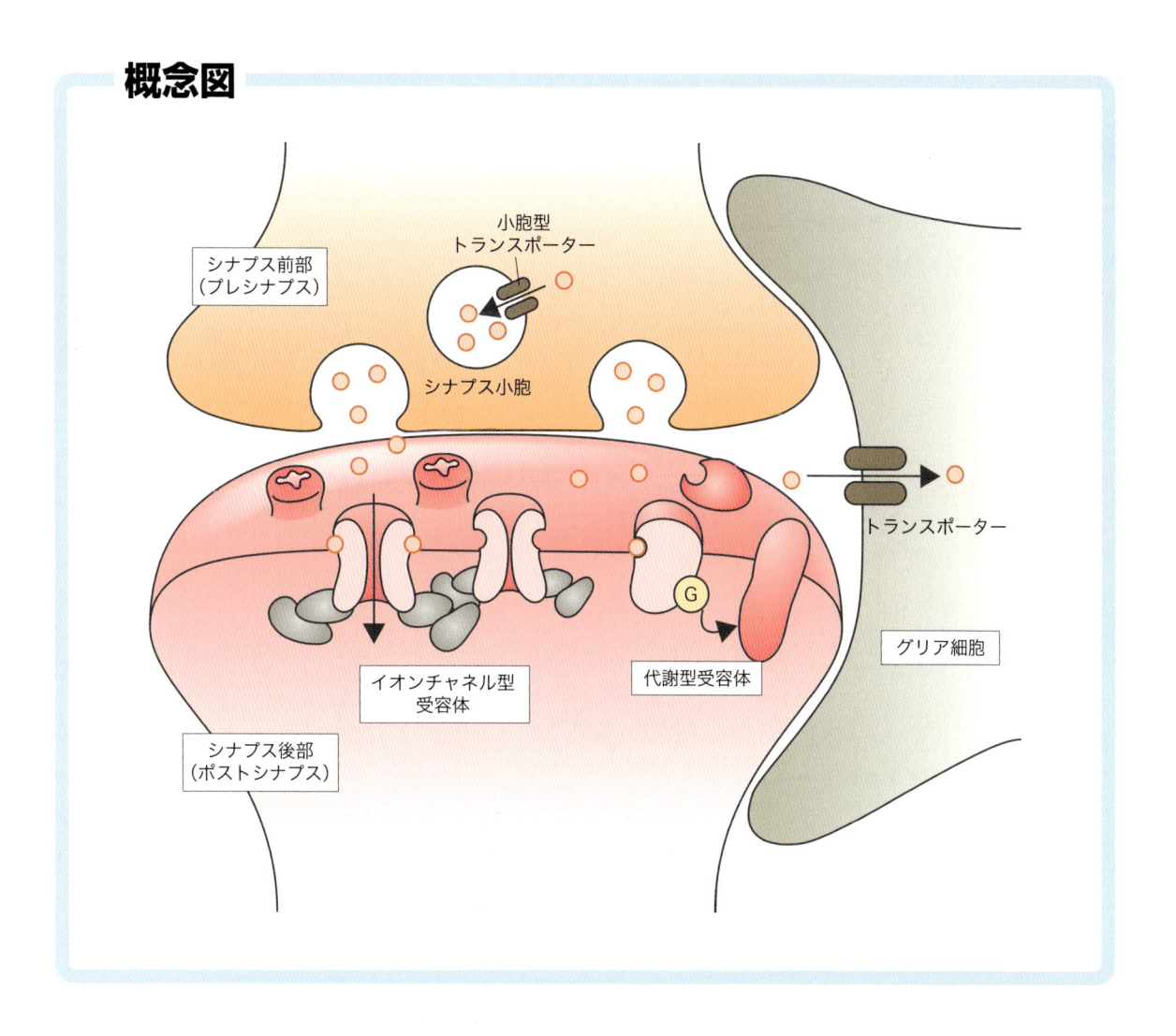

概念図

神経伝達物質は，ニューロン間あるいはニューロンと効果器（筋肉や分泌腺など）間の情報伝達に使われている化学物質であり，シナプス前部（プレシナプス側）で合成され特異的なトランスポーターでシナプス小胞に濃縮された後，神経終末から放出される．神経伝達物質は，シナプス間隙を拡散し特異的な受容体に結合してシグナル伝達を行う．シナプス間隙に残存した神経伝達物質は，特異的な細胞膜トランスポーターにより除去される．神経伝達物質は，分子量の小さな神経伝達物質（アミノ酸類，生体モノアミン類，アセチルコリン，プリン類など）と神経ペプチドに大別される．これらの物質は神経伝達とその修飾を行っている．本項では限られた紙面のため，神経伝達物質受容体のうちグルタミン酸受容体を中心として概説する．それぞれの神経伝達物質受容体の各論については，本項末にあげた文献を参照していただきたい．

1 神経伝達物質の生理機能

神経伝達を担うアミノ酸類のうち，グルタミン酸は中枢神経系の主要な興奮性神経伝達を担い，シナプス可塑性や神経回路発達などの多様な機能に関わる．γアミノ酪酸（GABA）は，脳における主要な抑制性神経伝達を担い，一方グリシンは，脳幹，脊髄における抑制性の神経伝達を担う．生体モノアミン類（ドーパミン，ノルアドレナリン，アドレナリン，セロトニン）は，主に神経伝達を修飾することにより，感覚や運動の制御，情動行動，睡眠－覚醒の制御，不安などの精神機能に関わる．アセチルコリンは，末梢神経では骨格筋の収縮を促し運動を制御するとともに，中枢においては運動制御や記憶・学習に関わる．プリン類は，主に痛覚の伝達と修飾に関わる．神経ペプチド類には50種類以上の分子が含まれ，神経伝達を修飾し鎮痛，痛覚伝達，睡眠－覚醒，摂食，生殖，体温の制御などさまざまな生体機能に関わる．

2 受容体

シナプス後部（ポストシナプス）の膜上に存在する神経伝達物質の受容体は，大きくイオンチャネル型と代謝型に分類される．イオンチャネル型受容体は，神経伝達物質が結合することにより立体構造変化が起こり開口し，特定のイオンを選択的に透過して速い神経伝達に関わる．一方，代謝型受容体は7回膜貫通型の構造を有し，神経伝達物質の結合による立体構造変化により三量体Gタンパク質を活性化して細胞内にシグナル伝達を行い，ニューロンの機能修飾に関わる．同一の神経伝達物質に対してイオンチャネル型と代謝型の受容体が存在する例が多い．また，受容体はシナプス前部の細胞膜やグリア細胞膜上にも存在し，細胞の膜電位の調節や伝達物質の放出の制御などにも関わっている．それぞれの神経伝達物質に対する受容体サブユニットは多種類あり，サブユニットの組合わせによって機能的多様性が生み出されている．

1）イオンチャネル型受容体[1)～3)]

細胞膜上でのトポロジーから大きく3種類のスーパーファミリーに分類される．

A）グルタミン酸受容体（GluR）チャネル（3回膜貫通型）[4)]

グルタミン酸は，哺乳類の中枢神経系における主要な興奮性神経伝達物質であり，GluRチャネルは，陽イオンチャネルとして速い神経伝達を担うとともに，神経回路形成，シナプス可塑性，記憶・学習などの高次脳機能，脳虚血や神経変性疾患での興奮毒性による神経細胞死にも関わる重要な受容体チャネルである．本項では，グルタミン酸受容体チャネルサブユニットは，国際薬理学連合（IUPHAR）の命名法にしたがった[5)]．

■ 分類

薬理学的にGluRチャネルは，NMDA（N-methyl-D-aspartate）型，non-NMDA型に分類され，その後non-NMDA型がAMPA（α-amino-3-hydroxy-5-methyl-4-isoxazolepropionic acid）型，KA（kainate）型に分類されて解析されてきた．遺伝子クローニングにより，GluRチャネルファミリーには，7つのサブファミリーに分類される18種のサブユニット（AMPA型のGluA1～A4，KA型のGluK1～5，NMDA型のGluN1，GluN2A～D，GluN3A，Glu3B，薬理学的機能が不明のGluD1，GluD2）が含まれ，遺伝子相同性をもとにしたサブファミリー分類が，薬理学的性質にもよく一致している．

■ 構造

GluRチャネルサブユニットは，アミノ（N）末端から疎水性領域M1までが細胞外，M2が細胞膜内でルー

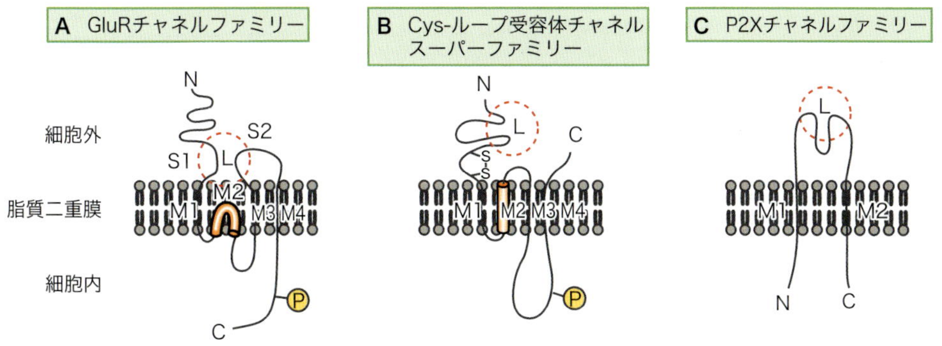

●図5-15　イオンチャネル型受容体サブユニットの膜トポロジーモデル
A）GluRチャネルファミリー，B）Cys-ループ受容体チャネルスーパーファミリー，C）P2Xチャネルファミリー．N：アミノ末端，C：カルボキシル末端，L：神経伝達物質（リガンド）結合部位，M：疎水性領域，P：リン酸化部位．GluRチャネルではリガンド結合部位がM1近傍のN末端側領域（S1）とM3-M4間（S2）で形成され，イオン透過性を制御する部位がM2ループに，機能修飾やタンパク質複合体の形成に関わる部分が細胞内C末端部分に同定されている．Cys-ループ受容体チャネルでは，神経伝達物質結合部位が細胞外N末端領域に，チャネル形成部位がM2に，機能修飾部位がM3-M4間の細胞内領域に同定されている．M1までの細胞外領域内に13アミノ酸で隔てられた2つのCys間にジスルフィド（S-S）結合によるループ構造を形成しており，この受容体チャネルファミリーの名前の由来となっている．P2Xチャネルでは，神経伝達物質結合部位がM1-M2間の細胞外領域に，チャネル形成部位はM1，M2に，リン酸化やサブユニット輸送に関わる部位はN末端ならびにC末端細胞内領域に同定されている

プ構造をとり，M3とM4が膜貫通領域となり，カルボキシル（C）末端が細胞質内に配位する3回膜貫通型構造をしている（図5-15A）．N末端から，約400アミノ酸がATD（amino-terminal domain）としてサブユニット間の相互作用，続くセグメント1（S1）とM3-M4間の細胞外領域S2がグルタミン酸結合部位，M2がイオン選択性に関わるチャネルポア内面，細胞内C末端がリン酸化やタンパク質相互作用部位，として機能している．

■ 機能部位

イオンチャネルポアを形成するM2内のアミノ酸は，イオン選択性を決定している．通常のAMPA型GluRチャネルはGluA2サブユニットを含み，Na^+とK^+を透過しCa^{2+}を透過しない．この性質は，GluA2のM2内のアルギニン（R）に担われている．このRをコードしているコドンは，ゲノム遺伝子上では，グルタミン（Q）をコードしているが，転写後のRNA編集で，Rに変化している．また，NMDA型GluRチャネルは，細胞の興奮に伴う膜電位の上昇により，Mg^{2+}イオンによる抑制から解除されて作動し，開口により一価陽イオンとともにCa^{2+}を透過し，細胞内シグナル伝達系を活性化しシナプス可塑性を誘導している．Mg^{2+}ブロックならびにCa^{2+}の選択性に関わる部位は，AMPA型GluRチャネルのR/Q部位と相同の位置に存在するアスパラギン（N）である．

細胞内C末端には，リン酸化部位がありチャネル機能修飾やサブユニットのシナプスへの輸送などに関与している．またこの領域はシナプス足場タンパク質群との相互作用を介しシナプス局在やシグナル伝達制御に関わる領域である．

GluRチャネルは，同一ファミリー内の同一あるいは異なるサブユニットの組合わせで，四量体の陽イオンチャネルを形成する（図5-16A）．GluA1〜4は，AMPA型受容体チャネルを形成する．また，GluK1〜3もKA型GluRチャネルを構成する．GluK4，GluK5はそれらのみでは機能的GluRチャネルを形成できないが，GluK1〜3との異なるサブユニットから構成されるチャネルは，KAに対する親和性も高く活性も大きなKA型GluRチャネルになる．GluN1と，GluN2サブユニットの1種あるいは2種がNMDA型GluRチャネルを形成するが，それぞれのサブユニットファミリーのみから構成されるチャネルには活性がない．NMDA型GluRチャネルは活性化にグルタミン酸とともにグリシンあるいは，D-セリンを必要とし，グリシンの結合部位がGluN1上に，グルタミン酸の結合部位がGluN2サブユニット上に存在する．GluN3サブユニットには，

第5章-4　神経伝達物質と受容体

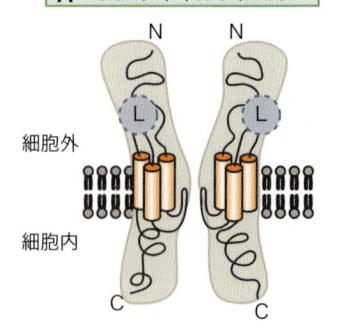

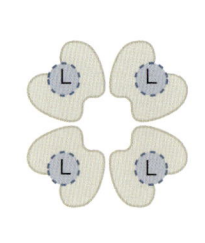

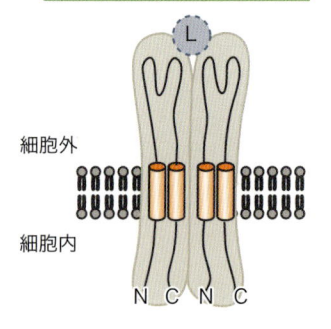

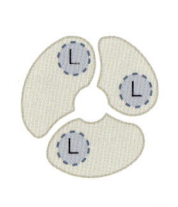

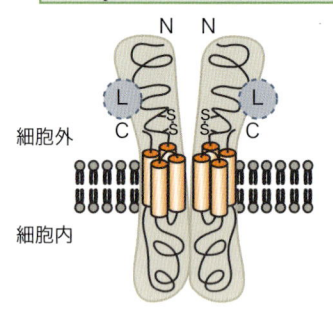

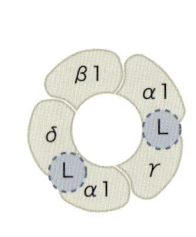

●図5-16　イオンチャネル型受容体の会合モデル
A) GluRチャネルファミリー，B) Cys-ループ受容体チャネルスーパーファミリー，C) P2Xチャネルファミリー．N：アミノ末端，C：カルボキシル末端，L：神経伝達物質（リガンド）結合部位．GluRチャネルはサブユニットの四量体から形成され，イオンチャネルポアはM2ループで形成される．Cys-ループ受容体チャネルはサブユニットの五量体からなり，Ach受容体チャネルの場合AChの結合部位は，α1，γサブユニットの間ならびにα1，δサブユニットの間に形成される．チャネルポアは，αヘリックス構造からなるM2より形成される．P2Xチャネルはサブユニットの三量体と考えられている

グリシンあるいはD-セリンが結合するが，同一サブユニットのみでは活性のあるチャネルを形成できない．また，GluN3サブユニットは，GluN1とGluN2から構成されるチャネルの活性を減弱させる．

機能不明であったGluD2サブユニットは，そのATDを介して，シナプス前部の膜タンパク質（ニューレキシン），シナプス前部からの分泌タンパク質のcerebellin 1（Cb1）との3者複合体を形成し，小脳シナプス構造の形成・維持に関わることが明らかにされた[6]．

またAMPA型受容体チャネルの細胞膜表面への効率的な発現やチャネル機能修飾分子として，構造的にはGluRチャネルサブユニットファミリーとは異なるTARPs（transmembrane AMPA receptor regulatory proteins）やCNIHs（cornichons）が同定されている．

GluRチャネルの個体レベルでの機能解析が，多くの遺伝子操作マウスで明らかにされている．また，GluRチャネルに対する薬物は，神経変性疾患，精神疾患，神経因性痛覚などの治療薬として期待されている．

B）Cys-ループ受容体チャネル（4回膜貫通型）[3)7)8)]
■種類と構造

このグループには，ニコチン性アセチルコリン（nACh）受容体[9]，A型γアミノ酪酸（$GABA_A$）受容体[10]，グリシン（Gly）受容体[11]，3型セロトニン（$5-HT_3$）受容体[12]，亜鉛活性型チャネル（zinc-activated channel：ZAC）[13]が含まれる．

これらの受容体チャネルは，同一あるいは異なるサブユニット間で構成される五量体からなる．サブユニットは，αヘリックス構造からなる4カ所の細胞膜貫通領域（M1～4）をもち，N末端からM1までが細胞外に配位し，神経伝達物質（リガンド）結合領域を形成する．五量体チャネルでは，神経伝達物質結合領域は，サブユニット分子間に少なくとも2カ所以上形成される．また，M1までの細胞外領域内に13アミノ酸で隔てられた2つのCys間にジスルフィド（S-S）結合によるループ構造を形成しており，この受容体チャネルグループの名称の由来となっている（図5-15B）．このループ構造は，リガンド結合による立体構造変化の情報をイオンチャネル開閉の構造変化に伝える途上に位置している．

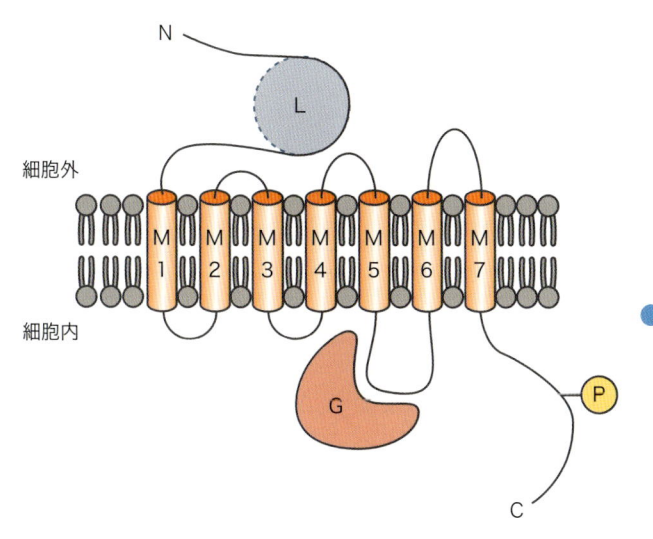

●図5-17　代謝型受容体の膜トポロジーモデル

代謝型受容体はアミノ（N）末端が細胞外に，カルボキシル（C）末端が細胞質内に存在する7回膜貫通型の構造をもつ．主にN末端細胞外領域に神経伝達物質（リガンド）が結合する領域（L）がある．膜貫通部位（M1～M7）以外の大きさはそれぞれの受容体によって多様である．Gタンパク質との会合部位はM5-M6間の3番目の細胞内領域に，機能修飾に関わるリン酸化部位が細胞内C末端に同定されている

■ 機能部位

M2領域はイオン透過を決定するゲート構造を構成する主要な部分である．五量体サブユニットのそれぞれのM2のα-ヘリックス領域がチャネルポア内面に位置しゲートを構成する．チャネル開閉は，5つのM2 α-ヘリックスのねじれ回転によるポアサイズの変化によって制御されている．イオン選択性に関わる荷電したアミノ酸は，イオンチャネル近傍の細胞質外と細胞質内部分に配置している．M3-M4間は細胞内に位置して，リン酸化修飾部位や細胞内タンパク質群との相互作用部位として機能し，受容体チャネルの機能調節や局在に関わっている（図5-15B, 16B）．

C）P2X受容体チャネル（2回膜貫通型）[14]

アデニン，ウラシルならびにその代謝物（ATP, ADP, UTP, UDP, など）のプリンにより活性化される陽イオンチャネルとしてP2X受容体ファミリー（P2X1～7）サブユニットが同定されており，同一サブユニット分子間，および異なるサブユニット分子間で三量体あるいは六量体の陽イオンチャネルを形成する（図5-16C）．これらのサブユニットは，N末端ならびにC末端が細胞内に位置する2回膜貫通（M1, M2）型の構造をもち，M1はチャネル開閉の制御に関わり，M2がポア内面に位置しチャネルを構成し，Na^+やCa^{2+}を透過する（図5-15C）．M1-M2間の大きな細胞外領域にプリンが結合する．P2X受容体は，神経系を始め全身に分布して，神経伝達，疼痛，呼吸など多くの機能に関わっている．

2）代謝型受容体

代謝型受容体は7回膜貫通構造を有し，三量体Gタンパク質と結合し活性化して細胞内エフェクタータンパク質である酵素やイオンチャネルの活性を制御し，遅いシナプス電位の発生やシナプス伝達効率の修飾を行っている（図5-17）．代謝型受容体はホモあるいはヘテロ二量体として機能していると考えられている．会合する三量体Gタンパク質はα, β, γの3種類のサブユニットから構成され，その性質はG_αサブユニットによって主に決定されるが，β, γサブユニットも直接的にイオンチャネルの活性制御などに関わっている．G_αは構造からいくつかのファミリーに分類される．1つはcAMPの産生を行うアデニル酸シクラーゼ活性の促進に関わるG_sと，抑制に関わるG_iである．cAMPは細胞内セカンドメッセンジャーとして，cAMP依存的リン酸化酵素（Aキナーゼ）を活性化する（図5-18A）．活性化されたAキナーゼは，イオンチャネルをリン酸化し活性調節を行うとともにCREBなどの転写制御因子の活性化による遺伝子発現を介してニューロンの可塑性の制御に関わる．一方，G_qはホスホリパーゼCを活性化し，細胞膜のホスファチジルイノシトール-4,5-ビスリン酸（PIP_2）の加水分解により，ジアシルグリセロール（DG）とイノシトール-1,4,5-トリスリン酸（IP_3）が産生される（図5-18B）．IP_3は小胞体（ER）に存在するIP_3受容体チャネルに結合し，ER内からのCa^{2+}の放出を引き起こす．細胞内Ca^{2+}の上昇により，DGとCa^{2+}に依存するCキナーゼの活性

第5章-4　神経伝達物質と受容体

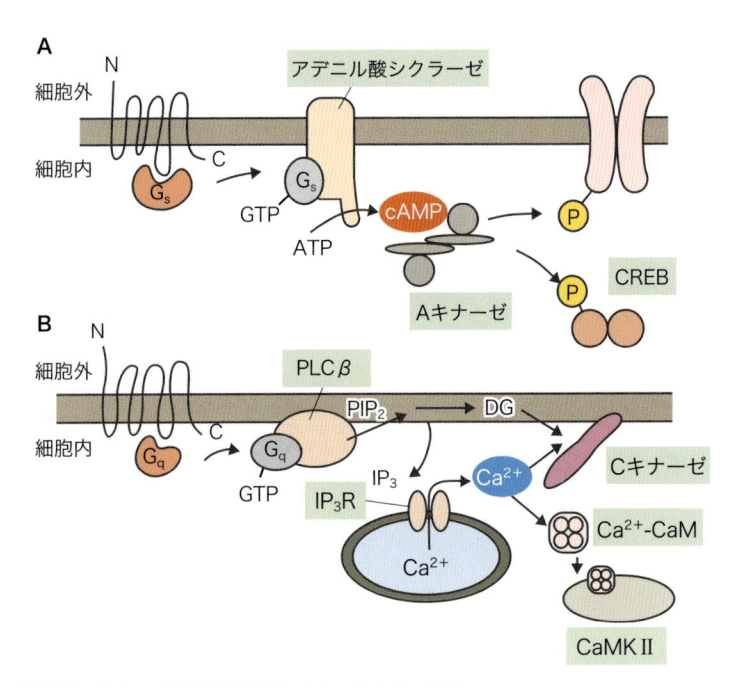

●図5-18　代謝型受容体のシグナル伝達

代謝型受容体は，主にセカンドメッセンジャーとしてcAMP（A）ならびにCa^{2+}（B）の制御により細胞内シグナル伝達を行う．A）活性化されたG_sあるいはG_iは，それぞれエフェクタータンパク質であるアデニル酸シクラーゼを活性化あるいは抑制することにより細胞内cAMPの濃度を上昇あるいは低下させる．cAMPはAキナーゼを活性化し，タンパク質リン酸化によりチャネル分子の活性を制御し，また遺伝子発現制御を行う．B）G_qにより活性化されたPLCβは，細胞膜のPIP_2からDGとIP_3を産生する．産生されたIP_3は，IP_3受容体（IP_3R）チャネルに結合して小胞体からのCa^{2+}の放出を促す．放出されたCa^{2+}とDGはCキナーゼを活性化して，リン酸化シグナルを行う．またCa^{2+}にはカルモジュリン（CaM）が結合し，Ca^{2+}-CaM複合体はCaMKⅡなどのリン酸化酵素やさまざまな分子の機能制御に関わっている

化や，Ca^{2+}と結合したカルモジュリンにより活性化されるCa^{2+}-カルモジュリン依存性リン酸化酵素（CaMKⅡ）の活性化によってイオンチャネル活性や遺伝子発現が調節され，シナプス伝達効率の変化に関与している．

代謝型グルタミン酸受容体mGluRファミリーにはmGluR1～8のサブユニットが同定されている．それらは構造とシグナル伝達系により大きく3つのグループに分類される．グループⅠに分類されるmGluR1とmGluR5はG_qと結合し，IP_3/Ca^{2+}シグナル伝達に関わる．他の6つのサブユニットはすべてcAMP抑制性のシグナル伝達と関わると考えられており，構造とアゴニストに対する選択性からグループⅡ（mGluR2, 3）とグループⅢ（mGluR4, 6, 7, 8）に分類されている[15]．

その他の代謝型受容体としてGABA受容体（$GABA_BR1$と$GABA_BR2$サブユニット）[16]，ドーパミン受容体（D1R～D5R）[17]，アドレナリン受容体（α1a, b, d/α2a～c/β1～3）[18]，代謝型セロトニン受容体（5-HT_1A, B, D, E/5-HT_2A, B, C/5-HT_4, 5-HT_5, 5-HT_6, 5-HT_7）[19]，代謝型アセチルコリン受容体（ムスカリン性，mAChR, M1～5）[20]，代謝型プリン受容体（P2Y1, 2, 4, 6, 11～14）[21]，およびそれぞれの神経ペプチド受容体[22]が含まれる．

3 おわりに

神経伝達物質ならびにその特異的受容体分子の一次構造と機能部位については，ほぼ解明された感がある．ただし，個体シナプスレベルでの神経伝達物質の放出，受容体への結合，取り込みなどの詳細な機構や動態に

関しては，十分には解明されていない．また，これからは，膜タンパク質である神経伝達物質受容体の高次結晶構造を明らかにすることが，作動動態の解明や分子標的薬の開発に発展すると考えられる．さらに，オプトジェネティクスを適用した特定の神経回路網の特異的操作により，動物個体の行動レベルでの神経伝達の機能が明らかになるとともに，それらの異常と考えられる脳神経疾患の新たな治療法につながると期待される．

（森　　　寿）

■ 文 献 ■

※非常に多くの文献があるので，総説を中心に引用文献とした．

1) Green, T. et al. : Molecular neurobiology and genetics: investigation of neural function and dysfunction. Neuron, 20 : 427-444, 1998
2) Changeux, J.-P. & Edelstein, S. J. : Allosteric receptors after 30 years. Neuron, 21 : 959-980, 1998
3) Novere, N. L. & Changeux, J.-P. : The ligand gated ion channel database. Nucl. Acids Res., 27 : 340-342, 1999
4) Traynelis, S. F. et al. : Glutamate receptor ion channels : structure, regulation, and function. Pharmacol. Rev., 62 : 405-496, 2010
5) Collingridge, G. L. et al. : A nomenclature for ligand-gated ion channels. Neuropharmacology, 56 : 2-5, 2009
6) Uemura, T. et al. : Trans-synaptic interaction of GluR δ 2 and neurexin through Cbln1 mediates synapse formation in the cerebellum. Cell, 141 : 1068-1079, 2010
7) Sine, S. M. et al. : On the origin of ion selectivity in the Cys-loop receptor family. J. Mol. Neurosci., 40 : 70-76, 2010
8) Sine, S. M. & Engel, A. G. : Recent advances in Cys-loop receptor structure and function. Nature, 440 : 448-455, 2006
9) Lukas, R. J. et al. : International union of pharmacology. XX. Current status of the nomenclature for nicotinic acetylcholine receptors and their subunits. Pharmacol. Rev., 51 : 397-401, 1999
10) Olsen, R. W. & Sieghart, W. : International union of pharmacology. LXX. Subtypes of γ-aminobutyric acidA receptors : classification on the basis of subunit composition, pharmacology, and function. Update. Pharmacol. Rev., 60 : 243-260, 2008
11) Webb, T. I. & Lynch, J. W. : Molecular pharmacology of the glycine receptor chloride channel. Curr. Pharm. Des., 13 : 2350-2367, 2007
12) Barnes, N. M. et al. : The 5-HT$_3$ receptor -- the relationship between structure and function. Neuropharmacology, 56 : 273-284, 2009
13) Davies, P. A. et al. : A novel class of ligand-gated ion channel is activated by Zn^{2+}. J. Biol. Chem., 278 : 712-717, 2003
14) Jarvis, M. F. & Khakh, B. S. : ATP-gated P2X cation-channels. Neuropharmacology, 56 : 208-215, 2009
15) Nakanishi, S. et al. : Glutamate receptors: brain function and signal transduction. Brain Res. Rev., 26 : 230-235, 1998
16) Billinton, A. et al. : Advances in the molecular understanding of GABA$_B$ receptors. Trends Neurosci., 24 : 277-282, 2001
17) Civelli, O. et al. : Molecular diversity of the dopamine receptors. Annu. Rev. Pharmacol. Toxicol., 32 : 281-307, 1993
18) Rohrer, D. K. & Kobilka, B. K. : Insights from *in vivo* modification of adrenergic receptor gene expression. Annu. Rev. Pharmacol. Toxicol., 38 : 351-373, 1998
19) Sodhi, M. S. & Sanders-Bush, E. : Serotonin and brain development. Int. Rev. Neurobiol., 59 : 111-174, 2004
20) Caulfield, M. P. & Birdsall, N. J. M. : International union of pharmacology. XVII. Classification of muscarinic acetylcholine receptors. Pharm. Rev., 50 : 279-290, 1998
21) Lazarowski, E. R. et al. : Mechanisms of release of nucleotides and integration of their action as P2X- and P2Y-receptor activating molecules. Mol. Pharm., 64 : 785-795, 2003
22) Civelli, O. et al. : Novel neurotransmitters as natural ligands of orphan G-protein coupled receptors. Trends Neurosci., 24 : 230-237, 2001

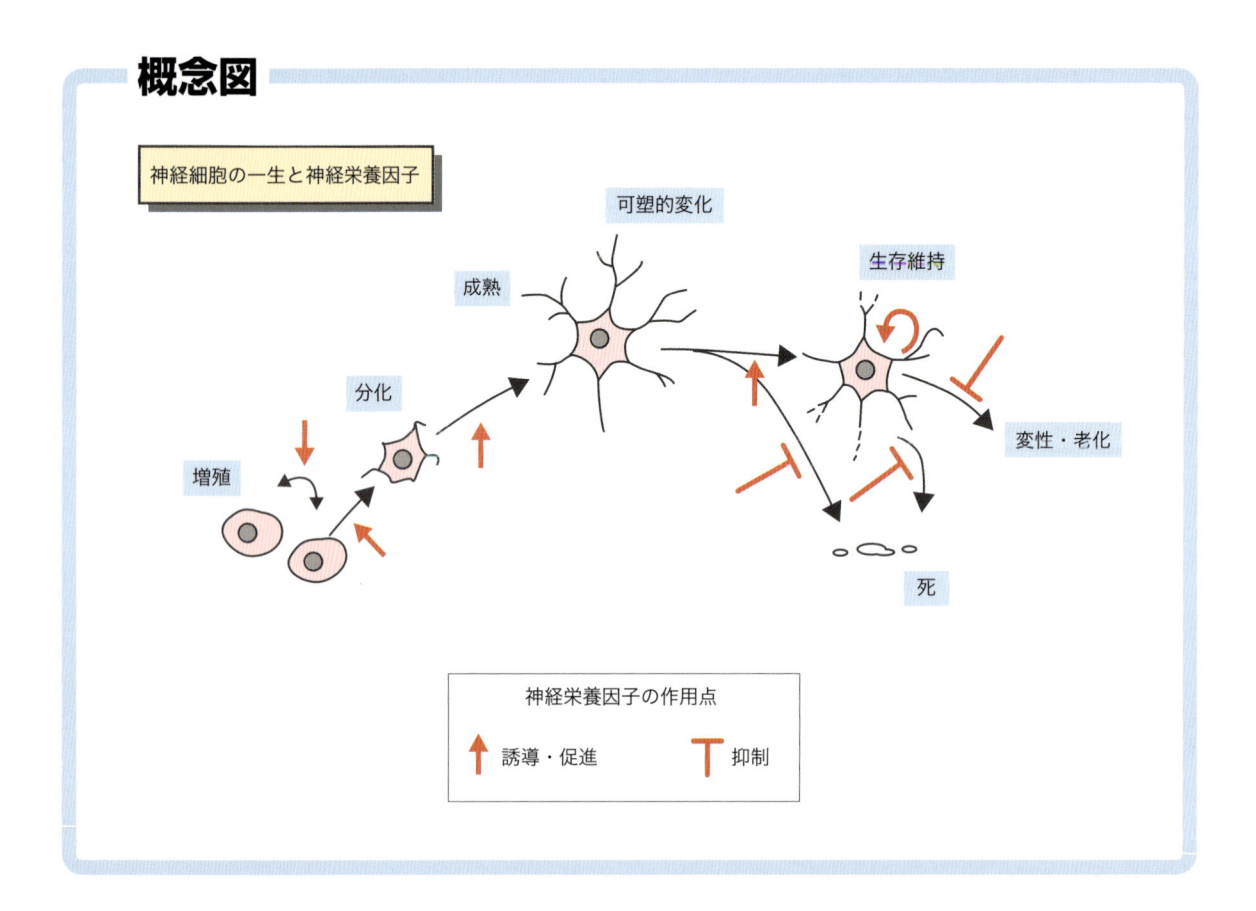

第5章 神経伝達とシナプス可塑性の仕組み

5 神経栄養因子

　神経栄養因子とはニューロンの分化，成熟，生存維持を促す分泌性のタンパク質の総称である．神経栄養因子はニューロンの一生にわたって作用し，さまざまな表現型を発現させる外部からのトリガーである（概念図）．発生の早い段階では神経栄養因子は神経幹細胞や神経前駆細胞の分裂増殖に作用し，その後ニューロンへの分化（神経伝達物質合成酵素の誘導を始めとする機能的分化および突起伸展を始めとする形態的分化）やさらに神経機能を決定するような成熟やシナプスの可塑性を制御する．また抗アポトーシス作用に代表される，正常発達時および変性の防御修復過程における生存維持作用を示す．

概念図

神経細胞の一生と神経栄養因子

増殖 → 分化 → 成熟 → 可塑的変化 → 生存維持 → 変性・老化／死

神経栄養因子の作用点
↑ 誘導・促進　　⊥ 抑制

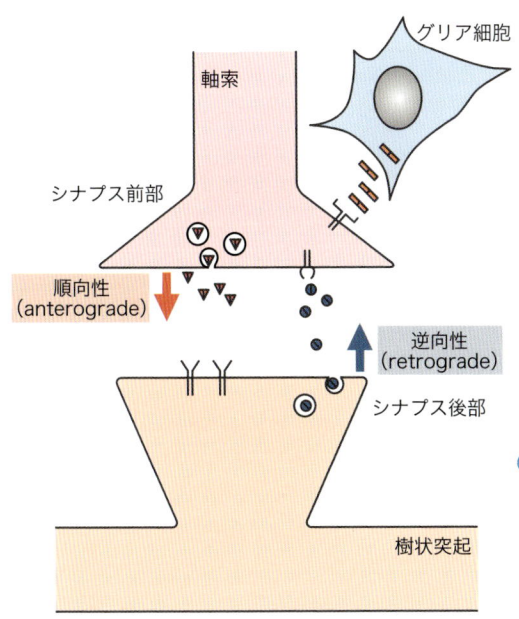

●図5-19 神経栄養因子の分泌様態

ここでは傍分泌の中で，ニューロン同士のコミュニケーションとしてシナプス前部からシナプス後部への順向性のもの，逆にシナプス後部から前部への逆向性のものを示す．さらに近傍のグリア細胞からの傍分泌もあり，こちらはシナプス部位だけではなく細胞体などの受容体にも作用すると考えられる

分泌性タンパク質は内分泌，傍分泌，自己分泌の3つの分泌様態をとるが，近接する細胞（ニューロンおよびグリア細胞）から分泌されるもの（傍分泌）と，ニューロンが産生分泌し，自己に対して作用するもの（自己分泌）が神経栄養因子の作用である（図5-19）．生理的条件下では傍分泌が主流であり，投射ニューロンに対して標的細胞が（例えば中枢神経系では前脳基底野コリン作働性ニューロンに対して，海馬ニューロンが），産生分泌するもの（逆向性），あるいはその逆に神経伝達物資と同様に，シナプス前部から分泌するタイプのものがある（順行性）．

MEMO

神経栄養因子は近接する細胞から順向性あるいは逆向性に傍分泌される．

現在までに多くの神経栄養因子が同定されているが，上皮細胞成長因子（EGF）や線維芽細胞成長因子（FGF），インスリン，肝細胞成長因子（HGF）など，他の細胞に対する成長/増殖因子として同定されたものが後にニューロンに対して作用をもつことが明らかになったものもある．また免疫系の因子として研究されていたサイトカインなどもニューロンへの作用が報告されてきている（表5-6）．

本項では最も代表的なニューロトロフィンについて解説する．

1 ニューロトロフィン（neurotrophin）

ニューロトロフィンは神経成長因子（nerve growth factor：NGF），BDNF（brain-derived neurotrophic factor），NT-3（neurotrophin-3），NT-4からなるファミリーの総称である[1]．NGFはアミノ酸118個，13kDaのタンパク質で，分子内に3カ所のS-S結合がある．他の分子もほぼ同じ（BDNF：119個，13.5kDa，NT-3：119個，14kDa，NT-4：123個，13.9kDa）サイズで，非常によく保存されている．これらはすべてホモ二量体を形成する．NGFの結晶解析の結果，3つの平板なβシートをもち，ここを介して二量体化していると考えられる．またファミリー間で保存されていない4つのループ構造をもち，この部位が受容体との特異的結合を規定していると考えられる[2]．

NGFは脳内では海馬にほぼ限局した発現をしているのに対し，BDNFは海馬，大脳皮質で高い発現を示すほか，脳内で広く発現している．NT-3も脳内で全般的に発現している．NT-4の発現は非常に低く，脳内での生理的条件下での作用は明らかでない[1]．

● 表5-6 神経栄養因子と受容体

神経栄養因子	受容体
ニューロトロフィン 　NGF 　BDNF 　NT-3 　NT-4（NT4/5）	Trk（高親和性：チロシンキナーゼ） 　TrkA 　TrkB 　TrkC p75（低親和性）
GDNFファミリー 　GDNF 　Neutrin 　Artemin 　Persephin	GFRα（GPIアンカータンパク質．チロシンキナーゼRETと共役） 　GFRα1 　GFRα2 　GFRα3 　GFRα4
CNTFファミリー 　CNTF 　LIF 　IL-6	（チロシンキナーゼJAKと共役） 　CNTFRα，gp130 　LIFR，gp130 　IL6Rα，gp130
EGFファミリー 　EGF 　TGFα 　HB-EGF 　アンフィレグリン 　ニューレグリン 　など	ErbB1〜4（チロシンキナーゼ．ホモあるいはヘテロ二量体を形成）
FGFファミリー	FGFRs（チロシンキナーゼ）
HGF	c-Met（チロシンキナーゼ）
インターロイキン類などのサイトカイン	

> **MEMO**
>
> ニューロトロフィンの高親和性受容体はTrk（トラックと読む）受容体で，TrkA, B, Cがある．Trkはプロトオンコジーンtrkの遺伝子産物で，tropomyosin related kinaseとして1986年にクローニングされていた[3]．Trkが神経系に高発現していることがわかり，1991年になってニューロトロフィンの受容体と同定された[4,5]．

2 ニューロトロフィン受容体Trk

Trkはアミノ酸約800個からなり，糖鎖付加を受け140〜145kDaの分子となる．EGF受容体やインスリン受容体と同じく受容体型チロシンキナーゼであり，細胞内にキナーゼドメインをもつ．二量体リガンドが結合するとTrkも二量体化し，細胞内ドメインの多くのチロシン残基を自己リン酸化する．このリン酸化チロシンに種々の分子が結合し，細胞内にシグナルを伝達する．NGFはTrkAと，BDNFとNT-4はTrkBと，NT-3はTrkCとそれぞれ高親和性に結合し，NT-3はTrkBとも弱い結合を示す（図5-20）[1]．またニューロトロフィンすべての低親和性受容体としてp75（あるいはp75^{NTR}）がある．こちらの受容体にはキナーゼ活性はなく，他の分子と相互作用して情報を細胞内に伝えると考えられているが，不明な点が多い．

> **MEMO**
>
> Trkはホモ二量体化して互いをリン酸化し，細胞内にシグナルを伝達する．

3 ニューロトロフィンの作用

中枢神経系においてNGFは前脳基底野のコリン作働

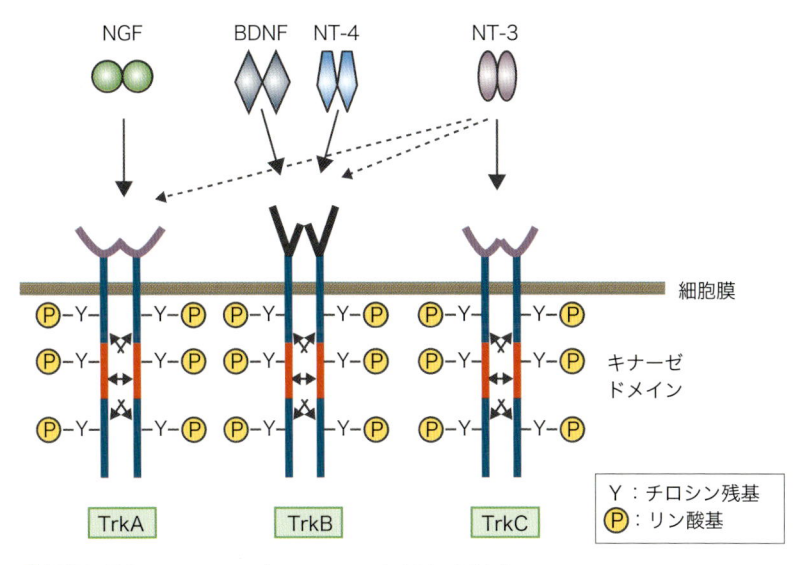

●図5-20 ニューロトロフィンとTrkの対応
NGFはTrkAと，BDNF，NT-4はTrkBと，NT-3はTrkCとそれぞれ高親和性に結合し，二量体化リガンドは受容体の二量体化を起こし，キナーゼドメインによってTrkのチロシン残基を相互にリン酸化する

性ニューロンに作用する．NGFは末梢神経系ではニューロンの生存に必須の因子であったが，中枢のコリン作働性ニューロンに対しては幼若期では分化誘導に，生後のニューロンに対しては生存維持にと作用のシフトが認められた．NGFの発現部位は海馬や大脳皮質で，前脳基底野のコリン作働性ニューロンの投射先，すなわち標的部位であり標的由来神経栄養因子としてこのニューロンに作用している．in vivoの実験でもNGFはコリン作働性ニューロンの生存維持に作用することが示されている．

BDNFとその受容体のTrkBは中枢神経系に広く分布し，多くのニューロンに対して作用している．BDNFは前脳基底野のコリン作働性ニューロン，中脳のドーパミン作働性ニューロン，脊髄運動ニューロンといった投射性のニューロンに対しては分化誘導や生存維持に作用した[2]．また大脳皮質，海馬，線条体などのGABA作働性の介在抑制ニューロンやグルタミン酸作働性ニューロンにも作用した．これらのニューロンに対する作用形態は神経伝達物質と同様のシナプス前部からシナプス後部への順行性の作用であり[6]，注目すべきことにその働きも生存維持ではなく，シナプス伝達の調節や神経回路の可塑性への役割であった[3)7)]．BDNFは興奮性神経伝達物質であるグルタミン酸の放出の誘起・増強や，グルタミン酸受容体であるAMPA受容体やNMDA受容体の機能調節を行うことが明らかとなり，長期的には神経回路の形成・安定化に作用していると考えられる[7]．

NT-3/TrkCも脳内で広く発現しているが，末梢神経系での重要性に比べ中枢神経系における生理作用はあまりはっきりとしていない．一方，細胞死を誘導するような条件下ではBDNFもNT-3も細胞保護作用を示す．例えばグルタミン酸興奮毒性による海馬ニューロンの細胞死はBDNF，NT-3によって防がれる．これは主にPI3K-Aktの系（Ras/MAPKの系の関与も知られている）の活性化によってBadのリン酸化などの抗アポトーシス反応が起こるためと考えられている．またBDNFは6-OHDAやMPTPといったドーパミン作働性ニューロンの神経毒の作用に対しても保護作用を示すことがin vitro, in vivoの実験から示されている．

神経栄養因子の作用を知るうえで欠かせない実験系となっているのがノックアウトマウスを用いた研究である．神経栄養因子はタンパク質であり，低分子のアンタゴニストが現在のところ存在しないため，特定の因子の作用を遮断するためにはノックアウトマウスが有益である．ニューロトロフィン，Trkの各ノックアウトマウスが作製され解析されているが[3]，主に末梢

神経の変性脱落により，生後の早い時期に死亡してしまう．このためもあって脳内での変化，特に末梢でみられるようなニューロンの激しい細胞死はみられていない．ニューロンの分化・発達のスピードに差があるためもあるが，中枢では単一神経栄養因子で作用している場合はまれで，複数の因子が協調的に働いていることを示唆しているのかもしれない．シグナル伝達の観点からTrkの特定のリン酸化部位を変異させ，特定のシグナル伝達が起こらないようにしたノックインマウスも作製され，脳内での機能の解明に役立っている．脳内での働きを知るために，Cre-loxPシステムを用いて特定の部位や時期に遺伝子を欠失させる，コンディショナルノックアウトマウスも作製されており，詳細な解析が待たれる．

4 プロ-ニューロトロフィン（pro-neurotrophin）

通常NGFやBDNFと称されるニューロトロフィンは前駆体（プロ体）からプロテアーゼによって切り出された成熟型NGFやBDNFのことを指す．プロNGFやプロBDNFはp75ニューロトロフィン受容体と結合することにより，成熟型ニューロトロフィンとは逆に細胞死のシグナルを伝えることが報告されている[4]．この生理的意義は不明であるが，1つの遺伝子産物が翻訳後に正反対の作用をもつことは，複雑な脳の形成・維持にファインチューニングを加える機構なのかもしれない．ポストゲノム時代の解明すべきテーマでもある．

5 神経栄養因子受容体からのシグナル伝達

神経栄養因子に限らず，一般に受容体型チロシンキナーゼの下流で活性化されるシグナル伝達系はほぼ類似している．代表的なものとして以下の3つの経路が知られている（図5-21）．

1）Ras/MAPキナーゼ系

がん遺伝子rasの産物で，GTP結合タンパク質であるRasからMAPキナーゼ〔mitogen activated protein kinase, Erk（extracellular signal regulated kinase）とも呼ばれる〕を介する系で，主に転写調節などを司っている．

2）PI3キナーゼ/Akt系

脂質キナーゼであるPI3キナーゼ（phosphatidilyinositol 3-OH kinase）から，Akt〔PKB（protein kinase B）とも呼ばれる〕を活性化するシグナル．アポトーシスの抑制に作用しているとともに，翻訳調節なども制御している．

3）PLCγ系

ホスホリパーゼCγ（PLCγ）はPIP$_2$からIP$_3$イノシトール3リン酸（IP3）とジアシルグリセロール（DG）を産生し，IP$_3$は細胞内Ca^{2+}貯蔵部位からCa^{2+}を放出させることによってCa^{2+}シグナルを駆動させ，DGはCキナーゼ（protein kinase C：PKC）を活性化させる．どちらも細胞内情報系としてさまざまな重要な働きをしている．

MEMO

ニューロトロフィン/Trkによって活性化される細胞内シグナル伝達系の主なものはRas/MAPキナーゼ系，PI3キナーゼ/Akt（PKB）系，PLCγ系の3つである

MEMO

■ 何が違うのか？

これらの系はEGFなど他の増殖因子によっても活性化されるが，ニューロンに対してなぜ異なった表現型を示すのかは依然として大きな疑問点である．例えばEGFは神経幹細胞の増殖に作用するが，BDNFは増殖を停止して分化を促進する．現在まで知られている違いはシグナルの活性化が一過性（EGF/ErbB）か持続性（ニューロトロフィン/Trk）位で，このことからもホスファターゼの関与が議論されているが，根本的な差異は今のところわかっていない．

6 神経栄養因子と疾患

神経栄養因子はニューロンの変性・脱落・細胞死を阻害する働きがあることから，古くから神経変性疾患

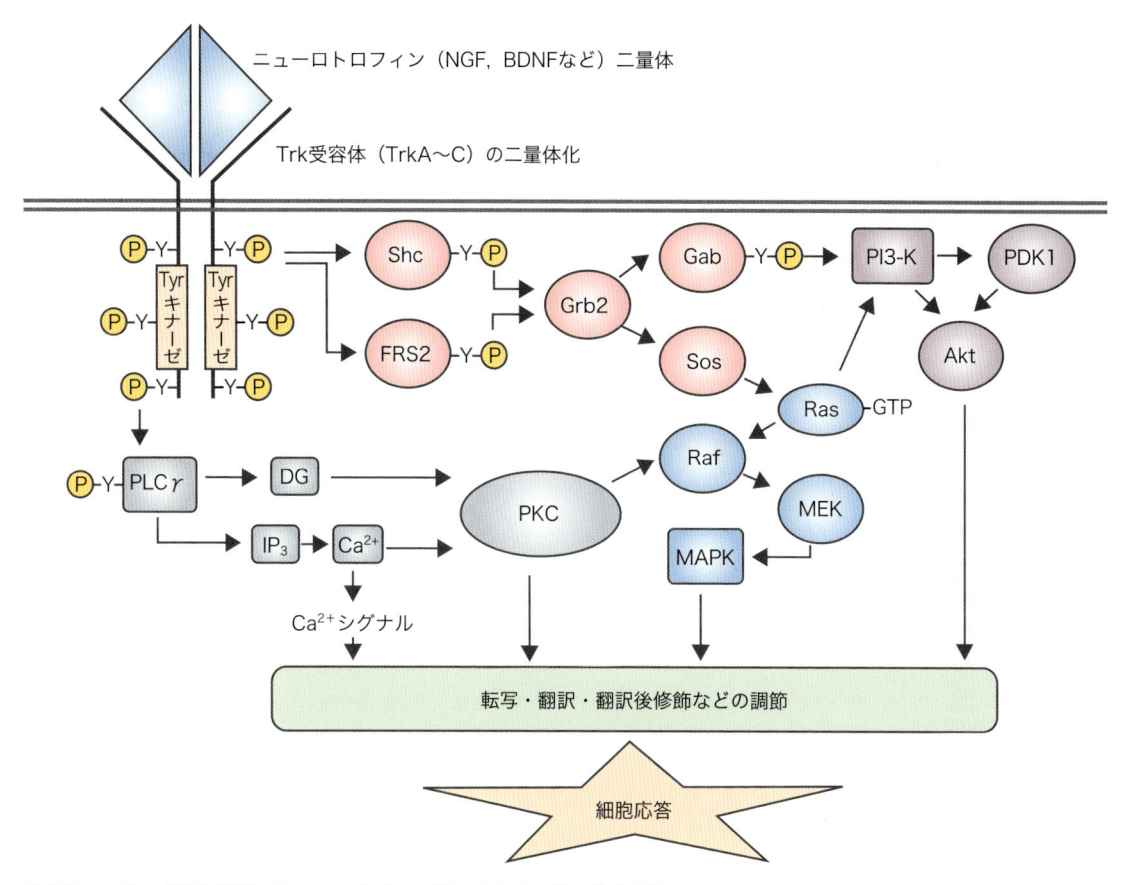

●図5-21　受容体型チロシンキナーゼによるシグナル伝達
　Trkおよび他の受容体型チロシンキナーゼは，チロシン残基をリン酸化し，そこにシグナル因子やアダプタータンパク質が結合して，シグナルカスケードが活性化される．主なものとしてRas/MAPK系，PI3K/Akt系，PLCγ系がある

との関わりが関心を集めてきた．神経栄養因子の臨床応用も試みられてきた[8]が，現在まで治験はことごとく失敗に終わっている．一番の理由は，これらの因子がタンパク質であり，血液脳関門を越えて患部へ到達するのが難しいことがあげられる．少量の因子を持続的に，標的部位にだけ供給することができれば，より効果が高く，副作用の少ない結果が得られよう．現在動物実験で試みられているものとしては，ウイルスベクターを用い神経栄養因子を脳内で発現させるものや，神経栄養因子受容体を活性化する低分子化合物，アプタマー，神経栄養因子受容体下流の細胞内情報伝達分子に作用する阻害剤，活性化剤の探索，開発などが行われている．

　神経栄養因子の作用が細胞の生存だけでなく，神経可塑性に作用することが知られるようになったのと並行して，変性疾患のみならず精神疾患との関わりが注目を集めている[8]〜[10]．BDNFとうつ病（双極性障害），統合失調症などの関係が報告されている．またゲノム解析の結果からEGFファミリーのニューレグリン（neuregulin）の変異と統合失調症の関連が報告されたことからも，神経栄養因子と精神疾患の関連について注目が集まっている．

（武井延之）

■ 文 献 ■

1) Huang, E. J. & Reichardt, L. F.：Trk receptors：roles in neuronal signal transduction. Annu. Rev. Biochem., 72：609-642, 2003
2) Lewin, G. R. & Barde, Y. A.：Physiology of the neurotrophins. Annu. Rev. Neurosci., 19：289-317, 1996

3) Huang, E. J. & Reichardt, L. F. : Neurotrophins : roles in neuronal development and function. Annu. Rev. Neurosci., 24 : 677-736, 2001

4) Barker, P. A. : Whither proBDNF? Nat. Neurosci., 12 : 105-106, 2009

5) Thoenen, H. & Sendtner, M. : Neurotrophins : from enthusiastic expectations through sobering experiences to rational therapeutic approaches. Nat. Neurosci., 5 : 1046-1050, 2002

6) Nawa, H. & Takei, N. : BDNF as an anterophin ; a novel neurotrophic relationship between brain neurons. Trends Neurosci., 24 : 683-685, 2001

7) 武井延之, 那波宏之：ニューロトロフィンによる脳機能の調節―細胞応答から行動変容まで. 生化学, 76：111-123, 2004

8) Watanabe, Y. et al. : Cytokine hypothesis of schizophrenia pathogenesis : evidence from human studies and animal models. Psychiatry Clin. Neurosci., 64 : 217-230, 2010

9) 那波宏之, 他：神経栄養因子とサイトカインの統合失調症への関与. 日本臨床, 61：521-528, 2003

10) Castrén, E. et al. : Role of neurotrophic factors in depression. Curr. Opin. Pharmacol., 7 : 18-21, 2007

第6章

脳の高次機能

1. 視覚 ... 208
2. 聴覚 ... 218
3. 嗅覚 ... 229
4. 運動におけるパターン生成の神経機構 ... 235
5. 情動，動機づけ ... 242
6. 記憶と学習 ... 249
7. 遺伝子と行動 ... 258
8. 言語 ... 269

第6章 脳の高次機能

1 視覚

　視覚は，380〜760 nmという狭い波長範囲の電磁波（可視光）を受容して環境の構造と事物を脳内表現し，自身との関係を認識するための感覚である．光は網膜視細胞で受容され，網膜神経節細胞に生じた活動電位は視神経を伝導して，視床外側膝状体（LGN）で中継され，大脳皮質一次視覚野（V1）に送られる．一次視覚野で処理された情報は視覚前野に出力され，物体視情報が腹側経路（下側頭葉経路），運動・空間視情報が背側経路（頭頂葉経路）で処理された後，前頭前野で統合され，視覚認識が成立する（概念図）．本項ではヒトを含む霊長類の視覚について概説する．

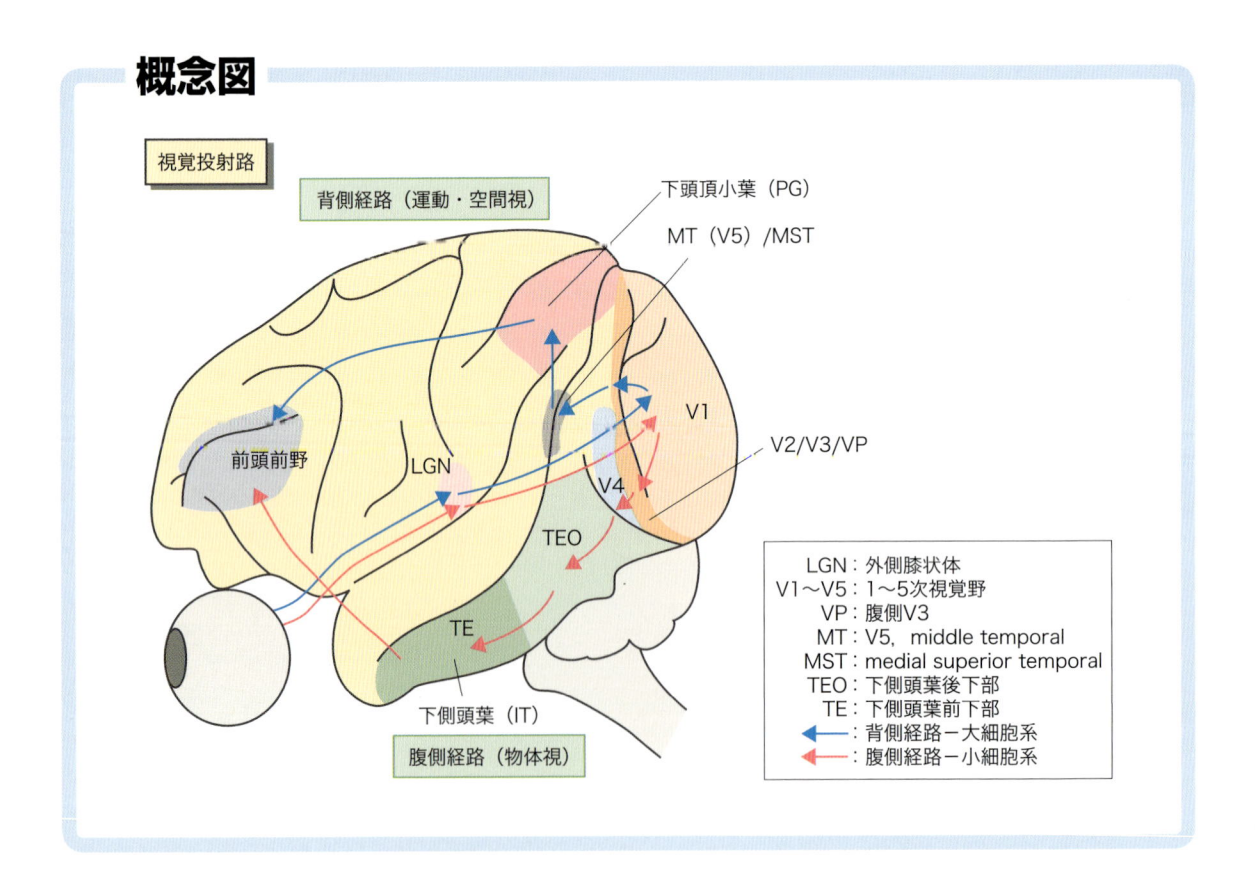

概念図

視覚投射路

背側経路（運動・空間視）
下頭頂小葉（PG）
MT（V5）/MST
V1
V2/V3/VP
前頭前野
LGN
V4
TEO
TE
下側頭葉（IT）
腹側経路（物体視）

LGN：外側膝状体
V1〜V5：1〜5次視覚野
VP：腹側V3
MT：V5, middle temporal
MST：medial superior temporal
TEO：下側頭葉後下部
TE：下側頭葉前下部
→：背側経路−大細胞系
→：腹側経路−小細胞系

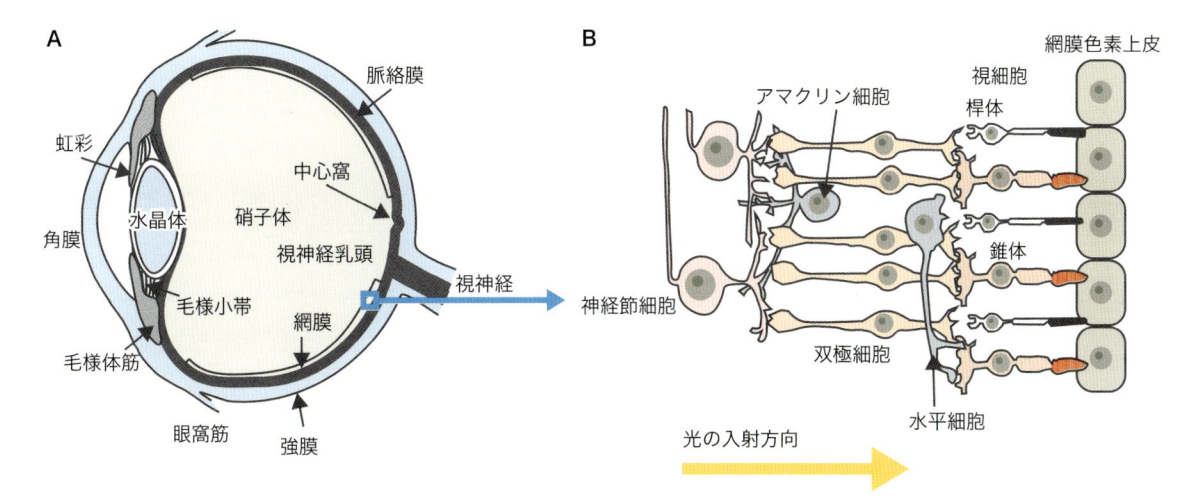

●図6-1　眼球と網膜の細胞構成
A）眼球断面図．眼に入射する光は角膜面と凸レンズである水晶体で屈折し，網膜に焦点が合うように結像する．近くをみる場合には毛様体筋が収縮し，毛様小帯が緩むと水晶体がそれ自体の弾性により厚くなり，焦点距離が短くなる．網膜は眼底に張りついた厚さ0.3～0.4 mm程の神経組織である．網膜で最も空間解像力が高いのは中心窩で，視角5度の範囲である．中心窩には錐体のみが高密度に分布し，桿体は中心窩を避けて分布する．B）網膜を構成するニューロン．Aの網膜小領域の拡大図．網膜のニューロンは，受容器である視細胞（錐体，桿体），水平細胞，双極細胞，アマクリン細胞，出力細胞である神経節細胞からなる．視細胞で受容された光の情報は，視細胞（錐体）→双極細胞→神経節細胞という中心受容野をつくる縦の流れと，水平細胞，アマクリン細胞を介して周辺受容野をつくる横方向の流れと，桿体応答の形成経路によって処理され，神経節細胞から脳へ出力される

1 眼球

　光は角膜面と，凸レンズである水晶体において屈折し，網膜に結像する．眼球に入射する光の量は，虹彩による瞳孔径の変化（瞳孔反射）により調節される（図6-1A）．

2 網膜（retina）

　網膜は厚さ約0.3～0.4 mmの神経組織であり，視細胞，双極細胞，神経節細胞，水平細胞，アマクリン細胞からなる（図6-1B）．光は視細胞で緩徐な膜電位応答に変換され，双極細胞を経て神経節細胞に生じる活動電位が脳に伝えられる．これが神経節細胞の受容野中心部を形成する網膜内情報処理の縦の流れである（図6-2）．これに対して水平細胞，アマクリン細胞は，側抑制により周辺受容野を形成し，コントラスト感度を高める横方向の処理に関わる．

1）視細胞と光受容

　光は網膜の全層を透過し，最も奥にある視細胞に吸収される．視細胞は桿体と錐体が区別され，その先端部分の外節にある円盤膜上の視物質が光を吸収する．桿体は500 nmを吸光感度のピークとする視物質ロドプシンをもつ．桿体は錐体に比べて光に対する感度が1,000倍高く，暗所視を担う．錐体は420 nm，530 nm，560 nmを吸光感度のピークとする3種類の異なる視物質（錐体オプシン）のいずれかをもち，それぞれ青錐体，緑錐体，赤錐体と呼ばれる．錐体は色覚を伴う明所視を担う．

2）網膜内信号伝達

　錐体および桿体が，光を膜電位応答に変換するメカニズムは共通である．視細胞は暗時，神経伝達物質であるグルタミン酸（Glu）を放出している．光が当たると，視物質が光吸収により分解されることに始まる一連の化学反応が生じる．この結果，視細胞膜のcGMP依存性陽イオンチャネルが閉じると視細胞は過分極し，Glu放出が止まる．これが電気信号として双極細胞に伝わる．

　錐体の光応答により神経節細胞にON反応とOFF反応が生じるしくみについて説明する．前述のように錐

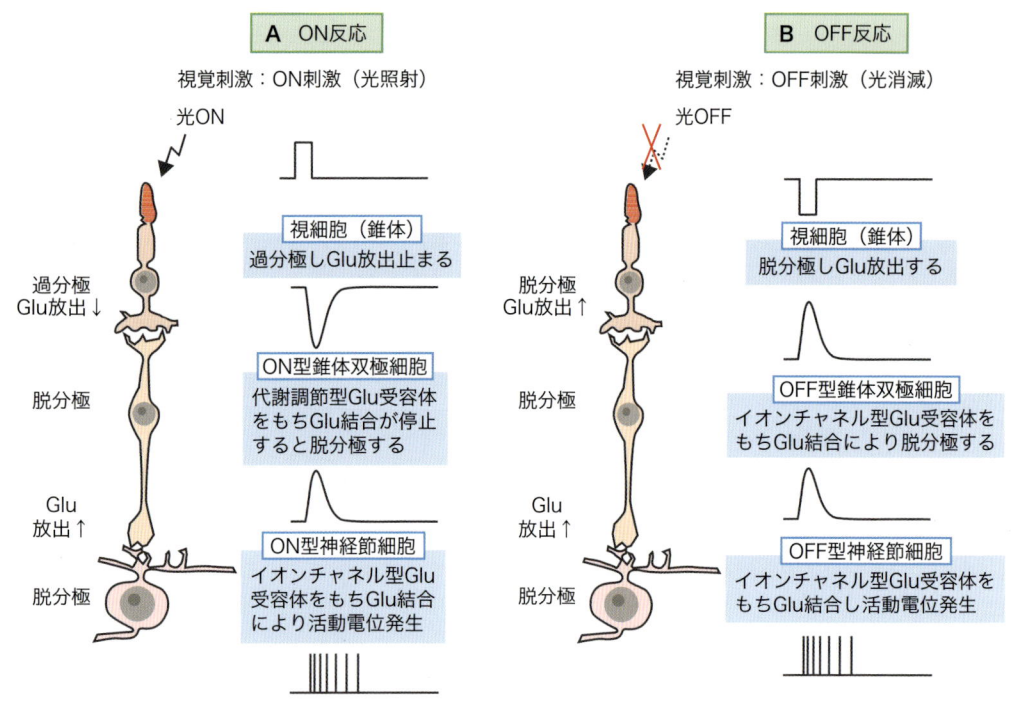

図6-2 錐体の反応伝達経路

A ON反応
視覚刺激：ON刺激（光照射）
光ON

過分極
Glu放出↓

脱分極

Glu放出↑

脱分極

- 視細胞（錐体）：過分極しGlu放出止まる
- ON型錐体双極細胞：代謝調節型Glu受容体をもちGlu結合が停止すると脱分極する
- ON型神経節細胞：イオンチャネル型Glu受容体をもちGlu結合により活動電位発生

B OFF反応
視覚刺激：OFF刺激（光消滅）
光OFF

脱分極
Glu放出↑

脱分極

Glu放出↑

脱分極

- 視細胞（錐体）：脱分極しGlu放出する
- OFF型錐体双極細胞：イオンチャネル型Glu受容体をもちGlu結合により脱分極する
- OFF型神経節細胞：イオンチャネル型Glu受容体をもちGlu結合し活動電位発生

A) ON型神経節細胞のON反応の形成プロセス．左に神経結合，右に膜電位反応を示す．錐体は光が当たらないときには脱分極してグルタミン酸（Glu）を放出しており，これにより代謝型Glu受容体をもつON型双極細胞は過分極している．しかし，錐体は光が当たると過分極し，Glu放出が止まり，ON型双極細胞は脱分極して，ON型神経節細胞に対してGluを放出する．神経節細胞のGlu受容体はイオンチャネル型（AMPA型）でGlu受容により脱分極し，活動電位を生じる（ON反応）．B) OFF中心受容野のOFF反応の形成プロセス．錐体はそれまで当たっていた光が消えると，脱分極を生じ，Gluを放出する．OFF型双極細胞のGlu受容体はイオンチャネル型で，Glu受容により脱分極し，OFF型神経節細胞に対してGluを放出する．これによりOFF型神経節細胞は脱分極し，活動電位を生じる（OFF反応）

体に光が当たる（ON刺激）と過分極し，双極細胞に対するGlu放出が止まる．これによりON型錐体双極細胞は脱分極し，ON型神経節細胞にGluを放出し，神経節細胞に活動電位が生じる（ON反応，図6-2A）．一方，錐体に当たっていた光が消える（OFF刺激）と，錐体は脱分極し，双極細胞に対するGlu放出を増やす．これによりOFF型錐体双極細胞は脱分極し，OFF型神経節細胞に対してGluを放出し，神経節細胞は活動電位を生じる（OFF反応，図6-2B）．

桿体の場合も光を受容すると錐体と同様にGlu放出が止まり，これにより桿体双極細胞（ON型のみ）は脱分極する．桿体双極細胞のON応答とOFF応答は，AⅡアマクリン細胞を介して，それぞれON型およびOFF型神経節細胞の興奮という経路に振り分けられる．

水平細胞は視細胞と双極細胞に抑制性シナプスを形成し，周辺受容野の形成に寄与する．またアマクリン細胞は，前述のAⅡアマクリン細胞の他に多くの種類がある．

> **MEMO**
> 光は視細胞で電気信号に変わり，双極細胞を経て，神経節細胞に伝えられ，活動電位として脳に出力される

3) 神経節細胞の種類・機能

霊長類の網膜神経節細胞は，P神経節細胞，M神経節細胞，K神経節細胞に大別される（表6-1）．80％を占めるP細胞は，空間解像度が高く，赤と緑の対立色の形態視情報を外側膝状体（LGN）の小細胞層（P層）に出力する．M細胞（10％）は，時間解像度が高く，空間構造や物体の動きの情報をLGNの大細胞層（M層）に送る．残りの10％はさまざまの種類の小型

● 表6-1　網膜神経節細胞の分類

種類（別名）	割合	機能的特徴	LGN投射層	脳内経路
P神経節細胞 （β細胞，ミジェット細胞）	80%	空間分解能高い 色選択性（赤－緑）	P（小細胞）層	小細胞系－腹側経路
M神経節細胞 （α細胞，パラソル細胞）	10%	時間分解能高い コントラスト感度高い	M（大細胞）層	大細胞系－背側経路
K神経節細胞* （二層分枝型細胞，small bistratified ganglion cell，メラノプシン含有細胞，その他）	10%	色選択性（青－黄）， 生物リズム情報	K（顆粒細胞）層	顆粒細胞系－腹側経路， 膝状体外系

＊K神経節細胞は多種類の細胞集団であるが，青と黄の色対立形態視情報をLGNの顆粒細胞層（K層）に送る二層分枝型神経節細胞や，それ自体がメラノプシンという視物質をもち，直接光を吸収して応答することから，生物時計や光反射などへの関与が指摘される神経節細胞[1]が含まれる

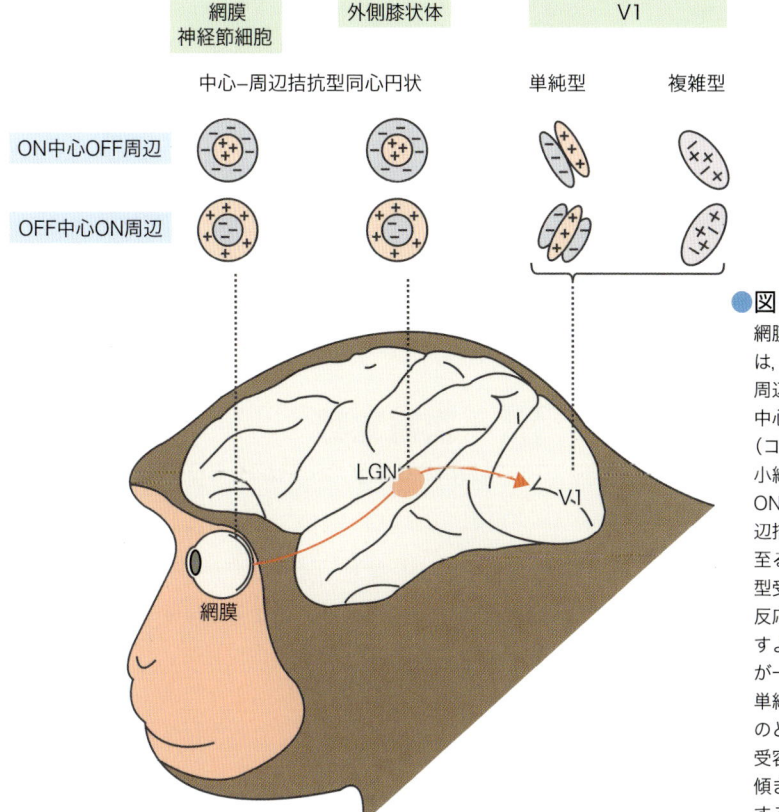

● 図6-3　初期視覚系路の受容野構造

網膜神経節細胞および外側膝状体細胞の受容野は，中心がON，周辺がOFFというように中心－周辺拮抗型同心円状である．ON中心型とOFF中心型がある．このような受容野は明暗の境界（コントラスト）の検出に優れる．小細胞系，微小細胞系に属する細胞の色選択的受容野は，赤ON中心－緑OFF周辺など，色対立型の中心－周辺拮抗同心円状である．大脳皮質一次視覚野に至るとLGNからの求心性入力の収束により単純型受容野がつくられる．この受容野は細長いON反応領域とOFF反応領域がある傾きの境界をなすように隣り合い，その傾きと明暗の位置関係が一致する光刺激に対して強く反応する．また単純型細胞からの入力の収束により，受容野内のどの場所でもON-OFFの反応を生じる複雑型受容野ができる．これらの受容野は，受容野の傾きと同じ傾き（方位）の刺激に選択的に応答する（方位選択性）

神経節細胞を含む集団であり，K神経節細胞または非M－非P（nonM-nonP）神経節細胞と呼ばれる．

神経節細胞の受容野は中心部と周辺部が逆方向の明るさの変化に反応する中心－周辺拮抗型同心円状受容野（図6-3）である．このような受容野構造は明るさのコントラストに敏感であり，物体の輪郭の検出に利点がある．またP神経節細胞など色選択性細胞は中心が赤にON反応，周辺が緑にOFF反応というような色対立型の受容野構造により色情報を検出する．

神経節細胞の軸索である視神経は脳底で視交叉を形成し，鼻側網膜由来の視神経は交叉して対側のLGNへ，耳側網膜由来の視神経は交叉せずに同側LGNに投射する．このため片側のLGNは反対側の半視野の情報を処理する．見ている事物についての主な情報を運ぶ

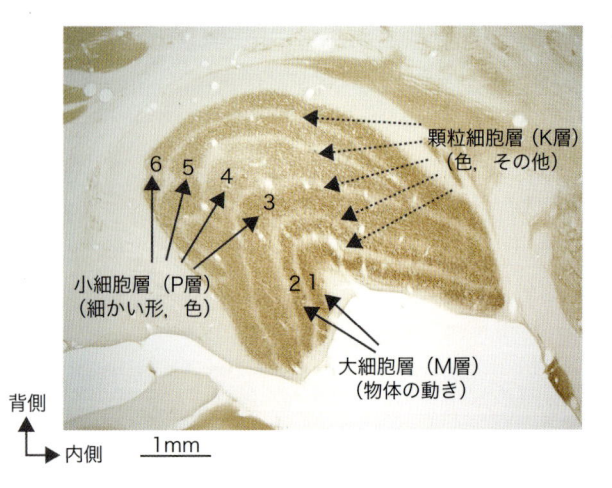

● 図6-4 外側膝状体の層分化と機能分化

LGNは6層構造で，腹側の2つの層は大細胞層（magnocellular layer：M層），背側の4つの層は小細胞層（parvocellular layer：P層）と呼ばれ，さらにこれらの層の腹側には特殊な染色方法で染まる顆粒細胞層（koniocellular layer：K層）が存在する．これらの層は機能的にも分化しており，大細胞層は運動・空間視，小細胞層は赤と緑の色覚を含む形態視，顆粒細胞層は青と黄の色覚の情報を皮質視覚野に中継する．LGN内のシナプスのうち網膜神経節細胞由来のものは10％ほどに過ぎず，残りは視覚野からのフィードバック（30％），脳幹からのニューロモジュレータ（30％），視床由来の抑制性（30％）のシナプスである．このことはLGNが視覚野の活動状況や空間的注意，脳全体の活動レベルに応じて出力調節される場であることを示唆する．写真はニホンザルLGNの前額断標本のチトクローム酸化酵素（CO）染色像（写真提供：京都大学霊長類研究所の二宮太平博士）

のは視床外側膝状体を経て一次視覚野（V1）に至る膝状体系であるが，一部は眼球運動の制御や反射に関する情報を中脳の上丘や視蓋前域，あるいは生物時計に必要な情報を視交叉上核に送る（膝状体外系）．

MEMO
神経節細胞は3種類に大別され，異なる刺激特徴を検出するチャンネルとして働く．

3 外側膝状体 (lateral geniculate nucleus)

外側膝状体（背側核）LGNは腹側から背側に重なる6層構造であり，腹側の1，2層を大細胞層（M層），背側の3～6層を小細胞層（P層）という（図6-4）．大細胞層は網膜のM神経節細胞，小細胞層はP神経節細胞から入力を受ける．また1～6層の腹側にも顆粒細胞層（K層）と呼ばれる層があり，K神経節細胞から入力を受ける．LGNニューロンは単眼反応性であり，その受容野は網膜神経節細胞と同様に中心－周辺拮抗型の同心円受容野である（図6-3）．M層ニューロンは受容野が大きく物体の動きの情報，P層ニューロンは赤－緑の色覚を含む形態視情報，K層ニューロンは青－黄の色覚情報を受ける．すなわちLGNにおいて機能的な並列情報処理経路が構造的に分化する．

LGNは，網膜からの情報を大脳皮質視覚野への中継することがその主たる役割であるが，V1や脳幹からの入力を強く受けており，脳の活動状況に応じて出力調節されているとみられる[2]．

MEMO
LGNにおいて機能的な並列情報処理経路が構造的に分化する

4 一次視覚野 (primary visual cortex)

一次視覚野（V1，ブロードマン17野，有線野）は後頭葉の後端に位置し，LGNから直接求心性入力を受ける．また，V1内での処理により，各種の刺激特徴選択性が明瞭になる．V1は皮質内視覚路において，運動・空間視を担う頭頂連合野に向かう背側投射路と，形態視を担う下側頭葉に向かう腹側投射路の起点となる．

1）層分化と機能分化（図6-5）

V1灰白質は，第1～6層までの6層構造をなす．第4層はさらに4亜層に分けられ，4C層がLGNからの求心性線維の入力層であり，4Cα層はM層から，4Cβ層はP層から入力を受ける．K層からの入力は1層および2/3層に直接入力する．2/3層および4B層は4C層から入力を受けて大細胞系（M系），小細胞系（P系），顆粒細胞系（K系）の情報を再編し，視覚前野に分配出力する．V1の深層ニューロンは皮質下視覚中枢に投射し，5層からは上丘に眼球運動制御に関する情報，6

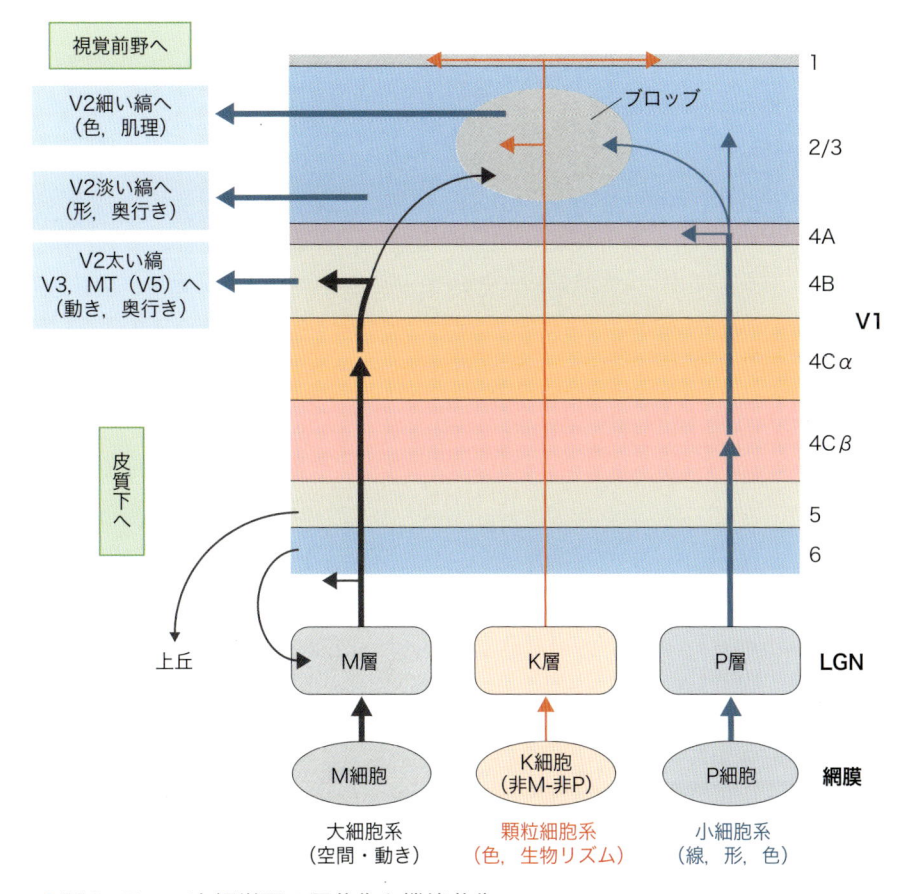

●図6-5　一次視覚野の層分化と機能分化
V1は6層構造であり，さらに第4層が4A，4B，4Cα，4Cβの4亜層に分けられる．4C層はLGNからの求心性線維の入力層であり，4Cαには大細胞系，4Cβには小細胞系からの投射線維が入力する．4C層からは浅層（2/3層から4B層まで）に情報中継される．4Cα層の大細胞系の情報は主に4B層，一部が2/3に送られ，4B層からはV2の「太い縞」，V3，MTに出力され，これが運動・空間視経路（背側経路）になる．また4Cβ層の小細胞系情報は2/3層のブロブ（チトクローム酸化酵素（CO）染色で濃染される円柱構造）およびブロブ間領域に送られる．ブロブでは小細胞系の色情報と大細胞系，顆粒細胞系の情報が統合され，V2の「細い縞」に出力する．ブロブ間領域からはV2の「淡い縞」に出力する．これらV1の2/3層からの出力が形態視経路（腹側経路）の元になる．LGNの顆粒細胞層からの求心性線維は4C層を通過して，1層および2/3層に直接入力する．特にブロブにおいて他の系と統合されて視覚前野に出力される．深層の5層からは上丘に対して眼球運動に関連した出力，6層からはLGNに対するフィードバック投射がある

層からはLGNにフィードバック情報が送られる．

2）受容野と特徴抽出性

片側のV1は，対側半視野の情報を処理するが，網膜上の二次元的な位置の連続性を保つようにニューロンの受容野が配列しており，これを視野地図という．視野地図上で中心窩に対応する場所に受容野をもつニューロンの受容野サイズは約0.1度で空間解像度が高く，周辺になるほど受容野は大きくなり解像度は下がる．V1ニューロンは受容野構造から単純型細胞（simple cell）と複雑型細胞（complex cell）に分類される（図6-3）．V1ニューロンは，視覚刺激の方位，運動方向，空間周波数，時間周波数，大きさ，両眼視差（立体視情報），色などさまざまの刺激特徴について選択的な応答を示し（特徴抽出性），視野内の物体の特徴を検出する時空間フィルターと考えることができる．

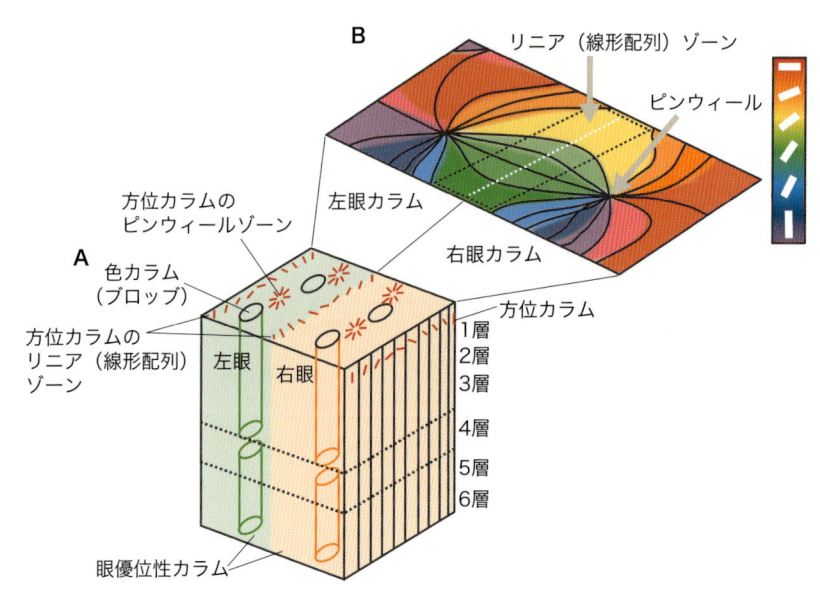

● 図6-6 一次視覚野の機能的カラム構造
A) V1のブロックで機能カラムの配列を示した模式図．左右眼いずれかの入力を受ける眼優位性カラム（幅350〜400μm）が交互に並び，その中央にはブロブ（色カラム，直径150〜200μm）がある．方位カラムの最適方位を線分の傾きで示す．この模式図では眼優位性カラムの境界部は脳表面方向からみて約50μmずれると最適方位が10度変化する「線形配列ゾーン」で，この部分は両眼視差選択性も示すことから，三次元情報を含む物体の輪郭（形）に関する処理をしていると考えられる．これに対して眼優位性カラム中央部の方位表現はある点を中心に180度の傾きに選択性を示すニューロン群がぐるりと風車状に配列し，これをピンウィールと呼ぶ．この中央部はブロブとともに，面の色や，肌理，質感など物体の表面属性の情報を処理していると考えられる．B) 眼優位性カラムと，方位カラムのピンウィール構造と線形配列ゾーンの関係を，Aの上からみた部分拡大図として示す．色は最適方位，黒い実線は最適方位の境界，青い実線は眼優位性カラムの境界，点線範囲は方位カラムの線形配列ゾーン．右の色スケールは，左図中の色と最適方位の対応を示す

3）機能カラム（図6-6）

V1には，受容野位置が同じで，同じ刺激特徴に選択性を示すニューロン群が，皮質表面から6層までを貫く柱状構造（機能カラム）として規則的に配列しており，視野内のある点の刺激特徴を統合処理するための構造と考えられる．図6-6で，左右眼からの入力は脳表面からみて幅350〜400μmで交互に並び，これを眼優位性カラムという．このカラムの中央部は単眼反応性であるのに対し，境界部分は両眼反応性で，立体視に必要な両眼視差に対する選択性を示す．眼優位性カラムの中央部には，ブロブと呼ばれる直径150〜200μmの円柱構造がある．ブロブは色情報処理のカラムと考えられる．また，刺激方位についてもカラム構造の処理単位（方位カラム）が認められるが，眼優位性カラムの中央と境界部分では方位カラムの配列が異なる．中央部ではある点を中心に少しずつ異なる方位に選択性を示す方位カラムが風車状に分布するピンウィールと呼ばれる構造があり，境界部では，境界線に沿った位置変化とともに最適方位が連続的に変化する，方位カラムの線形配列がみられる．眼優位性カラムの境界部は物体の奥行きを含む輪郭の情報を，中央部は色やテクスチャーなど物体の表面属性の情報を処理・出力しているとみられる．

MEMO

V1は，視野内の刺激の特徴を統合処理して視覚前野に分配出力する

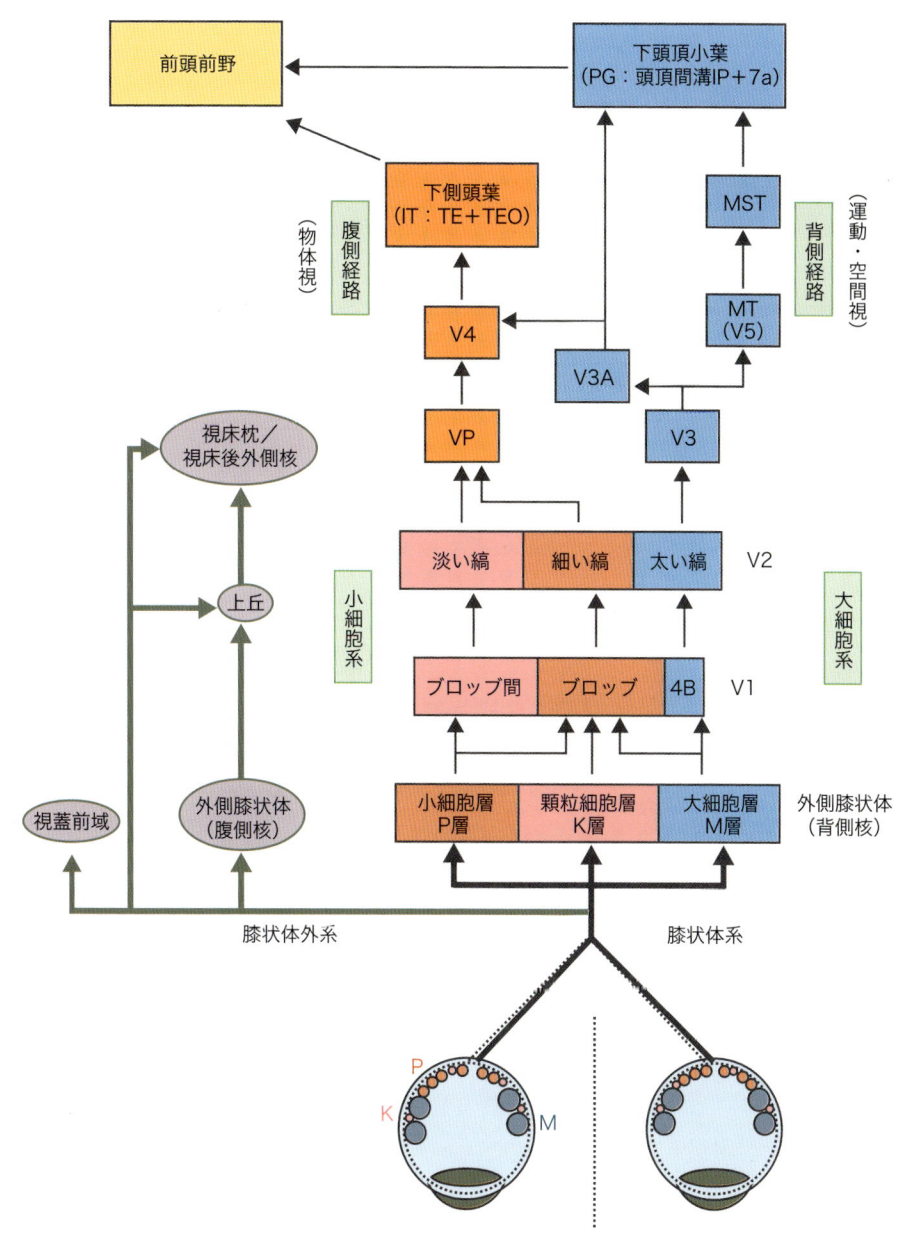

●図6-7 並列視覚投射路
霊長類の視覚情報の並列処理経路と階層性を示す

5 視覚前野 (prestriate cortex) (図6-7)

　後頭葉でV1の前に位置する部分（ブロードマン18, 19野）は視覚前野と呼ばれ，V2, V3, V4, MT (V5)などの領野を含む．皮質視覚路はV1の出力が視覚前野からV2, V3, VP, MT (V5)を経て下頭頂小葉（頭頂葉）にいたる背側経路と，V2, V3, VP, V4を経て下側頭葉にいたる腹側経路の並列処理経路として理解される．これらの経路に属する各領野には階層性がみられ，より高次の領野に進むにつれて受容野が大きくなり，受容野特性も認知や行動と対応づけられる複雑なものになる．

1) V2

V1からはV2, V3, MTなどに出力する. V2にはCO染色により「太い縞」,「細い縞」,「淡い縞」の繰り返し構造が可視化される. V1の4B層から大細胞系（M系）の情報がV2の太い縞に送られ, これが背側経路のもとになる. またV1の2/3層からは, 主に小細胞系（P系）および顆粒細胞系（K系）を統合した情報が, V2の細い縞, 淡い縞に送られ, 腹側経路のもとになる. V2ニューロンの受容野の特徴として, 両眼視差選択性, 受容野内外の刺激の傾きの組合せ（角や曲率）に対する選択性のほか, 物理的な輪郭が存在しないのに, 線やその端点などの組合せ配置から形を知覚する「主観的輪郭」に対する応答性などが知られる.

2) V3とVP

V3とVPはV3複合体とも呼ばれ, 月状溝底部に位置する. 背側のV3は, 方位, 運動方向, 両眼視差に選択性を示すニューロンが多いことから, 背側経路に含まれるのに対し, 腹側のVPは色選択性細胞が大半を占め, 腹側経路に含まれる.

3) V4

V4は月状溝前回に広がり, 腹側経路に含まれる. V4に主たる入力を与えるのはV2の細い縞および淡い縞であり, V4からは下側頭葉（inferior temporal：IT）に出力する. V4は形態視において特に色覚に重要な領野とされ, 照明光の色（波長）が異なっても同一物体の色が同じ色として知覚される「色の恒常性」の処理が行われている.

4) V5（MT）

上側頭溝の小さな領野であるV5はMT（middle temporal）野とも呼ばれ, 背側経路に含まれる. MTニューロンは受容野内外の刺激の動きやその方向に選択的な応答を示し, 運動検出や眼球運動の制御に関与する. MTの局所損傷により, 視覚刺激の動きが認識できなくなる視覚性運動盲の症状を呈する. MT野はV1の4B層, V2の太い縞, V3から入力を受けるほか, LGNや視床枕からの投射も受ける.

6 背側経路と腹側経路
（概念図, 図6-7）

大脳皮質における視覚情報処理は, 視空間の構成や物体の動きなどに関する運動・空間視情報を処理する背側経路と, 物体の形状を認識するための腹側経路の2系の階層的かつ並列な投射経路で行われる[3]. これらの経路の間にはさまざまの段階で相互に情報のやりとりがあり, 両系が密接に関連しながら処理が行われる. 両系の情報は最終的に前頭前野に送られ, 統合された視覚的世界の認識が成立する.

1) 背側経路

背側経路は, MT（V5）野からMST野（medial superior temporal）を通り, 頭頂連合野の下頭頂小葉（PG野と7a野など）に至る経路である. 背側視覚路は空間の構成や物体の動きの認識, 視覚誘導性運動, 道具操作など, 視覚情報に基づいて身体運動をコントロールする運動・空間視機能を担う. 頭頂葉において, 多くのニューロンの機能は空間認識に関連しており, 刺激属性に注意が向けられると活性化が増強するニューロン, 視覚情報と体性感覚情報を統合するニューロン, 他の個体が行う動作をみているとき, そして自らも同じ動作を行うときに活動する「ミラーニューロン」[4]などが存在する.

背側経路が損傷することで視覚情報と運動情報の統合が困難となる「視覚性運動失調」や, 視野の半側に注意を向けることができない「半側空間無視」の症状を呈する.

2) 腹側経路

視覚情報処理経路においてV2からV4, ITに至る経路を腹側経路と呼ぶ. 腹側視覚路は物体の形状の認識に必要な情報を処理する. また腹側視覚路は長期記憶と関連する内側側頭葉や, 情動や記憶の処理に関連する大脳辺縁系と強い相互投射をもち, 視覚的記憶においても重要である.

サルの腹側経路には尾側から吻側に向かって, V4, TEO野（下側頭葉後下部）, TE野（下側頭葉前下部）が存在する. TE野とTEO野をまとめてIT（inferior temporal）野と呼ぶ. ITのニューロンはさまざまの色や形の組合せからなる中程度に複雑な形状の図形刺激

に選択性を示す．

　ヒトでは腹側経路に位置する紡錘状回（後頭側頭回）の一部が顔認識に特化した領域であると考えられており，この領域の選択的障害で目・鼻・口といった個々の顔のパーツや輪郭などを知覚することはできるが，全体として「1つの顔」として正しく認識することができない"相貌失認"の症状を呈する．

MEMO

背側視覚路（頭頂葉経路）は運動・空間視，腹側経路（側頭葉経路）は物体視の情報を処理し，前頭前野に送る

（佐藤宏道，内藤智之，七五三木 聡）

■ 文 献 ■

1) Ecker, J. L. et al.：Melanopsin-expressing retinal ganglion-cell photoreceptors：cellular diversity and role in pattern vision. Neuron, 67：49-60, 2010
2) Guillery, R. W. & Sherman, S. M.：Thalamic relay functions and their role in corticocortical communication：generalizations from the visual system. Neuron, 33：163-175, 2002
3) Felleman, D. J. & Van Essen D. C.：Distributed hierarchical processing in the primate cerebral cortex. Cereb. Cortex, 1：1-47, 1991
4) Casile, A. et al.：The mirror neuron system：a fresh view. Neuroscientist, 17：524-538, 2011

第6章 脳の高次機能

2 聴覚

　音は空気圧の周期的な変動である．聴覚では，その周波数を音の高さ，振幅（音圧）を音の大きさ，波形を音色として認識する．聴覚の一次受容器は内耳の蝸牛である（概念図❶）．鼓膜と耳小骨を介して，蝸牛に到達した音は，蝸牛内の基底膜を振動させる．この際に，周波数に応じて振動する基底膜の場所が異なるため，周波数の弁別が可能となる．次いで基底膜上の有毛細胞が電気的に興奮し，この情報がシナプスを介して聴神経に伝えられる．音の大きさは聴神経の興奮の頻度に変換される．音情報は，聴神経・脳幹の聴覚伝導路（概念図❷）を通り，大脳の聴覚皮質（概念図❸）に達する．聴覚伝導路において，周波数弁別がより先鋭化されるとともに，音源定位のための解析などが行われる．さらに聴覚皮質では，音色の組合わせや変化などの複雑な音の識別が行われる．

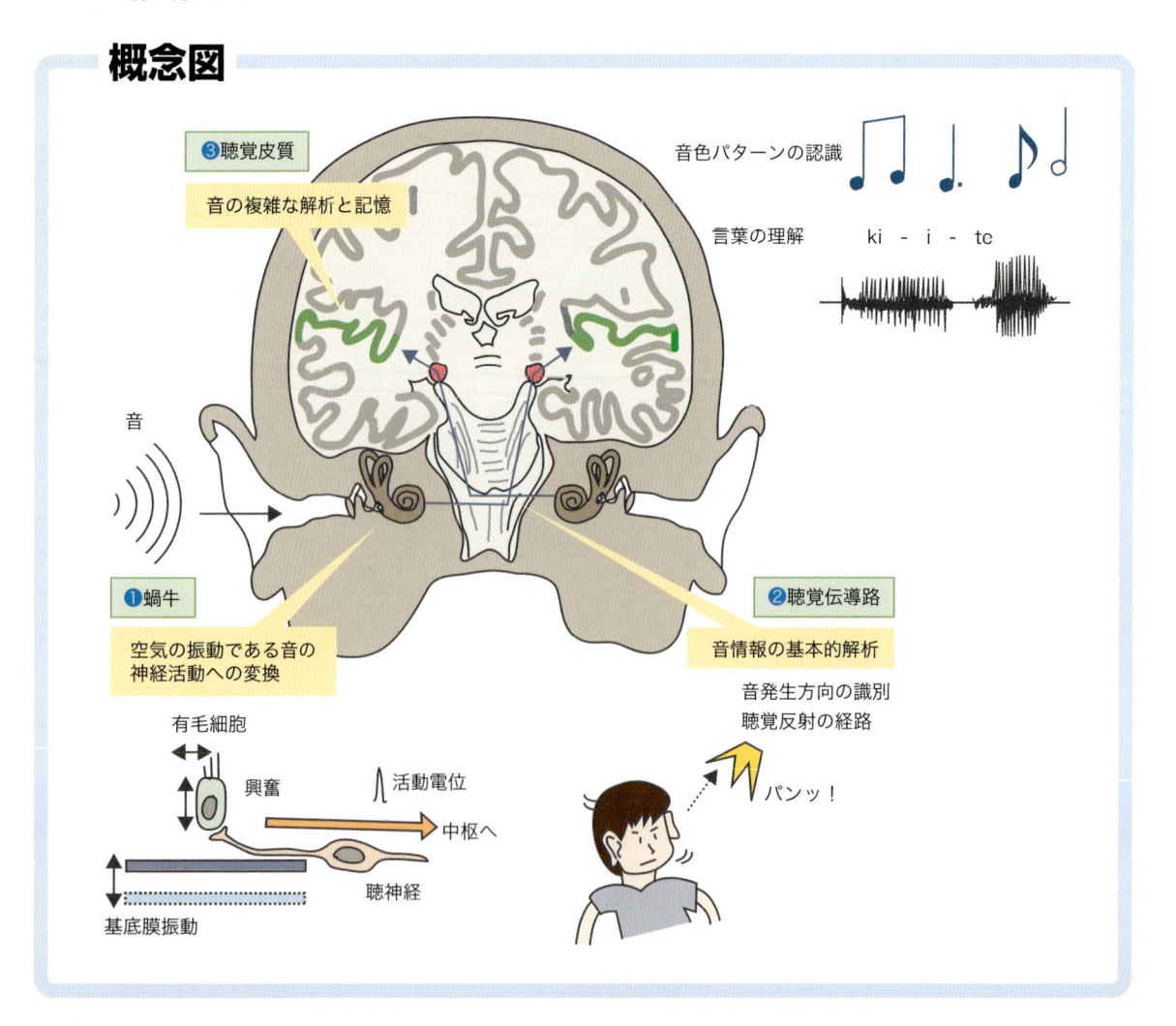

概念図

❸聴覚皮質
音の複雑な解析と記憶

音色パターンの認識

言葉の理解　ki - i - te

音

❶蝸牛
空気の振動である音の
神経活動への変換

❷聴覚伝導路
音情報の基本的解析

音発生方向の識別
聴覚反射の経路

パンッ！

有毛細胞　興奮　活動電位
　　　　　　　　　中枢へ
　　　　　　聴神経
基底膜振動

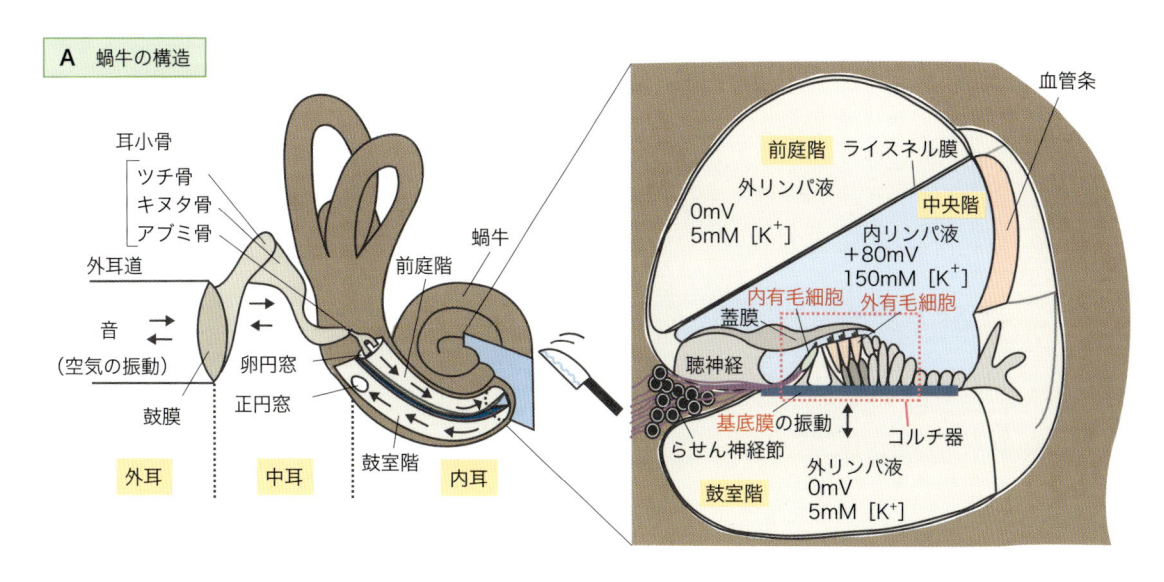

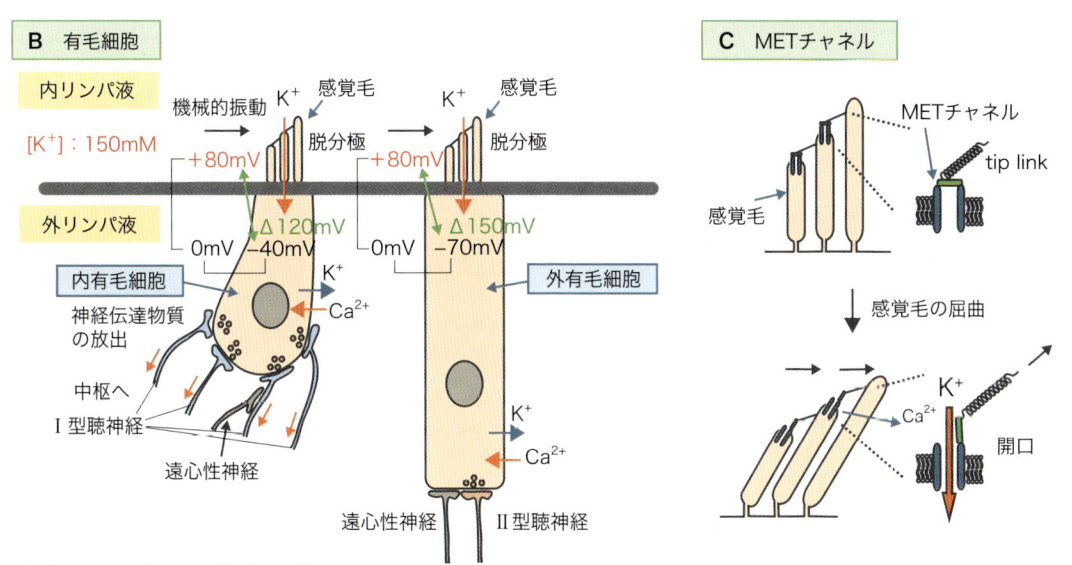

● 図6-8 蝸牛の構造と機能

A) 鼓膜から蝸牛までの模式図. 鼓膜までが外耳, 鼓膜から蝸牛に入るまでが中耳である. 蝸牛は内耳に含まれる. 右図に蝸牛の断面を示す. 内リンパ液は, 150 mM の高K^+濃度と＋80 mV の高電位を示す. B) 内有毛細胞と外有毛細胞. 感覚毛は内リンパ液に, 細胞体は外リンパ液に接する. 頂上膜を介して内リンパ液と細胞質との間には120～150 mV 程の電位差が生じている. C) 想定されるMETチャネルの開閉のモデル. 基底膜の振動に起因する感覚毛の屈曲により, 隣接する感覚毛を繋ぐtip linkが伸長し, その刺激により感覚毛の頂上に局在するMETチャネルが開口する. 結果として, 内リンパ液からK^+が流入し, 有毛細胞が脱分極する

1 蝸牛での音の受容

1) 音の電気信号への変換

音は, 外耳道を通り, 鼓膜を振動させる (図6-8A). この振動は, 三つの耳小骨を介して蝸牛に伝わる. 蝸牛では, 基底膜が揺れ, その上に分布する有毛細胞の感覚毛が屈曲する (図6-8B, C, 図6-10C). その結果, 感覚毛の頂上部に存在する機械刺激感受性 (mechanoelectrical transduction：MET) チャネルが開く (図6-8C)[1]. 感覚毛が接する内リンパ液は, 150 mM の高K^+濃度を示す[2]. よって, METチャネルが開口すると, K^+が流入することで有毛細胞が脱分極する. こうして, 音振動という機械的刺激が, 電気信号に変換される.

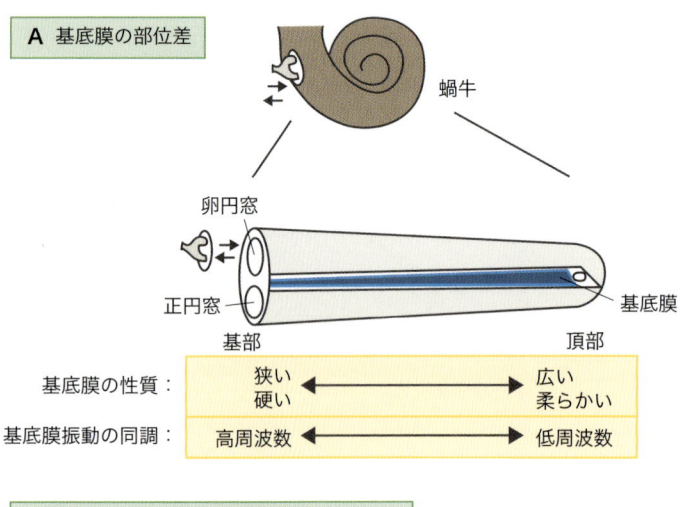

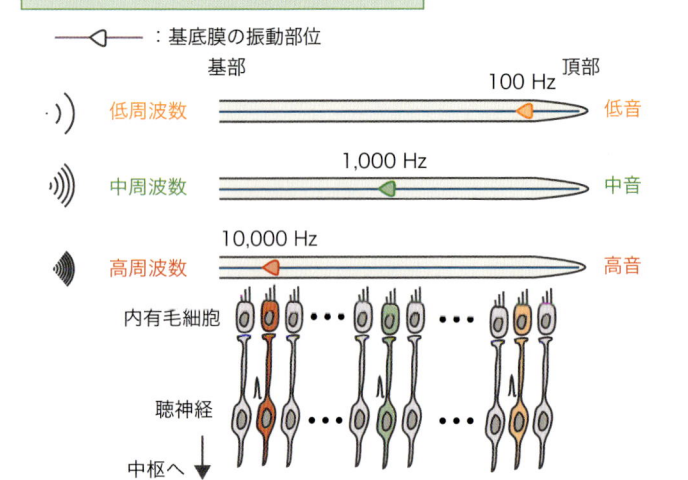

●図6-9 蝸牛における周波数弁別機能
A) 引き伸ばした蝸牛内の基底膜（青）．B) 周波数に応じて基底膜が振動する部位．振動した基底膜上の内有毛細胞が興奮し，聴神経へ神経伝達物質を放出する（図6-8B参照）．聴神経が活動電位を中枢に伝える

哺乳類の蝸牛には，一列の内有毛細胞と三列の外有毛細胞がある（図6-8B）[1]．外有毛細胞は主に蝸牛の増幅機構に関わる（後述）．内有毛細胞は，直接付着するシナプスへ神経伝達物質のグルタミン酸を放出し，聴神経を発火させる．聴神経は，神経活動へと変換された音の情報を中枢へと伝える．より大きな音刺激に対しては，内有毛細胞の脱分極の程度が大きくなり，聴神経の発火頻度が増える．加えて，閾値のより高い聴神経も発火する．これらが，音の大きさの情報となる．

2) 蝸牛における周波数弁別

ヒトが感受できる音の周波数，すなわち可聴域は，およそ20 Hz〜20 kHzである[1]．蝸牛における音の周波数の分析（周波数弁別）では，基底膜が要となる．基底膜は，基部から頂部に向かって，幅は広く，硬さは柔らかくなっていく（図6-9A）．したがって，頂部の基底膜ほど低い周波数の音に応じて振動する（図6-9B）．この性質により，ある周波数の音入力に呼応して特定の部位にある有毛細胞が興奮する．

3) 蝸牛の増幅機構

音の情報は蝸牛において増幅される．基底膜の振動は能動的に増幅され，その結果，周波数弁別能は先鋭化されている（図6-10A）[1]．この増幅には2つの生理現象が重要と考えられている．すなわち，感覚毛の能動運動と外有毛細胞の細胞体の伸縮である．
感覚毛は受動的に動かされた距離以上に大きく屈曲する[3]．したがって，METチャネルは，より大きく開

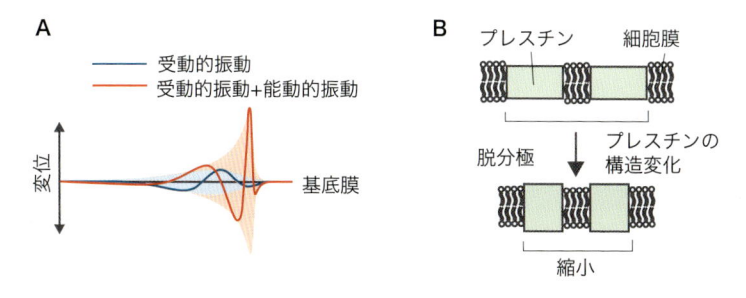

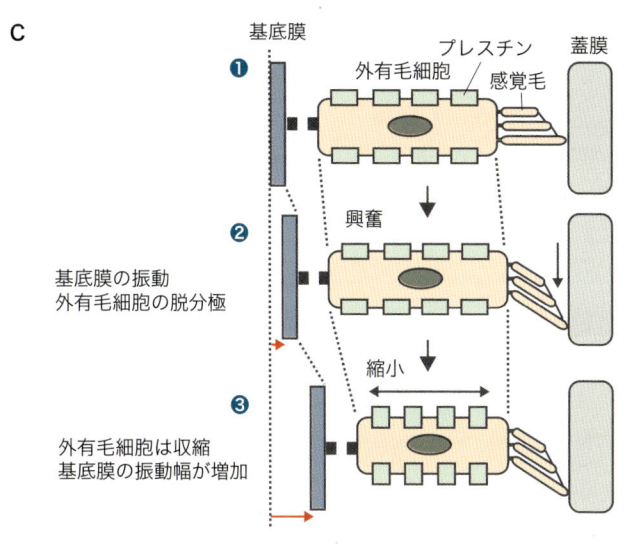

●図6-10　蝸牛による音の増幅
A）受動的な場合と，能動的な増幅機構が加わった際の基底膜の振動．B）プレスチンによる細胞膜の変形．プレスチンは脱分極すると構造変化し，その結果，細胞膜の面積は減少する．C）基底膜振動と外有毛細胞の伸縮．基底膜が振動すると感覚毛が屈曲し，外有毛細胞が興奮する（❶から❷）．次いで，プレスチンが構造変化を起こし，細胞体が短縮する．感覚毛の一部は蓋膜（図6-8A）に固定されているため，基底膜がより大きく振動する（❸）

口すると予想される．この感覚毛の能動運動は，カエルの有毛細胞で示されてきたが，哺乳類においても働いている可能性が報告されている[4]．

外有毛細胞は脱分極すると細胞体が長軸方向に収縮する．感覚毛の一部は蓋膜と呼ばれる構造物に固定されているため，この現象により，音入力に応じて基底膜が一層大きく変位すると考えられている．外有毛細胞の収縮は，プレスチンという分子が構造変化することに依存する（図6-10B，C）[5]．プレスチンは，細胞体の膜に非常に高い密度（$2,500/\mu m^2$）で発現している．このモータータンパク質は，陰イオントランスポーターに属するが，実際にイオンは透過しない．

2 聴覚神経経路

1）上行性聴覚路

有毛細胞により電気信号に変換された音情報は，聴神経から中枢神経系に入り，最終的に大脳の聴覚皮質へ上行する（図6-11A，B）．この経路を上行性聴覚路と呼ぶ[6]．途中で種々の神経核を経由する．

有毛細胞とシナプスを構築する求心性の聴神経（蝸牛神経）には，有髄のⅠ型と無髄のⅡ型がある[7]．いずれの細胞体も，蝸牛軸のらせん神経節にある（図6-8A）．90％以上を占めるⅠ型聴神経は，内有毛細胞に接し，音刺激に応答する（図6-8B）．1つの内有毛細胞に，10から30本のⅠ型聴神経が接続する[8]．Ⅱ型聴神経は外有毛細胞に接続するが，音刺激に反応せず，機能は不明である[7]．

聴神経は脳幹の菱脳（橋と延髄）に入り，蝸牛神経核（cochlear nuclei）で最初にシナプスを構築する[8]．蝸牛神経核は背側核（dorsal cochlear nucleus：DCN）と腹側核に分かれる[7]．背側核からは，背側聴線条を通り，下丘（inferior colliculus）へと軸索が伸びている[8]．腹側核は，さらに前腹側核（anteroventral cochlear nucleus：AVCN）と後腹側核（posteroventral coclear nucleus：PVCN）に分かれる[7]．前腹側核からの軸索は台形体（腹側聴線条）を形成し，反対側の上オリーブ複合体（superior olivary complex）へ

繋がる[8]．後腹側核からは，中間聴線条を形成する外側毛帯核や下丘への投射がある．

上オリーブ内側核（medial superior olive：MSO），上オリーブ外側核（lateral superior olive：LSO），台形体核（medial nucleus of the trapezoid body：MNTB）からなる上オリーブ複合体[7]は，台形体にほとんど埋まっている[6]．台形体核はヒトでは退化的である[6]．上オリーブ複合体からは，外側毛帯核や下丘へと投射がある．

外側毛帯核（nuclei of the lateral lemniscus）は背腹方向に長い帯状の神経核で，橋を中脳に向かって上行する神経線維束である外側毛帯に埋まる[6]．この核は，外側毛帯を走る線維の投射を受けるとともに，中脳の下丘への投射を中継する．左右の外側毛帯核同士も，外側毛帯核交連において，連絡がある．

下丘は中脳部での主たる聴神経核であり，すべての上行性聴覚情報が経由する．境界が明瞭で大きな下丘中心核（central nucleus of the inferior colliculus：ICC）とそれを取り巻く灰白質（外側帯）とからなる[6]．下丘から内側膝状体（medial geniculate body：MGB）への投射は，中脳の表面の下丘腕と呼ばれる神経線維束によって行われる[6]．左右の下丘は下丘交連によって，連絡し合っている．また，下丘と上丘との連絡は，聴覚情報と，視覚を始めとした聴覚以外の感覚情報とのすり合わせの経路となる[9]．

内側膝状体から大脳の聴覚皮質（auditory cortex）に向かう経路を聴放線と呼ぶ[6]．左右の大脳皮質は，脳梁によって相互に連絡する[6]．

片方の耳からの音入力により，両側の聴覚皮質に反応が観察される．これは，脳梁の連絡よりも，むしろ上行性聴覚路の両側の経路を通って情報が伝達されるためである[6]．両側の経路では，常に対側経路の伝達が優位である[9]．上行性聴覚路における交叉の経路は，台形体内部，外側毛帯核交連，下丘交連の3つである[9]．

2）同調曲線と周波数局在性

聴神経および聴覚伝導路の各神経核の神経では，音刺激の周波数によって，興奮する音圧の閾値が異なる．音刺激の周波数と，閾値の音圧をプロットした曲線を，同調曲線（tuning curve）という（図6-11C）[8]．また，神経が最も小さな閾値で反応する周波数のことを，最適周波数（best frequency：BF）あるいは特徴周波数（characteristic frequency：CF）と呼ぶ[8]．

聴覚伝導路の中で，下丘の中の一部の神経が最も鋭い同調曲線を示す（図6-11C）[10][11]．最適周波数の周辺の周波数の音刺激により神経が抑制される，側波帯抑制（sideband inhibition）がかかることにより，下丘の同調曲線は先鋭化する[11]．この抑制は，ビククリンやストリキニーネの投与により阻害されることから，各薬物の阻害標的である$GABA_A$受容体やグリシン受容体が関与すると考えられている[11]．

聴覚伝導路の各神経核内において，ニューロンの最適周波数をプロットしていくと，低周波数から高周波数まで並んで配列されていることがわかる[1]．これを周波数局在性（tonotopic organization）と呼ぶ[8]．方向や正確性が異なるが，周波数局在性は蝸牛から大脳の聴覚皮質までの聴神経および多くの神経核において観察される（図6-11B）[8]．

3）聴覚反射路

脳幹における聴覚の神経路は，聴覚反射路の中枢でもある．例えば，蝸牛神経核から脳幹網様体賦活系に興奮が伝わると，聴覚性驚愕反応が起こる[6]．また，下丘外側帯から上丘へ向かう神経線維は，聴覚刺激に応じて反射的に眼球と頭部を動かす際に働く反射路の一部となっている（図6-11Aおよび概念図）[6]．

さらに，腹側蝸牛神経核から，上オリーブ核を経て，顔面神経核や三叉神経運動核へと向かう投射がある．これらは，コルチ器から耳小骨筋への反射弓の一部となる．この反射では，過剰に強い音の入力に対し，耳小骨筋が収縮する．その結果，耳小骨の動きが制限され，コルチ器の損傷が防がれる（音響性耳小骨筋反射）[6]．

4）下行性聴覚路

聴覚皮質からコルチ器への下行性聴覚路がある（図6-11B）[6]．聴覚皮質と内側膝状体は互いに連絡を取っている．しかし，聴覚皮質から下丘へは，内側膝状体を経由せずに投射されると考えられている．下丘からは，上オリーブ複合体の中の上オリーブ周囲核へと投射がある．上オリーブ周囲核から二種類の遠心性神経（olivocochlear bundle）が蝸牛に至る[12]．1つは，内有毛細胞に接する求心性のI型神経線維の終末部付近にシナプスを形成する（図6-8B）[12]．もう1つは，

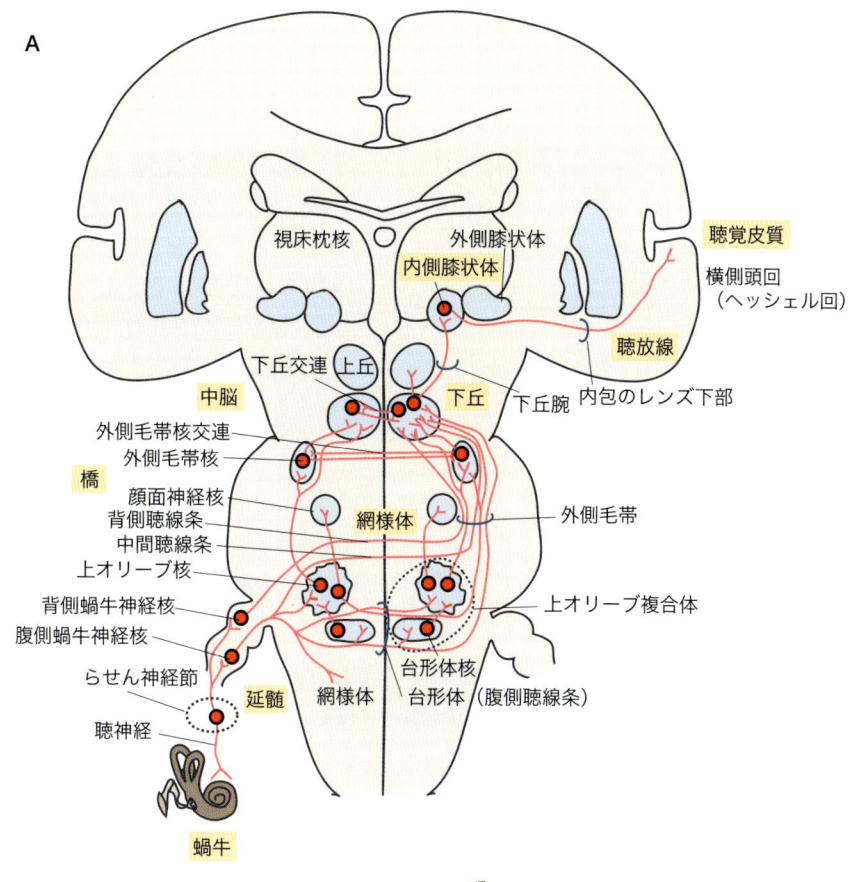

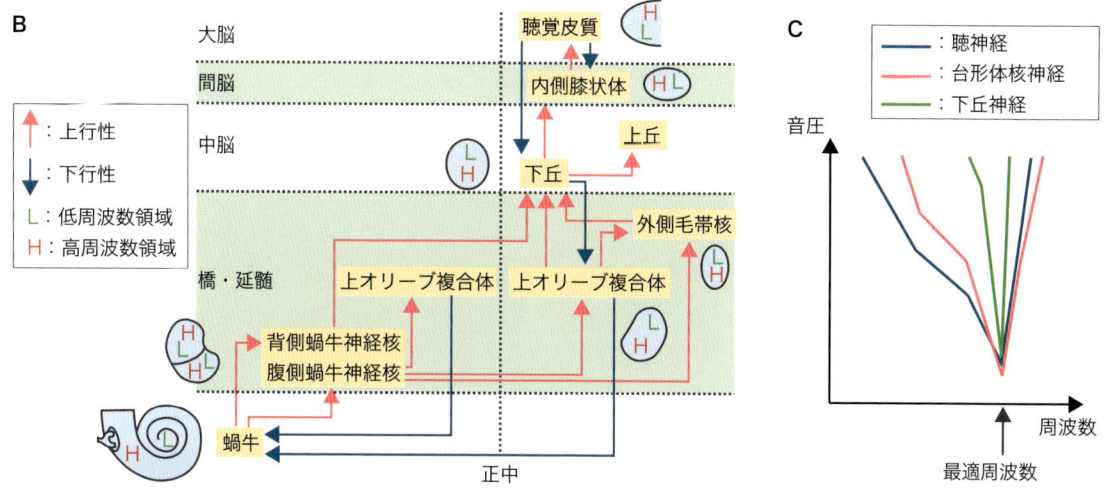

●**図6-11 聴覚伝導路**

A) 蝸牛から聴覚皮質までの上行性聴覚路．多くの情報は脳幹において反対側に伝えられる．同側の皮質への経路もある（図示せず）．脳の形や部位の位置は文献22を元に作成．B) 単純化した聴覚路のダイヤグラム．多くの神経核においては周波数局在性が認められる（高周波領域：H，低周波領域：L）．C) 周波数を変化させたときの聴神経，台形体核神経，下丘神経の反応する最小の音圧（閾値）のプロット（同調曲線）．最適周波数が等しい神経を各部位から抽出して表示した．最適周波数とは，最も小さな閾値を示す周波数である．実際には各部位にさまざまな最適周波数を示す神経が分布している

主として，外有毛細胞に直接接続する（図6-8B）[12]．前者は求心性神経の活動を介して，後者は外有毛細胞の働きを介して，いずれも蝸牛からの感覚性出力を抑制する[8]．この抑制機能は，内耳への入力があったとしても特定の音を認識しないことを可能にするため，特定の音へ注意を向ける能力（カクテルパーティー効果）に関与する可能性が考えられている[7)9)]．

MEMO

騒がしい飲み屋でも話す相手の声は呼く聞こえるように，雑音の中から注意を向けた音をよく聞き取り認識する能力を，カクテルパーティー効果という[13]．

外有毛細胞を支配する遠心性神経の末端からは，神経伝達物質としてアセチルコリンが放出される．これを受け取る受容体は，一般に，ニコチン性とムスカリン性に分類される．外有毛細胞の受容体は，陽イオンを透過させるというニコチン性受容体の性質をもっていながら，ニコチン性とムスカリン性受容体の阻害薬の各々で阻害されるユニークなものである[12]．この受容体は，ニコチン性の$α_9$と$α_{10}$サブユニットの複合体から構成されている[12]．

3 音源定位

1) 音源定位のための3つの情報

ヒトを含めた動物は，音の発生する源の方向を正確に知ることができる．これを音源定位（sound localization）という．特に1 kHz周辺の音に対して精度が高く，正面から45度の範囲内では，1度の方位角に相当する音源の移動を認識することができる[14]．脳は音源定位のために，耳介による音のスペクトラルの変化（図6-12Aa），両耳間の音圧差（interaural level difference：ILD）（図6-12Ab），両耳間の時間差（interaural time difference：ITD）（図6-12Ac）の3つの情報を検出し，処理する[14]．

2) スペクトラルの変化の検出機構

垂直方向の入力角は，耳介による音のスペクトラルの変化，すなわち垂直方向の角度により変化する切痕（特定の周波数における音圧の低下）の周波数の変化により判断されている．切痕は，背側蝸牛神経核（DCN）と下丘の中心核（ICC）の働きにより検出される（図6-12B）[14]．DCNではIV型神経，ICCではO型神経が切痕に反応する[14]．

3) 両耳間音圧差（ILD）の検出機構

両耳間音圧差は，主に上オリーブ外側核（LSO）で検出される[14]．LSO神経は，同側の前腹側蝸牛神経核（AVCN）から興奮性入力を受けるとともに，上オリーブ複合体台形体核（MNTB）から抑制性入力を受ける．MNTBは，反対側のAVCNから興奮性入力を受ける．すなわち，LSO神経は同側から興奮性入力，反対側から抑制性入力を受ける（図6-12B）．同側の興奮性入力が上回れば，下丘へインパルスが送られ，同側からの音が大きいと知覚される（図6-12C）．

4) 両耳間時間差（ITD）の検出機構

両耳間時間差の検出機構として1948年にJeffressによって提唱されたモデル（図6-12Da）[15]が，鳥類では実在する[14]．層状核（nucleus laminaris：NL）において，左右の入力を受ける神経が並ぶ（図6-12Db）．同側の入力が先行するほど，同側から遠い神経で左右の入力が同時に入り，神経の興奮が起こる（図6-12Daとbの6の反応）．興奮する神経の位置によって，左右の時間差を検出する．しかし，このモデルは哺乳類には当てはまらない．

哺乳類では主に上オリーブ内側核（MSO）が，ITDの検出を担う（図6-12B）[14]．鳥類では複数の神経が反応する範囲のITDに対して，哺乳類のMSOでは，1つの神経がなだらかに興奮の程度を変化させる（図6-12Dc）[14]．左右からの興奮性入力と抑制性入力により，この応答が引き起こされると予想されている．

4 聴覚皮質と聴覚関連領域の働き

1) 聴覚皮質の構造

聴覚伝導路で処理を受けた音の情報は，聴覚皮質へと達する．聴覚皮質の大部分は，ブロードマンの脳地図で41野と42野に当たる部分に相当する（図6-13A）[6)7)]．この領域は，外側溝（シルビウス溝）に隠れる，ヘッシェル回（Heschl's gyrus，横側頭回）に位置する（図6-13B）[6)7)]．

霊長類において，内側膝状体の腹側核（ventral divi-

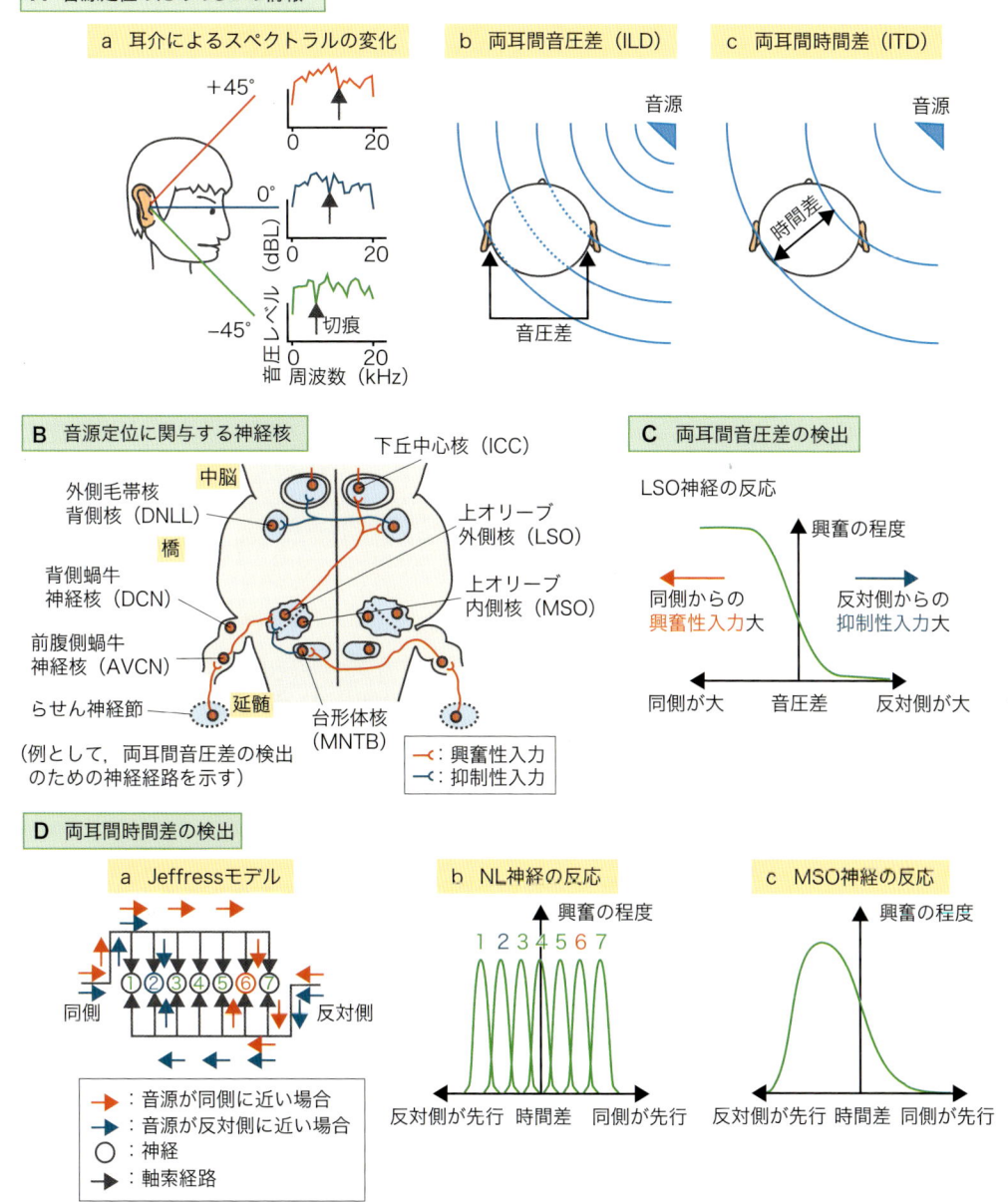

●図6-12 音源定位

A) 音源定位を決定する三情報．a：鼓膜に到達する音のスペクトラルには，耳介の作用により，特定の周波数の音圧の減少（切痕：notch）が生じる．音の入力方向が上部から下部に移るにつれ，切痕は低周波側に移動する．このスペクトラルの変化の認知によって，垂直面の入力方向を知覚する．b，c：水平面の入力方向を知覚させる情報．頭部の正中から，音の出力が左右のいずれかに変位している場合，音発生源に近い方の耳には，より大きな音圧で，より早く音が達することになる．これらは順に，両耳間の音圧差（interaural level difference：ILD）(b) と，両耳間の時間差（interaural time difference：ITD）(c) と表現される．B) 音源定位に関与する神経核．両耳間音圧差の検出のための神経経路も示す．赤が興奮性の入力，青が抑制性の入力である．片側の神経路のみを図示．LSOにおける同側からの興奮性入力と，反対側からの抑制性入力に注目．C) 両耳間音圧差の検出に関わるLSO神経の反応．同側の音圧が大きい場合，同側からの興奮性入力が大きいため，神経反応が大きくなる．逆に反対側が大きい場合は，反対側からの抑制性入力が大きいため，神経反応は小さくなる．神経の反応の大小で，左右の音圧差を検出する．D) 両耳間時間差（ITD）の検出機構．a：Jeffressモデル．左右の蝸牛からの入力を受ける複数の神経が並ぶ．音源が近い側からの入力は，先に入力が起こる分，より遠くの神経で反対側の入力と同時に出会うことになる．左右から同時に入力を受けた神経が強く反応する（図の例では，2あるいは6の神経）．反応する神経の位置によって両耳間の時間差を検出する．b：鳥類の層状核（nucleus laminaris：NL）の神経の反応．左右の入力の時間差により，反応する神経が異なる．c：哺乳類のMSO神経の反応．鳥類とは異なり，左右の入力の時間差により，反応の大きさがなだらかに変化する

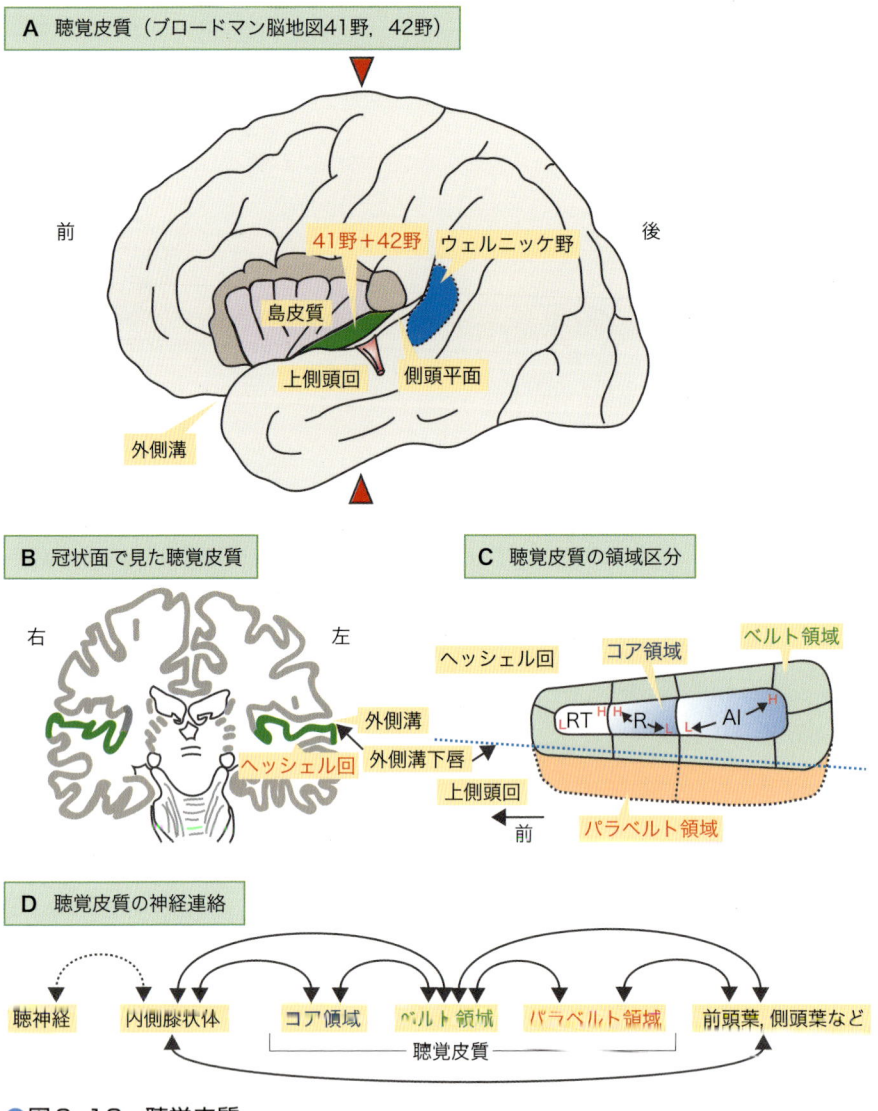

図6-13 聴覚皮質

A) ヒト大脳左外側面．前頭弁蓋と頭頂弁蓋の一部を除去し（断端が網掛け部分），側頭葉を下方に牽引し，側頭弁蓋を剖出している．B) Aの赤三角の部分での冠状面．聴覚皮質を緑で示す．C) 霊長類の左聴覚皮質の領域区分．パラベルト領域は外側溝下唇を越え，上側頭回に位置する．AI：一次聴覚野，R：前野，RT：前側頭野．H, Lは順に，高周波と低周波に最適周波数を示す神経の分布を示す．D) 霊長類の聴覚皮質の各領域の神経結合．コア領域からの出力は，ほぼ必ずベルト領域を経由する．聴覚皮質を介さずに脳の他の領域へ向かう経路が存在する（AとBは文献6を，Cは文献17を元に作成）

sion of MGB：vMGB）からの投射を受け，音刺激に対して最も短い潜時で応答する聴覚皮質を，一次聴覚野（primary auditory area：AI）という[7]．聴覚皮質は他の感覚領域と同様に六層構造をしているが，vMGBからの軸索は主に第Ⅲ層と第Ⅳ層の神経とシナプスを形成する[8)16)]．vMGBは，内側膝状体の中で周波数局在性が最も明瞭である．

しかし，霊長類では，最初に見出された一次聴覚野だけでなく，より前方の前野（R：rostral field）や，さらに前方の前側頭野（RT：rostrotemporal field）も同様の働きを示すことが判明した．これら三領域を合わせて，コア領域と呼ぶ（図6-13C）[17]．コア領域では，いずれの三領域もvMGBからの投射を受ける．ただし，周波数局在性の広がる向きが，一次聴覚野と前

野で逆となる[17]．前側頭野の周波数局在は厳密に調べられていない．

霊長類の聴覚皮質は，コア領域の他に，この領域を囲むベルト領域，さらにその側方に広がるパラベルト領域に区分される（図6-13C）[17)18]．コア領域から脳の他の部位への出力は，ベルト領域を経由する（図6-13D）[17)18]．ベルト領域は，内側膝状体の背側核（dorsal division of MGB：dMGB）や内側核（medial division of MGB：mMGB）のからの入力も受ける[7]．内側膝状体からの投射には，聴覚皮質を介さずに大脳基底核などの情動系へ入力するものもある[19]．

2）聴覚皮質の働き

では，大脳の聴覚皮質が一体何をしているのかという問いに答えるのは，容易ではない．現時点では，多くの断片的な知見が集積されているものの，非常に複雑である．ネコやサルを用いた古典的な動物実験では，聴覚皮質を完全に除去しても，音に対する自然な反応は妨げられない[9]．また，音の周波数や音圧などの識別課題においても，識別学習能力は維持される[19]．これらは聴覚神経路において，基本的な音情報の処理や反射が保たれていることを示唆する．聴覚皮質を迂回する脳の他の領域への投射経路（図6-13D）も関与するようである[19]．

しかし，前述の動物では，例えば鳴き声のような複合音によって構成される複雑な音の識別ができなくなる[7]．それとともに，音の配列やパターンの認識ができなくなる[9]．すなわち，1つの聴覚刺激を次の聴覚刺激と関係づけることが不得手となり，聴覚記憶に障害があるといえる[20]．したがって，音の解析や認知という作業に対して聴覚皮質が担う役割の1つは，聴覚記憶であると考えられる[19)20]．

また，聴覚皮質を機能抑制したネコを音源に向かって歩かせる実験では，抑制側とは反対側の音源位置の情報が正しく判断されなくなった[21]．聴覚皮質においては，音源定位のための最終的な情報解析も行われているようである．

3）言語情報の処理

最後に言語情報の処理について概説する．これはヒトにとって不可欠な機能である．音声には，声帯で発せられた空気の振動音（喉頭原音）だけでなく，舌の位置などによって変化する声道の複数の共鳴音（フォルマント）が含まれる[13]．ヒトの脳は，この複数のフォルマントの周波数の違いによって，母音を理解している[7]．母音の中の異なるフォルマントの中で，周波数が一番低いものを第一フォルマント，次に低いものを第二フォルマントと呼ぶ[13]．第三，第四のフォルマントも存在するが，第一と第二フォルマントの情報により母音はほぼ識別できるとされている[7]．破裂音や摩擦音などでつくられる子音との組合わせで，音声は理解される．

聴覚皮質から入力を受ける聴覚連合野の構成部位のウェルニッケ野（Wernicke's area）が言語の理解に重要である[6)7]．この領域は，優位半球（95％の人が左である）の上側頭回の後部に位置する（図6-13A）．ウェルニッケ野に損傷を受けると，言語を音としては認識できるが，内容の理解が著しく困難になるウェルニッケ失語（感覚性失語）[13]が起こる．

（山口聡一郎，日比野 浩）

■文 献■

1) 『Principles of Neural Science, Fourth Edition.』(Kandal, E. R. et. al), McGraw-Hill Medical, 2000

2) Hibino, H. et al.：How is the highly positive endocochlear potential formed？ The specific architecture of the stria vascularis and the roles of the ion-transport apparatus., Pflugers Arch., 459：521-533, 2010

3) Martin, P. et al.：Negative hair-bundle stiffness betrays a mechanism for mechanical amplification by the hair cell., Proc. Natl. Acad. Sci. USA, 97：12026-12031, 2000

4) Chan, D. K. & Hudspeth, A. J.：Ca^{2+} current-driven nonlinear amplification by the mammalian cochlea *in vitro*., Nat. Neurosci., 8：149-155, 2005

5) Liberman, M. C. et al.：Prestin is required for electromotility of the outer hair cell and for the cochlear amplifier., Nature, 419：300-304, 2002

6) 『図説中枢神経系 第二版』(Nieuwenhuys, R. 他/著，水野 昇，他/訳)，医学書院，1991

7) 『聴覚・触覚・前庭感覚』(内川惠二/編)，朝倉書店，2007

8) 『標準生理学 第7版』(小澤瀞司，他/編)，医学書院，2009

9) 『ガイトン生理学 原著11版』(C. G. Arthur, 他/著，御手洗玄洋，他/訳)，エルゼビア・ジャパン，2010

10) Katsuki, Y. et al.: Electric responses of auditory neurons in cat to sound stimulation., J. Neurophysiol., 21: 569-588, 1958
11) Pollak, G. D. et al.: The dominance of inhibition in the inferior colliculus., Hear. Res., 274: 27-39, 2011
12) Wersinger, E. & Fuchs, P. A.: Modulation of hair cell efferents., Hear. Res., 279: 1-12, 2011
13) 『聴覚・ことば（キーワード心理学シリーズ2巻）』（重野 純/著），新曜社，2006
14) Grothe, B. et al.: Mechanisms of sound localization in mammals., Physiol. Rev., 90: 983-1012, 2010
15) Jeffress, L. A.: A place theory of sound localization., J. Comp. Physiol. Psychol., 41: 35-39, 1948
16) Oviedo, H. V. et al.: The functional asymmetry of auditory cortex is reflected in the organization of local cortical circuits., Nat. Neurosci., 13: 1413-1420, 2010
17) Kaas, J. H. & Hackett, T. A.: Subdivisions of auditory cortex and processing streams in primates., Proc. Natl. Acad. Sci. USA, 97: 11793-11799, 2000
18) 小島久幸：聴覚皮質の神経経路．日本音響学会誌，53：383-391, 1997
19) 高橋宏知：聴皮質の情報処理．日本音響学会誌，67：119-124, 2011
20) 『ピクルス聴覚生理学』（Pickles, J. O./著．堀川順生，他/訳），二瓶社，1995
21) Malhotra, S. et al.: Sound localization deficits during reversible deactivation of primary auditory cortex and/or dorsal zone., J. Neurophysiol., 99: 1628-1642, 2008
22) 『An atlas of structures, sections, and system』（Haines, D. E.），Urban & Schwarzengerg, 1983

■参考文献

- 『聴覚モデル（音響サイエンスシリーズ3）』（森 周司，香田 徹/編．日比野 浩，他/著），コロナ社，2011
- 『The Auditory cortex』（Winer, J. A.& Schreiner, C. E. / ed.），Springer, 2011
- 『聴覚生理学への道』（勝木保次/著），紀伊國屋書店，1967

第6章 脳の高次機能

3 嗅覚

　ヒトは，主として視覚と聴覚によって個体を認知している．一方，嗅覚に頼って生活している齧歯類では，匂いで個体を認知しているという証拠が蓄積されてきた．主要組織適合抗原複合体（major histocompatibility complex：MHC）タンパク質（概念図A）や主要尿タンパク質（major urinary protein：MUP）（概念図B），ESP（exocrine gland-secreting peptide）はともに多型性を有し，尿，皮膚分泌物，唾液，涙などの匂いに個性をもたらす．これらのタンパク質またはMHCペプチドリガンドは鋤鼻器の鋤鼻受容体（概念図C）と相互作用することにより，個体認知に関わる．

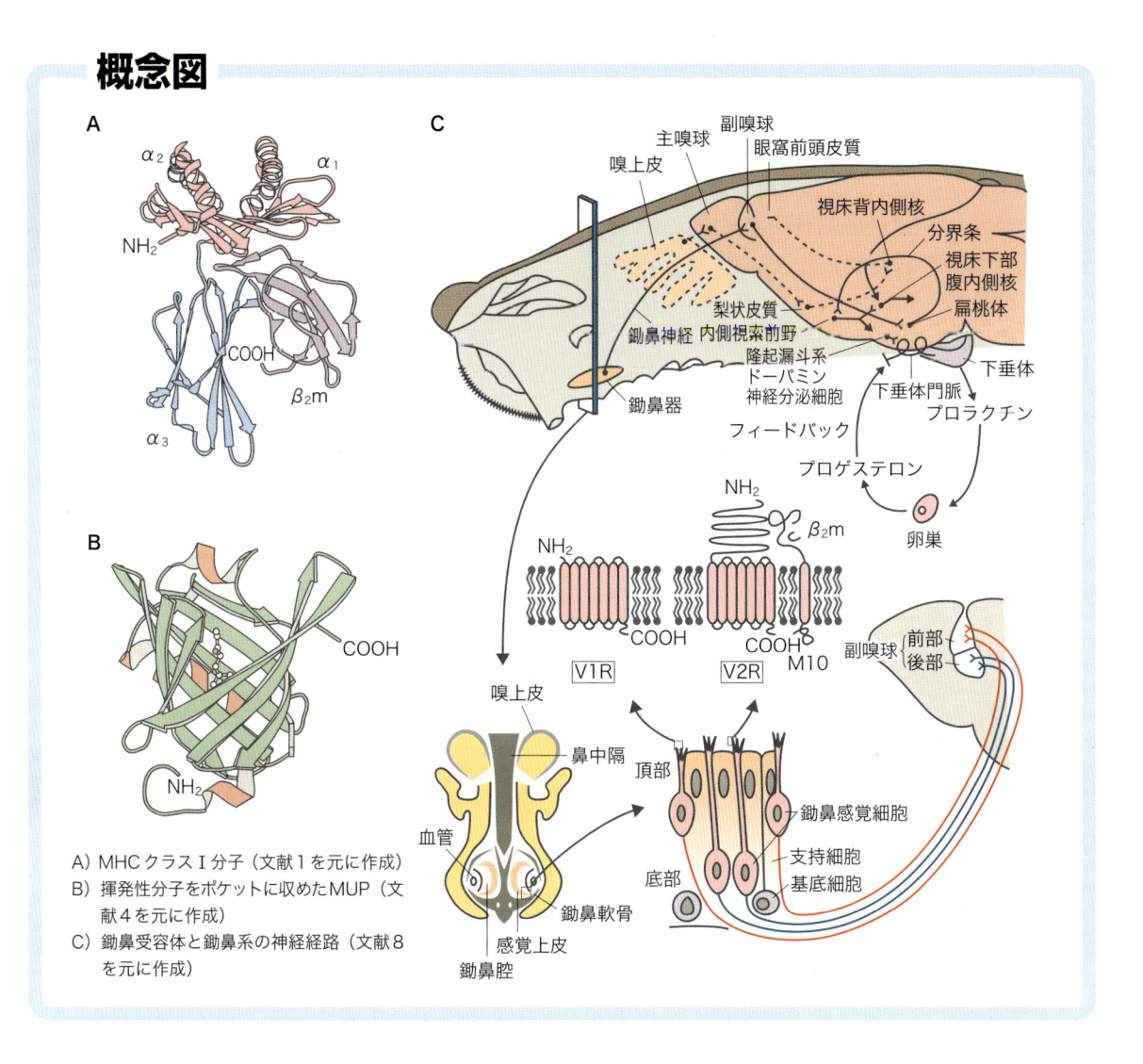

概念図

A) MHCクラスI分子（文献1を元に作成）
B) 揮発性分子をポケットに収めたMUP（文献4を元に作成）
C) 鋤鼻受容体と鋤鼻系の神経経路（文献8を元に作成）

1 個体認知の機能的な意義

われわれは，家族や友達がわかる．この個体認知（individual recognition）は社会生活を営むうえで不可欠なものである．霊長類に認められる高度な社会性もまた，個体認知によって維持されている．それでは，ヒトや霊長類ほど複雑な社会を形成していない齧歯類ではどうであろうか．これまでの成果は，齧歯類でも個体認知が重要な行動要素となっていることを示している．例えば，自分と遺伝的に異なる個体を交配相手として選択することは動物の繁殖成功に有益である．なぜなら，この選択は近親交配を避けるからである．近親交配が集団に悪影響のある劣性遺伝子を顕在化させ，生存競争下での繁殖成功率を著しく低下させることは周知の事実である．マウスの交配嗜好についてみてみると，雄も雌も主要組織適合抗原複合体（major histocompatibility complex：MHC）遺伝子の異なるタイプと交尾する傾向がみられる．MHCタンパク質は特に免疫反応に重要で，侵入した異質の抗原をT細胞に提示する役割を果たす．マウスの交配嗜好は，MHC遺伝子の多様化を促し，広範囲の抗原に対する反応増加や，新しく起こる環境の悪化にも対抗できる免疫系の適応能力を高めることになる．

個性の情報は交配相手を選択するのに重要であるばかりでなく，遺伝的に関連した個体に資源を分け与える協調的な行動にも使われている．例えば，雌マウスは共有の巣を使い，自分と他者の子どもを区別なく育てるようであるが，MHCの似た個体同士で巣をつくる．これは，母親の資源が遺伝的に関連のない個体に利用されるのを最小限に抑える働きをもつ．個体認知に依存した行動のもう1つの例として，母子間相互作用があげられる．母マウスは同じMHCをもつ子どもを選択的に巣へ戻し，子どもは早い時期に母親の匂いを学習する．この母子間相互作用においても個体認知が繁殖成功に重要な役割を演じていることがわかる．

2 個性をコードする匂い遺伝子

1) MHC遺伝子

嗅覚に頼って生活している動物では，個性情報を伝える手段として嗅覚が重要な役割を果たしている．マウスのMHC遺伝子はH2と呼ばれ，第17番目の染色体上にある．ヒトのMHC遺伝子はHLAと呼ばれ，第6番目の染色体上にあり，約50の遺伝子が連鎖した遺伝子群である．MHC遺伝子はクラスⅠ，クラスⅡおよびクラスⅢ領域からなる．クラスⅠ領域は，古典的なクラスⅠ遺伝子（クラスⅠa遺伝子）と非古典的なクラスⅠ遺伝子（クラスⅠb遺伝子）に大別される．前者は多型性に富み，ほとんどすべての組織に発現し，内在性抗原ペプチドの提示を行う．後者は多型性に乏しく，限られた組織だけに発現していることが多い．MHCクラスⅠ分子はa_1, a_2, a_3の3つのドメイン，膜貫通部，細胞質内側部の部分からなるa鎖と，β_2ミクログロブリンにより成り立っている[1]．

MHCクラスⅠ分子がマウスの尿の匂いに個性をもたらすメカニズムについて，キャリア仮説が一般的である[2]．これは，細胞表面からMHC分子を切り離し，MHC分子は結合していたペプチドを放出して小さな揮発性リガンドを結合することができるようになる，というものである．MHCフラグメントは揮発性リガンドを結合して尿へ運び，尿の匂いに個性を与える（図6-14）．この仮説を支持する強い証拠がある．未訓練のマウスがMHCコンジェニックマウスの尿の匂いを識別することができるか否かは，MHCクラスⅠ分子のペプチド結合領域のアミノ酸の違いの程度と関連しているという．また，マウスの尿は低濃度であるが，27kDaのMHC断片を含んでいる．MHC分子から離れたMHCペプチドリガンド（MHC peptide ligand）が個性をもたらすという証拠も提出されている[3]．

2) MUP遺伝子

齧歯類の雄の尿には非常に高濃度（10^{-4}M）のタンパク質が含まれている．主要尿タンパク質（major urinary protein：MUP）はマウスの尿中タンパク質の99％を占め，主として肝臓でテストステロンに依存して合成される．MUPはリポカリン（lipocalin）タンパク質ファミリーの一員で，小さな脂溶性分子を収めるポケットを有しているのが特徴である．雄マウスの尿のMUPには，揮発性物質（2-sec-ブチル-ジヒドロチアゾール，2,3-デヒドロ-exo-ブレビコミン，6-ヒドロキシ-6-メチル-3-ヘプタノンなど）が結合していることが判明している[4]．MUPはハプロイドあたり約30コピーからなる多重遺伝子ファミリーによってコードされており，各個体はその中から数個を発現してい

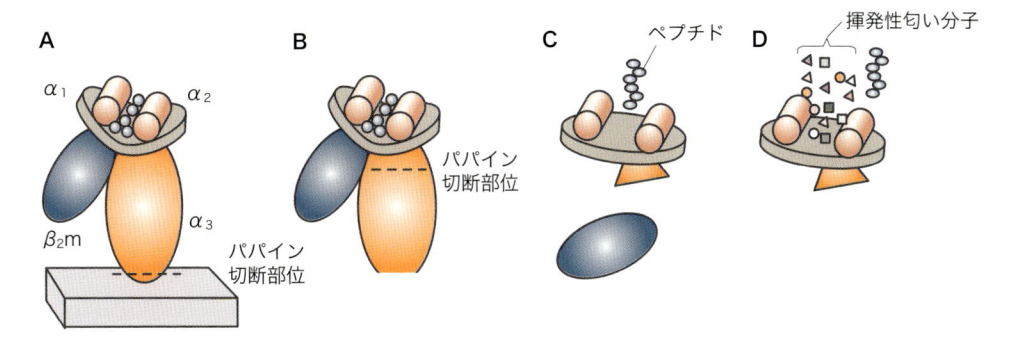

●図6-14 MHCクラスⅠ分子の細胞膜から血液・尿への移動ルート（キャリア仮説）
A）MHCクラスⅠ分子はプロテアーゼによって細胞から切り離され、溶けた形で血液中に放出される。B）この分子は凝集することなく、α鎖とβ鎖からなるヘテロ二量体で循環する。C）α_2ドメインとα_3ドメインの接合点でさらに切断され、β_2ミクログロブリン（β_2m）とともにα_3ドメインが除かれる。この切断によってペプチド収容溝が開いて結合していたペプチドが離れる。D）ペプチドを放したMHC断片は種々の揮発性匂い分子を混合・結合して尿に現れる。また、遊離したペプチドも尿に現れうる（文献2を元に作成）

る。このMUPプロフィールは近交系マウスの系統間で、野生マウスでは個体間で異なり、個性をコードしている。MUPが異なれば、脂溶性小分子に対する結合特異性も異なることが知られている。

雄マウスは、生息環境に細かな尿スポットを付けてまわるマーキング行動を示す。競合相手のマーキング行動に反応して雄が行うカウンターマーキング行動は、MHCというよりはMUPに影響される[5]。したがって、マウスの尿はMHC依存性の個性シグナルとMUP依存性の個性シグナルを含んでいるようで、これらが行動内容で使い分けられていることになる。

3) ESP遺伝子

木本らは、雄マウスの眼窩外涙腺から涙に分泌され、鋤鼻器の感覚細胞を刺激するESP1（exocrine gland-secreting peptide 1）という分子量約7kDaのペプチドを発見した[6]。ESP1は、V2Rp5というV2Rタイプの鋤鼻受容体で特異的に認識され、そのシグナルは扁桃体を経由して最終的に視床下部腹内側核に伝達される。その結果、ESP1は雄のマウンティングに対する雌の受け入れ行動（ロードーシス）を促進する[7]。ESP1をコードする遺伝子は多重遺伝子ファミリー（ESPファミリー）の1つである。ESPファミリーはマウスの系統によりその発現パターンが異なり、さらに遺伝子配列に多型をもつため、個体認知に関わることが考えられる。ESPファミリーが第17番染色体のMHC遺伝子群のすぐ隣に位置していることも個体認知の観点から

興味深い。ESP1遺伝子はマウスやラットにはあるが、ヒトや霊長類、イヌにはない。また、両生類にもない。したがって、ESP1遺伝子は、哺乳類が進化する過程で齧歯類のあたりで出現し、その後早い段階で失われたのではないと推察される。

> **MEMO**
>
> 多型性に富むMHCクラスⅠ分子は、プロテアーゼにより切断され、細胞膜から離れて血中に放出される。さらに切断されると、MHC断片はペプチド収容溝が開いてペプチドを放し、代わりに種々の揮発性小分子を結合して尿に現れる。揮発性小分子を結合したMHC断片、あるいはMHCペプチドリガンドが尿の匂いに個性を与える。MUPやESPもまた、多型性に富み、その発現プロフィールは個体間で異なる。MUPはテストステロンに依存して肝臓で合成されるリポカリンタンパク質であり、チアゾールやブレビコミンなどの揮発性小分子を結合して尿の匂いに個性を与える。

3 鋤鼻系

ヒトや高等霊長類を除く多くの哺乳動物は、通常の匂いの情報処理系（主嗅覚系）に加えて、主としてフェロモンを受容・処理する鋤鼻（副嗅覚）系を有している。鋤鼻系の感覚受容細胞を有する鋤鼻器は、発生の途中で鼻腔から下方へ分離独立し、鼻中隔の腹縁に存

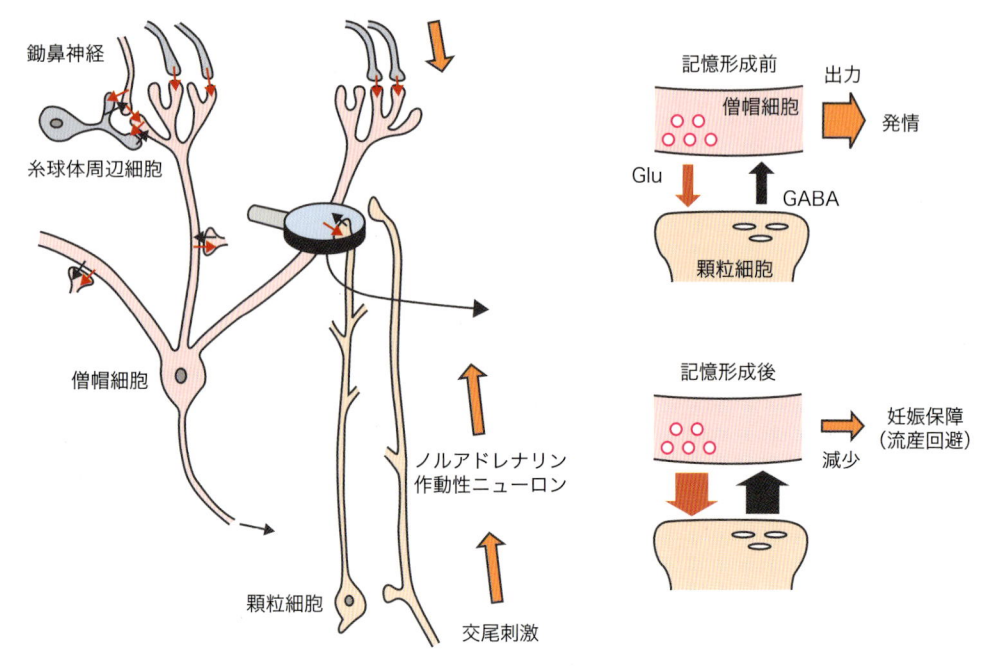

● 図6-15　フェロモン記憶形成のメカニズム

交尾前，すなわち記憶形成前にフェロモン受容により興奮した僧帽細胞は，これと対をなす顆粒細胞からフィードバック抑制を受けることによって特定の発火パターンを形成し，この情報を次の中継核へ送り，ひいては内分泌変化を誘起する．このときの内分泌変化は，下垂体門脈血中へのドーパミン放出の増加に続く卵巣からのプロゲステロン分泌の低下による発情の誘起である（概念図C）．交尾直後から約4時間，すなわち記憶形成の感受性期には，ノルアドレナリンの放出が増大すると，GABAの放出が抑制される．このときのフェロモン刺激は，僧帽細胞から顆粒細胞への伝達を促進し，このシナプスに可塑的な変化をもたらす．この変化は顆粒細胞からのフィードバック抑制を増大させることになる．記憶形成後，この僧帽細胞を刺激する交配雄のフェロモンシグナルは，選択的に抑制され，妊娠は保障される．一方，なじみのない雄のフェロモンは，このような変化が生じていない僧帽細胞—顆粒細胞間シナプスを刺激して流産を引き起こす

在している（概念図C）．

主嗅覚系の情報は，主嗅球から梨状皮質などの嗅皮質へ送られ，さらに視床や扁桃体，大脳皮質へ送られる（第2章-6）．一方，鋤鼻器で受容されたフェロモン情報は，まず副嗅球で中継され，その後，扁桃体，分界条，内側視索前野を順次経由して，最終的に視床下部弓状核の隆起漏斗系ドーパミン神経分泌細胞へ伝達される（概念図C）．

1）鋤鼻器感覚細胞に発現する鋤鼻受容体

マウスには約250〜300個の鋤鼻受容体（vomeronasal receptor）をコードする遺伝子が存在する．これらは2群（V1RとV2R）に分けられ，多重遺伝子ファミリーを構成しており，7回膜貫通型のGTP結合タンパク質（Gタンパク質）共役型受容体をコードしているが，両者に保存されたモチーフはなく，かつ匂い分子受容体遺伝子との相同性もない．V1Rは匂い分子受容体と同様に，膜貫通部位にリガンド結合ポケットをつくると予想されるが，V2RはV1Rや匂い分子受容体とは異なり，極端に長い細胞外領域をもち，リガンドはそこに結合すると考えられている（概念図C）．また，V2RはMHCクラスIb分子（M1，M9，M10.1〜M10.6，M11）および$β_2$-ミクログロブリンと共発現し，複合体を形成している．

2）鋤鼻器から副嗅球への神経連絡様式

鋤鼻感覚上皮の頂部と底部にはおのおののGタンパク質αサブユニットG_{i2}とG_oを発現しているが，これと対応して，V1RとV2Rはそれぞれ鋤鼻感覚上皮の頂部と底部に発現している（概念図C）．頂部の鋤鼻感覚細胞は副嗅球の前部へ軸索を投射しているのに対し，底部の鋤鼻感覚細胞は副嗅球の後部へ投射している（概

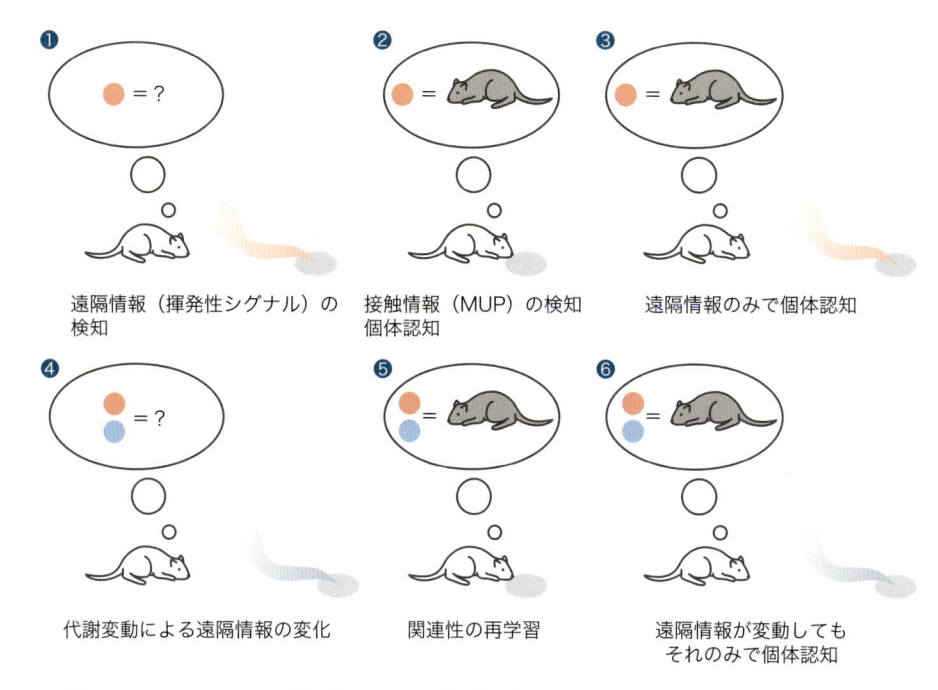

●図6-16 マーキング行動における個体認知
❶あるマウスが主嗅覚系を介して新奇なマウスの揮発性の匂いを検知すると，匂いの濃度勾配を頼りにその発生源にたどり着く．❷すると今度は，その匂い発生源と直接接触することによって，遺伝的に決定された不揮発性個性シグナルであるMUPを鋤鼻器に取り込み，2つの情報の関連性を学習する．❸学習後は，その揮発性の匂いを嗅ぐだけで個体を認知することができる．揮発性の匂いが餌や社会的順位，感染などによって変化すると，マウスはその匂いを新奇なものとして受け取る（❹）が，その匂いと個性との関連性を再学習すること（❺）によって，代謝が変動しても個体を認知することができるようになる（❻）
（文献5を元に作成）

念図C）．したがって，鋤鼻感覚上皮頂部-副嗅球前部系と鋤鼻感覚上皮底部-副嗅球後部系に機能的な役割分担があると考えられている[8]．

4 鋤鼻系における個性のコーディング

個性といった複雑な情報を運ぶ匂いは主嗅覚系によって処理されると考えるのが一般的である．事実，MHCのみ異なる2系統のコンジェニックマウスの尿の匂いは主嗅覚系によって識別されるとの知見が，マウスのY迷路学習により明らかにされている．これを裏付けるべく，これら2系統のマウスの尿に対する主嗅球の神経活動パターンが微妙に異なることが判明している．このように，主嗅覚系は個性情報を運ぶ複雑な混合臭の中の個々の匂い分子の相対的比率のわずかな違いを検出するのに適している．しかしながら，個性のコーディングは主嗅覚系のみでなされるというわけではない．鋤鼻系もまた，個性のコーディングに重要であるという証拠がある．

雌マウスが交尾1日後から2日間，なじみのない雄に曝露されると，妊娠が阻止される．この妊娠阻止は，発見者の名にちなんでブルース効果と呼ばれ，雄の尿に含まれるテストステロン依存性のシグナルによって誘起される．交配雄もまた妊娠阻止シグナルを尿にもつが，己がもたらした妊娠を阻止しない．これは，雌が交尾直後から約4時間の感受性期に交配雄の尿に含まれる匂い（フェロモン）を学習するからである[8)9]．この匂い学習は，この匂いが運ぶ妊娠阻止シグナルを鋤鼻系の最初の中継所である副嗅球のレベルで抑制する（図6-15）．一方，雌が交尾のときに嗅がなかった，なじみのない雄の尿の匂いは妊娠阻止を惹起する．

妊娠阻止シグナルは，雄マウス尿のタンパク質画分に含まれている．MUPは尿中の主要なタンパク質であ

るが，妊娠阻止効果に直接的な役割を演じていないようである．なぜなら，妊娠阻止シグナルは尿の低分子量画分に含まれていることが判明したからである．MUPを含む高分子量画分は妊娠を阻止しないが，低分子量画分の妊娠阻止作用を促進する．雄尿の妊娠阻止シグナルはMUPではなくMHCによって決定される[3]．これを裏付けるべく，交配雄とはH2のみ異なるコンジェニック雄マウスは妊娠を阻止することが判明している．性成熟した雄の尿のみが妊娠阻止活性をもつ．この活性は去勢により消失し，テストステロン投与により回復する．このようなホルモン処置がMHC発現に影響するとは考えにくいので，妊娠阻止シグナルの候補として，MHC依存性個性シグナルの他に未知の個性シグナルが尿中に存在する可能性が高い．

前述の雄マウスが行うカウンターマーキング行動においても鋤鼻系が重要な役割を果たしている．マウスは，MUPとそれに結合している揮発性の匂い分子をそれぞれ鋤鼻系と主嗅覚系で処理することによって，巧妙に競合相手を認知しているものと考えられる（図6-16）．

MEMO

個性情報を運ぶ匂いは，主嗅覚系のみならず鋤鼻（副嗅覚）系によっても処理される．MHCがもたらす尿の匂い（フェロモン）は鋤鼻系によって認知・学習され，この学習は妊娠の保障という生存に不可欠な役割を担う．MUPがもたらす尿の匂いもまた，鋤鼻系を介してマーキング行動における個体認知に役割を果たす．

（椛　秀人）

■文献■

1) 山本一彦：抗原の侵入と提示．『岩波講座 現代医学の基礎8：免疫と血液の科学』，岩波書店，1999
2) Singh, P. B. : Chemosensation and genetic individuality. Reproduction, 121 : 529-539, 2001
3) Leinders-Zufall, T. et al. : MHC class I peptides as chemosensory signals in the vomeronasal organ. Science, 306 : 1033-1037, 2004
4) Novotny, M. V. : Pheromones, binding proteins and receptor responses in rodents. Biochem. Soc. Trans., 31 : 117-122, 2003
5) Hurst, J. L. & Beynon, R. J. : Scent wars: the chemobiology of competitive signalling in mice. Bioessays, 26 : 1288-1298, 2004
6) Kimoto, H. et al. : Sex-specific peptides from exocrine glands stimulate mouse vomeronasal sensory neurons. Nature, 437 : 898-901, 2005
7) Haga, S. et al. : The male mouse pheromone ESP1 enhances female sexual receptive behaviour through a specific vomeronasal receptor. Nature, 466 : 118-122, 2010
8) 椛　秀人：フェロモン情報処理と学習制御．実験医学，21 : 2413-2419, 2003
9) Kaba, H. : Neurobiology of mammalian olfactory learning that occurs during sensitive periods. Curr. Zool., 56 : 819-833, 2010

4 運動における パターン生成の神経機構

　ヒトを含めて動物の多種多様な運動に関わる神経制御系は，筋・骨格系がもつ莫大な自由度により要求される膨大な計算量を軽減するための1つの方策として，運動のパターン化を行っている．運動のパターンとして最も単純なものは反射で，感覚刺激に応じた定型的な運動反応である．反射の中枢は脊髄あるいは脳幹にあり，例えば四肢の一部に痛みを伴う刺激を与えると，その部分を胴体の方へ引っ込める屈曲反射，角膜などの機械的刺激によって瞼を閉じる瞬目反射，頭部の動きに応じて眼球を動かし，網膜に映る外界の像がぶれるのを防ぐ前庭動眼反射がある．これらの反射も大脳や小脳などの上位中枢により修飾を受け，外部環境の変化に応じた適応性を示す．ところで，サカナの遊泳，ムカデ，ネコおよびウマの歩行といった動物が示す移動運動は最も完成された運動パターンといえよう．このような移動運動ではいずれもいくつかの周期的な運動パターンが利用されており，例えばネコでは移動速度の増加に伴って並足（walk），早足（trot），だみ足（pace），駆足（gallop）とその運動パターンを変化させていく（概念図A）．これら歩行における運動パターンの生成は，脊髄内に存在する中枢パターン発生器（central pattern generator：CPG）によるが，実際には外部環境との相互作用のうえに成り立ち，環境の変化に伴って常に最適なパターンへと自己組織化する性質をもっている（概念図B～D）．ところが外部環境の予測不能な変化に応じた適応には脊髄内の神経機構だけでは困難で，小脳におけるシナプス可塑性が重要な役割を果たしている．本項では，歩行運動における時空間的なパターン生成とその適応制御について説明する．現在の脳神経科学においては，ある現象の原理を探るために数理的モデルを立てて考察することもしばしば行われている．本項でも数理的モデルによる計算論的考察，ならびに歩行ロボットを用いたモデル実験についても簡単に述べ，脳研究における多角的なアプローチの一端を紹介する．

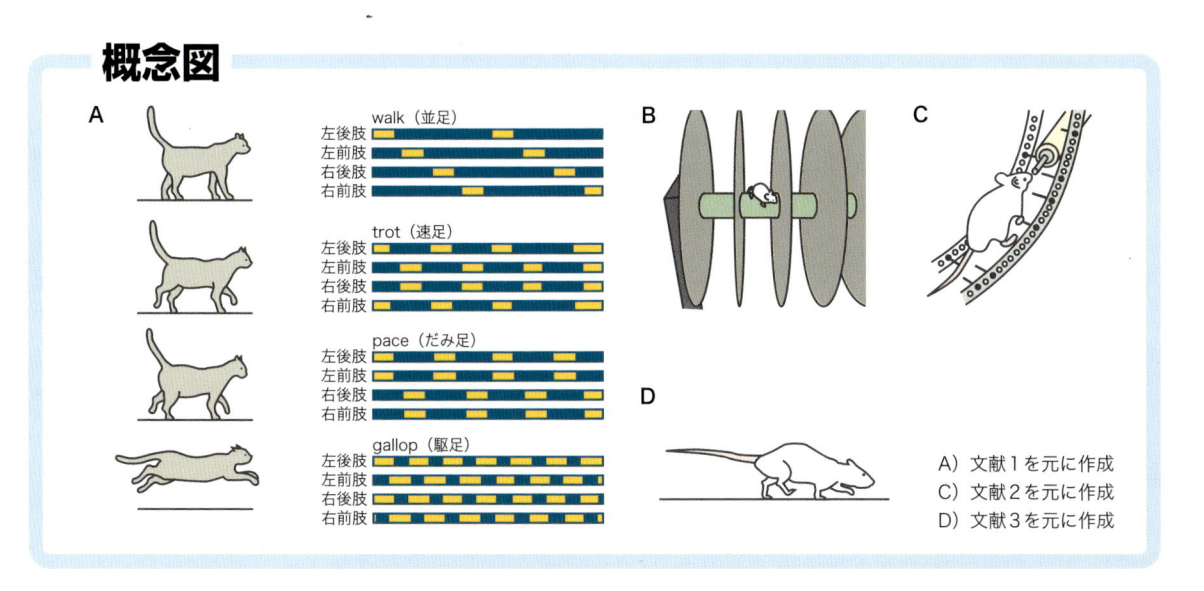

概念図

A）文献1を元に作成
C）文献2を元に作成
D）文献3を元に作成

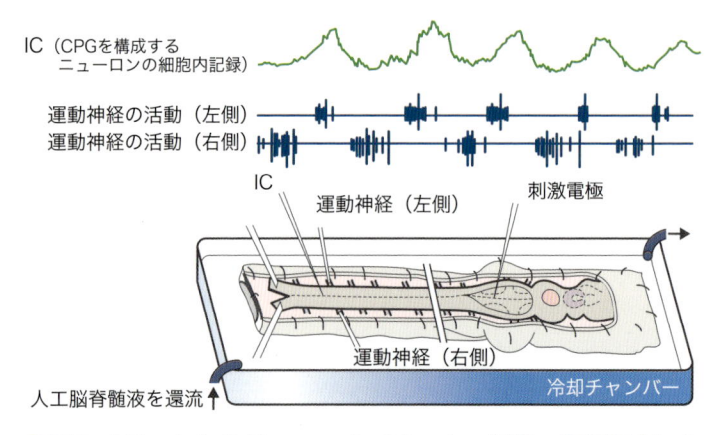

●図6-17 ウナギ（*lamprey*）の *in vitro* 脳幹－脊髄標本による電気生理学的研究

脳幹の歩行誘発野に電気刺激を加えることにより，左右の運動神経に交代性の歩行様活動が生じる（文献5を元に作成）

1 歩行運動に関わる神経制御系

1）歩行の発動・生起のメカニズム

　脊髄を上位中枢から切り離した動物でも，肢に歩行様周期運動が現れることはよく知られている．脊髄において抑制性介在ニューロンを含む神経回路網は，歩行運動の基本となる左右肢の交代性運動に必要なパターン化された出力を運動ニューロンに与える．この神経回路網はCPG（central pattern generator）と呼ばれており，その詳細は主としてネコにおける急性実験やウナギの脳幹－脊髄標本（図6-17）などを用いた電気生理学的研究によって明らかにされてきた[4)5)]．このCPGを意志および情動により駆動するのには，大脳皮質から脳幹を経由して脊髄に至る下行路が重要な役割をもつ．歩行の発動に関わる神経機構の研究は，除脳手術や中枢刺激による実験で明らかにされてきた．上丘の前縁と乳頭体の前縁を結ぶ前額断（precollicular-premammillary）で除脳されたネコと，上丘の前縁と乳頭体の後縁を結ぶ前額断（precollicular-postmammillary）で除脳されたネコとでは，歩行の自発的発動に大きな違いが観察される．前者をトレッドミル上に置き，ベルトを動かせば，ベルトの速度に応じた歩行を自発的に行う．しかしながら，後者では除脳したレベルより尾側にある中脳歩行誘発野を連続的に電気刺激することによって歩行が誘発される．中枢の微小破壊実験や刺激実験の結果，この2つの断面の間に位置する視床下核（subthalamic nucleus）が歩行の発動に関わることが明らかにされ，大脳基底核を含めた歩行の発動系として研究が行われている．

2）四肢間協調と位相の制御

　前述した歩行の発動・生起に関わるメカニズムとは別に，歩行時における四肢間協調や位相の制御に関わるメカニズムは小脳を中心とした神経回路により行われる（図6-18）．

　小脳と歩行との関係を理解するため，破壊や冷却などによって生じる脱落症状やプルキンエ細胞の活動を調べることが行われている．小脳皮質の特定部位を部分的に破壊または冷却したネコにおいては，特定の肢の屈曲または伸展が過度に起こる．歩行中のネコの小脳皮質を冷却した際の歩行パターンの変化を解析すると，小脳皮質中間部第Ⅴ小葉の冷却は同側前肢の過屈曲を引き起こす．この際，同側前肢の遊脚相が延長するので胴体は同側に大きく傾き，同側から胴体を支えてやらない限り歩行を継続することが困難になる．また，小脳皮質虫部第Ⅴ小葉を冷却した場合には，同側の前・後肢が強く伸展したまま着地し，胴体は反対側に倒れやすくなる．歩行中のニューロンの発火活動を記録する実験から，前葉虫部や中間部のプルキンエ細胞は，一歩行周期中，発火頻度変調を呈するという結果が示されている．

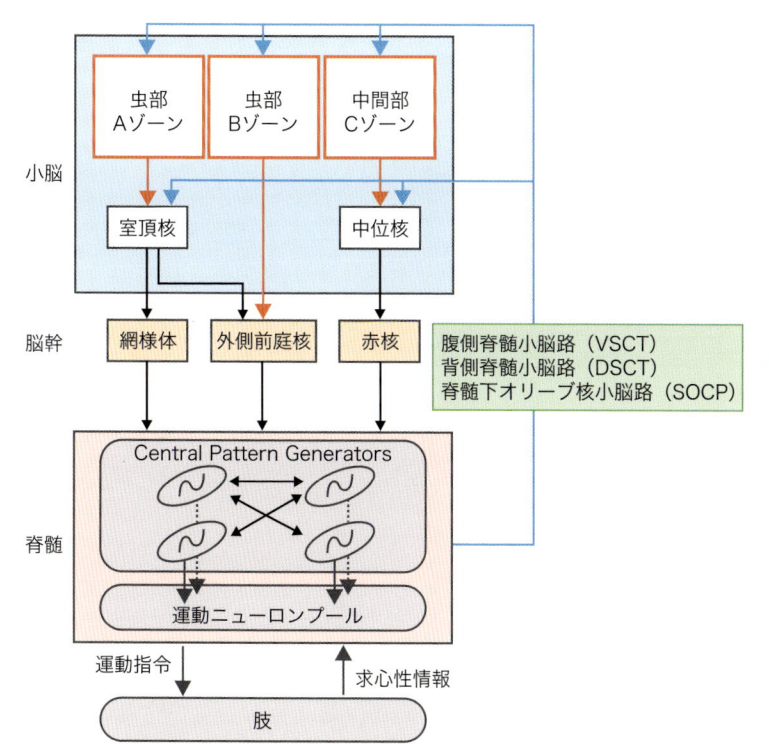

●図6-18

歩行中，脊髄のCPG (central pattern generator) の活動は遠心性コピー (efference copy) として腹側脊髄小脳路を介して小脳にフィードバックされる．また，各種体性感覚系の受容器からの情報も背側脊髄小脳路を介して小脳にフィードバックされる．苔状線維系として小脳に送られてくるこれらの情報は顆粒細胞とその軸索である平行線維を経由してプルキンエ細胞に伝達される．プルキンエ細胞はこの苔状線維-平行線維系の入力を出力に変換し，その出力先である小脳核（図中では室頂核と中位核）および前庭核のニューロン活動を修飾している（文献12を元に作成）

MEMO

プルキンエ細胞の発火活動を細胞外記録すると，単純スパイク (simple spike) と複雑スパイク (complex spike) の2種類の活動が記録される．単純スパイクはプルキンエ細胞自体の自発的な発火活動の他に，平行線維による興奮性シナプス伝達に起因し，複雑スパイクは登上線維による興奮性シナプス伝達に起因する．

虫部のプルキンエ細胞の出力先である外側前庭核のニューロンも歩行周期に同調した発火頻度変調を示すが，小脳を除去してしまうと発火頻度は亢進し，歩行周期に応じた頻度変調も消失する．このことは，外側前庭核などの脳幹から脊髄への下行路のニューロン活動の調節に小脳が密接な役割を有していることを示す．

3) 遺伝子変異マウスによる知見

小脳が歩行時における四肢の位相の制御に重要な役割をもっているという仮説は前述したネコの実験などから提案されてきたが，最近では，変異マウスやノックアウトマウスでの歩行失調のデータからも強く示唆されている．例えば，小脳プルキンエ細胞の変性・脱落を伴うLurcher変異マウスでは歩行中の2つの肢の間の位相関係が障害されている[6]．

タイプI代謝型グルタミン酸受容体 (metabotropic glutamate receptor subtype 1：mGluR1) はプルキンエ細胞に強く発現しており，平行線維との興奮性シナプスにおいて，樹状突起のスパインに局在している．このmGluR1は小脳の長期抑圧の発現や下オリーブ核を起始とする登上線維シナプスの正常な発達に必要である（第2章-8）．mGluR1ノックアウトマウス (mGluR1$^{-/-}$) においては，左右の対側肢の位相関係が著しく障害されている．ところで，mGluR1は小脳のプルキンエ細胞だけでなく，脳・脊髄の他の部位（例えば海馬CA3領域や脊髄運動ニューロン）にも存在するので，mGluR1ノックアウトマウスのデータだけから小脳と歩行との関係を議論することは完全ではない．小脳プルキンエ細胞のみに特異的に発現するL7タンパク質遺伝子プロモーターを用いて，mGluR1ノックアウトマウスにmGluR1遺伝子を導入し，プルキンエ細胞のみにmGluR1が発現しているマウス (mGluR1 rescue) が作製されmGluR1 rescueでは，野生型マウ

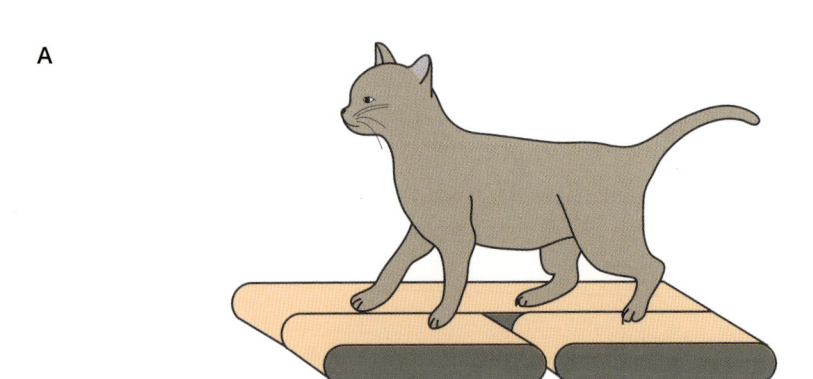

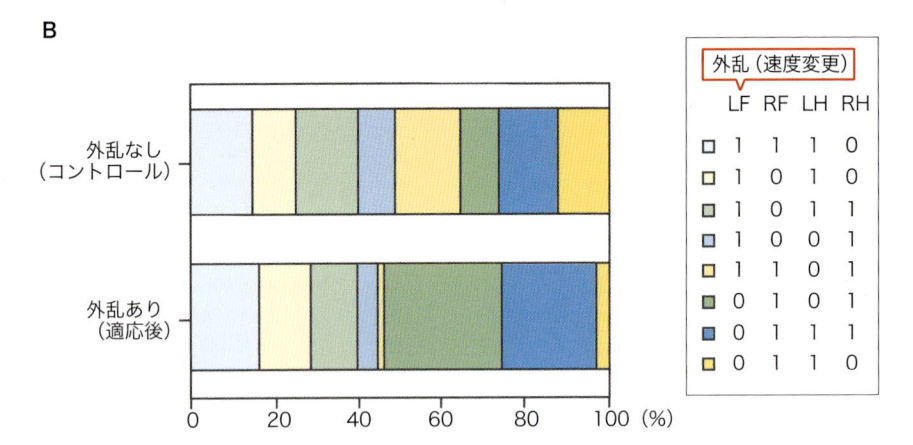

●図6-19　分離ベルト型トレッドミル（A），外乱歩行における歩行パターンの変化（B）

四足動物の歩行パターンは接地相を1，遊脚相を0とした歩容行列で表現することができる．一歩行周期は3つの肢が接地している位相と2つの肢が接地している位相が交互に出現し，全体で8つの位相からなる歩行パターンを構成している．この歩行パターンはトレッドミル歩行だけでなく，床上での歩行時にも用いられているものである．図では，一歩行周期における各位相の時間的な割合を示している．外乱を加えた歩行の初期には，一過性にこの歩行パターンが崩れるが，歩行周期が安定する適応後には，新たな位相関係をもつ歩行パターンが構成される．これは，外部環境の変化に対応した運動の時間的秩序の生成を示している．LF：左前肢，RF：右前肢，LH：左後肢，RH：右後肢

スと同様に位相関係に障害は観察されず，円滑な歩行が行われていた[7]．また，CPGから小脳への入力路である腹側脊髄小脳路を破壊したネコにおいて，位相関係が損なわれているという所見が報告されている[8]．以上より，小脳を中心とした神経回路が歩行の制御において，その四肢間協調，とりわけ位相の制御にon-lineで機能していると考えられる．

2 歩行運動中に加えられた外乱に対する適応

歩行は，複数の肢の，多数の筋の活動の時間・空間パターンを協調的に制御した結果，円滑に遂行されるが，この協調性は歩行中に外乱（perturbation）を加えることによって顕著に具現される．すなわち，歩行中に予期せぬ外乱を与えれば，それに対する肢間協調（interlimb coordination）の動態を観察することができ，また，外乱が毎歩，一定の部位に一定の強さで加えられるようにすれば，外乱に対して適応する過程を観察することができる．例えば，トレッドミルを左前肢を駆動する部分，左後肢を駆動する部分，右前肢および右後肢を駆動する部分に3分割し，それぞれを異なる速度で駆動することを可能にする（図6-19A）．そして，実験には人為的な制御歩行（実験者がベルト

の速度を操作するが，ネコはその速度に依存した自発歩行を遂行する）が可能な，上丘の前縁と乳頭体の前縁を結ぶ前額断で除脳されたネコを用いる．この際，左前肢下のベルトの速度のみを他のベルトの約2倍の速度で駆動すれば，左前肢のみが毎歩接地するたびに他の3肢と異なる速度で後方に伸展されるという外乱を左前肢が接地するたびに必ず加えることができる（図6-19A）[9]．

このような外乱歩行を始めたばかりでは，各肢の歩行周期の持続時間は非常に大きく変動し，定常的な歩行パターンを示さない．この際，小脳虫部のプルキンエ細胞の登上線維活動は外乱のない通常の歩行時に比べて，発火頻度が著しく増強されている．しかしながら，この外乱歩行を100〜200歩続けていると，安定した歩行を示すようになる．次にネコに数分間の休息を与え，試行を中断してからもう一度外乱歩行を行わせても，ネコはその1歩目からすでに獲得した新しい歩行パターンを示す．ネコの歩行パターンは歩行の速度の増加に伴って並足（walk），速足（trot），駆足（gallop）へと四肢の位相関係を変化させていく．ネコに外乱を加えない歩行を行わせた際には必ずwalkの歩行パターンを示し，一歩行周期中，3つの肢が接地している位相と2つの肢が接地している位相が交互に繰り返され，全体として8つの位相から構成される歩行パターンをとる．外乱を加えた歩行において，歩行周期が安定化し適応した後でもwalkの歩行パターンを示すが，それを構成する8つの位相の持続時間は大きく変化する（図6-19B）．これらのことは，外乱に適応し，円滑に安定して歩行するために，四肢間で新たな位相関係を形成させていることを示している．

この外乱に対する適応の獲得には小脳虫部第V小葉における一酸化窒素の発生が重要な役割をもっている[9]．一酸化窒素の活動依存的な発生は，小脳の長期抑圧の発現に重要な働きをもっている．小脳は歩行中，脊髄のCPGおよび体性感覚系の受容器からの情報を脊髄小脳路を介して受けている．苔状線維系として小脳に送られてくるこれらの情報は，顆粒細胞とその軸索である平行線維を経由してプルキンエ細胞に収斂する．プルキンエ細胞はこの苔状線維－平行線維系の入力を出力に変換し，その出力先である小脳核および前庭核のニューロンの活動を修飾している．小脳の長期抑圧は，歩行中の肢間協調を多様に変化する外部環境にし

たがって自律的に修正していくのに重要な役割を果たしていると思われる．

3 歩行の適応制御の数理的モデル

外乱に対する歩行の適応について，パターン形成の数理をもとに説明する．四足動物の歩行の場合，各肢の運動のリズムを生成する脊髄のCPGは，最も単純には4つの非線形振動子の結合系として記述できる．振動子が結合されて相互作用をもつようになると，リズムの引き込みが起こり，時間的・空間的パターンを形成する自己組織化が生じる．このとき振動子群がつくり出す歩行パターンは，四次元トーラス空間のアトラクタ，つまり安定なリミットサイクルとなる．そこで，定常な歩行パターンでは肢間の運動の位相差は一定となることに着目すると，それは三次元位相差空間の安定平衡点と考えることができる．すなわち歩行パターンの生成は振動子の間の位相差の制御と等価になる．

歩行パターンの形成過程は，記憶している肢間の位相関係が安定平衡点すなわちポテンシャルの極小点となった位相差空間の勾配系として記述することができる[10]．勾配系の性質より，極小点に対応する歩行パターンは安定となる（図6-20A）．しかし，環境が変化するとこの記憶されている歩行パターンが常に形成できるとは限らない．そのとき記憶パターンと生成されたパターンとの間に誤差が生じてしまうが，この誤差はポテンシャル関数の勾配に相当する振動子間の相互作用として現れる．一過性に加えられた外乱に対してはシステムとしての勾配系の性質により，すぐに安定な歩行パターンに回復する．これは，具体的には石につまずいても2歩〜3歩後には以前と同じ安定な歩行に戻る状況を想定して欲しい．

ネコの外乱歩行実験のように外乱が周期的に加えられる場合，歩行パターンが回復する前に次の外乱が加えられるので，図6-20Bのような状態になる．新たな環境への自己組織化現象と考えることができる外乱に対する適応は，振動子間の相互作用が減少するようにポテンシャル関数の極小点すなわちアトラクタを調整し，新たな位相関係を再構成することとして説明できる（図6-20C）．実際に，この数理的モデルのシミュレーション結果は，ネコの適応歩行とよく一致し

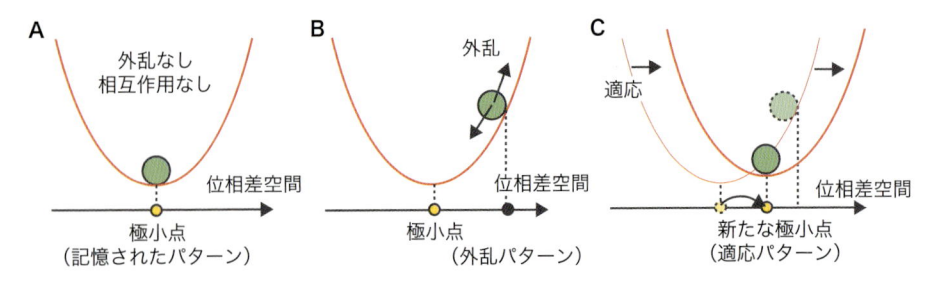

●図6-20　外乱に対する歩行の適応の数理的モデル
A）外乱を加えていない通常の歩行．B）外乱を加えた歩行で適応する前の状態．C）外乱を加えた歩行で適応した後の状態（文献10を元に作成）

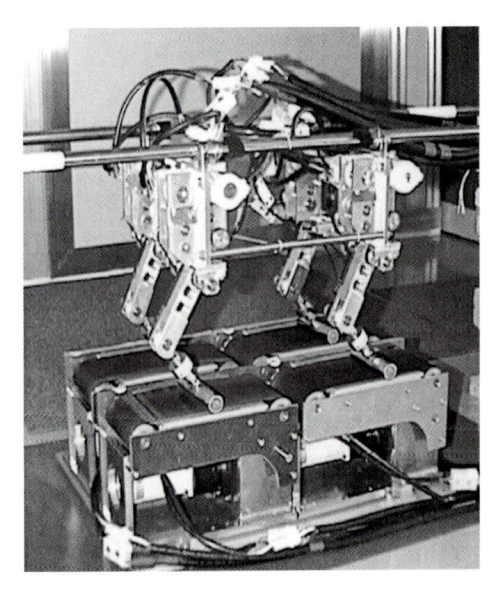

●図6-21　四足歩行ロボット
（文献11より転載）

ている[10]．伊藤ら[11]は四足歩行ロボット（図6-21）を作製し，前述の数理的モデルをその制御則に組み込み，ネコが示す外乱に対する適応現象をロボットでも証明している．

られるが，歩行においては，神経振動子群の位相関係の自由度を拘束し，位相差を記憶することによって運動の不定性（indeterminacy）を克服しているのであろう．

（柳原　大）

4 運動のパターン化の役割

生理学的実験結果と数理的モデルによるシミュレーションとのアナロジーから，歩行における神経制御系の中で小脳が位相差空間の勾配系の形成に重要な役割をもっている可能性があること，さらにアトラクタの変化による適応パターンの成立には小脳シナプス可塑性がその基礎になっているということが推測される．運動のパターン化は，筋・骨格系がもつ莫大な自由度により要求される膨大な計算量を軽減するためと考え

■文献■

1) Pearson, K. : The control of walking. Sci. Am., 235 : 72-86, 1976
2) Kitsukawa, T. et al. : A novel instrumented multipeg running wheel system, Step-Wheel, for monitoring and controlling complex sequential stepping in mice. J. Neurophysiol., 106 : 479-487, 2011
3) Sato, Y. et al. : Gait modification during approach phase when stepping over an obstacle in rats. Neurosci. Res., 72 : 263-269, 2012

4) Grillner, S. & Wallen, P. : Central pattern generators for locomotion, with special reference to vertebrates. Annu. Rev. Neurosci., 8 : 233-261, 1985
5) 『Neural Control of Locomotion』 (Orlovsky, G. N. et al.). Oxford University Press, 1999
6) Fortier, P. A. et al. : Locomotor deficits in the mutant mouse, Lurcher. Exp. Brain Res., 66 : 271-286, 1987
7) Ichise, T. et al. : mGluR1 in cerebellar Purkinje cells essential for long-term depression, synapse elimination and motor coordination. Science, 288 : 1832-1835, 2000
8) English, A. W. : Interlimb coordination during locomotion. Amer. Zool., 29 : 255-266, 1989
9) Yanagihara, D. & Kondo, I. : Nitric oxide plays a key role in adaptive control of locomotion in cat. Proc. Natl. Acad. Sci. USA, 93 : 13292-13297, 1996
10) Ito, S. et al. : A mathematical model of adaptive behavior in quadruped locomotion. Biol. Cybern., 78 : 337-347, 1998
11) 伊藤 聡, 他：環境の変化に適応する四足歩行ロボットシステム．日本ロボット学会誌, 17 : 595-603, 1999
12) Yanagihara, D. : Mechanisms of locomotor control in the cerebellum. Brain Nerve, 62 : 1149-1156, 2010

第6章 脳の高次機能

5 情動，動機づけ

　本項では，情動および動機づけ行動の制御を司る脳神経機構について概観する．最初に，情動の脳メカニズムに関する理論の変遷を，ジェームズ・ランゲ説，キャノン・バード説，パペッツの回路，さらにマクレーンによって確立された辺縁系（limbic system）の順に解説する（概念図）．第2に，条件恐怖反応（fear conditioning）の研究を通して提唱されている恐怖（情動経験の記憶）を司る脳神経機構について説明する．特に，恐怖刺激情報の処理，各種身体反応の制御，情動経験の記憶などを統合する脳領域としての扁桃体の重要性に着目する．第3に，情動行動の1つの攻撃行動について，その神経生理，神経内分泌，神経化学的機序に関する知見を概観する．最後に，摂食，飲食行動などとともに動機づけ行動の1つに分類される性行動の脳神経制御機構について，主に雌雄のラット・マウスを用いた研究を通して得られている知見をもとに解説する．

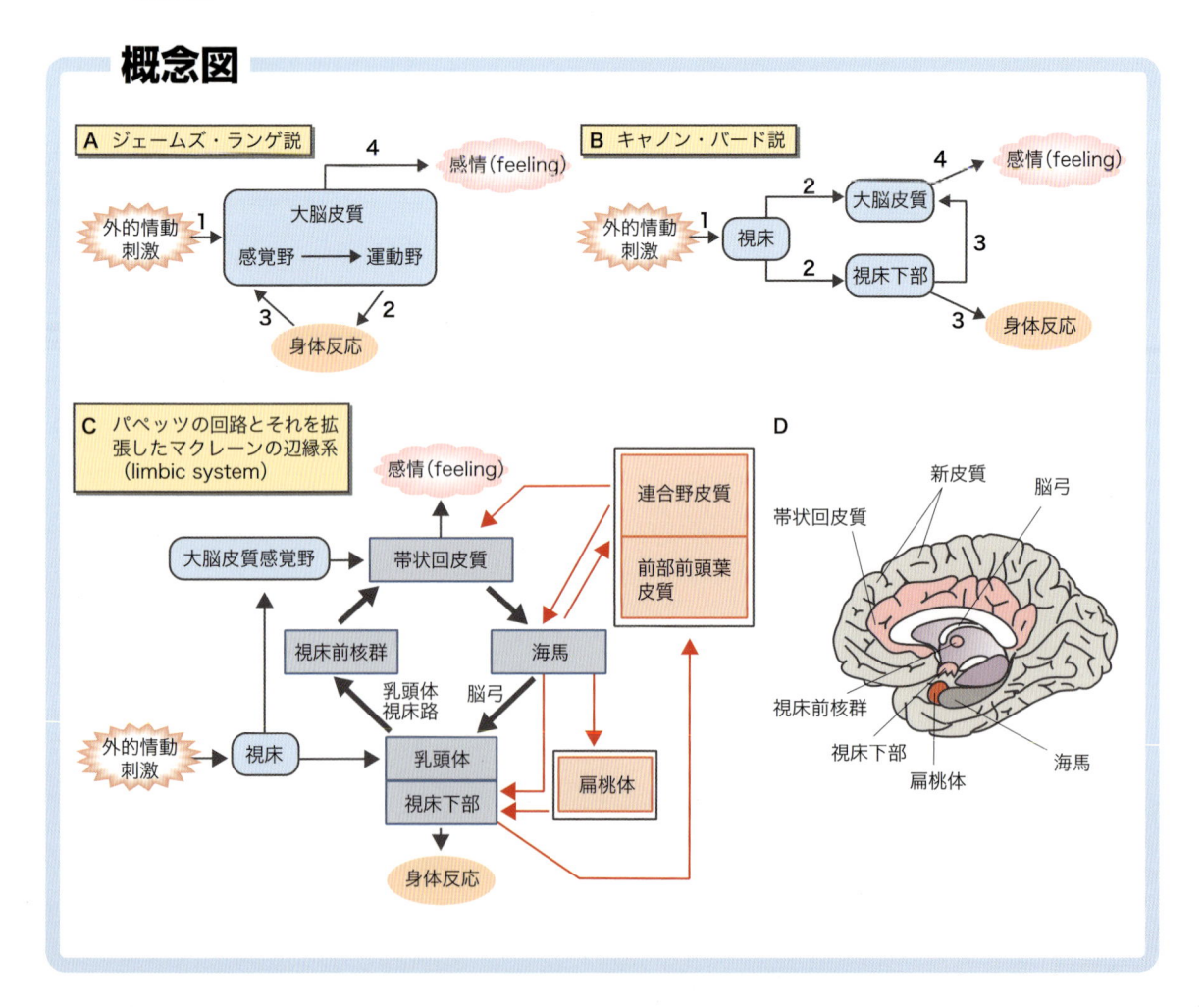

概念図

1 情動の脳神経機構

　情動には，身体的な反応（情動の表出）の側面と，意識にのぼる感情（情動の体験）の側面がある．例えば，心臓がどきどきしたり涙が出たりするのは前者であり，恐ろしいとか悲しいとか感じるのは後者である．情動を司る脳機構の研究は，この2つの側面がそれぞれどのような神経支配を受けているのか，また相互にどのように関係づけられるのかをめぐって進められてきた．最も古く（19世紀末）には，ジェームズ・ランゲの仮説にみられるように，身体的反応が感情に先行すると考えられた．すなわち悲しいから涙が出るのではなく，泣くから悲しくなるという説である．外的情動刺激情報は，まず大脳皮質の感覚野から運動野に送られ身体反応を表出させたのち大脳皮質にフィードバックされて特定の感情を生み出すと考えられた．

　これに対し，1920年代に台頭してきたキャノン・バード説は，身体的反応なしでも感情は生まれる，つまり悲しいと感じるのに泣く必要はないこと，さらに特定の身体的反応は特定の感情とのみ結びついているわけではない，つまり怒っていても，恐ろしくても，あるいは単に風邪をひいているだけでも，脈拍数が上がったり汗が出たりすると主張した．キャノン・バード説では，視床と視床下部の2つの皮質下の脳領域の重要性が指摘された．すなわち，外的情動刺激情報は最初に視床で処理され次に大脳皮質と視床下部に送られる．視床下部は，末梢諸器官に情報を送って身体的反応の表出をコントロールすると同時に，大脳皮質にも情動的意味合いについての情報を送る．一方，大脳皮質は，視床と視床下部から送られてきた情報を総合して感情を生み出す．

　さらに'30年代になって，パペッツは，19世紀後半にブローカによって辺縁葉（limbic lobe）と解剖学的に分類された脳領域（帯状回皮質，海馬傍回，海馬）が，視床下部と大脳皮質との間を結んで情動の制御に関わっていると考え，パペッツの回路と呼ばれる情動の脳神経機構を提唱した．パペッツは，基本的には，キャノン・バード説と同様に，外的情動刺激情報は視床を通って，感情を生み出す大脳皮質と身体的反応を支配する視床下部に送られると考えた．キャノン・バード説と異なる点は，視床下部と大脳皮質との間の関係をより詳細に規定し，情動の制御に関与する大脳皮質の領域を具体的に指定したことにある．すなわち，視床下部は視床前核群を介して帯状回皮質へ情報を送る．帯状回皮質で，この視床下部からの情報が大脳皮質感覚野からの信号と統合されると，情動体験が生み出される．帯状回皮質からは，海馬，脳弓を通って，視床下部へ大脳皮質からの情報がフィードバックされて情動反応をさらに修飾する．したがって，パペッツの回路を介して，情動の身体的反応と意識的感情に関する情報が両方向性に伝達され，互いに影響をおよぼし合うといえる．

　マクレーンは，情動の制御機構としての辺縁系（limbic system）の概念をさらに発展させた．彼は，パペッツの回路には含まれていなかったいくつかの脳領域，視床下部の一部，中隔，大脳新皮質などのほか，より重要な脳部位として扁桃体を新たに加えた．パペッツは，帯状回皮質，海馬傍回が情動の体験的側面に関わっていることを指摘した点では正しかったが，視床下部と大脳皮質とを統合する脳領域として扁桃体ではなく海馬を重視した点においては，間違っていたといえる．

MEMO

　大脳皮質，扁桃体，視床下部，視床などからなる神経回路が，情動の制御に関与している．

2 恐怖

　ルドゥーは，古典的条件づけ（第6章-6）の手法を用いた条件恐怖反応（fear conditioning）の一連の研究を通して，情動，特に恐怖情動経験の記憶を司る脳神経メカニズムにおける扁桃体の役割を明確に位置づけた．ラットやマウスに音刺激と電撃刺激を何度か対提示すると，やがて本来は中性的な刺激である音刺激だけを提示しても，電撃刺激が誘起するのと同様な生理反応（フリージング，血圧および心拍数の上昇など）を示すようになる．このような条件性の恐怖情動反応の制御には，扁桃体が統合的役割を果たしている．聴覚器で感知された音刺激（＝恐怖刺激）情報は，主に視床の聴覚野と一部はさらに大脳皮質の聴覚野を介して，扁桃体の外側核に達する（図6-22）．外側核からは，直接あるいは基底外側核および基底内側核を介

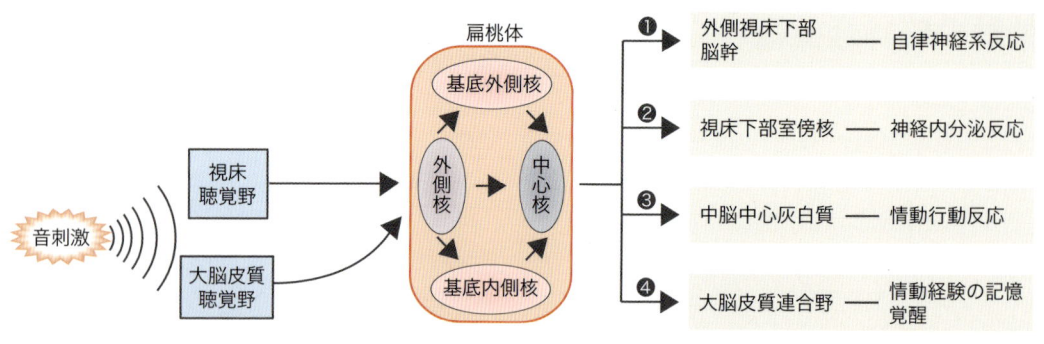

●図6-22 条件性恐怖反応に関与する脳部位[1)〜4)]

して，同じく扁桃体内の中心核にリレーされる．中心核は，さらに，❶自律神経系反応を支配する外側視床下部や脳幹，❷恐怖刺激への神経内分泌反応（ストレスホルモンの分泌）を支配する視床下部の室傍核，❸情動反応の行動的側面を支配する中脳中心灰白質，および，❹情動の経験の記憶，認知的側面を司る大脳皮質，などの脳領域へ投射することにより，情動反応全体を統合的にコントロールする．

MEMO
扁桃体は，条件性情動反応の制御において統合的役割を果たしている．

一方，パペッツの情動制御回路で中心的役割を示唆された海馬は，むしろ二次的な役割を果たすものと考えられる．前述した条件恐怖反応には，厳密にいえば，単に音刺激への条件づけだけではなく，音刺激と電撃刺激が対提示された（条件づけがなされた）場面全体への条件づけも含まれる．音刺激への条件づけと場面への条件づけとを区別できるようなパラダイムを用いると，条件恐怖反応の制御に果たす扁桃体と海馬，おのおのの役割を比較検討することができる．その結果，扁桃体を破壊すると両方の刺激への条件性恐怖反応が消失するのに対し，海馬破壊では場面刺激への条件性恐怖反応のみが消失し，音刺激への条件づけは影響を受けないことが確かめられている．したがって海馬はより複雑な場面刺激の情報を扁桃体外側核へ伝達することによって，条件性恐怖反応の制御に部分的，間接的に関与していると示唆される．

3 攻撃行動

通常，攻撃行動あるいは攻撃性と一括りにして呼ばれるものの，その行動形態，行動を引き起こす内的・外的刺激の種類，攻撃の対象，生物学的機能などのどの側面においても，単一ではない．したがって，攻撃を制御する神経回路も一元的には同定しえないといえる．

古典的な脳損傷および電気刺激実験を通して，攻撃行動への関与が最初に確かめられた脳領域は視床下部である．フリンらはネコの視床下部を電気刺激すると，部位により，行動型のはっきり異なる2種類の攻撃行動が引き起こされることを見出した．すなわち，内側視床下部への刺激は威嚇攻撃（affective aggression/threat attack）を誘起し，一方，外側部への刺激は捕食攻撃（predatory aggression/silentbiting attack）を誘起する．威嚇攻撃の制御には，内側視床下部から背側縦束を介して中脳の中心灰白質に至る系が，捕食攻撃の制御には，外側視床下部から内側前脳束を通って中脳の腹側被蓋野に至る系が関与している．この他にも，扁桃体，中隔，視索前野，さらに中脳より下位にある脳幹，橋の一部なども攻撃行動への関与が指摘されている（図6-23A）．しかし，攻撃行動，特に電気刺激に依存せずに生起する攻撃行動を制御している神経系の全容については，いまだ完全に解明されたとはいいがたい．

MEMO
攻撃行動の発現には，視床下部が重要な役割を果たしている．

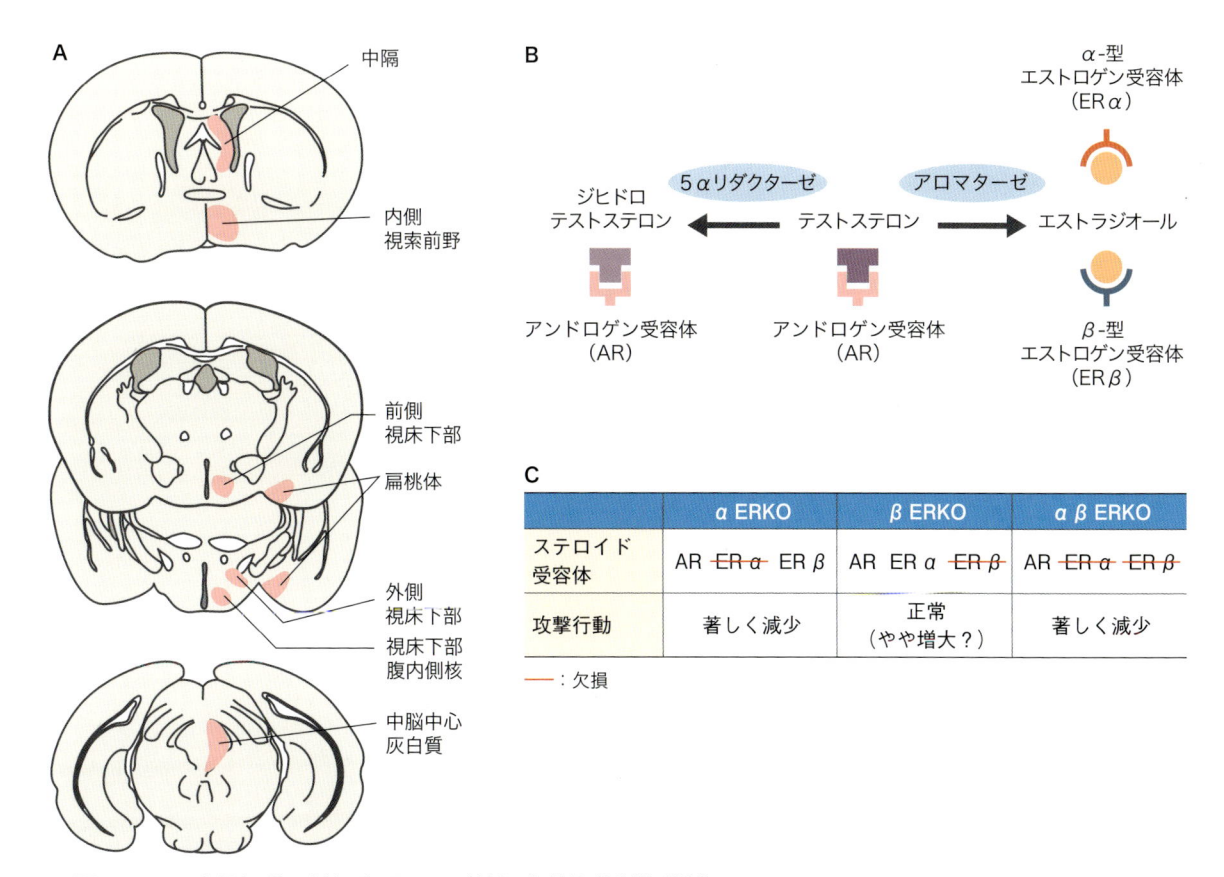

●図6-23　攻撃行動の神経生理および神経内分泌的制御機構
A）攻撃行動制御に関与していることが示唆されている脳領域[5]．B）性ステロイドホルモンの代謝と受容体結合．C）雄マウスの攻撃行動におよぼすエストロゲン受容体αおよびβ遺伝子欠損の効果[6]〜[8]．KO：ノックアウト

A：中隔，内側視索前野，前側視床下部，扁桃体，外側視床下部，視床下部腹内側核，中脳中心灰白質

B：ジヒドロテストステロン ←5αリダクターゼ— テストステロン —アロマターゼ→ エストラジオール
アンドロゲン受容体（AR）／アンドロゲン受容体（AR）／α-型エストロゲン受容体（ERα）・β-型エストロゲン受容体（ERβ）

C：
	αERKO	βERKO	αβERKO
ステロイド受容体	AR ~~ERα~~ ERβ	AR ERα ~~ERβ~~	AR ~~ERα~~ ~~ERβ~~
攻撃行動	著しく減少	正常（やや増大？）	著しく減少

―：欠損

　攻撃行動を促進する主な要因の1つに，性ステロイドホルモンのテストステロンがあげられる．例えば，成体の雄マウス間での攻撃行動は，精巣除去により消失するが，テストステロンの投与により回復する．テストステロンは，性腺から分泌された後，中枢神経系に達し，主に視床下部，扁桃体，外側中隔などのニューロン内に存在するアンドロゲン受容体（AR）に（そのままの形かあるいは，代謝酵素の5αリダクターゼによりジヒドロテストステロンに転換された後），あるいはエストロゲン受容体（ER）に（代謝酵素アロマターゼによりエストラジオールに転換された後）結合する（図6-23B）．現在までに脳内での局在と機能が同定されているエストロゲン受容体には，少なくともERαとERβの2種類がある．これらのステロイドホルモン受容体は，細胞核内でDNAに結合し，転写制御因子として種々の遺伝子発現をコントロールすることにより，最終的には行動の制御に関与すると考えられる．ERαの遺伝子が欠損した雄マウス（αERKO）では，攻撃行動が著しく減少しており（図6-23C），テストステロンを投与しても全く攻撃行動を示さない．それに対し，ERβ遺伝子の欠損したマウス（βERKO）は正常の攻撃行動を示す（図6-23C）ことから，ERαを介した性ステロイドの脳内作用が，雄マウスの攻撃行動の発現に深く関与しているといえる．

MEMO
テストステロンは，脳内のステロイドホルモン受容体に作用して，攻撃行動の出現を促進させる．

　一方，攻撃行動を抑制する要因としては，神経伝達物質の1つであるセロトニンが知られている．孤立飼育された雄マウスにみられる攻撃行動の促進は，しば

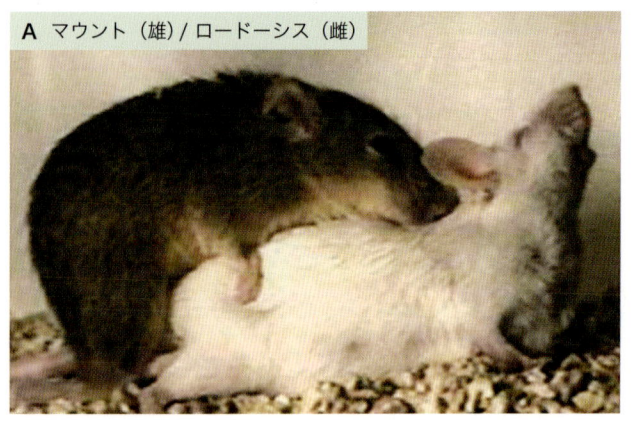

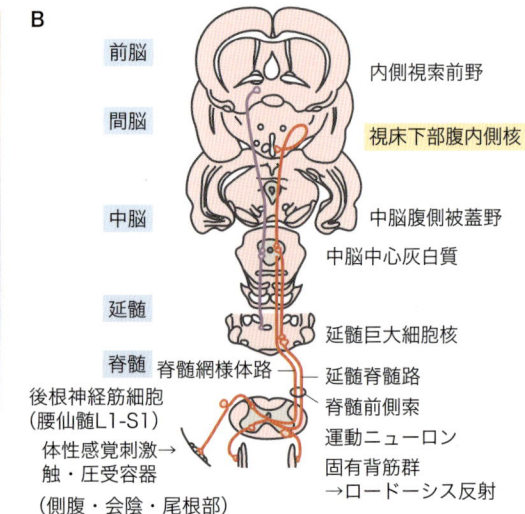

●図6-24　性行動の神経生理および神経内分泌的制御機構
A) マウスの性行動（左：雄，右：雌）．B) 雌の性行動（ロードーシス反射）の促進および抑制系神経回路（文献9より引用）[9][10]．C) 雌マウスの性行動におよぼすエストロゲン受容体α（ERα）遺伝子欠損の効果[6]（WT：野生型マウス，αERKO：ERα遺伝子欠損マウス，＊＊：$p < 0.01$ vs WTマウス）．D) 雄の性行動の制御に関与する神経経路[11][12]

しば，セロトニン系の神経活動の低下と正の相関関係をみせる．また，脳内のセロトニンを合成酵素の阻害剤で枯渇させたマウスや，セロトニン受容体（5-HT$_{1B}$サブタイプ）の遺伝子欠損マウスでは攻撃行動が著しく増大している．

> **MEMO**
>
> セロトニンは攻撃行動を抑制する働きがある．

4 性行動

ラットやマウスの雌雄の交尾行動は，いくつかの固定的な行動型の系列から成り立つ．なかでも，雄のマウンティングに対して発情期の雌が示す交尾姿勢はロードーシス反射（図6-24A）と呼ばれ，その発現は性ステロイドホルモンのエストロゲンに強く依存することが知られている．電気刺激，脳損傷実験，および微量のエストロゲンの脳局所への植込み実験などから，視床下部の腹内側核が，エストロゲンによるロードーシスの発現促進の主要な作用点であることがわかっている（図6-24B）．視床下部腹内側核に高濃度で局在するエストロゲン受容体（特にER α）は，転写制御因子として種々の遺伝子の発現を調節することによって，エストロゲン依存的なロードーシスの生起をコントロールしている．例えば，性周期を示す雌でエストロゲンにやや遅れて分泌が増加するプロゲステロンは，雄を誘惑する行動を引き起こしたり，エストロゲンによるロードーシス発現促進をさらに強める働きをするが，これにはエストロゲンが腹内側核のER αに結合したのち，プロゲステロン受容体を時間依存的に誘起させることが基礎になっている．実際，ER αの遺伝子を欠損させると，雌マウスは雄の性的接近に対して極度に拒否的な行動をとるようになり，ロードーシスもほぼ完全に消失してしまう（図6-24C）．

MEMO

雌の性行動（ロードーシス）の制御には，視床下部の腹内側核が促進的役割を果たしている．

腹内側核，特にその吻側部からは，中脳中心灰白質を経由し延髄網様体脊髄路の起始細胞に達する興奮性の下行出力が発している（図6-24B）．延髄脊髄路に達した促進性の出力は，背筋の脊髄運動ニューロンを興奮させてロードーシスを引き起こす．一方，内側視索前野から，腹側被蓋野を経由し，中脳中心灰白質腹側部に達する下行性出力は，ロードーシス反射を抑制することが示唆されている．その他，内側視索前野よりもやや前方に位置する中隔や，下位脳幹の背側縫線核のニューロンも，ロードーシス制御機能をもつことが知られている．

ラットやマウスの雄の性行動は，発情期雌の匂いをかぎつけて接近した後，マウンティング（図6-24A）や，挿入を伴うマウンティングであるイントロミッションを繰り返し，最終的に射精に至る一連の行動系列からなる．このような行動の促進的制御には，内側視索前野が統合的役割を果たしている（図6-24D）．内側視索前野への主要なインプットには，嗅刺激の情報処理を司ると示唆される嗅球−扁桃体皮質・内側部をめぐる経路が同定されている．一方，内側視索前野からは，内側前脳束を通って中脳の外側被蓋野へ促進性の下行出力が発している．内側視索前野には，アンドロゲン受容体が高濃度で局在しており，アンドロゲン（テストステロンやジヒドロテストステロン）による性行動の促進作用を介在している．この部位に局在するER αもテストステロンによる雄の性行動の促進作用に関与していることが明らかとなっている[13]．

MEMO

雄の性行動（マウンティング，イントロミッション，射精）の制御には，内側視索前野が促進的役割を果たしている．

（小川園子）

■ 文 献 ■

1) Iversen, S. et al. : Emotional states and feelings. 『Principles of Neural Science』(Kandel, E. R. et al./ ed.), pp982-997, Mcgraw-Hill, 2000
2) 『The Emotional Brain』(LeDoux, J. E.), Simon & Schuster, 1996
3) LeDoux, J. E. : Emotion, memory and the brain. Scientific American, 270 : 50-57, 1994
4) Davis, M. : The role of the amygdala in fear and anxiety. Annual. Rev. Neurosci., 15 : 353-375, 1992
5) Siegel, A. et al. : Neuropharmacology of brain-stimulation-evoked aggression. Neurosci. Biobehav. Rev., 23 : 359-389, 1999
6) Ogawa, S. et al. : Abolition of male sexual behaviors in mice lacking estrogen receptors α and β (αβ ERKO). Proc. Natl. Acad. Sci. USA, 97 : 14737-14741, 2000
7) 小川園子：行動の制御にかかわる脳内エストロゲン受容体の役割．『生体統御システムと内分泌撹乱』(井上 達，井口泰泉/編), pp189-200, シュプリンガー・フェアラーク東京, 2005

8) Ogawa, S. et al.：Differential roles of two types of estrogen receptors in the regulation of aggressive behaviors in mice.『Biology of aggression』(Nelson, R./ed.), pp231-249, Oxford University Press, 2006
9) 佐久間康夫：性行動．『現代の神経内分泌学』(吉田　尚/監訳), pp281-289, メディカル・サイエンス・インターナショナル, 1996
10) Pfaff, D. W. et al.：Cellular and molecular mechanisms of female reproductive behaviors.『The Physiology of Reproduction』(Knobil, E. & Neill, J. D. /ed.) vol. 2, pp107-220, Raven Press, 1994
11) Meisel, R. L. & Sachs, B. D.：The physiology of male sexual behavior.『The Physiology of Reproduction』(Knobil, E. & Neill, J. D. /ed.) vol. 2, pp1-106, Raven Press, 1994
12) 山内兄人, 佐藤元康：性行動制御機構とその性分化における性ホルモンの役割．神経研究の進歩, 42：610-623, 1998
13) Sano, K. et al.：Differential effects of site-specific knockdown of estrogen receptor a in the medial amygdala, medial preoptic area, and ventromedial nucleus of the hypothalamus on sexual and aggressive behavior of male mice. Eur. J. Neurosci., 2013, in press

第6章 脳の高次機能

6 記憶と学習

　われわれが感覚ニューロンを通して受容する情報の大部分は瞬時にして失われるが，わずかな部分は短期記憶として，あるいは，生涯保持されるような長期記憶として貯えられる．記憶学習機構は，感覚ニューロンのミリ秒単位のチャネル活動を神経の可塑性を用いて何年も貯え，かつ，必要なときに取り出せる形に変換する柔軟かつ巨大な機構である．記憶の過程は感覚情報を獲得するステップ（記銘），その情報を保存しておくステップ（保持），そして保存情報を読み出すステップ（想起）からなり，どの1つが欠けても記憶として成立しない．そして，記銘のステップを「学習」と呼ぶ（概念図）．想起は再生と再認に分けられ，再生は何の手がかりもなしに思い出す想起，再認はいくつか示された中から選びだす形の想起である．

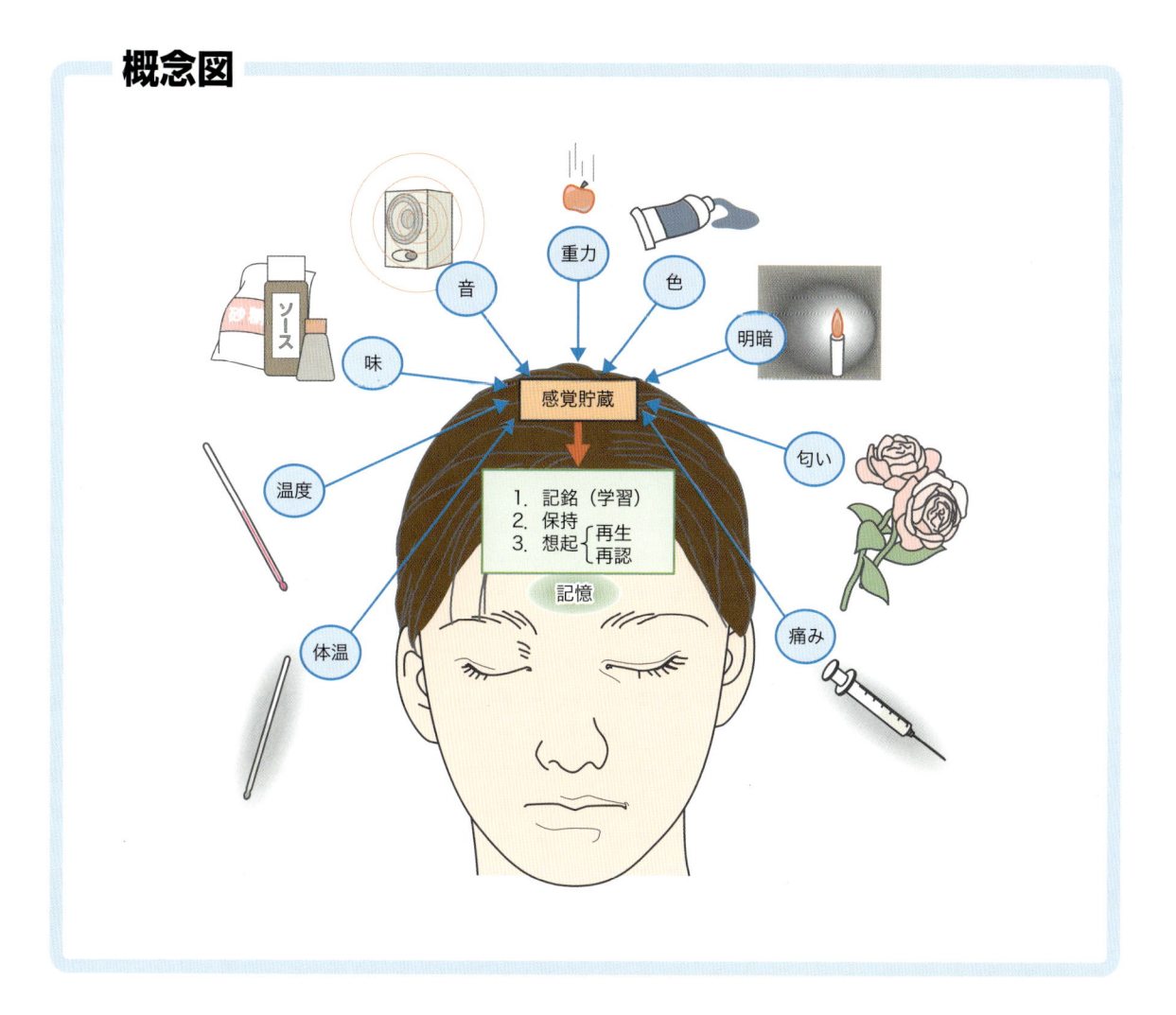

概念図

● 表6-2 記憶内容による分類

分類	例
陳述記憶	エピソード記憶（出来事，エピソード） 意味記憶（事実）
非陳述記憶	条件反射 技能 プライミング効果 その他

記憶は言葉で述べることができる陳述記憶と述べることができない非陳述記憶に大きく分類される．陳述記憶は，個人的な情報を含むエピソード記憶と意味・事実に関する情報を含む意味記憶に分けられる．非陳述記憶には条件反射や各種の技能，一度経験したものを無意識で行動に用いてしまうプライミング効果などがある

● 表6-3 保持時間による分類

分類	性質
感覚貯蔵	感覚記憶，1秒以内に消失
短期記憶	数秒間〜数分間保持される
長期記憶	数時間〜生涯保持される

外界からの感覚情報はまず感覚貯蔵（感覚記憶）に留まる．注意を払った情報は短期記憶さらに長期記憶に貯えられる．短期記憶の保持に必要なリハーサルは，情報を短期記憶から消滅させないようにしている「維持リハーサル」と，情報の意味を考えたり，イメージを浮かべながら行う「精緻化リハーサル」に区別される．後者は新しい情報を既存の記憶と結びつけて短期記憶から長期記憶へ転送するのに役立つと考えられる．多くの長期記憶は新しいタンパク質の合成が必要であり，便宜的に，タンパク質合成阻害剤で阻害されない記憶を短期記憶，阻害される記憶を長期記憶に分類することもある．ショウジョウバエでは中期記憶，麻酔感受性記憶などさらに細かい分類がなされている[1]

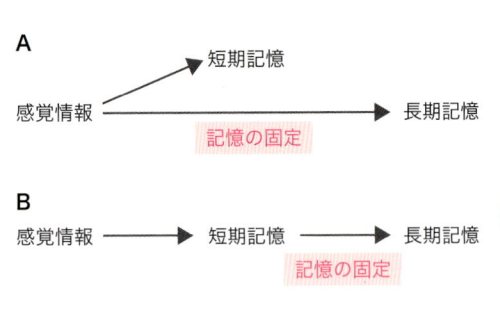

● 図6-25 記憶の固定

記憶の固定として，感覚情報受容後，短期記憶を経由しないモデル（A）と短期記憶を経由するモデル（B）が考えられている

1 記憶の分類

1）陳述記憶と非陳述記憶

陳述記憶は「言葉で述べることができる記憶」，非陳述記憶は「言葉で述べることができない記憶」である（表6-2）．「私は21歳のときに運転免許をとった」のように特定の日時などを含む個人的な経験に関連した『エピソード記憶』や，「札幌は北海道にある」のように特定の日時などとは無関係な『意味記憶』は陳述記憶に分類される．一方，自転車の乗り方や靴のヒモの結び方など『行動』や『技術』に関する記憶は非陳述記憶に分類される．陳述記憶は思い出す努力を必要とし，容易に形成されるが容易に失われる．一方，非陳述記憶は繰り返しや練習が必要であるが，いったん形成されるとなかなか失われない．また，自動車の運転を学ぶときには，始めは意識してさまざまな操作をするが，これらの操作は時間が経つと無意識にできるようになる．陳述記憶が非陳述記憶になっていく例である．

2）短期記憶，長期記憶，ワーキングメモリー

記憶は「保持」時間の長さにより「短期記憶」と「長期記憶」に分類される（表6-3）．われわれが受容した外界の情報はごく短い間「感覚貯蔵」内に留まるが1秒以内に消失する．そのうち，われわれが注意を払った情報は「短期記憶」として保持される．短期記憶は調べた電話番号を覚えているような記憶であり，一時的で，その容量に限りがあり，また，短期記憶を保つには情報を頭の中で繰り返す「リハーサル」が必要である．しかし，あるきっかけにより何らかの機構が働き電話番号を忘れなくなる．情報が「長期記憶」に組み込まれたのである．長期記憶は永続性があり，容量が大きく，これを保つのにリハーサルの必要はない．長期記憶に入った情報はその人がすでにもっている知識体系と結合され永く記憶に留まる．このように，感覚情報が長期記憶に貯えられる機構を「記憶の固定」と呼び（図6-25），その記憶痕跡を「記憶の座」と呼ぶ．長期記憶には新しいタンパク質の合成（遺伝子の転写・翻訳）が必要であるが，短期記憶にはその必要

がないことでも区別される.

「何種類もの情報が同時にかつ一時的に保持・利用される記憶」を指す『ワーキングメモリー（working memory：作業記憶，作動記憶）』は，随時獲得される感覚情報に加えて長期記憶も利用して外界の状況変化やその流れを保持するのに必須の記憶で，文章や会話の理解，暗算などさまざまな活動を正しく円滑に行うための記憶である．ワーキングメモリーは情報を能動的に消去したり置き換える機構も含まれ，思考，推論，学習，理解など高次の精神機能の基礎となる重要な記憶であると考えられる．

2 学習の分類

陳述記憶は容易に形成され，容易に失われる．この種の記憶はシナプスにおける情報伝達の小さな修飾によると考えられ，その機構解明は困難である．一方，知覚と運動を結ぶ単純な反射経路にも強固に形成される非陳述記憶は記憶学習機構のモデルとして多くの研究に用いられてきた．非陳述記憶は主に「非連合学習」と「連合学習」により獲得される.

1）非連合学習

非連合学習はある1つの刺激に対する応答が時間とともに変化する学習で，「馴化」と「感作」は非連合学習に属する．

MEMO

非連合学習は1つの刺激に対する応答が時間とともに変化する学習である．

馴化は，「刺激Aの繰り返しにより，その刺激Aに対する反応が減弱する」という学習である．例えば，いきなり爆竹が爆発するとびっくりする．しかし，その爆発が続くと，その音に慣れて，最後にはまばたきもしなくなる．すなわち，爆竹の音（刺激A）は危害のないものとして無意味な反応をしなくなる．

一方，感作は「強い刺激Xにより，別の刺激Yに対する応答が強化される」という学習である．馴化の例であげた爆竹の中の1本が飛んできて足に当たったとしよう．次の爆竹の音からは身構えることになる．爆竹で痛い目にあうという強い刺激Xにより，爆竹の音という刺激Yに対する反応が感作（強化）されたのである.

馴化は無害な刺激に対する過剰な反応・行動を防ぎ，感作は侵襲刺激に対する防御行動の機構として重要である．また，ある刺激に対して馴化しても，異なる強い刺激で馴化が解除され，感作が引き起こされる．これを，「脱馴化」と呼ぶ．感作と馴化は海産無脊椎動物アメフラシを用いてその機構が詳細に検討されている[2].

MEMO

感作と馴化は生物に基本的な行動であり，さまざまな行動様式の中に保存されている．

2）連合学習

2つあるいはそれ以上の出来事（刺激）を関連づける連合学習は，「古典的条件づけ」と「オペラント条件づけ」の2つに分けられる．連合学習の機構は脊椎動物だけではなく，アメフラシやウミウシなどの海産無脊椎動物，さらにはショウジョウバエやミツバチなどの昆虫を用いても研究されている[3].

MEMO

連合学習は2つ以上の刺激（出来事）を関連づける学習である．

■古典的条件づけ

ロシアの生理学者イワン・パブロフが詳細に研究した古典的条件づけは，「刺激Aにより引き起こされる応答Rと，通常はその応答Rを引き起こさない刺激Bとを関連づける学習」である．刺激Aは訓練なしに（条件づけなしに）応答を引き起こすので「無条件刺激」と呼ばれる．パブロフの実験の場合，無条件刺激は「肉の粉」であり，応答Rは犬の「だ液量の増加」である．刺激Bは訓練により（条件づけにより）応答を引き起こすので「条件刺激」と呼ばれる．パブロフの実験では条件刺激は「メトロノームの音」であった（図6-26A）．

MEMO

訓練なしに応答を引き起こす刺激を無条件刺激，訓練後に応答を引き起こす刺激を条件刺激と呼ぶ．

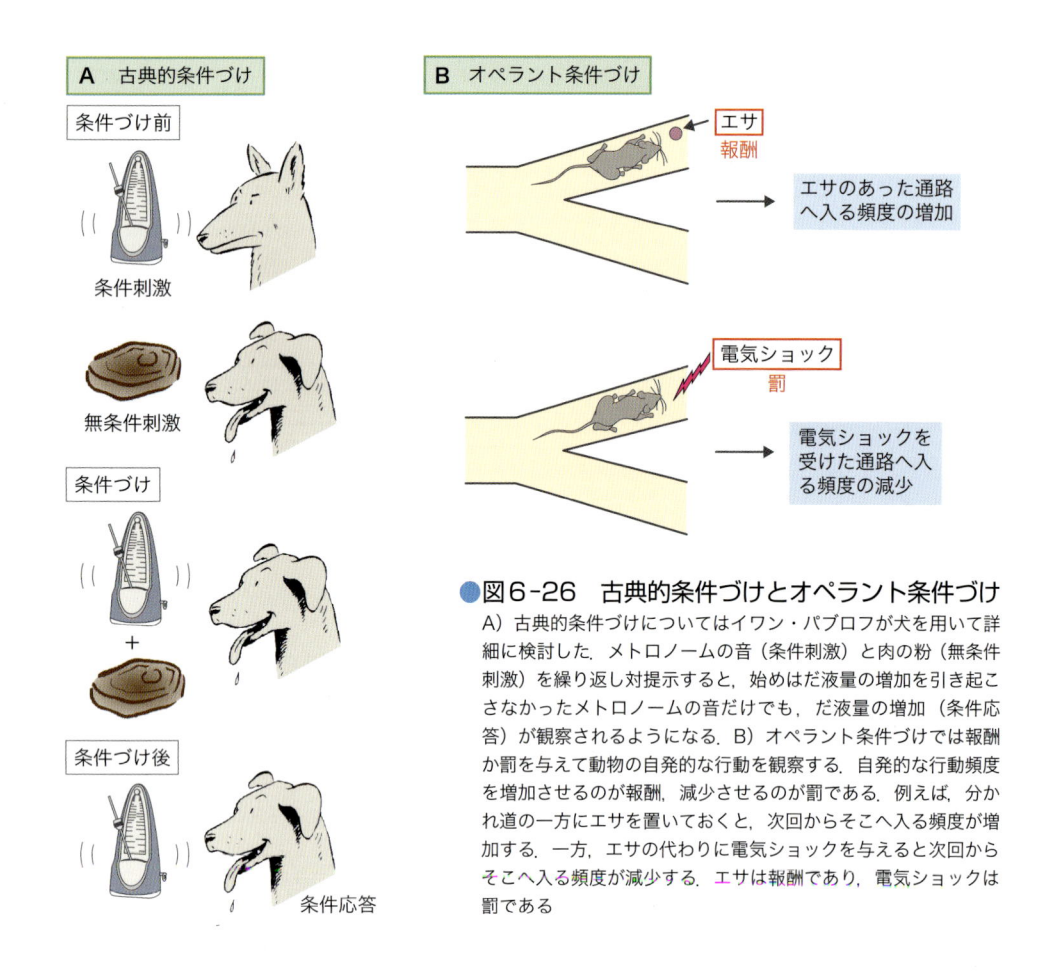

●図6-26　古典的条件づけとオペラント条件づけ
A) 古典的条件づけについてはイワン・パブロフが犬を用いて詳細に検討した．メトロノームの音（条件刺激）と肉の粉（無条件刺激）を繰り返し対提示すると，始めはだ液量の増加を引き起こさなかったメトロノームの音だけでも，だ液量の増加（条件応答）が観察されるようになる．B) オペラント条件づけでは報酬か罰を与えて動物の自発的な行動を観察する．自発的な行動頻度を増加させるのが報酬，減少させるのが罰である．例えば，分かれ道の一方にエサを置いておくと，次回からそこへ入る頻度が増加する．一方，エサの代わりに電気ショックを与えると次回からそこへ入る頻度が減少する．エサは報酬であり，電気ショックは罰である

肉の粉（無条件刺激）とメトロノームの音（条件刺激）の対提示を学習して，メトロノームの音（条件刺激）だけで犬のだ液量が増加するようになる．犬は「メトロノームの音」が「肉の粉」の到来を意味することを学習したのである．条件刺激（メトロノームの音）に対して学習（獲得）された応答は「条件応答」と呼ばれる．条件刺激と無条件刺激の時間的間隔は古典的条件づけを引き起こすのに非常に重要であり，厳密な時間間隔要求性をもつシナプス機構が関与していると考えられる．

MEMO
古典的条件づけにおいては条件刺激と無条件刺激間の時間間隔が重要である．

古典的条件づけ後，肉の粉なしにメトロノームの音を聞かせ続けると，だ液量の増加はしだいに観察されなくなる．この現象を「消去」と呼ぶ．消去は忘却とは異なり，「メトロノームの音が肉の粉を意味しない」ことを新しく学習したと考えられる．この機構はいつまでも無駄な刺激に反応しないための順応の機構として重要である．

■オペラント条件づけ

オペラント条件づけは，「動物の自発的行動（反応）に対して「報酬」か「罰」が与えられ，次の行動の頻度が変化する」学習である．報酬（エサや砂糖水など）は行動の頻度を増加させる刺激，罰（電気ショックなど）は行動の頻度を減少させる刺激である（図6-26B）．古典的条件づけでは，ある刺激（肉）に対する反射反応の変化（だ液量の増加）を観察したが，オペラント条件づけでは，自発的行動の頻度変化を観察する．

MEMO
古典的条件づけでは反射反応を，オペラント条件づけでは自発的行動を観察する．

オペラント条件づけでしばしば用いられるのが自己刺激パラダイムである．このパラダイムでは，動物はレバーを押すことあるいは穴をのぞくことで報酬（エサや砂糖水あるいは自分の脳に埋め込まれた電極を通しての「快楽中枢」への刺激）が得られることを学習する．表面的には，古典的条件づけとオペラント条件づけは全く異なる刺激-反応関係を示す学習のようであるが，条件刺激と無条件刺激の間，自発的行動と報酬（あるいは罰）との間の至適時間間隔の存在，また，動物がある刺激（行動）の次の出来事（結果）を予期することを学習することなどは，2つの条件づけに共通の基礎的神経機構が存在することを示唆している．

3）その他の学習

観察学習に属する鳥の鳴き声学習や，乳児が親の言葉を聞き，まねをして覚える模倣学習は，何の刺激とも対提示されていないので古典的条件づけではなく，ましてや，乳児の学習途中にエサや電気ショックを与えたりしないのでオペラント条件づけでもない．

MEMO

乳児の模倣学習などは連合学習や非連合学習に分類できない．

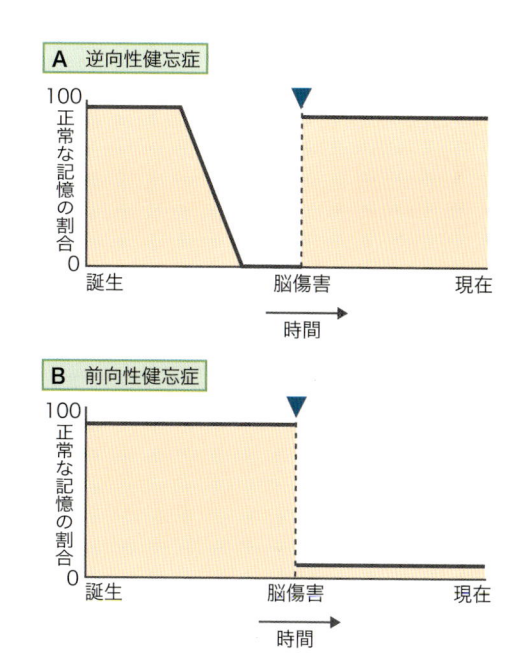

● 図6-27　脳傷害により引き起こされる健忘症
A）逆向性健忘症では，脳傷害の時点から過去へ遡って記憶が失われるが，傷害の時点から現在までの新しい記憶を形成する能力は正常である．逆向性健忘症により過去のすべての記憶が失われることはまれである．B）前向性健忘症では，脳傷害の時点以前の記憶は正常であるが，傷害の時点から現在までの新しい記憶を形成することができない．また，脳傷害から過去数年間の記憶が断片的であることが多い

3 健忘症と記憶

日常生活で，「忘れる」ことは不可避である．一方，各種の脳損傷は健忘症と呼ばれる重篤な記憶の喪失を引き起こす．脳損傷が各種記憶におよぼす影響の研究は，記憶学習機構を知るうえで大きな貢献をしている．

健忘症は逆向性健忘症と前向性健忘症に分けられる（図6-27）．逆向性健忘症では脳傷害の時点から過去のある時期までの記憶が障害され，一般に過去のすべての記憶が失われることはまれである．一方，前向性健忘症では，脳傷害の時点から新しい記憶を形成できなくなるが，通常は過去の記憶，例えば，子供の頃の記憶は正常である．

1）側頭葉内側部と記憶

スコヴィルとミルナーは，各種の精神神経疾患治療のために側頭葉内側部切除手術を受けた患者10人の健忘症について報告している[4]．そのうちの1人H.M.（ヘンリー・グスタフ・モレゾン，1926〜2008）はてんかん治療のため，側頭葉内側部の切除手術を受けた．手術後，てんかんの頻度は減少し，彼の感覚，知能，その他，普段の行動は正常であった．過去3年間の記憶に部分的な逆向性健忘症があったが，最もひどかったのは前向性健忘症であった．子供の頃の記憶は正常であったが，H.M.は5分前に会った人のことを覚えていなかった．H.M.の短期記憶は正常であり，繰り返していれば6桁までの数字を覚えることができたが，注意が他に向けられると，その数字どころか何をしていたのかさえ覚えていなかった．しかし，彼の運動学習などの非陳述記憶は正常であり，鏡像描写課題やハノイの塔パズルなどでは明らかに進歩したが（図6-28），その課題を練習するたびに彼は「やったことはない」というのであった．すなわち，H.M.は陳述性の短期記憶を長期記憶に変換する能力を選択的に喪失していた．

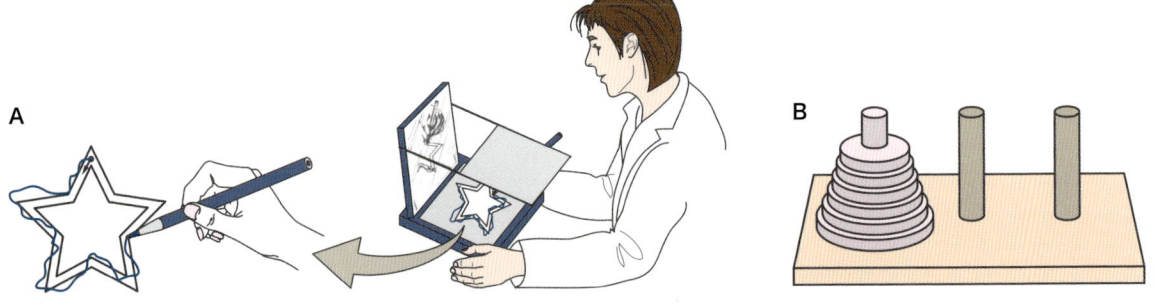

●図6-28　鏡像描写課題とハノイの塔パズル
鏡像描写課題は，鏡に映った自分の手をみながら二重の星形の線の間に線を描いて一回りする課題である（A）．ハノイの塔のパズルは，大きいディスクが小さいディスクの上にならないように，かつ，一度に1枚ずつディスクを3つの柱の間を移動させながら，ディスクのピラミッドを他の場所につくりかえるという課題である（B）．これらの課題は非陳述記憶を検査する課題として用いられる．H. M. はこのような課題をうまくこなすようになるのだが，本人はこの課題を試したことさえ覚えていなかった

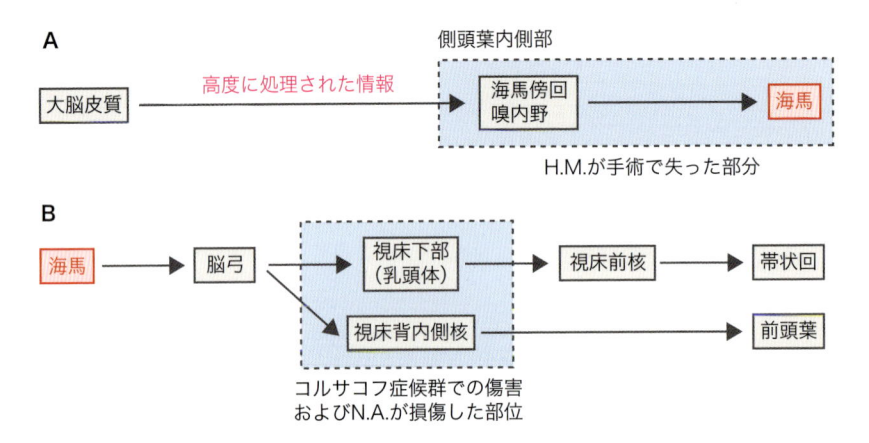

●図6-29　大脳皮質から海馬，海馬から大脳連合野への情報の主要な流れ
大脳皮質で高度に処理された感覚情報は海馬傍回，嗅内野を介して海馬に伝えられる．海馬からの情報は脳弓を介して間脳（視床，視床下部）へ伝えられる．さらにこの情報は大脳の帯状回そして前頭葉全体へと伝えられる．H. M. やN. A. そしてコルサコフ症候群の患者ではそれぞれ破線で囲んだ部位が主に傷害を受けていた．記憶に関与するこれらの部位の詳細は巻頭アトラスおよび第2章-5参照

> [!NOTE] MEMO
> 側頭葉内側部は，陳述性長期記憶の形成に重要な役割を果たす．

H. M. が切除手術で失った側頭葉内側部へは，大脳皮質から高度に処理された感覚情報が供給される（図6-29A）．さらに，この領域に含まれる海馬では長期増強や長期抑圧が観察され，これらの神経可塑性と各種学習との関連が注目されている（第2章-5，第5章-2）．また，通常ヒトは幼児期（4～5歳以下）の陳述記憶が欠如している．これは幼児性健忘症と呼ばれ，海馬を含む領域の未成熟が原因であると考えられている．

2）間脳と記憶

海馬からの大部分の出力は脳弓を介して視床下部の乳頭体に投射していることから，この領域を含む間脳が記憶の形成に重要であることは容易に予測される（図6-29B）．

フェンシングの剣で視床背内側核を損傷したN. A. の症状はH. M. の症状と類似し，N. A. は過去2年間の逆向性健忘症と陳述性記憶の前向性健忘症となった．

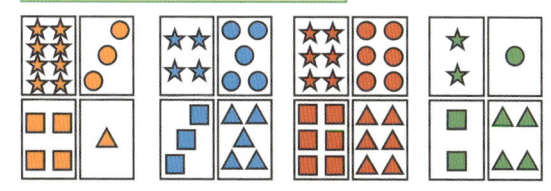

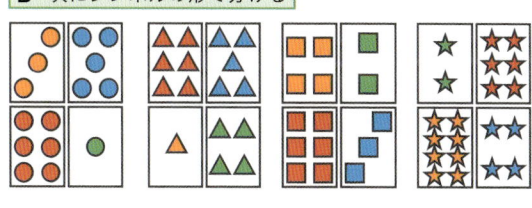

●図6-30　ウィスコンシンカードソーティングテスト
始めに，さまざまな数の色つきシンボルを描いたカードをシンボルの「色」で分けることを被験者に指示する（A）．何度かこのルールでカードを分類させた後に，次に，ルールを変えてシンボルの「形」で分類するように指示する（B）．前頭葉に傷害のある被験者では前のルールに縛られて，新しいルールで分類することが困難である．すなわち，初めのルールで形成されたワーキングメモリーを2番目のルールで書き換えられないためであると考えられる

しかし，一般的な知能や過去の記憶，そして運動学習のような非陳述性記憶は全く正常であった．陳述性の短期記憶も正常であったが，新しい陳述性の長期記憶を形成できなかった．

コルサコフ症候群は，アルコール中毒患者が長期間にわたりアルコールのみに依存してまともな食事をとらないことによる，チアミン（ビタミンB1）欠乏症が原因である．チアミンの誘導体チアミンピロリン酸は，グルコースの代謝に関与するピルビン酸脱水素酵素およびα-ケトグルタル酸脱水素酵素の補酵素である．補酵素の欠乏によりニューロンの主エネルギー源であるグルコースを利用できなくなり，間脳，特に視床背内側核と乳頭体のニューロンに損傷が起き，記憶障害を引き起こす．

MEMO
アルコール依存症などにより引き起こされる栄養不良が健忘症を引き起こすこともある．

さて，H. M. と N. A. が傷害を受けた部位は記憶の過程でどのような役割を果たしているのであろうか？H. M. とコルサコフ症候群の患者とを比較した実験[5)6)]，そして，側頭葉内側部を切除したサルと視床背内側核を切除したサルとを比較した実験[7)]から，側頭葉内側部は切除により「忘却」を促進するので情報の「忘却抑制」に関与すること，視床背内側核は切除しても忘却曲線を変化させないので情報の変換と想起に関与することが考えられる．

3）前頭前野と記憶

前頭前野はヒトで高度に発達している行動の企画・組織化の能力，問題解決能力などに関与するとされている（第2章-1，4）．また，前頭前野は前述の海馬や間脳からの情報や身体内部からの情報を含めほぼすべての感覚情報を受け取ることから，これらの情報を同時に受け取り処理するのに適している．ワーキングメモリーを必要とする課題で前頭前野のニューロンが特異的に活性化されることが各種の脳イメージング（第8章-3，4，5）を用いて明らかにされ，さらに，前頭前野に傷害を受けたヒトやサルの症例から，この領域がワーキングメモリーを必要とするさまざまな認知学習（図6-30）に関与することが示唆されている[8)]．

4）小脳と記憶

運動学習は，運動の手順を覚える「手続き学習」と，運動の手順を滑らかに，素早く，かつ正確に行うような「スキル学習」とに分けられ，そのうちスキル学習は主に小脳が担当している[9)]．また，小脳傷害は随意運動自体が失われる運動麻痺や運動喪失を引き起こさないが，眼球運動の異常や四肢の運動失調を引き起こすことが報告されている[10)]．小脳が関与する学習を担う神経可塑性は，長期抑圧と呼ばれる神経活動依存的な神経伝達効率の低下である（第2章-8）．

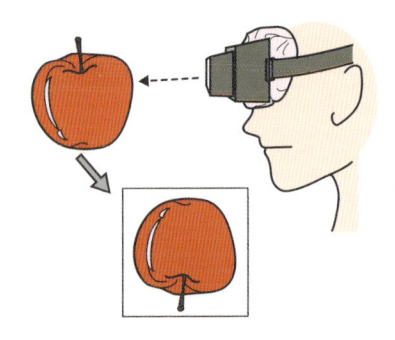

●図6-31　逆転プリズム眼鏡をかけた被験者と，被験者に実際にみえている像

上下が反対になる逆転プリズム眼鏡をしばらくかけているとこの環境に順応し，反対に動いていた頭と眼球が同一方向に動くようになる．前庭動眼反射順応は小脳が関与する学習の代表的な例である

MEMO

小脳の傷害は運動喪失は引き起こさないが，運動失調を引き起こす．

小脳が関与する記憶学習のモデルとして，前庭動眼反射順応，瞬目反射学習，歩行パターンの形成学習（第2章-8，第6章-4）などがある．例えば，前庭動眼反射は，頭を左右に振ると，内耳にある前庭器官が頭部の動きを感知して，眼球が「反対方向」に振られる反射機構である．この反射のおかげで，頭が動いても視野の像は「ぶれないで」みえる．この前庭動眼反射は非常に柔軟性に富み，上下あるいは左右が反対にみえる逆転プリズム眼鏡をかけ続けると眼球が頭と「同じ方向」に振れるように順応し（学習し），さまざまな行動を間違えずに行えるようになる（図6-31）．

MEMO

小脳は運動学習などの非陳述性の記憶に重要な役割を果たす．

4 記憶の座

ドナルド・ヘッブは記憶の座（記憶の痕跡）について以下のような仮説を述べている．例えば，六角形を認識したときは対応するすべての神経が活性化される（図6-32）．刺激を取り除いた後でも，これらのニューロンの活性化が続き短期記憶として保存される．さらに一緒に活性化されているニューロンはお互いに強く結合されて，長期記憶として固定される（記憶の座の形成）．記憶が固定された後では，回路の一部分のみが活性化された場合でも回路全体が活性化され，われわれの内部で完全な六角形として認識される．

彼の仮説において，記憶の座がニューロン間の結合として広く脳に分布するであろうこと，そして，感覚や認知に関与するニューロンが記憶の座に関与するであろうことを示唆する点は重要である．彼のモデルはヒトや動物のさまざまな記憶の性質をよく示すことが知られ，一般に広く受け入れられている．例えば，サルにある角度で物体をみせたときにだけ活性化されるニューロン群や，ある課題の学習中，学習後に特異的に活性化されるニューロン群が大脳皮質に存在することは，感覚情報の処理や認知の役割を担うこれらの部位が記憶の座でもある可能性を示唆している．

5 記憶の分子機構の解明

1970年代まで，記憶の研究は心理学，生物学そして生理学が主役であった[11)～13)]．'70年代初めに記憶の細胞基盤として神経可塑性が見出され（第5章-2），過去30年間に神経可塑性に関与する分子が数多く同定された[13)]．そして，近年，分子生物学の進歩によりマウスなどの遺伝子改変（遺伝子ノックアウト，過剰発現）が実現され（第8章-6），神経可塑性に関与する分子群が記憶へ関与することを個体レベルで解析可能となった．さらに，タンパク質の欠損や過剰発現を時間的（発達段階での遺伝子欠損を避ける），空間的（脳の細胞あるいは脳の部位特異的）に誘導する条件的遺伝子改変の技術も開発されつつある（第8章-6）．

神経可塑性による変化は，ニューロン間の神経伝達効率の変化であり，記憶そのものではない．さらに，オプトジェネティクス（第8章-4）を用いた過去の記憶の再生も報告されている[14)]．記憶は，可塑性を有

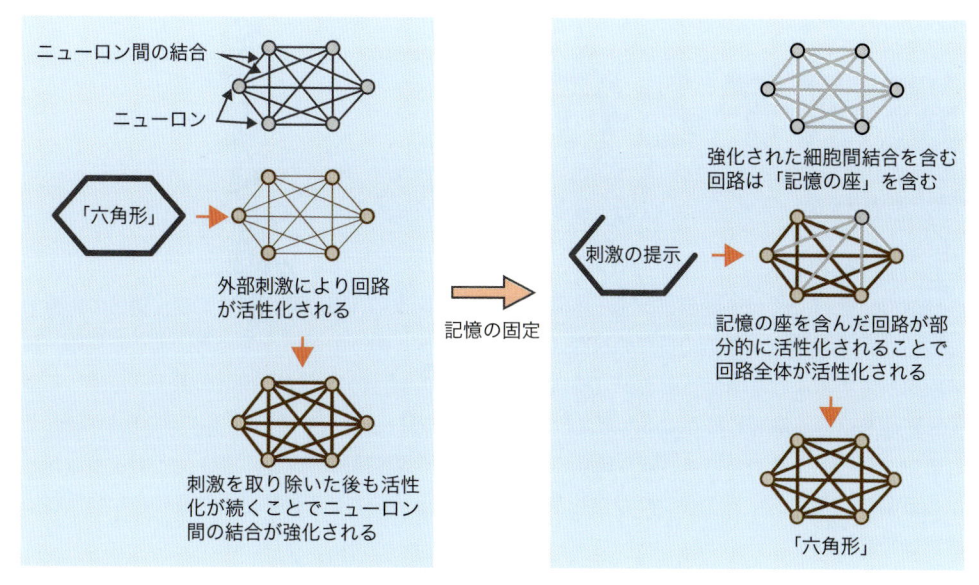

●図6-32　ヘッブが仮定した記憶の座のモデル
感覚神経細胞で獲得され，各種の処理を経た情報は単一の神経細胞に貯えられるのではなく，一群の細胞のネットワークに貯えられる．記憶の固定後，形成されたネットワーク中の十分な数の神経細胞が活性化されると回路全体が活性化されて想起が起こる

する回路を含む神経ネットワークを介して制御された，「個体の行動変化」として観察される．今後，前述の遺伝子改変動物を用いた研究は記憶の分子機構解明だけではなく，記憶障害をもつモデル動物として，遺伝病や疾病に伴う記憶障害の解決に個体レベルで大きく寄与するであろう．

> **MEMO**
>
> 記憶の評価は「個体の行動変化」の観察のみにより可能である．

（遠藤昌吾）

■ 文 献 ■

1) Dubnau, J. & Tully, T. : Gene discovery in Drosophila: new insights for learning and memory. Annu. Rev. Neurosci., 21 : 407-444, 1998
2) 遠藤昌吾：無脊椎動物アメフラシのシナプス可塑性．『運動の神経科学』（西野仁雄，柳原　大/編），pp145-156，ナップ，2000
3) Byrne, J. H. : Cellular analysis of associative learning. Physiol. Rev., 67 : 329-439, 1987
4) Scoville, W. B. & Milner, B. : Loss of recent memory after bilateral hippocampal lesions. J. Neurol. Neurosurg. Psychiat., 20 : 11-21, 1957
5) Huppert, F. A. & Piercy, M. : Dissociation between learning and remembering in organic amnesia. Nature, 275 : 317-318, 1978
6) Huppert, F. A. & Piercy, M. : Normal and abnormal forgetting in organic amnesia : effect of locus of lesion. Cortex, 15 : 385-390, 1979
7) 『Memory and Brain』(Squire, L. R.), Oxford University Press, 1987
8) 二木宏明：前頭前野と記憶．生体の科学，47：50-53，1996
9) 伊藤正男：小脳と運動調節．新医科学体系，7：273-283，1995
10) Holmes, G. : The cerebellum of man. Brain, 62 : 1-30, 1939
11) 『脳と記憶』（二木宏明/著），共立出版，1989
12) Milner, B. et al. : Cognitive neuroscience and the study of memory. Neuron, 20 : 445-468, 1998
13) Mayford, M. & Kandel, E. R. : Genetic approaches to memory storage. Trends Genet., 15 : 463-470, 1999
14) Liu, X. et al : Optogenetic stimulation of a hippocampal engram activates fear memory recall. Nature, 484 : 381-385, 2012

第6章 脳の高次機能

7 遺伝子と行動

「氏か育ちか」という問題に古くから議論は多いが，高次の行動は環境だけでなく遺伝の影響も受けるという考えを，最近の多くの研究は支持している．単一の遺伝子の変異によって精神・神経疾患が生ずるような場合もあるが（概念図A），行動の特性の多くは，複数の遺伝子によって量的な影響を受ける量的形質であると考えられる（概念図B）．ヒトでのゲノムワイドな解析技術，そしてマウスを始めとするさまざまな動物に対する遺伝子改変技術の進歩により，どのようなタイプの行動が，具体的にどのタンパク質をコードする遺伝子によって影響を受けるのかが明らかにされつつある．

概念図

A

精神・神経疾患

環境要因

フェニルケトン尿症 ← PAH

家族性アルツハイマー病 ← APP, PS1, PS2

散発性アルツハイマー病 ← APOE, 遺伝子A, 遺伝子B

統合失調症 ← DISC1, 遺伝子C, 遺伝子D, 遺伝子E, 遺伝子F

B

行動の特性

環境要因

学習・記憶能力 ← 遺伝子A, 遺伝子B, 遺伝子C

情動性 ← 遺伝子D, 遺伝子E, 遺伝子F

攻撃性 ← 遺伝子G, 遺伝子H, 遺伝子I

遺伝要因

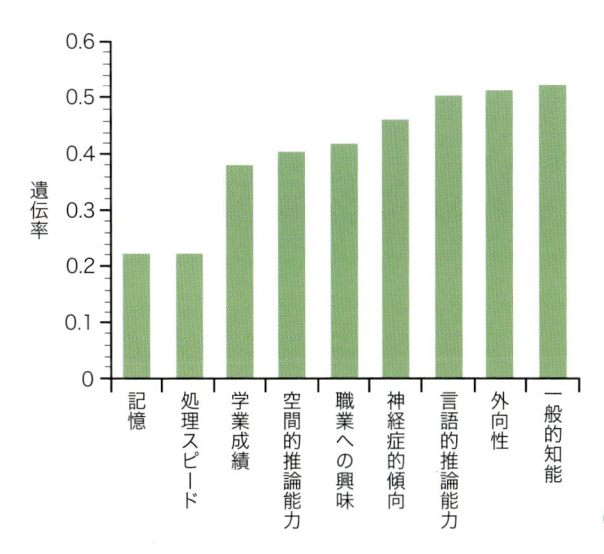

●図6-33　複雑な行動における遺伝の影響

1 行動の傾向は遺伝するのか？

　記憶・学習，情動などの高次の行動の特性が，遺伝によって決まるのか環境によって決まるのかは，古くからの人々の関心事である．この「氏か育ちか」という問題（Nature or Nurture problem）に議論は多いが，ヒトの双生児を用いた研究や，ラットやマウスを用いた研究から，種々の行動の特性は環境だけでなく遺伝の影響も受けることがわかっている．一卵性双生児は遺伝的に全く同一であるが，二卵性双生児は遺伝的には普通の兄弟と同じレベルの類似性しかもっていない．行動の特性を質問紙法などで調べ，一卵性双生児の行動特性の相関と，二卵性双生児のそれとを比較すると，遺伝率（表現型の分散のうち遺伝の分散で説明できる割合）が推定できる．この種の研究から，図6-33のように各種の行動が遺伝の影響を受けると推定されている[7]．ラットやマウスでは，兄妹交配を20世代以上繰り返すと，すべての個体が遺伝的にほぼ同一な系統ができる（近交系）．これまでに多くの種類の近交系が確立されているが，異なる近交系間では，各種の行動に関して顕著な系統差が存在することが知られている．この差は行動の傾向が遺伝の影響を受けることを示している．

MEMO

　認知能力，情動性，攻撃性などの高次行動の特性は，環境要因だけでなく，遺伝要因の影響も受ける．

2 行動の遺伝の仕方

1）単一の遺伝子変異による疾患

　行動の特性はどのように遺伝するのだろうか．まず，「全か無か」の診断が可能な疾患の場合を考えてみよう．フェニルケトン尿症は単一の遺伝子の変異だけが関与する遺伝性疾患であり，中枢神経症状を伴う．この病気は，フェニルアラニン水酸化酵素の遺伝子の異常によってフェニルアラニンが分解されずに蓄積し，精神遅滞が生じるというものである．この場合，神経疾患とその責任遺伝子が一対一に対応しているが，このような例は複雑な行動と遺伝子の関係としては例外的である．アルツハイマー病には，単独の遺伝子の異常に起因し，メンデルの法則で優性遺伝する家族性のものと，複数の遺伝子と環境要因に起因すると考えられる散発性のものがある．家族性アルツハイマー病を引き起こすことができる遺伝子はこれまでにアミロイドβタンパク質前駆体タンパク質（APP），presenilin-1，presenilin-2の3つが知られており，これらの遺伝子のうちの1つに特定の変異があると100％に近い率で発病する（第7章-5）．また，APOE（apolipoprotein E）の遺伝子の変異は，必ずしもアルツハイマー病を引き起こすとは限らないが，危険率を高め，

発症の時期を早めることが知られている．つまり，精神・神経疾患に遺伝子が関与するときには，①単独の遺伝子の変異が発症に十分である場合〔表現率（penetrance）が100％である場合〕，②単独の遺伝子の変異は十分ではないが確率的・量的に影響を与える場合（表現率が100％未満の場合），があると考えられる．

2）複数の遺伝子が関わる量的形質

では，「神経症的傾向」や「知能」といった，全か無かではなく，集団の中で量的に連続性があり，統計的に正規分布するようなタイプの行動の特性はどうだろう．このような形質は「量的形質（quantitative trait）」と呼ばれるが，量的形質は多くの遺伝子によって量的な形で影響を受けていると考えられている．このような遺伝子座を「量的形質遺伝子座（quantitative trait locus：QTL）」と呼ぶ．

ラットやマウスを行動の特性にしたがって選択的に交配していくと，極端な行動の傾向を示す系統を得ることができる．例えば，活動性の高いマウス同士，活動性の低いマウス同士を掛け合わせていくと世代を追うごとに活動性の差が徐々に開いていき，30世代の交配の後では30倍もの活動性の違いができる．このことは，「活動性」は量的形質であり，複数の量的形質遺伝子によって影響を受けていることを示している．X連鎖性精神遅滞はX染色体の遺伝子変異によって生じる精神遅滞である．男性のX染色体は他の常染色体とは異なり1本しかないため，もし異常を引き起こす遺伝子変異があればそのまま表現型が現れる．この性質を利用することでX染色体上の遺伝子の全遺伝子のうちどれだけが知能に関わっているかを調べることができる．この研究から，人間の全遺伝子のうちおよそ10％，遺伝子数にすると2,000～5,000の遺伝子が知能に関わっていると推定されている[8]．

量的形質に影響を与える遺伝子の多くは，前述の②に相当するような量的形質遺伝子であると考えられているが，前述の①のように単独の遺伝子の変異だけで極端な行動異常を引き起こすことができる遺伝子が存在する場合もある．オランダのある家系で，X染色体上に位置するモノアミン酸化酵素A（MAOA）遺伝子の点変異が，衝動的な攻撃行動などの異常行動と連鎖していたという報告がある．ただし，この変異はこのオランダの家系以外ではあまりみられず，攻撃行動傾向における通常の個人差の多くを説明しているわけではない．つまり，量的形質は，1つの遺伝子だけで大きな効果をもつような極端な量的形質遺伝子も含めて，効果の量が異なる多数の量的形質遺伝子によって影響を受けている，と考えるのがよさそうである．

> **MEMO**
> 単一の遺伝子の変異によって特定の精神疾患や顕著な行動異常が現れる場合もあるが，行動の特性の多くは，複数の遺伝子によって量的・確率的に影響を受ける量的形質である．

3 遺伝子特定の研究法

具体的に，遺伝子と行動の関係をつきとめるには，どのような方法があるだろうか？

1）連鎖／関連解析とポジショナルクローニング

精神・神経疾患の原因遺伝子は，その疾患が遺伝することがわかっており，複数の患者をメンバーにもつ家系がある場合，遺伝子マーカーを使用した連鎖解析（linkage analysis）を行うことによって，原因遺伝子の染色体上のおおよその位置を調べることができる．組換えは2つの遺伝子の距離が近ければ起こりにくいし，遠ければ起こりやすい．つまり，ある遺伝子マーカーが精神・神経疾患と連鎖して遺伝していれば疾患の原因遺伝子とその遺伝子マーカーは染色体上の近接した領域にあると考えることができる．通常，遺伝子マーカーには染色体上の位置が決められており多型をもつ既知の遺伝子を用いる．遺伝子マーカーには，非コード領域でよくみられ個人間で反復配列の繰り返し数が異なるマイクロサテライトや，遺伝子を制限酵素で切断したときの断片の大きさの違いを検出する制限断片長多型（restriction fragment length polymorphism：RFLP）などが用いられてきたが，最近では一塩基多型（single nucleotide polymorphism：SNPs）が多く用いられるようになっている．

SNPsは比較的均等にゲノム全域に高頻度で存在しているため，疾患感受性遺伝子や量的形質遺伝子を探索するのに非常に有用なマーカーとなっている．これ

らを用いた連鎖／関連解析で原因遺伝子のおおよその染色体上の位置が決定された場合，次にその周辺に存在する候補の遺伝子をクローニングし（ポジショナルクローニング），それらの遺伝子に関してSSCP（single strand conformation polymorphism）法やPCR direct sequence法などを使って患者に変異が認められるかどうか調べる．ゲノムプロジェクトによって多くの情報が得られており，この手法はより効率的になってきている．このような方法によりさまざまな疾患の原因遺伝子がつきとめられており，原因遺伝子が特定された疾患では遺伝子検査により診断を確定することができる．日本神経学会の監修による「神経疾患の遺伝子診断ガイドライン」にはおよそ700もの疾患原因遺伝子が示されており実際に臨床の現場で診断に用いられている．しかし，メンデルの法則にしたがわないような多くの量的形質に関しては，例外的な場合を除き確実な判定は難しいので，遺伝子検査によって診断を確定させることは難しい．

最近ではゲノム全体に存在する数百万におよぶSNPsをマーカーとして用いて関連解析を行うゲノムワイド関連解析（genome-wide association study：GWAS）が本格的に行われるようになり，疾患感受性遺伝子や量的形質遺伝子の探索が飛躍的に進んでいる．多因子疾患として知られる統合失調症では，国際的なコンソーシアムにより大規模なGWAS解析が行われている．近年の報告によると，統合失調症の発症に単独で大きく寄与するような遺伝子はみつからなかったが，複数の大規模GWAS解析で6番染色体のMHC（major histocompatibility complex）領域で有意な関連を示すいくつかのSNPsがみつかっている[1)～3)]．MHC領域は免疫反応に関わる多くのタンパク質の遺伝子情報を含む大きな遺伝子領域であり，統合失調症の発症に免疫の異常や炎症が関与していることを示唆するものとして注目されている．また，まとまって遺伝するSNPsはハプロタイプとしてとらえて解析することできる．国際ハップマップ（HapMap）プロジェクトにより同定されたヒトゲノム配列上のハプロタイプ・ハプロタイプブロックを利用することで疾患感受性遺伝子の同定がゲノムワイドに高精度・高検出力かつ低コストで行えるようになることが期待されている．

> **MEMO**
> 確実な診断が可能な精神・神経疾患については，遺伝子変異の表現率が高い場合，連鎖解析やポジショナルクローニングなどの方法により原因遺伝子を同定することが可能である．

2）遺伝子改変動物を用いる方法

遺伝子改変技術によって新たに遺伝子を導入あるいは特定の遺伝子を欠損・変異させた遺伝子改変マウスなどの行動をテストすることによって，特定の遺伝子が行動に与える影響を調べることができる（第8章-6）．特定の遺伝子に変異をもったマウスと野生型のマウスの行動を比較して，何らかの差が見出されれば，その遺伝子が直接的あるいは間接的にその行動に影響を与えていると考えることができる．遺伝子によっては生命維持に必須であったり脳以外の場所で重要な役割を果たしていたりするため，行動レベルで評価するのは難しかったが，近年ではCre/LoxPやtTA-tetOシステム，さらにウイルスベクターなどを用いることによって時期・領域特異的に遺伝子改変を行うことが可能になり，脳において目的の遺伝子の機能を評価することができるようになった．

マウスの行動テストにはさまざまなものがあるが，行動薬理学的研究などによって妥当性がよく検討されたテストがこの種の研究ではよく用いられている（表6-4）．遺伝子改変マウスを用いる方法では，特定の変異をもつ実験群の動物と，そうではない統制群の動物でそれぞれ多くの個体数を用いることができるので，比較的小さな効果しかもたない量的形質遺伝子であってもその効果を検出することが可能である．

> **MEMO**
> 行動に影響をおよぼす遺伝子を特定するには，遺伝子変異の導入が可能でかつ高次の行動も評価することができるマウスを用いる方法が主流である．

筆者らの研究室では，およそ10年にわたり遺伝子改変マウスの行動を網羅的行動テストバッテリーにより解析している．図6-34はこれまでに解析した162系統のマウスについての結果である．図からわかる通り，

● 表6-4　各行動カテゴリーの代表的テスト

カテゴリー	代表的テスト
学習・記憶	モリス水迷路
	8方向放射状迷路
	バーンズ円形迷路
	左右弁別（T字型迷路）
	自発的交替
	恐怖条件付け（フリージング）
	物体再認
活動性	オープンフィールド
	ホームケージ活動解析
不安・恐怖	高架式十字型迷路
	明暗選択箱
	新規性惹起食欲減退
社会的行動	社会的行動(新規環境下)
	Crawley式 社会的行動テスト（3-Chamber）
	ホームケージ内社会的行動解析
攻撃行動	レジデント・イントルーダー
	母性攻撃行動
うつ様行動	強制水泳
	尾懸垂

カテゴリー	代表的テスト
運動機能・運動学習	ローターロッド
	ワイヤーハング
	フットプリント
	瞬膜条件付け
	握力
	ビームバランス
	前庭動眼反射（VOR）
	視運動性眼球運動（OKR）
注意	潜在的抑制
	プレパルス抑制
薬物感受性・嗜好性	2ボトル選択
	活動量変化
	運動機能低下
	正立反射の消失
	耐性・逆耐性
痛覚感受性	ホットプレート
	テールフリック
痙攣感受性	薬物誘発性痙攣
	聴源発作（聴覚刺激誘発性痙攣）

脳で発現している遺伝子を操作した遺伝子改変マウスではほとんどすべての系統で何らかの行動異常を示している．つまり，脳で発現している遺伝子のほとんどは行動に関わっているということがわかる．また，精神疾患の症状に類似した表現型を示すマウスも多く見出されている．特に活動性の亢進，不安様行動の低下，作業記憶の障害など一連の行動異常のパターンをもつモデルマウスを筆者らは多数同定している．さらに，それらの行動異常を示す複数系統のマウスの脳を解析した結果，海馬の歯状回の顆粒細胞が成熟していない状態にある非成熟歯状回という現象が共通してみられた[18)19)]．このような遺伝子と疾患や行動異常などの表現型との間に位置づけられる生物学的特徴は中間表現型（エンドフェノタイプ）と呼ばれる．最近，この非成熟歯状回という中間表現型がヒトの統合失調症および双極性気分障害の死後脳でも存在することが確認された．このように精神疾患について妥当性の高いモデルマウスを得られればその脳を解析することで精神疾患の脳の病態について多くの手がかりを得ることができる．

> [!MEMO]
> **網羅的行動テストバッテリー**
>
> 　遺伝子改変マウスの行動表現型を解析するには，網羅的な行動テストバッテリーを用いてスクリーニングすることが効率的である．筆者らの研究室では表6-4に示したような感覚・知覚，運動，情動，睡眠・リズム，注意，学習・記憶，社会的行動などさまざまな行動の領域で用いられている代表的なテストの中から比較的簡便なテストを集めてバッテリー化し，ハイスループットのスクリーニングを可能としている．行動テストでは，遺伝的背景・実験環境・目的の行動領域以外の行動異常などの各種の混交要因が存在すること，実験者効果（実験者の意図が実験結果に反映してしまうこと）もありうることなどの特有の難しさがある．網羅的行動テストバッテリーを用いて行動の表現型をさまざまな角度から総合的に評価することで，これらの要因を排除することができる．しかしながら行動実験を用いた研究の中にはこれらが十分に吟味されていない例も多くあるので，表6-5に示されたような研究結果の解釈には慎重になる必要がある．

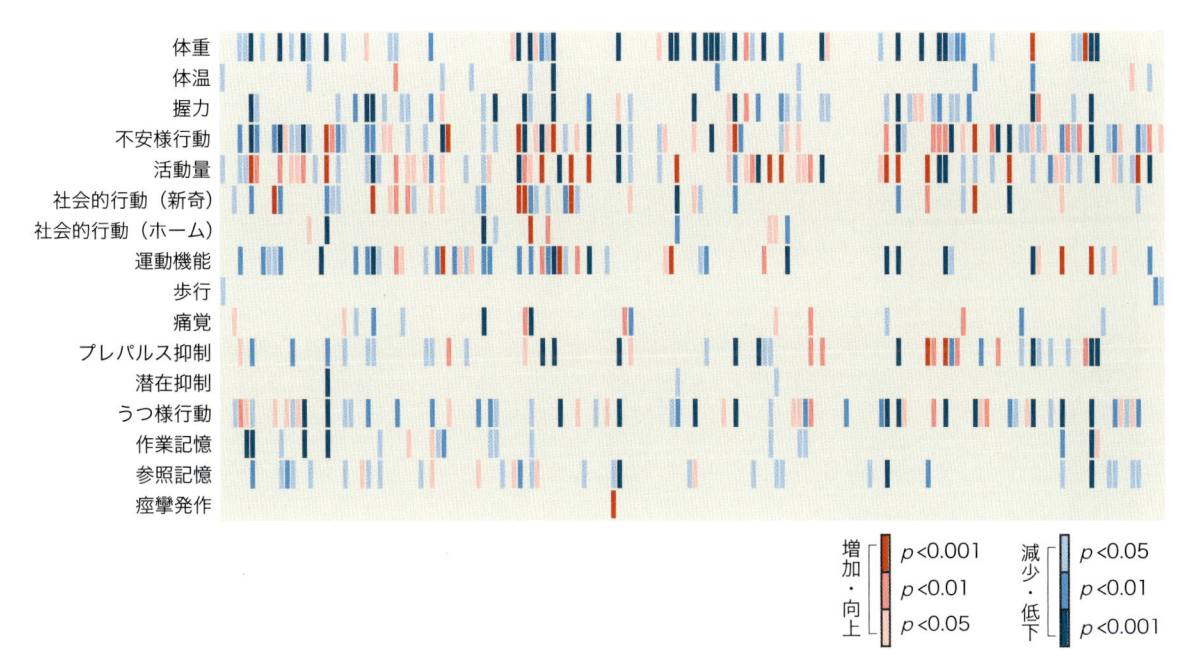

●図6-34　遺伝子改変マウスの行動変化
各列が脳で発現する遺伝子の遺伝子改変マウスの各系統．各行は網羅的行動テストバッテリーでの行動のカテゴリーを示す．ある行動について，変異型の行動が野生型に比べて増加していれば赤，減少していれば青で表示している．色の濃さは統計的な有意差を示し，色の濃い順に$p<0.001$，$p<0.01$，$p<0.05$の有意差が得られている．すべて異なる種類の遺伝子改変マウスの系統であり，脳で発現している遺伝子のほとんどが行動に関わるなんらかの機能をもっていることがわかる（文献9より転載）

倫理的観点などによりヒトの脳は解析に制限があるが，モデルマウスの脳ではそのような制約は少ないので例えば遺伝子発現やタンパク質の定量，スライスを用いた電気生理学的な解析も行うことが可能であり，精神疾患様の行動異常を示すマウスの脳でどのようなことが起こっているかを詳しく調べることができるという利点がある．表6-5に精神疾患モデルマウスの行動異常を報告した代表的な研究例をあげた．これらのマウスの脳を解析することでヒト精神疾患の病態の解明，治療法の開発が進むことが期待される．

最近では，ヒューマンゲノムプロジェクトに続く大規模なプロジェクトとして，実験動物の遺伝子や表現型に関するデータベースをつくる動きが広がっている．日本でもENU（N-ethyl-N-nitrosourea）などの変異原によってランダムに変異を施したミュータントマウスを開発し，大規模な表現型スクリーニングによって突然変異体を検出するlarge-scale ENU mutagenesis projectが国家的プロジェクトとして進行中である．マウスにおいてすべての遺伝子のノックアウトマウスをつくるというプロジェクトIKMC（international knockout mouse consortium）がKOMP（米国），EUCOMM（欧州），NorCOMM（カナダ）と国際的に協調して行われている．さらに2011年に始まった国際共同開発プロジェクト「国際マウス表現型解析コンソーシアム（international mouse phenotyping consortium：IMPC）」では，IKMCで開発したノックアウトマウスの解析を大規模に行っている．これらのプロジェクトにより，脳で発現するほぼすべての遺伝子について個体レベルの機能を知ることが可能になると期待される．マウスの研究で得られたこれらの結果がヒトでも当てはまるかどうかについては，ヒトでこれらの遺伝子の変異や多型が存在するかどうか，それらの変異や多型と行動の傾向に関連がみられるかどうかなどを調べることによって検証される必要がある．

MEMO

疾患モデルマウスでは，ヒトでは倫理的・技術的に用いることができない最先端の手法を用いて疾患様の行動異常を示すマウスの脳を調べることができ，それにより

● 表6-5 精神疾患のモデルマウスとその行動異常

	遺伝子改変	活動性	不安様行動	恐怖記憶	攻撃行動	社会的行動	うつ様行動	プレパルス抑制	運動・運動学習	作業記憶	参照記憶	薬物反応性および嗜好性
統合失調症	Disc1 KO[10) 11)]	=	↑	↑	ND	↑	=	↓	ND	↓	↑	ND
	DN-Disc1[12) 〜14)]	↑	=	ND	ND	↑	↓	=	ND	↓	ND	ND
	CNB cKO[15) 16)]	↑	↑	↓	ND	↓	↓	↓	=	↓	=	ND
	α CaMKⅡ HKO[17) 18)]	↑	↑	↓	↑	↑	↓	=	↓	↓	↓	↑ Locomotor activity (MK801)
	Shn-2 KO[19)]	↓	↓	ND	ND	↓	↑	↓	=	↓	=	↑ ethanol intake
	NMDA-R KO[20) 〜26)]	↑	↓	↓	ND	↓	ND	↓	ND	↓	ND	ND
	Dysbindin KO[27) 〜29)]	↓	↓	↓	ND	↓	↓	ND	ND	↓	↓	↑ ethanol intake
	COMT KO[30) 〜33)]	↓	↓	=	=	ND	ND	ND	ND	↓	↓	ND
	AKT1 KO[34) 〜36)]	=	=	↑	ND	ND	↓	ND	ND	↓	=	ND
うつ病	BDNF Val66Met K[37) 〜39)]	=	↑	↓	ND	ND	↑	ND	ND	↓	↓	ND
	TPH2 KO[40)]	↑	↓	=	↑	ND	↑	ND	ND	ND	ND	ND
	5-HTT KO[41) 〜46)]	↓	↑	ND	↓	=	↑	ND	ND	↓	ND	↓ ethanol intake
	GABA (A) KO[47) 〜50)]	↓	↑	ND	ND	ND	↑	ND	ND	↓	ND	↓ ethanol intake
	CB1-R KO[51) 〜59)]	↓	↑	↓	↑	ND	↑	ND	ND	↓	↑	↑ Locomotor activity (cocaine)
	GR tg[60) 61)]	=	↓	ND	ND	ND	↑	ND	ND	↓	ND	↑ ethanol intake
	CRHR1 KO[62) 〜65)]	↑	↓	ND	ND	↓	ND	ND	ND	ND	ND	ND
双極性障害	DN-Clock[66) 57]	↑	↓	ND	ND	ND	↓	↑	ND	ND	=	↑ Locomotor activity (cocaine), ↑ cocaine preference
	ERK1 KO[68)]	↑	=	↑	ND	↑	ND	=	ND	↓	↑	↑ Locomotor activity (amphetamine)
	GluR6[69)]	↑	=	=	ND	NC	ND	ND	ND	↑	=	↑ Locomotor activity (amphetamine)
	GSK3B tg[70)]	↑	↑	ND	ND	↓	↓	ND	ND	ND	ND	ND
	POLG tg[71)]	=	ND	ND	ND	ND	ND	ND	ND	ND	ND	ND
自閉症	15q11-13 duplication[72)]	=	=	↑	ND	↓	ND	ND	ND	ND	↑	ND
	Nlgn3 R451C K[73)]	=	=	=	ND	↓	ND	ND	ND	ND	=	ND
	Caps2 dex3[74)]	=	↑	ND	ND	↓	ND	ND	ND	ND	=	ND
	Shank3 KO[75)]	=	↑	ND	ND	↓	ND	ND	ND	ND	ND	ND
ADHD	DAT KO[76) 〜78)]	↑	ND	ND	ND	ND	ND	ND	ND	ND	ND	ND
	GIT1 KO[79) 80)]	↑	=	ND	ND	ND	ND	ND	ND	ND	ND	ND

遺伝子改変によって得られた精神疾患モデルマウスの例を示した。それぞれの行動について、遺伝子改変マウスの行動がコントロール群と比較して増加していれば↑、減少していれば↓、変わらなければ=で表示した。NDは報告がないことを示している

ヒト疾患について新たな知見を得ることができる．

3）ヒト脳活動と遺伝子

マウスで発現している遺伝子の99％はヒトでホモログがあり，マウスで効果があった遺伝子の変異や多型がヒトの脳の活動や高次認知機能にどういった影響をおよぼすかを調べることができる．ワインバーガーらは神経成長因子の1つであるBDNFのヒトでの遺伝子多型（val66met）に着目し，対立遺伝子にmetをもつ被験者とval/valをもつ被験者とで記憶課題遂行中の脳fMRI画像を比較した．metをもつ被験者では海馬での神経活動が低く，行動レベルでもWMS-R（ウェクスラー記憶検査）で言語的なエピソードに関する記憶力が低かったと報告している[4)5)]．最近ではこのように脳の機能画像とゲノムワイド関連解析を組合わせた研究も行われており，ヒトでの脳活動における遺伝的要因が明らかになりつつある．

4）エピジェネティクスと行動

たとえ同一のゲノムをもっていても，DNAのメチル化やクロマチンのリモデリング，ヒストン修飾やRNAの相互干渉などにより遺伝子発現が調整されれば異なった表現型を発現することがある．このような遺伝子と環境が相互作用して表現型が変わっていく現象を扱うのがエピジェネティクスである．最近注目されているのはDNAのメチル化であり，ゲノム刷り込みの分子機構とも考えられている．ミーニイらはラットで毛繕いなどの養育行動が多い母親と少ない母親によって育てられた仔ラットを比較したところ，海馬でのグルココルチコイド受容体のプロモーター領域でメチル化が異なることを報告している[6)]．この違いは成長後の関連遺伝子の修飾にも影響し，ストレスに対する反応にも違いがみられた．近年登場した次世代シークエンサーにより，ゲノムワイドなメチル化パターンを調べることが可能となっており，メチル化された遺伝子の役割については今後急速に研究が進むと考えられる．このように環境によって遺伝子発現が制御され，さらにその表現型を変えていくという現象は，「氏か育ちか」という問題を考えるうえで手がかりとなるだろう．

以上のように，近年の分子生物学の技術的な進歩によって遺伝子ターゲティングやゲノムワイドなSNPsを用いた人類遺伝学的解析などの有効な手法が用いられるようになり，ヒトの複雑な行動や精神・神経疾患に関連する遺伝子が次々と報告されている．精神・神経疾患や高次の行動に関連する遺伝子の同定が進むと，これに付随して社会的・倫理的な問題が発生する可能性もあるので，研究者はこの点にも留意して研究を進めるべきであろう．

（宮川　剛，高雄啓三）

■文献■

1) Purcell, S. M. et al.：Common polygenic variation contributes to risk of schizophrenia and bipolar disorder. Nature, 460：748-752, 2009
2) Stefansson, H. et al.：Common variants conferring risk of schizophrenia. Nature, 460：744-747, 2009
3) Shi, J. et al.：Common variants on chromosome 6p22.1 are associated with schizophrenia. Nature, 460：753-757, 2009
4) Egan, M. F. et al.：The BDNF val66met polymorphism affects activity-dependent secretion of BDNF and human memory and hippocampal function. Cell, 112：257-269, 2003
5) Hariri, A. R. et al.：Brain-derived neurotrophic factor val66met polymorphism affects human memory-related hippocampal activity and predicts memory performance. J. Neurosci., 23：6690-6694, 2003
6) Weaver, I. C. et al.：Epigenetic programming by maternal behavior. Nat. Neurosci., 7：847-854, 2004
7) Plomin, R. et al.：The genetic basis of complex human behaviors. Science, 264：1733-1739, 1994
8) Crabtree, G. R.：Our fragile intellect. Part I. Trends Genet., 29：1-3, 2013
9) Takao, K. et al.：Impact of brain-behavior phenotyping of genetically-engineered mice on research of neuropsychiatric disorders. Neurosci. Res., 58：124-132, 2007
10) Kuroda, K. et al.：Behavioral alterations associated with targeted disruption of exons 2 and 3 of the Disc1 gene in the mouse. Hum. Mol. Genet., 20：4666-4683, 2011
11) Koike, H. et al.：Disc1 is mutated in the 129S6/SvEv strain and modulates working memory in mice. Proc. Natl. Acad. Sci. USA, 103：3693-3697, 2006
12) Hikida, T. et al.：Dominant-negative DISC1 transgenic mice display schizophrenia-associated phenotypes detected by measures translatable to humans. Proc. Natl. Acad. Sci. USA, 104：14501-14506, 2007

13) Li, W. et al. : Specific developmental disruption of disrupted-in-schizophrenia-1 function results in schizophrenia-related phenotypes in mice. Proc. Natl. Acad. Sci. USA, 104 : 18280-18285, 2007

14) Pletnikov, M. V. et al. : Inducible expression of mutant human DISC1 in mice is associated with brain and behavioral abnormalities reminiscent of schizophrenia. Mol. Psychiatry, 13 : 173-86, 115, 2008

15) Zeng, H. et al. : Forebrain-specific calcineurin knockout selectively impairs bidirectional synaptic plasticity and working/episodic-like memory. Cell, 107 : 617-629, 2001

16) Miyakawa, T. et al. : Conditional calcineurin knockout mice exhibit multiple abnormal behaviors related to schizophrenia. Proc. Natl. Acad. Sci. USA, 100 : 8987-8992, 2003

17) Frankland, P. W. et al. : Alpha-CaMKII-dependent plasticity in the cortex is required for permanent memory. Nature, 411 : 309-313, 2001

18) Yamasaki, N. et al. : Alpha-CaMKII deficiency causes immature dentate gyrus, a novel candidate endophenotype of psychiatric disorders. Mol. Brain, 1 : 6, 2008

19) Takao, K. et al. : Deficiency of Schnurri-2, an MHC enhancer binding protein, induces mild chronic inflammation in the brain and confers molecular, neuronal, and behavioral phenotypes related to schizophrenia. Neuropsychopharmacology. in press

20) Mohn, A. R. et al. : Mice with reduced NMDA receptor expression display behaviors related to schizophrenia. Cell, 98 : 427-436, 1999

21) Duncan, G. E. et al. : Deficits in sensorimotor gating and tests of social behavior in a genetic model of reduced NMDA receptor function. Behav. Brain Res., 153 : 507-519, 2004

22) Duncan, G. E. et al. : Effects of haloperidol, clozapine, and quetiapine on sensorimotor gating in a genetic model of reduced NMDA receptor function. Psychopharmacology (Berl), 184 : 190-200, 2006

23) Duncan, G. E. et al. : Typical and atypical antipsychotic drug effects on locomotor hyperactivity and deficits in sensorimotor gating in a genetic model of NMDA receptor hypofunction. Pharmacol. Biochem. Behav., 85 : 481-491, 2006

24) Dzirasa, K. et al. : Hyperdopaminergia and NMDA receptor hypofunction disrupt neural phase signaling. J. Neurosci., 29 : 8215-8224, 2009

25) Halene, T. B. et al. : Assessment of NMDA receptor NR1 subunit hypofunction in mice as a model for schizophrenia. Genes. Brain. Behav., 8 : 661-675, 2009

26) Du, X. et al. : Heterozygous deletion of NR1 subunit of the NMDA receptor alters ethanol-related behaviors and regional expression of NR2 subunits in the brain. Neurotoxicol. Teratol., 34 : 177-186, 2012

27) Hattori, S. et al. : Behavioral abnormalities and dopamine reductions in sdy mutant mice with a deletion in Dtnbp1, a susceptibility gene for schizophrenia. Biochem. Biophys. Res. Commun., 373 : 298-302, 2008

28) Takao, K. et al. : Impaired long-term memory retention and working memory in sdy mutant mice with a deletion in Dtnbp1, a susceptibility gene for schizophrenia. Mol. Brain, 1 : 11, 2008

29) Jentsch, J. D. et al. : Dysbindin modulates prefrontal cortical glutamatergic circuits and working memory function in mice. Neuropsychopharmacology, 34 : 2601-2608, 2009

30) Gogos, J. A. et al. : Catechol-O-methyltransferase-deficient mice exhibit sexually dimorphic changes in catecholamine levels and behavior. Proc. Natl. Acad. Sci. USA, 95 : 9991-9996, 1998

31) Haasio, K. et al. : Tissue histopathology, clinical chemistry and behaviour of adult Comt-gene disrupted mice. J. Appl. Toxicol., 23 : 213-219, 2003

32) Papaleo, F. et al. : Genetic dissection of the role of catechol-O-methyltransferase in cognition and stress reactivity in mice. J. Neurosci., 28 : 8709-8723, 2008

33) Tammimäki, A. et al. : Increase in free choice oral ethanol self-administration in catechol-o-methyltransferase gene-disrupted male mice. Basic Clin. Pharmacol. Toxicol., 103 : 297-304, 2008

34) Lai, W. S. et al. : Akt1 deficiency affects neuronal morphology and predisposes to abnormalities in prefrontal cortex functioning. Proc. Natl. Acad. Sci. USA, 103 : 16906-16911, 2006

35) Emamian, E. S. et al. : Convergent evidence for impaired AKT1-GSK3beta signaling in schizophrenia. Nat. Genet., 36 : 131-137, 2004

36) Chen, Y. W. & Lai, W. S. : Behavioral phenotyping of v-akt murine thymoma viral oncogene homolog 1-deficient mice reveals a sex-specific prepulse inhibition deficit in females that can be partially alleviated by glycogen synthase kinase-3 inhibitors but not by antipsychotics. Neuroscience, 174 : 178-189, 2011

37) Yu, H. et al. : Variant brain-derived neurotrophic factor Val66Met polymorphism alters vulnerability to stress and response to antidepressants. J. Neurosci., 32 : 4092-4101, 2012

38) Chen, Z. Y. et al. : Genetic variant BDNF (Val66Met) polymorphism alters anxiety-related behavior. Science, 314 : 140-143, 2006

39) Soliman, F. et al. : A genetic variant BDNF polymorphism alters extinction learning in both mouse and human. Science, 327 : 863-866, 2010

40) Savelieva, K. V. et al. : Genetic disruption of both tryptophan hydroxylase genes dramatically reduces serotonin and affects behavior in models sensitive to antidepressants. PLoS One, 3 : e3301, 2008

41) Holmes, A. et al. : Mice lacking the serotonin transporter exhibit 5-HT (1A) receptor-mediated abnormalities in tests for anxiety-like behavior. Neuropsychopharmacology, 28 : 2077-2088, 2003

42) Holmes, A. et al. : Reduced aggression in mice lacking the serotonin transporter. Psychopharmacology (Berl), 161 : 160-167, 2002

43) Holmes, A. et al. : Abnormal anxiety-related behavior in serotonin transporter null mutant mice: the influence of genetic background. Genes. Brain. Behav., 2 : 365-380, 2003

44) Holmes, A. et al. : Evaluation of antidepressant-related behavioral responses in mice lacking the serotonin transporter. Neuropsychopharmacology, 27 : 914-923, 2002

45) Line, S. J. et al. : Opposing alterations in anxiety and species-typical behaviours in serotonin transporter overexpressor and knockout mice. Eur. Neuropsychopharmacol., 21 : 108-116, 2011

46) Zhao, S. et al. : Insertion mutation at the C-terminus of the serotonin transporter disrupts brain serotonin function and emotion-related behaviors in mice. Neuroscience, 140 : 321-334, 2006

47) Shen, Q. et al. : gamma-Aminobutyric acid-type A receptor deficits cause hypothalamic-pituitary-adrenal axis hyperactivity and antidepressant drug sensitivity reminiscent of melancholic forms of depression. Biol. Psychiatry, 68 : 512-520, 2010

48) Earnheart, J. C. et al. : GABAergic control of adult hippocampal neurogenesis in relation to behavior indicative of trait anxiety and depression states. J. Neurosci., 27 : 3845-3854, 2007

49) Crestani, F. et al. : Decreased GABAA-receptor clustering results in enhanced anxiety and a bias for threat cues. Nat. Neurosci., 2 : 833-839, 1999

50) Blednov, Y. A. et al. : GABAA receptor alpha 1 and beta 2 subunit null mutant mice: behavioral responses to ethanol. J. Pharmacol. Exp. Ther., 305 : 854-863, 2003

51) Haller, J. et al. : The effects of genetic and pharmacological blockade of the CB1 cannabinoid receptor on anxiety. Eur. J. Neurosci., 16 : 1395-1398, 2002

52) Maccarrone, M. et al. : Age-related changes of anandamide metabolism in CB1 cannabinoid receptor knockout mice: correlation with behaviour. Eur. J. Neurosci., 15 : 1178-1186, 2002

53) Martin, M. et al. : Involvement of CB1 cannabinoid receptors in emotional behaviour. Psychopharmacology (Berl), 159 : 379-387, 2002

54) Uriguën, L. et al. : Impaired action of anxiolytic drugs in mice deficient in cannabinoid CB1 receptors. Neuropharmacology, 46 : 966-973, 2004

55) Aso, E. et al. : BDNF impairment in the hippocampus is related to enhanced despair behavior in CB1 knockout mice. J. Neurochem., 105 : 565-572, 2008

56) Varvel, S. A. & Lichtman, A. H. : Evaluation of CB1 receptor knockout mice in the Morris water maze. J. Pharmacol. Exp. Ther., 301 : 915-924, 2002

57) Bilkei-Gorzo, A. et al. : Early age-related cognitive impairment in mice lacking cannabinoid CB1 receptors. Proc. Natl. Acad. Sci. USA, 102 : 15670-15675, 2005

58) Hungund, B. L. et al. : Cannabinoid CB1 receptor knockout mice exhibit markedly reduced voluntary alcohol consumption and lack alcohol-induced dopamine release in the nucleus accumbens. J. Neurochem., 84 : 698-704, 2003

59) Poncelet, M. et al. : Overeating, alcohol and sucrose consumption decrease in CB1 receptor deleted mice. Neurosci. Lett., 343 : 216-218, 2003

60) Wei, Q. et al. : Glucocorticoid receptor overexpression in forebrain: a mouse model of increased emotional lability. Proc. Natl. Acad. Sci. USA, 101 : 11851-11856, 2004

61) Wei, Q. et al. : Overexpressing the glucocorticoid receptor in forebrain causes an aging-like neuroendocrine phenotype and mild cognitive dysfunction. J. Neurosci., 27 : 8836-8844, 2007

62) Smith, G. W. et al. : Corticotropin releasing factor receptor 1-deficient mice display decreased anxiety, impaired stress response, and aberrant neuroendocrine development. Neuron, 20 : 1093-1102, 1998

63) Timpl, P. et al. : Impaired stress response and reduced anxiety in mice lacking a functional corticotropin-releasing hormone receptor 1. Nat. Genet., 19 : 162-166, 1998
64) Sillaber, I. et al. : Enhanced and delayed stress-induced alcohol drinking in mice lacking functional CRH1 receptors. Science, 296 : 931-933, 2002
65) Müller, M. B. et al. : Limbic corticotropin-releasing hormone receptor 1 mediates anxiety-related behavior and hormonal adaptation to stress. Nat. Neurosci., 6 : 1100-1107, 2003
66) McClung, C. A. et al. : Regulation of dopaminergic transmission and cocaine reward by the Clock gene. Proc. Natl. Acad. Sci. USA, 102 : 9377-9381, 2005
67) Roybal, K. et al. : Mania-like behavior induced by disruption of CLOCK. Proc. Natl. Acad. Sci. USA, 104 : 6406-6411, 2007
68) Engel, S. R. : The extracellular signal-regulated kinase pathway contributes to the control of behavioral excitement. Mol. Psychiatry, 14 : 448-461, 2008
69) Shaltiel, G. et al. : Evidence for the involvement of the kainate receptor subunit GluR6 (GRIK2) in mediating behavioral displays related to behavioral symptoms of mania. Mol. Psychiatry, 13 : 858-872, 2008
70) Prickaerts, J. et al. : Transgenic mice overexpressing glycogen synthase kinase 3beta: a putative model of hyperactivity and mania. J. Neurosci., 26 : 9022-9029, 2006
71) Kasahara, T. et al. : Mice with neuron-specific accumulation of mitochondrial DNA mutations show mood disorder-like phenotypes. Mol. Psychiatry, 11 : 577-93, 523, 2006
72) Nakatani, J. et al. : Abnormal behavior in a chromosome-engineered mouse model for human 15q11-13 duplication seen in autism. Cell, 137 : 1235-1246, 2009
73) Tabuchi, K. et al. : A neuroligin-3 mutation implicated in autism increases inhibitory synaptic transmission in mice. Science, 318 : 71-76, 2007
74) Sadakata, T. et al. : Reduced axonal localization of a Caps2 splice variant impairs axonal release of BDNF and causes autistic-like behavior in mice. Proc. Natl. Acad. Sci. USA, 109 : 21104-21109, 2012
75) Peça, J. et al. : Shank3 mutant mice display autistic-like behaviours and striatal dysfunction. Nature, 472 : 437-442, 2011
76) Wong, P. et al. : Pregnenolone rescues schizophrenia-like behavior in dopamine transporter knockout mice. PLoS One, 7 : e51455, 2012
77) Gainetdinov, R. R. et al. : Role of serotonin in the paradoxical calming effect of psychostimulants on hyperactivity. Science, 283 : 397-401, 1999
78) Giros, B. et al. : Hyperlocomotion and indifference to cocaine and amphetamine in mice lacking the dopamine transporter. Nature, 379 : 606-612, 1996
79) Won, H. : GIT1 is associated with ADHD in humans and ADHD-like behaviors in mice. Nat. Med., 17 : 566-572, 2011
80) Schmalzigaug, R. et al. : Impaired fear response in mice lacking GIT1. Neurosci. Lett., 458 : 79-83, 2009

■ 参考文献 ■

・『What's Wrong With My Mouse ? ―Behavioral Phenotyping of Transgenic and Knockout Mice 2nd edition』(Crawley, J. N.), Wiley-Liss, 2007
・高雄啓三, 宮川 剛：マウスで行動遺伝学.『研究をささえるモデル生物』(吉川 寛, 堀 寛／編), pp42-44, 化学同人, 2009

第6章 脳の高次機能

8 言語

　言語はヒトの考えや感情を一連の音声（あるいは身振り，手振り）の組合わせに符号化[1]して表出するとともに，それを知覚し理解する能力であり，ヒトのコミュニケーションと思考の主要な手段である．言語には音声を介する音声言語以外にも視覚入力を用いる書字言語などもあるが，小児の発達過程をみても，またヒトの歴史をみても，音声言語が言語の基本となって，その後に書字言語が成立する．動物も鳴き声（call）でコミュニケーションを行う場合があるが，これらは例えば捕食者に対する警戒やなわばりの主張など，特定の発声が1つの事項に対応し，鳴き声の種類の数だけしか情報を伝えられない．一方，ヒトの音声言語は，一定数の音韻が基本となり，これらを組合わせて単語，さらに文が構成される．したがって，言語では音韻の数は限られているのに，これで表せる意味は無限であり，きわめて複雑・高度な内容まで構築できるという点で，動物の鳴き声と本質的に異なる．

　音としての音声言語は，内耳で聴神経の神経活動に変換され，聴覚路を上行して聴皮質に到達する．言語音に対応する一連の神経信号が言語として理解されるまでには，その音響的処理に始まって，音韻処理，単語の意味処理，統辞過程など多段階の処理を経る（概念図）．

　音声言語の認知機構の探求は，まず脳損傷の解剖学的検討によって始められ，次いで電気生理学的手法，脳機能画像法も加わって多くの成果があげられている．本項では言語の中でも，特に音声言語について，その知覚から意味の理解に至る神経機構について概説し，さらにその障害の一例として高度難聴が音声言語の認知におよぼす影響について筆者が得た知見も含めて解説する．

概念図

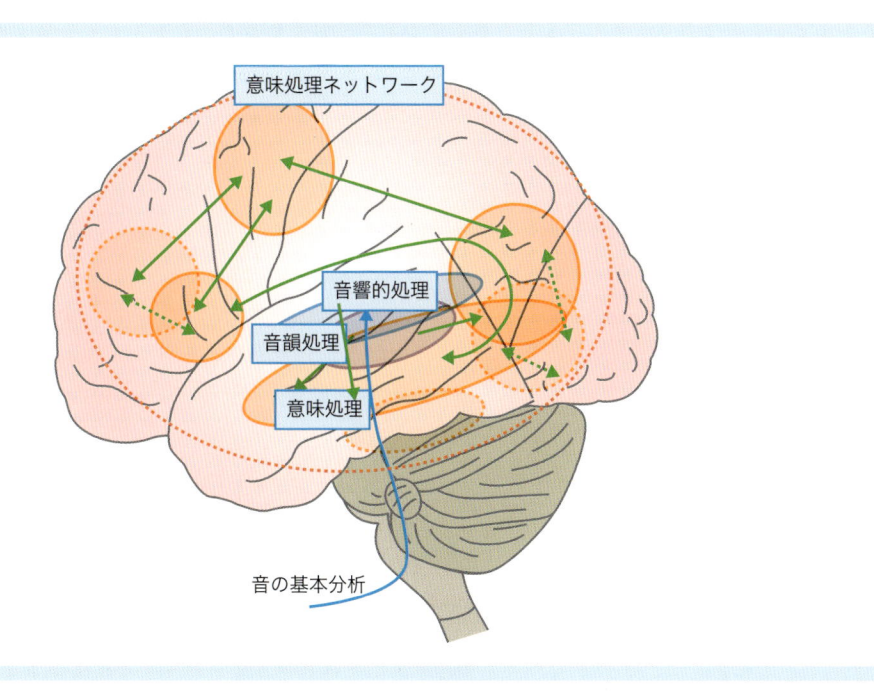

1 音声言語の認知

1）音の大きさ（音圧）や高さ（周波数）の処理

聴覚路のニューロンの音に対する反応は上位中枢になるほど多様になり，音の開始や終了に際してだけ活動するものから音の持続に応じて反応も持続するものまでさまざまである．一般に聴覚路のニューロンの発火頻度と入力音圧との関係は，音圧の上昇に伴って発火が増加する単調型と，ある音圧まで発火が増加して，それより大きい音では発火が減少する非単調型に分類されるが，サルの聴覚路のニューロンでは，上位になるほど非単調型が多くなり，一次聴覚野では75％以上の細胞が非単調型であるとされる[2)3)]．

ヒトにおいても，脳磁図によって音の入力から約100ミリ秒後に観察され一次聴覚野近傍に局在する脳磁界反応（N1m）は，純音を提示した場合，約60 dBHL（これはわれわれが日常会話で使用する音声と同じ程度の音の大きさである）までは増大するが，それより大きい音に対してはわずかな増大しかみられない[4)]．また，まず持続音を呈示し，のちにその音圧を変化させる刺激パラダイムでは，音圧変化時に，音が大きくなる場合だけでなく小さくなる場合でも誘発反応（N1m'）が出現し，さらにこのN1m'の大きさは刺激周波数によっても変化する[5)]．これらはいずれも，聴皮質のニューロンの多くが，音圧の増大に伴って発火を単純に増加させるような情報処理をしているのではないことを示している．

MEMO

音刺激によって誘発される脳磁界反応のうち，刺激後，約100ミリ秒に一次聴覚野近傍で観察されるものをN1mと呼ぶ．明瞭で再現性の高い反応で，聴覚中枢機能の評価によく用いられる．

音の周波数については，音響脳磁界反応のN1mは高音が内側，低音が外側に局在すると報告され[6)7)]，PETでも同様の周波数に応じた脳賦活の空間的配列（tonotopicity）が示されている[8)]．このようなtonotopicityは蝸牛有毛細胞の配列によって厳密に規定され，脳幹の上位中枢に至るまで保たれる．脳幹聴覚路の神経細胞の周波数選択性は下丘で最も鋭くなるが，大脳皮質では鋭い選択性のものだけでなく広く多峰性の応答野をもつものもみられる．異なる周波数をもつ複数の音のランダム刺激による脳賦活をfMRIで計測した報告では，一次聴覚野（ヘッシェル回）の外側部分が低周波数音に反応し，その前後に高周波数音に反応する領域が広がっており，ヘッシェル回を挟んで2つの周波数勾配が鏡像的に存在していることが示されている[9)]．一次聴覚野近傍の周波数マップは，さらに呈示音の音圧や周波数スペクトル構造にも影響され，多重的要素を同時に満たすため，重層的・複合的機能構造をもっていると予測される．

MEMO

耳で聞いた音は脳幹から大脳の一次聴覚野に至る聴覚路を上行し，音の高さや大きさを含む基本的な情報処理を受ける．

2）言語音の音響的処理

言語音の音響的処理（acoustic processing）とは，入力音を周波数スペクトルや時間的推移に基づいて分析（spectro-temporal analysis）して，入力された複合音の中から言語音を抽出し，音韻や意味処理につなげる過程である．

音声言語の音響処理段階を検討する1つの手法に逆回し言語音の利用がある．逆回し言語音は通常の音声を逆方向から再生した音で，周波数スペクトルや強弱の経時的変化などの音響情報の総量は順方向に再生した言語音と全く同じであるが，音韻としては通常の言語とは全く異なり，意味は理解できない．日常生活文の逆回し言語音と無音状態の間で脳賦活状況を比較すると，逆回し言語音聴取によって両側の側頭葉が賦活されるが，普通に再生した言語音による賦活範囲（図6-35A）よりは相対的に狭く，おおむね上側頭回に限局している（図6-35B）[10)]．

逆回し言語音は，ヒトの声には聴こえるが意味は理解できないので，語彙・意味処理は働かない．音韻については微妙で，総じて聞いたこともない言語音の連続であるが，あえて聞こえた通りに文字にすることは不可能ではないので，音韻処理機構が部分的に活動している可能性はある．簡単な物語の言語音による脳賦活から逆回し音声の脳賦活を直接差し引いたクリニオ

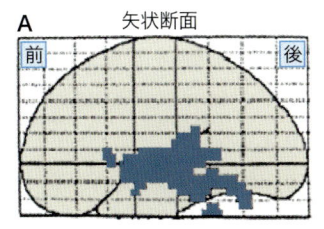

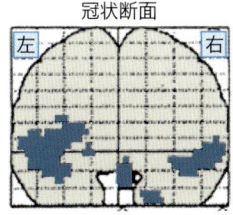

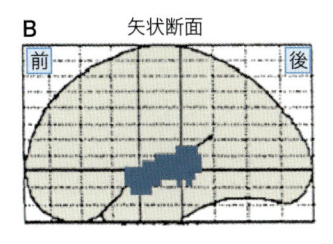

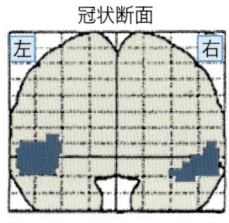

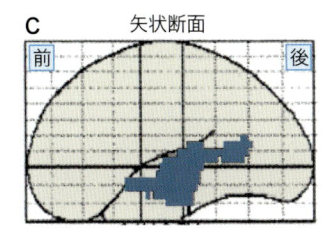

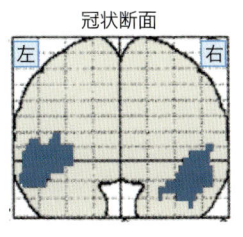

●図6-35　言語音による脳の賦活
A）日常生活文による脳賦活状況（対照は無音状態）．両側の上側頭回，上側頭溝，中側頭回，左下前頭回（ブローカ野）が有意に賦活される．濃い青が賦活範囲．B）逆回し言語音聴取（対照は無音状態）では賦活範囲が相対的に狭く，おおむね上側頭回に限局している（文献10より転載）．C）言語音を周波数情報のないクリック列に変換して時間情報だけで呈示しても，側頭葉で逆回し言語音より広い賦活が確認され，その範囲は上側頭溝から中側頭回を含む（文献12より転載）

らの報告[11]をみると，側頭葉において一次聴覚野を挟んで上側頭溝の前方と後方に2分された有意の賦活領域があり，賦活は左半球優位で後方では角回におよんでいる．これらは音声言語の音韻処理以降の情報処理を担当する部分と推測される．

矩形波のクリックは雑音に近く，特徴のない広い周波数成分をもつが，語音をクリック列に変換して時間情報だけで呈示しても，ある程度「コトバ」として認知できる．PETでみると，この条件でも側頭葉で逆回し言語音より広い賦活が確認され，その範囲は上側頭溝から中側頭回まで広がる（図6-35C）[12]．この結果は，言語音に含まれる周波数情報と時間情報のうち，時間情報処理は単独でも側頭連合野を広範に駆動し，

音響処理にとどまらず音韻から，一部意味処理まで含むことがわかる．この研究は言語音の時間情報処理（temporal analysis）の皮質内での広がりを選択的に示した点で意義深い．

MEMO

音声言語の音響処理は上側頭回中央領域を中心とする側頭連合野で行われる．

3）音韻の認知

音響分析の次の段階，つまり音韻を含む語彙以前（sublexical）の処理の脳内機構についても多くの研究結果が報告されている．異なる脳機能画像（fMRI/PET）研究の結果を統合的に評価する手法としてALE（activation likelyhood estimation）という方法があり[13]，複数の異なる脳機能画像の研究報告の中から対象と方法で一定の基準に合致するものを選択し，その結果の脳賦活部位の標準座標から，それらの報告に共通する賦活部位などを数学的に推計する．言語の音韻分析についてのALEを用いたメタアナリシスでは[14]，音声言語聴取と非言語音聴取との間のコントラストで両側の上側頭回から上側頭溝に連続する広い領域と，中前頭回の小さな領域が有意の共通賦活領域として抽出され，左半球側頭葉の賦活の方が右半球より2倍近く強い．さらに，対照条件を人工音声などの，語音近似複合音にすると，実際の語音との間に音響的差異がほとんどなくなり，より選択的に音韻処理領域を抽出できる．そのような比較で同定される音韻処理領域は左側頭葉の上側頭回腹側から上側頭溝に限局し（図6-36），有意の賦活のY座標（前後方向の座標）は－12から－40に広がっている[14]．一次聴覚野（ブロードマン第41野：BA41）の標準脳におけるY座標はおおむね－15から－35であるので，この領域は側頭平面の中央付近で一次聴覚野の外側部分とその周囲領域（BA42, 22）になる．

この比較は語音の音響的処理と音韻分析担当領域の関係をよく明らかにしており，音響的処理は両側側頭葉の上側頭回に広がっているのに対し，音韻分析は，より左半球に偏して上側頭回中央領域外側から，その腹側の上側頭溝付近に局在していると概括できる．

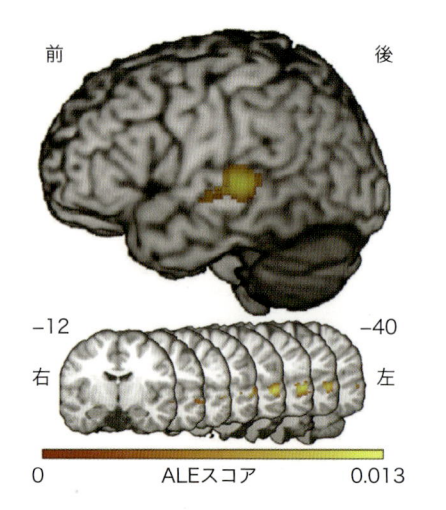

●図6-36　音声言語と語音近似複合音の賦活比較によって抽出される音韻処理領域

言語音と語音近似複合音による脳賦活のコントラストでは左半球側頭葉の上側頭回腹側から上側頭溝に限局した賦活が観察される（文献14より転載）

MEMO

音韻の分析には上側頭回中央領域の外側から上側頭溝に広がる領域が関与する．

4) 語彙・意味処理

経験により学習された対象物の形，色，材質，動き，音，匂いなど多様な知識は，言語によって記号化され，単語の意味理解の基盤を形成する．言語において，個々の単語に対応して貯蔵されている知識にアクセスする認知的行為を意味処理（semantic processing）と呼ぶ[15]．ここでは，音声言語の認知過程で，音韻の次の段階になる単語の意味処理が脳内のどこで行われているかをみてみる．

■ ダマシオらの解析

脳の限局した病変，例えば脳血管障害，脳外傷，てんかんに対する手術などで言語の意味理解に障害をきたす場合がある．ダマシオら[16]は言語の意味理解に障害をきたした多数例の脳病変部位をテンプレート脳上で集計し，個々の患者で行った単語の意味処理（有名人の顔，動物，道具の3つのカテゴリーに属する対象物の絵を示して，その名前を回答する）の検査結果と

の関係を検討した．また，患者で行ったのと同じ検査を健常者でも行い，単語の意味処理中の脳賦活状況をPETで計測した．その結果，まず，脳病変患者では，名前付けする対象物が所属するカテゴリーによって主たる病変部位が異なることが確認された（図6-37）．

同じ検査を使用した脳賦活検査でも対象のカテゴリーに応じて異なった脳領域の賦活が広範囲で観察されている（図6-37）．しかし，同じカテゴリーの対象でも脳病変で名前がいえなくなっている領域と，健常者での名前付けによる賦活領域は必ずしも同じではなく，共通する部分と，全く異なる部分がある．これらの結果は，対象の性状によって単語（対象の名前）の意味処理を担当する領域が異なり，通常の言語野を越えて分布するという点で共通しているが，一方で脳病変による障害と健常者での賦活試験では意味処理の異なる側面が示される可能性も示唆している．

■ バインダーらの解析

音声あるいは書字で提示された単語に対して，その意味付けを行う過程を調べたfMRIあるいはPETによる研究について，前述のALE手法を用いてバインダーらが行ったメタアナリシスの結果[17]でも，言語の意味処理に関与する領域はいわゆるウェルニッケ野や前頭葉のブローカ野といったシルビウス裂周囲の古典的な言語担当領域内に限局せず，大脳に広く分布するが，明瞭に左半球に偏していることが示されている（図6-38）．多数の脳機能画像の研究結果に共通して言語の意味処理を遂行していると推測される部位は，❶頭頂葉の後下部（角回），❷中側頭回，❸紡錘状回と海馬傍回，❹前頭前皮質背外側部，❺下前頭回，❻前頭前皮質腹内側部，❼後帯状回，の7つの領域に分かれている．これらの中でも❶の頭頂葉後下部で❷の中側頭回につながる部分にある角回は，おおむねBA39に該当し，ヒト以外の霊長類に比してきわめて大きく拡大している．この領野は脳内のほとんど全域の連合野と線維連絡があるが，一方で一次感覚野からはほとんど入力を受けていない．バインダーらは，角回を意味処理機構の中で最高位に位置づけ，概念の検索，統合を行う領野と推測している[17]．

MEMO

単語の意味処理はシルビウス裂周囲の古典的な言語野（ウェルニッケ野，ブローカ野など）に限局せず，皮質連

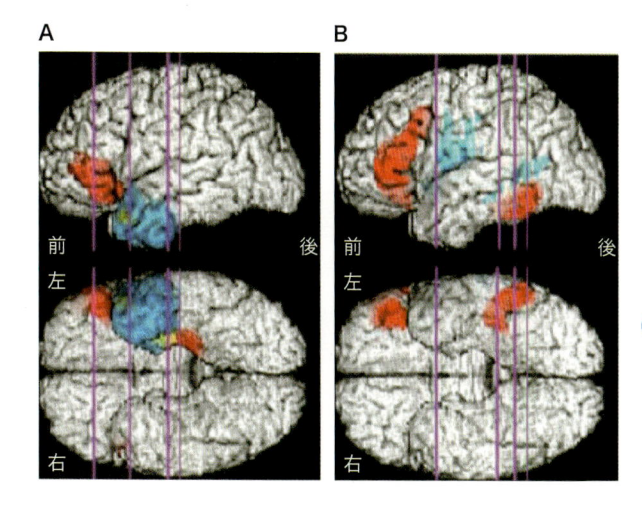

●図6-37　名前付けする対象物のカテゴリーに対応する脳病変と脳賦活部位
対象のカテゴリーに応じた，名前付けの障害をきたす脳病変部位（青）と健常者における名前付けによる脳賦活部位（赤）．有名人の顔（A）と道具（B）では処理領野が異なる（文献16より転載）

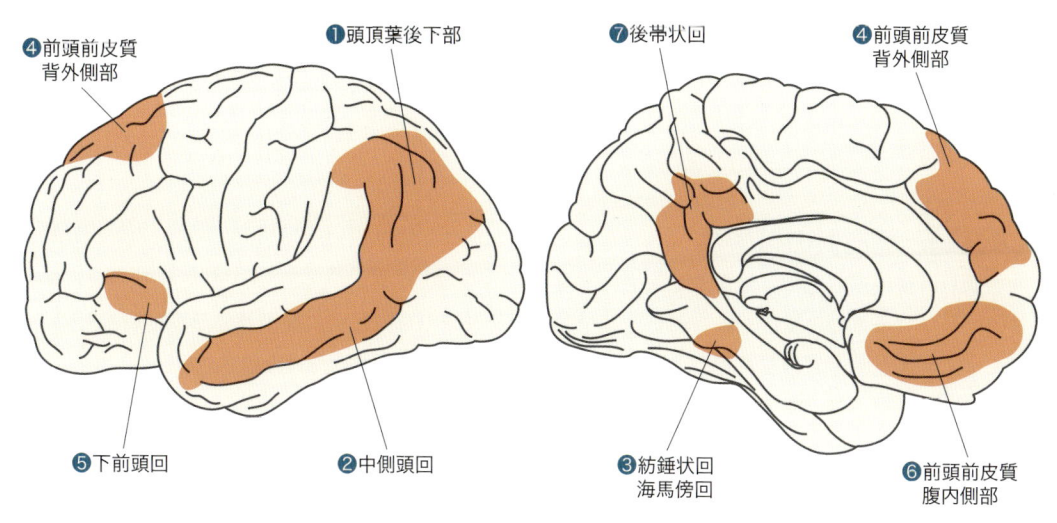

●図6-38　単語の意味処理を行う脳内の諸領域
言語の意味処理に関与する領域はいわゆるウェルニッケ野や前頭葉のブローカ野といったシルビウス裂周囲の古典的な言語担当領域内に限局せず，大脳左半球に広く分布する（文献17を元に作成）

❶頭頂葉後下部　❷中側頭回　❸紡錘状回 海馬傍回　❹前頭前皮質背外側部　❺下前頭回　❻前頭前皮質腹内側部　❼後帯状回

合野の多くの領域が関与し，単語の属するカテゴリーによって担当領域が異なる．

2 聴覚障害の言語への影響

1）感音難聴者における知見

　難聴，特に内耳障害による感音難聴では言葉がわかりにくくなる．ここでは補聴器適応がそろそろ検討されるレベルの中等度難聴者における単語聴取時の聴皮質反応をみてみる．中等度の内耳性難聴で語音弁別能が低下すると，言葉の中で理解できない部分が出てくる．日常生活で常用される単語を用いて聞き取りテストを行って正答率の高い単語群と低い単語群を作成し，これらを単耳で聴取したときの脳賦活状況を観察すると，認知しやすい単語を聴取しているときには両側の上側頭回，左中側頭回，左下前頭回，左角回で有意の賦活がみられるが，認知しにくい単語聴取では同側の上側頭回と角回で有意の賦活を認めなくなる（図6-39）[18]．単語の聴取では両半球聴覚野の協同と，角回での情報処理を経て正確な認知に至ると推測される．

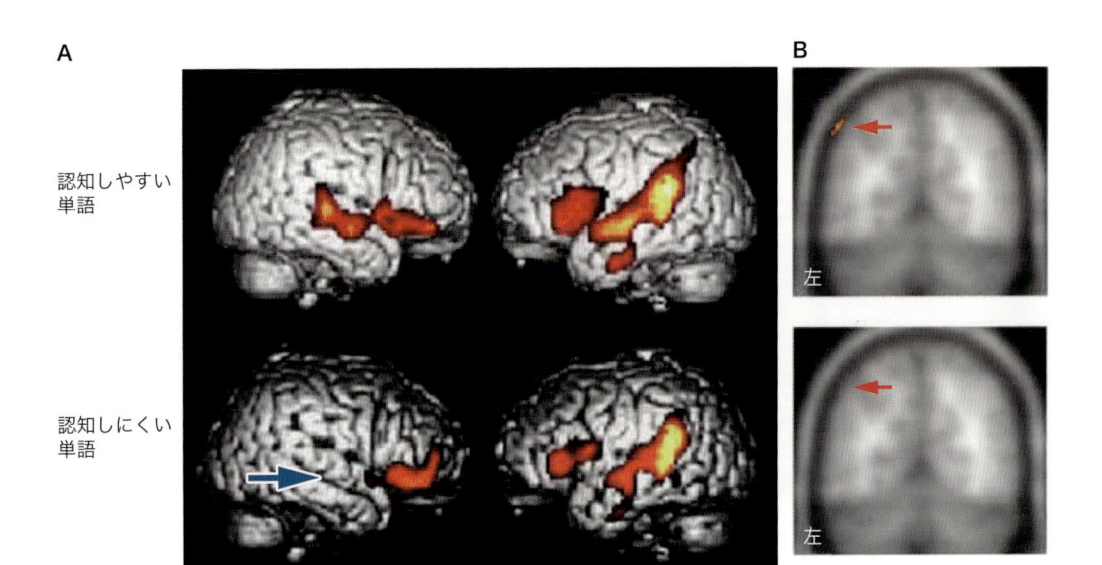

●図6-39　中等度感音難聴者の単語聴取時の脳賦活状況
認知しやすい単語聴取しているとき（上段）には両側の上側頭回，左中側頭回，左下前頭回，左角回で有意の賦活がみられるが，認知しにくい単語聴取（下段）では同側の上側頭回（Aの青矢印）と角回（Bの赤矢印）で有意の賦活を認めなくなる（文献18より転載）

2）高度難聴と聴皮質の可塑性

日常的な話し言葉の聴取では，健常者で両側の上および中側頭回とブローカ野の賦活がみられるが，中途失聴者（正常に音声言語を習得したが，その後に聴覚を失った難聴者）ではそれらの領域の賦活が健常者より強く，加えて右半球のブローカ野相当部分，補足運動野，前帯状回など，健常者ではみられない領域の賦活も観察される（図6-40）[19]．これは人工内耳で符号化された，通常より情報量が少ない非生理的聴覚信号を元に語音認知を達成するためには，聴覚連合野の広い領域でより多くの情報処理が行われると同時に，前頭葉の主として言語の表出に関与する言語領域も活用されていると解釈できる．聴覚野とウェルニッケ野，前頭葉のブローカ野，補足運動野の間には解剖学的に線維連絡があり，ローランド[20]はこれらの領域が協同して，入力されたあいまいな言語信号をいったん保持し，多くの候補の中から前後関係や文脈に照合して最も適切な認知にいたる言語性のワーキングメモリを形成しているのではないかとの仮説を示している．

MEMO
難聴者が人工内耳で人工的に符号化された音声信号を知覚・理解する場合，皮質の言語認知機構は再編成され，言語の認知と表出を結ぶネットワークの活動が亢進する．

これとは対照的に先天聾で学童後期から成人にかけて人工内耳手術を受けた患者の語音弁別成績は不良で，人工内耳を介する語音聴取による上および中側頭回中央領域の聴覚連合野の賦活はきわめてわずかである（図6-41）[21]．側頭連合野の神経回路網は生後の言語音聴取に強く依存して発達し，一定の年齢域を過ぎるとその可塑性が低下して，後から音声言語刺激が入力されても発達は期待できない．

先天性高度難聴小児が聴覚活用できないまま成長した場合，側頭葉の聴覚連合野が聴覚に代わって受けもつ機能としては，まず視覚が念頭に浮かぶ．高度難聴小児においてFDG-PETで視覚的言語刺激（話をしている人の顔のビデオ画像を無音にしたもの）を課した際の脳代謝を計測すると，難聴小児群で右中心前回，右中心後回，左上および下頭頂小葉，左右の上側頭回，右中側頭回において，健聴成人より高い賦活が認められ，視覚情報処理の背側経路に加えて聴覚連合野である上および中側頭回が賦活されることが判明した（図6-42）[22]．これは，聴覚障害によって側頭連合野が聴覚野から視覚野に変化する，発達期小児における感覚の種類を越えた可塑性を初めて直接的に明らかにした

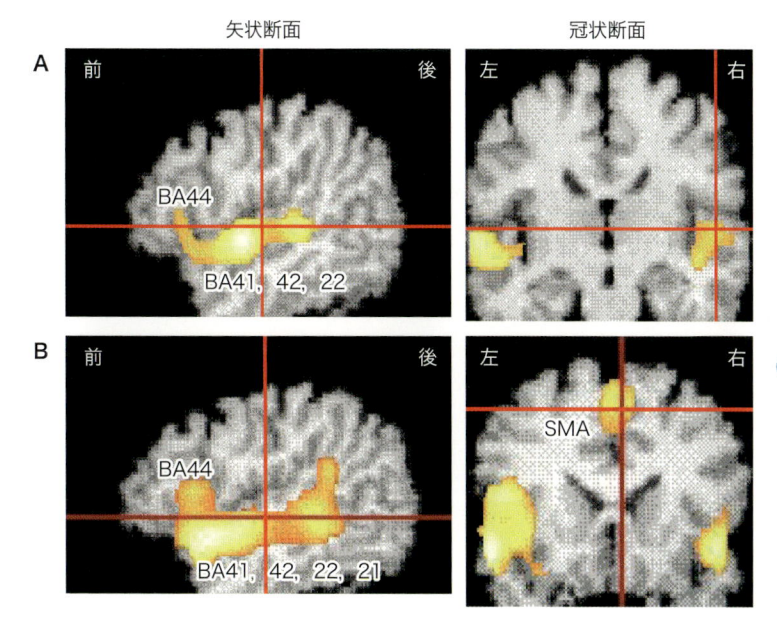

●図6-40 日常的言語聴取時の脳賦活状況

日常的な話し言葉の聴取では，健常者（A）で両側の上および中側頭回とブローカ野の賦活（黄）がみられるが，中途失聴者（B）ではそれらの領域の賦活が健常者より強く，加えて右半球のブローカ野相当部分，補足運動野，前帯状回など，健常者ではみられない領域の賦活も観察される（文献19を元に作成）

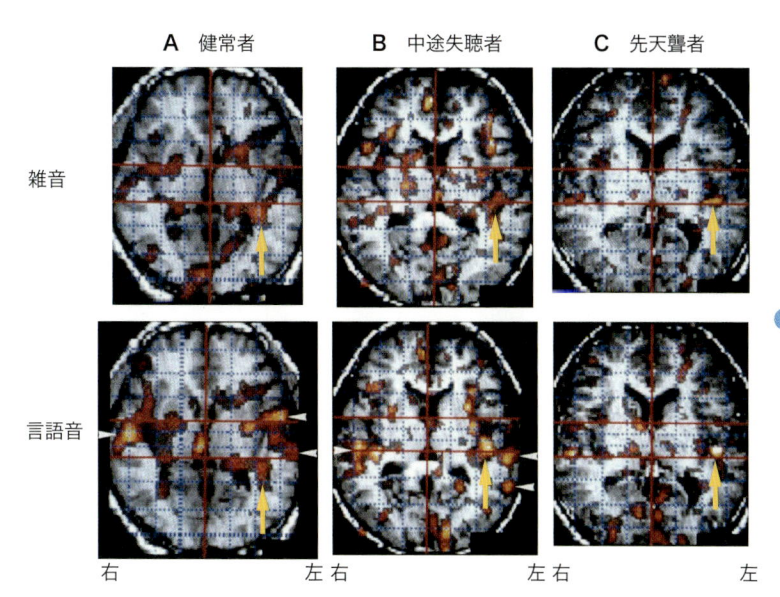

●図6-41 雑音と言語聴取時の脳賦活

健常者（A），中途失聴者（B），先天聾者（C）における雑音（上段）と言語聴取時（下段）の脳賦活状況（赤）を示す．言語習得前に失聴し，成人になって人工内耳手術を受けた患者の語音弁別成績は不良で，人工内耳を介する語音聴取による聴覚連合野の賦活はきわめてわずか（C：黄矢印）である（文献21より転載）

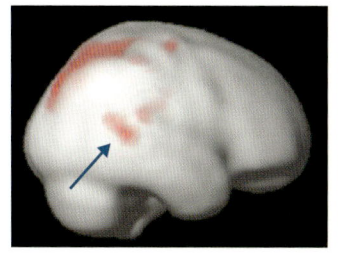

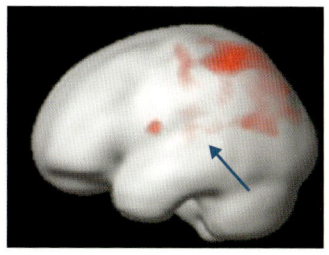

●図6-42 高度難聴小児の視覚的言語刺激による脳賦活
高度難聴小児では聴覚連合野（矢印）が視覚刺激で賦活される（赤い部分）

第6章-8 言語 275

知見である.

MEMO

先天性高度難聴小児で人工内耳などによる聴覚活用がないと，上側頭回の聴覚連合野は視覚情報処理を行う方向に分化する.

（内藤　泰）

■ 文 献 ■

1) Dronkers, N. F. et al.：Language and the aphasias.『Principles of neural science』(Kandel, E. R.), McGraw-Hill, pp1169-1187, 2000
2) Ryan, A. & Miller, J.：Single unit responses in the inferior colliculus of the awake and performing rhesus monkey. Exp. Brain Res., 32：389-407, 1978
3) Pfingst, B. E. & O'Connor, T. A.：Characteristics of neurons in auditory cortex of monkeys performing a simple auditory task. J. Neurophysiol., 45：16-34, 1981
4) Elberling, C. et al.：Auditory magnetic fields from the human cortex. Influence of stimulus intensity. Scand. Audiol., 10：203-207, 1981
5) Soeta, Y. & Nakagawa, S.：Auditory evoked responses in human auditory cortex to the variation of sound intensity in an ongoing tone. Hear. Res., 287：67-75, 2012
6) Elberling, C. et al.：Auditory magnetic fields: source location and 'tonotopical organization' in the right hemisphere of the human brain. Scand. Audiol., 11：61-65, 1982
7) Romani, G. L. et al.：Tonotopic organization of the human auditory cortex. Science, 216：1339-1340, 1982
8) Lauter, J. L. et al.：Tonotopic organization in human auditory cortex revealed by positron emission tomography. Hear. Res., 20：199-205, 1985
9) Humphries, C. et al.：Tonotopic organization of human auditory cortex. Neuroimage, 50：1202-1211, 2010
10) Hirano, S. et al.：Cortical activation by monaural speech sound stimulation demonstrated by positron emission tomography. Exp. Brain Res., 113：75-80, 1997
11) Crinion, J. T. et al.：Temporal lobe regions engaged during normal speech comprehension. Brain, 126：1193-1201, 2003
12) Kojima, H. et al.：The role of the temporal coding system in the auditory cortex on speech recognition. NeuroReport, 8：2395-2398, 1997
13) Laird, A. R. et al.：ALE meta-analysis: controlling the false discovery rate and performing statistical contrasts. Hum. Brain Mapp., 25：155-164, 2005
14) Turkeltaub, P. E. & Coslett, H. B.：Localization of sublexical speech perception components. Brain Lang., 114：1-15, 2010
15) Binder, J. R. et al.：Where is the semantic system? A critical review and meta-analysis of 120 functional neuroimaging studies. Cereb. Cortex, 19：2767-2796, 2009
16) Damasio, H. et al.：Neural systems behind word and concept retrieval. Cognition, 92：179-229, 2004
17) Binder, J. R. et al.：Where is the semantic system? A critical review and meta-analysis of 120 functional neuroimaging studies. Cereb. Cortex, 19：2767-2796, 2009
18) Tateya, I. et al.：Inner ear hearing loss modulates ipsilateral temporal lobe activation by monaural speech stimuli. Neuroreport, 14：763-767, 2003
19) Naito, Y. et al.：Increased cortical activation during hearing of speech in cochlear implant users. Hear. Res., 143：139-146, 2000
20) Roland, P. E.：Chapter 9 Language.『Brain activation』(Roland, P. E. /ed.), Wiley-Liss, pp269-290, 1993
21) Naito, Y. et al.：Sound-induced activation of auditory cortices in cochlear implant users with post- and prelingual deafness demonstrated by positron emission tomography. Acta Otolaryngol., 117：490-496, 1997
22) Fujiwara, K. et al.：Brain metabolism of children with profound deafness: a visual language activation study by 18F-fluorodeoxyglucose positron emission tomography. Acta Otolaryngol., 128：393-397, 2008

第7章
神経・精神疾患の分子機構

- ❶ 統合失調症 …………………………………… 278
- ❷ 気分障害 ……………………………………… 287
- ❸ 発達障害 ―自閉症スペクトラムとADHD …… 293
- ❹ ALSなど運動ニューロン病 …………………… 300
- ❺ アルツハイマー病 ……………………………… 312
- ❻ パーキンソン病 ………………………………… 319
- ❼ ポリグルタミン病 ……………………………… 327

第7章 神経・精神疾患の分子機構

1 統合失調症

　統合失調症は，思春期・青年期を中心に0.8％の高率で発症し，陽性症状と陰性症状に大別される多彩な精神症状を呈する．しかし，脳に明らかな神経病理学的変化は見出されず，原因となる分子異常はいまだ不明であり，多因子性で原因の異なる複数の疾患からなる（異質性）と推測されている．治療薬や統合失調症様症状発現薬の作用からみると，脳内のドーパミン伝達亢進およびNMDA型受容体を介するグルタミン酸伝達の低下が強く示唆される（概念図）．さらに，神経発達障害やグリアの異常を基盤とする可能性を支持する所見もあり，本症の分子病態を総合的に理解するため，遺伝子操作動物も取り入れた複合的なアプローチが試みられている．一塩基多型（SNP）相関解析，全ゲノム関連解析（GWAS），コピー数多型（CNV）解析などの分子遺伝学的解析が進み，NRGI，G72，DISC1をはじめ，注目されている遺伝子もあるが，特異的なゲノム異常の同定には至っていない．なお，本項目における遺伝子名は特にフルネーム，説明などを記載していない限りデータベース上のOfficial Symbolで示す．

概念図

薬理学的所見に基づいた統合失調症状の発現機序（仮説）

- NMDA型受容体遮断薬
  フェンサイクリジン，ケタミン，ジゾシルピンなど
- ドーパミン作動薬
  アンフェタミン，コカイン，L-ドーパなど

→ 統合失調症様異常発現薬

- NMDA型受容体を介するグルタミン酸伝達の低下
- GABA伝達低下 他の伝達異常？
- ドーパミン伝達の亢進

→ 統合失調症の病態
・ゲノム異常
・神経回路異常
・神経発達障害

- NMDA型受容体機能促進薬，グリシン調節部位作動薬
  グリシン，D-セリン，D-アラニン，D-サイクロセリン，グリシン取り込み阻害薬など
- セロトニン伝達の亢進
- 第2世代（非定型）抗精神病薬，（D2/S2受容体遮断）
  クロザピン，リスペリドン，オランザピン，クエチアピン，ペロスピロンなど
- 第1世代（定型）抗精神病薬（D2受容体遮断）
  ハロペリドール，ペルフェナジン，フルフェナジン，クロルプロマジン，トリフロペラジンなど

→ 統合失調症治療薬

- 抗精神病薬抵抗性症状　主に陰性症状・認知症状
- 抗精神病薬反応性症状　主に陽性症状

→ 統合失調症状

　統合失調症では原因となる分子異常がいまだ同定されていないが，薬理学的所見に基づいて，図のような症状発現機構が考えられている．━━は，治療薬の作用点を示す（図7-2および図7-3も併せて参照）．ドーパミン（DA）作動薬および遮断薬と，NMDA型受容体の遮断薬およびグリシン調節部位に作用する機能促進薬の作用を比較すると，DA伝達の亢進は主として陽性症状に，NMDA型受容体を介するグルタミン酸（Glu）伝達の低下は陽性・陰性・認知症状のいずれの発現にも関与すると推察される．NMDA型受容体の機能低下は，二次的にDA伝達を亢進させるため，陽性症状が出現することと矛盾しない．NMDA型受容体機能促進薬が陽性・陰性・認知症状を改善する可能性については，臨床的検証が不十分である．セロトニン伝達系の陰性症状への関与は，陰性症状を部分的に改善する薬物がS2型セロトニン受容体を強く遮断することや，NMDA型受容体遮断薬投与後のセロトニン放出増加などにより支持されるが，さらに検討が必要である（？マーク）．以上の仮説は，統合失調症の分子異常が，必ずしもDAやGluの伝達系内に限局することを意味せず，本症の異質性も考え合わせると，これらの制御系を含めて複数見出される可能性がある．これは，本症に関するゲノムや神経発達障害の研究結果からも支持されている（文献1，2，3，4，5，6，7を元に作成）

● 表7-1　DSM-Ⅳにおける統合失調症の診断基準（文献9を元に作成）

A) 特徴的症状
　❶から❺の症状のうち2つ以上，治療が成功したときを除き，おのおのは1カ月以上の期間ほとんどいつも存在
　　❶妄想
　　❷幻覚
　　❸まとまりのない会話（例えば頻繁な脱線または滅裂）
　　❹ひどくまとまりのないまたは緊張病性の行動＊
　　❺陰性症状（感情の平板化，思考の貧困または意欲の欠如）
B) 社会的または職業的機能の低下
C) 期間：少なくとも6カ月持続
D) 失調感情障害と気分障害の除外
E) 物質や一般身体疾患が原因となるものを除外
F) 自閉性障害や他の広汎性発達障害の既往があるときは，顕著な幻覚や妄想が1カ月以上存在

※DSM-Ⅳはアメリカ精神医学会が作成し，国際的に広く用いられている診断基準
＊ 緊張病性の行動：❶カタレプシーまたは昏迷として示される無動症，❷過剰な運動活動性，❸極度の拒絶症，❹奇妙な随意運動（常同運動，顕著なしかめ面ほか），❺反響言語または反響動作

1 統合失調症の臨床的・生物学的特徴[7)8)]

　統合失調症（schizophrenia）は，思春期から青年期前半を中心に0.8％の高率で発症し，慢性化しやすい重大な障害である．治療薬（抗精神病薬）に抵抗する症状のため，現在も日本だけでも20万人以上が入院生活を余儀なくされている．長期的予後調査によると，抗精神病薬が導入された後も，症状がほとんどみられない例は3割に満たない．

　本症では，思考，知覚，感情，意欲などの脳機能が広汎に障害され，多彩な精神症状が出現する．これらの症状は一般に，陽性症状と陰性症状に分類されてきた（概念図）．陽性症状は，妄想，幻覚，統制を欠いた行動・興奮など，発症すると新たに産出されたようにみえる異常を指す．陰性症状は，健常時の諸機能が減弱・脱落する異常を意味し，会話・思考内容の貧困化，感情鈍麻（感情表出の平板化と不調和），意欲の減退・引きこもり（目的指向的な行動の低下），などを含む．また，実行機能の低下，ワーキングメモリーの障害，注意障害などの認知機能障害（認知症状）が，最近重視されている（概念図）．これらは，陰性症状と関連すると考えられており，アルツハイマー病その他の認知症で認められる障害とは質的に異なる．

　このように特徴的な精神機能異常が認められるにもかかわらず，脳における明らかな変性，炎症，その他の神経病理学的変化は見出されていない．近年，脳機能画像所見，眼球運動，プレパルス抑制などの臨床生理学的検査における健常者との差異が注目されているが，生物学的マーカーは確立されておらず，臨床症状とその持続を指標とした国際的な基準によって診断されている（表7-1）．また，症状，経過，治療反応性などからみると，原因の異なる複数の疾患から構成されていると推測される（異質性）．

　統合失調症は弧発性だけでなく家族性に発症することがあり，遺伝子を多く共有するほど一致して発症する確率が高くなる現象が知られている（図7-1）．また，双生児・養子の研究からも，環境因よりも遺伝的背景の方が統合失調症の発症に大きな役割を果たすことが報告され，本症における遺伝率はメタ解析より81％と見積もられている．しかし，一卵性双生児でも4〜6割は一方の同胞は発症せず，メンデル遺伝にしたがう単一遺伝子疾患ではなく多因子疾患と推測されている．このため，分子遺伝学的解析は難航しており，統合失調症に特異的なゲノム異常は未発見である．

　一方，精神神経疾患の病因・病態の解明には，死後脳の分析が欠かせないが，統合失調症では長期服薬の影響を除外し難い点が，疾患特異的な変化にアプローチするうえでの大きな障碍となっている．

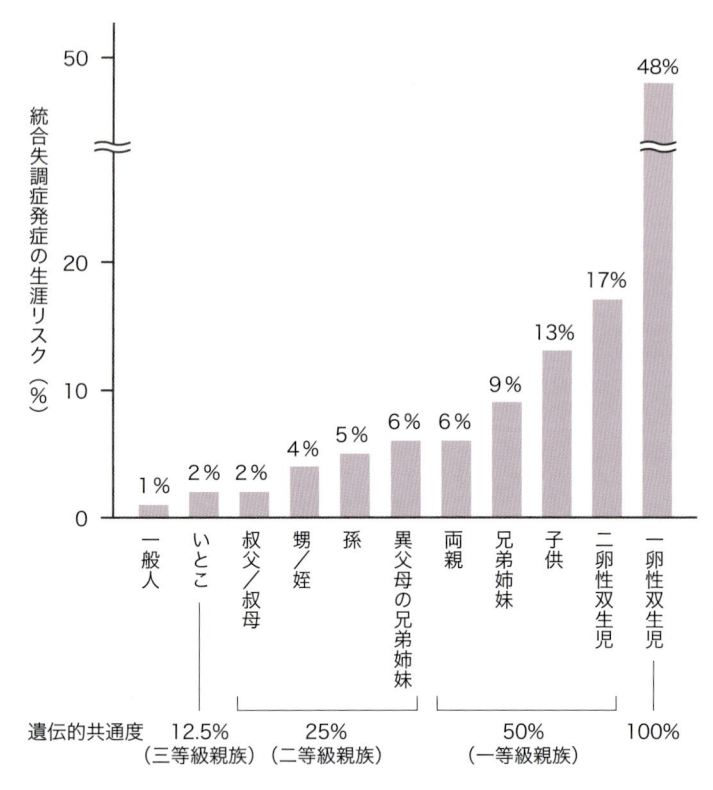

●図7-1　遺伝的共通度と統合失調症発症の一致率との関係

ゴッテスマンの研究結果[10]では，遺伝子を共有する割合が高い関係であるほど統合失調症の発症に関する一致率が高いことがわかる（文献10と11を元に作成）

2 神経伝達障害

　統合失調症の分子病態として，現在，最も一般的に受け入れられているのは，本症の治療薬や，統合失調症様異常発現薬に関する薬理学的研究に基づいた，脳内のドーパミン（dopamine：DA）およびグルタミン酸（glutamate：Glu）伝達系の障害の可能性である．

1) ドーパミン伝達の亢進[1) 3) 7)]

　1952年に，クロルプロマジンの統合失調症状改善作用が発見されて以来，多くの異なった化学構造をもつ抗精神病薬が開発・導入されてきた．これらの薬物はいずれも，臨床力価に比例した強力なD2型DA受容体遮断作用をもつことが明らかにされた（図7-2）．また，アンフェタミン類（覚せい剤），コカイン，L-ドーパ（l-3, 4-dihydroxyphenylalanine），その他のDA作動薬は，統合失調症ではないヒトにしばしば本症と区別が難しい幻覚・妄想状態を引き起こす（概念図，図7-2）．さらに，症状が目立たなくなった状態の統合失調症患者に，健常者には明らかな精神変調を惹起しない少量のDA作動薬を投与すると，幻覚妄想状態が再燃する．これらの事実から，統合失調症の脳では過剰なDA伝達あるいはそれが生じやすい異常が推測されるようになった．ただし，抗精神病薬は陰性・認知症状にはほとんど効果を示さない点は，DA伝達の亢進が主として陽性症状の発現と関係することを示唆している．

　死後脳の分析では，多くの研究グループがほぼ一致して，統合失調症における線条体D2受容体数の増加を報告しているのに対して，PETを用いた*in vivo*の測定のほとんどが，有意な差異を見出していない（D1受容体については双方の方法とも結果が一致していない）．シナプス間隙のDA量に影響されるD2受容体リガンドを利用したPET研究が行われ（例えばDA放出の増加によりリガンド結合が減少），①少量のアンフェタミンで誘発される線条体のDA放出は，健常者より統合失調症患者の方が多く，②DA合成を一時的に阻害したときのリガンド結合の増加を指標とした基礎的なDA放出量は，統合失調症の方が高いことなどがわかった．以上の所見は，統合失調症患者の脳内DA伝

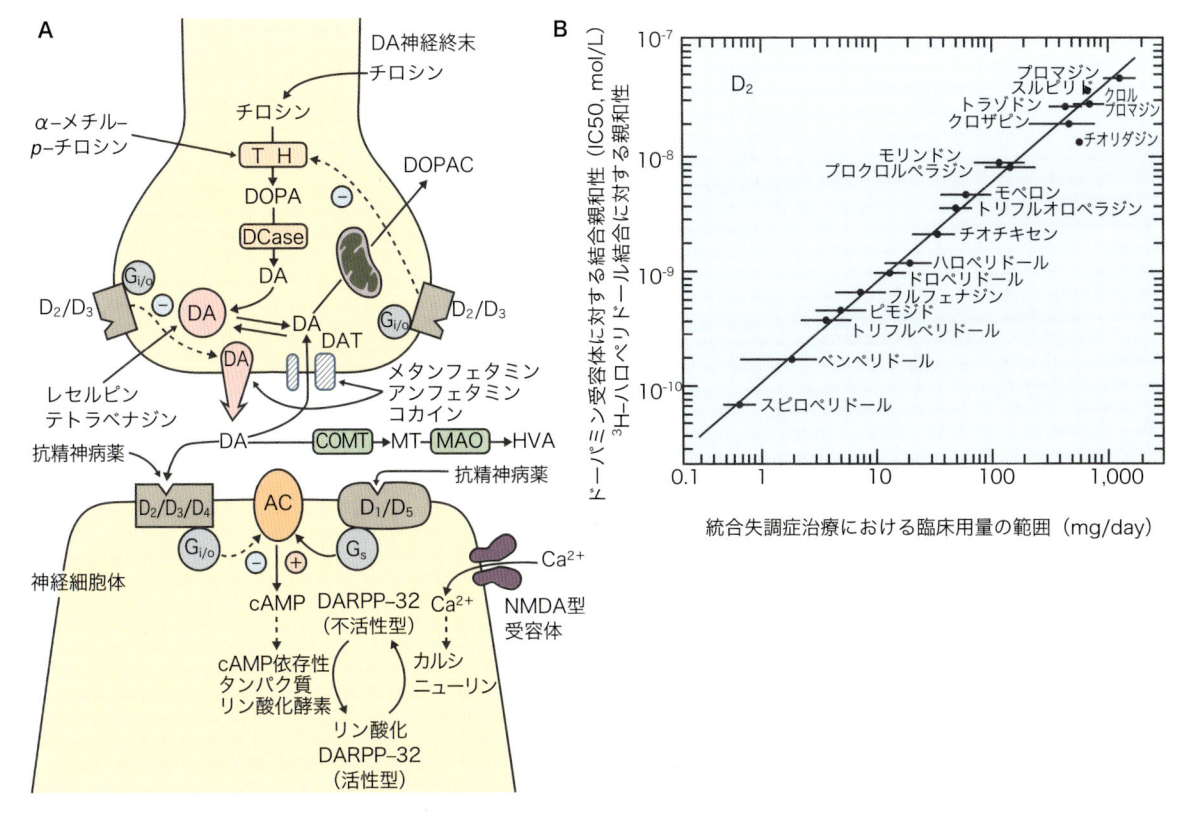

●図7-2　DA神経伝達と統合失調症関連薬物

A) DA性シナプスの模式図：統合失調症様異常発現薬（メタンフェタミン，アンフェタミン，コカイン），抗精神病薬およびDA代謝に作用する薬物の標的分子を示した（文献12を元に作成）．B) 抗精神病薬は，幻覚・妄想状態を改善するのに要する標準的な一日使用量と，D2型DA受容体遮断力価（受容体への親和性で表してある）がほぼ正比例する（文献13より引用）．こうした相関は，アデニル酸シクラーゼ（AC）と負の共役をするD2, D3およびD4受容体の遮断作用に共通してみられるが，本酵素と正の共役をするD1およびD5受容体や，その他の神経伝達物質受容体では認められず，抗精神病作用はD2ファミリー受容体の遮断作用を介して発揮されると考えられている．細胞内ではDARPP-32によってDA受容体とNMDA型グルタミン酸受容体（図7-3）のシグナルが相互作用をもつと考えられている（COMT：catechol-o-methyltransferase, DARPP-32：dopamine- and cAMP-regulated phosphoprotein of 32 kDa, DAT：dopamine transporter, DCase：aromatic L-aminoacid decarboxylase, DOPA：L-3, 4-dihydroxyphenylalanine, MAO：monoamine oxidase, TH：tyrosine hydroxylase, DA：dopamine, DOPAC：3, 4-dihydroxy-phenylacetic acid, HVA：homovanillic acid, MT：3-methoxytyramine）

達が亢進していることを支持しているが，抗精神病薬の長期投与の代償的変化である可能性が完全に除外できない．

2) NMDA型グルタミン酸受容体機能の低下[2)3)6)7)]

次のような薬理学的根拠に基づいて，NMDA型Glu受容体（図7-3）を介するGlu伝達の低下が推測されている．

❶ フェンサイクリジン（phenylcyclohexyl piperidine：PCP），ケタミンを始めとするNMDA型受容体遮断薬が統合失調症様の陽性，陰性ならびに認知症状を引き起こす（概念図）

❷ 統合失調症様症状発現作用はNMDA型受容体遮断力価に比例し，ケタミンでは，NMDA型受容体遮断作用の強い立体異性体（S体＞＞R体）の方が精神症状を誘発しやすい

❸ 統合失調症患者は健常者より，NMDA型受容体遮断薬に感受性が高く精神障害が生じやすい

❹ PCPが精神障害のみを引き起こし，麻酔作用・意識障害を示さないときの血中濃度はnMオーダーで，NMDA型受容体以外の神経伝達系には作用

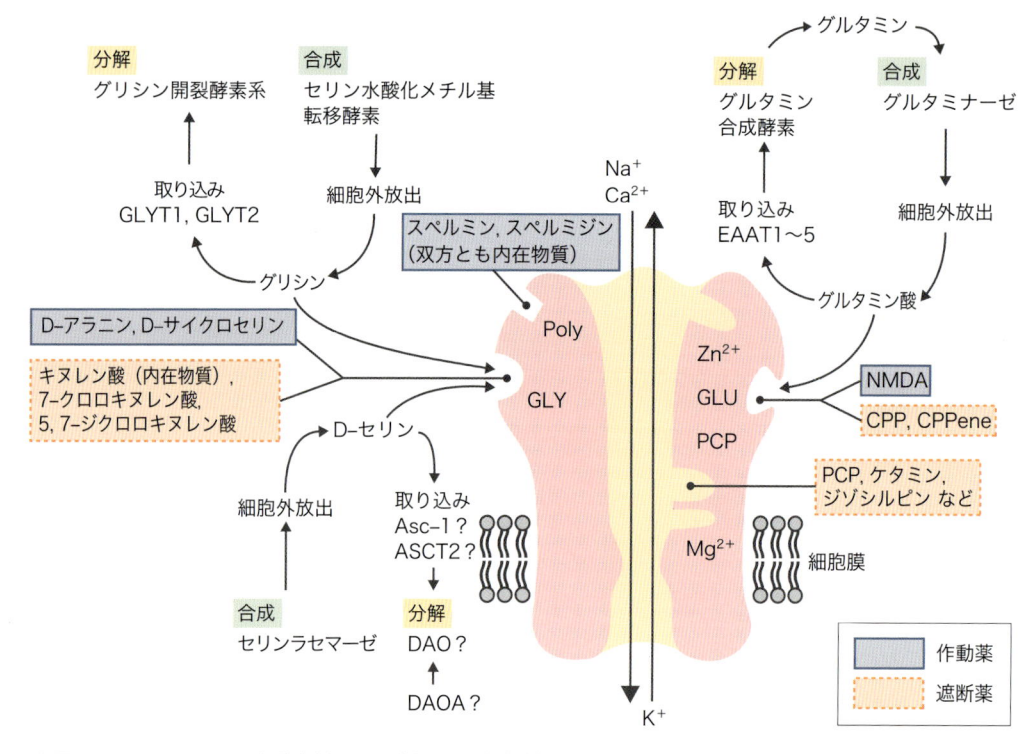

● 図7-3　NMDA型受容体および主要な内在性リガンドの代謝経路と統合失調症関連薬物[6]

NR1サブユニットと4種のNR2サブユニットA〜Dの1種が組合わさったヘテロメリック集合体を形成するタイプのNMDA型受容体を模式的に示す．細胞外からNa$^+$やCa^{2+}を流入させ，細胞内からK$^+$を透過させるイオンチャネルを構成しており，Glu結合部位（GLU），グリシン調節部位（GLY）（概念図および2-2）を参照），マグネシウムイオン結合部位（Mg^{2+}），フェンサイクリジン結合部位（PCP），ポリアミン結合部位（Poly）などの調節部位をもつ．臨床的にPCP結合部位（PCP，ketamine，dizocilpine（MK801）），Glu結合部位（CPP，CPPene）のいずれの遮断薬も統合失調症様異常を誘発することが知られている．NMDA型受容体の調節に関わる内在性リガンドのうち，Glu，グリシンおよびD-セリンについては代謝経路の概略を図示した．Glu取り込み：EAAT（excitatory amino acid transporter）1〜5（EAAT1＝GLAST，EAAT2＝GLT-1），Gly取り込み：GLYT（glycin transporter）1〜2，D-セリン取り込み：ASC-1（alanine-serine-cysteine type amino acid transporter-1），ASCT2（alanine/serine/cysteine/threonine transporter 2），D-セリン分解：DAO（D-amino acid oxidase），DAOA（DAO activator），NMDA型受容体を調整する重要性から，GluだけでなくD-セリン，グリシン，キヌレン酸（kynurenic acid）などの代謝・機能の分子機構またはその制御系と統合失調症との関連が注目されている

しない低レベルである．

　NMDA型受容体機能不全の機序については，未解明であるが，①NMDA型受容体および関連する細胞内情報伝達系分子やGlu放出機構の異常のほかに，②本受容体のグリシン調節部位に作用する内在性物質のグリシン・D-セリン（刺激作用，NMDA型受容体コアゴニスト）（MEMO❶, ❷）やキヌレン酸（拮抗作用）の代謝・機能系の障害，③特定時期のGlu過剰放出によるNMDA型受容体発現細胞の傷害・欠損などの可能性が検討されている．死後脳の研究から，NMDA型受容体の結合能・遺伝子を含む，Glu伝達系およびその調節系の変化が報告されているが，一定の結論には至っていない．

MEMO❶

■ コアゴニスト[6]

　NMDA型受容体グリシン調節部位の作動薬（図7-3）は，単独では興奮性シナプス後電位による神経伝達を引き起こすことはないが，Gluが本電位を生じさせるにはその存在が不可欠であるため，コアゴニスト（coagonist，共作動薬）と呼ばれる．このうちD-セリンとグリシンは内在物質である．D-サイクロセリンはこの作用が

部分的で，用量が多いとかえって内在性コアゴニストの作用を阻害し，NMDA型受容体機能を低下させる．

MEMO②

■ **D-セリン**[6]

D-セリンは，①哺乳類の組織で恒常的に高い濃度を保つ例外的なD型アミノ酸であり，②グリシンと同様に，NMDA型受容体のコアゴニストとして本受容体のグリシン調節部位を刺激する，③脳優位でNMDA型受容体と類似した（特にGRIN2Bサブユニット）脳内分布を示し脳には合成・分解などの代謝系が存在する，④前脳部で選択的に枯渇させるとグリシンが減少しなくともNMDA型受容体機能が低下する，⑤ニューロンとグリアの双方から制御を受ける，などの特徴が近年明らかにされ，NMDA型受容体機能とその病態との関連が注目されている．統合失調症とそのモデルを改善する効果を考え合わせると，本症ではD-セリンシグナルの低下がNMDA型受容体機能不全を引き起こす可能性がある．また，D-セリンシグナルを増強するタイプの治療薬開発への関心も高い．

3）ドーパミン—グルタミン酸相互作用の異常[3)4)6)7)]

PCP，ケタミンなどを急性投与した動物脳では，特に大脳皮質を中心にDA伝達が亢進する．これらのNMDA遮断薬を反復投与すると前頭葉皮質のDA代謝が低下するという報告もあるが，アンフェタミンをチャレンジしたときのDA遊離は前頭葉皮質と線条体の双方で増強している．NMDAR1サブユニットの発現低下マウスでは，DA作動薬への感受性が上昇していることも考え合わせると，NMDA型受容体機能が低下した状態では，DA伝達が高まると推測される．したがって，少なくとも一群の統合失調症では，NMDA型受容体を介するGlu伝達が減弱し，DA伝達が過剰になった結果陽性症状が出現し，DA以外の分子カスケードの異常により陰性・認知症状が引き起こされる可能性がある（概念図）．臨床的研究でも，こうした仮説を支持する所見が得られている．すなわち，ケタミンを健常ボランティアに投与した研究では，統合失調症様の精神変調がみられ，ケタミン投与群は非投与の対照群に比較して，アンフェタミン誘発性のDA遊離の増加が亢進していた．

一方，前頭葉皮質においては，NMDA型受容体遮断によって，GABAニューロンの活動が低下するために，過剰なDA伝達が生じることが明らかになっている．この現象は，死後脳でみられる大脳皮質のGABAニューロンの変化をもとに指摘されている．本症のGABA伝達障害を支持する．

4）新しい治療法の開発[2)6)]

以上の相互作用を考え合わせると，NMDA型受容体機能促進薬は，既存の抗精神病薬が奏功する陽性症状だけでなく陰性・認知症状にも効果をおよぼす可能性がある．実際に，NMDA型受容体機能を促進する本受容体グリシン調節部位の作動薬（概念図，図7-3）を既存の抗精神病薬服用中の患者に併用投与すると（add-on療法），残存していた陰性症状や認知症状が改善されたという報告がある．さらに，これら薬物のNMDA型受容体に対する低選択性または低力価，脳への低移行性，副作用などの問題を克服する創薬研究が進行している．

異なる観点として，NMDA型受容体機能不全の代償的変化として生ずる，Glu放出の増加を治療標的とする考え方もあり，Glu放出を抑制するmGlu2/3代謝型Glu受容体作動薬の開発が試みられている．

3 分子遺伝学的解析[14)15)]

ゲノム解析法の進歩により，従来の連鎖解析や候補遺伝子の一塩基多型相関解析（SNP解析）に加えて，全ゲノム関連解析（genome wide association study：GWAS），コピー数多型（copy number variation：CNV）解析，rare variant解析などが行われるようになった．また，サンプルサイズも大幅に拡大した．依然として，①SNP解析やGWASから得られた個々のSNPと統合失調症との相関は効果量が小さく（最大でもオッズ比が2.5を超えない），②CNVではオッズ比は高くとも，一定のゲノム領域との相関であるため，さまざまな表現型の変化との関連性がみられ，統合失調症との特異性が明らかでないなどの問題はあるが，GWASやCNV解析の導入により，新たな視点が生まれつつある．

1) 染色体領域の解析

過去に報告された統合失調症との連鎖領域のうち，これまでのfollow up研究から支持されているのは，1q，6p，8p，13qと22qであり，これらにマップされ，DA伝達やGlu伝達の調節とも関係のある，1q23.3のNOS1APやRGS4，6p22.3のDTNBP1，8p22-p21のNRG1，および13q34のDAOA（G72：図7-3）などが，複数の研究者によって有力な関連遺伝子として追認されている．一方，染色体異常を手がかりとした検索においては，次の2種の領域とそこにマップされる遺伝子と統合失調症との関連性の研究が進められている．①22q11.2，本領域の微小な欠失がみられるVCFS（velo-cardio-facial syndrome）の患者で妄想型統合失調症と類似の精神症状が出現する頻度が高い，②1q42.1とDISC1，スコットランドの家系解析から統合失調症と関連する1q42.1と11q14.3の相互転座が見出され，ブレークポイント領域にマップされるDISC1または，D-セリン合成能をもつセリンラセマーゼを含むその相互作用タンパク質の遺伝子と統合失調症の相関が注目されている．しかし，いずれも，GWASでは有意な相関が確認できず，CNV解析でも統合失調症関連領域に含まれていない．

2) GWAS

GWASから有意な相関が報告された遺伝子には，ZNF804A（2q32.1），MHC（6p21.3），MIR137（microRNA 137：1p21.3）などを含む11種類があげられる．前二者は，独立したコホートを対象としたGWAS解析でも再現性が確認されている．またすべて，メタ解析で，各遺伝子のSNPsと統合失調症との有意な相関が認められた．他に，GWASで相関傾向の強い遺伝子のうち，TCF4（18q21.1），NRGN（11q24），VRK2（2p16.1）はメタ解析で統合失調症と有意な関連が検出された．

3) CNV

CNVについては，複数の研究グループによる異なるサンプルセットの解析から，次の染色体領域の多型が，一致して統合失調症と有意な関連を示すことがわかった：1q21.1欠失，1q21.1重複，2p16.3欠失／重複，3q29欠失，7q36.3重複（VPR2），15q11.2欠失，15q13.3欠失，16p11.2重複，17q12欠失，22q11.21欠失．このうち，2p16.3と7q36.3は，それぞれ主にNRXN1およびVPR2遺伝子がマップされる領域に限局し，単一遺伝子と関係が強い点で注目されている．また，統合失調症患者群の方がまれな *de novo* のCNVが生ずる割合が健常対照群より有意に高いことがわかり，本症の病態と関係すると推測されている．実際に，①NMDA型受容体を含むPSD（postsynaptic density）に存在するタンパク質分子の遺伝子領域におよぶ *de novo* CNVsは，統合失調症において有意に多く集積している，②上記の統合失調症関連領域の3q29における *de novo* CNVsはPSDのDLG（discs large）ファミリータンパク質の遺伝子領域と重なる部分があり，これらを直接制御するヒストンメチル基転移酵素のEHMT1の遺伝子領域にも *de novo* CNVsがみられる，などの報告がある．

以上の結果は，従来指摘されてこなかったゲノム領域や遺伝子と統合失調症との関連が見出されている点で興味深い．さらに，シナプスや神経発達に関与する分子カスケードや，microRNA 137のように，それらの調節に関わる因子との関連が明らかになってきている点も重要である．したがって，GWAS，CNV，候補遺伝子解析などから得られる情報を総合的に検討し，まれな *de novo* 変異の解析やENCODE（The Encyclopedia of DNA Elements）計画の成果を導入することにより，単一の遺伝子異常の視点を越えて，遺伝子およびタンパク質の分子ネットワークの障害を捉える戦略が，統合失調症の分子機構を解明するのに有効な可能性がある．統合失調症で推測される，DA伝達・Glu伝達の病態が生ずる機序は，こうした検討を通じて理解できることが期待される．

4 神経回路異常と神経発達障害仮説[16)〜19)]

1) 神経回路異常

PETを用いた脳の血流や糖代謝の研究，fMRI（functional MRI）による研究などから，研究者間で比較的一致した所見として，統合失調症では，安静時または課題遂行時に，背外側前頭前野，内側前頭葉皮質，前部帯状回，左側頭葉，視床，海馬，小脳などにおける脳の活動性の変化が報告されている．このうち，前頭葉皮質各領域，視床，海馬などの体積については，メ

タ解析により，統合失調症における有意な減少が示唆された．したがって，以上の脳部位を含む，特定の神経回路が障害されている可能性がある．また，動物実験では，中脳から辺縁系領域に投射するDAニューロンの活動亢進と，大脳皮質から線条体，側坐核，中脳腹側被蓋野などの皮質下領域に投射するGluニューロンの機能低下が示唆されている．その原因として中脳皮質系，特に前頭葉皮質に投射するDAニューロンの低活動を想定する仮説が注目されている．ただし，DA受容体遮断作用をもつ抗精神病薬によって増悪したり，DA作動薬により改善する統合失調症状が確認されない点は，この仮説を支持しない．

臨床生理学的指標では，眼球運動〔追跡眼球運動，衝動性眼球運動（saccade），探索的眼球運動など〕，mismatch negativity（聴覚と関連する電位成分）などの事象関連電位，プレパルス抑制（MEMO❸），γ帯域オシレーション（gamma band oscillation）などの，統合失調症における特徴的な変化が，神経回路異常の手がかりとして注目されている．γ帯域オシレーションの生成には，大脳皮質においては介在性GABAニューロンが大きな役割を果たすといわれ，GABA伝達障害を検討する手段としても関心がもたれている．

MEMO❸

■ **プレパルス抑制**[17]

突然の音や光の刺激に対する驚愕反応は，その直前に単独では刺激を引き起こさない弱い同種の刺激を与えておくことにより，著明に抑制される．この現象はプレパルス抑制（prepulse inhibition：PPI）と呼ばれ，感覚運動情報制御機能を反映する客観的指標の1つとして考えられている．統合失調症とともに，そのモデル（MEMO❹）のDA作動薬やNMDA型受容体遮断薬を投与した動物でも減弱することから，ヒトと動物に共通して計測可能な，本症における情報処理障害の指標として重視されている．ただし，PPIの減弱は強迫性障害・ハンチントン舞踏病をはじめ，統合失調症以外の精神神経疾患でもみられる点に注意する必要がある．

2）神経発達障害仮説

統合失調症の神経回路異常は，神経発達障害によってもたらされる可能性がある．すなわち，疫学的研究より，胎生期または周産期の栄養障害，薬物使用，ウイルス感染，神経発生過程の障害などと統合失調症の関連が指摘され，本症の一群では，特定の発達段階における何らかの侵襲，あるいは神経発達に重要な分子の異常が，正常な神経回路形成を阻害していることが示唆された．神経発達障害を反映する所見として，当初，統合失調症患者死後脳における，ニューロンの配列，サイズ，樹状突起分枝などの変化が注目を集めたが，その後の研究では本症に対する特異性が確認されていない．最近は，①分子遺伝学的解析から統合失調症との関連が示唆されている候補遺伝子群が，発達期を通じてシナプスの構造や機能に影響する点や，②死後脳でオリゴデンドロサイトまたはミエリン形成に関連した分子群の発現が変化している点に着目し，MRIおよび，白質線維路の情報が得られるMRI拡散テンソル画像の解析を取り入れた，統合失調症や本症の発症ハイリスク群における神経回路とその発達に関する研究が進められている．

以上にあげた，形態的・機能的神経神経回路の指標は，統合失調症のエンドフェノタイプ（中間表現型：遺伝的に規定される要因の大きい生物学的特徴で遺伝子型と精神症状という表現型の中間に位置づけられる）として，ゲノム解析において，本症の異質性による影響をできるだけ少なくする目的で，生物学的により均一な患者群を抽出するために活用する方法が検討されている．

MEMO❹

■ **統合失調症の動物モデル**[20)21)]

近年，従来から用いられてきた，DA作動薬・NMDA型受容体遮断薬などの統合失調症様異常発現薬を投与した動物の他に，遺伝子操作動物や，生後発達期に脳に侵襲を加えた動物も統合失調症モデルとして用いられるようになった．本症のモデルと判断する指標は，主に，①DA作動薬およびNMDA型受容体遮断薬の異常行動惹起作用の亢進，②プレパルス抑制の減弱（MEMO❸），③社会的行動の異常，④認知機能障害，⑤抗精神病薬の改善作用などである．

これらの異常は，カルシニューリン，DAトランスポーター，DISC1，dishevelled 1（Dvl1），dysbindin-1，グルタミン酸デカルボキシラーゼ67（パルブアルブミン陽性GABA介在神経特異的欠損），GRIN1サブユニット

（ノックダウンまたはGABA介在神経特異的に欠失），NRG1，PRODH，セリンラセマーゼなどの遺伝子，ヒト22q11.2相同染色体（VCSFでみられる微小欠失部位）などを始めとした多くの遺伝子改変マウスや，新生仔期に海馬ニューロンの破壊またはサイトカイン（IL1-β）や成長因子〔EGF（epidermal growth factor）〕の負荷を行ったラットで，少なくとも部分的に認められている．

後二者は統合失調症モデルの異常行動が思春期以降に発現する点も注目される．また，DISC1は，統合失調症だけでなく気分障害とも密接に関係しているが，興味深いことに，DISC1遺伝子の異なる部分に変異を生じさせることにより，統合失調症とうつ病のモデルとなる行動異常を示すマウスが作出された．

（西川　徹）

■ 文献

1) Howes, O. D. & Kapur, S.：The dopamine hypothesis of schizophrenia: version III --the final common pathway. Schizophr. Bull., 35：549-562, 2009

2) Javitt, D. C. et al.：Has an angel shown the way? etiological and therapeutic implications of the PCP/NMDA model of schizophrenia. Schizophr. Bull., 38：958-966, 2012

3) Laruelle, M. et al.：Mechanism of action of antipsychotic drugs：from dopamine D (2) receptor antagonism to glutamate NMDA facilitation. Clin. Ther., 27：S16-S24, 2005

4) Lewis, D. A.：Cortical circuit dysfunction and cognitive deficits in schizophrenia--implications for preemptive interventions. Eur. J. Neurosci., 35：1871-1878, 2012

5) Meltzer, H. Y. et al.：Serotonin receptors：their key role in drugs to treat schizophrenia. Prog. Neuropsychopharmacol. Biol. Psychiatry, 27：1159-1172, 2003

6) Nishikawa, T.：Analysis of free D-serine in mammals and its biological relevance. J. Chromatogr. B Analyt. Technol. Biomed. Life Sci., 879：3169-3183, 2011

7) 山本直樹，他：ドーパミン・興奮性アミノ酸仮説．『統合失調症の治療―臨床と基礎―』（佐藤光源，他/編），pp38-54, 朝倉書店, 2007

8) van Os, J. & Kapur, S.：Schizophrenia. Lancet, 374：635-645, 2009

9) 高橋三郎，他/訳：統合失調症および他の精神病性障害．『DSM-IV-TR―精神疾患の診断・統計マニュアル　新訂版（DIAGNOSTIC ANDSTATIATICAL MANUAL OF MENTAL DISORDERS, FOURTH EDITION, TEXT REVISION）』（American Psychiatric Association, 2000), pp291-333, 医学書院, 2003

10) Family Studies. 『Schizophrenia Genesis：The Origins of Madness』（Gottesman, I.I.), pp94-103, W.H. Freeman & Company, 1991

11) 『心の病気と分子生物学―生物学的精神医学の新展開―』（石浦章一，丸山　敬/訳, Barondes, S. H./著), p134, 日経サイエンス社, 1994

12) ドーパミン．『神経薬理学：生化学からのアプローチ』（樋口宗史/監訳, Cooper, J. R. 他/著), pp197-234, メディカル・サイエンス・インターナショナル, 2005

13) Seeman, P. et al.：Antipsychotic drug doses and neuroleptic/dopamine receptors. Nature, 261：717-719, 1976

14) Malhotra, D. & Sebat, J.：CNVs：harbingers of a rare variant revolution in psychiatric genetics. Cell, 148：1223-1241, 2012

15) Sullivan, P. F. et al.：Genetic architectures of psychiatric disorders：the emerging picture and its implications. Nat. Rev. Genet., 13：537-551, 2012

16) Anderson, G. & Maes, M.：Schizophrenia：Linking prenatal infection to cytokines, the tryptophan catabolite (TRYCAT) pathway, NMDA receptor hypofunction, neurodevelopment and neuroprogression. Prog. Neuropsychopharmacol. Biol. Psychiatry, in press

17) Bennett, M. R.：Schizophrenia：susceptibility genes, dendritic-spine pathology and gray matter loss. Prog. Neurobiol., 95：275-300, 2011

18) Gottesman, I. I. et al.：The endophenotype concept in psychiatry：etymology and strategic intentions. Am. J. Psychiatry, 160：636-645, 2003

19) Javitt, D. C. et al.：Neurophysiological biomarkers for drug development in schizophrenia. Nat. Rev. Drug Discov., 7：68-83, 2008

20) Miyakawa, T. et al.：Conditional calcineurin knockout mice exhibit multiple abnormal behaviors related to schizophrenia. Proc. Natl. Acad. Sci. USA, 100：8987-8992, 2003

21) Pratt, J. et al.：Advancing schizophrenia drug discovery：optimizing rodent models to bridge the translational gap. Nat. Rev. Drug Discov., 11：560-579, 2012

第7章 神経・精神疾患の分子機構

2 気分障害

　気分障害の主なものは，うつ病（大うつ病性障害）と双極性障害（躁うつ病）である．大うつ病性障害は，さまざまな要因で発症する症候群と考えるべきものであり，遺伝的要因，養育，ストレスなど多くの要因が発症に関与する．多くの動物モデルが検討されており，神経可塑性説が有力である．扁桃体，前部帯状回を始め，さまざまな脳部位の関与が示唆されている（概念図）．
　双極性障害は遺伝的要因の関与が大きい．Ca²⁺シグナリングの関与が示唆されており，気分安定薬の神経保護作用と合わせ，気分安定神経仮説が提唱されている．

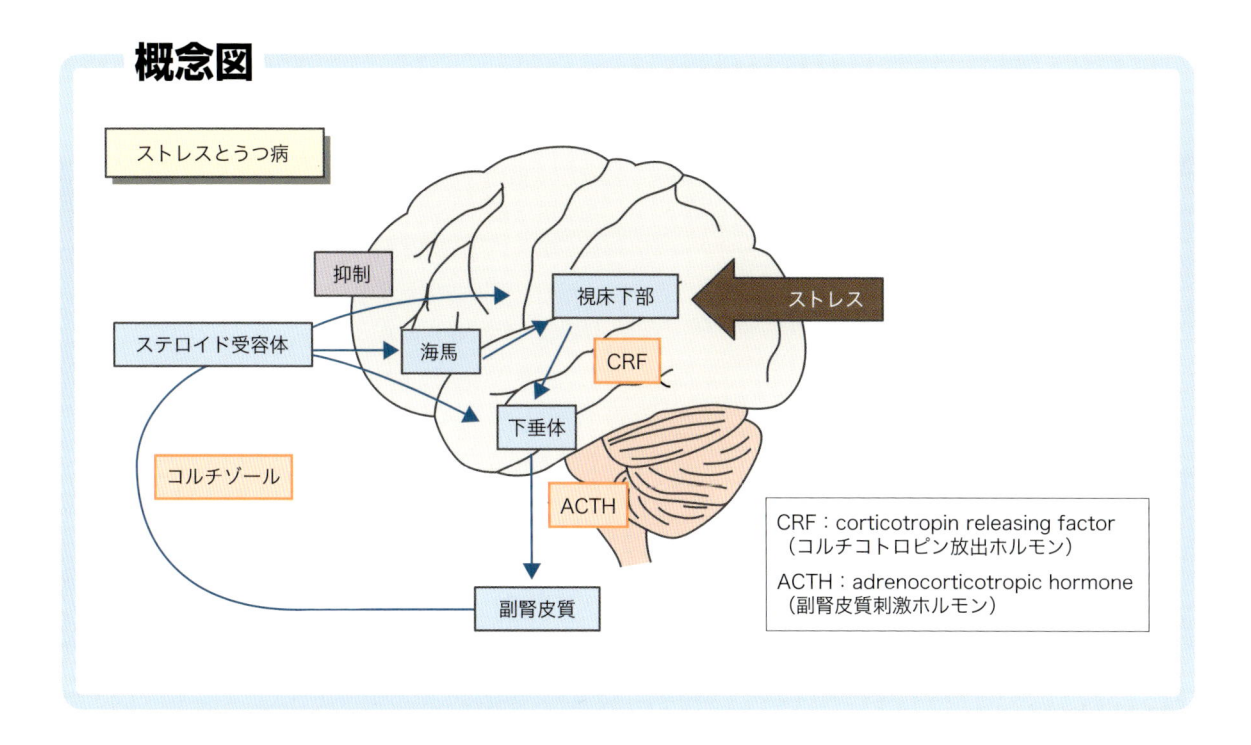

概念図

ストレスとうつ病

抑制／ステロイド受容体／海馬／視床下部／下垂体／コルチゾール／ACTH／副腎皮質／CRF／ストレス

CRF：corticotropin releasing factor（コルチコトロピン放出ホルモン）
ACTH：adrenocorticotropic hormone（副腎皮質刺激ホルモン）

1 気分障害とは

　うつ病（大うつ病性障害），双極性障害など，数日から数カ月持続する基本的情動である「気分」の変調をきたす疾患群を，気分障害と呼ぶ．なお，2013年のDSM-5からは，うつ病性障害と双極性および関連障害が各々独立したカテゴリーとなる見込みである．

　大うつ病性障害（うつ病）は，さまざまな原因により生じる症候群と考えるべきものである（図7-4）．人口の1割前後が一生に一度は罹患すると考えられる．長期休職の最大の要因であるうえ，自殺者の多くを占めており，その社会負担はがんに匹敵するともいわれる．

　一方，双極性障害（躁うつ病）は，躁状態（または軽躁状態）とうつ状態を反復し，社会生活の障害を来す疾患で，人口の1％弱が罹患すると考え，遺伝的な素因の影響が大きい．

MEMO

■ DSM-5

　DSM（Diagnostic and Statistical Manual of Mental Disorders）は，国際的に研究および臨床に使われている精神疾患の診断分類であり，診断信頼性を高めるため，各疾患ごとに明確な基準が設けられた操作的診断基準である．2013年に改訂されて，DSM-5となる．これまでDSM-IVとローマ数字で表記されてきたが，今回より，DSM-5というアラビア数字の表記に変更される．19年ぶりのDSM改訂は，世界的に高い社会的関心を呼んでおり，ニューヨーク・タイムズ紙などの新聞はもとより，Science誌，Nature誌などの学術誌でもしばしば取り上げられている．

　抑うつ気分，または興味・喜びの喪失のいずれかが存在し，睡眠障害，精神運動制止，易疲労性，食欲の変化という4つの身体症状，集中困難，罪責感，希死念慮という3つの精神症状を含め，9つの症状のうち5つ以上が，一日中，毎日，2週間以上続き，身体疾患（内分泌疾患，神経疾患），薬剤性（治療薬，依存性薬物），死別反応が除外された場合に大うつ病エピソード（病相）と診断される（表7-2）．さらに，躁病エピソードまたは軽躁病エピソードの既往がある場合には双極性障害と診断される．幻聴や妄想が気分エピソードを伴わずに存在する場合には，失調感情障害となる．

●表7-2　大うつ病エピソードの基準の要約

	病状項目
必須症状 （右のいずれかが存在）	抑うつ気分 興味・喜びの喪失
身体症状	睡眠障害 精神運動制止 易疲労性 食欲の変化
精神症状	集中困難 罪責感 希死念慮

・上記のうち，5つ以上が，一日中，毎日，2週間以上続く
・身体疾患（内分泌疾患，神経疾患），薬剤性（治療薬，依存性薬物）でない
・死別反応でない

これらが除外された場合，大うつ病性障害と診断される（表7-2）．

　躁病エピソードは，気分高揚，開放的，または易怒的な気分を必須症状とし，誇大性，睡眠欲求の減少，多弁，観念奔逸，注意散漫，活動性増加または焦燥，快楽的活動への熱中のうち3つ以上（気分が単に易怒的な場合には4個以上）存在した場合に，診断される．入院が必要なほど重篤でなく，精神病症状も伴わない場合は，軽躁病エピソードと診断される．躁病エピソードが一度でもあれば双極I型障害，大うつ病エピソードと軽躁病エピソードがあれば，双極II型障害と診断される．

2 うつ病

1）亜型分類

　診断基準の上では，メランコリー型，非定型，精神病性，季節型などの特徴を記載することになっているが（表7-3），こうした特定用語と呼ばれる記載は診断信頼性が低いこともあり，こうした亜型分類は研究では用いられていないことが多い．現在大うつ病と診断されている患者には，典型的なうつ病のケースの他にも，パーソナリティー障害を基盤とした非定型うつ病，双極性障害の初発うつ病エピソード，青斑核や縫線核などのモノアミン神経核にレビー小体や老人斑などの病変を伴う，認知症の前駆症状と思われるケースなど，さまざまな場合が含まれている．

●図7-4　うつ病の発症メカニズム

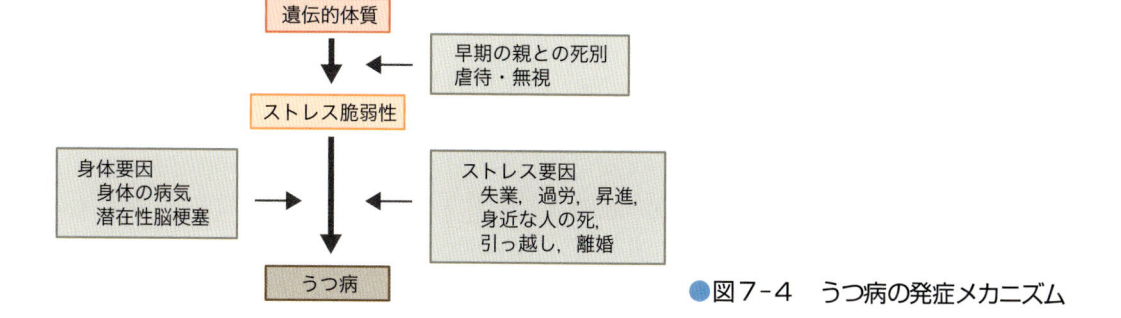

●表7-3　さまざまなうつ病の例

名称	症状の特徴	その他の特徴
DSM-Ⅳに収載されているもの		
メランコリー型	早朝覚醒，自責感，精神運動制止，日内変動	メランコリー親和型性格（几帳面，対他配慮），ライフイベント（昇進など）が誘因となりやすい
非定型	対人過敏性，状況依存性，鉛管様麻痺，過眠，過食	不安障害の合併，パーソナリティー障害の合併．幼少期の不遇な体験（虐待）が危険因子となる
精神病性	心気妄想，貧困妄想，罪業妄想，幻聴などを伴う	抗精神病薬の併用が有効
季節型	冬にうつ状態となる．過眠，過食（炭水化物飢餓）	光療法が有効
DSM-Ⅳに収載されていないが，存在が疑われるもの		
血管性うつ病	潜在性脳梗塞を伴う	難治性で意欲低下，精神運動緩徐化などの残遺症状を残す．薬の副作用が出やすい
認知症前駆うつ病	軽度認知障害を伴う	経過中，認知症に進展
双極スペクトラムうつ病	若年発症（25歳未満），精神病症状（幻聴，妄想），双極性障害の家族歴	気分安定薬が有効．抗うつ薬服用中に躁転し，双極性障害に進展

2）治療

中等症以上のメランコリー型の場合は，抗うつ薬が第一選択となるが，補助的な精神療法は必須である．軽症の場合には，認知行動療法，対人関係療法単独でも治療される．難治な場合には，電気けいれん療法も用いられる．改善後，1年程度，再燃予防のため治療を持続する場合が多い．

3）病態仮説

大うつ病の神経生物学的病態としては，①モノアミン仮説，②HPA系障害説，③神経可塑性仮説の3つを軸として，免疫系の関与など，さまざまな仮説がある．

■モノアミン仮説

偶然にうつ病に対する効果が見出されたイミプラミンが，セロトニントランスポーター（HTT）とノルアドレナリントランスポーター（NAT）を阻害することが見出されたこと，気分高揚の副作用をもつ抗結核薬イソニアジドがモノアミン酸化酵素阻害作用をもつことから，提案された仮説である．NATは前頭葉ではドーパミンを輸送していることから，セロトニン，ノルアドレナリン，ドーパミンの3つのモノアミンとの関与が疑われている．脳脊髄液の研究では，状態依存性にドーパミン代謝産物の低下が認められるが，セロトニンの低下はむしろ素因依存性の，攻撃性との関連が指摘されている．うつ病の既往をもつ者ではトリプ

トファン欠乏により再発を来すことが，この仮説を支持する根拠の1つとなっている．

現存する抗うつ薬のほとんどがこの仮説に基づいてつくられたものであり，新規抗うつ薬をスクリーニングする目的で用いられてきたマウスの強制水泳試験や尾懸垂試験は，結局，モノアミンの作用を強める薬剤のスクリーニング法であったといえる[1]．

■ HPA系障害説

ストレスにさらされると，視床下部よりコルチコトロピン放出ホルモン（CRH）が分泌され，下垂体からの副腎皮質刺激ホルモン（ACTH）分泌を促し，最終的に副腎からコルチゾールが分泌され，これが海馬を含む脳内各部位に作用してネガティブフィードバックループを形成する．人工コルチゾールであるデキサメサゾンによるコルチゾール分泌抑制検査を，デキサメサゾン抑制試験（DST）という．内因性（メランコリー型）うつ病においては，DSTで非抑制パターンという異常を示す場合が多いことから，このネガティブフィードバックループの機能がうつ病では低下していると考えられる．一方，非定型うつ病では，むしろ，過抑制パターンを示すとの報告がある．

■ 神経可塑性説

モノアミン仮説の弱点の1つは，モノアミンの増加が投与後すぐみられるのに，臨床効果発現には1週間以上要するという点であった．

ストレスにより，樹状突起萎縮，神経新生低下，細胞死などが生じるとの報告，および抗うつ薬と電気けいれん療法が共通に脳由来神経栄養因子（BDNF）を増加させるとのデータに基づき，うつ病では樹状突起の萎縮や神経新生の抑制が生じており，抗うつ薬はこれを改善するとの説が唱えられ，この方向に沿った研究が多く行われている．

近年においては，NMDA型受容体阻害作用をもつ麻酔薬であるケタミンが即効的な抗うつ作用をもつことが注目され，そのメカニズムとして，mTOR（mammalian target of rapamycin）を介したシナプスタンパク質の増加により，樹状突起スパインが増えることが関係していることを示した研究[2]や，GFAPプロモーター下にヘルペスウイルスのチミジンキナーゼを発現させ，DNA合成阻害薬バルガンシクロビルを投与することによって，神経新生を特異的に抑制すると，強制水泳による無動時間の延長やショ糖嗜好性の低下などのうつ的な表現型を示した研究[3]などが注目される．

4）うつ病の動物モデル

前述の通り，抗うつ薬のスクリーニング目的に便利であるとして用いられてきた強制水泳試験や尾懸垂試験は，モデル動物がうつ状態的になっているかどうかの評価系としても用いられる[1]．

回避不能なショックを受けた後，一部の動物が無力状態（逃げられるのに逃げない）となることを指標とした学習性無力もよく用いられる．原法では，回避可能群と不能群を比較することで，ショックの量をマッチさせた対照群と比較できる．

慢性軽度ストレスは，さまざまな軽度のストレスをランダムに4週間与えるものである．評価系としては，ショ糖嗜好性が用いられることが多い．

母子分離ストレスは，生後，1日1時間で数日，あるいは8時間を1回，などのプロトコールで，母親から離して飼育するものであり，成長後ストレス反応の増大や学習性無力への脆弱性などがみられる．

社会的敗北ストレスは，オス同士を同じケージに入れ，優劣がついたら，劣位側がうつのモデルと考えるものである．

これらの間では，治療反応性も異なっており，母子分離ストレスに対しては，抗うつ薬は無効である場合が多いが，慢性軽度ストレスや社会的敗北ストレスでは有効である．治療反応性やリスクファクターを勘案すると，母子分離ストレスは非定型うつ病のモデル，社会的敗北ストレスや慢性軽度ストレスはメランコリー型うつ病のモデルに近いということができるかもしれない．しかし，うつ病は，本来，遺伝的要因と発達期に受けた養育の相互作用により，ストレス脆弱性が生じ，さらにストレスを経験したことを契機に発症すると考えられる．したがって，本来は，遺伝的要因と環境因を組合わせてうつ病モデルを作製することが望ましいといえよう．

5）うつ病の解剖学

初期には，認知課題に対する血流/代謝の増加反応が乏しいことなどから，背外側前頭前野の役割が注目されたが，課題成績をマッチさせると反応はむしろ亢進していることなどから，一次的な病態を反映するかどうかは不明である．また，HPA系のフィードバック

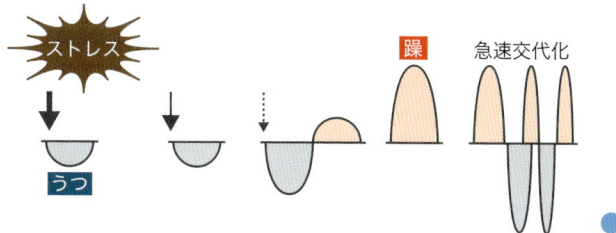

●図7-5　双極性障害の臨床経過

に関わる部位であり，早期養育の影響を受けて体積減少がみられる海馬の役割も注目されている．一方，恐怖表情に対する反応を調べた研究では，扁桃体の賦活が亢進していることが比較的よく一致した所見である．うつ病患者は，すべてか無か，過剰な一般化といった認知の特徴を示すが，このように二律背反の結論を導き出すのは情動の特徴であり，扁桃体の賦活は，こうしたうつ病に特徴的な認知パターンと関連している可能性が考えられる．うつ病に特徴的な認知に対しては，認知療法が有効であるが，扁桃体の賦活を低下させるニューロフィードバック療法も試みられている．

また，情動の制御に関わる前部帯状回の役割にも関心がもたれ[4]，深部電気刺激の試みも行われている．また，安静時に活動している「デフォルトモードネットワーク」との関連も注目されている．さらに，うつ病を長期報酬予測の障害と捉え，大脳基底核の役割に着目する視点もある[5]．また，うつ病を価値に基づく意思決定の障害と捉え，手綱核の役割に注目するという考え方もある[6]．

3 双極性障害

双極性障害は，躁状態とうつ状態を反復し（図7-5），社会生活の障害を来すことから，統合失調症と並ぶ二大精神疾患とされている．

1）治療

治療としては，気分安定薬であるリチウム，ラモトリギン，バルプロ酸，カルバマゼピン，および非定型抗精神病薬であるオランザピン，クエチアピン，アリピプラゾールなどが有効である．抗うつ薬は，無効であるとの報告が多く，躁転や急速交代化を引き起こすことから，使うべきではないとの意見が多い．これらの薬剤の作用機序はいまだ不明であるが，いくつかの薬剤に共通の作用機序として，神経保護作用が注目されている．

また，心理・社会的治療の中では，心理教育に加え，双極性障害における生物リズムの役割に着目した，対人関係社会リズム療法の有効性が注目されている．

2）病態

うつ病や統合失調症と比べ，遺伝の関与の割合が高いことから，ゲノム研究が盛んに行われてきた．連鎖解析，候補遺伝子の関連解析では，はっきりした結果は得られなかったが，1万人におけるゲノムワイド関連解析で，L型電位依存性Ca^{2+}チャネルα1サブユニット遺伝子（CACNA1C），およびODZ4との関連が示されている[7]．ただし，個々の遺伝子多型の影響は小さい．Ca^{2+}チャネル遺伝子との関連は，血液細胞で細胞内Ca^{2+}濃度上昇が一致した所見であることと合わせて，双極性障害におけるCa^{2+}シグナリング異常の役割を支持している．

3）解剖学的所見

脳画像研究では，皮質下高信号領域が多いこと，前部帯状回および島皮質の灰白質体積減少がみられることなどが一致した所見である．機能的脳画像研究では，双極性障害が多彩な臨床像を呈することもあって，さまざまな所見が報告されているが，認知課題を用いた研究では背外側前頭前野の賦活低下，情動課題を用いた研究では扁桃体の賦活亢進を示す報告が多い[8]．

死後脳研究では，ミトコンドリア関連遺伝子の発現低下など，さまざまな報告がある．錐体細胞よりは介在ニューロンの異常を指摘する報告が多く，方法論的に最も洗練された報告では，海馬介在ニューロン数の減少が指摘されている[9]．

4）動物モデル

　動物モデルとしては，双極性障害の生物リズム異常仮説に基づき，多動を示すClock変異マウスが，躁病モデルであると主張されている．また，ミトコンドリア病で気分障害を示すことから，その原因遺伝子の変異体をニューロン特異的に発現させた結果，行動量が周期的に変動し，これがリチウムで改善することから，双極性障害の動物モデルであると提案されている[10]．

　遺伝的基盤が大きく関与する双極性障害において，躁とうつという対極的な症状がみられる理由は不明であるが，気分を制御するニューロンが進行性に機能障害を起こし，これを神経保護作用をもつ気分安定薬が防ぐという，気分安定神経仮説が提案されている．

（加藤忠史）

■ 文　献 ■

1) 加藤忠史：気分障害の動物モデル．実験医学増刊，30：388-393, 2012
2) Li, N. et al.：mTOR-dependent synapse formation underlies the rapid antidepressant effects of NMDA antagonists. Science, 329：959-964, 2010
3) Snyder, J. S. et al.：Adult hippocampal neurogenesis buffers stress responses and depressive behaviour. Nature, 476：458-461, 2011
4) Price, J. L. & Drevets, W. C.：Neural circuits underlying the pathophysiology of mood disorders. Trends Cogn. Sci., 16：61-71, 2012
5) Schweighofer, N. et al.：Low-serotonin levels increase delayed reward discounting in humans. J. Neurosci., 28：4528-4532, 2008
6) Savitz, J. B. et al.：Habenula volume in bipolar disorder and major depressive disorder: a high-resolution magnetic resonance imaging study. Biol. Psychiatry, 69：336-343, 2011
7) Psychiatric GWAS Consortium Bipolar Disorder Working Group：Large-scale genome-wide association analysis of bipolar disorder identifies a new susceptibility locus near ODZ4. Nat. Genet., 43：977-983, 2011
8) Kupferschmidt, D. A. & Zakzanis, K. K.：Toward a functional neuroanatomical signature of bipolar disorder: quantitative evidence from the neuroimaging literature. Psychiatry Res., 193：71-79, 2011
9) Konradi, C. et al.：Hippocampal interneurons in bipolar disorder. Arch. Gen. Psychiatry, 68：340-350, 2011
10) Manji, H. et al.：Impaired mitochondrial function in psychiatric disorders. Nat. Rev. Neurosci., 13：293-307, 2012

■ 参考文献 ■

・『うつ病の脳科学 精神科診療の未来を切り拓く』（加藤忠史／著），幻冬舎，2009
・『双極性障害 第2版—病態の理解から治療戦略まで』（加藤忠史／著），医学書院，2011
・『動物に「うつ」はあるのか「心の病」がなくなる日』（加藤忠史／著），PHP研究所，2012

第7章 神経・精神疾患の分子機構

3 発達障害
―自閉症スペクトラムとADHD

　発達障害は発達期の病気全般を指すものではない．知的障害を伴わないが，学習や行動面での障害のために社会適応ができない群を指し，具体的には①自閉症スペクトラム（autism spectrum disorders：ASD，概念図），②注意欠陥多動性障害（attention deficit hyperactivity disorders：ADHD），③学習障害（learning disabilities：LD）の3疾患群を指す．このうちLDは，学習支援ツールの開発など教育場面で問題になることが多いが，医学的には区分はやや曖昧である．イギリスなどでは難読症（dyslexia）の研究が多いが，漢字文化の日本ではあまり大きな問題になっていない．最近では成人の発達障害が社会問題にまでなっているが，これはASDとADHD，特にASDに関する諸問題が圧倒的で，知的にはむしろ優秀なことが多いアスペルガー症候群（Asperger syndrome）が有名である．ここでは，ASDを中心に，その脳科学的研究の現状を概観したい．

概念図

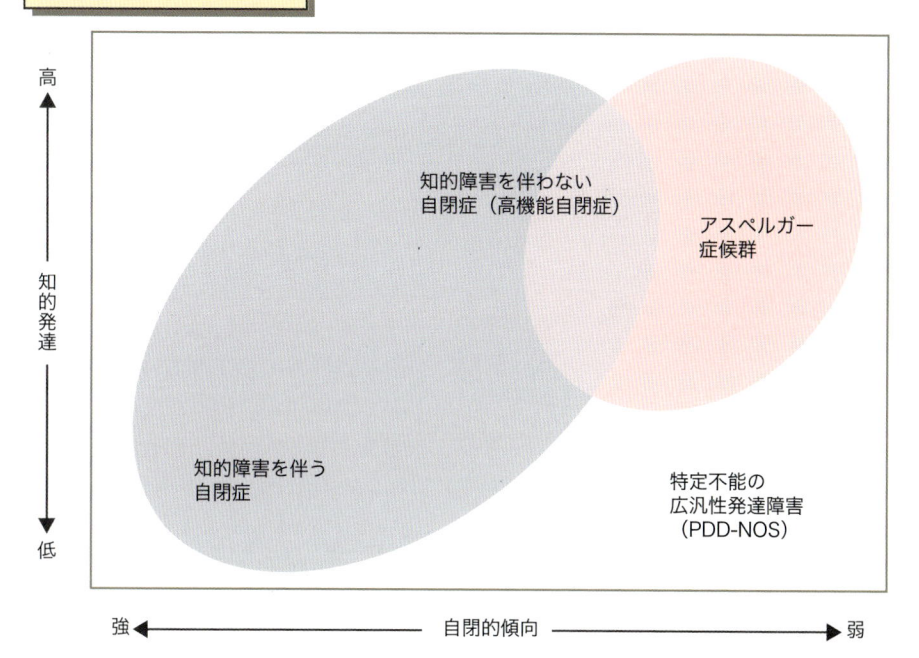

自閉症スペクトラムの概念図

縦軸：知的発達（高↔低）
横軸：自閉的傾向（強↔弱）

- 知的障害を伴わない自閉症（高機能自閉症）
- アスペルガー症候群
- 知的障害を伴う自閉症
- 特定不能の広汎性発達障害（PDD-NOS）

「自閉症」「アスペルガー症候群」などの広汎性発達障害は，それぞれ知的障害の有無に関わらず，同様の特性基盤をもつ連続体の疾患と考えられ，「自閉症スペクトラム」と呼ばれている

1 自閉症スペクトラム（ASD）

　自閉症は，1943年にカナーが早期幼児自閉症（early infantile autism）として初めて報告した．多くは重度の知的障害を伴うが，20％ほどは成長に伴って知的発達が進み，高機能自閉症と呼ばれる状態となる．診断基準上は言語発達の遅れがない場合は，アスペルガー症候群（1944年にアスペルガーが自閉性精神病質というパーソナリティの障害として初めて報告した）と診断することになっているが，成人になってからは両者の区別はほとんど不可能である．これらの疾患は連続体（spectrum）をなすとしてASDという呼称が今日では一般的になりつつある（ウィングが提唱，概念図）．

　これまではDSM-Ⅳの診断基準によって広汎性発達障害（pervasive developmental disorders：PDD）という包括病名が使われていたが，きたるDSM-5ではASDと統一される予定である．これには，PDDに含まれていたレット症候群（Rett's syndrome）（過去には女性の自閉症などとも呼ばれていた）の責任遺伝子が同定されたが[1]，自閉症とは全く別物と判明した事情もあると思われる．

> **MEMO**
> 　DSM-ⅣはDiagnostic and Statistical Manual of Mental Disordersの略で，アメリカにおける精神疾患の操作的な診断分類．2012年は第4版（DSM-Ⅳ-TR）が使われているが，1～2年のうちに第5版（DSM-5）になる予定である．すべての疾患の国際分類であるICDでも，精神疾患についてはDSMと共通するところが多い．第5版では，ローマ数字は使われない予定．

2 ASDの分子遺伝学

　ヒトの人たるゆえんである社会性にASDは中心的な障害をもつことから，その原因を探る試みは世界的にも，もっとも注目されている分野である．また，一卵性双生児でのASD一致率は80～90％とされるのに対して，二卵性双生児では10％以下とされ，遺伝要因の関与がもっとも高い精神疾患ということができる．

　ASD研究の隆盛は，機能的脳画像技術の進歩によるところが大きいが，分子遺伝学の領域でも，全世界を網羅するコンソーシアムなどが組織されて大規模なSNP解析が行われるようになった．2003年には候補遺伝子領域のゲノムシークエンスにより，X染色体上にあるニューロリジン3/4遺伝子が報告[2]され，続いて22番染色体上のSHANK3遺伝子が報告[3]された．より最近の研究では，CNV（copy number variation）と呼ばれるゲノムの一部領域の欠失や重複が，孤発性の自閉症では多いことが注目されている．この流れの研究では，de novo突然変異によって異常をきたす責任遺伝子の候補として，SCN2A[4]やCHD8，NTNG1[5]，KATNAL2[6]などの関与が報告されている．

　これらの候補遺伝子のいくつかは遺伝子改変マウスによって，その機能的な変化と自閉症とのつながりも証明されている．前述のSHANK3遺伝子の欠失マウス[7]や，皮質異形成によるてんかんと自閉症様の症状を示す症候群の責任遺伝子として報告されたCNTNAP2のノックアウトマウス[8]の分子生物学的，行動薬理学的，生理学的な研究などがその例である．

　では，これらの候補遺伝子は最終的にASDの分子異常の解明につながる切り札となるのであろうか．まだ研究は全世界的に進行途上であるので，結論は出ないといわざるをえないが，これまで登場した数々の遺伝子に関しては，残念ながらいずれも決定打にはなっていない．その根本的な理由は，ASDの診断をめぐる不均質性（heterogeneity）にあるように思われる．カナー型と呼ばれる古典的自閉症の80％は知的障害を伴い，重症例ではほとんど言語をもたない．一方で知的障害の原因は千差万別で，まれな例を含めればきわめて多くの遺伝疾患の集積とみることができる．そのうちの一定数は，社会性が乏しく「風変わり」にみえるのである．かつてこういった例はすべて特定不能の広汎性発達障害（PDD-NOS）とまとめられ，現行のICDの診断基準でも非定型自閉症（atypical autism）という分類が与えられた．レット症候群もその例である．こういった知的障害を伴う自閉症類似の症候群を多く含むサンプルについて遺伝子検索をしても，自閉症の本質には迫れないのではなかろうか．この反省もあって，DSM5ではASDという包括病名に変わったとみるべきかもしれない．

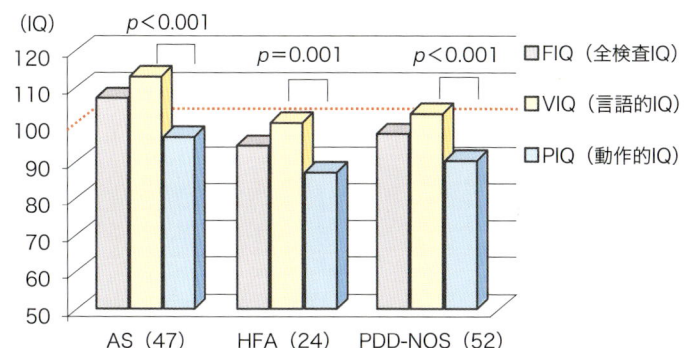

●図7-6　ASDのWAIS-Ⅲの結果
（　）内の数値は症例数，ASはアスペルガー症候群，HFAは高機能自閉症，PDD-NOSは特定不能の広汎性発達障害（文献9より転載）

3 ASDの神経生理学的研究

　最近の脳画像研究の進歩は顕著なものがあり，特に課題遂行時の脳画像変化を検討するfMRI（**第8章-5**）がASDに応用されて多くの知見が重ねられている．それらの研究によって，ASDとの関与が想定されている脳部位としては，①実行機能を支配する前頭葉，特に前頭前野および自己像認知に関わる内側部（帯状回），②ミラーニューロンとしてあげられる下前頭回，③顔の認知や感情の動きを察知する紡錘状回および島回，④視線の動きや表情認知，biological motionの認知に際して働く上側頭溝領域などがある．以前は記憶の中枢とされる海馬や情動を司る扁桃体などが注目されていたが，ASDの症状形成に一義的な脳部位とはいえないという理解になりつつあるように思われる．それぞれの脳部位は当然ながら単独で働くわけではなく，ネットワークを形成して種々の機能を発揮している．近年では，ASDにおける障害についても，個々の脳部位ではなくネットワークという視点から探求していく流れになっている．

　ここで注意すべきは，機能的脳画像研究で対象となるのは，高機能群，アスペルガー症候群を中心とする成人例が中心ということである．独特の機械音が響くMRI室で複雑な課題に対応することが要求されるからである．したがって分子遺伝学的研究で対象となるASD群とは，「似て非なる」対象を追いかけている可能性がある．

4 成人ASDの視線計測と画像研究

　筆者らは2008年に成人ASDに特化した専門外来とデイケアを開いた．2012年春の時点で外来を訪れた患者数はすでに2,000人を越えており，彼らの臨床的特徴の検討から，従来の児童中心の臨床ではみえなかった問題点を新たに認識しつつある．

　図7-6は成人ASDの知能検査（WAIS-Ⅲ）の結果であるが，アスペルガー症候群では言語的知能（VIQ：平均113）が定型発達者よりも高く，かつ動作的知能（PIQ）との差がきわめて大きいことが明らかである[9]．このような大きな差は児童期にはみられない．恐らく彼らの言葉（文語）に対する強いこだわりが，その知能を高くするものと思われる．

　図7-7は映画「ALWAYS三丁目の夕日」の一部で，最初に左の弟が話しかけて右の兄が答えるムービーをみている被験者の視線を追跡した結果である[10]．定型発達の場合は当然ながら，成人・児童ともに話しているほうに視線が移動する．ところがASD成人では両者を均等に眺めている．つまり視線と会話が連動していないわけで，社会的存在である人間に備わった基本的機能に異常があるといわざるを得ない．ASDの人たちはカメラアイといわれるように背景を含む静止画の認識が得意である一方，動画認識が苦手とされるが，その理由を説明するものかもしれない．実際に，細いスリット越しに種々の絵をスライドさせて全体像を再現させるテストをさせると，ASD者は有意に成績が不良であった[11]．一方で，視覚的な手がかりがない状態で，指先だけで形態認知を行うテストでは，彼らは優れた結果を示した[12]．

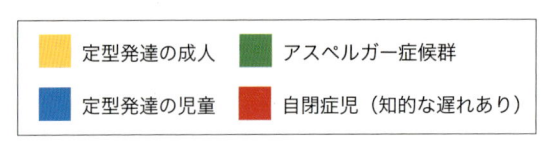

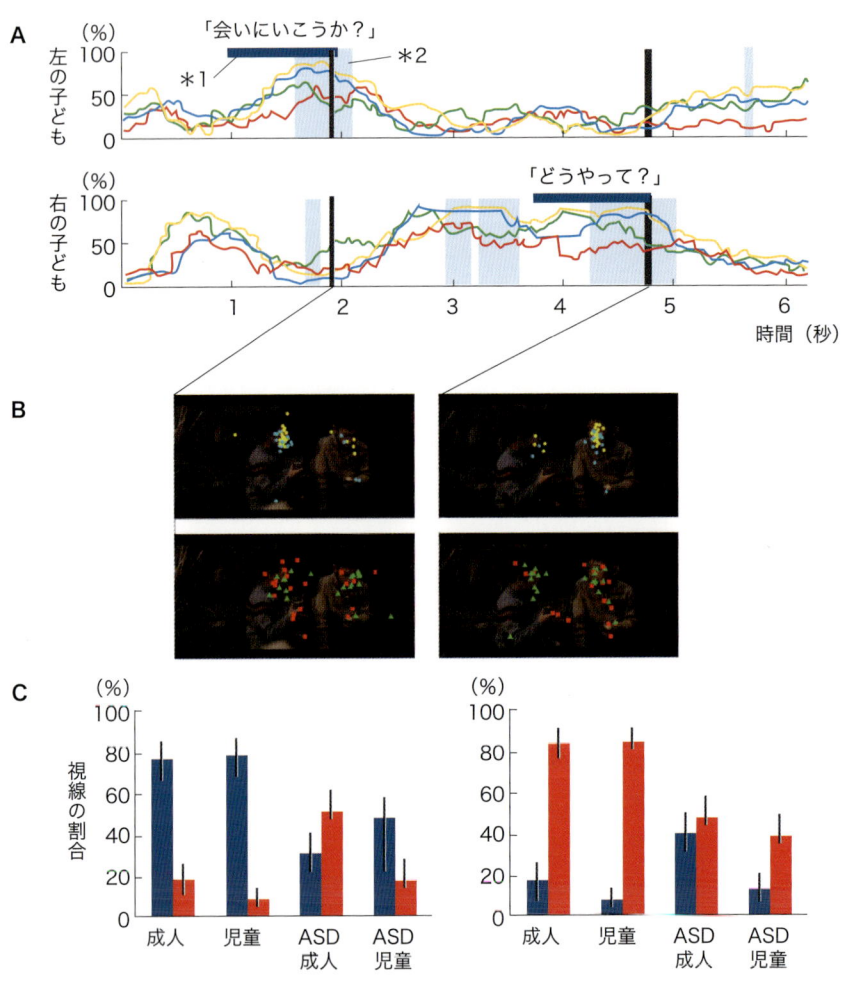

●図7-7　2場面での視線追跡の結果[10]

Aは視線の動きの時間経過．＊1：各場面での子どもが発言した時間帯，＊2：ASDと定型発達で有意差がみられた期間．Bは2ポイントでの各被験者（4群）の注視ポイント．上2つが定型発達の成人と児童，下2つがアスペルガー症候群成人と自閉症児．Cは左の子ども（青バー）と右の子ども（赤バー）を平均して各群がどれだけみていたかの度合を示す（文献10より転載）

男女差も重要な手がかりである．ASDでは男性が女性に比べて数倍多いことはよく知られている．ASDに共通する問題は社会性の障害と考えられるが，これを協調性ととらえると，一般に女性は男性よりも協調性が高い．山末らは，女性では右大脳の弁蓋部（下前頭回）が男性よりも大きく，さらに協調性の高い人ほど同部位が大きいことを報告した[13]．さらに彼らはASDでは逆に同部位が小さく，社会性の障害が強いほどその程度が強いことを示した（図7-8）[14]．これはASDの特徴としてバロン-コーエンが唱える男性脳極端化説（Extreme male brain theory）に合致する所見といえよう．

CARS 項目	ρ			
	左弁蓋部	左三角部	右弁蓋部	右三角部
対人コミュニケーション（SC）	−0.32	−0.24	−0.71	−0.26
社会性（SI）	−0.14	−0.04	−0.19	−0.40
こだわりと感覚異常（SSA）	0.07	0.06	−0.43	−0.27
情動のコントロール（ER）	0.01	0.43	−0.19	−0.36

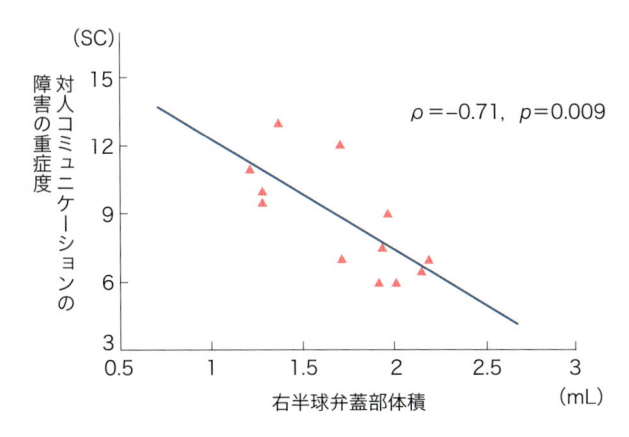

●図7-8　健常成人群で，右半球弁蓋部の体積と社会性の障害
右半球弁蓋部の体積と社会性障害の重症度が逆相関する（CARS：通称カーズ，Childhood Autism Rating Scale，小児自閉症評定尺度）（文献14より転載）

5 遺伝子研究と脳画像研究をつなぐために

　ASDに対して効果のある薬物は知られていない．同様の症状をきたす疾患モデル動物も，これまでに数々の遺伝子改変動物で提案がなされてきたが，決め手に欠けたといわざるを得ない．アスペルガー症候群の大きな特徴の1つは能力に極端な凸凹があることだが，多くのモデルは障害にばかり注目して，部分的には卓越した能力を発揮する側面を反映するモデルは開発されてこなかった．とはいっても，分子ターゲットが定まらない状況では，それもやむをえないといえるかもしれない．

　その意味では，近年注目されているオキシトシンは，このミッシングリンクになる可能性が期待される．オキシトシンは陣痛促進剤として日本では妊婦への点滴が行われており，アメリカでは乳汁分泌促進を目的として点鼻薬が使われている．このように女性では生理作用がよく知られているホルモンであるが，男性における作用は不明のままであった．オキシトシンはホルモン作用だけでなく，脳内にも存在することが知られているが，動物での研究によって，愛着形成への関与が証明された[15]．さらにオキシトシン点鼻薬をヒトに投与すると「信頼ゲーム」というお金をやりとりする状況下で，相手をより信頼するようになると報告された[16]．すでにオキシトシン投与の効果がASDを対象とする臨床試験で一部確かめられており，受容体の多型とASDとの関連も報告されつつある[17]．

6 ADHDをめぐって

　ADHDは不注意，多動と衝動性という行動特徴が中核症状とされる疾患で，その頻度は学童期では5～10％ともいわれる．小学校低学年時には多動が目立つが，高学年以降になると多動は収まってくることが多い．ただし，幼児期の子どもは一般に多動であり，成長がやや遅れたような場合，その線引きはかなり微妙である．またASDでも学童期は多動であることが多く，ADHDとの区別は必ずしも容易ではない．

　大人では多動が目立たず，不注意のみが現れるタイプもあるといわれ，かつて「片付けられない女たち（サリ・ソルデン/著，ニキ・リンコ/訳，WAVE出版）」という一般書が刊行され，同書を読んだといって精神

科を訪れる人が急増した時期があった．しかし，著者らの成人専門の発達障害外来での印象では，こういう不注意のみを訴える人たちについては慎重に扱ったほうがよいように思われる．やはり学童期に3主徴が揃って認められる人たちを基本に置くべきである．

7 ADHDの分子ターゲット

ASDとは異なり，ADHDでは中枢刺激薬であるMPH（methylphenidate）が，特に児童期には約70％で効果のあることが確立している．MPHはドーパミントランスポーター阻害薬である．前頭前野ではドーパミンとノルアドレナリンのトランスポーターは共通するとされるが，セロトニン・ノルアドレナリントランスポーターの選択的阻害薬（この系列の薬物はSNRIと総称される）であるアトモキセチンがADHDに有効である理由もそのためである．すなわち，前頭前野でのドーパミンの細胞外濃度上昇が中心的な薬効メカニズムと考えられる．

このことは，前頭前野が前部帯状回などとともに担う実行機能の障害がADHDの病態であることを示唆する．実行機能の障害とは，すなわち抑制系の障害であり，成長にしたがって多かれ少なかれ症状が軽減していくのも脳の発達によるものと考えれば納得がいく．さらに，ドーパミンが関与するという事実は，これに報酬系の障害が寄与していることを予想させる．機能的脳画像研究もこの病態メカニズムを支持しており，これをSonuga-Barkeは dual pathway model of ADHDとまとめている[18]．実際，ドーパミントランスポーターのノックアウトマウスはMPHの投与効果を含めて，ヒトでのADHDの病態をよく反映するモデルとして知られている[19]．

8 ADHDの病態メカニズムが教えるもの

ADHDはこのように病態が比較的明らかになっており，理解しやすい疾患ということができる．しかし，これは必ずしもADHDが分子機序的に明確な範囲をもった疾患を意味するとは限らない．むしろ「ADHDらしさ」といった量的形質として遺伝的な背景をもっているとみるべきかもしれない．

「ADHDらしさ」という形質がパーソナリティのように世代を超えて受け継がれるとすると，成人の精神疾患との関連も重要ではないだろうか．学童期に顕著に現れることだけが問題とされているが，成長によって表現型は変容するとしても，その形質は種々の疾患の背景に存在し，影響しているのではないか．具体的にはドーパミンアゴニストが効果的であるむずむず足症候群，ドーパミンアンタゴニストによって重症化しやすいレビー小体病などがADHDとどのように関わっているかは，それぞれの病態解明に重要な手がかりを与える可能性がある．また，ある種のうつ病にMPHが長く使われてきた実績も単純に誤りとするのは早計かもしれない．双極性障害とのかかわりについても，もっと研究されるべきではなかろうか．

ADHDでは依存リスクの高いことが臨床研究でも明らかになっている．ニコチンやアルコールその他の物質依存の背景にも，また触法事例の背景にもADHDの存在がありうることにもっと注目してよいように思われる．ASDとともに成人での発達障害事例を，もっと臨床的にも研究面でも掘り下げていくことで，精神医学の理解が深化していくことが期待されると考えたい．

（加藤進昌）

■ 文　献

1) Amir, R. E. et al.: Rett syndrome is caused by mutations in X-linked MECP2, encoding methyl-CpG-binding protein 2. Nat. Genet., 23: 185-188, 1999

2) Jamain, S. et al.: Mutations of the X-linked genes encoding neuroligins NLGN3 and NLGN4 are associated with autism. Nat. Genet., 34: 27-29, 2003

3) Durand, C. M. et al.: Mutations in the gene encoding the synaptic scaffolding protein SHANK3 are associated with autism spectrum disorders. Nat. Genet., 39: 25-27, 2007

4) Sanders, S. J. et al.: *De novo* mutations revealed by whole-exome sequencing are strongly associated with autism. Nature, 485: 237-241, 2012

5) O'Roak, B. J. et al.: Sporadic autism exomes reveal a highly interconnected protein network of *de novo* mutations. Nature, 485: 246-250, 2012

6) Neale, B. M. et al.: Patterns and rates of exonic *de novo* mutations in autism spectrum disorders. Nature, 485: 242-245, 2012

7) Yang, M. et al. : Reduced excitatory neurotransmission and mild autism-relevant phenotypes in adolescent Shank3 null mutant mice. J. Neurosci., 32 : 6525-6541, 2012

8) Peñagarikano, O. et al. : Absence of CNTNAP2 leads to epilepsy, neuronal migration abnormalities, and core autism-related deficits. Cell, 147 : 235-246, 2011

9) Kanai, C. et al. : Cognitive profiles of adults with Asperger's disorder, high-functioning autism, and pervasive developmental disorder not otherwise specified based on the WAIS- III. Res. Autism Spectr. Disord., 6 : 58-64, 2012

10) Nakano, T. et al. : Atypical gaze patterns in children and adults with autism spectrum disorders dissociated from developmental changes in gaze behaviour. Proc. Biol. Sci., 277 : 2935-2943, 2010

11) Nakano, T. et al. : Deficit in visual temporal integration in autism spectrum disorders. Proc. Biol. Sci., 277 : 1027-1030, 2010

12) Nakano, T. et al. : Superior haptic-to-visual shape matching in autism spectrum disorders. Neuropsychologia, 50 : 696-703, 2012

13) Yamasue, H. et al. : Sex-linked neuroanatomical basis of human altruistic cooperativeness. Cereb. Cortex, 18 : 2331-2340, 2008

14) Yamasaki, S. et al. : Reduced gray matter volume of pars opercularis is associated with impaired social communication in high-functioning autism spectrum disorders. Biol. Psychiatry, 68 : 1141-1147, 2010

15) Jin, D. et al. : CD38 is critical for social behaviour by regulating oxytocin secretion. Nature, 446 : 41-45, 2007

16) Kosfeld, M. et al. : Oxtocin increases trust in humans. Nature, 435 : 673-676, 2005

17) Liu, X. et al. : Association of the oxytocin receptor (OXTR) gene polymorphisms with autism spectrum disorder (ASD) in the Japanese population. J. Hum. Genet., 55 : 137-141, 2010

18) Sonuga-Barke, E. J. : The dual pathway model of AD/HD : an elaboration of neuro-developmental characteristics. Neurosci. Biobehav. Rev., 27 : 593-604, 2003

19) 曽良一郎, 他：AD/HDの遺伝要因解明の現状. 分子精神医学, 9 : 262-267, 2009

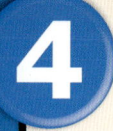

4 ALSなど運動ニューロン病

　筋萎縮性側索硬化症（amyotrophis lateral sclerosis：ALS）は運動ニューロンの選択的な変性をきたす難病であるが，残念ながら現在まで根本的な治療法は見出されていない．病態解明・治療法開発をめざす研究については，1993年に優性遺伝性ALSの原因遺伝子として初めて同定された*SOD1*（Cu/Zn superoxide dismutase）の変異による発症機序の解明を中心に進んできたが，2006年に孤発性ALSの運動ニューロンのユビキチン化凝集体の主要な構成タンパク質としてTDP-43（TAR DNA-binding protein 43）が同定され，2008年にその遺伝子異常により家族性ALSの原因となることが判明してからは，TDP-43についての知見も集積し，孤発性ALSも視野に入れた治療法への戦略がみえ始めてきた（概念図）．また，*OPTN*（2010年）や*C9ORF72*（2011年）が家族性ALSの新たな原因遺伝子として発見されたことにより，別の角度からのALS研究が進むと期待される．

　同様に運動ニューロンの選択的な変性をきたす球脊髄性筋萎縮症（spinal and bulbar muscular atrophy：SBMA）では，治療が具体的な段階に到達しつつある．

概念図

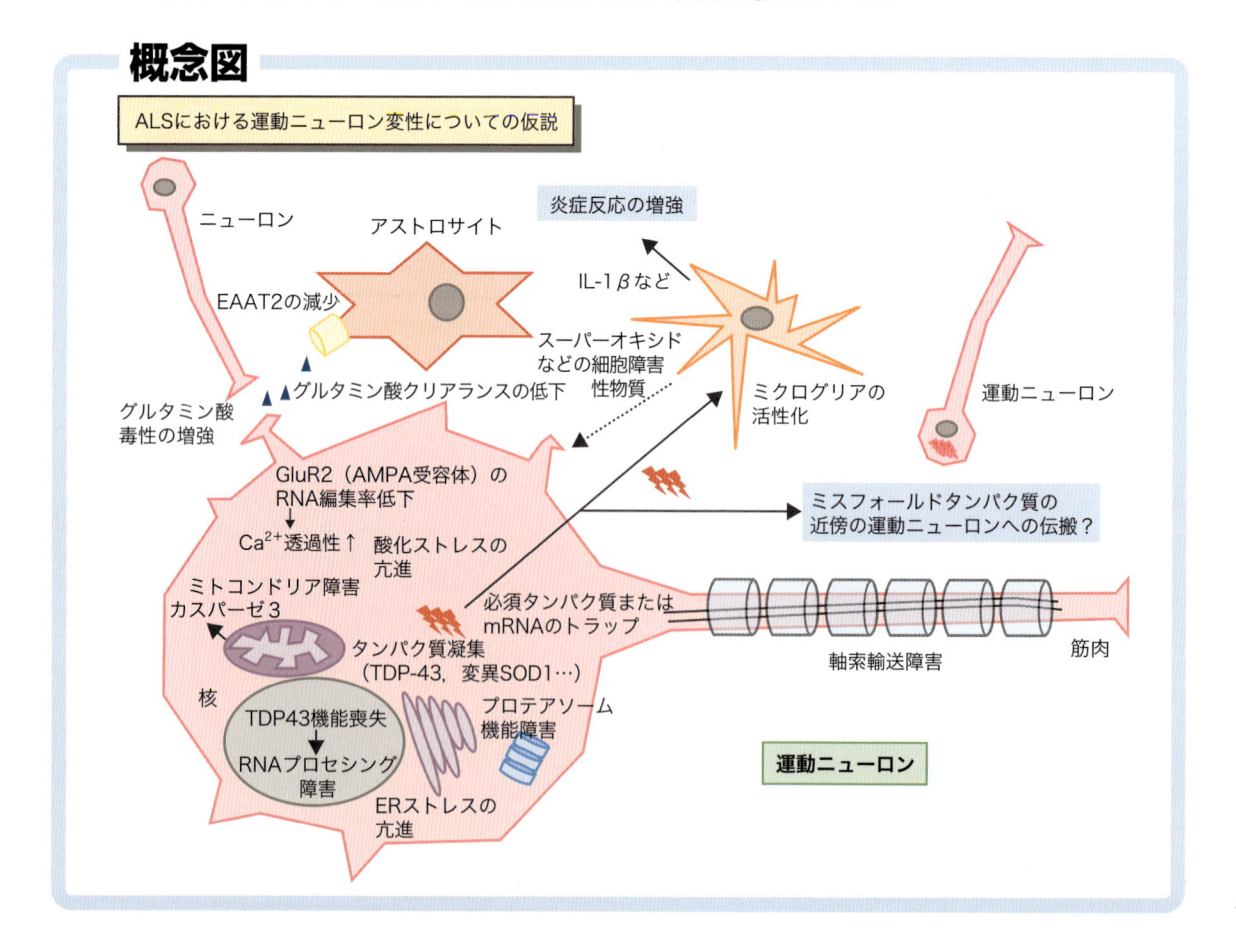

ALSにおける運動ニューロン変性についての仮説

- ニューロン
- EAAT2の減少
- グルタミン酸毒性の増強
- グルタミン酸クリアランスの低下
- アストロサイト
- 炎症反応の増強
- IL-1βなど
- スーパーオキシドなどの細胞障害性物質
- ミクログリアの活性化
- ミスフォールドタンパク質の近傍の運動ニューロンへの伝搬？
- GluR2（AMPA受容体）のRNA編集率低下
- Ca^{2+}透過性↑
- 酸化ストレスの亢進
- ミトコンドリア障害　カスパーゼ3
- タンパク質凝集（TDP-43，変異SOD1…）
- 必須タンパク質またはmRNAのトラップ
- 軸索輸送障害
- 筋肉
- 核
- TDP43機能喪失　RNAプロセシング障害
- プロテアソーム機能障害
- ERストレスの亢進
- 運動ニューロン

筋萎縮性側索硬化症（amyotrophic lateral sclerosis：ALS）は，主に中年以降に発症し，上位運動ニューロンと下位運動ニューロンが選択的に変性・消失をきたす神経変性疾患である．有病率は10万人当たり2～7人であるが，一部地域（グアム島および紀伊半島）での多発が報告されてきた．男女比ではやや男性が多い．日本では，2011年度のALS特定疾患認定患者数では約9,000人で，社会の高齢化に伴い増加傾向にある．多くの症例は孤発性であるが，約10％が家族性であり，その約20％にSOD1（Cu/Zn superoxide dismutase），5％弱にそれぞれTDP43，FUSなどの遺伝子の変異を認める．

症状は，孤発性と家族性ともに大きな違いはなく，進行性の四肢脱力や構音障害で発症し，やがて呼吸筋麻痺となり，人工呼吸器を使用しない場合には2～5年の経過で死に至る．経過中に精神障害や認知機能障害をきたす患者がいて，TDP-43陽性封入体で特徴づけられるALS-前頭側頭葉変性症（frontotemporal lobar degeneration：FTLD）スペクトラムの両方の表現型を呈すると考えられている．

現在までに，有効な根本治療は確立されていないが，数カ月の罹病期間延長効果が期待できるグルタミン酸遊離抑制作用を有するリルゾールが治療薬として保険適応となっている．

1 家族性ALSとその原因遺伝子

TDP43遺伝子が同定された2008年以降に原因遺伝子の発見が相次いでいて，2012年現在，家族性ALSの原因遺伝子はALS18まで命名されている（表7-4）．

1）ALS1（Cu/Zn superoxide disutase）

1993年に最初に同定された家族性ALSの原因遺伝子であり，常染色体優性遺伝形式（一部に常染色体劣性遺伝形式）で，表現型は古典的ALSを示す．153アミノ酸からなり，ホモ二量体を形成するSOD1は，主に細胞質に存在しすべての細胞に発現していて，スーパーオキシド（O^{2-}）を過酸化水素と酸素に変換する．160以上もの変異（点変異，挿入，欠失）がタンパク質全長にわたり分布しており，後述するTDP43やFUSの病原性変異がC末端のドメインに集中していることとは対照的である．浸透率は，ほぼ100％のA4V変異から30％未満のI113Tまでさまざまである．一家系や少人数にのみみられる変異（private mutation）も多く，一部の変異については病原性に疑問がもたれている[1]．

変異SOD1の発症機序については結論は出ていないが，変異SOD1の半減期が，疾患の罹病期間と相関するという重要な報告がある[2]．変異SOD1にはSOD活性が保たれているものも存在すること，SOD1ノックアウトマウスは運動ニューロン死を起こさないことから，変異SOD1の発症機序としては，機能喪失ではなく，ミスフォールドにより凝集傾向を示すことで新たに毒性を獲得すると考えられている．

2）ALS2（Alsin）

常染色体劣性遺伝形式をとるチュニジアなど中近東の数家系の解析により同定された[3]．臨床症状としては，若年発症で緩徐進行性であり，天寿を全うする．ALS2遺伝子によるAlsinタンパク質はエンドソームの細胞質面に存在し，Rab5やその他の低分子量GTP分解酵素に対するグアニンヌクレオチド交換因子として作用する．変異Alsinタンパク質は不安定であり，Alsinの機能喪失が発症の原因であると考えられる[4]．後にこのALS2遺伝子変異は他の家族性の疾患である若年性原発性側索硬化症（PLS），遺伝性痙性対麻痺の一部にも認められている．

3）ALS4（Senataxin）

ALS4は若年性発症の常染色体優性遺伝を示し，進行は緩徐であり天寿を全うする．Senataxinはユビキタスに発現するDNA/RNAヘリカーゼであり，恐らく酸化ストレスによるDNA二重鎖の障害の修復に関与している[5]．またRNAポリメラーゼⅡやmRNAの転写やプロセシングに関与するタンパク質に結合することが報告されており，転写制御への関与が示唆される．また，この遺伝子の多くは短縮型タンパク質をもたらすホモまたは複合ヘテロ接合により常染色体劣性遺伝形式を示す神経変性疾患であるataxia-ocular apraxia 2（AOA2，眼球運動失行を伴う失調症2型）を発症する．

4）ALS5（Spatacsin）

常染色体劣性遺伝形式の若年発症ALSである．多くはフレームシフト変異やナンセンス変異のホモや複合ヘテロ接合により発症する[6]．Spatacsinは4つの膜貫

● 表7-4 遺伝子機能別に分類した家族性ALSの原因遺伝子一覧

遺伝的サブタイプ	主な遺伝形式	頻度(家族性ALSに占める割合)	遺伝子名	タンパク質名	主な表現型
酸化ストレス					
ALS1	AD	20%	SOD1	Cu/Zn superoxide dismutase	ALS
RNAプロセシング					
ALS4	AD	まれ	SETX	Senataxin	若年性ALS
ALS6	AD	4%以下	FUS	Fused in sarcoma	ALSまたはALS-FTD
ALS9	AD	1%以下	ANG	Angiogenin	ALSまたはALS-FTD
ALS10	AD	5%(日本では3%)	TARDBP (TDP43)	TAR DNA-binding protein 43 (TDP-43)	ALSまたはALS-FTD
エンドソーム輸送と細胞シグナル					
ALS2	AR	北アフリカから報告	ALS2	Alsin	若年性PLSまたは若年性ALS
ALS8	AD	まれ	VAPB	VAMP-associated protein B	ALS
ALS11	AD	1~2%	FIG4	PI(3,5)P(2) 5-phosphatase	ALSまたはPLS
ALS12	AR/AD	日本では3.8%(ヨーロッパからも報告あり)	OPTN	Optineurin	ALS
ALS17	AD		CHMP2B	Charged multivesicular body protein 2b	下位運動ニューロン病
ユビキチン/タンパク質分解					
ALS14	AD	1~2%	VCP	Transitional endoplasmic reticulum ATPase (Valosin-containing protein)	ALSまたはALS-FTD
ALS15	XD		UBQLN2	Ubiquilin-2	ALSまたはALS-FTD
細胞骨格					
ALS18	AD		PFN1	Profilin 1	ALS
ALS with parkinsonism and dementia	AD		MAPT	Microtubule-associated protein tau	パーキンソン症状と認知症を伴うALS
その他					
ALS5	AR	まれ(日本,ブラジル,カナダ,トルコ,イタリア,チュニジアから報告)	SPG11	Spatacsin	若年性ALS
ALS-FTD	AD	欧米で36~40%,日本では少ない	C9ORF72	Uncharacterized protein C9ORF72	ALSまたはALS-FTD
ALS16/ALS-FTD	AR/AD		SIGMAR1	Sigma non-opioid intracellular receptor 1	若年性ALS/ALS-FTD
未同定					
ALS3	AD	まれ	未同定(18q21)		ALS
ALS7	AD	まれ	未同定(20p13)		ALS

AD:常染色体優性遺伝,AR:常染色体劣性遺伝,XD:X染色体連鎖優性遺伝,PLS:原発性側索硬化症,FTD:前頭側頭型認知症

通領域が推測されており受容体もしくはトランスポーターと考えられている．正常機能は，不明な部分が多いが軸索輸送への関与が考えられている．また，同じ遺伝子のホモ接合変異により，脳梁の非薄化を伴う常染色体劣性遺伝性痙性対麻痺も報告されている．

5) ALS6 (Fused in sarcoma : FUS)

常染色体優性遺伝形式の古典型ALSである．平均発症年齢は45歳前後であり，孤発性ALSや後述のTDP43遺伝子変異，C9ORF72遺伝子変異の平均発症年齢が55歳前後であることに比べるとやや若年発症の傾向にある．FUSはDNA/RNA結合タンパク質であり，核に局在して転写調節，ゲノム安定化の維持，スプライシング，核-細胞質シャトル，mRNAの成熟などに関与している．運動ニューロンにおけるFUS陽性好塩基性封入体は，抗TDP-43抗体では染色されない．変異FUSの発症機序としては，細胞質封入体の形成と（または）核における正常機能の消失が有力である．

6) ALS8 (VAPB)

四肢優位の緩徐進行性ALSの症状を示すポルトガル系ブラジル人家系から同定された．臨床症状としては線維束性収縮，有痛性攣縮，姿勢時振戦を示す．VAPB〔VAMP（Vesicle-associated membrane protein）-associated protein B〕遺伝子は，選択的スプライシングにより243アミノ酸よりなるVAPBと99アミノ酸よりなるVAPCを生じる．VAPBとVAPCはすべての細胞に発現し，小胞体に局在し微小管に結合することにより小胞輸送への関与が示唆される．VAPBとVAPCはホモまたはヘテロ二量体で存在するので，P56S変異により野生型のVAPBを取り込んだ不溶性の細胞質封入体が形成されドミナントネガティブ効果により毒性を示すと考えられている．

7) ALS9 (Angiogenin)

Angiogeninは膵臓リボヌクレアーゼスーパーファミリーに属し，主に肝臓に発現して血清や細胞外マトリックスに分泌される．内皮細胞上の受容体により取り込まれて核に移行して，tRNAの転写，リボソーム形成，タンパク質翻訳，細胞増殖などを刺激する．報告されている15個の変異の多くは分泌シグナルペプチド，触媒部位，核移行シグナルの部位に集積しておりAngiogeninの正常機能の喪失により血管新生が障害され，運動ニューロン障害をきたすと考えられている[7]．

8) ALS10 (TDP-43)

2006年に孤発性ALSの運動ニューロンにおけるユビキチン化細胞質封入体の主要な構成成分として，TDP-43（43kD TAR DNA-binding protein）が同定された[8)9)]．引き続いて2008年に，家族性ALSの原因遺伝子として，TDP43が同定された[10]．2012年時点で30以上のミスセンス変異が報告されており，それらのほとんどがC末端側のグリシンに富む領域に集中している．正常状態ではTDP-43は核内に存在するが，ユビキチン化封入体が出現するニューロンでは核から消失する．TDP-43は414アミノ酸からなるDNA/RNA結合タンパク質であり，hnRNP（heterogenous ribonucleoprotein）ファミリーに属する．TDP-43は遺伝子の転写，スプライシング制御，mRNAの輸送と安定化などの機能があるが，TDP-43のニューロン特異的な機能は未解明である．

9) ALS11 (PI(3,5)P(2)5-phosphatase)

2009年に家族性ALSと孤発性ALSからFIG4遺伝子のヘテロ接合変異が報告された[11]．また，FIG4のI41T変異とナンセンスまたはフレームシフト変異の複合ヘテロ接合が，幼少時発症急速進行性の常染色体劣性遺伝形式の脱髄型ニューロパチーであるシャルコー・マリー・トゥース病IV型の原因として報告されている．FIG4は907アミノ酸からなるリン酸イノシチド脱リン酸化酵素をコードし，エンドソームをトランスゴルジネットワークに逆行輸送するシグナル脂質であるホスファチジルイノシトール-3,5-二リン酸の合成と代謝を調節している．FIG4変異によりALSを発症する機序が，ドミナントネガティブ効果によるのか，または部分的な機能喪失によるものかは不明である．FIG4の機能喪失変異のホモ接合マウスは，感覚・自律神経節，運動皮質，線条体，小脳にわたる広範な神経変性を認める．

10) ALS12 (Optineurin)

2010年に，近親婚により出生したALS患者のゲノムDNAを用い，ホモ接合マッピングの手法により，

OPTN遺伝子変異が発見された[12]．最初は日本から報告されたが，その後カナダ，フランス，イタリア，オランダからの報告がある．OPTNは優性遺伝性開放隅角緑内障（primary open angle glaucoma：POAG）の原因遺伝子として，2002年に同定されていたが，ALS患者のOPTN変異部位は，POAGのものとは異なっている．OPTN変異による臨床的な所見としては，初発症状については特徴的な傾向はなく，疾患の進行速度も2年未満から10年以上と一定の傾向は認めていない．

Optineurinは脳・眼球のみならず骨格筋・心臓・腎臓などに広く分布している．Optineurinの機能としては，ゴルジ装置の維持や膜の輸送，エクソサイトーシスなどに関与していると考えられている．OptineurinはC末端側にNEMO〔nuclear factor kappa B（NF-κB）essential modulator〕との類似配列をもち，細胞質内でRIP（receptor-interacting protein）に対してNEMOと競合することによりNF-κB活性を抑制する．野生型OptineurinやPOAGを発症する変異（E50K）は，このNF-κB活性の抑制作用を保持しているが，一方ALSを発症する変異Optineurinは，このNF-κB活性抑制効果を失っている（結果的にNF-κB活性を亢進させる）ことから，NF-κB活性への影響の違いによりALSを発症している可能性が考えられている．最近の筆者らのsiRNAを用いた解析からoptineurinのloss-of-functionでNF-κBの制御異常が生じることを確認している（Akizuki, M. & Yamashita, H. et al.：under review）．また，TDP-43がNF-κB活性を亢進させること，孤発性ALS患者での脊髄でNF-κBのサブユニットであるp65のmRNAとタンパク質が上昇していることが示された[13]．ALSを発症するOPTN変異には，NMD（nonsense-mediated mRNA decay）によりmRNAがほとんど発現していないものがあり，OPTN変異によるALSの発症機序の主要な部分はOptineurinの機能喪失が考えられる．

11) ALS14 (Valosin-containing protein)

2010年にエクソーム解析の手法を用いて，VCPのミスセンス変異が家族性ALSの原因として発見された[14]．VCP遺伝子の変異はページェット病，前頭側頭葉認知症，封入体筋症を伴う家系からの既報告がある．VCP

は進化の過程で保存されているAAA + ATP分解酵素であり，転写や細胞分裂，ゴルジ装置のアセンブル，オートファジー，プロテアソーム機能補助など多くの機能が報告されている．

12) ALS15 (Ubiquilin-2)

2011年にX染色体連鎖優性遺伝形式でALSの原因となる変異が，細胞質に存在するユビキチン様タンパク質をコードするUBQLN2に発見された．培養細胞の系では，その変異によりタンパク質分解経路が障害される[15]．

13) ALS16/ALS-FTD (Sigma non-opioid intracellular receptor 1)

2011年にサウジアラビアの近親婚家系において常染色体劣性遺伝形式の若年性ALSの原因としてSIGMAR1（Sigma non-opioid intracellular receptor 1）の変異が報告された[16]．2010年にはSIGMAR1の転写産物の安定性に影響するSIGMAR1の3´非翻訳領域の変異が常染色体優性遺伝形式のALS-FTDまたはFTDの3家系で報告されている．SIGMAR1は小胞体シャペロンであり，神経保護や神経可塑性への関与が報告されている．in virtoの実験で，ミスフォールドタンパク質の凝集を抑制することが示唆されている．

14) ALS17 (Charged multivesicular body protein 2b)

成人発症の主として下位運動ニューロン疾患において，CHMP2Bのヘテロ接合変異が発見された[17][18]．病理像としては，運動ニューロンや一部のグリアにユビキチン，TDP-43とp62が陽性となる封入体がみられる．CHMP2BはESCRT（endosomal sorting complex）の構成要素であり，その機能障害により細胞膜に結合したcargoの取り込みを阻害し，不完全なエンドソームが形成される．

15) ALS18 (Profilin 1)

2012年にエクソーム解析の手法を用いて，PFN1のミスセンス変異が家族性ALSの原因として発見された[19]．PFN1は単量体（G）アクチンから繊維状（F）アクチンへの変換に必須であり，変異PFN1を発現す

● 表7-5　代表的神経変性疾患における病原性タンパク質の性質

	アルツハイマー病	パーキンソン病	ALS
孤発性で蓄積する主要タンパク質	アミロイドβ	αシヌクレイン	TDP-43
家族性原因遺伝子（の1つ）	APP（アミロイド前駆体タンパク質）	αシヌクレイン	TDP43
正常遺伝子のコピー数の増加による発症（gene-dose effect）	あり	あり	不明

る初代培養運動ニューロンではF/Gアクチン比が減少して成長円錐が小さくなる．

16) ALS-FTD (C9ORF72)

2011年に同時に2つのグループから常染色体優性遺伝形式のALSまたはALS-FTDにおいてC9ORF72遺伝子の第一イントロンのGGGGCCの6塩基リピートの伸長が原因となっていることが報告された[20) 21)]．6塩基リピートはコントロール群で24リピート未満であるが，ALS患者では250から1,600リピートまで伸長していた．家族性ALSにおいてC9ORF72変異の占める割合は，ヨーロッパで40％，アメリカ合衆国で36％とSOD1の約20％を遥かに超える割合であるが，日本での割合は少ない．すべての患者には創始者ハプロタイプが認められており，今から約1,500年前に最初のリピートの伸長が起きたと推定されている[22)]．疾患機序としては，機能が未知のC9ORF72遺伝子産物の機能異常，またはRNAのgain of toxic functionが考えられる．後者は伸長リピート配列が非翻訳RNAとして転写され，RNA凝集体（RNA foci）を形成することにより，そこにさまざまなスプライシング因子が隔離（sequester）されることによってスプライシングの異常をきたすという筋強直性ジストロフィーなどでみられる重要な機序である．また，本変異では，TDP-43の病理学的変化を有している．

MEMO

■ グアム島・紀伊半島のALS/PDC（ALS/パーキンソニズム認知症複合）

グアム島で多発したALSは1950年代に，PDCは1960年代にそれぞれ発症のピークを迎え，その後ALSの多発は消失したが，PDCは減少しながらも発症を認めている．両者は病理学的には同じスペクトル上の疾患と考えられている．日本の紀伊半島のALS/PDCも同質の疾患と考えられている．2012年に紀伊半島の2カ所の集積地の1カ所で20％のALS患者（3名）にC9ORF72の6塩基リピートの伸長が報告され，日本の他の地域におけるC9ORF72変異の頻度と比べて高く，紀伊半島でのALSの多発の原因の一部と考えられた[23)]．

2 TDP-43 proteinopathyとしての疾患概念の確立

2006年に孤発性ALSと前頭側頭葉変性症（frontotemporal lobar degeneration：FTLD）において，ユビキチン陽性タウ陰性封入体の主要構成成分がTDP-43であることが日本とアメリカの研究グループからほぼ同時に報告された[8) 9)]．慎重派からはTDP-43の病的意義に懐疑的な見方もあったが[24)]，2008年にTDP43遺伝子変異による常染色体優性遺伝形式の家族性ALSと孤発性ALSが報告されたことから，TDP-43のALSにおける原因としての役割は決定的なものとなった[10)]．TDP-43陽性細胞質封入体は，ALS患者のニューロンとグリア細胞の両方に認めるが，変異SOD1と変異FUSによる家族性ALSでは認めない．ALSは，臨床的特徴による疾患概念は昔も今も不変であるが，病理組織学的には枠組みが変化し，ALS～ALS-認知症～FTLDという広範な連続的スペクトルを示すTDP-43 proteinopathyという疾患概念に包含されることとなった．また，アルツハイマー病におけるアミロイドβ，パーキンソン病におけるαシヌクレインという病原性タンパク質に相当する鍵分子がALSではTDP-43あることが確立したといえる．それらの孤発性疾患，家族性疾患，Gene-dose effect（遺伝子量効果）における関係は共通しており，神経変性疾患の本質を考えるうえで参考になる（表7-5）．

ストレス顆粒
TDP-43とFUSは細胞質のストレス顆粒に存在する

転写調節
・変異SOD1は転写抑制に関係している
・TDP-43は自身やその他多くの遺伝子発現を調節している
・FUSは転写においてアクチベーターとして作用する
・SETXはRNAヘリカーゼであり，リボ核タンパク質の構成要素である
・ANGはリボソームRNAの転写を制御する

RNA凝集体
C9ORF72のGGGGCCリピートの伸長により，核内にRNA凝集体が形成される

選択的スプライシング
TDP-43は多様な転写産物のスプライシングを制御している

mRNAの輸送
TDP-43はNFL mRNAに結合して安定化し，標的mRNAの翻訳を空間的にも制御する

核-細胞質シャトル
TDP-43とFUSは主に核に存在するが，細胞質にも存在する

microRNAプロセシング
TDP-43とFUSはDroshaと複合体形成している

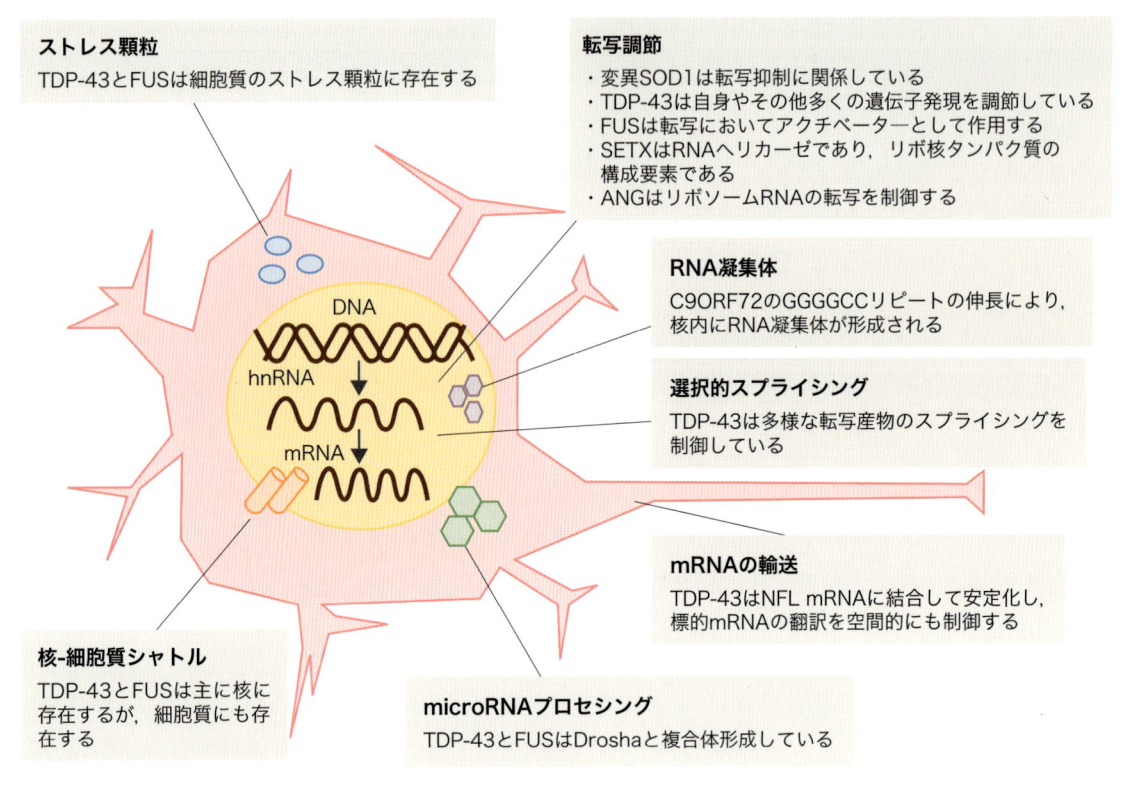

●図7-9　ALSでのRNAプロセシング異常の証拠
（文献25より引用）

3 ALSの発症機序

ALSの発症機序については，近年のTDP-43の研究の進展よりRNAプロセシング異常が新たに注目されている．グルタミン酸興奮毒性，タンパク質凝集体毒性，タンパク質分解障害，ミトコンドリア障害などが主要な仮説である．また変異SOD1マウスを中心とした研究にて，運動ニューロンを取り巻くグリア細胞による疾患への寄与が証明されており，運動ニューロン外からの影響も重要である．さらにミスフォールドタンパク質の伝搬仮説（プリオン仮説）は選択的運動ニューロン変性を説明しうる有力な仮説である．以上を中心に解説する．

1）RNAプロセシングの異常

TDP-43がALSにおけるユビキチン化封入体の主要構成成分として同定されて以降，ALSにおける重要な発症メカニズムとしてRNAプロセシングの異常が注目されている（図7-9）．さらにC9ORF72の非翻訳領域RNAの6塩基リピートの伸長による家族性ALSの発症もRNA異常を示唆する．TDP-43は主に核内に存在し，転写制御や選択的スプライシング，microRNAプロセシングなど，多様なRNAプロセシングに関与している．TDP-43が結合する4,000以上のRNAターゲットが同定されており，それらにはTDP-43自身，FUS，VCPを含む．UVクロスリンクと免疫沈降（CLIP）を用いた研究では，TDP-43はイントロンでの長いUGに富んだ領域に結合しやすい．脳での転写産物には非常に長いイントロンが多いために，TDP-43の機能喪失に対してニューロンがより脆弱な可能性がある．

> **MEMO**
>
> ■ **ALSはTDP-43の機能喪失か，または毒性の獲得によるものか？**
>
> 変異SOD1によるALSの発症機序は，gain of toxic functionがコンセンサスとなっている．TDP-43による家族性または孤発性ALSについては，TDP-43が運動

ニューロンにおいて正常時に多く存在する核から消失する（loss of normal function）とともに，異所性に細胞質封入体を形成する（gain of toxic function）が，発症機序にどちらが関与しているのか，もしくは両方の関与があるのかについては，未解決の問題である．TDP-43と構造的・機能的に関連しているFUSの変異によるALSについても同様のことがいえる．

2）グルタミン酸興奮毒性

グルタミン酸興奮毒性とは，グルタミン酸のシナプス部位における過剰，またはグルタミン酸に対するニューロンの感受性の増加によりグルタミン酸受容体の過剰興奮によるニューロン障害である．そのことにより細胞内カルシウム濃度調節の破綻，タンパク質分解や活性酸素種を産生する酵素の活性化，ミトコンドリア機能とATP産生の障害が引き起こされる．

ALS患者に使用されるリルゾールは，シナプスでのグルタミン酸の放出を抑制する．

> **MEMO**
> ■ 孤発性ALSにおけるRNA編集の異常
> 東大の郭らは，ALSの脊髄運動ニューロンにおいてグルタミン酸受容体であるAMPA型受容体のGluA2サブユニットのQ/R（グルタミン/アルギニン）部位のRNA編集率が孤発性ALSで低下していることを示した[26]．ADAR2（adenosine deaminase acting on RNA 2）によるGluA2のQ/R部位のRNA編集によりAMPA型受容体はCa^{2+}非透過性となる．運動ニューロン特異的ADAR2コンディショナルノックアウトマウスの解析の結果，ADAR2活性低下からGluA2のQ/R部位のRNA編集が低下し，AMPA型受容体のCa^{2+}透過性が亢進して運動ニューロン死がもたらされることが判明している[27]．

3）タンパク質凝集体毒性

タンパク質凝集は，アルツハイマー病におけるアミロイドβやタウ，パーキンソン病や多系統萎縮症におけるαシヌクレインなど，ALSに限らず，神経変性疾患一般にみられる現象である．

変異SOD1によるALSでは，SOD1の機能喪失による発症はほぼ否定されており，ミスフォールドSOD1単量体から多量体，凝集体と連続して形成される凝集物のいずれかが毒性を獲得するgain of toxic function説が支持されている．ミスフォールドSOD1毒性の機序として，プロテアソーム系の異常，細胞の機能維持に必須なタンパク質の隔離，ミトコンドリア異常，ERストレス，軸索輸送障害などが考えられている．

TDP-43は，変異SOD1，アミロイドβやαシヌクレインと同様，凝集傾向の強いタンパク質であるが，TDP-43トランスジェニックマウスの研究から，TDP-43封入体の数と神経変性は相関しないことがわかっており[28]，TDP-43封入体がニューロン死の十分条件かもしれないが，必要条件ではない可能性がある．

4）タンパク質分解障害

変異SOD1はプロテアソームで一部分解され，またプロテアソーム活性を阻害する効果があることから，プロテアソームの活性低下がALSの病因になりうるという考えが提唱されてきた[29]．最近，筆者は運動ニューロン特異的に26Sプロテアソームを欠損させると，進行性の運動ニューロン変性と運動機能低下に加えて，TDP-43，FUS，optineurin，ubiquilin-2陽性の細胞質内封入体が形成され，孤発性ALSの細胞病理所見の多くが再現されることを見出した[30]．一方運動ニューロン特異的にオートファジーを欠損させたマウスは2年齢でも運動ニューロン変性は観察されず，運動機能にも著変はなかった[30]．このことより，プロテアソーム活性阻害が病態・病因に関わっている可能性が強く示唆される．

5）ミトコンドリア障害

ミトコンドリアの障害のALSへの関与は，ALS患者の組織（神経，筋，肝臓）でミトコンドリアの形態変化が認められることなどから示唆されてきた．変異SOD1はミトコンドリアの膜間腔にも存在することが知られ，膜間腔において変異SOD1がAIF（apoptosis-inducing factor）と競合的にHSP70と結合することで，フリーのAIFが相対的に増加し，アポトーシスのカスケードを引き起こす可能性が考えられている．

また，SOD1G93Aマウスに対してクレアチンとミノマイシンが延命効果を示した機序としてミトコンドリアを介した影響が示唆されており，ミトコンドリア経

路で活性化されるカスパーゼ9を抑制すると罹病期間が延長することが報告されている[31].

6) グリア細胞の関与

ALS剖検例からは，一次運動野・脳幹・脊髄前角・皮質脊髄路においてミクログリアが活性化していることが報告されており，またアストロサイトーシス（アストロサイトの増殖・肥大化）も認める．グリア細胞のALS病態への直接的な寄与については，ALSのモデルマウスである変異SOD1マウスを用いた研究から示された．ミクログリアもしくはアストロサイトに発現する変異SOD1をCre-LoxPシステムにより遺伝子レベルで除去することによりモデルマウスの罹病期間を延長することが示され，運動ニューロンに発現する変異SOD1に加えて，運動ニューロン周囲の環境を構成するミクログリアやアストロサイトに発現する変異SOD1も運動ニューロン死の原因となっていることが判明した[32)33)]．ミクログリアは外来微生物などに対する防御機構としてスーパーオキシドを産生するNADPH酸化酵素（NOX2）を発現するが，NOX2が家族性ALSや孤発性ALS病巣，ALSモデルマウスで上昇していることが報告されている．実際に，脊髄ではミクログリアに特異的に発現するNOX2を阻害することにより，変異SOD1マウスの延命効果を認めている．

MEMO

■ **非細胞自律性ニューロン死（Non-cell autonomous neuronal cell death）**

神経変性疾患におけるニューロン死は，一般的には細胞死に陥る細胞自体に原因があると考えられてきたが，周囲の細胞が原因でニューロン死がもたらされるという現象はALSに限らず，小脳のプルキンエ細胞が変性するポリグルタミン病のSCA7（脊髄小脳失調症7型）でもモデルマウスを用いた研究で証明された[34]．神経変性疾患に共通する現象である可能性があり，そのメカニズムの解明は重要な研究テーマとなっている．

7) ミスフォールドタンパク質の伝搬

ミスフォールドタンパク質の伝搬が，ヒトもしくはモデル動物にて証明されているのは，現時点ではプリオン病のプリオンタンパク質のみである．しかしALSに限らず，凝集体・封入体を形成するアルツハイマー病，パーキンソン病などの神経変性疾患においても，ミスフォールドタンパク質の伝搬仮説は，神経変性疾患の不可逆的進行や，変性ニューロンの選択性，非細胞自律性ニューロン死を説明しうる仮説として注目されている．実際に，家族性ALSの原因タンパク質である変異SOD1が細胞間を伝搬することを示した報告がある[35)36)]．SOD1に限らず，ミスフォールドタンパク質が細胞間を伝搬する機序としては，エキソサイトーシス/エンドサイトーシスや，エキソソーム，トンネルナノチューブなどいくつかの仮説が考えられている[37]．

4 運動ニューロン死に対する治療への可能性

ALS治療に対する代表的なアプローチを以下にあげるが，これら以外にもさまざまな試みがなされている．

1) 栄養因子の投与

肝細胞増殖因子（hepatocyte growth factor：HGF）は日本で同定された栄養因子であり，神経栄養因子として作用する．変異SOD1マウスは*HGF*トランスジェニックマウスとの交配により延命効果を示し[38]，東北大学で開発された変異SOD1トランスジェニックラットへのHGFの髄腔内投与により罹病期間の延長を認めた[39]．HGFのALS病態への作用機序として，運動ニューロンのHGF受容体を介してカスパーゼの活性化抑制と，アストロサイトのHGF受容体を介してのグルタミン酸トランスポーター（EAAT2）の維持が示された．平成23年にALS患者での第1相臨床治験が開始されている．

2) 原因タンパク質の転写抑制

変異SOD1マウスを用いた研究からは，疾患の重症度は変異SOD1の発現量と相関することが判明しており，変異SOD1発現を抑制する戦略は理にかなっている．実際にウイルスベクターを用いてRNAiによって変異SOD1を抑制することにより変異SOD1マウスの治療効果が得られる[40)41)]．siRNAを発現するトランスジェニックマウスと変異SOD1マウスの交配により発症を顕著に抑制した報告があり[42]，このことはアスト

ログリアやミクログリアなどのニューロン以外での変異SOD1抑制が重要である可能性を示唆する．低分子化合物を用いたスクリーニングによりSOD1の転写を抑制する物質が同定されており[43]，臨床への応用が期待される．

孤発性ALSについては，TDP-43は自身のmRNAに結合して発現を自己調節しており，また発症機序に正常機能喪失が関与している可能性があることから，変異SOD1と同様の転写抑制の戦略を用いることができるかは不明である．

3) 免疫療法

変異SOD1がクロモグラニン依存性に細胞外へ分泌され，細胞外変異SOD1がミクログリアを活性化し運動ニューロン死をもたらすことが報告されている[44]．その細胞外SOD1を標的として，変異SOD1によるワクチン療法や抗SOD1抗体の髄腔内投与により変異SOD1マウスの治療効果を認めている[45]．さらに変異SOD1に対する特異抗体を脳室内投与することによっても変異SOD1マウスの治療効果を認めている[46]．非自律的ニューロン死やミスフォールドタンパク質の伝搬仮説との関連からも細胞外変性タンパク質を標的とする免疫療法は有望と考えられる．

4) iPS細胞の活用

iPS細胞は病態解明，薬剤スクリーニングなどを目的とした疾患モデル構築，移植治療に有用である[47]．変異SOD1による家族性ALS患者からiPS細胞を確立し，運動ニューロンへの分化の成功が報告されている[48]．生体から運動ニューロンを取り出して解析することは不可能であることから，iPS細胞由来の運動ニューロンは病態解明や治療薬の発見に有用である．また，iPS細胞由来のニューロンや，非細胞自律性変性の観点からはグリア細胞を移植することによる移植療法が期待されている．

5) グリア細胞標的

変異SOD1マウスにおいて，ミクログリア特異的に発現するスーパーオキシド発生源のNADPH酸化酵素（NOX2）を抑制することにより延命効果を認めることは，運動ニューロン変性におけるグリア細胞を治療対象とすることの有効性を示している．変異SOD1による家族性ALSと孤発性ALSの脊髄病巣では，ともにミクログリアの活性化とアストログリオーシスを認め，両者のグリア病態が共通している可能性があるが，実際にマイクロアレイを用いた網羅的な解析において，孤発性ALSと変異SOD1マウスで共通に変動している，グリア細胞に高発現する分子は多い．薬剤治療に加えて，遺伝子治療や細胞移植治療を視野に入れた場合，最も脆弱な運動ニューロン以外にミクログリアやアストロサイトなどのグリア細胞を標的とすることにより，さらにALS治療の可能性が広がると考えられる．

> **MEMO**
>
> ■ 球脊髄性筋萎縮症の治療へのアプローチ
>
> 球脊髄性筋萎縮症（spinal and bulbar muscular arophy：SBMA）は，成人男性に発症する伴性劣勢遺伝型の下位運動ニューロン疾患である．原因は，X染色体にあるアンドロゲン受容体遺伝子の第一エキソンにある三塩基（CAG）リピートの異常伸張である．発症機序としては，伸長ポリグルタミン鎖をもつ異常アンドロゲン受容体がテストステロン依存性に核内に移行して毒性を発揮することが判明しているため[49]，治療としてはLH-RH作動薬による男性ホルモン抑制療法が検討されている[50]．

（山下博史，髙橋良輔）

■ 文献 ■

近年の総論では，
発症機序全般については，Ferraiuolo et al.[25]
病理学的視点からは，Ince et al.[51]
TDP-43の詳細な洞察は，Lee et al.[52]
SOD1とTDP-43動物モデルについては，Joyce et al.[53]
非細胞自律的毒性については，Ilieva et al.[54]
神経炎症については，Philips et al.[55]
プリオン仮説については，Garden et al.[37]，Polymenidou et al.[56]

の論文が勧められる．

1) Felbecker, A. et al.：Four familial ALS pedigrees discordant for two SOD1 mutations: are all SOD1 mutations pathogenic? J. Neurol. Neurosurg. Psychiatry, 81：572-577, 2010

2) Sato, T. et al. : Rapid disease progression correlates with instability of mutant SOD1 in familial ALS. Neurology, 65 : 1954-1957, 2005

3) Yang, Y. et al. : The gene encoding alsin, a protein with three guanine-nucleotide exchange factor domains, is mutated in a form of recessive amyotrophic lateral sclerosis. Nat. Genet., 29 : 160-165, 2001

4) Yamanaka, K. et al. : Unstable mutants in the peripheral endosomal membrane component ALS2 cause early-onset motor neuron disease. Proc. Natl. Acad. Sci. USA, 100 : 16041-16046, 2003

5) Chen, Y. Z. et al. : DNA/RNA helicase gene mutations in a form of juvenile amyotrophic lateral sclerosis (ALS4). Am. J. Hum. Genet., 74 : 1128-1135, 2004

6) Orlacchio, A. et al. : SPATACSIN mutations cause autosomal recessive juvenile amyotrophic lateral sclerosis. Brain, 133 : 591-598, 2010

7) Wu, D. et al. : Angiogenin loss-of-function mutations in amyotrophic lateral sclerosis. Ann. Neurol., 62 : 609-617, 2007

8) Neumann, M. et al. : Ubiquitinated TDP-43 in frontotemporal lobar degeneration and amyotrophic lateral sclerosis. Science, 314 : 130-133, 2006

9) Arai, T. et al. : TDP-43 is a component of ubiquitin-positive tau-negative inclusions in frontotemporal lobar degeneration and amyotrophic lateral sclerosis. Biochem. Biophys. Res. Commun., 351 : 602-611, 2006

10) Sreedharan, J. et al. : TDP-43 mutations in familial and sporadic amyotrophic lateral sclerosis. Science, 319 : 1668-1672, 2008

11) Chow, C. Y. et al. : Deleterious variants of FIG4, a phosphoinositide phosphatase, in patients with ALS. Am. J. Hum. Genet., 84 : 85-88, 2009

12) Maruyama, H. et al. : Mutations of optineurin in amyotrophic lateral sclerosis. Nature, 465 : 223-226, 2010

13) Swarup, V. et al. : Deregulation of TDP-43 in amyotrophic lateral sclerosis triggers nuclear factor κB-mediated pathogenic pathways. J. Exp. Med., 208 : 2429-2447, 2011

14) Johnson, J. O. et al. : Exome sequencing reveals VCP mutations as a cause of familial ALS. Neuron, 68 : 857-864, 2010

15) Deng, H. X. et al. : Mutations in UBQLN2 cause dominant X-linked juvenile and adult-onset ALS and ALS/dementia. Nature, 477 : 211-215, 2011

16) Al-Saif, A. et al. : A mutation in sigma-1 receptor causes juvenile amyotrophic lateral sclerosis. Ann. Neurol., 70 : 913-919, 2011

17) Parkinson, N. et al. : ALS phenotypes with mutations in CHMP2B (charged multivesicular body protein 2B). Neurology, 67 : 1074-1077, 2006

18) Cox, L. E. et al. : Mutations in CHMP2B in lower motor neuron predominant amyotrophic lateral sclerosis (ALS). PLoS One, 5 : e9872, 2010

19) Wu, C. H. et al. : Mutations in the profilin 1 gene cause familial amyotrophic lateral sclerosis. Nature, 488 : 499-503, 2012

20) DeJesus-Hernandez, M. et al. : Expanded GGGGCC hexanucleotide repeat in noncoding region of C9ORF72 causes chromosome 9p-linked FTD and ALS. Neuron, 72 : 245-256, 2011

21) Renton, A. E. et al. : A hexanucleotide repeat expansion in C9ORF72 is the cause of chromosome 9p21-linked ALS-FTD. Neuron, 72 : 257-268, 2011

22) Majounie, E. et al. : Frequency of the C9orf72 hexanucleotide repeat expansion in patients with amyotrophic lateral sclerosis and frontotemporal dementia: a cross-sectional study. Lancet Neurol., 11 : 323-330, 2012

23) Ishiura, H. et al. : C9ORF72 repeat expansion in amyotrophic lateral sclerosis in the Kii peninsula of Japan. Arch. Neurol., 69 : 1154-1158, 2012

24) Rothstein, J. D. : TDP-43 in amyotrophic lateral sclerosis: pathophysiology or patho-babel? Ann. Neurol., 61 : 382-384, 2007

25) Ferraiuolo, L. et al. : Molecular pathways of motor neuron injury in amyotrophic lateral sclerosis. Nat. Rev. Neurol., 7 : 616-630, 2011

26) Kawahara, Y. et al. : Glutamate receptors: RNA editing and death of motor neurons. Nature, 427 : 801, 2004

27) Hideyama, T. et al. : Induced loss of ADAR2 engenders slow death of motor neurons from Q/R site-unedited GluR2. J. Neurosci., 30 : 11917-11925, 2010

28) Igaz, L. M. et al. : Dysregulation of the ALS-associated gene TDP-43 leads to neuronal death and degeneration in mice. J. Clin. Invest., 121 : 726-738, 2011

29) Urushitani, M. et al. : Proteasomal inhibition by misfolded mutant superoxide dismutase 1 induces selective motor neuron death in familial amyotrophic lateral sclerosis. J. Neurochem., 83 : 1030-1042, 2002

30) Tashiro, Y. et al. : Motor Neuron-specific Disruption of Proteasomes, but not Autophagy, Replicates Amyotrophic Lateral Sclerosis. J. Biol. Chem., : , 2012

31) Inoue, H. et al. : The crucial role of caspase-9 in the disease progression of a transgenic ALS mouse model. Embo J., 22 : 6665-6674, 2003

32) Boillée, S. et al. : Onset and progression in inherited ALS determined by motor neurons and microglia. Science, 312 : 1389-1392, 2006

33) Yamanaka, K. et al. : Astrocytes as determinants of disease progression in inherited amyotrophic lateral sclerosis. Nat. Neurosci., 11 : 251-253, 2008

34) Custer, S. K. et al. : Bergmann glia expression of polyglutamine-expanded ataxin-7 produces neurodegeneration by impairing glutamate transport. Nat. Neurosci., 9 : 1302-1311, 2006

35) Münch, C. et al. : Prion-like propagation of mutant superoxide dismutase-1 misfolding in neuronal cells. Proc. Natl. Acad. Sci. USA, 108 : 3548-3553, 2011

36) Chia, R. et al. : Superoxide dismutase 1 and tgSOD1 mouse spinal cord seed fibrils, suggesting a propagative cell death mechanism in amyotrophic lateral sclerosis. PLoS One, 5 : e10627, 2010

37) Garden, G. A. & La Spada, A. R. : Intercellular (mis) communication in neurodegenerative disease. Neuron, 73 : 886-901, 2012

38) Sun, W. et al. : Overexpression of HGF retards disease progression and prolongs life span in a transgenic mouse model of ALS. J. Neurosci., 22 : 6537-6548, 2002

39) Ishigaki, A. et al. : Intrathecal delivery of hepatocyte growth factor from amyotrophic lateral sclerosis onset suppresses disease progression in rat amyotrophic lateral sclerosis model. J. Neuropathol. Exp. Neurol., 66 : 1037-1044, 2007

40) Ralph, G. S. et al. : Silencing mutant SOD1 using RNAi protects against neurodegeneration and extends survival in an ALS model. Nat. Med., 11 : 429-433, 2005

41) Raoul, C. et al. : Lentiviral-mediated silencing of SOD1 through RNA interference retards disease onset and progression in a mouse model of ALS. Nat. Med., 11 : 423-428, 2005

42) Saito, Y. et al. : Transgenic small interfering RNA halts amyotrophic lateral sclerosis in a mouse model. J. Biol. Chem., 280 : 42826-42830, 2005

43) Murakami, G. et al. : Chemical library screening identifies a small molecule that downregulates SOD1 transcription for drugs to treat amyotrophic lateral sclerosis. J. Biomol. Screen., 16 : 405-414, 2011

44) Urushitani, M. et al. : Chromogranin-mediated secretion of mutant superoxide dismutase proteins linked to amyotrophic lateral sclerosis. Nat. Neurosci., 9 : 108-118, 2006

45) Urushitani, M. et al. : Therapeutic effects of immunization with mutant superoxide dismutase in mice models of amyotrophic lateral sclerosis. Proc. Natl. Acad. Sci. USA, 104 : 2495-2500, 2007

46) Gros-Louis, F. et al. : Intracerebroventricular infusion of monoclonal antibody or its derived Fab fragment against misfolded forms of SOD1 mutant delays mortality in a mouse model of ALS. J. Neurochem., 113 : 1188-1199, 2010

47) Inoue, H. : Neurodegenerative disease-specific induced pluripotent stem cell research. Exp. Cell Res., 316 : 2560-2564, 2010

48) Dimos, J. T. et al. : Induced pluripotent stem cells generated from patients with ALS can be differentiated into motor neurons. Science, 321 : 1218-1221, 2008

49) Katsuno, M. et al. : Testosterone reduction prevents phenotypic expression in a transgenic mouse model of spinal and bulbar muscular atrophy. Neuron, 35 : 843-854, 2002

50) Katsuno, M. et al. : Efficacy and safety of leuprorelin in patients with spinal and bulbar muscular atrophy (JASMITT study) : a multicentre, randomised, double-blind, placebo-controlled trial. Lancet Neurol., 9 : 875-884, 2010

51) Ince, P. G. et al. : Molecular pathology and genetic advances in amyotrophic lateral sclerosis: an emerging molecular pathway and the significance of glial pathology. Acta Neuropathol., 122 : 657-671, 2011

52) Lee, E. B. et al. : Gains or losses: molecular mechanisms of TDP43-mediated neurodegeneration. Nat. Rev. Neurosci., 13 : 38-50, 2011

53) Joyce, P. I. et al. : SOD1 and TDP-43 animal models of amyotrophic lateral sclerosis: recent advances in understanding disease toward the development of clinical treatments. Mamm. Genome, 22 : 420-448, 2011

54) Ilieva, H. et al. : Non-cell autonomous toxicity in neurodegenerative disorders: ALS and beyond. J. Cell Biol., 187 : 761-772, 2009

55) Philips, T. & Robberecht, W. : Neuroinflammation in amyotrophic lateral sclerosis: role of glial activation in motor neuron disease. Lancet Neurol., 10 : 253-263, 2011

56) Polymenidou, M. & Cleveland, D. W. : The seeds of neurodegeneration: prion-like spreading in ALS. Cell, 147 : 498-508, 2011

第7章 神経・精神疾患の分子機構

5 アルツハイマー病

　アルツハイマー病は，認知症の主要原因である．発症に至る過程は長期にわたるので，その因果関係を直接的に証明することが困難な疾患であるが，病理学的研究と分子遺伝学的研究によって，大まかな因果関係がほぼ確定した．まず，カスケードの上流において，脳実質にアミロイドβペプチド（Aβ）が蓄積し，これが引き金になる（概念図）．その後，ニューロン内にタウタンパク質が凝集蓄積し，神経炎症，神経機能不全，神経細胞死が誘導され，その結果，極度の認知能力の低下と精神症状の発現に至ると考えられる．しかし，個々の病理現象の間を構築する厳密な意味でのメカニズムは，全くといってよいほど確立しておらず，今後の最大の課題である．

概念図

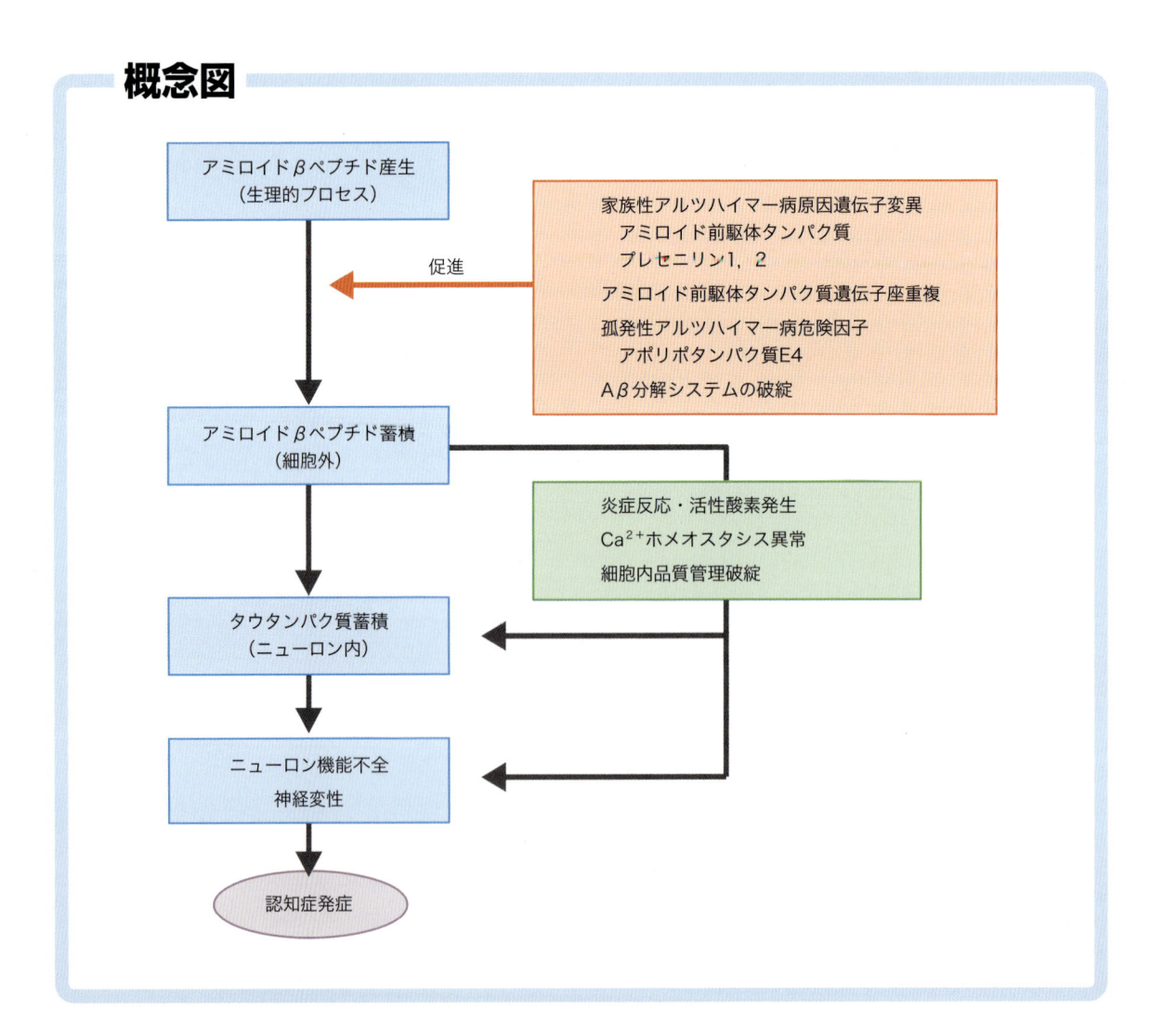

```
アミロイドβペプチド産生
   (生理的プロセス)
         │
         │  ← 促進 ─── 家族性アルツハイマー病原因遺伝子変異
         │                  アミロイド前駆体タンパク質
         ▼                  プレセニリン1, 2
アミロイドβペプチド蓄積          アミロイド前駆体タンパク質遺伝子座重複
    (細胞外) ─────┐        孤発性アルツハイマー病危険因子
         │        │           アポリポタンパク質E4
         │        │        Aβ分解システムの破綻
         │        │
         │        │     炎症反応・活性酸素発生
         │        │     Ca²⁺ホメオスタシス異常
         ▼        │     細胞内品質管理破綻
   タウタンパク質蓄積 ←─┤
    (ニューロン内)      │
         │              │
         ▼              │
   ニューロン機能不全 ←──┘
     神経変性
         │
         ▼
     認知症発症
```

1 アルツハイマー病の定義

アルツハイマー病は，記銘力の低下から始まり，進行性の記憶認知障害を経て，最終的には高度の痴呆状態に至る．全世界に約2,000万人の患者が存在し，その数は年々増加している．アルツハイマー病の厳密な定義となる病理学的特徴は，後述の老人斑および神経原線維変化であるが，これらを確認するためには，脳の組織標本を組織化学的に観察する必要があり，生検または剖検を行わなければならないので，臨床の現場では実用的ではない．したがって，臨床上は，脳血管性痴呆・うつ病などの他の神経疾患・全身疾患・薬剤性痴呆などの可能性を否定していく「除外診断」が基本である．そのうえで，アルツハイマー病に特徴的な症状（記憶や認識機能の進行性の悪化・痴呆症状）の有無に基づいて診断が下される．最終的な確定には病理学的な確認が必須である．

2 アルツハイマー病のカスケード

アルツハイマー病は，1906年にアロイス・アルツハイマーによって初めて臨床報告された．以降1980年頃までは主に患者脳の病理学的解析が行われ，二大特徴として老人斑と神経原線維変化が認められた．その後，病理生化学的解析によって，これらの物質的実体が同定され，前者は主にアミロイドβペプチド（Aβ）から，後者は主にタウタンパク質からなることが明らかになった．さらに，ダウン症患者〔第21染色体のトリソミーによりアミロイド前駆体タンパク質（後述）の発現が亢進しているために，アルツハイマー病様の病理を呈する〕の経時的な解析によって，老人斑形成→神経原線維変化という時系列が確定し，しかも，老人斑の方が疾患特異性が高いことから，カスケードの上流に位置すると考えられた．

しかしながら，このような状況証拠だけでは因果関係の確定は困難であり，詳細な解析は，家族性アルツハイマー病の原因遺伝子が発見されたことによって，初めて可能となった．現在までのところ，家族性アルツハイマー病の原因遺伝子は，アミロイド前駆体タンパク質，プレセニリン1および2（**2**参照）が知られる．これらの遺伝子における病原性の変異がいずれもAβの蓄積を促進することが明らかになり，Aβがアルツハイマー病発症機構において中心的な役割を担うことが確定した[1)2)]．また，孤発性アルツハイマー病の遺伝的危険因子として唯一確立しているアポリポタンパク質Eの対立遺伝子であるε4の存在もAβ蓄積を促進することが示された[3)]．

一方，タウタンパク質の蓄積によって生じる神経原線維変化については，90年代中頃まで，発症機構の主要経路であるのかが不明であった．しかし，タウ蓄積の病理（タウオパシー）を示す家族性パーキンソン病（fronto-temporal dementia with Parkinson's disease）の原因遺伝子変異が，タウタンパク質遺伝子に存在することが明らかになった．これにより，アルツハイマー病を含む多くの神経変性疾患において，タウ蓄積が単なるニューロン機能不全の結果ではなく，神経変性に至るカスケードの中に存在することが，強く示唆された[4)5)]．神経原線維変化に存在するタウは，高度にリン酸化されていることが知られており，細胞内のリン酸化酵素が蓄積過程に関与する可能性が考えられるが，その詳細は不明である．また，Aβ蓄積からタウ蓄積・神経変性へと病態が進行するメカニズムは不明であるが，1つの可能性としてAβによるニューロン内におけるカルシウムホメオスタシス撹乱が考えられる．

これらの病理学的変化を経て実際に認知症を発症するまで，10年以上要すると考えられてきた．最近，家族性アルツハイマー病を対象とする研究（Dominantly Inherited Alzheimer Network：DIAN）により，発症の約20年前にAβの蓄積が開始し（髄液中のAβ42が低下し），10年前から認知能力が徐々に低下することが示唆された．

3 Aβの生成

Aβペプチドは，アミロイド前駆体タンパク質（APP）からプロテアーゼで切り出されることによって生成する（図7-10）．このプロセスは定常的であるので，生理的ペプチドと呼ぶことができる[6)]．その物性は，単に溶解度が低いだけでなく，水溶液中で徐々にβシート構造の比率が増加する傾向があるために，きわめて凝集しやすい（図7-11）．さらに，Aβは，主に，40 merのAβ40と42 merのAβ42からなる．Aβ42はAβ40よりもはるかに凝集性が高く，また，Aβ重合体が神経毒性を有すると考えられていること

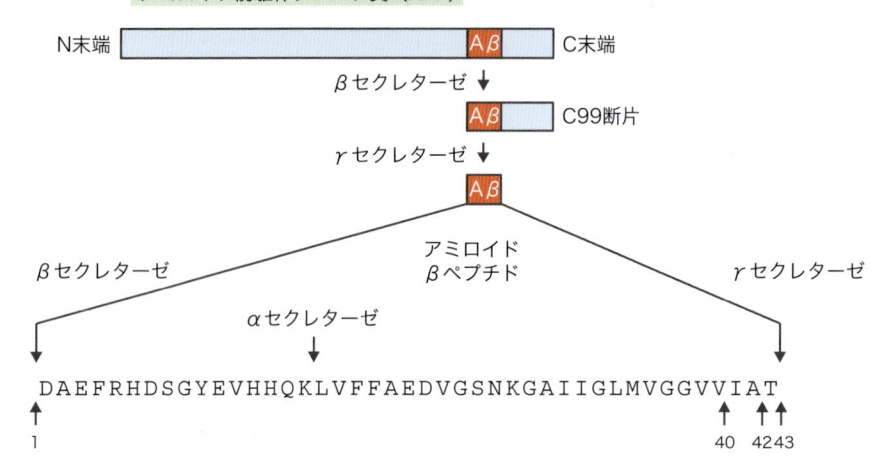

アミロイド前駆体タンパク質（APP）

```
N末端 ─────────────[Aβ]── C末端
            βセクレターゼ ↓
                   [Aβ]── C99断片
            γセクレターゼ ↓
                   [Aβ]
```

βセクレターゼ　　アミロイドβペプチド　　γセクレターゼ
　　　　　　　αセクレターゼ
↓　　　　　　　↓　　　　　　　　　　　　　↓
D A E F R H D S G Y E V H H Q K L V F F A E D V G S N K G A I I G L M V G G V V I A T
↑　　　　　　　　　　　　　　　　　　　　　　　　　　　　　　↑　　↑↑
1　　　　　　　　　　　　　　　　　　　　　　　　　　　　　　40　42 43

●図7-10　AβのアミロイドβタンパAPP質からの生成
APPは，まずβセクレターゼで切断され，次にγセクレターゼで切断される．αセクレターゼによる切断は，βセクレターゼの作用と拮抗する

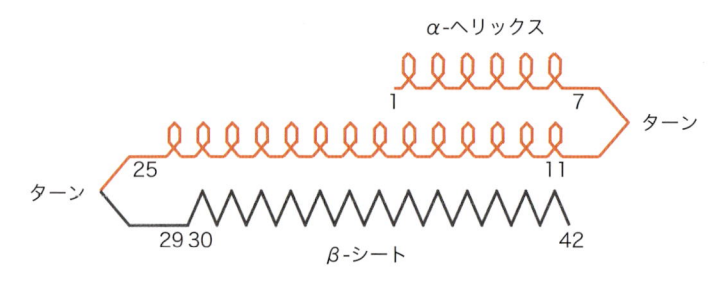

●図7-11　Aβペプチドの二次構造
ペプチドの二次構造を，Chou-Fasmanのアルゴリズムを用いて推測した．数字はアミノ酸番号を示す（図7-10）．水溶液中で経時的にβシート構造の比率が増加し，不溶化・凝集することが知られている

から，Aβ42が一次的病原性Aβである．事実，大半の家族性原因遺伝子変異は，Aβ40の量は増加させずに，Aβ42の量を増加させる．また，Aβ43がAβ42と同等かそれ以上に病原性を有することも示された[7]．ただし，正常状態では，Aβ40・Aβ42・Aβ43のいずれも，生成後，凝集・蓄積する前に速やかに分解されると考えられる．したがって，その存在量は，生成と分解のバランスによって規定される（図7-12）．

生成に関与するプロテアーゼは，セクレターゼと総称され，AβのN末端を切断するものをβセクレターゼ，C末端を切断するものをγセクレターゼと呼ぶ[6]．さらに，βセクレターゼに代わって，17位のロイシンのN末端側で切断するαセクレターゼの存在も知られている．これらのセクレターゼのうちで，βセクレターゼについては，カテプシンD・E様の新規の膜結合型アスパラギン酸プロテアーゼBACE-1（beta-site APP cleaving enzyme）であることが報告され，他のセクレターゼと比較して基質の配列特異性が高く，ノックアウトマウスの表現型が穏やかであることから，薬理学的作用点として注目されている[8]．ところが，デストローパーらが[9]独立に作製した2系統のノックアウトマウスが，部分的に産後致死の表現型を示した．βセクレターゼの基質としては，シアリルトランスフェラーゼ，P-セレクチン糖タンパク質リガンド，接着分子のL1とCHL1などが同定されており，神経突起伸張やシナプス形成への関与が示唆される[10]．前述の表現型の違いが何に起因するのかは不明であるが，βセクレターゼ阻害剤は何らかの副作用を有する可能性を示している．

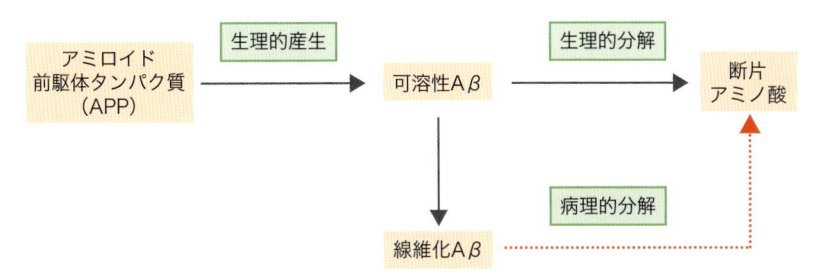

●図7-12 Aβペプチドの生理的産生・生理的分解・病理的分解
Aβの存在量そして蓄積速度は産生と分解のバランスによって規定される．この他に，Aβの構造変化や重合過程に影響を与える内在性の因子の存在も想定されており，これらも蓄積に影響を与えると考えられる．代表的なものはアポリポタンパク質Eである[12]．

γセクレターゼについては，基質の切断部位が膜貫通領域に存在し，Aβの40位および42位のアミノ酸残基に相当する2カ所の部位で切断することから，生化学的に興味深い．また，多くの家族性アルツハイマー病の変異（APP遺伝子，プレセニリン遺伝子）[11][12]が42位での切断を促進することが判明したことから，多方面からの関心を集めている．γセクレターゼは，プレセニリン（1または2），ニカストリン，APH-1，PEN-2というサブユニットタンパク質からなる巨大膜タンパク質コンプレックスである[13]．これらのサブユニットの中で，プレセニリンがγセクレターゼ活性の中心を担うと考えられている．γセクレターゼの基質は，APP以外にNotchなど10以上のタンパク質が知られており，プレセニリン遺伝子ノックアウトマウスは胎生致死の表現型を示すことから[13]，γセクレターゼ活性を強く阻害すると，何らかの副作用が生じることは避けられないと思われる．ただし，選択的にAβ42産生を抑制する薬剤の開発の希望は残されており，γ-secretase modifierを合成・探索する努力が進められている．

αセクレターゼについては，完全に同定されたわけではないが，恐らく重複性があり，ADAM（a disintegrin and metalloproteinase）9，10，17であろうと考えられる．αセクレターゼの活性化は，Aβの産生を減少させることが示されている．αセクレターゼ（ADAM17）を活性化する方法の1つはホルボールエステルを投与することである[14]が，発がんプロモーターを予防や治療に使うわけにはいかない．この点に限らず，アルツハイマー病の発症機構において，細胞の「老化」と「がん化（不死化）」は奇妙な関係にある．

アルツハイマー病の予防や治療の作用点としてβおよびγセクレターゼを標的とする戦略は，1つの主流となっている．対応するプロテアーゼの三次元構造を決定し（BACE-1はすでに決定されている），分子薬理学的な手法を用いて，かなり特異性の高いインヒビターを合成あるいは検索することが可能となるはずである．ただし，この戦略には以下の問題点があることを明記すべきであろう．①セクレターゼの作用自体は生理的なものであるので，これを抑制すると，本来の生理現象が妨害されてしまう危険がある．②セクレターゼの阻害によって，Aβ以外のAPP断片が蓄積する可能性が生じる．そのような断片はAβよりも神経毒性の強い可能性が指摘されている．③セクレターゼの基質はAβ前駆体だけとは限らず，それ以外のタンパク質が基質となっている可能性が高い．その分解を抑制することによる副作用が生じる危険性が高い（前述）．④脳血管関門を通過して大脳の実質（皮質や海馬）に到達する薬剤でなければならない．⑤アルツハイマー病の治療に要する長期投与に耐える副作用の少ない薬剤の開発と選択は困難であることが予想される．これらの点を考慮すると比較的低用量の薬剤を組合わせるカクテル療法は1つの可能性であろう[15]．

4 Aβの分解

産生システムと同様に分解システムの解明も同様に重要である（図7-12）．分解系の低下が蓄積の原因となりうるだけでなく，分解系を促進することによって蓄積を抑制することが可能になるからである．しかしながら，近年の分子細胞生物学的手法の応用によってめざましく進展した生成系の研究に比較して，分解機

構については，単純な解析の対象とならないために，不明の点が多かった．筆者らは，ラジオアイソトープで多重標識した合成ペプチドを脳内に投与する実験系を開発し，中性エンドペプチダーゼ様のプロテアーゼが脳内における分解過程の律速を担うことを見出した[16]．さらに逆遺伝学的方法によってこの酵素がネプリライシンであることを同定した[17]．ネプリライシンはⅡ型の膜結合タンパク質で，ニューロンでは分泌顆粒内およびシナプス膜上で，$A\beta$を分解する．また，ネプリライシン活性が部分的に低下するだけで，脳内$A\beta$レベルが上昇すること，さらに，マウスおよびヒト脳でネプリライシンの活性・発現が加齢に伴って低下する[18]ことから，加齢依存的ネプリライシン活性減少が，孤発性アルツハイマー病における$A\beta$蓄積の原因である可能性が強く示唆される．ちなみに，βセクレターゼが発現クローニングされた際[8]，$A\beta$レベルを低下させるネガティブ因子としてネプリライシンが同定されたそうである（Citron, M., 私信）．

ネプリライシンは，脳内で$A\beta$に対する基質特異性が高く，in vitroの実験でネプリライシンによく分解される神経ペプチド群（エンケファリン，サブスタンスPなど）の量は，ネプリライシンノックアウトマウス脳内で特に上昇しない．また，アルツハイマー病患者の脳では，$A\beta$のレベルが異常に高いわけであるから，ネプリライシンはさらに選択的に$A\beta$を分解すると考えられる．このような理由から，ネプリライシン活性を利用して脳内$A\beta$レベルを制御することを試みた．まず，アデノ随伴ウイルスを用いた実験的遺伝子治療によって，脳内$A\beta$レベルを減少させ，$A\beta$蓄積モデルマウスにおける$A\beta$病理を抑制することに成功した[19]．

一方で外科的処置を要しないアプローチとして，薬理学的に脳内のネプリライシン活性を操作するリガンドを探索してきた．その結果，神経ペプチドであるソマトスタチンが，培養ニューロンのネプリライシン活性を上昇させることを見出した．これはin vitroの観察であるので，ソマトスタチンノックアウトマウスを用いてin vivoにおける蓋然性を検討したところ，海馬においてソマトスタチンはネプリライシン活性を制御することによって$A\beta$（特に病原性の高い42 mer $A\beta$）の量を調節することを見出した[20]．ソマトスタチンは，ソマトスタチン受容体を介して作用する．ソマトスタチン受容体は，Gタンパク質に共役する受容体であるため，格好の創薬の標的である．また，ソマトスタチン受容体には5種類の（異なる遺伝子の産物である）サブタイプが存在し，その中には脳内に選択的に発現するものがある．このサブタイプだけを活性化する低分子薬剤は，副作用が少なく，脳内の$A\beta$レベルを下げる作用があると期待される．また，ソマトスタチン自身に認知能力改善作用があることも報告されており，二重の意味でアルツハイマー病に対して予防・治療作用があることが期待される．さらに，脳内のソマトスタチンは加齢によって減少し，孤発性アルツハイマー病患者では顕著に低下することが報告されている．このことは，加齢に伴うソマトスタチンレベルの低下が，ネプリライシン活性を低下させ，$A\beta$レベルを上昇させることによって，孤発性アルツハイマー病の原因となる可能性を示唆している．

なお，いったん線維化して蓄積した$A\beta$が，分解除去される機構が存在することも知られている．これは，通常の生理的分解とは異なる病理的分解と呼ぶべきもので，細胞レベルでは活性化アストロサイトやミクログリアの関与が考えられるが，今のところ，分子レベルでの機構は不明であるが，マトリックスメタロプロテアーゼやプラスミンなどの関与が示唆されている．

5 危険因子としての補体系

アポリポタンパク質E4が，最大の遺伝的危険因子であることはすでに述べたが，このことはGWAS（genemo wide association study）によっても確認された[21]．GWASは，さらに新たな危険因子を浮上させた．その1つが補体受容体1（CR1）である．補体系は，脳神経系の発生においてシナプス形成を制御することが知られているが，病的状態においてシナプスの変性や炎症反応に関与する可能性が指摘されている[22]．補体系は，多数のプロテアーゼ群からなるカスケードを形成しているので，創薬の対象となりうる．

6 $A\beta$ワクチン

$A\beta$を蓄積するAPPトランスジェニックマウスから$A\beta$を除去する画期的な方法として$A\beta$ワクチンが開発された[23]．これは，マウスを$A\beta$で免疫し，抗$A\beta$抗体を作製することによって，脳内の$A\beta$を除去する．

抗Aβ抗体を直接投与する受動免疫（passive immunization）も同様の効果が得られた．トランスジェニックマウスの行動異常の改善もみられたことから，ヒトに対する治験が行われたが，一部の対象者が髄膜炎で死亡したために，中断された[24]．現在，このような副作用の生じないワクチンの開発が試みられている．田平らは，ウイルスベクターを用い腸粘膜で免疫応答を惹起することにより，神経炎症を抑制することに成功しており，注目されている[25]．

この他，ヒト化抗AβモノクローナルAβ抗体を用いた受動免疫療法の臨床試験（第Ⅲ相）が目下行われている．これは，Aβ仮説のproof-of-conceptとしての意味合いもあり，今後のアルツハイマー病研究に大きな影響を与えるであろう．

ただし，Aβに対する抗体療法に関して，筆者は素朴な疑問を有する．元来，抗体療法は，ウイルス・バクテリア・悪性新生物といった「生体異物」を標的とするものである．一方，Aβは体液を含む個体全体に存在する「内在性タンパク質」である．抗Aβ抗体が産生あるいは導入されれば，いたるところで抗原抗体複合体が形成されるであろう．これによる自己免疫疾患が生じても不思議はない．

7 今後の課題

アルツハイマー病の発症機構における大まかなカスケードがほぼ確定し，個々の現象に関与する分子群も徐々に同定されつつあるが，残された課題も多い．そもそも，アルツハイマー病の大半を占める孤発性アルツハイマー病において，なぜAβが蓄積するのかわかっていない．この問題は，ヒトにおける脳老化の本質に関わる問題である．老化に伴うAβ分解システムの破綻が1つの候補であることはいうまでもない．

また，発症に至るカスケードにある個々の現象がどのように関係し合っているかも不明な点が多い．特に，細胞外のAβ蓄積と細胞内のタウタンパク質蓄積の間を結ぶ機構の解明は重要である．蓄積したタウは高度にリン酸化されている他に，ユビキチン化などの修飾を受けており，この点に着目した検討が進められている．また，カスケードの比較的下流側に炎症反応や活性酸素の関与も考えられる．また，ニューロンの機能不全や変性を考えるにあたっては，カルシウムホメオスタシスや細胞内における品質管理機構も考慮に入れるべきであろう．

このような因果関係を解析するにあたっては，動物モデルの作製が有効であるが，現時点では完全にアルツハイマー病の病理を再現するモデルは作製されていない．今までのところ，APPを過剰発現することによってAβを蓄積するマウス[26][27]やタウを過剰発現することによってタウを蓄積するマウス[5]が作製されている．さらに，変異型のAPPとタウの両方を発現するダブルトランスジェニックマウスや，これに加えて，プレセニリンも発現するトリプルトランスジェニックマウスが作製された[28]．これらのマウスでは，一見，ヒトのアルツハイマー病病理が再現されているようにみえるが，そもそもAPPやプレセニリンの変異で生じるアルツハイマー病とタウの変異で生じるタウオパシーは別の疾患であり，これらの変異遺伝子を共存させることに，どれだけ生理的・病理的妥当性があるのか疑問である．ヒトの脳においては，Aβが蓄積してからタウが蓄積するまで数年を要することが知られているが，このプロセスに関与する分子を同定し，この時間を短縮してヒトにおける一連の病理を経時的に再現するモデルを作製する努力が必要であろう．なお，APPトランスジェニックマウスにおいてはAPPが超過剰発現されることが問題になっている．APPそのものおよび（Aβ以外の）APP断片がそれぞれ独自の生理活性を有するからである．筆者らは，APPを過剰発現せずにAβ42を過剰産生するマウスを作製することによって，この問題を克服することを試みている．

冒頭に述べた理由から，アルツハイマー病における因果関係を厳密に検討するのは容易ではない．このことは，一方で，発症を予防あるいは治療するうえで標的となる可能性のある作用点が数多く存在することを意味する．認知症を発症した時点では，かなりのニューロンが変性していると考えられるので，アルツハイマー病を克服するためには，①完全な予防，あるいは，②発症前診断と発症の遅延法の開発が望ましいであろう．この意味で，筆者らはカスケードの上流に特に注目している．病気の進行を潜伏期間とも呼べる上流で食い止めることができれば，患者数そのものを減少させることができるからである．一方で，ニューロンが構成するネットワークは，一部が破壊されても，残された部分で補う能力を有する．この意味では，発症の初期

であれば，疾患原因カスケードの上流と中流と下流を制御することにより，アルツハイマー病を克服することが可能になるかもしれない．

（西道隆臣）

■文献■

1) Hardy, J. : Amyloid, the presenilins and Alzheimer's disease. Trends Neurosci., 20 : 154-159, 1997
2) Hardy, J. & Selkoe, D. J. : The amyloid hypothesis of Alzheimer's disease: progress and problems on the road to therapeutics. Science, 297 : 353-356, 2002
3) Morishima-Kawashima, M. et al. : Effect of apolipoprotein E allele epsilon4 on the initial phase of amyloid beta-protein accumulation in the human brain. Am. J. Pathol., 157 : 2093-2099, 2000
4) Hutton, M. et al. : Association of missense and 5'-splice-site mutations in tau with the inherited dementia FTDP-17. Nature, 393 : 702-705, 1998
5) Lee, V. M.-Y. & Trojanowski, J. Q. : Neurodegenerative tauopathies: human disease and transgenic mouse models. Neuron, 24 : 507-510, 1999
6) Selkoe, D. J. : Physiological production of the beta-amyloid protein and the mechanism of Alzheimer's disease. Trends Neurosci., 16 : 403-409, 1993
7) Saito, T. et al. : Potent amyloidogenicity and pathogenicity of Aβ43. Nat. Neurosci., 14 : 1023-1032, 2011
8) Vassar, R. et al. : Beta-secretase cleavage of Alzheimer's amyloid precursor protein by the transmembrane aspartic protease BACE. Science, 286 : 735-741, 1999
9) Dominguez, D. et al. : Phenotypic and biochemical analyses of BACE1- and BACE2-deficient mice. J. Biol. Chem., 280 : 30797-30806, 2005
10) Zhou, L. et al. : The neural cell adhesion molecules L1 and CHL1 are cleaved by BACE1 protease *in vivo*. J. Biol. Chem., 287 : 25927-25940, 2012
11) Alzheimer Research ForumのAPP変異のページ (http://www.alzforum.org/res/com/mut/app/default.asp)
12) Alzheimer Research Forumのプレセニリン変異のページ (http://www.alzforum.org/res/com/mut/pre/default.asp)
13) Koo, E. H. & Kopan, R. : Potential role of presenilin-regulated signaling pathways in sporadic neurodegeneration. Nat. Med., 10 : S26-S33, 2004
14) Jacobsen, J. S. et al. : The release of Alzheimer's disease beta amyloid peptide is reduced by phorbol treatment. J. Biol. Chem., 269 : 8376-8382, 1994
15) Saido, T. C. & Iwata, N. : Metabolism of amyloid beta peptide and pathogenesis of Alzheimer's disease. Towards presymptomatic diagnosis, prevention and therapy. Neurosci. Res., 54 : 235-253, 2006
16) Iwata, N. et al. : Identification of the major Abeta1-42-degrading catabolic pathway in brain parenchyma: suppression leads to biochemical and pathological deposition. Nat. Med., 6 : 143-150, 2000
17) Iwata, N. et al. : Metabolic regulation of brain Abeta by neprilysin. Science, 292 : 1550-1552, 2001
18) Iwata, N. et al. : Region-specific reduction of A beta-degrading endopeptidase, neprilysin, in mouse hippocampus upon aging. J. Neurosci. Res., 70 : 493-500, 2002
19) Iwata, N. et al. : Presynaptic localization of neprilysin contributes to efficient clearance of amyloid-beta peptide in mouse brain. J. Neurosci., 24 : 991-998, 2004
20) Saito, T. et al. : Somatostatin regulates brain amyloid beta peptide Abeta42 through modulation of proteolytic degradation. Nat. Med., 11 : 434-439, 2005
21) Barral, S. et al. : Genotype patterns at PICALM, CR1, BIN1, CLU, and APOE genes are associated with episodic memory. Neurology, 78 : 1464-1471, 2012
22) Stephan, A. H. et al. : The complement system: an unexpected role in synaptic pruning during development and disease. Annu. Rev. Neurosci., 35 : 369-389, 2012
23) Schenk, D. et al. : Immunization with amyloid-beta attenuates Alzheimer-disease-like pathology in the PDAPP mouse. Nature, 400 : 173-177, 1999
24) Schenk, D. : Amyloid-beta immunotherapy for Alzheimer's disease: the end of the beginning. Nat. Rev. Neurosci., 3 : 824-828, 2002
25) Hara, H. et al. : Mucosal immunotherapy in an Alzheimer mouse model by recombinant Sendai virus vector carrying Aβ1-43/IL-10 cDNA. Vaccine, 29 : 7474-7482, 2011
26) Price, D. L. et al. : Alzheimer's disease: genetic studies and transgenic models. Annu. Rev. Genet., 32 : 461-493, 1998
27) Duff, K. : Recent work on Alzheimer's disease transgenics. Curr. Opin. Biotechnol., 9 : 561-564, 1998
28) Oddo, S. et al. : Abeta immunotherapy leads to clearance of early, but not late, hyperphosphorylated tau aggregates via the proteasome. Neuron, 43 : 321-332, 2004

6 パーキンソン病

第7章 神経・精神疾患の分子機構

成人の代表的な神経変性疾患であるパーキンソン病は，中脳黒質ドーパミン性ニューロンの変性により，振戦，固縮，動作緩慢などの運動障害を生じる．黒質細胞変性の原因として，神経毒，酸化ストレス，ミトコンドリア障害などの関与が示されてきたが，家族性パーキンソン病の病因遺伝子同定から，レビー小体に蓄積するα-シヌクレインなどの異常なタンパク質凝集，parkin/PINK1変異とミトコンドリア品質管理異常，リン酸化異常と黒質変性の関係などが新たな研究の焦点となっている．ドーパミン補充療法に続く今後の治療戦略として，ニューロンの生存促進や移植療法，変性過程の阻害による根本的療法の確立が視野に入りつつある．

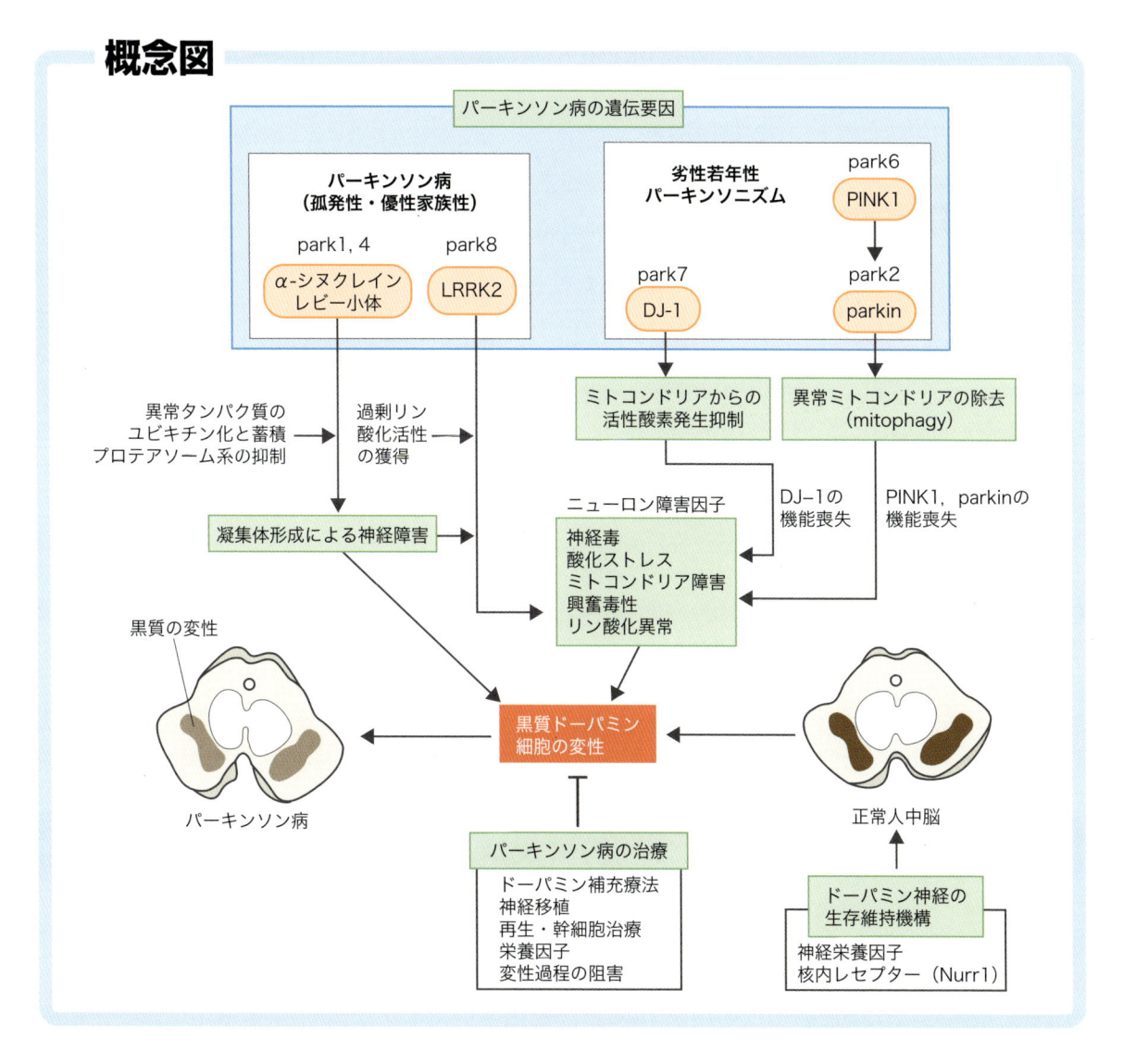

概念図

パーキンソン病は，人口10万人あたりの有病率が100人以上と最も頻度が高い成人の神経変性疾患の1つであり，人口の高齢化とともに患者数は増加している．臨床的には手指などのふるえ（振戦），筋緊張の亢進（固縮），動作の減少・緩慢（無動），姿勢保持反射の障害など，錐体外路症状と呼ばれる運動機能の異常が進行する．病理学的には，脳幹黒質に細胞体が存在し，線条体に投射するドーパミン性ニューロン，青斑核のノルアドレナリンニューロンなどのモノアミン系細胞の変性脱落が最も顕著な変化であり，黒質病変による線条体ドーパミンの欠乏が前述の運動症状の主な原因と考えられている（概念図）．

MEMO

黒質ドーパミンニューロンの約半数，線条体ドーパミンの70〜80％が失われると臨床症状が出現するといわれる．

1 細胞障害物質

パーキンソン病におけるニューロン変性の原因として，従来より環境要因と遺伝要因の両者の関与が考えられてきた[1]．前者の研究の契機となったのが，合成密造麻薬メペリジン（meperidine）の副産物MPTP（1-methyl-4-phenyl-1, 2, 3, 6-tetrahydropyridine）がパーキンソン病に酷似した黒質ドーパミンニューロンの変性をヒトおよび実験動物に生じさせたという事実である[2]．この発見以来，環境中あるいは内因性に存在するドーパミン神経細胞障害活性をもつ毒素の探索が続けられてきた．疫学的検討からは，パラコートなどの除草剤の使用がパーキンソン病発症のリスクを上昇させることが示唆されている．

しかしながら，現在までにパーキンソン病発症を説明可能な単一の原因物質が同定されるには至っていない．またMPTPやパラコートの作用点がミトコンドリア呼吸鎖複合体Iにあることが判明し，パーキンソン病におけるミトコンドリア障害が注目されるに至った[3]．さらにドーパミン作動性ニューロンの酸化ストレスに対する脆弱性，モノアミン酸化酵素B（MAO-B）を介したフリーラジカルの産生，グルタミン酸による興奮毒性（細胞内Ca^{2+}上昇）とそれに引き続くNO合成酵素（NOS）の活性化を介するラジカル産生などが神経細胞障害の要因として検討されつつある．

MEMO

酸化ストレス，ミトコンドリア障害，興奮毒性は互いの効果を増強しつつ神経細胞障害に関与する可能性がある．

2 遺伝要因と細胞変性機序

パーキンソン病の大部分は孤発性に発症するが，一部に遺伝性にパーキンソニズム（パーキンソン病様の症状）を呈する家系が存在する．そのような家系の連鎖解析から，家族性パーキンソン病，パーキンソニズムの病因遺伝子が続々と解明され，細胞障害機序との関連が注目されている（表7-6）．また近年では，パーキンソン病患者の全ゲノム相関解析（GWAS）も行われ，パーキンソン病の危険因子が存在する遺伝子座が明らかになりつつある．

1) α-シヌクレイン

パーキンソン病の病因遺伝子としては，まず常染色体優性遺伝性家族性パーキンソン病家系の連鎖解析から，第4染色体長腕上に位置する α-シヌクレイン（α-synuclein）が同定された（park1）[4]．α-シヌクレインは脳シナプス前終末に豊富に存在する，140アミノ酸からなる機能未知のタンパク質である（図7-13A）．孤発性パーキンソン病の変性ニューロンに特徴的に出現する線維性封入体であり，このタイプの家族性パーキンソン病にも出現するレビー小体（Lewy body）の主要構成成分がα-シヌクレインであることがスピランティーニら[5]，馬場ら[6]により明らかにされ（図7-14），α-シヌクレインがパーキンソン病全般における神経変性の鍵分子である可能性が強く示唆されている．

MEMO

レビー小体はパーキンソン病，レビー小体型認知症の診断根拠となる球状の封入体で，主要構成成分はα-シヌクレインであるが，他にもユビキチンなどが構成成分として知られる．

● 表7-6 家族性パーキンソン病・パーキンソニズムの病因遺伝子

遺伝子座名	遺伝子座	病因遺伝子	遺伝形式
park1	4q22.1	α-シヌクレイン	AD
park2	6q26	parkin	AR
park3	2p13	未同定	AD
park4	4q22.1	α-シヌクレイン	AD
park5	4p13	UCH-L1	AD
park6	1p36.12	PINK1	AR
park7	1p36.23	DJ-1	AR
park8	12q12	LRRK2	AD
park9	1p36.13	ATP13A2	AR
park10	1p32	未同定	孤発性
park11	2q37.1	GIGYF2	AR
park12	Xq21-q25	未同定	X
park13	2p13.1	HtrA2	孤発性
park14	22q13.1	PLA2G6	AR
park15	22q12.3	FBXO7	AR
park16	1q32	未同定	孤発性
park17	16q11.2	VPS35	AD
park18	3q27.1	EIF4G1	AD

これまでに報告されている家族性パーキンソン病・パーキンソニズムと連鎖した遺伝子座と遺伝子．AD：常染色体優性遺伝，AR：常染色体劣性遺伝，X：X染色体への連鎖

家族性症例で見出されたアミノ酸置換を有するα-シヌクレインは，野生型分子に比して線維形成性が高いことが判明し，ポリグルタミン病などと同様，タンパク質の構造変化により形成されたタンパク質凝集体が異常機能を獲得し（gain-of-toxic function），神経変性に至るという仮説が有力視されている．

MEMO

α-シヌクレインは小脳系・錐体外路系の変性を生じる多系統萎縮症のグリア細胞質封入体（GCI）などにも蓄積し，α-シヌクレイン蓄積を生じる疾患は「シヌクレイノパチー」と総称される．

レビー小体の形成を伴う優性遺伝性家族性パーキンソン病としては，park1以外にも，第4染色体短腕上に遺伝子座が同定された家系があり（park4），この家系からはアミノ酸置換のない野生型α-シヌクレイン遺伝子の三重化（triplication），あるいは二重化（duplication）が見出された．この事実は，α-シヌクレインタンパク質の蓄積と細胞変性の関係を支持するものである．また，レビー小体として蓄積したα-シヌクレインはリン酸化を受けていることも判明した．レビー小体は高度にユビキチン化を受けていることも知られており，脱ユビキチン化酵素UCH-L1の変異による家族性パーキンソン病も報告されている（park5）．これらの事実から，同じくユビキチン化を受けた封入体が蓄積するポリグルタミン病やアルツハイマー病などとともに，ユビキチン・プロテアソーム系の機能障害が神経変性疾患の発症に普遍的に関わっている可能性がある．変性ニューロンにおいてユビキチン・プロテアソーム系の活性低下やタンパク質分解の障害が生じていることからも，細胞障害性を獲得した異常タンパク質凝集体の分解にユビキチン・プロテアソーム系が関与する可能性が注目される．

2) parkin，PINK1，DJ-1

日本では，常染色体劣性遺伝を示す若年性家族性パーキンソニズム（autosomal recessive juvenile parkinsonism：AR-JP）が多い．AR-JPは20代での若年発症，症状の日内変動，L-ドーパの著効などの臨床的

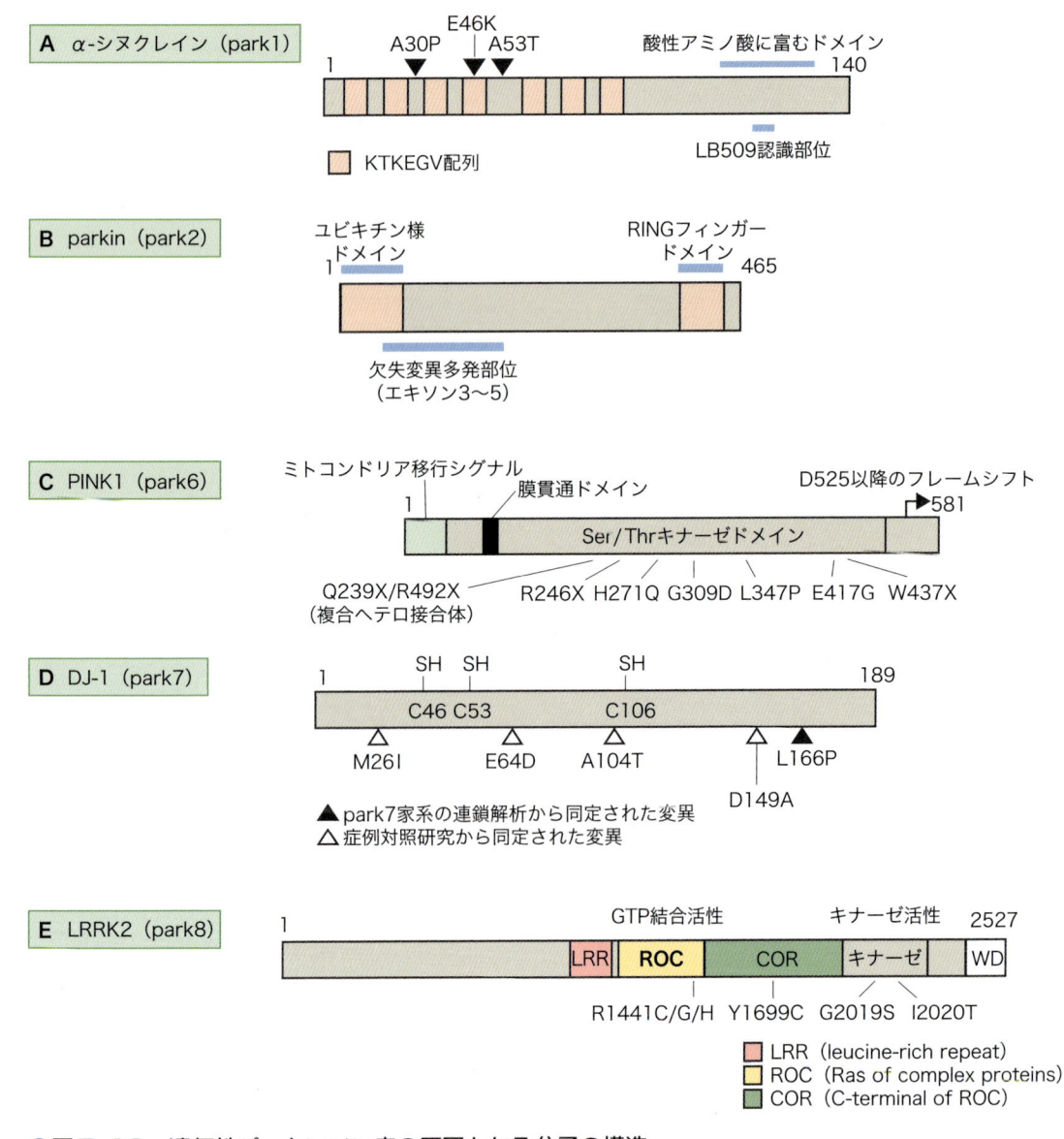

●図7-13　遺伝性パーキンソン病の原因となる分子の構造

A) α-シヌクレインは140アミノ酸からなり，N末端側にKTKEGVを基本配列とする7回の繰り返し構造をもつ．またC末端側にはグルタミン酸などの酸性アミノ酸が多い．現在までに優性遺伝性パーキンソン病に連鎖した変異としてA30P，E46K，A53Tの3種類が同定されている．馬場らが樹立したモノクローナル抗体LB509の認識部位をあわせて示す．B) parkinは465アミノ酸からなり，N末端側にユビキチン様ドメイン，C末端側にRINGフィンガードメインをもつ．欠失変異のホットスポットはエキソン3〜5に存在する．C) PINK1 (PTEN-induced putative kinase 1) はN末端のミトコンドリア移行シグナルおよび膜貫通ドメインと，中央〜C末端部分を占めるSer/Thrキナーゼドメインからなる．既知の変異の位置を合わせて示す．D) DJ-1は3つのシステイン残基を含む細胞質タンパク質である．park7家系の連鎖解析から同定された変異と，その後の症例対照研究により同定された変異をそれぞれ示す．E) LRRK2 (leucine-rich repeat kinase 2) は2,527アミノ酸からなり，LRR (leucine-rich repeat) ドメイン，GTP結合活性を有するROC (Ras of complex proteins) ドメイン，COR (C-terminal of ROC) ドメイン，Ser/Thrキナーゼドメイン，C末端のWD40リピートドメインなどのマルチドメイン構造をもつ

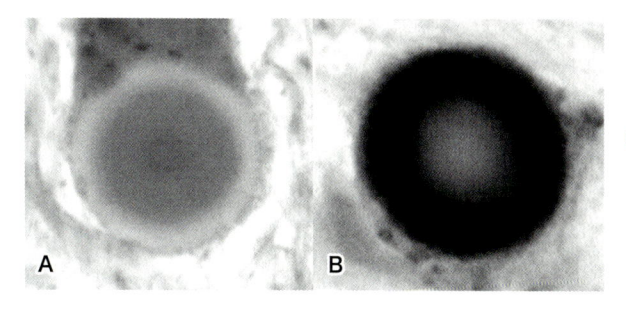

●図7-14 レビー小体
A) レビー小体はヘマトキシリン・エオジン染色で明瞭に観察され，中心部は好酸性（図では濃いグレーだが，実際は赤色）を示す．B) レビー小体はα-シヌクレインに強陽性を示す（モノクローナル抗体LB509による免疫染色）

特徴を示し，レビー小体は出現しない．これまでに，AR-JPの原因遺伝子としてparkin（park2）[7]，PINK1（park6）[8]，DJ-1（park7）[9] が報告されている．これらの遺伝子に見出されるアミノ酸置換は，ホモ接合体でのみAR-JPの原因となることから，タンパク質の正常機能を喪失させる（loss-of-normal function）ことが推測されている．

parkinタンパク質（図7-13B）はN末端側にユビキチン様ドメイン，C末端側がシステインに富みRINGフィンガードメインをもつユビキチンリガーゼである．また，PINK1タンパク質（図7-13C）は，N末端にミトコンドリア移行シグナルと膜貫通ドメインを有し，中央部分にSer/Thrキナーゼドメインを有する．ショウジョウバエの遺伝子破壊実験から，parkinとPINK1は遺伝学的に同一の経路上で機能し，ミトコンドリアの品質管理に関与する可能性が示唆された．その後の解析から，両タンパク質がマイトファジー（mitophagy）と呼ばれる異常ミトコンドリアの除去機構において必須の役割を果たしていることが明らかになりつつある[10]．parkinとPINK1の機能喪失は異常ミトコンドリアの蓄積を招くことから，park2およびpark6においては，異常ミトコンドリアの蓄積がニューロン変性の原因となる可能性が考えられている（図7-15）．

DJ-1タンパク質（図7-13D）は酸化ストレスにより発現誘導を受けることから，酸化ストレスに対する応答・消去を担う可能性が示唆されてきた．DJ-1遺伝子のノックアウトマウスは正常に発生し，黒質緻密部のドーパミンニューロン数の減少などのパーキンソン病様の病理変化はみられなかった．最近，DJ-1ノックアウトマウスでは，黒質緻密部のドーパミンニューロンにおける酸化ストレスが野生型マウスに比して上昇していることが報告された．黒質緻密部のドーパミンニューロンでは，ミトコンドリア膜電位が周期的に減弱する「flickering」と呼ばれる現象が活性酸素の発生を抑制しているとされ，DJ-1はflickeringに関与するタンパク質群の発現促進作用を有する可能性が示唆されている[11]．DJ-1の機能喪失が酸化ストレスの増大を招くことから，park7においては過剰な酸化ストレスがニューロン変性の原因となる可能性が考えられている．

3）LRRK2

2004年には，常染色体優性遺伝，成人発症を示すpark8の病因遺伝子 *LRRK2*（leucine-rich repeat kinase 2）が同定された[12][13]．*LRRK2*遺伝子は2,527アミノ酸からなるタンパク質（LRRK2）をコードする（図7-13E）．LRRK2は，低分子量GTP結合タンパク質と相同性の高いROC（Ras of complex proteins）ドメインやSer/Thrキナーゼドメインに加え，タンパク質間相互作用に働くことが多く知られるLRR（leucine-rich repeat）ドメイン，WD40リピートドメインをもち，多様な機能の推定されるマルチドメインタンパク質である．park8の病理は多彩で，特異的なニューロン内封入体を欠く例に加えて，レビー小体を生じる例も多く，発症年齢も50～70歳代と高いことから，孤発性パーキンソン病との関連が注目されている．park8に連鎖した変異は，LRRK2のキナーゼ活性を上昇させる可能性が示唆されており，その基質タンパク質の過剰リン酸化がニューロン変性を引き起こす可能性が議論されている．また，α-シヌクレインを過剰発現させたマウスにおいてみられるニューロンの細胞死などの表現型が，LRRK2過剰発現マウスとの交配で増悪したことから，LRRK2がα-シヌクレインの毒性発揮に関与する可能性も指摘されている．

孤発性パーキンソン病患者の全ゲノム相関解析が日本および欧米で独立して行われ，いずれの解析においても，α-シヌクレイン遺伝子が存在する*SNCA*遺伝

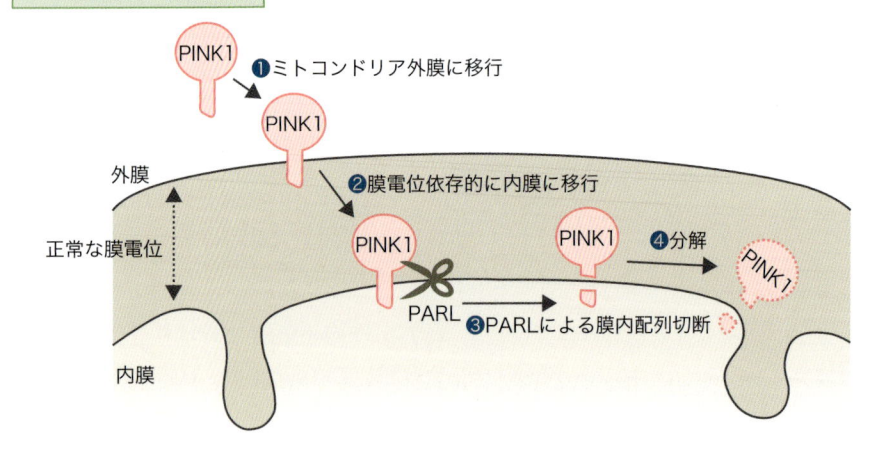

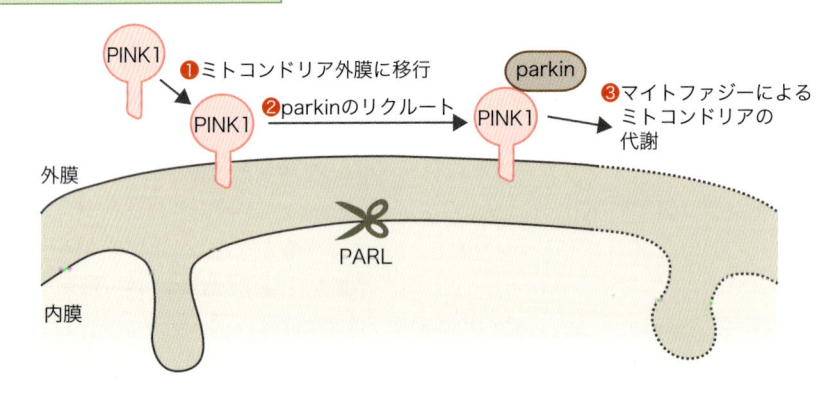

●図7-15　parkin/PINK1とミトコンドリア品質管理
A) 正常に膜電位が維持されているミトコンドリアにおいては，PINK1はミトコンドリア移行（❶）に引き続いて内膜に移行し（❷），PARLによる膜内配列切断を受け（❸），最終的にはプロテアソーム系で分解される（❹）．B) ミトコンドリアが膜電位を喪失すると，内膜への輸送が停止するため，外膜上に全長PINK1が蓄積する（❶）．すると，parkinが外膜上にリクルートされ（❷），マイトファジーによりミトコンドリアが代謝される（❸）

子座，LRRK2遺伝子座，およびPARK16遺伝子座に存在する一塩基多型への有意な相関が認められた[14) 15)]．また，欧米における解析では，アルツハイマー病脳のニューロンにおいて産物タンパク質の異常な線維化・蓄積が知られ，パーキンソニズムを伴う前頭側頭型認知症（FTDP-17）の病因遺伝子でもあるタウ遺伝子が存在するMAPT遺伝子座への相関も報告されている．これらの事実から，α-シヌクレインのみならず，LRRK2やタウなどのタンパク質も，孤発性パーキンソン病の発症に重要な役割を担っていると考えられる．

MEMO

家族性パーキンソン病の病因遺伝子が，タンパク質のコンフォメーション異常と蓄積（α-シヌクレイン），分解（parkin），酸化ストレス（DJ-1），ミトコンドリア機能（PINK1, parkin），リン酸化（PINK1, LRRK2）など孤発性パーキンソン病との関連が想定されてきた因子に直結していたことは，これらがパーキンソン病における神経変性の原因に関与することを強く示唆する．

● 表7-7 パーキンソン病の治療戦略

ドーパミン欠乏の補充・是正	ニューロンの細胞死過程の阻害	ドーパミン産生ニューロンの補充
L-ドーパの投与	酸化ストレス・フリーラジカルからの保護	胎児中脳の移植
ドーパミン受容体刺激剤の投与	興奮毒性の緩和	iPS細胞の分化誘導・移植
抗コリン剤の投与	神経毒の抑制	遺伝子導入細胞（ドーパミン産生，神経保護因子産出）の移植
MAO-B阻害剤の投与（ドーパミン分解の阻害，抗酸化作用）	異常タンパク質（α-シヌクレインなど）の凝集防止・毒性の緩和	
定位脳手術による機能改善	タンパク質分解系の正常化 神経栄養因子 抗アポトーシス因子	

3 ドーパミンニューロンの生存維持機構とパーキンソン病の治療

黒質ドーパミンニューロンの生存促進，変性防御作用を有する因子として，グリア由来神経栄養因子（GDNF），塩基性線維芽細胞栄養因子（bFGF），ニューロトロフィン類，イムノフィリンなどの因子が同定されている．しかしながら，パーキンソン病患者を対象とした臨床試験においては，GDNFの投与は臨床症状を改善せず，治療への応用には至っていない[16]．また，オーファン受容体から同定された核内受容体Nurr1が黒質ドーパミンニューロンの分化・生存に重要な役割を果たすことも注目されている．

MEMO

Nurr1はドーパミンニューロンの最終分化に必須の因子であることが，ノックアウトマウスを用いた実験で示されている．

治療面では，これまでドーパミンの前駆体であるL-ドーパ，あるいはブロモクリプチン，パーゴライドなどのドーパミン受容体刺激剤による薬物療法が広く行われ，かなりの効果を収めてきた．しかしこれらは神経伝達物質欠乏に対する補充・対症療法に過ぎず，長年にわたる治療に際して効果の減弱や不随意運動，精神症状などの多くの問題が生じる．したがって黒質ドーパミンニューロンの変性の機序を明らかにし，それに基づいてニューロンの細胞死を予防，遅延させる根本的治療法の確立が望まれている．

この他，淡蒼球，視床などの破壊（あるいは刺激）により振戦などの症状を軽減する定位脳手術療法も行われている．最近では，視床下核に刺激電極を留置し，前胸部皮下に埋め込んだ刺激発生装置からワイヤーを介して持続刺激を行う脳深部刺激療法（deep brain stimulation）が効果をあげている．またドーパミン産生ニューロンそのものの補充療法として，胎児脳などを用いたドーパミン作動性ニューロンの移植が試みられている．しかし，倫理的問題や細胞ソースの確保などの限界も大きいため，遺伝子治療や，近年確立されつつある人工多能性幹細胞（iPS細胞）などから分化したドーパミンニューロンを用いた移植療法の実用化も進められている（表7-7）[17]．

MEMO

遺伝子治療のターゲットとしてはドーパミン合成系酵素や神経保護・再生因子が考えられる

（伊藤弦太，岩坪　威）

■ 文 献 ■

1) Dunnett, S. B. & Björklund, A.：Prospects for new restorative and neuroprotective treatments in Parkinson's disease. Nature, 399：A32-A39, 1999

2) Langston, J. W.：The etiology of Parkinson's disease with emphasis on the MPTP story. Neurology, 47：S153-S160, 1996

3) Mizuno, Y. et al.：Mitochondrial dysfunction in Parkinson's disease. Ann. Neurol., 44：S99-S109, 1998

4) Polymeropoulos, M. H. et al.：Mutation in the alpha-synuclein gene identified in families with Parkinson's disease. Science, 276：2045-2047, 1997

5) Spillantini, M. G. et al. : Alpha-synuclein in Lewy bodies. Nature, 388 : 839-840, 1997
6) Baba, M. et al. : Aggregation of alpha-synuclein in Lewy bodies of sporadic Parkinson's disease and dementia with Lewy bodies. Am. J. Pathol., 152 : 879-884, 1998
7) Kitada, T. et al. : Mutations in the parkin gene cause autosomal recessive juvenile parkinsonism. Nature, 392 : 605-608, 1998
8) Valente, E. M. et al. : Hereditary early-onset Parkinson's disease caused by mutations in PINK1. Science, 304 : 1158-1160, 2004
9) Bonifati, V. et al. : Mutations in the DJ-1 gene associated with autosomal recessive early-onset parkinsonism. Science, 299 : 256-259, 2003
10) Kawajiri, S. et al. : Genetic mutations and functions of PINK1. Trends Pharmacol. Sci., 32 : 573-580, 2011
11) Guzman, J. N. et al. : Oxidant stress evoked by pacemaking in dopaminergic neurons is attenuated by DJ-1. Nature, 468 : 696-700, 2010
12) Paisán-Ruíz, C. et al. : Cloning of the gene containing mutations that cause PARK8-linked Parkinson's disease. Neuron, 44 : 595-600, 2004
13) Zimprich, A. et al. : Mutations in LRRK2 cause autosomal-dominant parkinsonism with pleomorphic pathology. Neuron, 44 : 601-607, 2004
14) Simón-Sánchez, J. et al. : Genome-wide association study reveals genetic risk underlying Parkinson's disease. Nat. Genet., 41 : 1308-1312, 2009
15) Satake, W. et al. : Genome-wide association study identifies common variants at four loci as genetic risk factors for Parkinson's disease. Nat. Genet., 41 : 1303-1307, 2009
16) Lang, A. E. et al. : Randomized controlled trial of intraputamenal glial cell line-derived neurotrophic factor infusion in Parkinson disease. Ann. Neurol., 59 : 459-466, 2006
17) Kiskinis, E. & Eggan, K. : Progress toward the clinical application of patient-specific pluripotent stem cells. J. Clin. Invest., 120 : 51-59, 2010

7 ポリグルタミン病

ポリグルタミンに翻訳されるCAGリピートの伸長によって，9つの遺伝性神経変性疾患が引き起こされることが明らかになっている（概念図）．これらの疾患ではリピート数が長いほど重篤で早期な発症を引き起こすばかりか，次の世代に伝わるときに少しだけリピート数が増加する傾向があり，世代が進むにつれ発症が早くなり，病状が重篤化する「表現促進現象」をもたらす原因となっている．さらに，伸長したポリグルタミンはニューロン内でタンパク質の凝集体を形成して，それが発症と密接に関わっていることが判明し，これらの疾患は「ポリグルタミン病」と呼ばれるようになった．

概念図

トリプレットリピート病に同定された伸張したトリプレットの種類と遺伝子上の位置

ポリグルタミン病
SBMA, HD, MJD, DRPLA,
SCA1, SCA2, SCA6,
SCA7, SCA17

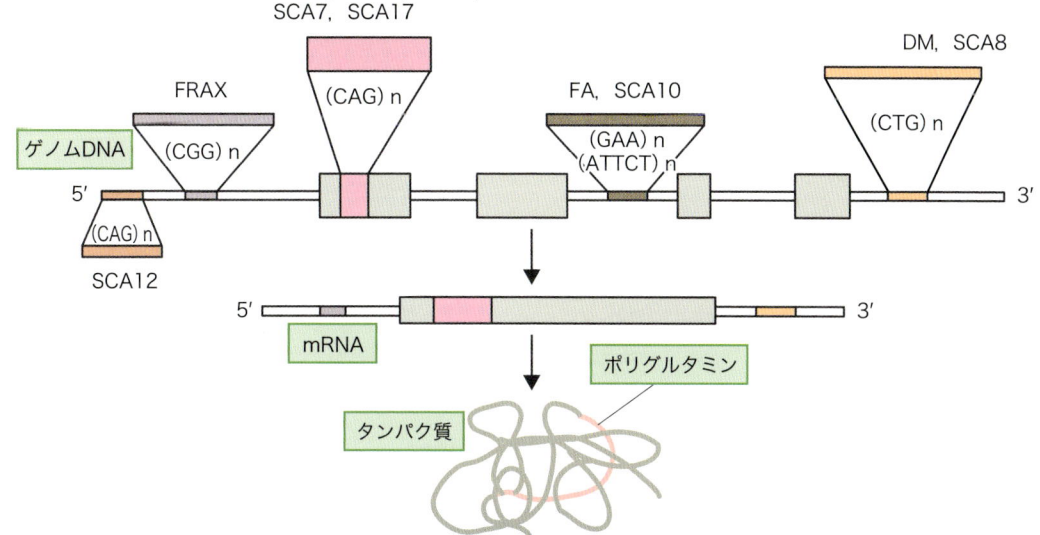

FRAX (CGG)n
(CAG)n
FA, SCA10 (GAA)n (ATTCT)n
DM, SCA8 (CTG)n

ゲノムDNA

SCA12 (CAG)n

mRNA

タンパク質　ポリグルタミン

伸長したCGGリピートは5'非翻訳領域に，CTGリピートは3'非翻訳領域に，GAAおよびATTCTリピートはイントロン内に，そしてSCA12以外のほとんどのCAGリピートは翻訳領域に同定された．図中ピンクのCAGリピートのみが翻訳されてポリグルタミン鎖となりタンパク質として発現されている．SCA10の原因となるATTCTリピートの伸長はトリプレットリピートの伸長ではないが図に加えた．5'非翻訳領域，イントロン，3'非翻訳領域を幅の狭い四角で示し，タンパク質へ翻訳される領域を幅の広い四角で示した．DM：筋緊張性ジストロフィー，DRPLA：歯状核赤核淡蒼球ルイ体萎縮症，FA：Friedreich失調症，FRAX：脆弱X症候群，HD：ハンチントン病，MJD：マシャド・ジョセフ病，SBMA：球脊髄性筋萎縮症，SCA1：脊髄小脳失調症1型，SCA2：同2型，SCA6：同6型，SCA7：同7型，SCA8：同8型，SCA10：同10型，SCA12：同12型，SCA17：同17型

1 神経変性疾患に共通する性質

　神経変性疾患は，疾患ごとに特有の障害部位を有し，障害を受けた領域がもつ脳・神経機能が失われる．その結果，個々の疾患に特有の症状（認知症・運動失調・異常運動・筋力低下など）が現れる．症状があまりにも多岐にわたるため，多くの疾患に当てはまる統一的な発症機構が想定されることはなかった．しかし，いろいろな疾患を注意深く観察するといくつかの共通点が存在することに気がつく．例えば，①優性遺伝形式を取る疾患がきわめて多いこと，②発症が中年以降に起こり進行性であること，③障害部位は異なるにせよ病理像として共通にニューロンの変性と脱落（細胞死）を示すことを枚挙できる．さらに，ハンチントン病（huntington disease：HD）を代表とするいくつかの疾患では，この3つの特徴に加えて，④世代を経るごとに症状が重篤になり，しかも発症年齢が早くなることが観察され「表現促進現象」と呼ばれていた．このような共通性から，神経変性疾患の発症基盤には，ニューロンの早すぎる細胞死を引き起こす何らかの共通する分子機構が存在する可能性も推測されていたが，その実体は長らく不明であった．

2 CAGリピートの伸長

　1990年代に入り，球脊髄性筋萎縮症（spinal and bulbar muscular atrophy：SBMA）とHDの原因となる遺伝子変異が相次いで判明した[1)2)]．驚いたことに，どちらの遺伝子変異もグルタミンリピートをコードするCAGリピートの伸長であった．しかも，長いCAGリピートをもつ患者ほど発症が早くなり症状が重篤化していること，さらには，世代を経るごとにCAGリピート数が少しだけ伸長して伝わる場合が多いことが判明し，それまでモデルすらなかった「表現促進現象」を引き起こす遺伝子変異が実体としてあっさりと証明されることになった．すなわち，次の世代でリピート数が少し増えるために，発症がより早くなり重篤化するというロジックで見事に説明されたのである．一方，健常者にも存在する短いリピート（40リピート以下）は，世代間でも比較的安定に受け継がれることが明らかになった．このような知見から，その他の優性遺伝性神経変性疾患のうち少なくとも表現促進現象を伴う疾患は，CAGもしくは他の3塩基（トリプレット）リピートの伸長を原因遺伝子にもつ可能性が急浮上した．

　その後すぐ，脊髄小脳失調症1型（spinocerebellar ataxia type 1：SCA1），歯状核赤核淡蒼球ルイ体萎縮症（dentatorubral pallidoluysian atrophy：DRPLA），マシャド・ジョセフ病（Machado-Joseph disease：MJD）が同様なCAGリピートの伸長を原因遺伝子にもつ遺伝性神経変性疾患として同定された[3)～6)]．その後も，SCA2，SCA6，SCA7，SCA17の原因遺伝子内，しかも翻訳領域内にグルタミンリピートに翻訳されるCAGリピートの伸張がみつかり，この遺伝子変異は，現時点で少なくとも9つの遺伝性神経変性疾患の原因となる遺伝子変異として認知されている（表7-8）[7)8)]．SBMA以外はすべて優性遺伝病である（SBMAの発症にはアンドロゲンが必須であるため，女性では発症しないようである）[9)]．

> **MEMO**
>
> ■ **球脊髄性筋萎縮症（SBMA）**
>
> 　伴性劣勢遺伝形式をとる男性機能不全を伴う神経原性の筋萎縮症．'91年にアンドロゲン（男性ホルモン）受容体（*AR*；*androgen receptor*）遺伝子内のCAGリピートの伸長が原因として，CAGリピートの伸長が原因となる遺伝性疾患として初めて同定された．ポリグルタミン病の中で唯一伴性劣性遺伝形式をとる．これは，ARが男性ホルモンがない状態ではHsp90タンパク質などと大きな複合体を形成して細胞質に保持されてタンパク質として機能しないために，女性では症状を示さないと考えられている．

　これらのCAGリピートはすべて翻訳領域に存在し，ポリグルタミン（伸長したグルタミンリピート）に翻訳される．一方，同じ頃，別のトリプレットリピート（CGG，CTG，GAA）の伸長が原因となる別の遺伝性疾患群がみつかり，「トリプレットリピート病」と総称されるようになった[10)]．しかし，前述のCAGリピートの場合とは異なり，これらの伸長したトリプレットリピートはmRNA上の非翻訳領域やイントロン内にあり，タンパク質に翻訳されることはない．したがって，これらの疾患群間での発症の分子機構の異同にも強い関心が寄せられている（概念図）．また，優性遺伝性神経変性疾患SCA12がポリグルタミンに翻訳されない

● 表7-8　ポリグルタミンに翻訳されるCAGリピートの伸長を原因遺伝子にもつ遺伝性神経変性疾患

疾患	遺伝形式	染色体上の位置	遺伝子	CAGリピートの数 健常者	CAGリピートの数 患者
球脊髄性筋萎縮症（SBMA）	XR	Xq11-12	アンドロゲン受容体	7〜34	38〜68
ハンチントン病（HD）	AD	4p16.3	HD	10〜35	37〜121
脊髄小脳失調症1型（SCA1）	AD	6p23	SCA1	6〜39	43〜82
歯状核赤核淡蒼球ルイ体萎縮症（DRPLA）	AD	12p13	DRPLA	5〜35	49〜85
マシャド・ジョセフ病/脊髄小脳失調症3型（MJD/SCA3）	AD	14q32.1	MJD1	13〜44	65〜84
脊髄小脳失調症2型（SCA2）	AD	12q24.1	SCA2	14〜31	35〜59
脊髄小脳失調症6型（SCA6）	AD	19q13	α1A Ca^{2+}チャネル	4〜16	21〜27
脊髄小脳失調症7型（SCA7）	AD	3p12-13	SCA7	7〜17	38〜130
脊髄小脳失調症17型（SCA17）	AD	6p27	TATA結合タンパク質	25〜42	47〜63

XR：伴性劣性遺伝形式, AD：常染色体優性遺伝形式

CAGリピートの伸長によって発症することが報告された[11]．この疾患で発症に関わるCAGリピートはプロモーター領域に存在し，この遺伝子の転写レベルを上昇させ，その結果，この遺伝子にコードされる脱リン酸化酵素PP2Aの過剰な活性化が発病に関わっていると推定されており，明らかにポリグルタミンに翻訳されるCAGリピートの伸長の場合とは性質が異なる．一方，別の優性遺伝性神経変性疾患SCA8，SCA10が，それぞれ3′非翻訳領域のCTGリピートとイントロン内のATTCTの5塩基リピートの伸長によって引き起こされることが報告された（概念図）[12,13]．

3 ポリグルタミン病

図7-16にMJD患者109人のCAGリピート数と発症年齢の関係を示す．CAGリピート数と発症年齢が逆相関すること，CAGリピート数に応じて数年の誤差で発症年齢が決まってしまうことが明白に示され，CAGリピートの長さが発症年齢を規定する主要因であることがわかる．この中で，1人だけ発症年齢がCAGリピート数から予測される年齢からはずれて大幅に早まっているが，この患者はMJD1遺伝子（MJDの原因遺伝子）内のリピート伸長を両方のアリルにもつことが判明した．このように，疾患遺伝子の量に依存して表現型が重篤化することを「遺伝子量効果」と呼ぶ．このような遺伝子量効果は，SCA2やDRPLAでも認められた．

ここに示したように，リピートの長さが発症を規定する主要因であることは疑いの余地がなく，共通の分子機構を想定した場合，翻訳産物としてのポリグルタミンの関与が思い浮かぶ．実際，ポリグルタミンを培養細胞に発現させると細胞死が起こること，トランスジェニックマウスやショウジョウバエで神経の萎縮や細胞死が引き起こされることが示された[10,14,15]．このとき，ニューロン内にはポリグルタミンの蓄積・凝集が観察され，それに引き続いて神経萎縮や細胞死が観察された．以上の結果は，ポリグルタミンそのものが，CAGリピートの伸長を伴う遺伝性神経変性疾患の共通の起因物質であることを強く示唆している．発症年齢と症状の重篤度を規定する遺伝子量効果とポリグルタミンの長さは，それぞれ，ポリグルタミンの濃度の上昇とポリグルタミンの会合の安定性に寄与していると考えられ，いずれもポリグルタミンの凝集性を高める要因となる[10,14]．これらの結果から，ポリグルタミンに翻訳される伸長したCAGリピートを原因遺伝子にもつ疾患は「ポリグルタミン病」と呼ばれるようになった．

4 毒性タンパク質断片仮説

1）病態モデル

ポリグルタミン病では，原因遺伝子の発現パターンと障害部位に大きな解離があることが，不思議な現象として認知されていた．前述の実験結果は，脳の領域特異的に個々のポリグルタミン病原因遺伝子産物から

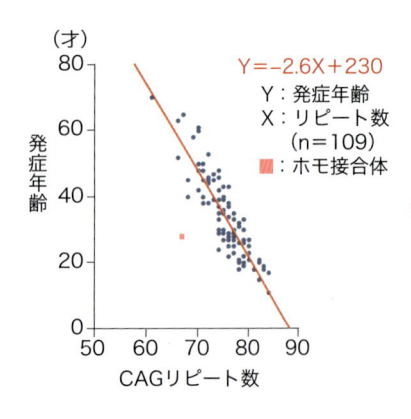

●図7-16　*MJD1*遺伝子内のCAGリピート数とMJDの発症年齢の関係

リピート数と発症年齢は逆相関し，リピート数に応じて数年の誤差で発症年齢が決まってしまう．傾きから，1リピートの伸長で，発症が約2年半早まることが窺える．また，CAGリピートの伸長を両アリルの*MJD1*遺伝子内にもつ患者（ホモ接合体）は，発症年齢が早まり重篤化する（遺伝子量効果）

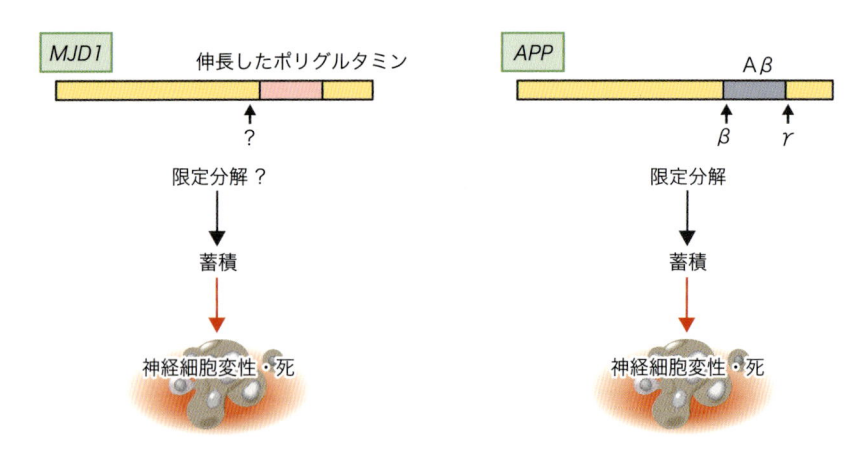

●図7-17　「毒性タンパク質断片仮説」と「βアミロイド仮説」の比較

どちらの場合も，凝集性の高いタンパク質断片が切り出されていて，その蓄積が神経細胞の変性と死を引き起こすことを想定している．Aβの切り出しはβセクレターゼ（β）とγセクレターゼ（γ）によって引き起こされるが，MJDタンパク質からポリグルタミンを含む部分タンパク質の切り出しを行う酵素は未だ同定されていない

ポリグルタミンを含むタンパク質断片が切り出されることによって，特定の領域が疾患特異的に障害される原因となっている可能性を内包する[10) 14)]．現在，この考えは「毒性タンパク質断片仮説（toxic fragment hypothesis）」と呼ばれ，ポリグルタミン病の病態を説明するモデルとして広く使われている[16)]．

この仮説は，アルツハイマー病の「βアミロイド仮説」と多くの共通点をもっている．アルツハイマー病の発症は，40個もしくは42個のアミノ酸からなるβシート構造をとるタンパク質（Aβタンパク質）の産出に密接な関係があると考えられている（**第7章-5**）．すなわち，Aβタンパク質は大きなアミロイド前駆体タンパク質（amyloid precursor protein：APP）から特異的なプロセシング酵素（β，γセクレターゼ）によってニューロンで切り出され，その結果不溶性になって沈着し，ニューロンを障害するという仮説である（**図7-17**）．前駆体そのものは至るところに発現しており細胞障害活性はもっておらず，特異的に切り出されたタンパク質がその局所で細胞障害を起こすと想定していることが，2つの仮説に共通する考え方である．

2) 共通性のみられる疾患

ポリグルタミン自身の立体構造を予測するとやはりβシート構造をとり，in vitroでアミロイド様線維の凝集体をつくることにも共通性が認められる．昨今，世間を騒がせている狂牛病の原因タンパク質であるプリオンタンパク質（PrP^{sc}）もβシート構造をとって不溶化し，その結果，広範なニューロンの細胞死を引き起

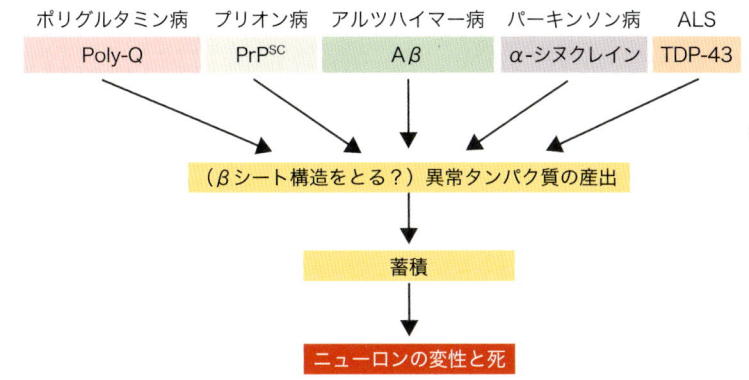

●図7-18 複数の神経変性疾患に共通する発症機構

多くの神経変性疾患で，障害を受ける脳・神経には異常なタンパク質（そのようなタンパク質は，多くの場合二次構造としてβシート構造をとる）の凝集・沈着が見出され，したがって，それ以降は共通な分子メカニズムによってニューロンの死・変性が引き起こされる可能性が想定されるようになってきた

こすとされている．さらに，パーキンソン病では，遺伝歴に関係なく認められるレビー小体（Lewy body）の主要構成タンパク質が，優性遺伝性パーキンソン病の原因タンパク質として同定されたα-シヌクレイン（synuclein）であること[10]がわかり，遺伝性筋萎縮性側索硬化症（ALS）では原因遺伝子産物であるSOD（super oxide dismutase）1タンパク質やTDP-43（TAR DNA-binding protein 43 kDa）タンパク質の凝集体が運動ニューロンに同定されるようになった（**第7章-4**）[10) 17]．TDP-43タンパク質の凝集体は，孤発性ALSおよび前頭側頭葉型認知症などの障害部位にも広く認められる[17]．すなわち，これらの神経変性疾患においては，異常なタンパク質が細胞内外で凝集・蓄積することと密接に関係して，ニューロンが変性に陥り脳から脱落していくと統一的に理解されるようになってきた（図7-18）[10]．

5 論点

ポリグルタミン病の研究が進展するにつれて，いろいろな実験系での結果が発表され，さまざまな意見が提唱されている．以下にいくつかの論点をあげる．

1）ニューロンの細胞死の位置づけ

本来，神経変性疾患とは，病理組織像でのニューロンの細胞死（脱落）を伴う一群の神経症状を示す疾患の総称であり，際だった病理像を示さない躁うつ病，統合失調症などの精神疾患とは異なるカテゴリーの疾患群であると考えられてきた．しかし，2000年に発表されたテトラサイクリンで原因遺伝子の発現をコントロールするハンチントン病のモデルマウスでの実験結果が大きな物議をもたらした．このマウスでは，発症後，原因遺伝子の発現をOFFにすると，ポリグルタミンの凝集のみならず，神経症状も消失することが示された[18]．すなわち，ポリグルタミン病の症状は回復可能であり，死滅したニューロンが生き返ることは考え難いことから，ニューロンの脱落（死）が病態をもたらすのでは無く，ニューロンの機能異常が病態の本質である可能性が示された．

ポリグルタミン病の病態に関与する分子メカニズムとしては，ERストレスの励起[19]，プロテアソームの阻害[20]，転写の阻害[21)～24]などが提唱されている．少なくともマウスモデルでは，ヒストンの脱アセチル化を伴う転写の抑制が観察されており，この抑制が長期間続くことが，ニューロンの萎縮に繋がる可能性が示されている[24]．また，ヒストンの脱アセチル化酵素（HDAC）の阻害剤の1つであるブチレイトの大量投与（400～1,200 mg/kg/day）によってポリグルタミン病モデルマウスの症状が緩和されることも報告されているが[25]，この量のブチレイトをヒトに投与することは難しいと思われる．

2）凝集体の位置づけ

多くの神経変性疾患に共通して認められる凝集物を病態に深く関与すると考える立場（悪玉説）とは全く逆に，異常タンパク質の凝集物は生体の防御反応であり，凝集物は善玉だとする考えがある[26) 27]．一方，ポリグルタミンの凝集阻害を狙った治療モデルがいくつか提唱されている[28)～31]．凝集阻害の方法として，アミロイド結合性のある色素であるコンゴレッド[28]や2

●表7-9 異常タンパク質の蓄積が原因と想定しうる神経変性疾患

疾患名	発症形式
ポリグルタミン病	遺伝性（AD＞XR）
アルツハイマー病	孤発性＞遺伝性（AD）
FTDP-17	遺伝性（AD）
プリオン病	孤発性＞遺伝性（AD）
パーキンソン病	孤発性＞遺伝性（AD, AR）
筋萎縮性側索硬化症（ALS）	孤発性＞遺伝性（AD）

AD：常染色体優性遺伝形式，AR：常染色体劣性遺伝形式，XR：伴性劣性遺伝形式，ALS：amyotrophic lateral sclerosis, FTDP-17：fronttemporal dementia with parkinsonism linked to chromosome 17

糖類である トレハロース[29]，シャペロンタンパク質の誘導剤[30]やオートファジーの誘導剤[31]にポリグルタミンの凝集阻害活性が見出され，実際，培養細胞やショウジョウバエ，マウスのポリグルタミン病モデルで治療効果が示されている．また，神経変性疾患の発症が中年以降に起こることを説明する理由として，加齢に伴うプロテアソームの活性低下が示された[32]．また，線虫では，加齢によって不溶性タンパク質が蓄積することと寿命の相関が示されている[33]．実際に，このようなポリルタミンの凝集を阻害・軽減する薬剤でヒトの病態が改善できるかどうかは，今後の臨床試験の結果を待たなければならない．

3）SBMAの治療

ポリグルタミン病の治療という点では，SBMA動物モデルの治療に目覚ましい進展がみられた．ポリグルタミン病の中でSBMAだけが伴性劣性遺伝病であり，これは，この原因タンパク質がアンドロゲン受容体であることから，発症でのアンドロゲンの役割が推測されていた（MEMO）．実際，SBMAのマウスモデルにおいても発症するのは雄のみであり，この発症した雄マウスを虚勢したり，抗アンドロゲン療法を行うことで症状が回復すること[34]や，さらに，副作用の少ないHsp90の阻害剤である17-AAG（17-allylamino-17-demethoxygeldanamycin）の投与によって，伸長したポリグルタミンをもつアンドロゲン受容体が選択的に分解を受け，症状が緩和されることが報告された[35]．続いて，前立腺がんの治療に用いられているリュープロレリンを用いた抗アンドロゲン療法の第Ⅱ相および第Ⅲ相の臨床治験が行われた．第Ⅱ相では治療効果が認められたが[36]，第Ⅲ相試験では良好な治療効果は観察されず[37]，治療薬としての承認には至っていない．

4）環境要因とATP代謝

生育環境をより刺激的な状態にすることで，ハンチントン病やアルツハイマー病のモデルマウスの症状が改善されたとの報告もある．前者では，凝集体の形成自体には影響がみられなかったが，後者では，蓄積したAβの減少も観察されている．古くから，ニューロンに適度な刺激を与え続けることで，ボケが防げるといわれていたが，ポリグルタミン病などの他の神経変性疾患の発症においてもニューロンに刺激を与え続けることで，何らかの予防効果が期待できるかもしれない[38)39]．活発に活動するニューロンでは，ブドウ糖からのATPの産生が亢進する．凝集体をもつニューロンで，ATPの供給と消費がどのように変化しているのかは今後の重要な論点になると思われる[23)40]．

6 挑戦

多くの神経変性疾患の本体を異常タンパク質の蓄積とみなすなら，多くの疾患が優性遺伝形式をとり，発症が中年以降に起こることに合点がいく（蓄積するという表現型は優性で蓄積には時間がかかる）（表7-9）．したがって，異常タンパク質の産生・蓄積によってニューロンが変性・死に陥る過程に共通する分子機構の解明と幅広く神経変性疾患を治療できる薬剤の開発をめざすことはきわめて重要な挑戦である．

（垣塚　彰）

■文献■

1) La Spada, A. R. et al. : Androgen receptor gene mutations in X-linked spinal and bulbar muscular atrophy. Nature, 352 : 77-79, 1991
2) Huntington's Disease Collaborative Research Group : A novel gene containing a trinucleotide repeat that is expanded and unstable on Huntington's disease chromosomes. Cell, 72 : 971-983, 1993
3) Orr, H. T. et al. : Expansion of an unstable trinucleotide CAG repeat in spinocerebellar ataxia type 1. Nat. Genet., 4 : 221-226, 1993
4) Koide, R. et al. : Unstable expansion of CAG repeat in hereditary dentatorubral-pallidoluysian atrophy (DRPLA). Nat. Genet., 6 : 9-13, 1994
5) Nagafuchi, S. et al. : Dentatorubral and pallidoluysian atrophy expansion of an unstable CAG trinucleotide on chromosome 12p. Nat. Genet., 6 : 14-18, 1994
6) Kawaguchi, Y. et al. : CAG expansions in a novel gene for Machado-Joseph disease at chromosome 14q32.1. Nat. Genet., 8 : 221-228, 1994
7) Kakizuka, A. : Degenerative ataxias: genetics, pathogenesis and animal models. Curr. Opin. Neurol., 10 : 285-290, 1997
8) Nakamura, K. et al. : SCA17, a novel autosomal dominant cerebellar ataxia caused by an expanded polyglutamine in TATA-binding protein. Hum. Mol. Genet., 10 : 1441-1448, 2001
9) Katsuno, M. et al. : Testosterone reduction prevents phenotypic expression in a transgenic mouse model of spinal and bulbar muscular atrophy. Neuron, 35 : 843-854, 2002
10) Kakizuka, A. : Protein precipitation: a common etiology in neurodegenerative disorders? Trends Genet., 14 : 396-402, 1998
11) Holmes, S. E. et al. : Expansion of a novel CAG trinucleotide repeat in the 5'region of PPP2R2B is associated with SCA12. Nat. Genet., 23 : 391-392, 1999
12) Koob, M. D. et al. : An untranslated CTG expansion causes a novel form of spinocerebellar ataxia (SCA8). Nat. Genet., 21 : 379-384, 1999
13) Matsuura, T. et al. : Large expansion of the ATTCT pentanucleotide repeat in spinocerebellar ataxia type 10. Nat. Genet., 26 : 191-194, 2000
14) Ikeda, H. et al. : Expanded polyglutamine in the Machado-Joseph disease protein induces cell death *in vitro* and *in vivo*. Nat. Genet., 13 : 196-202, 1996
15) Mangiarini, L. : Exon 1 of the HD gene with an expanded CAG repeat is sufficient to cause a progressive neurological phenotype in transgenic mice. Cell, 87 : 493-506, 1996
16) Kobayashi, T. & Kakizuka, A. : Molecular analyses of Machado-Joseph disease Cytogenet, Genome Res., 100 : 261-275, 2003
17) Neumann, M. et al. : Ubiquitinated TDP-43 in frontotemporal lobar degeneration and amyotrophic lateral sclerosis. Science, 314 : 130-133, 2006
18) Yamamoto, A. et al. : Reversal of neuropathology and motor dysfunction in a conditional model of Huntington's disease. Cell, 101 : 57-66, 2000
19) Nishitoh, H. et al. : ASK1 is essential for endoplasmic reticulum stress-induced neuronal cell death triggered by expanded polyglutamine repeats. Genes Dev., 16 : 1345-1355, 2002
20) Bence, N. F. et al. : Impairment of the ubiquitin-proteasome system by protein aggregation. Science, 292 : 1552-1555, 2001
21) Shimohata, T. et al. : Expanded polyglutamine stretches interact with TAF II 130, interfering with CREB-dependent transcription. Nat. Genet., 26 : 29-36, 2000
22) Nucifora, F. C. Jr. et al. : Interference by huntingtin and atrophin-1 with cbp-mediated transcription leading to cellular toxicity. Science, 291 : 2423-2428, 2001
23) Cui, L. et al. : Transcriptional repression of PGC-1 alpha by mutant huntingtin leads to mitochondrial dysfunction and neurodegeneration. Cell, 127 : 59-69, 2006
24) Koike, M. et al. : Valosin-containing protein (VCP) in novel feedback machinery between abnormal protein accumulation and transcriptional suppression. J. Biol. Chem., 285 : 21736-21749, 2010
25) Ferrante, R. J. et al. : Histone deacetylase inhibition by sodium butyrate chemotherapy ameliorates the neurodegenerative phenotype in Huntington's disease mice. J. Neurosci., 23 : 9418-9427, 2003
26) Saudou, F. et al. : Huntingtin acts in the nucleus to induce apoptosis but death does not correlate with the formation of intranuclear inclusions. Cell, 95 : 55-66, 1998
27) Kawaguchi, Y. et al. : The deacetylase HDAC6 regulates aggresome formation and cell viability in response to misfolded protein stress. Cell, 115 : 727-738, 2003

28) Sánchez, I. et al. : Pivotal role of oligomerization in expanded polyglutamine neurodegenerative disorders. Nature, 421 : 373-379, 2003

29) Tanaka, M. et al. : Trehalose alleviates polyglutamine-mediated pathology in a mouse model of Huntington disease. Nat. Med., 10 : 148-154, 2004

30) Katsuno, M. et al. : Pharmacological induction of heat-shock proteins alleviates polyglutamine-mediated motor neuron disease. Proc. Natl. Acad. Sci. USA, 102 : 16801-16806, 2005

31) Ravikumar, B. et al. : Inhibition of mTOR induces autophagy and reduces toxicity of polyglutamine expansions in fly and mouse models of Huntington disease. Nat. Genet., 36 : 585-595, 2004

32) Tonoki, A. et al. : Genetic evidence linking age-dependent attenuation of the 26S proteasome with the aging process. Mol. Cell. Biol., 29 : 1095-1106, 2009

33) Alavez, S. et al. : Amyloid-binding compounds maintain protein homeostasis during ageing and extend lifespan. Nature, 472 : 226-229, 2011

34) Katsuno, M. et al. : Leuprorelin rescues polyglutamine-dependent phenotypes in a transgenic mouse model of spinal and bulbar muscular atrophy. Nat. Med., 9 : 768-773, 2003

35) Waza, M. et al. : 17-AAG, an Hsp90 inhibitor, ameliorates polyglutamine-mediated motor neuron degeneration. Nat. Med., 11 : 1088-1095, 2005

36) Banno, H. et al. : Phase 2 trial of leuprorelin in patients with spinal and bulbar muscular atrophy. Ann. Neurol., 65 : 140-150, 2009

37) Katsuno, M. et al. : Efficacy and safety of leuprorelin in patients with spinal and bulbar muscular atrophy (JASMITT study) : a multicentre, randomised, double-blind, placebo-controlled trial. Lancet Neurol., 9 : 875-884, 2010

38) van Dellen, A. et al. : Delaying the onset of Huntington's in mice. Nature, 404 : 721-722, 2000

39) Lazarov, O. et al. : Environmental enrichment reduces Abeta levels and amyloid deposition in transgenic mice. Cell, 120 : 701-713, 2005

40) Kakizuka, A. : Roles of VCP in human neurodegenerative disorders. Biochem. Soc. Trans., 36 : 105-108, 2008

第8章

さまざまな実験手法

1. 電気生理学的手法 ……………………… 336
2. 細胞培養と遺伝子導入 ………………… 344
3. *in vivo* イメージング ………………… 351
4. 光操作 …………………………………… 359
5. Functional MRI ………………………… 365
6. 遺伝子操作マウス ……………………… 376
7. 網羅的解析 ……………………………… 383

第8章 さまざまな実験手法

1 電気生理学的手法

　ニューロンが他のニューロンと機能的に結合し，情報のやりとりを行う部位をシナプスといい，シナプスには多種多様な分子が豊富に存在する．シナプス活動を評価する方法の1つとして電気生理学的手法が用いられる．この手法により，fEPSP, PS, EPSC, IPSC, mEPSC, mIPSCなどの電気的な変化や，膜容量測定によるエクソサイトーシスを解析することができる（概念図）．

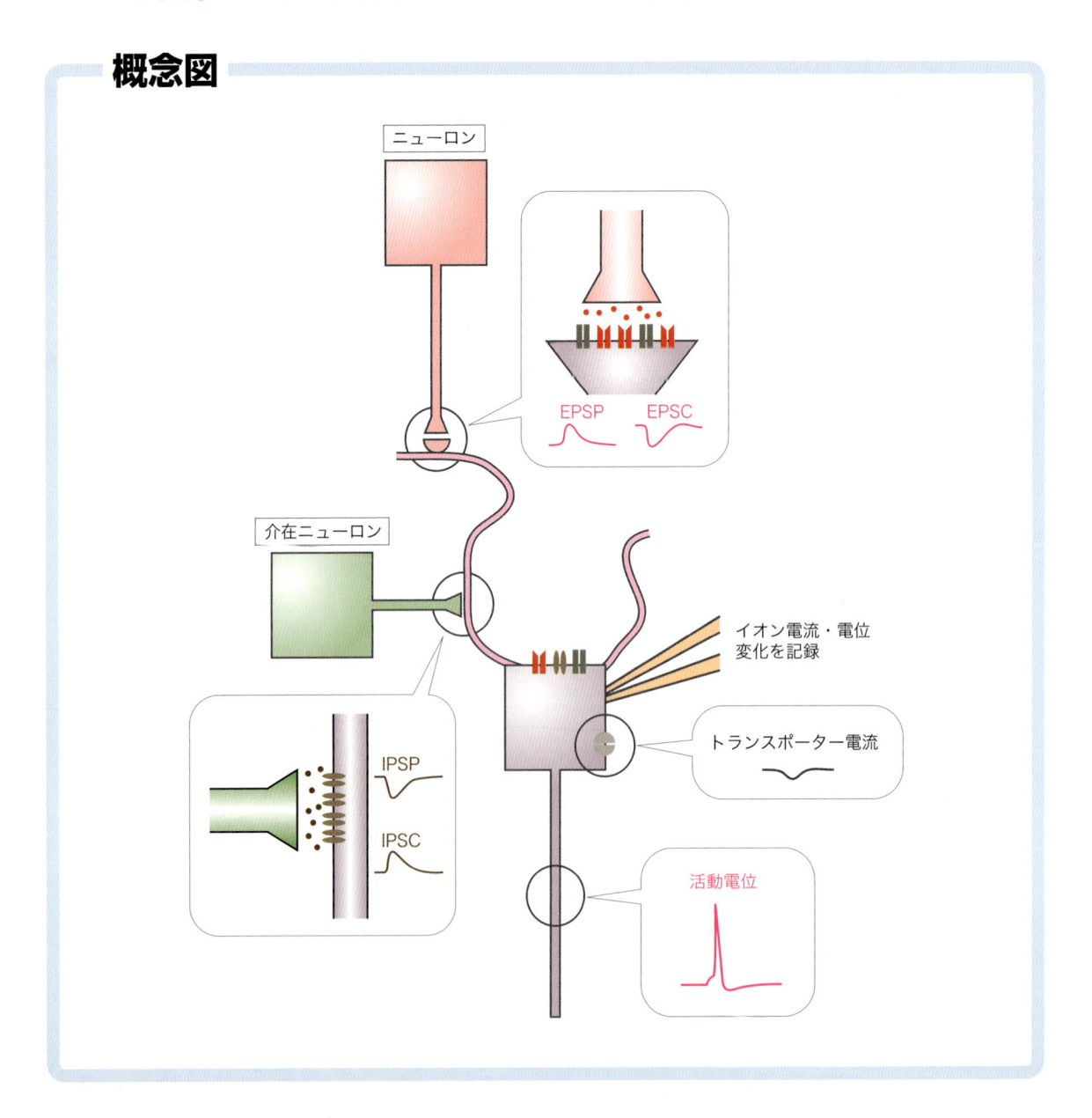

概念図

1 集合シナプス活動測定

集合興奮性シナプス後電位（field excitatory postsynaptic potential：fEPSP）あるいは集合電位（population spike：PS）は集合シナプス活動の指標となる．海馬を例にとると，歯状回領域fEPSP・PSは貫通線維束を，CA3領域fEPSP・PSは苔状線維を，CA1領域fEPSP・PSはSchaffer側枝を電気刺激することで得られる（図8-1A〜C）．実験対象としてラット・マウスなどの生体脳，脳切片が用いられる．

MEMO

- fEPSP・PSは入力線維を電気刺激し，それぞれ樹状突起層・細胞体層に記録電極を置き，場の電位（複数の神経活動の集合）として記録される．
- fEPSP・PSの記録電極は細胞外に置いているので，細胞外記録といわれる．
- シナプス可塑性の代表である長期増強現象[1]（long-term potentiation：LTP），長期抑圧現象（long-term depression：LTD）はfEPSP・PS記録により解析される．
- 生体脳からのfEPSP・PSは動物脳マップをもとに刺激電極，記録電極をステレオタキシックに挿入・固定し，記録される．

2 多重空間的シナプス活動測定

ニューロンはシナプスを介して複雑な神経回路網を形成している．1949年にヘッブは「機能的なシナプス結合に基づく可塑的なニューロン集団，すなわちセル・アセンブリー（細胞集成体）こそが中枢神経系における情報の表現の基本単位である」という仮説を提唱した[2]．脳機能は単一のニューロンの活動によるものではなく，多数のニューロンの機能的な結合に依存しているという仮説である．このセル・アセンブリーをもたらす神経回路網は外界からの刺激に対する応答や脳の高次機能・情動発現の基盤になると考えられており，その意味で多重空間的シナプス活動解析は今後重要になることが予想される．

このような背景から，神経回路網が保存された脳切片や動物生体脳において多数の部位から同時に細胞外シナプス電位を測定する方法が確立されてきた（multiple recording法）[3]．例えば，海馬切片を64個の刺激・記録電極を張り巡らせたプローブの上に置き，64カ所のfEPSPを同時に記録できるシステムが開発されている（図8-2）[4]．従来のfEPSP記録では局所のシナプス活動解析にとどまったが，multiple recording法を用いることにより広範囲のシナプス活動の同時解析が可能となった．

3 単一ニューロン活動測定

1）シナプス後細胞反応解析

■細胞内記録

脳切片や動物生体脳において，入力線維を電気刺激し，先端の鋭い記録電極を単一のニューロン内に挿入して膜電流固定下（カレントクランプ）でEPSP・IPSP（inhibitory postsynaptic potential，抑制性シナプス後電位）を（図8-1D），膜電位固定下（ヴォルテージクランプ）でEPSC（excitatory postsynaptic current，興奮性シナプス後電流）・IPSC（inhibitory postsynaptic current，抑制性シナプス後電流）を記録する．

MEMO

EPSP・IPSPの記録電極は細胞内に置いているので，細胞内記録といわれる．

■eEPSP/eEPSC・eIPSP/eIPSC記録

脳切片のニューロンにホールセルパッチクランプ（スライスパッチ）[5]〜[8] を施行し，カレントクランプ下で入力線維の電気刺激によって誘発される膜電位〔eEPSP（evoked EPSP）・eIPSP（evoked IPSP）〕を記録する（図8-1E，3A）．また，ヴォルテージクランプ下で電気刺激によって誘発される膜電流〔eEPSC（evoked EPSC）・eIPSC（evoked IPSC）〕を記録する．

MEMO

- 最近では，脳切片・脊髄切片だけでなく，生体脳・脊髄に対してもパッチクランプを施行し，シナプス活動を解析しようとする試みがなされている．
- eEPSP/eEPSC・eIPSP/eIPSCの構成成分は，イオ

第8章-1　電気生理学的手法　337

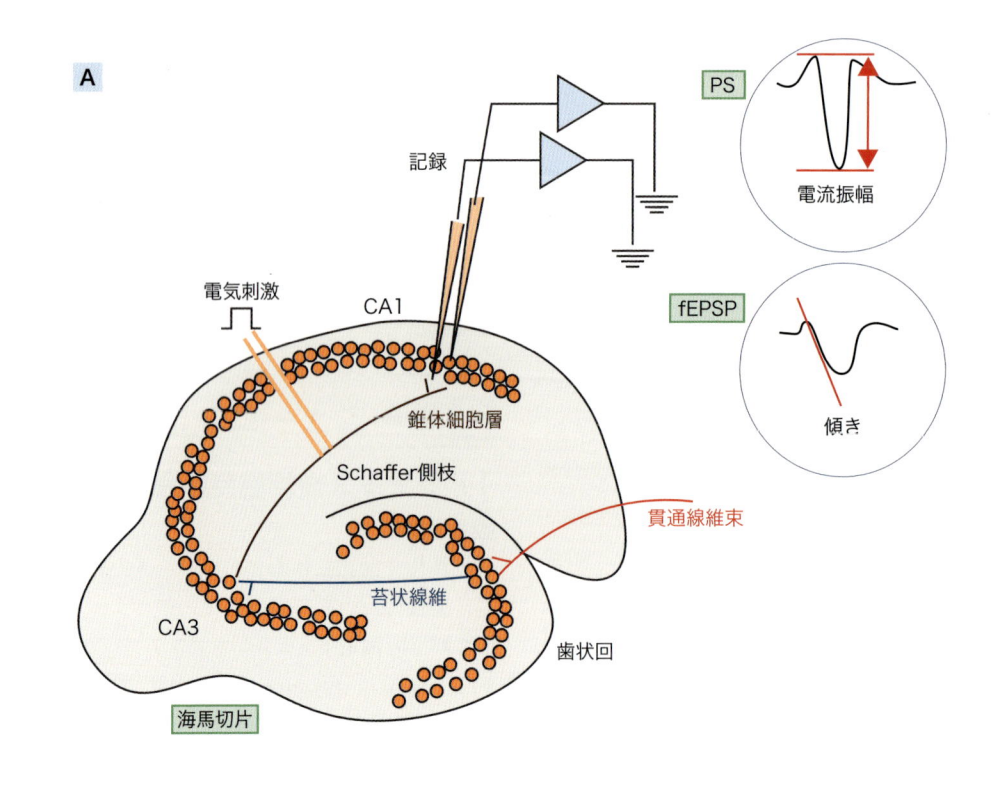

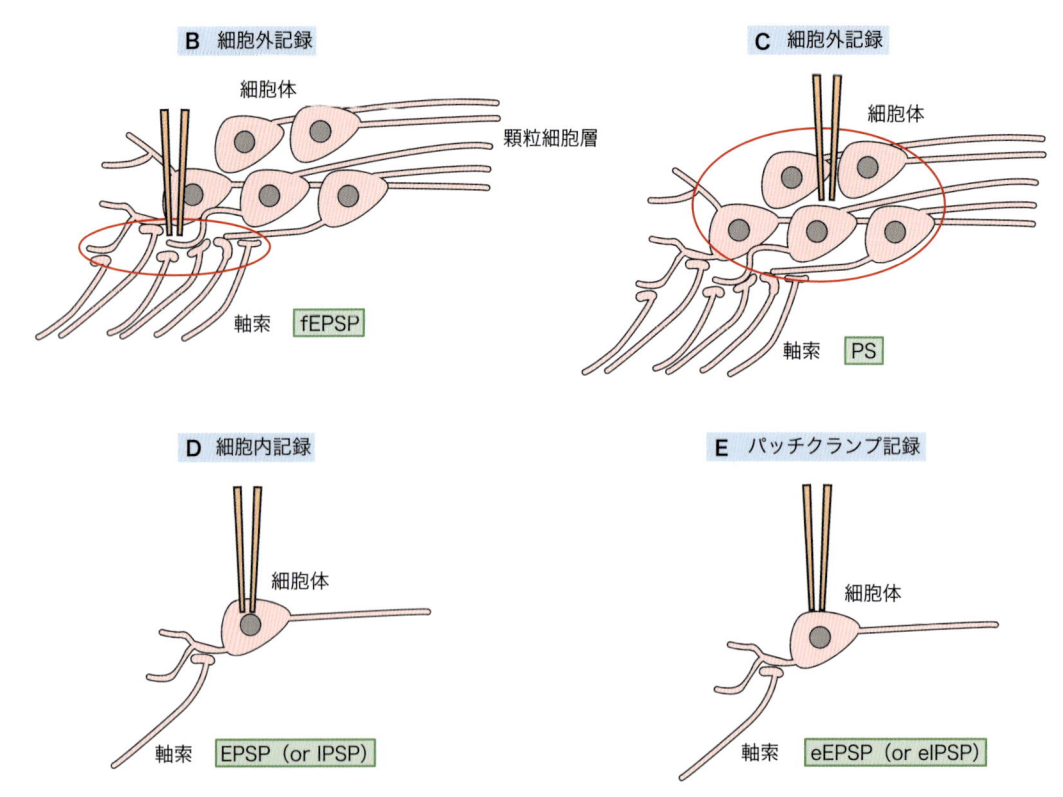

●図8-1　fEPSP（EPSP）・PS記録

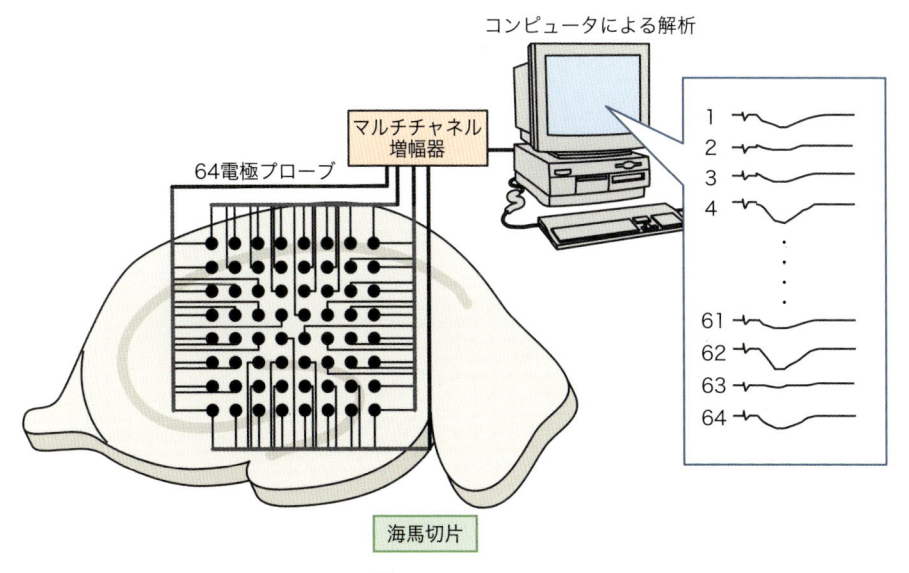

●図8-2　multiple recording法
64個の平面微小電極を配列したプローブを用いて，海馬切片における多重空間的シナプス活動を記録・解析できる

ンチャネル型神経伝達物質受容体反応ならびにイオンチャネル反応である．

- イオンチャネル型神経伝達物質受容体は，興奮性神経伝達物質受容体と抑制性神経伝達物質受容体の2つに大別される．前者は受容体中心部に非選択的陽イオンチャネル（プラスイオンを透過させる）をもち，イオンチャネル型グルタミン酸受容体（AMPA型受容体，NMDA型受容体，カイニン酸受容体），ニコチン性アセチルコリン受容体，P2X受容体，5HT$_3$受容体などがこれに属している．後者は受容体中心部に非選択的陰イオンチャネル（マイナスイオンを透過させる）をもち，γ-アミノ酪酸$_A$（GABA$_A$）受容体，グリシン受容体がこれに属している．
- 代謝型神経伝達物質受容体は，イオンチャネル型神経伝達物質受容体あるいはイオンチャネルのチャネル特性を修飾する．また，一部の受容体はイオンチャネルに共役し，イオンチャネルの活性化に関与する．

■ シナプス後細胞神経伝達物質受容体電流記録

脳切片のニューロン，培養ニューロンあるいはタンパク質分解酵素処理後ピペッティングによる機械的急性単離のニューロンにホールセルパッチクランプを施行し，ヴォルテージクランプ下で受容体アゴニスト投与にて誘発されるホールセル膜電流を測定する（図8-3B）[9]．この電流はシナプス後細胞神経伝達物質受容体反応に相当する．

2）シナプス前終末機能解析

■ paired-pulse facilitation

fEPSP記録において短時間の間隔（30～100ミリ秒）で2回の電気刺激をしたとき，2回目の刺激で得られるfEPSPは1回目の刺激で得られるfEPSPよりも増大する（paired-pulse facilitation）．これは，1回目の刺激で放出された神経伝達物質が完全にシナプス間隙から除去されずに残存しているのに加え，2回目の刺激による神経伝達物質の放出が起こり，その結果，シナプス間隙の神経伝達物質濃度が上昇することに起因する．ある条件下あるいは薬剤投与によりシナプス伝達が促進されたとき，その効果がシナプス前終末作用によるものか，シナプス後細胞作用によるものかを決定できる．もし，シナプス前終末作用によるものであれば，すでに十分量の神経伝達物質が放出されているのでpaired-pulse facilitationは抑制される．

■ mEPSC・mIPSC記録

脳切片のニューロン，培養ニューロンあるいは機械的振動で急性単離したニューロンにホールセルパッチ

| A eEPSP/eEPSC・eIPSP/eIPSC | B シナプス後細胞受容体チャネル反応 | C mEPSC・mIPSC |

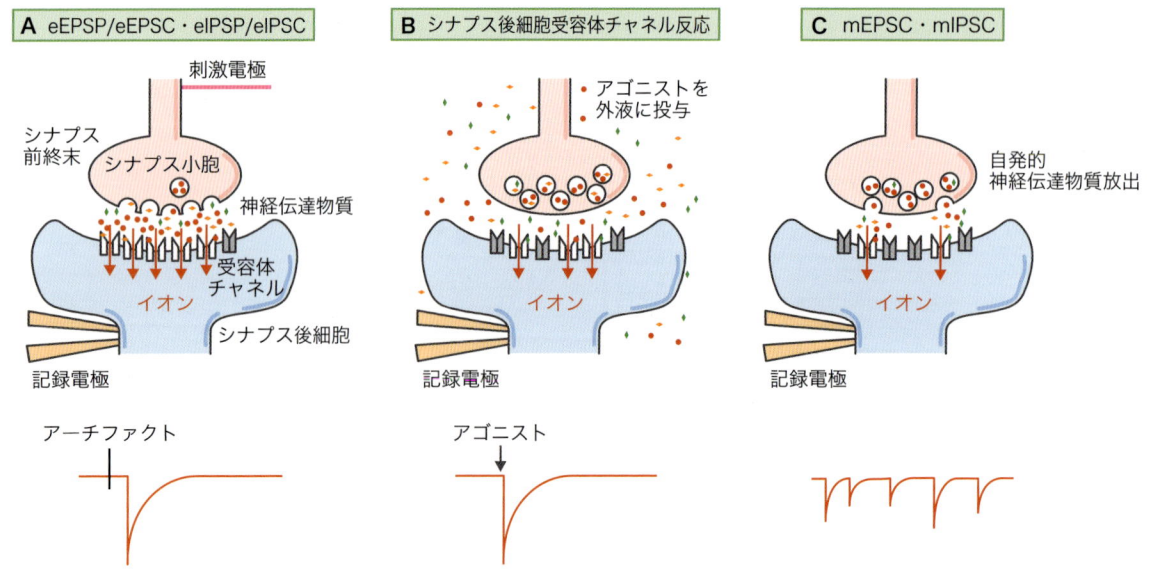

●図8-3　ホールセルパッチクランプ記録
（巻頭アトラス「電位・電流記録の基本」を参照）

クランプを施行し，テトロドトキシン存在下で自発的mEPSC（miniature EPSC）・mIPSC（miniature IPSC）を記録し，その発現頻度を解析する（図8-3C）．mEPSC・mIPSCの発現頻度は，シナプス前終末からのそれぞれ興奮性・抑制性神経伝達物質の放出量に相関する．

MEMO

- mEPSC・mIPSCはNa^+チャネルブロッカーであるテトロドトキシン存在下で記録されるので，単一シナプス間で調節される神経伝達物質放出機構が解析できる（図8-4A）．テトロドトキシン非存在下で記録されるEPSC・IPSCは，複数シナプスを介した調節による神経伝達物質放出を反映している（図8-4B）．
- mEPSCはmIPSC成分を除去するために$GABA_A$受容体アンタゴニストであるビククリン存在下で記録され，一方，mIPSCはmEPSC成分を除去するためにAMPA型受容体アンタゴニストであるDNQX（CNQX）ならびにNMDA型受容体アンタゴニストであるAP5存在下で記録される．
- 脳切片から機械的振動で急性単離したニューロンはシナプスボタン（シナプス前終末成分）が付着しており，それにホールセルパッチクランプを施行することによりmEPSC・mIPSCが記録できる（図8-5）[10]．この方法は培養ニューロンを用いる場合と比較し，より生体内に近い機能解析ができ，スライスパッチよりも薬剤投与が簡便である．タンパク質分解酵素処理/ピペッティングによる機械的急性単離のニューロンにはシナプスボタンは付着していない．

■ 膜容量測定

神経伝達物質は，それを含んだ小胞（シナプス小胞）がシナプス前終末の形質膜に融合して放出される．シナプス小胞が融合したとき，そのニューロン全体の表面積は小胞の面積が加算されるために増加する．ニューロンにホールセルパッチクランプを施行し，ヴォルテージクランプ下で膜容量（≒膜面積）を測定することにより神経伝達物質放出の程度が想定できる[11]．

4 シングルチャネル測定

シングルチャネル記録はcell-attached patch, outside-out patch, inside-out patchの3つの様式があり，後二者をexcised patchという[12]．cell-attached patchは記録電極内が細胞外液の組成と同じで，神経伝達物質受容体を活性化させるために記録電極内液に受容体アゴニストを添加しておく必要がある．したがって，cell-attached patchが完成したとき，すぐにシングル

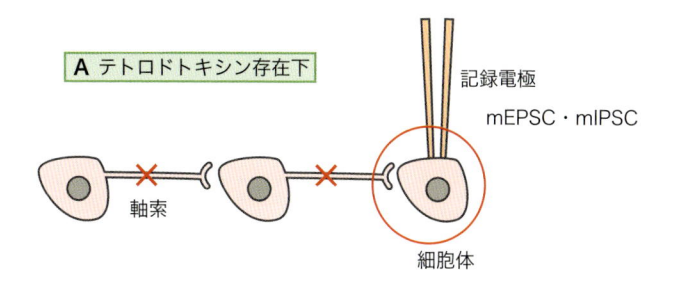

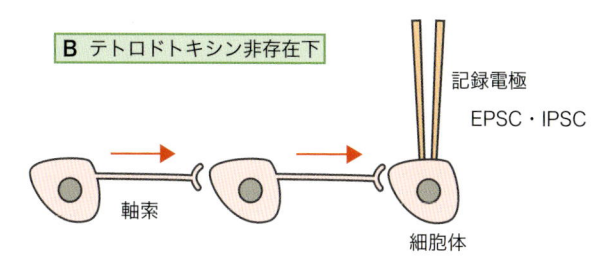

● 図8-4　mEPSC・mIPSC 記録
mEPSC・mIPSC 記録はテトロドトキシン存在下で記録されるため，他のニューロンからの伝達が遮断され単一シナプス間調節の神経伝達物質放出を反映する

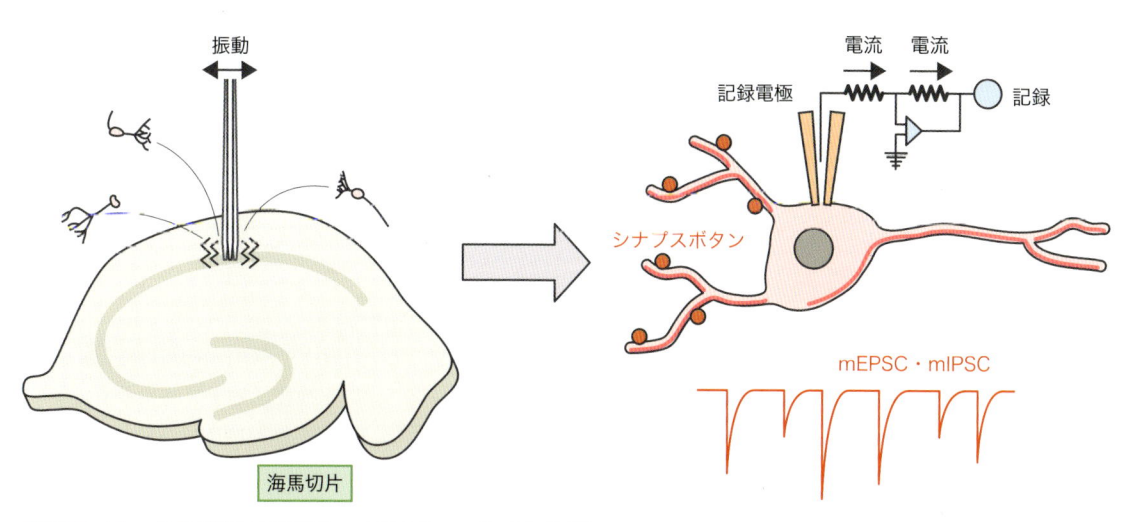

● 図8-5　急性単離神経細胞 mEPSC・mIPSC 記録
機械的振動で単離した神経細胞にはシナプスボタン（シナプス前終末成分）が付着しており，この細胞にホールセルパッチクランプを施行して mEPSC・mIPSC を記録することができる

チャネルの開閉が観察できる．outside-out patch は記録電極内が細胞内液の組成と同じで，受容体アゴニストを細胞外液に投与して神経伝達物質受容体を活性化させる．受容体アゴニストならびに受容体を調節する薬剤の濃度を自由に変えることが可能である．inside-out patch は cell-attached patch と同様に記録電極内が細胞外液の組成と同じで，神経伝達物質受容体を活性化させるために記録電極内液に受容体アゴニストを添加しておく必要がある．cell-attached patch との違いは細胞内液組成を自由に変化させることができるこ

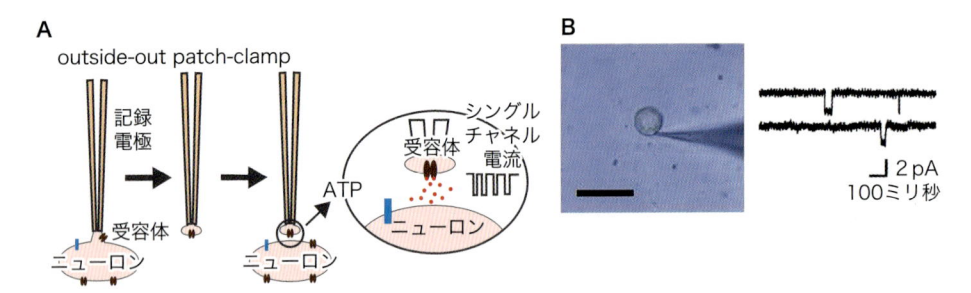

●図8-6　outside-out patch-clampを用いた超感度神経伝達物質放出感知システム
A) 模式図．B) 急性単離脊髄後根ニューロンを用いたシングルチャネル電流記録．急性単離脊髄後根ニューロンにoutside-out patch-clampを施行する．記録電極先端部と他のニューロン表面との距離が5μm以内になるとシングルチャネル電流が得られ，その電流はP2X受容体阻害剤であるPPADSで消失する．このことから，脊髄後根ニューロンからATPが放出されていることがわかる（スケールバー＝50μm）（文献13より転載）

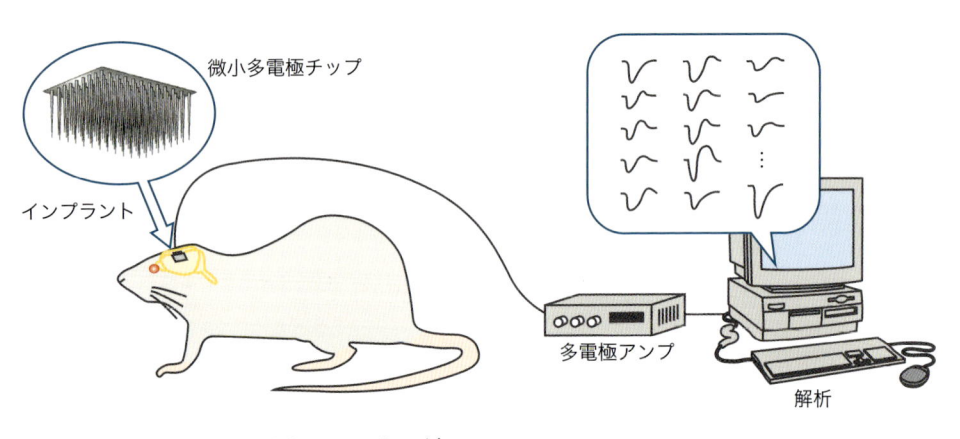

●図8-7　in vivo multi-recording法

とで，受容体調節に関与する細胞内情報伝達機構解析に適している．実験内容に合わせてどの様式を選択するかが決定されている．

1) バイオセンサーとしての応用
―超感度神経伝達物質放出感知システム

ニューロンにoutside-out patchを施行し，記録電極の先端部を他のニューロンに近づける．もし，outside-out patch内に存在する受容体を活性化させる神経伝達物質がニューロンから放出されていると，それに反応してシングルチャネル電流が得られる（図8-6）．このシステムは，HPLCでは感知できない超微量の神経伝達物質放出測定，ならびにリアルタイムのモニタリングを可能とする．

2) in vivo multi-recording法

動物生体脳における神経活動を観察する手法として，保定された動物に対して細胞内記録法やパッチクランプ法などの単一ニューロンからの記録法が応用されている．最近では，三次元的に配置された多数の電極を動物生体脳に埋め込むことにより，脳の目的部位における電気的活動を広範囲かつ同時に記録することができるin vivo multi-recording法を用いた研究も進められている（図8-7）．この方法を応用すると，電極を埋め込まれた動物に対して行動実験を行い，得られた実験結果と行動実験中に記録された電位変化をリンクさせて解析することが可能となる[14]．また，高い空間解像度と時間解像度をもつ，長期間にわたり持続的に記録できるなどの特長があるため，生体脳における細

胞外記録法として有効な手法である．使用する電極については既製品もあるが，目的に合わせて自作することも可能である．

（西崎知之，菅野武史）

■ 文 献 ■

1) Bliss, T. V. & Lomo, T. : Long-lasting potentiation of synaptic transmission in the dentate area of the anaesthetized rabbit following stimulation of the perforant path. J. Physiol., 232 : 337-356, 1973
2) 『The organization of behavior : a neuropsychological theory』(Hebb, D. O.), Wiley, 1949
3) Nicolelis, M. A. & Ribeiro, S. : Multielectrode recordings : the next step. Curr. Opin. Neurobiol., 12 : 602-606, 2002
4) Oka, H. et al. : A new planar multielectrode array for extracellular recording : application to hippocampal acute slice. J. Neurosci. Methods, 93 : 61-67, 1999
5) Neher, E. & Sakmann, B. : Single channel currents recorded from membrane of denervated frog muscle fibers. Nature, 260 : 799-802, 1976
6) Hamill, O. P. et al. : Improved patch-clamp techniques for high-resolution current recording from cells and cell-free membrane patches. Pflugers Arch., 391 : 85-100, 1981
7) 『パッチクランプ実験技術法』(岡田泰伸/編)，吉岡書店, 1996
8) Edward, F. A. et al. : A thin slice preparation for patch clamp recordings from neurones of the mammalian central nervous system. Pflugers Arch., 414 : 600-612, 1989
9) Kaneda, M. et al. : Mechanical and enzymatic isolation of mammalian CNS neurons. Neurosci. Res., 5 : 299-315, 1988
10) Harata, N. et al. : Run-down of the $GABA_A$ response under experimental ischaemia in acutely dissociated CA1 pyramidal neurones of the rat. J. Physiol., 500 : 673-688, 1997
11) Penner, R. & Neher, E. : The patch-clamp techniques in the study of secretion. TINS, 12 : 159-163, 1989
12) 『Single channel recording 2nd edition』(Sakmann, B. & Neher, E.), Plenum Press, 1995
13) Kanno, T. et al. : Noradrenaline stimulates ATP release from DRG neurons by targeting β_3 adrenoceptors as a factor of neuropathic pain. J. Cell. Physiol., 224 : 345-351, 2010
14) 『Methods for Neural Ensemble Recordings 2nd edition』(Nicolelis, M. A. L.), CRC Press, 2008

第8章 さまざまな実験手法

2 細胞培養と遺伝子導入

　細胞培養と遺伝子導入は神経を研究するうえで汎用される技術である．組織培養には不死化した細胞株や分散したニューロンがよく用いられるが，脳組織の小片も培養可能である．個体に比べ操作や観察がしやすいのが特徴である．遺伝子導入により，さまざまなタンパク質やその変異体をニューロンに発現できる．細胞株から個体まで，さまざまなレベルの標品に導入できるが，導入したい組織，行いたい実験によりベクター系（導入する方法）を選択する必要がある．本項ではこれらの手法について概説していく（概念図）．

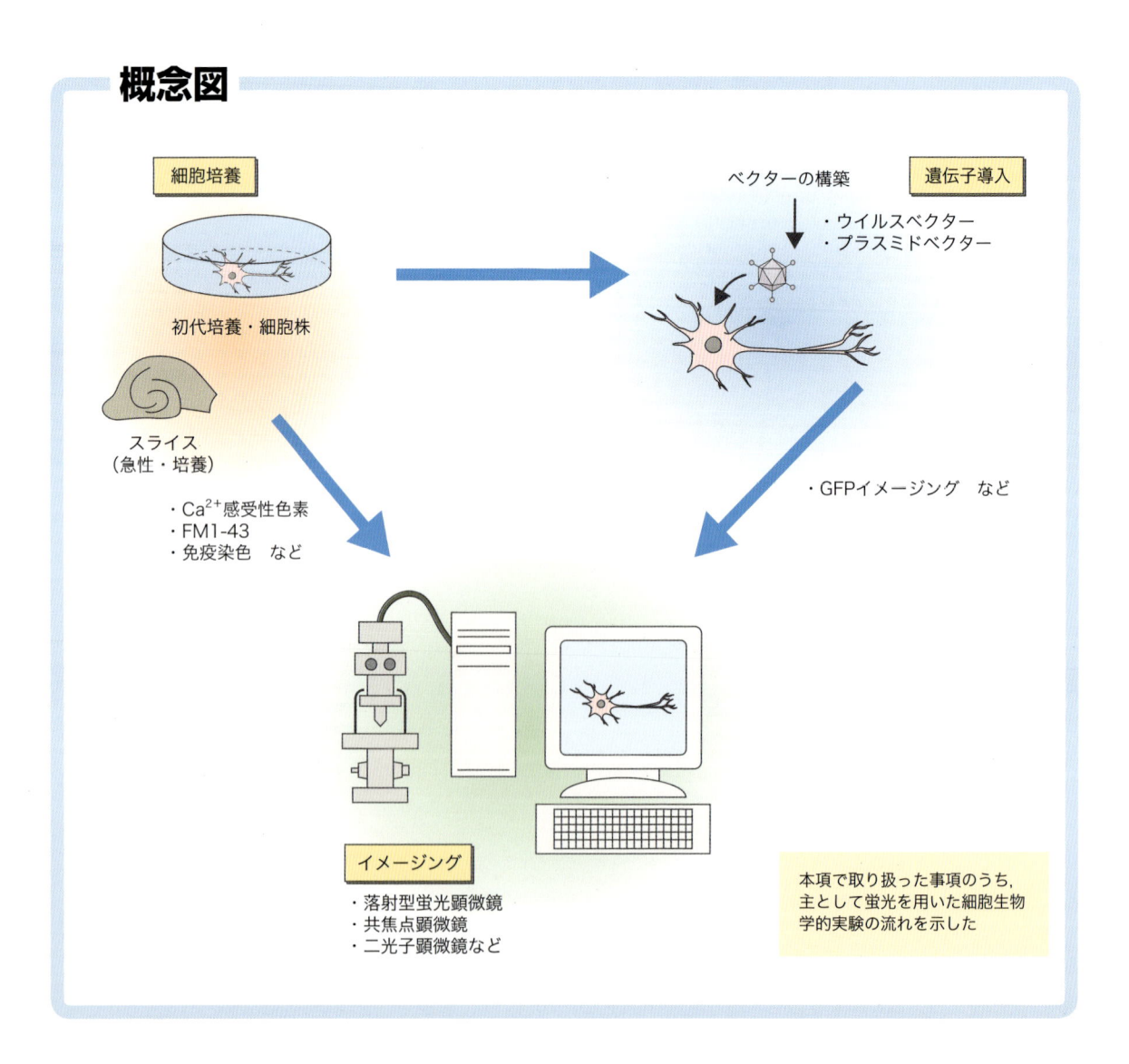

概念図

細胞培養
- 初代培養・細胞株
- スライス（急性・培養）
- Ca^{2+}感受性色素
- FM1-43
- 免疫染色　など

遺伝子導入
ベクターの構築
- ウイルスベクター
- プラスミドベクター

- GFPイメージング　など

イメージング
- 落射型蛍光顕微鏡
- 共焦点顕微鏡
- 二光子顕微鏡など

本項で取り扱った事項のうち，主として蛍光を用いた細胞生物学的実験の流れを示した

1 細胞培養[1)〜3)]

1）細胞培養とは

細胞培養とは個体から組織の一部を取り出して，人工環境下で生育させる技術である．細胞は無菌操作で取り扱われ，液体，あるいはゲル状の培地の中で生育する．培地の中には，無機塩類，糖，アミノ酸，また多くの場合動物由来の血清（さまざまな成長因子などを含んでいる），pH緩衝液，抗生物質（操作中の細菌の混入を避けるため）が含まれている．通常，プラスチックまたはカバーガラス上に生育させる．血球系の細胞などは浮遊したまま培養できる．

培養された細胞は生きた個体を扱うのに比べ，薬物投与や電気的記録が行いやすい，細胞を直下に観察できるため通常見にくい構造も見やすい，組織と異なり均質な標品が得られるなどいくつかの利点があるため多用される．一方，何らかの現象を観察したとしてもそれが実際の組織で起きるのか培養条件下だけなのかは常に念頭に置く必要がある．

2）さまざまなニューロン培養方法

■細胞株

培養される細胞にはいくつかの種類がある．通常，組織から分離される細胞は増殖能が非常に限られている．そのため，腫瘍から単離したり，ウイルスを感染したりすることで不死化した細胞株と呼ばれる細胞を用いることがある．株化した細胞でも元の細胞の性質は多く保持されており，基本的な細胞生物学的な研究は多く報告されている．また，均質な標品が得られる利点も大きい．また，分化を誘導できるなど，通常よく使われる初代細胞（後述）では難しいことも可能である．

■初代培養

正常組織からも細胞を分離し，培養を行うことが可能であり，初代培養という．若干手間はかかるが，細胞株を扱った経験がある研究者であれば多少の経験で可能である．そのためイメージングや電気生理学など神経系の生理機能を観察するには初代培養が第一選択である．通常増殖能に優れた胎生期や未熟動物から調製することが多いが，細胞株と異なりニューロンに分化した後は増殖しないため，その都度用意する必要がある．組織に共存する各種の細胞が混入するため，必ずしも均一とはいえない．

以下に述べるようにいくつかの方法がある．

分散培養

最も一般的なのは分散培養で，細胞を物理的または酵素処理により分散して培養する（図8-8）．数日から数週間で樹状突起や軸索，シナプスなど機能的なニューロンに分化する．ニューロンだけではなく，神経幹細胞，アストロサイト，ミクログリア，オリゴデンドロサイトなどを選択的に培養できる条件も報告されている．基本的に厚みがないため，観察性に優れ，多くの研究がこの方法を用いなされてきた．

分散培養の変法として，マイクロアイランド培養という方法が知られている．これは，ニューロンを1つずつバラバラに培養する技術で有り，その細胞が自己シナプスを形成するため，その細胞がシナプス前細胞かつ後細胞になるものであり，電気生理学的解析を行いやすくする．培養容器に霧吹きのような器具で，コーティング試薬を粒状に播くとコーティングされていない所には細胞が付着できないので，結果として，個々の細胞が独立した培養が可能である．

器官培養

脳組織をスライス，あるいはその他の方法で小片にし，培養する方法を器官培養という（図8-9）．組織の大まかな構築（位置情報や層構造）は保たれるのが特徴である．この場合，組織にある程度厚みがあることが多いため，酸素や栄養源の供給が問題となる．それを解決するため，組織を多孔膜の上に載せ，上面を湿潤した空気に触れさせ，下面を培養液に触れさせる方法がよく取られる．また，組織片を回転させ，空気と培養液に交互に触れさせる方法も取られることがある．

その他の培養方法

複数の由来の細胞を共培養することもある．例えば，ニューロンと非神経細胞株を共培養して非神経細胞上にシナプスを形成させる因子を探索することが可能である．この実験系で，ニューロン特異的なシナプス接着因子が解析されている．

また，近年ES細胞やiPS細胞の技術が進んできたが，これらの細胞からニューロンへと分化誘導することも可能である．特に，統合失調症や筋萎縮性側索硬化症の患者から得られるiPS細胞をニューロンへと分化誘導することにより，通常では難しい，患者由来のニューロンを得ることができる．

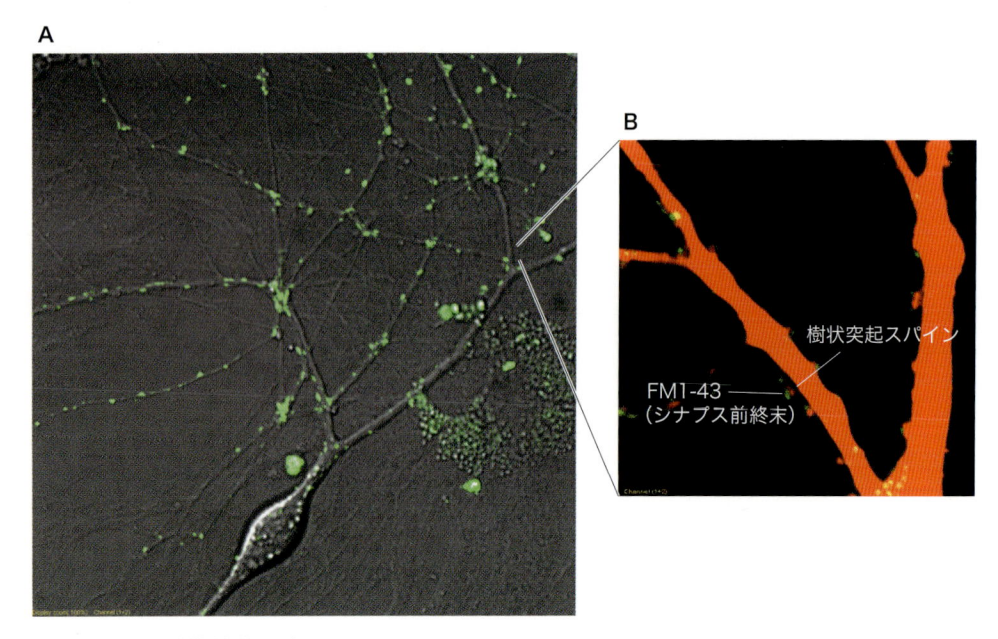

●図8-8　分散培養写真
A) 微分干渉顕微鏡像とFM1-43像（緑）を重ね合わせた画像．B) 一部を強拡大したもの．ニューロンは赤い蛍光色素により染めてある．FM1-43で認められるシナプス前終末と樹状突起スパインがシナプスを形成している像が認められる（写真提供：劉国松博士）

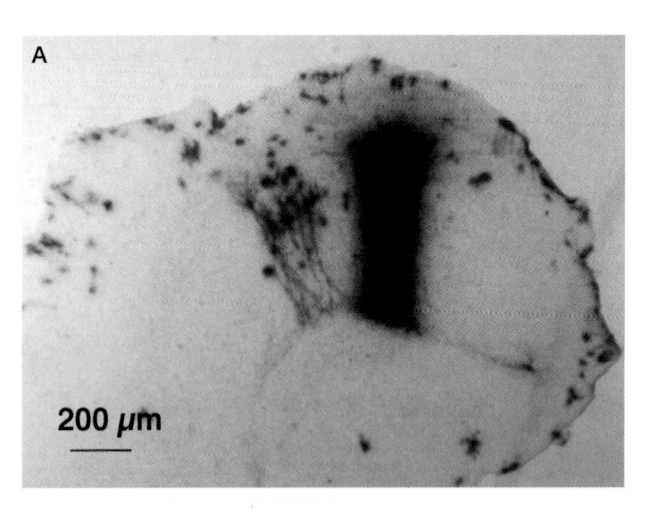

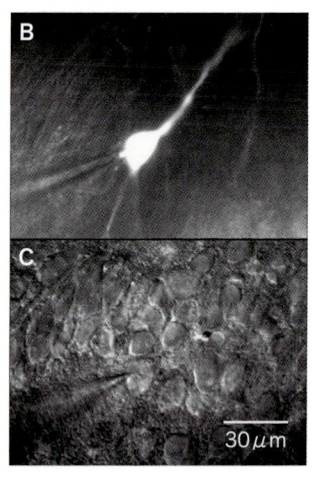

●図8-9　スライス培養写真
海馬組織を400 μmの厚さにスライスし，そのまま多孔質膜上で生育させたもの．A) 全体の写真．ウイルスにより感染されlacZを発現するニューロン（黒く見える）を染色により同定している．B) CA1領域の強拡大でGFPを発現している細胞が中央に写っている．C) 同領域の微分干渉顕微鏡像．左下に伸びる影は記録用ガラス電極．

2 遺伝子導入法[4)5)]

　さまざまなタンパク質の生理作用を検討するのに，神経系の細胞に遺伝子が導入することが必要になることがある．しかしながら，これならば確実に実験できるという方法は残念ながら現在は存在しない．いろいろな方法の長所と短所（表8-1）を考えつつ，目的とする実験に最適なものを選択する必要がある．実験によっては，同じ遺伝子を複数の方法で発現する必要があることもある．

● 表8-1　各種の遺伝子導入法

分類	手法	特徴
プラスミドベクター	リポフェクション，リン酸カルシウム法 電気穿孔法，遺伝子銃	比較的簡単であるが，導入できる対象が狭い．上二者は特殊な装置を必要としない．
ウイルスベクター （表8-2参照）	培地内投入，局所注入	プラスミドベクターに比べると効率はよいが，手間はかかる．
トランスジェニック動物	受精卵，ES細胞への注入	通常プロモーターで決定される発現部位で発現する．効率は高く，個体レベルで解析が可能であるが，時間はかかる．

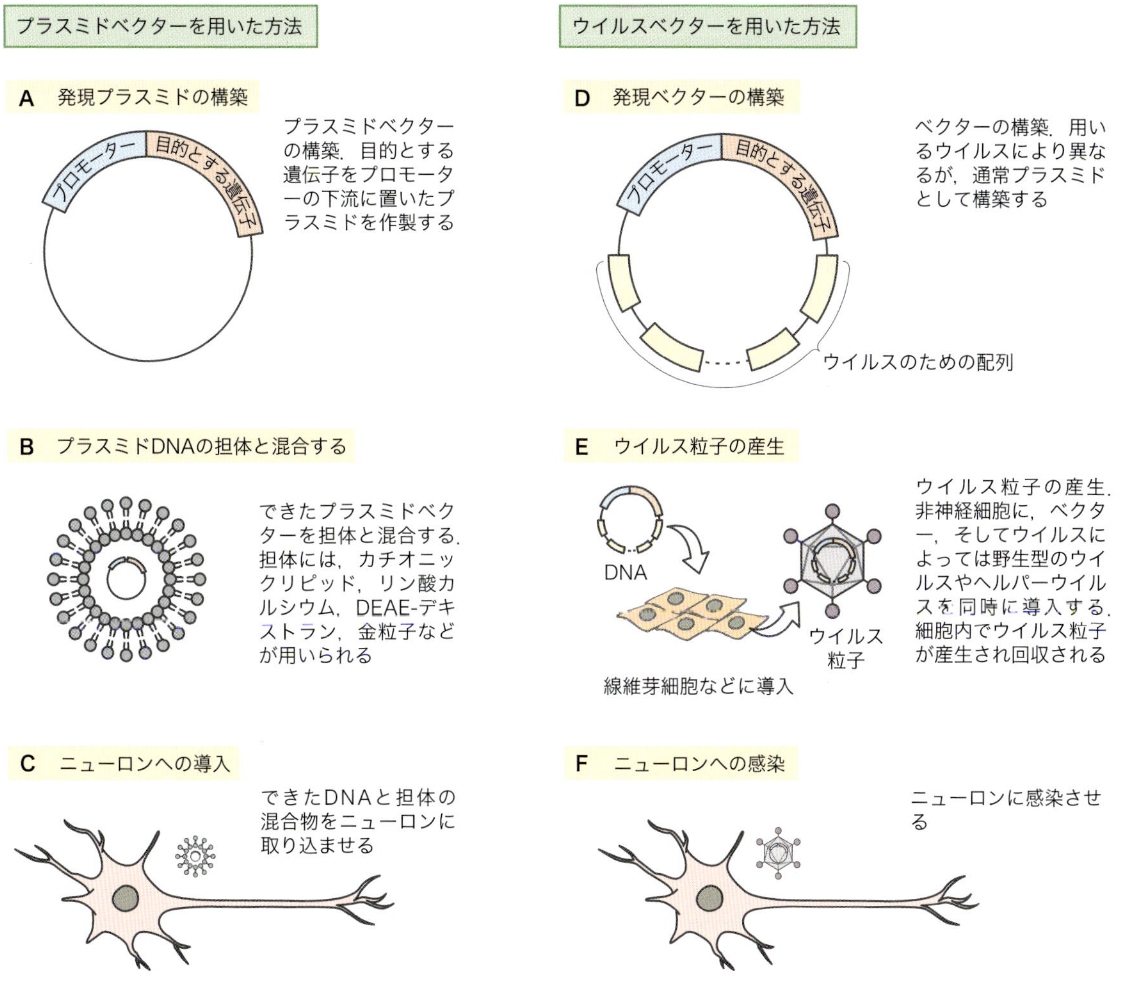

プラスミドベクターを用いた方法

A　発現プラスミドの構築

プラスミドベクターの構築．目的とする遺伝子をプロモーターの下流に置いたプラスミドを作製する

B　プラスミドDNAの担体と混合する

できたプラスミドベクターを担体と混合する．担体には，カチオニックリピッド，リン酸カルシウム，DEAE-デキストラン，金粒子などが用いられる

C　ニューロンへの導入

できたDNAと担体の混合物をニューロンに取り込ませる

ウイルスベクターを用いた方法

D　発現ベクターの構築

ベクターの構築．用いるウイルスにより異なるが，通常プラスミドとして構築する

ウイルスのための配列

E　ウイルス粒子の産生

線維芽細胞などに導入

ウイルス粒子の産生．非神経細胞に，ベクター，そしてウイルスによっては野生型のウイルスやヘルパーウイルスを同時に導入する．細胞内でウイルス粒子が産生され回収される

F　ニューロンへの感染

ニューロンに感染させる

● 図8-10　ベクター構築

遺伝子の導入には2つの段階が存在する（図8-10）．第一段階は，遺伝子を適当なプロモーター，その他導入のために必要なDNA配列と結合させる段階である．プロモーターとは，mRNAの生合成を開始するのに必要な配列であり，発現の組織特異性，時間特異性，量などを決定している．この構築をベクターという．第二段階は，できたベクターをニューロンに導入する段階である．この段階でどのような手法で導入するかにより，第一段階でどのような構築が必要か決まってくる．行いたい実験により，適切な遺伝子導入法を選択

● 表8-2 さまざまなウイルスベクター

種類	特徴
アデノウイルスベクター	ニューロンへの特異性はなく，プロモーターを選択して特異性をもたせる．構築に手間がかかるが，毒性は高くない．発現量はプロモーターにもよるが高い
アデノ随伴ウイルスベクター	血清型によりニューロンへの特異性が異なる．毒性は低いが，発現に時間がかかり量は少ない
ヘルペスウイルスベクター	ニューロンへの特異性は高く，発現量も高い．若干毒性がある
狂犬病ウイルスベクター	シナプスを越え，シナプス前細胞に遺伝子導入が可能．神経回路網の解析に用いられる．
水胞性口炎ウイルスベクター	シナプスを越え，シナプス後細胞に遺伝子導入が可能．
シンドビスウイルスベクター，セミリキ森林熱ウイルスベクター	ニューロンへの特異性は高い．若干毒性がある．構築は容易
レンチウイルスベクター	ニューロンへの特異性はなく，プロモーターを選択して特異性をもたせる．発現量は低い．毒性は全くなく，長期的な感染が可能なので，RNAiも利用可能
レトロウイルスベクター	分裂細胞特異的に感染する．神経幹細胞とそれに由来する細胞への遺伝子導入が可能である．

する．

いずれの方法も，効率は100％ではないことに留意しつつ実験を行う．例えば遺伝子が導入された細胞からの電気生理学的記録を行うには，何らかの方法，例えばGFPの共発現などで遺伝子が導入された細胞を同定できることが好ましい．

1） リン酸カルシウム，リポフェクション

分散培養に導入したいときには，構築が，比較的簡単なプラスミドベクターで十分であろう．リン酸カルシウム法，リポフェクションなどが試みられている．リン酸カルシウムは安価で毒性も少ないが，分散して数日以内の細胞でないと導入しにくく，また効率もあまり高くない．この点リポフェクションの方が導入できる細胞に幅があるが，若干毒性がある．

2） ウイルスベクター

スライスや脳局所に限局した発現を得たい場合，最近長足の進歩を遂げつつあるウイルスベクターが選択肢の1つである．ウイルスベクターはウイルスのもつ遺伝子導入能を利用するが，その遺伝子の一部（あるいは大部分）を除き，目的の遺伝子と置き換えることでベクターとする．ウイルスベクターには表8-2のように各種のものがあり，さらにこの中から利用しやすいものを選択する必要がある．レンチウイルスとアデノ随伴ウイルスは毒性が低く，ほぼないと考えられているが，発現量は低く，最大量に達するまでの時間がかかるが，長期的に発現することができる．一方で，ヘルペスウイルスやシンドビスウイルスは発現量は高く，感染後早期に発現するが，毒性が有り，長期的な観察には向かない．

力価が高いウイルスが得られれば，分散培養では感染効率はほぼ100％とすることも可能である．脳組織に局所的に感染させた場合，感染効率を100％とするのは難しく，この場合もGFPの共発現などで感染した細胞を同定することが望ましい．

また，単に遺伝子を導入するだけではないさまざまな特徴をもったウイルスベクターも存在する．

狂犬病ウイルスベクターは，シナプスを介し逆行性に感染する．この性質を利用して，感染した細胞に対してシナプス入力する細胞（シナプス前細胞）を検出することが可能である．水胞性口炎ウイルスベクターを用いるとシナプス後細胞を検出可能である．

レトロウイルスベクターは分裂細胞にしか感染しない．この性質を利用し，海馬歯状回や側脳室に存在する新生ニューロン特異的に遺伝子を導入することができる．

3） 遺伝子銃

遺伝子銃は，微小な金粒子にプラスミドベクターDNAをコートした上でヘリウムの気流で加速して，ニューロンに向かって射出することで遺伝子を導入す

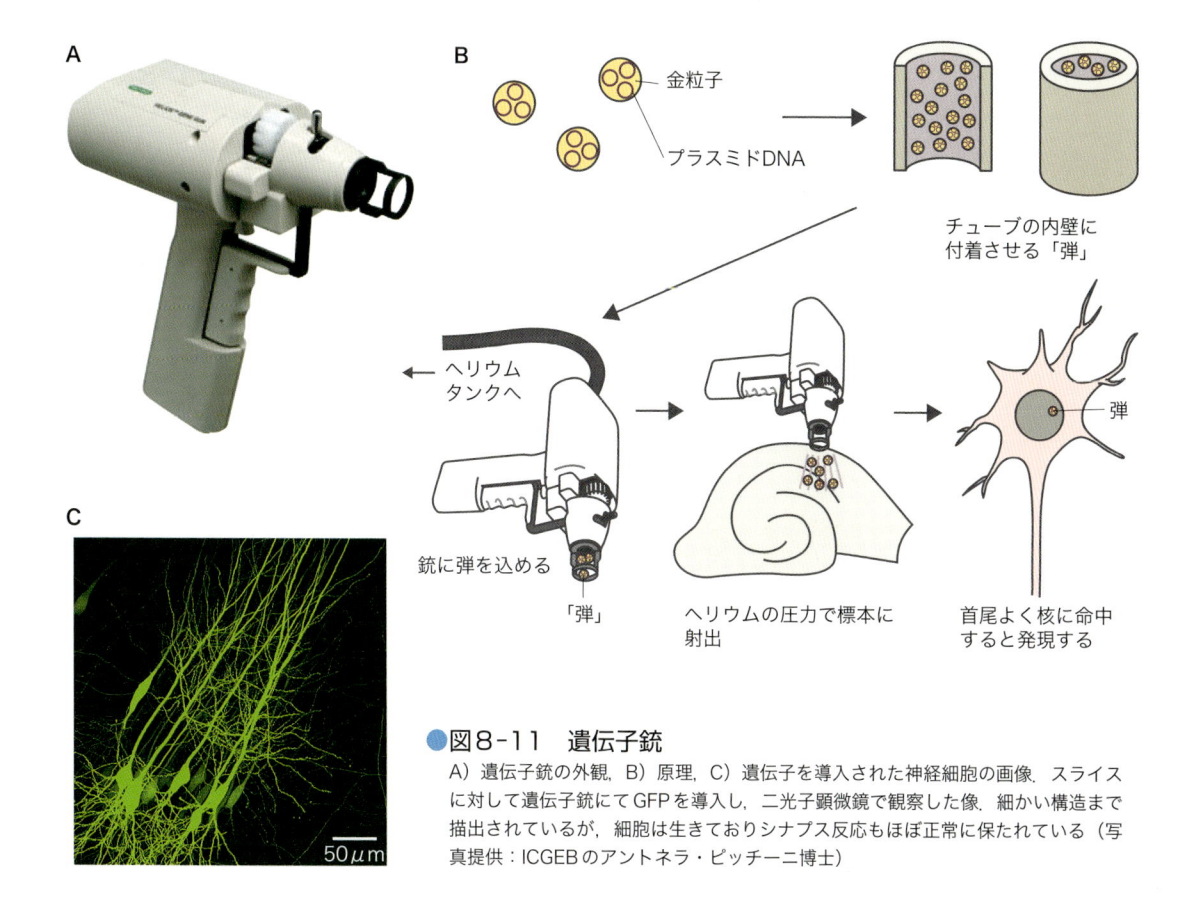

●図8-11　遺伝子銃
A) 遺伝子銃の外観，B) 原理，C) 遺伝子を導入された神経細胞の画像．スライスに対して遺伝子銃にてGFPを導入し，二光子顕微鏡で観察した像．細かい構造まで描出されているが，細胞は生きておりシナプス反応もほぼ正常に保たれている（写真提供：ICGEBのアントネラ・ピッチーニ博士）

る（図8-11）．うまく細胞核に当たった金粒子からDNAが溶出し発現する．プロモーターにはCMVプロモーターやCAGプロモーターが用いられる．筆者らの経験では後者の方が発現量が高い．毒性はほとんどない．複数の遺伝子を導入することがごく容易である．

スライス培養ではうまく働くが，分散培養では細胞自体が吹き飛ばされてしまい，条件が難しい．生きた動物の脳表面の細胞にも導入できるが，ごく表層の細胞にしか導入されない．また，ウイルスベクターと比較すると効率は著しく悪く全細胞記録やイメージングは可能であるが，多数の細胞を同時に解析する局所電位記録や生化学的解析は不可能である．

4）電気穿孔法

細胞外にプラスミドベクターを置いた状態で電場を一過性にかけることで細胞内に取り込ませる方法．電気をかけることでダメージを受ける細胞もあるが，導入時のダメージを生きのびた細胞の状態はよい．スライスでは，プラスミドベクターを含む溶液を含むガラス電極（全細胞記録に用いるものと同じようなものを用いる）を細胞外におき，電場をかけることで行う．また，動物個体では胎仔脳室にプラスミドベクターを注入し，体外から金属電極で電場をかけることで神経細胞にプラスミドベクターを取り込ませる子宮内電気穿孔法も行われている．この場合，出生後長期間にわたり遺伝子が発現する．

5）遺伝子改変動物

再現性高く，多数の同じ種類の細胞に遺伝子を発現したいときや，個体レベルの解析がしたいときは，遺伝子改変（トランスジェニック）動物を使うのが適当である．行動解析をしたいときなどが相当する．プロモーターの選択次第で，脳の特定の領域の特定の細胞種に高い効率で遺伝子を導入することができ，得られる情報も一番多いのではないかと思われる．しかし作製するのに時間がかかり，また遺伝子はプロモー

が働く期間持続して発現するので，発生段階における間接的影響を考慮に入れる必要がある．

最近，鳥類や霊長類でもウイルスベクターを用いることで遺伝子改変が可能であることが示され，今後の技術の発展が期待される．

（林　康紀）

■ 文 献 ■

1）『Culturing nerve cells』(Banker, G. & Goslin, K. / ed.), The MIT Press, 1990
2）『Culture of Animal Cells 3rd ed.』(Freshrey, R. I.), Wiley-Liss, 1994
3）『脳神経研究の進めかた』（真鍋俊也，他/編），無敵のバイオテクニカルシリーズ，羊土社，1998
4）『神経生物学のための遺伝子導入発現法』（吉川和明/編．中川八郎/シリーズ監修），シュプリンガー・フェアラーク東京，1997
5）『遺伝子導入＆発現解析実験法』（斎藤　泉，菅野純夫/編）．ザ・プロトコールシリーズ，羊土社，1997

第8章 さまざまな実験手法

③ *in vivo* イメージング

　脳機能の理解には，外界からの刺激や内部状態によって時々刻々変化するニューロンの活動や形態を「その場」で「リアルタイム」に観察することが必要不可欠である．動物個体内（*in vivo*）でこれらの観察を可能にする方法として，近年，2光子励起顕微鏡をはじめとする革新的なイメージング技術が開発され，マウスやラットを対象とした *in vivo* イメージングの研究が盛んに行われている（概念図）．本項では，2光子励起観察法を中心に *in vivo* イメージングの原理と脳神経科学への応用について概説する．

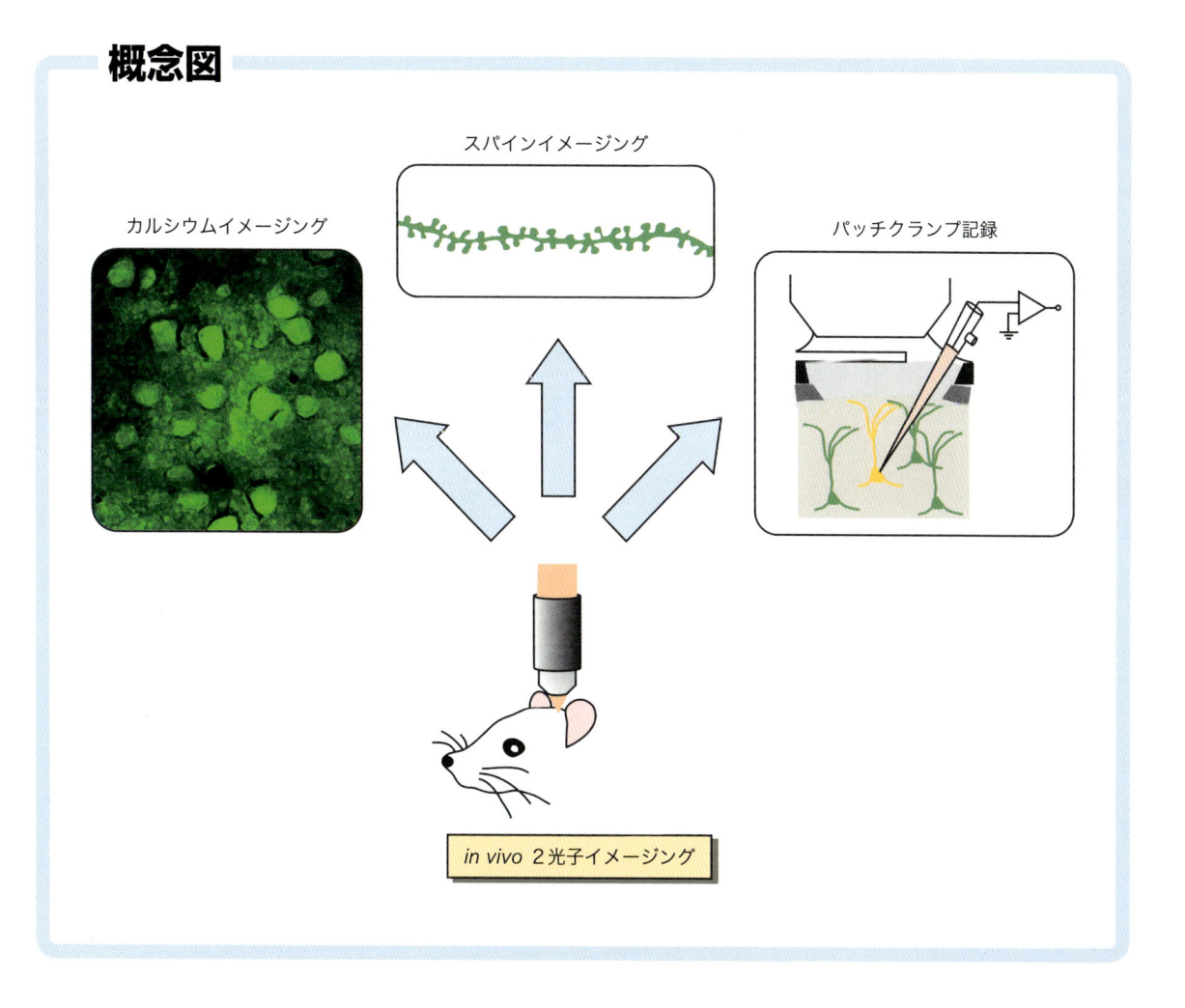

概念図

カルシウムイメージング

スパインイメージング

パッチクランプ記録

in vivo 2光子イメージング

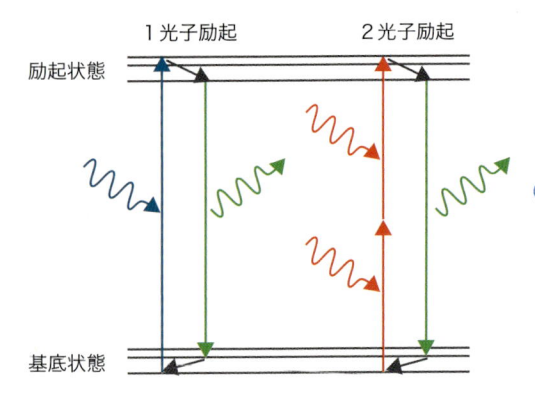

●図8-12　1光子励起および2光子励起のヤブロンスキーダイアグラム

1光子励起では，エネルギーの高い（波長の短い）紫外〜可視光を吸収（青矢印）して，励起光よりも波長の長い蛍光（緑矢印）を発する．2光子励起では，蛍光よりも波長の長い近赤外光（赤矢印）を励起光として用い，光子2つを同時に吸収することで励起される

1 背景

2光子励起観察法が生体試料に適用されたのは，1990年のデンクらによる報告が最初である[1]．その後，同グループによって，脳スライス標本での樹状突起スパイン内カルシウムイメージング[2]や in vivo でのイメージング[3]などが次々と報告され，神経科学研究における2光子励起観察法のもつ威力とその有用性に対する認識が広がっていった．しかしながら，当時は，レーザーや顕微鏡光学についての高度な専門知識が必要であったため，ごく限られた研究室でのみ可能な実験手法であった．近年になって，手間のかかる調整が不要なコンピュータ制御のレーザーシステムや，市販の2光子レーザー顕微鏡が入手可能になったことから，生物学や生理学研究者にとっても2光子励起観察法は比較的身近な存在になった．さまざまな蛍光タンパク質や遺伝子導入技術の開発（**第8章-2**）によって in vivo での観察が容易になったことと合わせ，2光子励起観察法は電気生理学的手法と並んで，神経活動・動態観察の一般的な方法になりつつある．

2光子励起顕微鏡は，非線形光学効果を利用するレーザー走査型顕微鏡であるため，倍率・開口数の高い対物レンズを用いる必要がある．すなわち，個々のニューロンの活動や樹状突起スパインの形態観察などには向いているものの，脳の機能マップのような数mmの範囲を対象とするイメージングにはあまり向いていない．これらの脳の領域単位の活動を観察するには，内因性光シグナルや電位感受性プローブの高速カメラを用いたイメージング法が用いられる．内因性光シグナルには，神経活動に伴う脳の血流変化を特定波長の光の反射率の変化として捉えるものや，神経興奮による代謝活性の亢進を内在性のフラビンタンパク質の蛍光変化として捉えるものがある．これらの内因性光シグナルの反応は秒オーダーで遅いものの，外来のプローブを導入せずに皮質活動を広い範囲で再現性よく観察できることから，脳機能マップの可塑的変化の研究などによく用いられる．一方，電位感受性プローブを用いたイメージングでは，ニューロンの電気的活動を直接，ミリ秒オーダーで観察できるため，皮質の複数の領域にまたがる活動の伝搬などを観察するのに適している．

2 2光子励起観察法の原理と特徴

2光子励起とは，蛍光励起における非線形効果の一種で，通常の蛍光励起と異なり，蛍光分子がエネルギーの低い光子を2つ同時に（<〜0.5 fs）吸収することで励起される過程を指す（**図8-12**）．このことから，2光子励起顕微鏡は以下にあげる特徴をもつ．

❶ 2つの光子が同時に吸収される必要があるために，きわめて高い光子密度が必要で，励起確率が入射する光子密度の2乗に比例する．高い光子密度を実現するために時空間的に圧縮された光が必要となるが，このため，ピークパワーが高く（〜kW）かつパルス幅の短い（<ps）フェムト秒パルスレーザーを光源とし，高い開口数の対物レンズを用いて集光することで初めて2光子励起が可能となる（**図8-13**）．

❷ 1光子励起の場合の約1.5〜2倍の波長で励起が起こる（近赤外領域：約700〜1,000 nm）．近赤外光は，生体組織による散乱が可視光と比べて著しく少ない

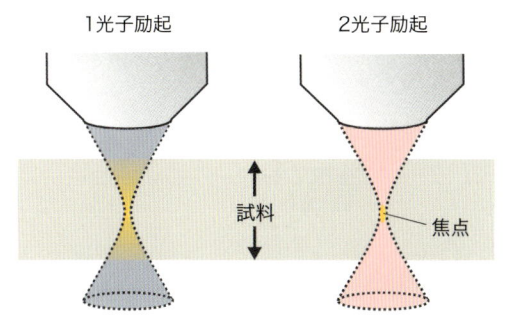

●図8-13　1光子励起および2光子励起における励起体積の比較

1光子励起では，励起光が通過する円錐内全体で蛍光が発生するのに対し，2光子励起では，焦点近傍のみが励起される

ため，観察の際の励起光の透過性が高く，組織のより深部における観察が可能である．大脳皮質の場合，観察可能な深さ方向の限界は，0.5〜1 mm程度である（図8-14）．

❸対物レンズで集光した焦点近傍のごく一部でのみ2光子励起が起こる．すなわち，断層像を得ることが可能である（分解能：横方向0.5 μm以下，深さ方向2 μm以下）．また，焦点近傍以外では励起が起こらないため，蛍光退色や生体組織への光障害が少ない（図8-13）．

❹励起方法自体で断層像を得ることができるため，1光子励起の共焦点顕微鏡で断層像を得るためのピンホールが不要であり，少ない平均レーザー強度でより多くの蛍光シグナルを得ることができる（図8-15）．

❺市販されている蛍光色素や蛍光タンパク質の2光子吸収波長範囲は，1光子励起に比べて非常に広く，1つの励起波長で色の異なる複数の蛍光分子を同時に励起することができる．

これらのうち，特に❷〜❹が，in vivoイメージングを可能にするために重要な特徴である．図8-16に一般的な動物観察用2光子励起顕微鏡の光学系の概略と実際の顕微鏡システムについて示した．光源として，モードロック式フェムト秒チタンサファイアレーザーを用い，ガルバノミラーによってレーザーを走査して画像を取得する．

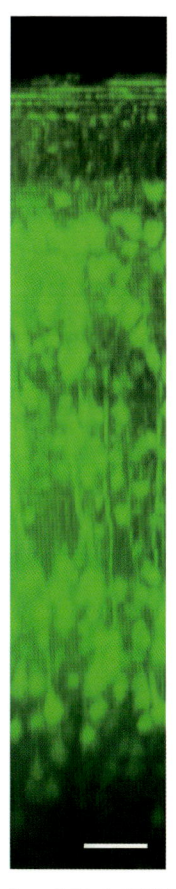

●図8-14　マウス大脳皮質錐体細胞のin vivo 2光子イメージング

（スケールバー＝50 μm）（写真撮影：筆者と東京大学の川島尚之博士，尾藤晴彦博士）

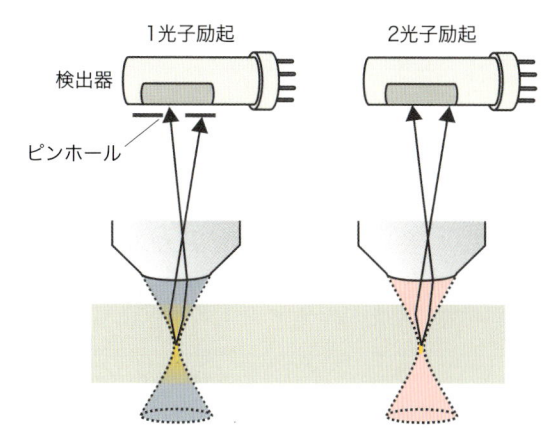

●図8-15　1光子励起および2光子励起における励起光の検出

2光子励起は励起体積が小さく，断層像を得ることができるため，1光子励起の共焦点顕微鏡で断層像を得るためのピンホールが不要であり，少ない平均レーザー強度でより多くの蛍光シグナルを得ることができる

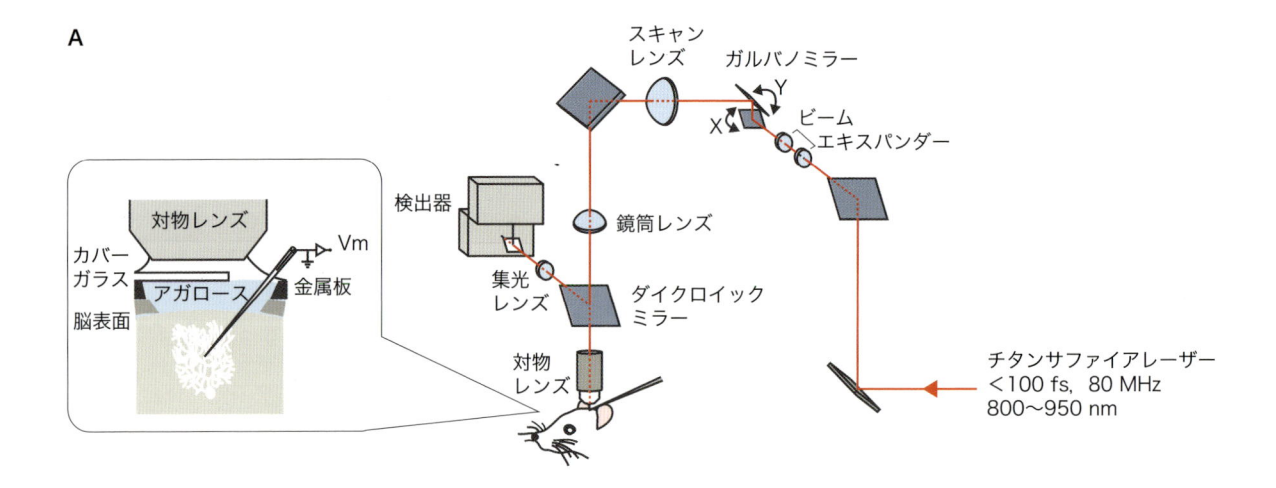

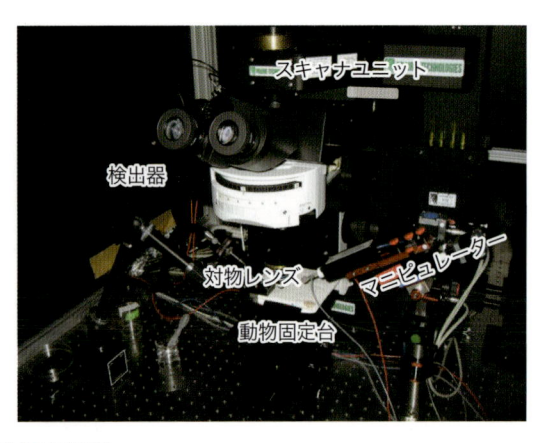

●図8-16　*in vivo* 2光子励起顕微鏡
A）光学系の概略，B）実際の顕微鏡システム

MEMO

2光子励起顕微鏡の本体は，共焦点顕微鏡のスキャナをもとにしているものが一般的だが，効率よく蛍光を検出するための外部検出器の設置や動物個体を観察するための固定台など若干の変更が必要となる．最近では，*in vivo*イメージングを主目的とした2光子顕微鏡も市販されるようになった．

3 *in vivo* 2光子イメージングの実際

2光子励起顕微鏡で観察可能な深さ方向の限界（深部到達度）は，脳組織の場合，約0.5〜1 mm程度である．そのため，一般的なレーザー顕微鏡システムを用いる場合，2光子励起観察法が適用できる脳領域は表層（大脳皮質や小脳皮質，嗅球など）に限られる．一般に，海馬などの深部構造を観察したい場合は，光ファイバーを用いた内視鏡システムを用いるか，大脳皮質を外科的に取り除くことが必要となるが，最近では海馬まで観察可能なシステムも市販されている．

通常の2光子励起顕微鏡を用いる場合，まず，動物を顕微鏡下に固定する必要がある．安定して強固に固定でき，かつ，顕微鏡の観察面と脳表面の位置合わせが容易であるなどの理由から，薄い金属板などを頭蓋骨に直接固定する方法がよく用いられている．この方法によって，最近では，麻酔下のみならず覚醒行動中のマウスにおいて，2光子励起観察が可能となっている．

MEMO

自由行動下での2光子励起観察を可能にするヘッドマウント式の小型2光子顕微鏡などの特殊な顕微鏡や，頭部固定下でマウスの行動実験を可能にするバーチャルリアリティ環境などが開発されている．

観察部位の処置については，主に頭蓋骨に穴を開ける開頭術を行う場合と頭蓋骨を薄く削って穴を開けない場合の2通りの方法がある．どちらの方法を選択するかによって実験結果が異なる場合があることが報告されており，実験の目的に応じてどのような処置を行うかを慎重に検討する必要がある．しかしながら，電気生理計測を同時に行う場合や蛍光色素を皮質に注入する場合などは，脳内に電極を刺入する必要があるため，開頭術を行う以外に選択肢はない．

脳スライス標本や培養細胞（in vitro）におけるイメージングと異なり，in vivoイメージングで一番の問題となるのが，拍動や呼吸による脳の動きである．観察部位によって程度の大小はあるものの，動物が生きている限り，脳の動きを完全に止めることはきわめて難しく，特に，開頭術を行って樹状突起スパインや軸索終末などの微細構造を観察する際には重大な問題となる．そこで，動きのアーチファクトを低減する手段として，通常は1.5～3％程度のアガロースを脳表面に滴下し，カバーガラスで上から押さえるという方法が用いられる．多くの場合には，この方法によって，動きは1～2μm以下にまで押さえることが可能である．焦点面内の動きについては，実験後の画像解析でアーチファクトを低減することも可能である．形態観察においては，心電図で拍動に合わせて画像取得を行うことで，動きの影響が軽減される場合がある．

4 in vivo 2光子イメージングの応用例

2光子励起観察法によって現在最も広く行われているのは，多細胞同時カルシウムイメージングによる神経ネットワーク活動の可視化と，樹状突起スパインなど微細構造の形態観察である．また，これらとパッチクランプ記録などの電気生理学的手法を組合わせた研究も盛んに行われている．

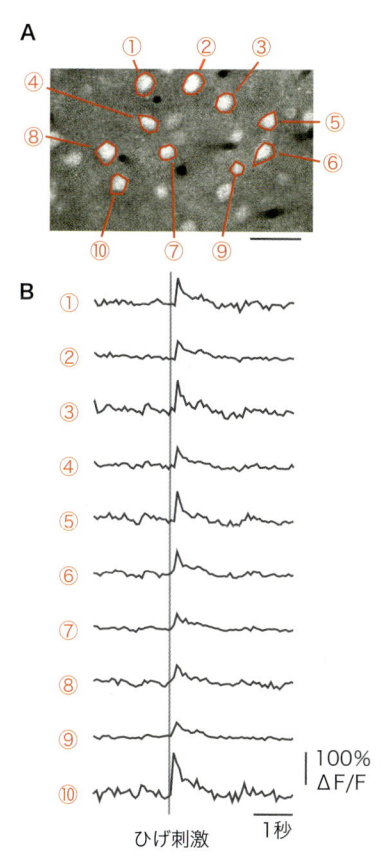

●図8-17　MCBL法による in vivo 多細胞カルシウムイメージング

A）マウス大脳体性感覚野第2/3層ニューロンにおける感覚刺激応答の顕微鏡写真（スケールバー＝30μm）．B）①～⑩のニューロンすべてで，ひげ刺激後のCa^{2+}濃度の上昇がみられる

1）神経ネットワーク活動イメージング

2003年にストシェークらによって発表されたMCBL（multi-cell bolus loading）法により，神経ネットワークの活動を個々のニューロンの分解能で in vivo において実時間で直接観察することが可能になった[4]．ニューロンが活動電位を発生すると，脱分極により電位依存性Ca^{2+}チャネルが開き，細胞内Ca^{2+}濃度が上昇する．MCBL法とは，複数のニューロンに同時にカルシウム感受性色素を取り込ませて，in vivo でカルシウムイメージングを行い，ニューロン集団の活動をモニターする実験手法である（図8-17）．この方法は，細胞膜透過型のカルシウム感受性色素を皮質に注入して，細胞体におけるCa^{2+}濃度変化をモニターするだけなので，比較的容易に実験を行うことができる．したがっ

て，in vivoにおける2光子励起観察法を用いた神経活動の可視化解析の主流になっている方法である．

また，この方法で可視化できるCa^{2+}シグナルは，主にニューロンの活動電位を反映しているため，これまでの電極を用いた「点」からの活動電位計測に代わる新しい計測法として，特に，システム神経科学研究に大きな進展をもたらしつつある．実際，MCBL法を用いて，ネコ第一次視覚野の方位選択性カラムや風車構造がニューロン1個の精度で形成されていることが見事に示され，世界中に衝撃を与えた[5]．さらに，グリア細胞や抑制性ニューロンを識別する方法が開発され，それぞれの細胞が脳の情報処理にどのような役割を果たしているのかをより詳細に解析することが可能となっている．また，対物レンズやレーザー走査法の改良によって，三次元空間に配置された数百〜千個のニューロンの活動をミリ秒オーダーで同時に捉えることが可能になりつつある．

最近になって，GFPなど蛍光タンパク質を改変した，遺伝子でコードされたカルシウムプローブ（genetically encoded calcium indicator：GECI）の改良が進み，カルシウム感受性色素と同程度の感度でニューロン活動をモニターすることができるようになった．GECIがカルシウム感受性色素よりも優れている点は，遺伝子導入に特異的プロモーターを利用することで，特定の細胞種にのみGECIを発現することが可能な点と，遺伝子発現が継続している間，長期にわたって同一の細胞から繰り返しカルシウムイメージングが可能な点である．Cre-LoxPシステムを用いたGECI発現を可能にする遺伝子改変マウスがすでに開発されており，今後，ますますその利用が拡大していくものと思われる．

これらの多細胞同時カルシウムイメージング法は，神経情報処理の研究だけでなく，神経疾患モデル動物の解析にも用いられるようになった．てんかんや脳虚血・卒中，アルツハイマー病などのモデルマウスにおいて，病巣周辺でのニューロンやグリアの活動や局所血行動態との関係などが直接可視化できるため，今後，病態解明や治療法の開発に威力を発揮すると期待されている．

2）微細形態のタイムラプスイメージング

神経回路がどのように形成され，また，形成された神経回路がどの程度安定でかつ外部刺激に対して可塑的であるかを知ることは，脳の情報処理を理解するう

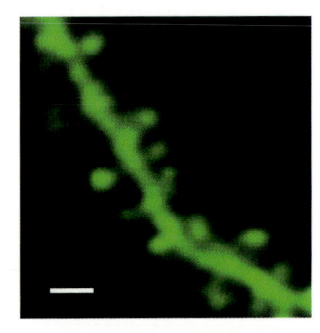

●図8-18 マウス大脳皮質錐体細胞における樹状突起スパインのin vivoイメージング
（スケールバー＝2μm）

えで必要不可欠である．特に，ニューロンはシナプスを介して神経回路を形成しており，シナプスを構成する2つの要素，シナプス前終末と樹状突起スパインの構造とその変化が重要である．2光子励起観察法の特徴の1つは，高い空間分解能で断層像を得ることができることにあり，蛍光タンパク質を発現するニューロンにおいて，μm以下のオーダーの樹状突起スパインや軸索終末をin vivoで観察することが可能である（図8-18）．このような微細形態を数日から数カ月の長期にわたって観察し，発達過程やシナプス可塑性によって，これらの構造がどのように変化するかについて詳細な解析がなされている．最近では，スパイン形態のみならずそこに存在する機能分子（グルタミン酸受容体やPSDタンパク質などのシナプス関連分子）の動態のタイムラプスイメージングが行われるようになっている．神経回路形成やシナプス可塑性の分子メカニズムがin vivoで直接明らかにされ，多細胞同時カルシウムイメージングとともに，病態モデル動物の解析にも強力な手段となることが期待される．

長期間のタイムラプスイメージングを行う場合には，手術などに伴う影響に若干注意を払う必要がある．開頭術を行った場合には，ミクログリアの活性化が脳の広範囲にわたって起こり，そのため，開頭しない場合と比べて，樹状突起スパインのターンオーバーが速くなるという報告がある．動物の回復を前提としたタイムラプスイメージングでは，感染を起こさないよう細心の注意を払うとともに，自分が用いる方法を最適化することが必須となる．

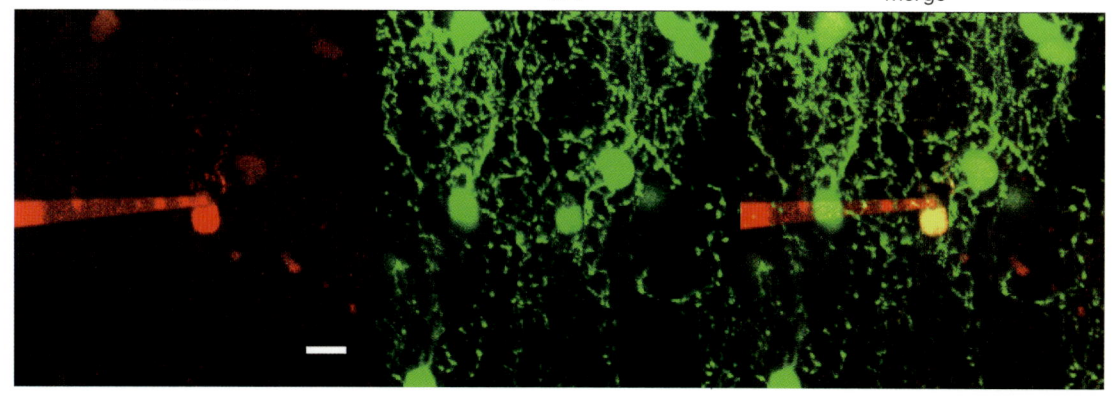

●図8-19　2光子イメージングを用いた，特定ニューロンからの選択的パッチクランプ記録
マウス小脳皮質における分子層介在ニューロンからの記録．星状細胞に蛍光タンパク質GFPを発現するマウスを用い，記録電極を蛍光色素Alexa594で可視化して，2光子励起顕微鏡で標的ニューロンを同定したうえでパッチクランプ記録を行う（スケールバー＝20μm）

3）単一ニューロン活動の可視化と電気生理計測

単一ニューロンが脳内で行う情報処理を明らかにすることは，神経科学における中心的課題の1つである．「1個のニューロンにおいて，感覚器からのシナプス入力がどのように統合され，活動電位として出力されるのか？」「学習や記憶の形成によって，単一ニューロンの入出力関係にどのような変化があるのか？」これらの疑問に実験的に直接アプローチすることができる可能性があるのは，2012年の現時点で in vivo における2光子励起観察法をおいて他に存在しない．1997年，スボボダらは世界に先駆けて，in vivo での2光子励起カルシウムイメージング法と微小電極記録法により，大脳バレル皮質第2/3層錐体細胞の尖端樹状突起における活動電位の逆伝搬をイメージングすることに成功した[6]．それまで in vitro でしか行われていなかった，カルシウムイメージングと電気生理計測の同時測定が in vivo でも可能であることを示し，活動電位の逆伝搬が in vivo においても存在することを示して大きなインパクトを与えた．in vitro の実験系では再現することが不可能な，感覚刺激によるシナプス入力やバックグラウンドのネットワーク活動，神経修飾系などによる樹状突起の興奮性の変調とその細胞内分布が，in vivo での2光子励起観察法と電気生理計測の組合わせにより，直接明らかにされてきている．

2光子励起観察法で in vivo のニューロンを可視化することは，電気生理計測を行ううえでも非常に大きな利点となる．従来の in vivo における電気生理計測は，基本的にブラインドで行うため，特定のニューロンを標的にした記録は原理的に不可能で，記録を行った細胞内の部位を特定することもできない．2光子イメージングでは，GFPなどの蛍光タンパク質であらかじめ標的となるニューロンをラベルし，そのニューロンから記録を行うことで，調べたいニューロンから選択的に記録することが可能である（図8-19）．細胞数としては圧倒的に少ない抑制性ニューロンの解析や，長時間ホールセル記録を維持することが必要な単一ニューロンの樹状突起活動の可視化に特に有用である．電気穿孔やホールセル記録によって，記録を行ったニューロンだけに遺伝子を導入することにも応用でき，ニューロンの特性を特定したうえでそれが含まれる局所回路を可視化することなども可能になっている．

MEMO

GFPなどのラベルを導入しなくても，細胞外に灌流した色素でニューロンをネガティブイメージとして可視化して，選択的に記録を行うことも可能である．

これまで，電気生理計測とイメージングを同時に用いた研究は，ほとんどすべてが麻酔下での実験によるため，今後，覚醒状態および自由行動下での樹状突起の興奮性がどのような状態であるのかについて単一

ニューロンレベルで明らかにされる必要があり，さらなる技術革新が待たれる．

5 その他の in vivo イメージング法

1）内因性光シグナルイメージング
■ 脳の光反射率の変化

　脳に光を当てると，神経活動依存的に光の反射率が変化する．したがって，視覚，聴覚，体性感覚などさまざまな刺激による皮質活動パターンを画像として捉えることができる．この刺激誘発性の反射率変化は，内因性光シグナルと呼ばれ，カルシウム感受性色素や電位感受性色素などの外来プローブを用いた光シグナルと区別されている．内因性光シグナルの原因としては，血中ヘモグロビンの飽和度変化，血流量の変化，組織の光散乱の変化などが知られており，使用する光の波長によって何が主因となるかが異なる．赤色光（〜630 nm）でのシグナル変化がS/N比やコントラスト比の点で最も優れており，一般的にはこの波長帯の光が光源として用いられる．神経活動に伴う反射率変化は，0.1％未満と非常に小さいものの，高強度かつ低ノイズの光源を用い，複数試行の平均化処理をすることで，数mm四方の範囲の皮質活動を約50 μmの分解能で観察できる．

■ フラビンタンパク質の蛍光

　もう1つの内因性光シグナルは，フラビンタンパク質による自家蛍光である．神経活動の結果として起こる代謝活性の亢進によって，ミトコンドリアにあるフラビンタンパク質が酸化型になり，青色励起で緑色蛍光を発するようになる．このフラビンタンパク質の蛍光シグナルは，血液由来の内因性光シグナルと比べて変化が大きく，反応も速いことが特徴である．

　これらの内因性光イメージング法は，外来プローブを用いないことから，同一個体の同じ領域で繰り返し観察が可能なことに加え，経頭蓋イメージングが可能で侵襲性が低いため，感覚遮断による皮質活動マップの変化など，日単位での変化を観察することが必要とされる経験依存的可塑性の研究によく用いられる．

2）電位感受性プローブによるイメージング

　電位感受性色素は，ニューロンの細胞膜に取り込まれて膜電位依存的に蛍光強度が変化するプローブである．反応が速く（＜10 μs），膜電位変化に対してシグナルが線形に変化するのが特徴で，脳スライス標本での単一ニューロンにおける測定では，活動電位の波形を再現できることが示されている．すなわち，内因性光シグナルと異なり，電位感受性色素と高速カメラを用いれば，ニューロンの膜電位変化を直接モニターすることができる．この特徴を生かし，感覚刺激に対する複数領野（例えば，体性感覚野と運動野）間の興奮の伝搬や，領野内における速いオシレーションなどを観察することが可能である．

〈喜多村和郎〉

■ 文 献 ■

1) Denk, W. et al. : Two-photon laser scanning fluorescence microscopy. Science, 248 : 73-76, 1990
2) Svoboda, K. & Yasuda, R. : Principles of two-photon excitation microscopy and its applications to neuroscience. Neuron, 50 : 823-839, 2006
3) Helmchen, F. & Denk, W. : Deep tissue two photon microscopy. Nat. Methods, 2 : 932-940, 2005
4) Stosiek, C. et al. : In vivo two-photon calcium imaging of neuronal networks. Proc. Natl. Acad. Sci. USA, 100 : 7319-7324, 2003
5) Ohki, K. & Reid, R. C. : Specificity and randomness in the visual cortex. Curr. Opin. Neurobiol., 17 : 401-407, 2007
6) Svoboda, K. et al. : In vivo dendritic calcium dynamics in neocortical pyramidal neurons. Nature, 385 : 161-165, 1997

■ 参考文献 ■

・『In Vivo Optical Imaging of Brain Function, Second Edition（Frontiers in Neuroscience）』（Frostig, R. D. /ed.），CRC Press, 2009
・『Imaging in Neuroscience：A Laboratory Manual』（Helmchen, F. & Konnerth, A. /ed.），CSHL Press, 2011

第8章 さまざまな実験手法

4 光操作

　光を吸収することで活性化するタンパク質をニューロンに発現させ，これを光照射することで，任意の時間で任意の部位で，発現タンパク質の機能を操作することが可能となってきた（概念図）．特に，陽イオンを透過する光駆動型チャネルロドプシン-2（ChR2）の登場は，ニューロンの活動電位をミリ秒単位で誘導することを可能とした．このような分子は遺伝子導入によって特異的な細胞群，または単一細胞で発現させることができ，複雑なネットワーク構造をもつ神経系において特異的な回路機能を抽出することが可能である．光操作は神経科学において革新的なツールとなっている．

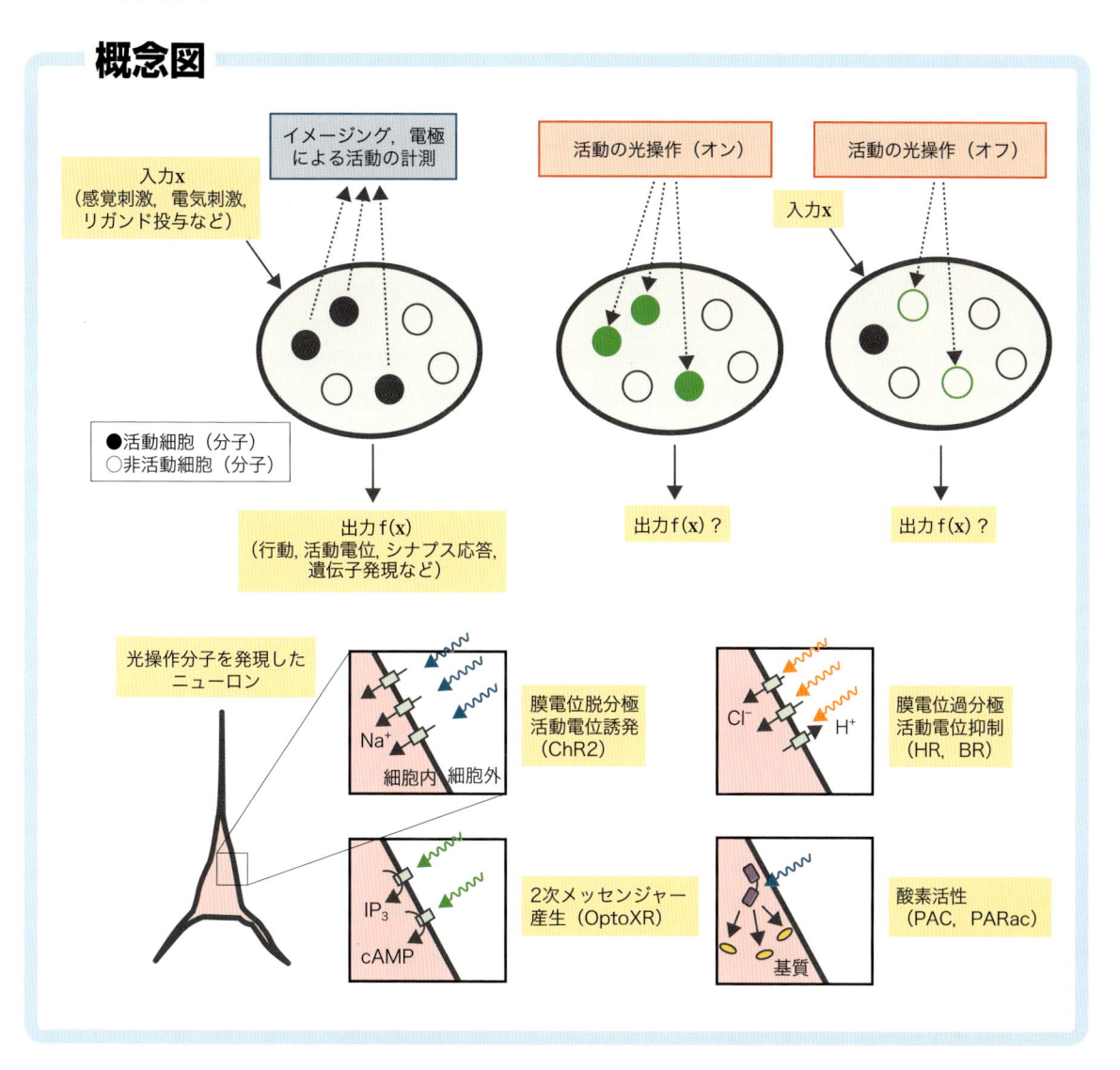

概念図

- ●活動細胞（分子）
- ○非活動細胞（分子）

入力x（感覚刺激，電気刺激，リガンド投与など）→ イメージング，電極による活動の計測 → 出力f(x)（行動，活動電位，シナプス応答，遺伝子発現など）

活動の光操作（オン）→ 出力f(x)？

活動の光操作（オフ）＋ 入力x → 出力f(x)？

光操作分子を発現したニューロン

- 膜電位脱分極 活動電位誘発（ChR2）：Na^+ 細胞内/細胞外
- 膜電位過分極 活動電位抑制（HR，BR）：Cl^-，H^+
- 2次メッセンジャー産生（OptoXR）：IP_3，cAMP
- 酵素活性（PAC，PARac）：基質

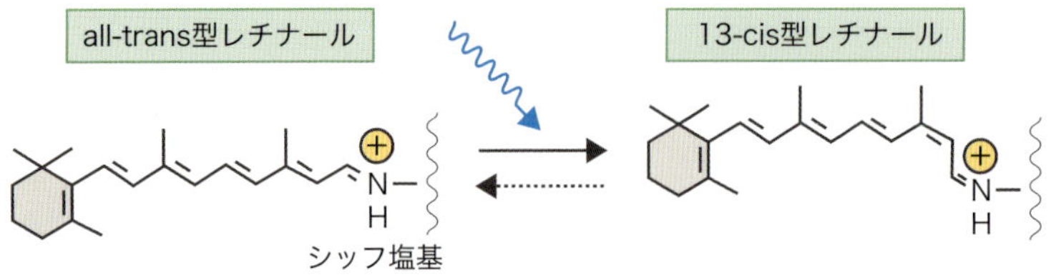

●図8-20　レチナールの異性化

　2002年以降，光によって活性化するタンパク質の発見・改良・開発が進み，蛍光タンパク質を用いて分子の挙動，細胞活動を光で観察するだけでなく，任意の時間で任意の部位で細胞活動を光で操作することが可能となってきた（概念図）[1)～4)]．遺伝学的，光学的方法を組合わせて生体組織の特異的細胞種における機能獲得，機能欠損を操作する分野をオプトジェネティクス（optogenetics，光遺伝学）という[3)]．主たる光操作は，ChR2の発現によるニューロンの脱分極および活動電位の誘発，光駆動Cl^-ポンプであるハロロドプシン（HR）および光駆動H^+ポンプであるバクテリオロドプシン（BR）の発現によるニューロンの過分極，光駆動型タンパク質の発現による細胞内シグナル伝達の誘導である（概念図）[3)4)]．光操作にはケージド化合物などの光反応性合成小分子化合物を用いる方法もあるが[5)]，ここでは光遺伝学的手法による光操作の原理と手法を概説する．

1 ChR2による細胞活動の光誘導

　ChR2は緑藻クラミドモナス由来の古細菌型ロドプシンである[1)]．7回膜貫通ドメインをもつ膜タンパク質で，発色団はレチナールである．レチナールはChR2タンパク質の7番目のヘリックスに保存されているリジン残基とシッフ塩基を形成して共有結合しており，青色の光子（470 nm）を吸収すると，all-trans型から13-cis型に異性化し（図8-20），それがタンパク質の構造変化を引き起こし，陽イオンが透過する．その後，ChR2は不活性化状態に移行し，その後レチナールは再びall-trans型に変換し静止状態に戻る．加藤らによる結晶構造解析から，レチナール周辺部位の詳細な構造や，7回膜貫通ドメインのうちの4本のαヘリックスによって囲まれた領域がイオン輸送経路であることが判明している[6)]．ChR2のコンダクタンスは30～300 fSと推定されており[3)]，リガンド型イオンチャネルや膜電位依存性チャネルに比べて数百分の1から数十分の1程度であるが，この遺伝子をニューロンに導入してChR2を発現させた後，これを光照射することで，ChR2を介したNa^+の細胞内流入によって細胞が脱分極し，光量が多い場合には活動電位を誘発することが可能となる（図8-21）．その活性化の時間は約1ミリ秒，光照射を止めてからChR2の活性が消えるまで10ミリ秒と非常に早く，10～20 Hzでの活動電位を光誘導できる．

　これまでにさまざまなChR2改変体が報告されている（表8-3）[3)4)]．134番目のHisをArgに変えたH134Rにおいては定常状態の電流応答が約2倍大きい．一方でC128A，C128SやD156Aの変異体では一度青色光を照射すると，約1～7分の間，定常電流が保たれる．これらの変異体では黄色の光（540～590 nm）を照射すると数十ミリ秒以内に非活性化するため，2色の光パルスを使って任意の時間で膜電位を制御することが可能でありステップ機能型（SFO）と呼ばれる（図8-21）．非活性化時定数が4ミリ秒の123番目のGluをAlaやThrに変えた変異体ChETAでは200 HzまでChR2の反応が追随する．ChR2ともう1つのチャネルロドプシンであるChR1とのキメラタンパク質（ChIEF，ChRGR）も繰り返し安定して細胞発火する．またChR2類似体が緑藻ボルボックス類（VChR1），緑藻ドナリエラからも発見され，これらの改良も進んでいる[3)]．

2 HR，BRによる細胞活動の光抑制

　HR，BRにおける電流の向きはChR2とは反対であ

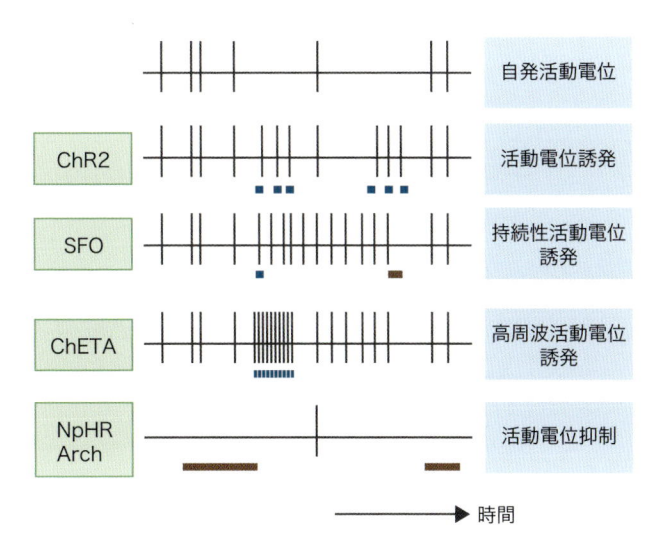

●図8-21　神経活動電位の光操作
青線は青色光照射時間を，茶線は黄色光照射時間を表す

●表8-3　各種光操作分子の特性

	最大活性化波長	非活性化時定数	特性
ChR2	470 nm	～10 ms	オリジナルのChR2
H134R	470 nm	18 ms	ChR2に比べ活性時間が長い
C128A	470 nm	42 sec	SFO　560 nmで戻る
C128S	470 nm	1.7 min	SFO　560 nmで戻る
D156A	470 nm	6.9 min	SFO　590 nmで戻る
ChETA	470 nm	4 ms	E123A
CatCh	474 nm	16 ms	L132C
ChIEF	450 nm	−10 ms	ChR1とChR2のキメラ
ChRGR	505 nm	4～5 ms	ChR1とChR2のキメラ
VChR1	545 nm	133 ms	ボルボックスからのChR2類似体
C1V1	540 nm	156 ms	ChR1とVChR1のキメラ
eNpHR3.0	590 nm	4.2 ms	Cl^-ポンプ，680 nmで細胞活動抑制
Arch	566 nm	9 ms	H^+ポンプ，566 nmで細胞活動抑制
eBR	540 nm	19 ms	BRの改良型，540 nmで細胞活動抑制
Opto-β2AR	500 nm	0.5 s	G_s活性化
Opto-α1AR	500 nm	3 s	G_q活性化
bPAC	453 nm	12 s	cAMP産生

（文献4を元に作成）

り，細胞膜電位を過分極させる（概念図，図8-21）．高度好塩古細菌由来のHR，NpHRをニューロンに発現させ，黄色光を照射することで細胞を過分極できる．また同一細胞にChR2とNpHRを同時に発現させると，青色光と黄色光で細胞活動をオン・オフ制御できることが示されている[7]．さらに小胞体からの輸送シグナルと細胞膜への移行シグナルをNpHRに付加させたeNpHR3.0では，100 mVまでの膜電位変化を光照射で起こすことが可能であり，また680 nmの近赤外波長による細胞活動抑制も報告されている[3]．黄緑色に反応する高度好塩古細菌由来のBR，Arch（Archaerhodopsin-3）を発現させた場合はニューロンの膜電位を60 mVまで過分極できる[8]．

●表8-4 光操作が成功している Cre マウス系統各種

マウス系統	Cre 発現細胞
PV::Cre	皮質 fast-spiking 抑制性ニューロン
D1-Cre, D2-Cre	線条体中型有棘ニューロン（直接路＆間接路）
CaMKIIa-CreChETA	皮質，海馬興奮性ニューロン
Six3-Cre	皮質第4層ニューロン
ChAT-Cre	コリン作動性ニューロン
TH-Cre	ドーパミン作動性ニューロン（VTA）ノルアドレナリン作動性ニューロン（LC）
DAT-Cre	ドーパミン作動性ニューロン
ePET-Cre	セロトニン作動性ニューロン
Gad2::Cre-ERT2	皮質抑制性ニューロン
PKCδ-GluCl-RES-Cre	扁桃体 PKCδ＋ニューロン

（文献4を元に作成）

3 細胞内シグナル伝達の光操作

Gタンパク質共役型タンパク質のα1，β2アドレナリン受容体の細胞内ドメインとGt共役型ロドプシンの光受容ドメインを融合したキメラ分子（OptoXR）は500 nmの光吸収によってそれぞれG_q，G_sのシグナル経路を活性化することができる．G_q活性化は細胞内IP_3，DAG（ジアシルグリセロール）濃度を上昇させ，G_s活性化はcAMP濃度を上昇させる（概念図）．生きたマウス脳内の側坐核のニューロンでこれを活性化することで，マウスの報酬関連行動に変化をもたらすことに成功している[4]．レチナール以外を発色団にもつ光受容タンパク質のうち，BLUFドメインはフラビンアデニンジヌクレオチド（FAD）を，LOVドメインはフラビンモノヌクレオチド（FMN）を発色団として用いている．FADやFMNはフラビン酵素の補酵素でありほとんどの細胞に存在するため，これらを発色団とするタンパク質を発現させればChR2のように他の遺伝子や分子の導入を必要としない．BLUFドメインをもつミドリムシまたは土壌細菌由来の光活性化アデニル酸シクラーゼ（PAC）をショウジョウバエのニューロンに発現させ，これを光照射すると細胞内cAMP濃度が上昇しその結果，行動制御できることが示されている[4)9)]．またLOVドメインと低分子Gタンパク質の一種であるRacを融合した光活性化Rac（PARac）が開発され，これを発現した株細胞に青色光を照射すると，照射した領域で強くPARacが活性化され（概念図），細胞形態の変化が誘発される[10]．

MEMO

光操作に関連する遺伝子やウイルスベクターは，光遺伝学の名づけ親でありこの分野で世界をリードしているスタンフォード大学のダイセロス博士のラボ（http://www.stanford.edu/group/dlab/optogenetics/）と，米国非営利団体であるAddgeneのWEBサイト（http://www.addgene.org）から広く入手可能である．

4 遺伝子導入法

哺乳動物のニューロン，特に個体動物に遺伝子を導入する場合には，主としてトランスジェニック（Tg）マウスまたはウイルスが用いられる（第8章-6）．細胞種特異的に発現させるためには，細胞種特異的プロモーターを用いることになるが，膜電位の光操作のためには十分量のタンパク質を発現させる必要がある．そこで細胞種特異的にCreを発現するTgマウスに，ChR2遺伝子などとloxP配列に加え，強力な転写活性能力をもつEF1αプロモーターやCAGプロモーターをもつウイルスを導入する方法が用いられている（表8-4）[4]．ニューロンへの遺伝子導入ウイルスとしては，アデノ随伴ウイルス，レンチウイルスなどが主に

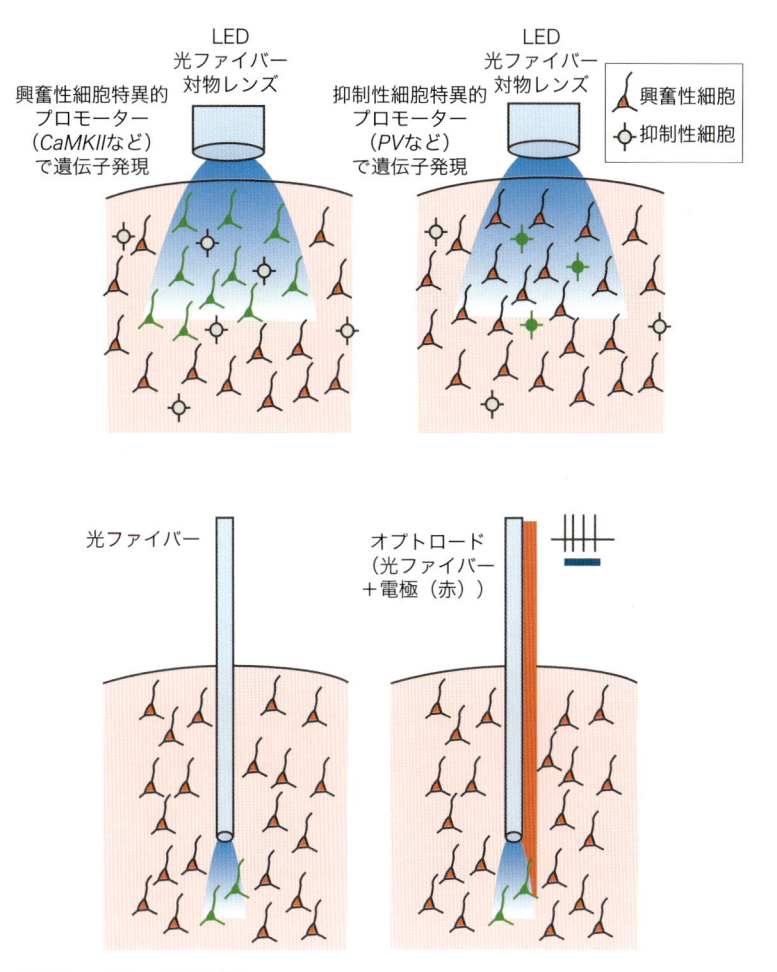

●図8-22　光照射法

使われている．これまで，抑制性ニューロン，ドーパミン作動性ニューロン，線条体の直接路または間接路の中型有刺ニューロンなどに特異的にChR2を発現させることで，それぞれの細胞種特異的な機能と神経回路機能，行動との因果関係が明確に実証されてきている[4]．また線虫のようなレチナールを産生しない生物では，レチナールを餌や培養液に添加することが必要である．

MEMO

各種トランスジェニックマウスは以下のサイトから入手可能である．
・ジャクソン研究所（http://jaxmice.jax.org/findmice/index.html）
・理研バイオリソースセンター（http://www2.brc.riken.jp/lab/animal/search.php）

また光操作関連の遺伝子をもつ各種ウイルスは，ペンシルバニア大学Gene Therapy Program（http://www.med.upenn.edu/gtp/vectorcore/）から入手可能である．

5 光照射法

一様照射の場合は，発現細胞の近くに光源を設置するか，または光ファイバーを通して照射する（図8-22）．顕微鏡下で照射する場合には，顕微鏡の光学系を通して視野内を光照射することが可能である．ガルバノミラーなどを用いてレーザー照射スポットを走査することで，光刺激マッピングを系統的に行うこともできる．最近では2光子励起法によるChR2の活性化も

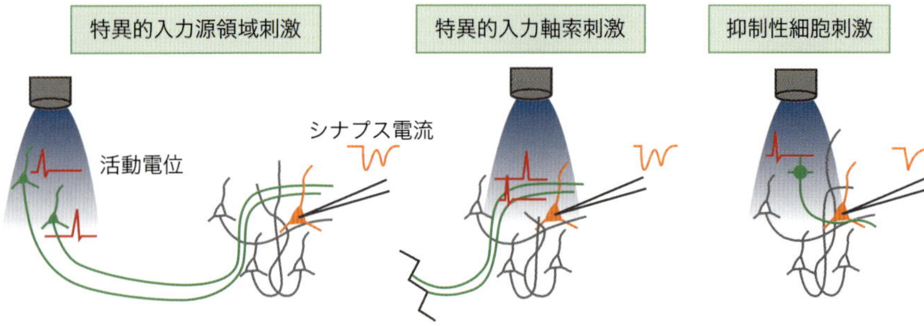

●図8-23　シナプス入力の光誘導

報告されている．自由行動下の動物でのニューロンの光操作を行う場合には，小型LEDを頭蓋骨へ接着，または光ファイバーを挿入し目的の部位へ光ファイバー先端を固定する（図8-22）．後者の場合には深部刺激も可能である．電極と光ファイバーを一体化したもの（オプトロード）を用いることで，電気記録された細胞が光刺激された細胞と同一であるかを確かめるとともに，ファイバー先端部での細胞活動の変化を電気計測できる（図8-22）[4]．ChR2発現ニューロンの細胞体だけでなく，遠位の軸索を光照射しても活動電位は誘発されるため，発現細胞から遠く離れた投射先領域でその発現細胞からのみのシナプス出力を誘発することも可能である（図8-23）．また細胞種特異的に発現させることによって，局所回路内での特異的シナプス結合の同定や計測もできる（図8-23）．

VChR1は緑色光に反応するものであり，これとChR1とのキメラ分子は緑色光に反応する．今後は可視全域にわたってさまざまな反応時定数をもつ分子や，より特異的なイオン選択性をもつ分子，各種キナーゼ活性をもつ分子が開発されていくことが期待される．

（松崎政紀）

■ 文　献

1) Nagel, G. et al. : Channelrhodopsin-2, a directly light-gated cation-selective membrane channel. Proc. Natl. Acad. Sci. USA, 100 : 13940-13945, 2003
2) Boyden, E. S. et al. : Millisecond-timescale, genetically targeted optical control of neural activity. Nat. Neurosci., 8 : 1263-1268, 2005
3) Zhang, F. et al. : The microbial opsin family of optogenetic tools. Cell, 147 : 1446-1457, 2011
4) Yizhar, O. et al. : Optogenetics in neural systems. Neuron, 71 : 9-34, 2011
5) Szobota, S. & Isacoff, E. Y. : Optical control of neuronal activity. Annu. Rev. Biophys., 39 : 329-348, 2010
6) Kato, H. E. et al. : Crystal structure of the channelrhodopsin light-gated cation channel. Nature, 482 : 369-374, 2012
7) Zhang, F. et al. : Multimodal fast optical interrogation of neural circuitry. Nature, 446 : 633-639, 2007
8) Chow, B. Y. et al. : High-performance genetically targetable optical neural silencing by light-driven proton pumps. Nature, 463 : 98-102, 2010
9) Schroder-Lang, S. et al. : Fast manipulation of cellular cAMP level by light *in vivo*. Nat. Methods, 4 : 39-42, 2007
10) Wu, Y. I. et al. : A genetically encoded photoactivatable Rac controls the motility of living cells. Nature, 461 : 104-108, 2009

5 Functional MRI

　Functional MRI（fMRI）とは，神経活動に伴う局所動脈血増加を，Munro-Kellie doctrineにしたがって必然的に起こる相対的静脈血の減少として捉える方法論である．最も普及している実践法は，対照と課題とを交互に課しながらMRI画像を高速に撮像し（ステップ１），１つ１つのピクセルが示す輝度変化の時系列から統計的に有為な変化を示すものを選び出し（ステップ２），形態画像と重ね合わせることにより賦活部位を同定する（ステップ３），差分法である（概念図）．

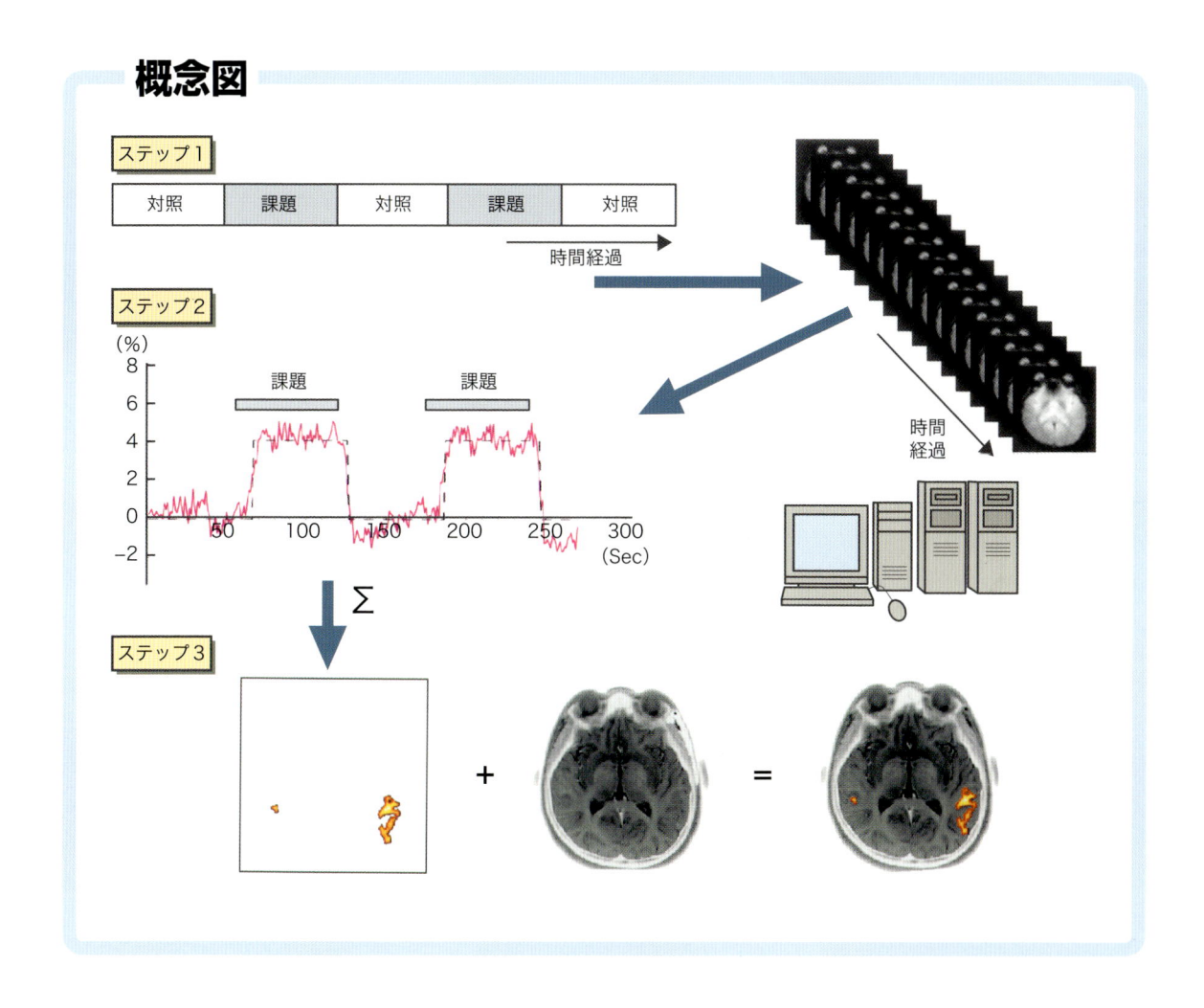

概念図

A+V+CSF=constant

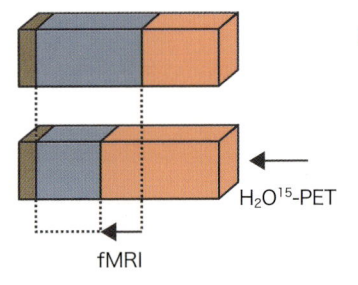

● 図8-24　Munro-Kellie doctrine
脳におけるそれぞれのコンポーネントが占める割合を決定する原則．頭蓋容量が変化しない成人では，動脈血（A），静脈血（V），脳脊髄液（CSF）との容量の合計は一定にならなければならない[*1]．血流の上昇は動脈血の上昇となり，それに対応して，静脈血か脳脊髄液のどちらかが減少しなければならないが，特殊な場合を除いて，局所の脳脊髄液が移動することは難しい．したがって，静脈血の減少が起こる．H_2O^{15}-PETが血流そのものを定量的に測定する賦活法であるのに対し，fMRIは相対的に起こる静脈血の減少を磁化率効果を介して定性的に捉える賦活法である

1 歴史的背景

1961年，Sokoloffは網膜の刺激に伴う大脳皮質視覚野のニューロン活動を，脳の血流変化を指標として特異的に画像化することに成功した．これが，世界で最初の「機能画像」となった[1]．ここから，ニューロン活動の「スナップショット」を，それに伴う局所代謝変化を捉えることで獲得する，脳賦活試験（brain activation study）と呼ばれる概念が確立されることとなった．コンピュータの劇的な進歩に伴い'70年代に起こった非侵襲性画像法の飛躍的進歩は，Sokoloffの開発した血流変化による機能画像を，ヒトを直接対象として実践可能とし，その結果，それぞれの画像法に対応して，脳血流を用いた脳賦活法が確立されることとなる．最初に一世を風靡したものがO^{15}でラベルされた水（H_2O^{15}）を用いた陽電子断層（positron emission tomography：PET）であった[2]．

'80年代初頭，画像診断法として飛躍的な普及を遂げた磁気共鳴画像（magnetic resonance imaging：MRI）は，MRIにおける脳血流解析とそれを用いた機能画像法の開発を促進した．まずは，H_2O^{15}-PETのMRI版としてガドリニウム製剤の投与によるT2*変化を追いかける技法が登場し，ここから，fMRI（functional MRI）という名称が生まれた[3]．まもなく，MRI信号がもともと賦活による信号変化を内在することが理解され，統計処理のみで賦活を捉える試みがなされた．当初，この還元ヘモグロビン（deoxy-Hb）の磁化率効果（susceptibility effect）を用いた方法論は，血流ではなく，神経活動に伴う酸素消費量を反映すると考えられ，BOLD（blood oxygenation level dependent）効果と呼ばれた[4]．しかし，現在では，賦活に伴う輝度上昇は血中の酸素消費率とは無関係で，Munro-Kellie doctrineにしたがった，血流の上昇に伴って必然的に起こる静脈血の減少を捉えていることが理解されている（図8-24）[5]．それでも，BOLDという用語自体は，voxel内の静脈血の相対量による変化するT2*変化を示す一般用語として多用されている．

2 原理

1）磁化率と磁化率効果

すべての物質は磁性体[*2]であり，磁界の中では分極して磁化（magnetization）が起こる（図8-25）．磁化Mが磁界Hと比例するとき，その比例定数を磁化率（magnetic susceptibility）χ_mと呼び，

$$M = \mu_0 \chi_m H$$

と表す[*3]．ここで，μ_0は真空における誘磁率である．

磁化率が正の値を取るときその物質を常磁性体性（paramagnetic），負の値をとるとき反磁性体性（diamagnetic）と呼ぶ．反磁性体性は原子核の周りをまわる電子に由来し，したがって，すべての物質がもつ物理特性である．しかし，原則としてその効果は小さく，磁化率効果としてMRI（magnetic resonance

---

[*1] 脳実質の容量の急速な変化はあり得ないことに注意！
[*2] 多くの物質は磁化率が低く，鉄が磁石にくっつくような日常生活での現象はみることができない
[*3] 鉄のような強磁性体性（ferromagnetic）の物質では磁界と磁化とは比例しない

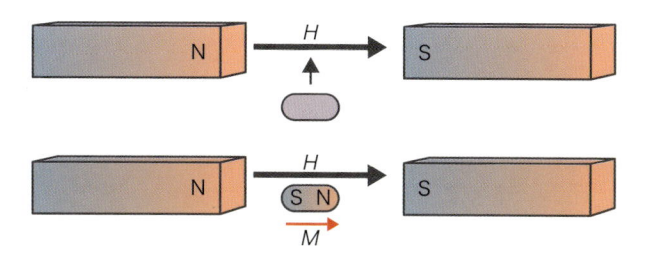

●図8-25 磁化率
物質は磁界の中では分極して磁化が起こる．磁化 M が磁界 H と比例するとき，その比例定数を磁化率 χ_m と呼ぶ

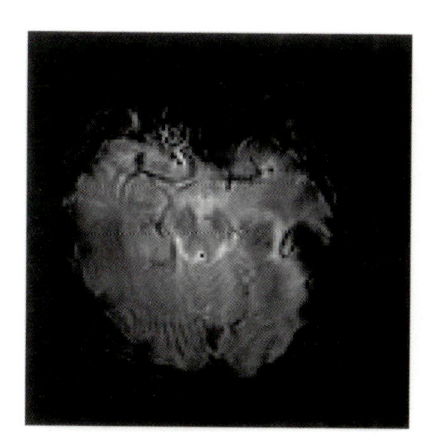

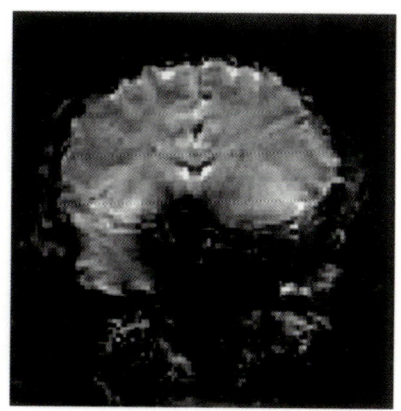

●図8-26 磁化率効果による画像アーチファクト

imaging）において問題にされる対象は基本的にすべて常磁性体性物質によるものである．

磁化率効果（magnetic susceptibility effect）という言葉は，機能画像が登場する以前の画像診断学においては，局所磁場の乱れにより生じたアーチファクトの代名詞的存在であった（図8-26）．現在では，「磁化率に関係したMRI画像への効果」という漠然とした定義のまま多用されている（MEMO❶）．deoxy-Hbによる磁化率効果のように，磁化率の違いによる局所磁場の乱れがごくわずかなもので，明らかな形態情報の歪みを引き起こさない場合は，局所磁場の乱れは近接するピクセルの輝度変化として定性的に扱うことが可能となる．それが，fMRIで用いられる信号変化の原理である（後述）．

MEMO❶

便利な用語ではあるが，その曖昧さは否定できない．物理学的には水素原子核（proton）の磁化（magnetization）も常磁性体性であり，用語の曖昧さがときに初学者の混乱を招く要因にもなる例である．

2）autoregulation と Munro-Kellie doctrine

神経活動は，活動部位の局所血流量増加をもたらす．その正確な機序は理解されていないが，一般的に，autoregulationと総称される現象である．局所脳循環に敏感に影響を与えるものとしては二酸化炭素（CO_2）がよく知られているが，局所CO_2の変化は局所酸素消費量とは連動しないことも理解されている．

autoregulationによる動脈血の流入が起こると，流入した血液の分だけ，局所の体積が増加することになる．そのままでは組織が膨張してしまうので，代償として，静脈血が押し出される．この原理を表すものが，Munro-Kellie doctrineと呼ばれるものである（図8-24）[5]．結果として，MRIで観察しているvoxel内の

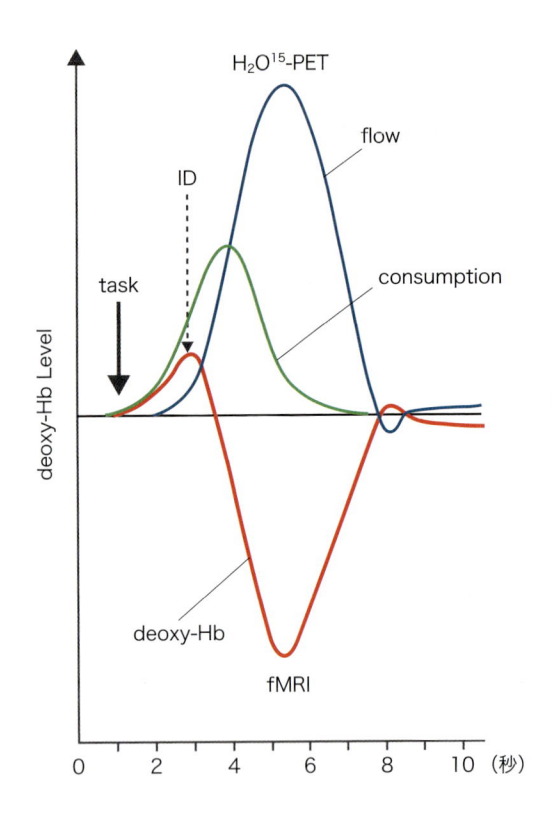

●図8-27　autoregulationとinitial dip
課題の施行による神経細胞の活動による酸素消費（緑線）とautoregulationによる局所血流の増加（青線）には解離が存在し，結果として，deoxy-Hbの濃度は二相性に変化する（赤線）とする仮説．MRIはこのdeoxy-Hbの濃度変化に伴った信号強度変化を示すとされるが，実際に酸素の消費量を示す部位は，deoxy-Hbの上昇を伴う，initial dip（ID）と呼ばれる部位のみである．initial dipはT2*強調画像上では輝度低下として捉えられなければならないが，現在のところ，明らかなinitial dipを捉えて画像化に成功した機能画像は報告されていない．一般にfMRIと呼ばれているものは賦活に伴う局所血流の増加による輝度上昇を用いる方法論であり，そこで捉えられているdeoxy-Hbの減少は，Munro-Kellie doctrineにしたがって起こる必然的な静脈血の相対量低下によるもので，酸素消費とは直接相関しない．

静脈血の相対的な総量の減少が起こる．voxel内静脈血の相対量低下とは，すなわち，voxel内のdeoxy-Hbの相対量低下を意味する．deoxy-Hbはoxy-Hbよりも磁化率効果を強く示す物質であり，その相対量の低下は，voxel内での磁化率効果の低下として捉えることができる．これが，脳賦活に伴うMRIピクセル輝度の上昇をもたらす生理学的機序である（MEMO❷）．

脳活動に伴い増加する局所脳循環を捉えて画像化することは，Sokoloffの開発したオリジナル機能画像の根本原理である．局所脳循環の増加が起こる一連の現象のうち，動脈血の流入増加を直接画像化するものがH₂O¹⁵-PETであり，流入動脈血そのものではなく，間接的に起こる静脈血現象を捉えて画像化するものがfMRIである（図8-24, 27）．いいかえれば，H₂O¹⁵-PETとfMRIとは，autoregulationに伴う一連の現象を違った角度から捉える技術であり，脳賦活部位を探る機能画像法としては，全く同一のものなのである．BOLDという言葉がめざしたような，酸素消費を直接捉える技法としては，initial dip（図8-27）の解析が不可欠となるが，T2*コントラストが定量性に乏しいこともあり，現在まで，initial dipによる再現性のあるfMRI作製に成功した例はない．また，酸素消費を対象とした定量的画像法には，O¹⁵を用いた（H₂O¹⁵ではない！）PETという正確な方法論が存在し，その点からも，fMRIを使う利点も正当性もない．

MEMO❷

fMRIの教科書の中には，autoregulationに伴う血流の増加の機序を，あたかも既知の事実のように詳細に記載しているものもあるが，それは，あくまでもモデルであることを理解しておく必要がある．かつ，fMRIで捉えている輝度変化は最終結果である動脈血の流入がもたらした相対的静脈血量低下であることを理解すれば，詳細なautoregulationの機序の理解とfMRIの理解とにほとんど関連性がないことも明白であろう．

3）T2*コントラスト

磁化率効果とは磁場の均一性を乱す効果のことで，核磁気共鳴（nuclear magnetic resonance：NMR）信号におけるその指標はT2*（tee two star，みかけのT2）と呼ばれる（図8-28，MEMO❸）．T2*は水分

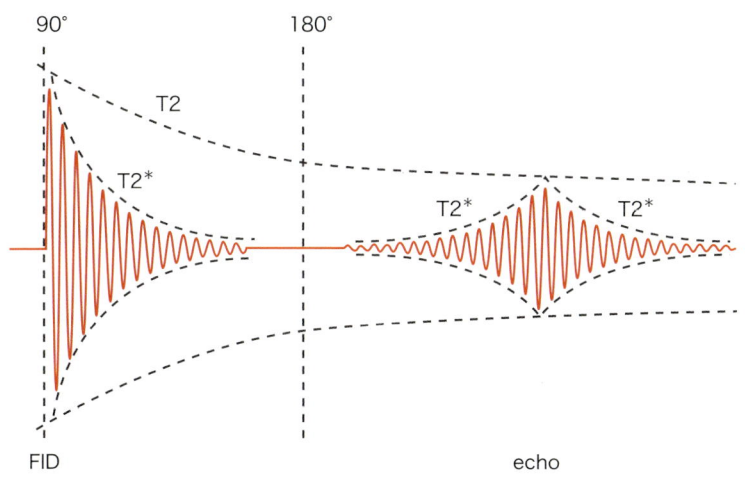

●図8-28 T2とT2*の違い
T2*とはT2そのものではなく，実際の信号のdecay envelop自体を表す時定数で，みかけのT2とも呼ばれる

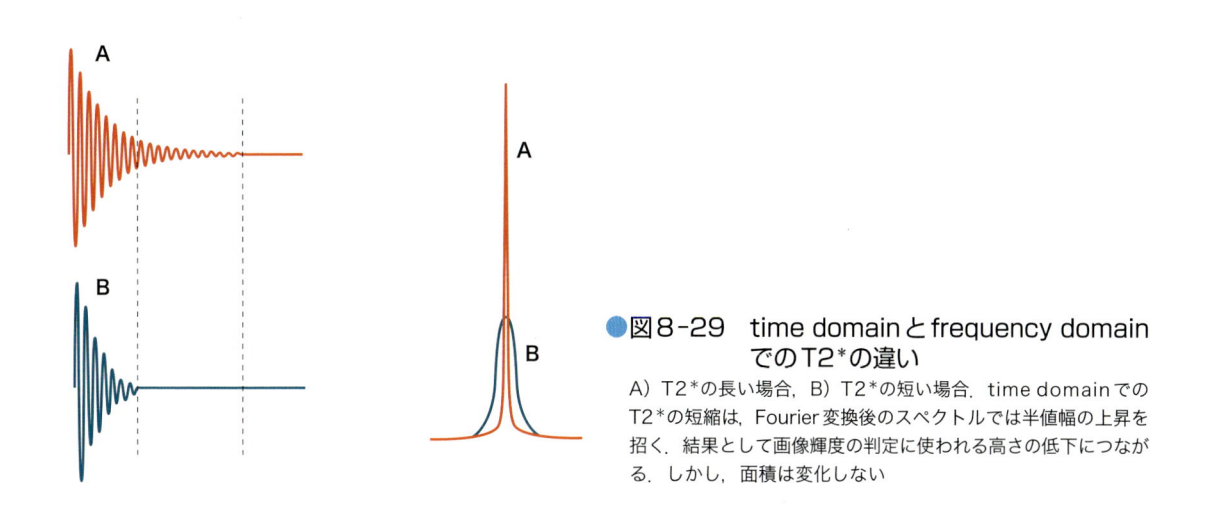

●図8-29 time domainとfrequency domainでのT2*の違い
A) T2*の長い場合，B) T2*の短い場合．time domainでのT2*の短縮は，Fourier変換後のスペクトルでは半値幅の上昇を招く．結果として画像輝度の判定に使われる高さの低下につながる．しかし，面積は変化しない

子の物理特性そのものに関した因子ではなく，「磁場の不均一性」を表す因子であるから，通常のMRIのコントラスト因子とは本質的に異なり，NMR信号の強弱そのものには影響を与えない．本来，NMRの信号強度そのものには変化を与えないT2*が，MRI画像でのピクセル輝度を左右する理由は，Fourier変換を利用した画像構築アルゴリズムの特殊性による．

NMR信号が全く減衰しない理想的な状態で存在した場合，そのFourier変換後の信号は，理論的には幅をもたない直線となるはずである．しかし実際には減衰するために，そのFourier変換後の関数幅をもった関数となる．通常はローレンツ関数とされる．NMR信号をサンプリングするtime domainにおいて，いかに早く減衰するかを表す指標がT2*であるが，Fourier変換後のfrequency domainでは関数の広がりとして現れる．その指標が，半値幅（FWHM）である（図8-29, 30）．

Fourier変換を利用したMRI画像構築アルゴリズムでは，Fourier変換後の関数はすべてのvoxelにおいて同一のFWHMをもつとの仮定から，その信号強度を関数の高さ（height）のみで決定する．Fourier変換後のローレンツ関数で信号強度を表すのは面積（area）

第8章-5 Functional MRI

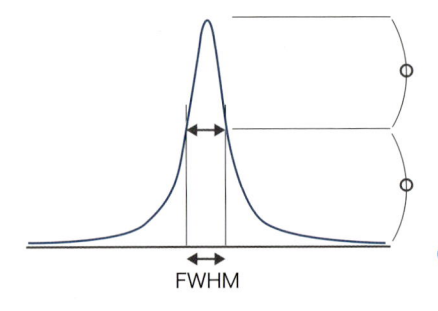

●図8-30　半値幅
FWHM : full width at half maximum

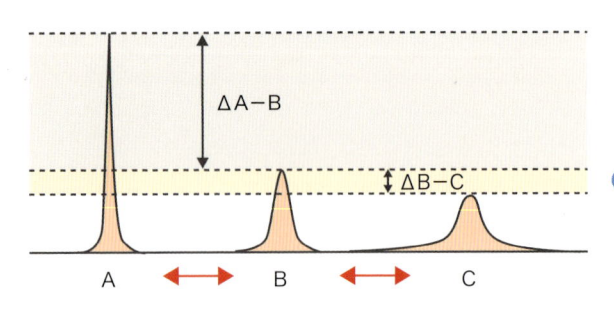

●図8-31　半値幅の変化と画像輝度との関係
A) T2*の長い場合，B) T2*の短い場合，C) T2*がさらに短い場合．MRIの画像構築アルゴリズムにおいては，半値幅の変化（磁場の均一性の変化）は起こらないとの仮定のもと，ピクセルの輝度に対応する信号強度をスペクトルの高さから算出するように決められている．T2*の変化は，信号強度を表すスペクトルの面積は変化させないが，半値幅の変化を起こし，結果として高さの変化となる．この高さの変化が輝度変化と「誤認」された結果がT2*強調画像における信号変化である（上）．したがって，全く同じ量の還元ヘモグロビンの変化に伴った輝度変化でも，図のΔA−BとΔB−Cのように，同一の信号変化としては捉えられない．つまり，fMRIは根本的に定量性を欠く方法論なのである．実際のところ，磁場の均一度の変化は共鳴周波数も微妙に変化させるため，高さのサンプリングのタイミングをもずらせる結果となる．ここから，さらに新たな誤差（δ）が生まれる（下）．fMRIに定量性を求めることは不可能に近い

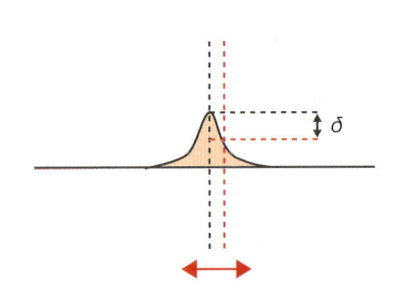

であり，高さではない．したがって，磁場の不均一性の変化からT2*が変化すると，ローレンツ関数ではFWHMが変わり，磁場強度としての面積が一定であるために，自動的に高さが変わることになる．その結果，MRI画像では，あたかも信号強度が変化したかのような効果をもたらすのである．ここからわかるように，T2*コントラストの最大の特徴は，定量性に乏しいことである．fMRIにおけるdeoxy-Hbの相対量変化に伴う相対的な磁化率効果の変化は，T2*強調画像において，FWHMの変化として現れる．これには，きちんとした定量性がない（図8-31）．

MEMO③
T2はNMR現象において磁化の示す1つの性質を記載する時定数であるが，T2*はrotating frame上のdispersionから起こるみかけの現象であり，refocusing pulseによって，散らばった信号を呼び集めることができる．

3 実践

fMRIの実践はアーチファクトとの戦いである．正当性のある適正な機能画像を作製するためには施行者の正確な知識と技術が不可欠である．誰でも「fMRIのような画像」をつくることはできる．しかし正当性のある機能画像を獲得することはできない．結果だけを提示される人々には，正当性のある機能画像かどうかの判断は難しい．正当性の証明は提示する側にある．fMRIそのものの正確な理解なくしては，自分の獲得し

た機能画像に正当性が存在するかどうかも判断できない．自分自身で判断のできない状態で機能画像を提示することは，科学にとっても，いわんや，臨床にとっても根本的な違法行為である．基本的なモラルが要求される世界である[6]．

1）装置

装置開発の立場からいえば，現在，臨床用MRI装置の開発はプラトーに達した感があり，多少の違いはあるにしても，信頼できるベンダーの装置にはそれほど大きな相違はない．実践者の立場からは，すでに広範囲で使われている1.5T装置でのfMRIと，臨床装置として普及の始まった3.0T装置でのfMRIとの違いを理解しておく必要がある．

MRI画像のS/Nと静磁場強度B_0とは，

$$S/N \propto B_0^{\frac{7}{4}}$$

の関係にある[*4]．したがって，静磁場強度の上昇は直接S/N上昇につながる[*5]．

磁化率効果を定量的に扱う場合は，対象とした常磁性体性物質が与えられた磁束密度B_0の中でもつ磁化の大きさχB_0をもって磁化率効果とする場合が多い．常磁性体性磁化率（paramagnetic susceptibility）は，Brillouinの式から，

$$\chi = \frac{h\gamma}{2B_0}\tanh\left(\frac{h\gamma B_0}{2kT}\right)$$

と表される．kはBoltzmann定数，Tは絶対温度である．したがって，与えられた磁場の磁束密度B_0とその磁場における磁化率効果χB_0には指数関数的な関係が成り立つことがわかる．

ここから，3.0T装置はfMRIにとって両刃の剣であることがわかる．つまり，元画像のS/N上昇と，磁化率効果の上昇の相乗効果により，高い検索感度を約束すると同時に，アーチファクトの出現も助長するのである．脳科学にとって救世主であるべきfMRIが，脳科学そのものを破壊しかねない悪魔にも変わるのである．特に，fMRIの普及とは正反対に沈滞しているMRI教育の現状を考慮すると（MEMO❹），憂慮すべきことである．

臨床診断学で要求される高度な再現性，正当性を考慮したとき，適切な使用に高度なMRIの知識と装置の適正化が要求される高磁場装置よりも，1.5T装置によるfMRIが勝ることもある．複雑な脳高次機能の検索を対象とせず，生理学的にはっきりと認知されている機能局在を対象とした信頼度の高い機能画像の獲得を図ることが，新知見の可能性を秘めた信頼性の不確かな機能画像よりもはるかに臨床的価値が高い．獲得された画像に正当性があるかどうかの判断には，「疑わしきものは採用しない」といった基本的な臨床医のモラルを用いることが重要となる（MEMO❺）．

その反面，1.5T装置のfMRIでは，神経科学の詳細解析には検索感度がままならない場合が多い．施行者が適切な知識をもち，必要な装置の適正化を行い，磁化率効果によるアーチファクトを抑え，T2*コントラストの正確な扱い方を守り，正当性の高いfMRIデータの確保に努めることを前提とすれば，高磁場装置はfMRIにとって，明らかに有利な装置となる．

MEMO❹

画像診断学としてのMRI教育ではなく，量子力学を含む学問としてのMRI教育．前者は日本が米国よりも勝っているようであるが，後者は圧倒的に遅れている．米国のdiagnostic radiologyのレジデント教育では，MRIの基礎は物理学の教授が担当する．

MEMO❺

不可思議に響くかもしれないが，この臨床医に培われた「長年の勘」と「全体像をみる能力」は基礎生理学的検索においても心得ておくべきモラルである．元来，学際的で非線形である脳機能を対象とする限り，「基本的モラルに支えられた柔軟な対応」は必須の要素なのかもしれない．この点で，21世紀の脳科学と臨床教育とには多くの共通性が存在するといえる．

---

*4 実際にはさまざまな要因からほぼB_0に比例する程度である
*5 元画像のS/Nであり，機能画像のS/Nではないことに注意

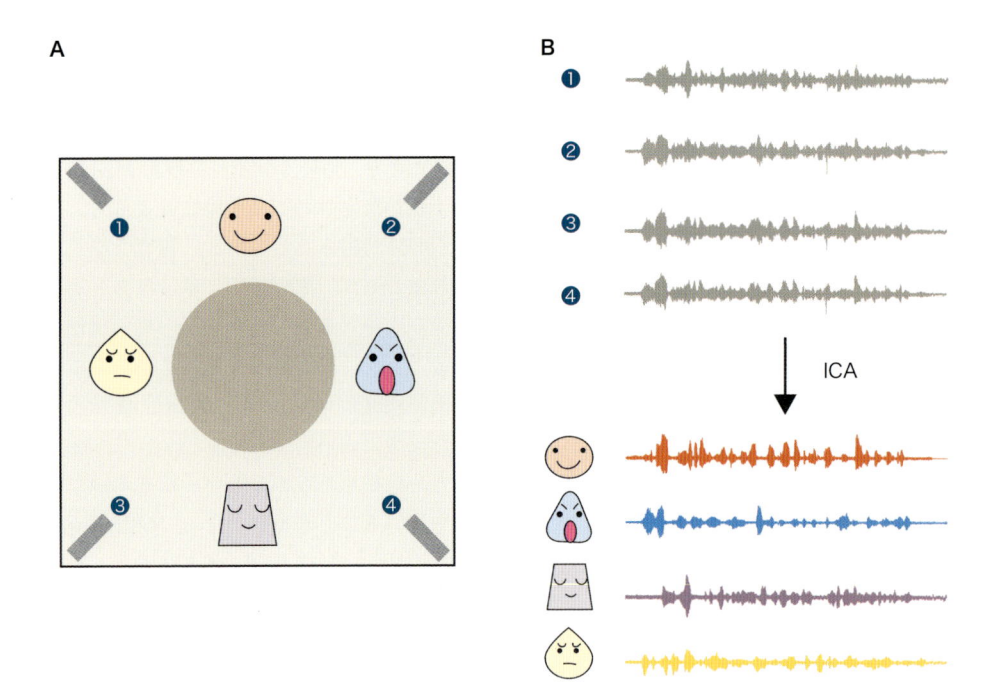

●図8-32　独立成分解析によるblind separationの模式図
A）4人の人が同時に話をしているのを，4つのマイクで収録する．B）それぞれのマイクで録音された解読不可能な合同音声（上）を独立成分分析（ICA）にかけると，それぞれの話に分離することができる（下）

2）画像統計

　一般に用いられている方法論は差分法による状態解析である（MEMO❻）．被検者はある時間間隔ごとに，一定の刺激を与えられるか，あるいは指示された課題（task）を遂行するよう求められる．画像処理後，すべての画像においてそれぞれのピクセルに対応する部位が完全に同一であるとの仮定のもと，それぞれのピクセルの示す輝度の時系列を対象に，課題に相関すると思われる血流変化を統計学的に取り出し対応する画像に当てはめることによって，賦活画像を作製する．

　画像処理に用いられる統計法には，大別して2つの方法論が存在する．最も多用されているものは行動学的仮説に基づいた一般線形モデル（general linear model）を用いる方法論で，その代表がSPM（statistical parametric map：the wellcome department of cognitive neurology）である．もう1つは情報工学から生まれた独立成分解析（independent component analysis）で，これはデータそのものを対象とした方法論と位置づけることができる（図8-32）．基礎研究としての高次脳機能検索には，あらゆる画像統計法を臨機応変に使い分け，ときには有機的に統合して用いる必要がある．実例として，筆者らの研究室で開発使用したICS（independent component-cross correlation-sequential epoch analysis）による一次運動野の詳細解析を示す（図8-33）[7)8)]．

　1回の課題の付加で起こる血流変化がHRF（hemodynamic reference function）で示すモデル関数（図8-34）にしたがうとの仮定のもとに，相関のある部位を統計学的に探し出す方法論は，事象関連fMRI（event-realted fMRI）と呼ばれる．その名前から事象関連電位（event-related potentials：ERP）のように波形解析の可能な方法論と誤解されることも多いが，ERPが信頼できる時系列信号を獲得してその解析を行うのとは正反対に，雑音と区別のつかない時系列信号に自分の決めたモデル関数を当てはめる方法論であり，統計学的に信頼性の乏しい方法論である．また，賦活の時系列解析を可能とする方法論でもなく，通常のfMRI同様に，状態解析の機能画像である．複雑な課題を想定できることから汎用される傾向にあるが，1回の課題の施行に伴う脳の賦活がモデル関数通りの信号変化を

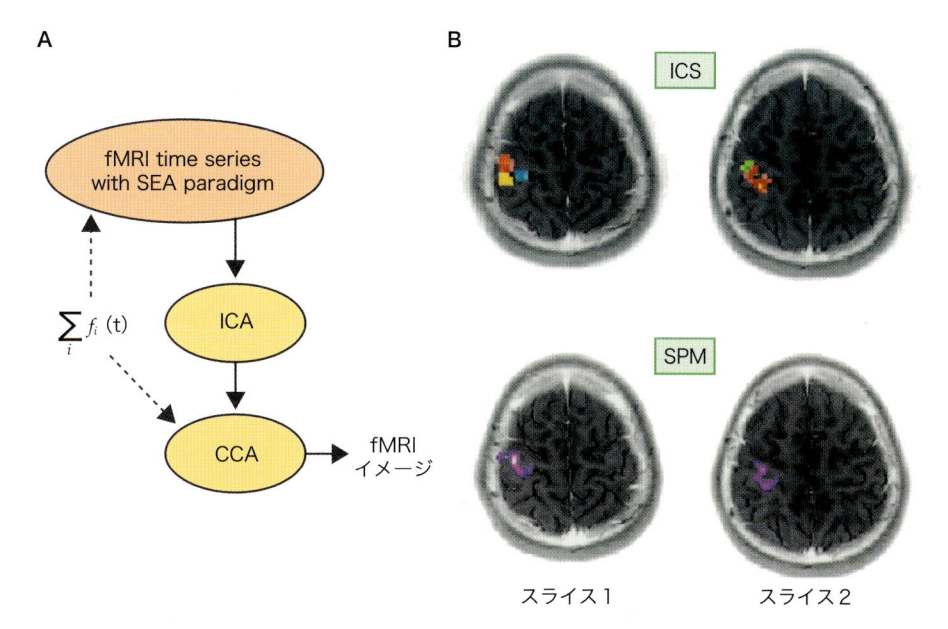

●図8-33　ICS解析法
A) 一般線形モデル（general linear model）に代表される行動学的仮説に基づいた方法論と，独立成分解析に代表されるデータそのものを対象とした方法論とを有機的に結びつける目的で考案された方法論がICS解析法である．ICSではまず行動学的仮説に基づいた課題により予測される賦活パターン，仮説関数（hypothesis function：$f(x)$）を決定し，元画像撮像時に埋め込む操作を行う．獲得された時系列データをもとに転置したマトリックスにおいてICAによるblind separationを行う．最後に，最初に埋め込んだ「仮説関数」とのcross correlationを取り，有為の賦活領域を決定する．課題として行動学上埋め込みが可能である限り，仮説関数に制限はない．ICA：independent component analysis，CCA：cross correlation analysis．B) 実践例として一次運動野の詳細解析を示す．SPM解析では左手の運動に伴う賦活部位として一括して扱われてしまうが，ICSを施行することによってその中の成分が分離できる．本例ではarea 4 posterior（赤），area 4 anterior（青），area 3a（緑）とarea 1＋2＋3b（黄）とが分離されている

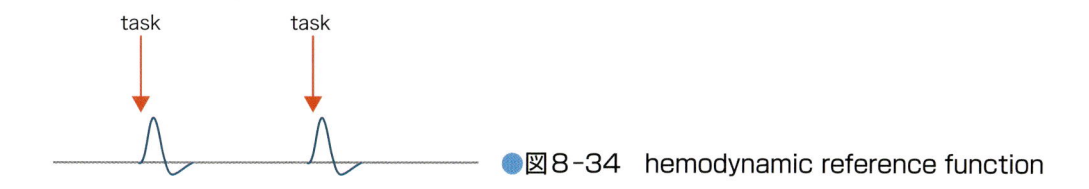

●図8-34　hemodynamic reference function

示す保証が極端に低く，統計学的前提条件の正当性が曖昧なだけ，問題の山積する方法論である．特に臨床の場での使用は，推奨できない．実際のところ，脳科学の方法論としても，推奨しがたい．

MEMO⑥

実際に画像輝度の差分を取るのではなく，統計的に差分を取る方法論である．

3）単一解析とグループ解析

施行が簡便であるからこそ誤用されやすいfMRIはアーチファクト満載の方法論であり，これまで発表された脳科学の論文をみる限り，脳科学における機能画像として，明らかにH_2O^{15}-PETよりも勝っているとはいいがたい状態にある．そのような中，fMRIが他の賦活画像法と比較して明らかに優れていると断言できる点は，1人の被験者を対象とした1回の検索で，いくつもの賦活画像が作製可能なことである．これは，個々

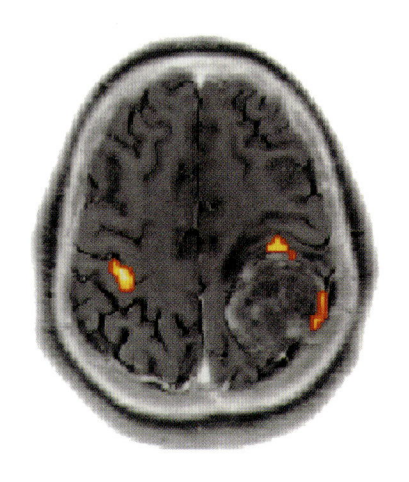

●図8-35 臨床機能画像の例
両手の運動に伴う機能画像．髄膜腫によって変形した運動野がはっきりと見て取れる

の症例での検索を必須とする臨床にとっては絶対的な条件であり，その意味で，fMRIは臨床医が手にした初めての実践的な機能画像であるともいえる．

臨床診断に正当性をもって施行可能なものは，H_2O^{15}-PETと類似の差分法（MEMO⑦）による状態解析である（概念図）．それも，box car関数を用いたsteady state状態解析が最も適している．理論的には可能であるが，fMRIにおいて多変数解析（multivariate analysis）を行うことはきわめて難しい．したがって，臨床におけるfMRIの基本モデルは行動学的に有為な2つの状態で撮像された画像間の差分，状態A－状態Bによる画像統計とすることが大切である．実例として髄膜腫（meningioma）により変形した運動野の検索を提示する（図8-35）．

脳科学的検索においても，fMRIの施行者は，この利点をはっきりと認識している必要がある．いいかえれば，fMRIは，H_2O^{15}-PETを中心として行われてきたグループ解析の手法ではなく，個々の被験者での単一解析で，よりその威力を発揮できるのである（MEMO⑧）．たとえ単一解析の後にグループ解析を施行するとしても，まずは，単一解析におけるデータを取得することで，これまで取得不可能とされた情報を獲得することができる（図8-36）[9)～11)]．

MEMO⑦

高次脳機能には「休止（rest）」という概念は存在しない．したがって，差分法における設定は状態Aと状態Bとの差分であり，課題Sと定常状態Oとの差分ではないことに注意が必要である．

MEMO⑧

行動神経科学（behavioral neuroscience）の研究からも明らかなように，検索に用いる課題（paradigm）は用いる統計的手法によって決定される．機能画像では適応可能な画像統計の手法が極端に限られているため，課題決定の自由度はそれほど高くはない．加えて，統計処理の対象となるピクセルの輝度は独立して変化するさまざまな要素の複合効果から生まれる非線形な関数によって決定される数値であり，線形数学を基盤とする現在の統計学が直接適応できるとは限らない．前者は神経学者，行動神経学者にとっての落とし穴であり，後者は数学者，統計学者にとっての落とし穴となる．著名な科学雑誌に正当性のない論文が多く載せられている原因でもある．ヒトの命を預かる臨床においては，この「基礎研究における愚行」は許されない．

4 正当性のあるfMRIの施行をめざして

fMRIの実践はアーチファクトとの戦いであるといっても過言ではない．正当性のあるfMRIの施行には，最低条件として核磁気共鳴学，神経科学，臨床医学の知識とその有機的な融合とが必須である．fMRIの登場は臨床神経学と神経科学との境界線を消し去り，画像診断の定義をも大きく変革しようとしている．神経科学における機能画像がヒト脳機能の解明に主眼を置いているのに対し，画像診断における機能画像は臨床情報の提供を第一としなければならない．

fMRIの実践におけるどの要素をとっても「最適な条件」は存在しない．装置，課題，解析法どれ1つとっても，未知の部分が多く残されている．でき得る限り高い自由度を要求される神経科学とむしろ画一化された方法論を良しとする臨床診断学の狭間にあって，議

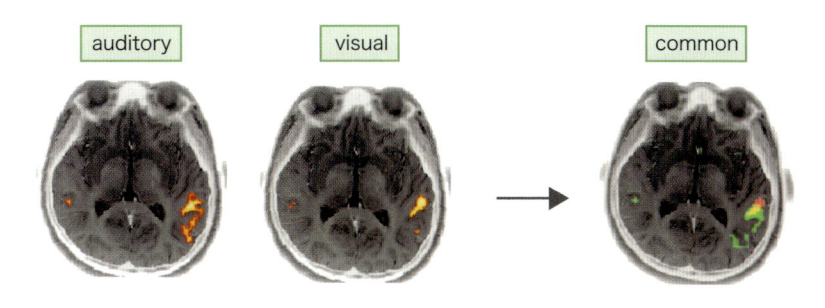

●図8-36　機能による差分解析
個々の被験者の1回のセッションで，再現性の高い，高精度の機能画像を複数獲得できることにより，今まで不可能とされてきた「機能による差分解析」も可能となる．音声言語の理解課題により獲得された機能画像（auditory）と読字による言語理解課題により獲得された機能画像（visual）とを重ね合わせ，両者に共通の賦活部位を探し出すことができる（common：黄色部位）．この部分が，この被験者における「狭義の言語理解野」であることは明白である

論の複雑化を招いているのも事実である．

　極端に学際的であるからこそ有益なfMRIの技術は，極端に学際的であるがためにそれぞれのグループに誤用される危険をはらみ，極端に学際的であるがために専門家の意見が無視されやすい分野ともなっている．fMRIは現存する科学分野の一分野のみでは適切な施行の不可能な技術である．将来的には，fMRIを専門とする新しい分野の形成は必須となるが，それまでは，それぞれの施設で本格的な学際的協力体制を確立することが望まれる．科学の原点に立ち戻り，基本的なモラルをもう一度認識することが21世紀の学際科学を成就させる唯一の道である．

（中田　力）

■文献■

1) Sokoloff, L.：Local cerebral circulation at rest and during altered cerebral activity induced by anesthesia or visual stimulation.『The Regional Chemistry, Physiology and Pharmacology of the Nervous System』(Kety, S. S. & Elkes, J. /ed.), pp107-117, Pergamon Press, 1961

2) Fox, P. T. et al.：A noninvasive approach to quantitative functional brain mapping with $H_2^{15}O$ and positron emission tomography. J. Cereb. Blood Flow Metab., 4：329-333, 1984

3) Belliveau, J. W. et al.：Functional cerebral imaging by susceptibility-contrast NMR. Magn. Reson. Med., 14：538-546, 1990

4) Ogawa, S. et al.：Oxygenation-sensitive contrast in magnetic resonance image of rodent brain at high magnetic fields. Magn. Reson. Med., 14：68-78, 1990

5) Sokoloff, L.：A historical review of developments in the field of cerebral blood flow and metabolism.『Keio University International Symposium for Life Sciences and Medicine, Volume 6, Ischemic Blood Flow in the Brain』(Fukuuchi, Y. et al. /ed.), pp3-10, Springer-Verlag, 2001

6) Nakada, T.：Myths and truths in functional MRI：A basic guide for practitioners. Magn. Reson. Med. Sci., 1：89-107, 2002

7) Nakada, T. et al.：Independent component-cross correlation-sequential epoch (ICS) analysis of high-field fMRI time series: direct visualization of dual representation of the primary motor cortex in human. Neurosci. Res., 37：237-244, 2000

8) Suzuki, K. et al.：Fast and precise independent component analysis for high field fMRI time series tailored using prior information on spatiotemporal structure. Human Brain Map, 15：54-66, 2002

9) Nakada, T. et al.：Planum temporale where spoken and written language meet. European Neurol., 46：121-125, 2001

10) Fujii, Y. & Nakada, T.：Cortical reorganization in subcortical hemiparesis：neural mechanisms of functional recovery and prognostic implication. J. Neurosurg., 98：64-73, 2003

11) Nakada, T. et al.：Coerced training of the non-dominant hand results in cortical re-organization：high-field fMRI study. J. Neurosurg., 101：310-313, 2004

第8章 さまざまな実験手法

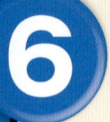

6 遺伝子操作マウス

　トランスジェニック動物やノックアウトマウスなど，さまざまな遺伝子改変動物作製の技術は，これまで困難であった脳機能を分子レベルで理解する道を拓いてきた．発生工学と遺伝子工学の進歩は，当初異所性に外来遺伝子を発現するだけであったトランスジェニックマウスから，特定の細胞に限定した遺伝子の発現調節ができるコンディショナルノックアウトマウスの作製まで可能にした（概念図）．今や遺伝子改変動物は，脳機能解析になくてはならないものとなり，近年ではすべての遺伝子をノックアウトするマウス作製計画も進められ，相当数のものが入手可能になっている．これら遺伝子改変動物の作製方法と脳研究への応用を概説するとともに，現在の問題点と今後の展望について述べる．

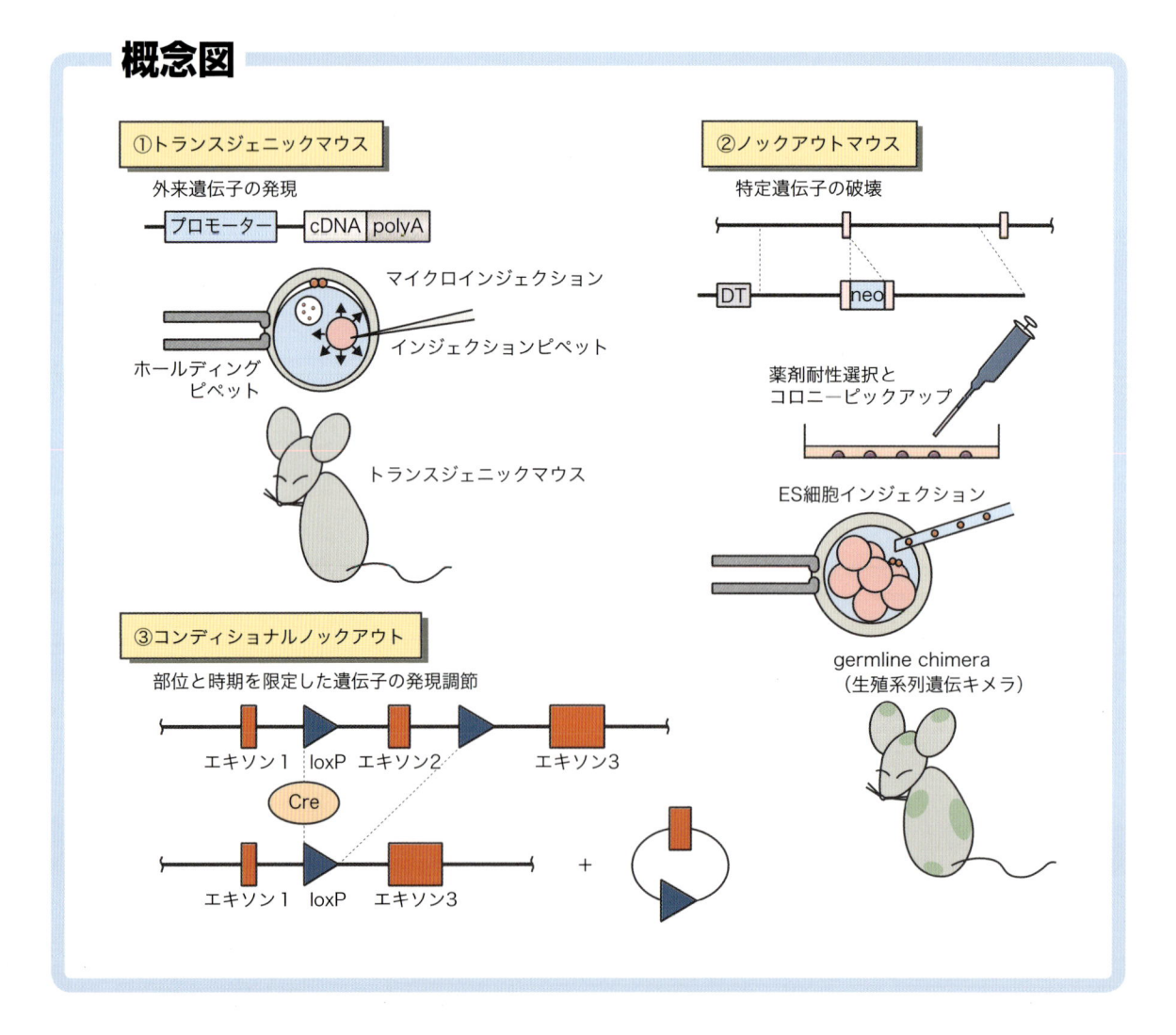

概念図

①トランスジェニックマウス
外来遺伝子の発現

プロモーター — cDNA — polyA

マイクロインジェクション
インジェクションピペット
ホールディングピペット

トランスジェニックマウス

②ノックアウトマウス
特定遺伝子の破壊

DT — neo

薬剤耐性選択とコロニーピックアップ

ES細胞インジェクション

germline chimera
（生殖系列遺伝キメラ）

③コンディショナルノックアウト
部位と時期を限定した遺伝子の発現調節

エキソン1　loxP　エキソン2　　エキソン3

Cre

エキソン1　loxP　エキソン3　　＋

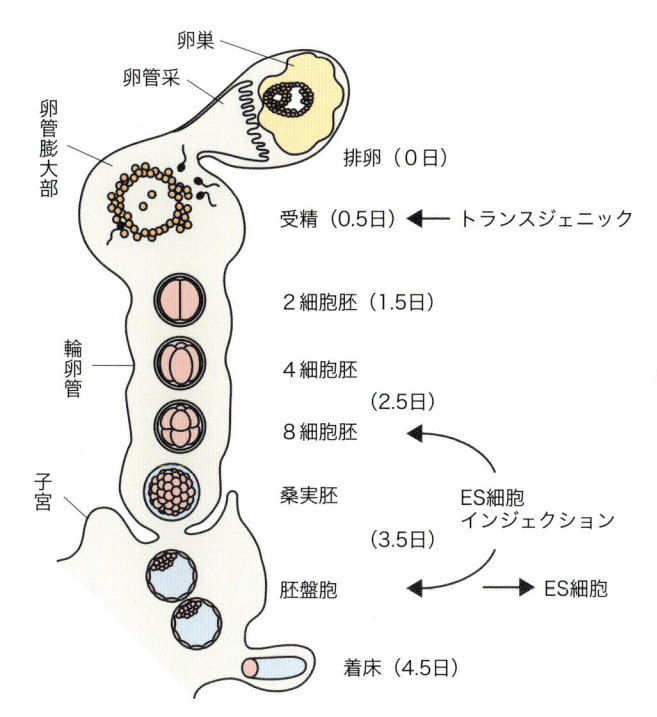

●図8-37　マウス発生工学の対象とする胚

卵巣から排卵された卵は，輸卵管上部で受精し，分割を行いながら輸卵管を運ばれてくる．胚盤胞まで発生が進んだ胚が子宮に着床する．トランスジェニックは，通常受精直後雌雄それぞれの核が融合する前の雄核に直接DNA溶液を注入する方法が一般的である．処置した胚は2細胞期まで培養し，仮親の輸卵管に移植して，トランスジェニック動物を作出する．一方ES細胞は，胚盤胞の内部細胞塊から樹立した株化細胞である．ES細胞の遺伝子に変異を導入した後，8細胞期あるいは胚盤胞の内腔に注入し，キメラ胚を作出する．キメラ胚は胚盤胞まで培養し子宮上部に移植し，キメラ動物を得る

遺伝子突然変異によるミュータント動物は，その変異の同定と表現型の解析から，脳機能を担う分子の実態を解明する有効な研究対象として存在してきた．このことは，人工的な遺伝子改変動物が脳機能の分子基盤解明に必須であるという考えをもたらした．事実1980年にゴードンら[1]により出された最初のトランスジェニックの論文から始まった遺伝子改変マウスは，1990年代にES細胞を用いたノックアウトマウス作製法が開発され，この30年の間に脳機能解析の常套手段として定着してきた[2]．本項では，トランスジェニックマウス，ノックアウトマウス，コンディショナルノックアウトマウスそれぞれの作製方法の概要とその脳研究への応用について解説するとともに，現在の問題点と今後の展望について述べる．

遺伝子改変動物を作製するためには，各発生段階の胚の採取や，体外での培養，さらに偽妊娠した仮親の卵管や子宮への胚の移植など発生工学の手法を用いなければならない．図8-37に発生工学が対象とするマウス胚の発生状況を示した．実際に遺伝子改変マウスを用いた研究を行うためには，人工授精や帝王切開などの基礎的な技術があれば，より効率的な展開が可能になる[3]．

1 トランスジェニック動物

トランスジェニック動物とは，外来遺伝子（cDNA，遺伝子DNA，合成DNA）を特定の細胞あるいは全身で発現するものであり，その形質は遺伝する．特定の脳部位や細胞に目的の分子を発現させるために，それぞれの領域で特異性高く発現するプロモーターを利用する．外来遺伝子を特定のプロモーターをもつ発現ベクターにつなぎ，通常は受精卵の雄核に直接注入することで外来遺伝子をもつ個体を作製する．DNAの導入方法は，受精卵への直接インジェクションのほか，ウイルスベクターを用いたものや精子を対象にした導入法など多様な方法が開発されている．以下に具体的な手法と注意点をあげる．

1）トランスジーン

外来遺伝子を受精卵核に注入すると，ある確率で宿主のゲノムに取り込まれる．取り込まれるDNAの長さには現実的にはほとんど制限がない．BAC（bacterial artificial chromosome）クローン由来の200 kbpのものも入れられる．短い配列は，遺伝子の複数の場所に入りやすいし，1ヵ所に繰り返しの形で入る傾向が高い．用いるプロモーターであるが，元の遺伝子発現

の特異性が高いものでも，プロモーター解析が十分な
されていないものや，実績のあるもの以外は，実際に
試してみないと発現特異性はわからない．これはトラ
ンスジーンが取り込まれたゲノムの位置やコピー数に
より発現パターンが大きく変化するからである．

2）マウス系統と受精卵

　トランスジェニックをつくるマウスの系統は重要で
ある．実験の目的に合わせて系統の選択をするが，行
動解析などを計画している場合は実績のあるC57BL/6
系統を用いるのが無難である．なお，C57BL/6Nと
C57BL/J系統間にも詳細にみると差異がある．また，
排卵誘導効率の高いことからC57BL/6×DBA F1由来
のものもよく使われている．通常受精後半日以内の雌
雄の核が融合する前の雄核（大きい）に直接DNA溶
液を注入する．胚はその後2細胞期まで培養し，偽妊
娠した仮親の輸卵管に移植する（図8-37）．

3）トランスジェニックマウスの脳研究への応用

　トランスジェニックマウスの利用法はさまざまなも
のがある．ヒト神経疾患のモデルマウスはその中で最
も成功しているものの1つである．遺伝子変異により
発症する疾患の原因遺伝子をクローニングし，これを
直接マウスに発現させることにより，ヒト疾患モデル
を作製する．例えば，ポリグルタミン病などヒト原因
遺伝子発現マウスはヒトに類似した病態を示す[4]．こ
れらの動物は，発病のメカニズムの解明や治療法の開
発など利用価値の高いリソースとなる．機能獲得型
（gain of function）の変異ではこの方法で比較的うまく
モデルができる．GFPなどの蛍光タンパク質や抗原と
なるタグを付けた分子を発現させ，分子の動態を解析
する方法も有用である．特定の細胞に限定して発現で
きれば，分子機能の理解に大きな力を発揮する[5]．

4）トランスジェニックマウスの問題点

　トランスジェニックマウスは，比較的安価に作製し
てくれる業者や公的なサービス機関があり，身近な実
験法として定着してきている．しかし，期待していた
タンパク質やsiRNAを目的の細胞で発現するトランス
ジェニックマウスのできる確率はかなり低い．1つの
トランスジーンを用いて数十系統のマウスを取っても，
期待した発現パターンを示すものは少ない．筆者らの
経験だとその歩留まりは1割以下である．また，プロ
モーターの活性が弱いと期待した量のタンパク質が認
められないことも多い．これは，発現させる遺伝子の
構造に由来するmRNAの安定性や導入タンパク質その
ものの安定性など複雑な要素が絡んでいるので，実際
にはつくってみなければわからない．BACクローンを用
いて，発現させたい遺伝子の前後を広範に（〜100 kbp）
含むトランスジーンを使うのは有効なことが多いが，
挿入した遺伝子の重複や挿入部位による影響なども考
慮することが必要である．

> **MEMO**
>
> **■ 遺伝子部位特異的トランスジェニック動物**
>
> 　ES細胞を用いて特定の遺伝子領域に目的外来遺伝子
> カセットを導入する方法が開発されている．現在，全身
> の細胞で安定的に外来遺伝子が発現できる導入部位が同
> 定されている．例えば，ROSA26遺伝子座やアクチンβ
> 3の3′側非翻訳領域などにCAGプロモーターで駆動す
> る遺伝子を導入するとほぼすべての細胞で安定的に発現
> するので，各種のレポーターやマーカー発現動物作製に
> 使われている．この方法では挿入変異の心配がない．

2 ノックアウトマウス

　ノックアウトマウスは，ES細胞（あるいはiPS細胞）
から作製する．ES細胞は，すべての細胞に分化可能な
細胞であり，胚盤胞の内部細胞塊から樹立した株化細
胞である（図8-37）．この細胞は胚の中に戻してやる
と，胚の細胞と混ざり合ったキメラ動物になる．この
キメラ動物の生殖細胞がES細胞から分化すればES細
胞の遺伝子情報を子孫に伝えることができる．このよ
うなキメラ動物をgermline chimera（生殖系列遺伝キ
メラ）と呼ぶ．ES細胞の遺伝子を試験管の中でさまざ
まに改変し，その細胞を生殖細胞に分化させることに
より個体レベルで遺伝子を改変した動物を得ることが
できるのである．これまで利用されてきたES細胞は，生殖
系列遺伝キメラがつくりやすいことから129系統由来の
ものが圧倒的に多い．しかし，129系統のマウスには脳
梁の形成不全などがあり脳機能解析には向かないので，
通常C57BL/6マウスに戻し交配し解析する必要がある．

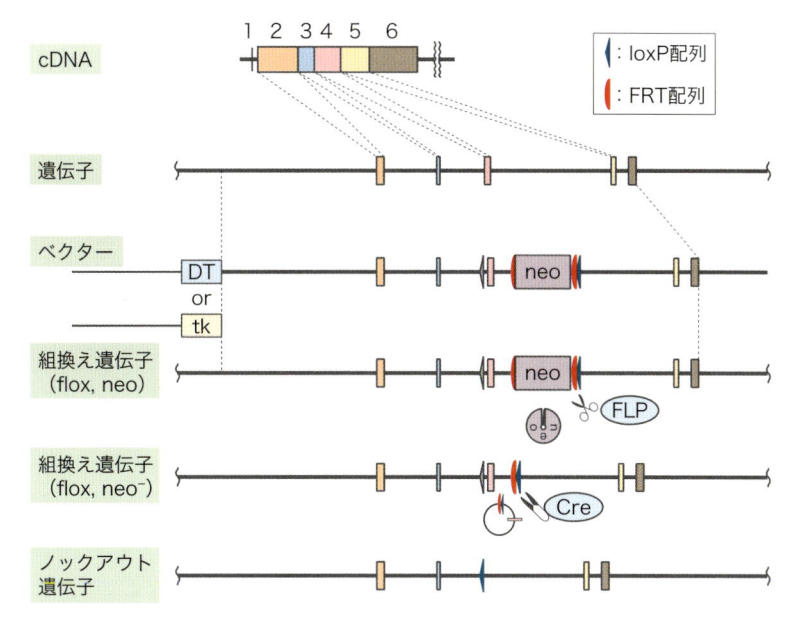

●図8-38　Cre/loxP組換え系を用いたコンディショナル遺伝子組換え
欠損させたい遺伝子の機能部分をコードするエキソンの両側にloxP配列を配したターゲティングベクターを構築する．ポジティブセレクション用にネオマイシン耐性遺伝子（neo）を，ネガティブセレクション用にジフテリアトキシン（DT）あるいはチミジンキナーゼ（tk）遺伝子をベクターに組込む．相同組換えによりloxP配列を遺伝子に挿入する．通常neoはもとの遺伝子の発現に影響を与えるので，あらかじめneoカセットの両側に入れてあったFRT配列を利用してFLP酵素を発現するマウスと交配させneoカセットを除く．標的マウスは，Creをさまざまな部位で発現するマウスと交配させ，Cre依存的に標的の遺伝子を破壊する

MEMO

C57BL/6由来ES細胞

　一般に使用される129系統由来のマウスには免疫や行動に異常があるほか，脳梁の形成不全などの奇形があり神経系の機能解析には不向きである．この遺伝子背景の問題を完全に解決するには，戻し交配では不十分であり近交系マウスES細胞を用いたマウス作製系が求められてきた．近年始まった全遺伝子網羅的ノックアウトマウス作製事業では，C57BL/6NあるいはJ系統のES細胞が使われている．﨑村らがC57BL/6Nから樹立したES細胞株RENKAは129系統由来のものと遜色ない効率で遺伝子組換えマウスができることから注目されている[6]．

　特定の遺伝子を改変するために，標的遺伝子組換え法と呼ばれる手法を用いる．これは，相同組換えという細胞がもつ特性を利用し，同一のDNA配列間での乗り換えを引き起こす．最初に改変したい領域をカバーする遺伝子をクローニングし，改変したい領域の前後の遺伝子配列と同じ部分をもつベクターを作製する（概念図，図8-38）．改変部分をはさむ形で前後に「糊しろ」部分が付いた形をイメージすればよい．このベクターには培養ES細胞中で相同組換えを起こしたクローンを効率的に検出するために，2つの遺伝子が組込んである．まず，細胞遺伝子にこのベクターが組込まれたことをモニターする薬剤耐性遺伝子であるが，通常ネオマイシン耐性遺伝子（neo）が用いられ，培地にネオマイシン（G418）を添加することで生き残った細胞（neoを取り込んだ細胞）を選別する．一方，外来の遺伝子は，ランダムに遺伝子に取り込まれる性質がある．これを防ぐために，相同組換えを起こす部分の外側（糊しろの外側）に，導入されるだけで細胞が死滅する遺伝子を入れておく．ジフテリアトキシンA鎖（DT）やチミジンキナーゼ（tk）が使われる．

1) ノックアウトマウス作製のポイント

　ノックアウトマウス作製の過程にはいくつかの困難が存在する．まずターゲティングベクターの構築である．その最大の原因は，DNAのクローニングなどは非常に初歩的な技術で誰でも簡単にできるという誤解である．なるほど，現在ではさまざまなキット類があり，DNA断片をプラスミドにつなぐなど朝飯前だと思われている．しかし，ターゲティングベクターは15 kbを超えることも珍しくない．プラスミドベクターは，挿入部分が7 kbを超えるとその長さにしたがい，指数関数的にライゲーションの効率が下がる．したがって，ライゲーションするDNA断片の精製やクローンの同定などを簡便な方法を使用しないで行う．実験書を参照するとよい[7]．

　一方，標的とする部分の遺伝子クローニングは，マウスのすべての遺伝子配列が明らかにされ劇的に変化した．手元にゲノムのクローンがなければ，標的とする遺伝子の情報をもとにプライマーを設定し購入したBACクローンやゲノムに直接PCRをかけてクローニングすればよい．読み違いが少なく長い配列を増幅できる耐熱酵素（KOD-plus-，Pfx DNA polymeraseなど）が開発されたのでこのようなことが可能になった．さらに最近は，BACクローンとRed/ET組換え法を用いて，目的のベクターを大腸菌内で構築する方法や，さまざまな組換えシステムを用いて，ライゲーションを使わないでDNA断片を結合する方法が開発されている[8]．単純なノックアウトであれば，標的とするタンパク質の機能を失わせる部分（酵素であれば活性中心）を含むエキソンを欠損ないしは薬剤耐性カセットの挿入により破壊すればよい．ベクターを導入するES細胞の培養は，通常の株化培養細胞といくつかの点で大きく異なる．まずES細胞の培養は分化させないようにすることが最も大切である．そのために，多くの場合フィーダー細胞上で培養を行い培地にLIF（leukemia inhibitory factor）を添加する．さらに，用いる血清のロットも重要な要素である．標的組換えを起こしたES細胞のスクリーニングは，サザンブロット法，PCR法いずれかで行うが，あらかじめプローブやプライマーの設定を慎重に行い確実にポジティブクローンが同定できる条件を決定しておくことが肝要である．

　最後の難関がキメラマウスの作製である．胚盤胞，8細胞期胚へのES細胞インジェクションか，透明体を除いた8細胞期胚とのアグリゲーションによりキメラ胚を作出する．これら胚を通常偽妊娠した仮親の子宮に移植してキメラマウスを得る．このうちES細胞の寄与が高いもの（通常は体毛色で判断する）を交配させ生殖系列にES細胞の形質をもった個体を選別する．ES細胞の培養条件や宿主胚に入れる細胞数などがこの効率を決める．ヘテロに変異をもつもの同士を交配しノックアウトマウスを作出する．このように遺伝子欠損マウスを作製するには相当の時間がかかる．順調に実験が進んでも計画から8カ月以上経たないとマウスは得られない．

　このように作製されたノックアウトマウスは，脳機能を分子レベルで解析する優れた材料であり，この方法により脳研究が変わったといっても過言ではない．とりわけ，記憶・学習など脳高次機能を解析するためには大きな力を発揮する[9][10]．作出した動物が異なった興味から解析できるリソースとして有用であることから，一通りの解析が済んだ動物は，より多くの人に提供し別の観点から解析してもらうことも大切である．そのために理研BRCなどのような機関に寄託し，維持管理と提供を依頼するのがよいであろう．

2) コンディショナル遺伝子操作法

　ノックアウトマウスは，生命科学に多大な貢献をしてきたが，その限界も明らかになってきた．その1つは，発生過程で作用する遺伝子欠損が，個体発生や形態形成に異常を引き起こす場合である．例えば成体での記憶・学習に関与すると想定される分子をノックアウトしたときに，発生の途中で死亡すると解析そのものができないし，発生過程で引き起こされた異常の結果を成体でみているだけで，真の分子機能をみていないという批判が常に付きまとう．この問題を克服するために，時期と部位を限定して遺伝子発現をコントロールする方法が開発されてきた．現在一般に利用されているのは，Cre/loxP組換え系を用いた方法と，テトラサイクリンによる遺伝子発現の制御系である．

3) Cre/loxP組換え系を用いた
　　コンディショナル遺伝子発現制御法

　この方法の原理は，図8-38に示すようにP1ファージの組換え系Creリコンビナーゼとその認識配列loxPを利用する．目的遺伝子の欠損させたい領域をあらか

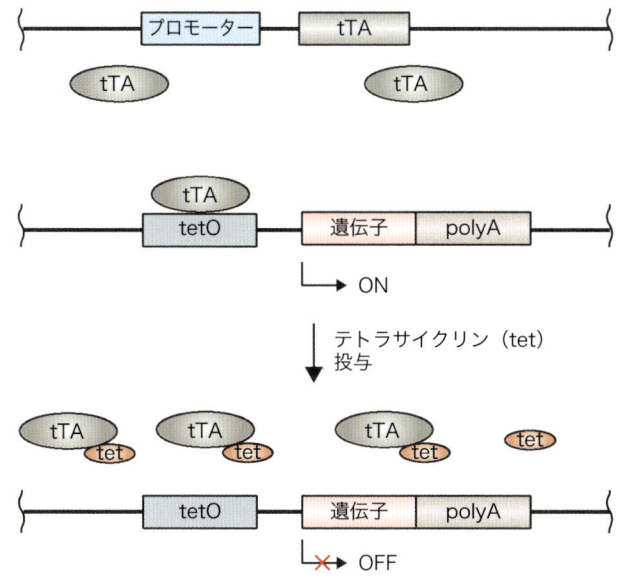

●図8-39 テトラサイクリンによる遺伝子発現制御系

tTA-tetO制御系は，大腸菌テトラサイクリン耐性由来のTetリプレッサー（TetR）とTetオペレーターDNA配列（tetO）を用いた遺伝子調節系である．テトラサイクリントランスアクチベーター（tTA）は，テトラサイクリン非存在下でオペレーター（tetO）に結合しその下流の遺伝子転写を促進させる．ここにテトラサイクリンが存在するとtTAはテトラサイクリンと結合しtetOから離れる．するとtetOで正に制御されていた遺伝子の発現が停止する．tTAを特定の領域にのみ発現するマウスを作製し，tetOの下流に発現したい遺伝子をつないだトランスジェニックマウスを交配させ，両者の遺伝子をもつ個体を選択すれば，テトラサイクリンの誘導体ドキソサイクリン（Dox）の投与により目的の分子の発現を領域特異的に停止できる．薬剤の投与をやめると発現が回復する

じめloxP配列ではさんだ標的マウスとCre発現マウスと交配させると，Creを発現している部分でのみ遺伝子の組換えが起こる．まず，目的遺伝子の機能領域をコードするエキソンをloxP配列ではさんだ標的マウスを標的組換えにより作製する（これはfloxed mouseと呼ばれる）．これとは別に作製したCreを脳の部位や細胞に特異的に発現するマウスと交配し，loxP配列をホモにもち，さらにCreをヘテロにもつマウスを作出する．このマウスでは，Creが発現している領域でのみ遺伝子組換えが起こり，目的の遺伝子のノックアウトが引き起こされる．

この方法はさらに改良されており，Creの活性を薬物で制御できるものも存在している．例えば，プロゲステロンのリガンド結合領域とCreの融合タンパク質であるCrePRは，プロゲステロンのアンタゴニストを投与したときのみその活性が誘導される[11]．したがって，細胞特異的なプロモーターの下流にCrePRをつないだマウスでは，特定の時期に特定の細胞での遺伝子組換えを起こすことができる．

4）テトラサイクリントランスアクチベーターを用いた遺伝子発現調節法

遺伝子発現を外から自由に調節して，対象分子の機能を解析するという手法はとても魅力的である．例えば，記憶・学習の研究をする場合，ある因子が記憶の獲得に必要なのか，保持に必要なのかという問いには，可逆的な発現調節ができる方法でないと対処できない．薬剤による遺伝子発現の調節を目的にテトラサイクリントランスアクチベーターを用いた方法が開発されてきた．この原理は図8-39に示した．テトラサイクリントランスアクチベーター（tTA）は，テトラサイクリントランスアクチベーター結合配列（tetO）に結合し，その下流の転写をONにする．ここにテトラサイクリンを投与すると，tTAはtetOとの結合ができなくなりその下流の転写がOFFになる．すなわち，テトラサイクリンの有無で遺伝子転写のON/OFFができるのである．この方法が使用されている例は，あらかじめ解析対象分子をノックアウトしたマウスで，解析対象の分子を薬剤により制御するという方法で利用されていることが多い[12]．今後大きな発展が期待される分野である．

MEMO

■ テトラサイクリンによる遺伝子誘導

Tetのシステムはさまざまな改良がなされ，Dox（テトラサイクリンの誘導体）の結合により遺伝子発現がONになるrtTAが開発された．初期のものは，バックグラウンドが高いため誘導効率が低くマウス個体ではうまく動くものは少なかったが，最近開発されたクロンテック社のTet-On® 3Gなどでは，低濃度のDox投与により非常に高い遺伝子発現が誘導できるようになった．

3 遺伝子改変マウスを用いた脳研究の今後

　神経科学分野において，分子機能解析を行う論文では，ノックアウトマウスを用いた検証が当然のように求められる．単純なノックアウトマウスは，これまで国際的に進められてきたリソース拡充の取り組みにより入手可能なものも多いし，ほとんどのノックアウトES細胞は入手できる〔理化学研究所バイオリソースセンター，KOMP（Knockout Mouse Project），NorCOMM（North American Conditional Mouse Mutagenesis Project），EUCOMM（European Conditional Mouse Mutagenesis Programm）〕．一方，実際の研究場面では，対象とする遺伝子のアミノ酸置換による特定ドメインの改変や，特定の細胞と時期に限定した分子発現の制御などが求められることが多く，遺伝子改変マウスへの需要はなくならない．したがって，遺伝子改変マウス作製の迅速化と廉価化に貢献できる新規技術開発を進める必要がある．また，脳機能に関連する遺伝子群のfloxedマウスや細胞特異性高くCreを発現するドライバーマウスの拡充をサポートするリソース事業を充実させることが神経科学研究の進展にきわめて大切である．

〔﨑村建司〕

■ 文献 ■

1) Gordon, J. W. et al.：Genetic transformation of mouse embryos by microinjection of purified DNA. Proc. Natl. Acad. Sci. USA, 77：7380-7384, 1980
2) 『ジーンターゲティング―ES細胞を用いた変異マウスの作製（実験医学別冊バイオマニュアルシリーズ8）』（相沢慎一/著），羊土社，1995
3) 『Manipulating the mouse embryo ― a laboratory manual, 3rd Ed』（Nagy, A. et al.），Cold Spring Harbor Laboratory Press, 2003
4) 『モデル動物の作製と維持』（森脇和郎，他/編），エル・アイ・シー，2004
5) 『マウスラボマニュアル 第2版―ポストゲノム時代の実験法』（東京都臨床医学総合研究所実験動物研究部門/編），シュプリンガー・フェアラーク東京，2003
6) Mishina, M. & Sakimura, K.：Conditional gene targeting on the pure C57BL/6 genetic background. Neurosci. Res., 58：105-112, 2007
7) 『Molecular cloning ― a laboratory manual』（Sambrook, J. & Russell, D. W.），Cold Spring Harbor Laboratory Press, 2001
8) 﨑村建司，他：新世代のジーンターゲティング，生化学，79：340-349，2007
9) Silva, A. J. et al.：Impaired spatial learning in α-calcium-calmodulin kinase II mutant mice. Science, 257：206-211, 1992
10) Sakimura, K. et al.：Reduced hippocampal LTP and spatial learning in mice lacking NMDA receptor ε1 subunit. Nature, 373：151-155, 1995
11) Kitayama, K. et al.：Purkinje cell-specific and inducible gene recombination system generated from C57BL/6 mouse ES cells. Biochem. Biophys. Res. Commun., 281：1134-1140, 2001
12) Mayford, M. et al.：Control of memory formation through regulated expression of a CaMKII transgene. Science, 274：1678-1683, 1996

第8章 さまざまな実験手法

7 網羅的解析

　脳神経細胞の構造と機能は，根源的にはゲノムDNAにコードされた遺伝子情報によって規定されている．したがって，DNA塩基配列が解読されればすべての事象が明らかになるはずである．しかし実際には，時間的空間的に選択された特定の遺伝子のみがmRNAとして読み出され，ポリペプチド鎖の一次構造に翻訳され，正しい立体構造に折りたたまれてタンパク質となった後に，さらに糖鎖の結合やリン酸化，アセチル化などの翻訳後修飾を受けることによって，細胞内局在，複合体形成，活性などが高度に調節されている．そのため，脳の発達や機能分化，記憶の仕組み，老化およびそれに伴う神経変性のメカニズムなど，脳神経細胞に関するさまざまな事象を明らかにするためには，細胞内で発現されているすべてのタンパク質を直接調べる必要がある．
　プロテオーム解析[1]は，このようなタンパク質の集まりを網羅的に解析することを目的として開発された新しい研究手法である．本項では，主に二次元電気泳動に基づいたプロテオーム解析法，および液体クロマトグラフィーに基づいたショットガン法による網羅的解析について述べる（概念図）．

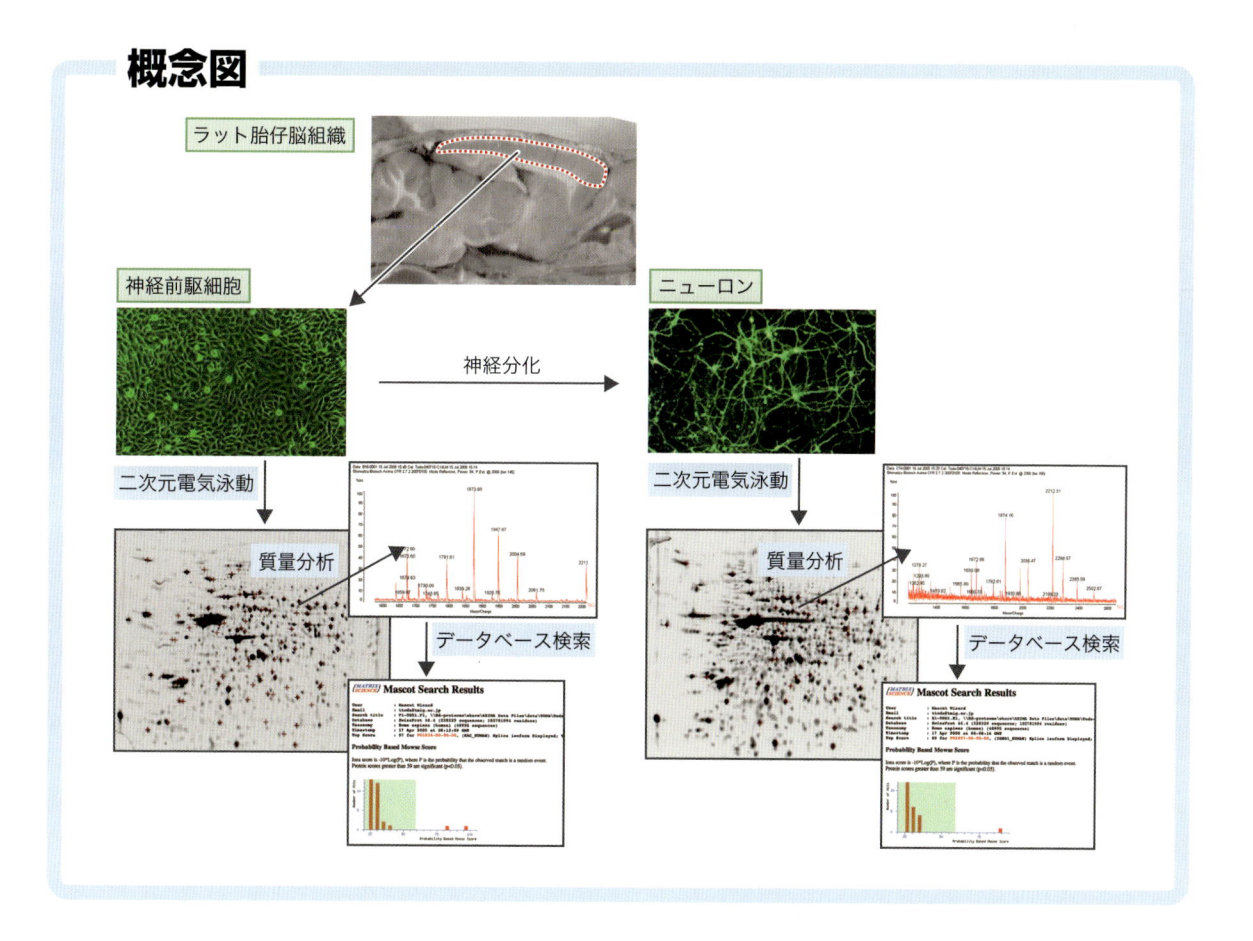

概念図

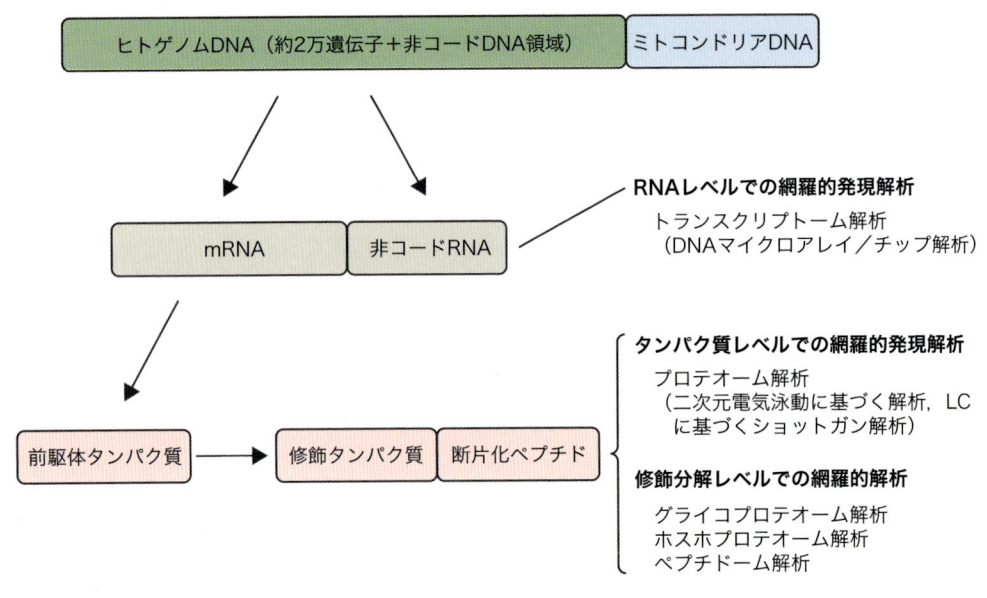

```
       ┌──────────────────────────────────┐  ┌──────────────┐
       │ ヒトゲノムDNA（約2万遺伝子＋非コードDNA領域）│  │ ミトコンドリアDNA │
       └──────────────────────────────────┘  └──────────────┘
                ↓              ↓
           ┌────────┐    ┌────────┐         RNAレベルでの網羅的発現解析
           │ mRNA   │    │ 非コードRNA │          トランスクリプトーム解析
           └────────┘    └────────┘            （DNAマイクロアレイ／チップ解析）
                ↓
                                              タンパク質レベルでの網羅的発現解析
                                                プロテオーム解析
                                                （二次元電気泳動に基づく解析，LC
     ┌──────────┐   ┌──────────┐ ┌──────────┐    に基づくショットガン解析）
     │ 前駆体タンパク質 │ → │ 修飾タンパク質 │ │ 断片化ペプチド │
     └──────────┘   └──────────┘ └──────────┘  修飾分解レベルでの網羅的解析
                                                グライコプロテオーム解析
                                                ホスホプロテオーム解析
                                                ペプチドーム解析
```

●図8-40　トランスクリプトーム解析とプロテオーム解析
従来トランスクリプトーム解析の対象は，タンパク質をコードする遺伝子の転写産物を解析するものと考えられていたが，最近ではタンパク質をコードしないRNAも解析の対象とされるようになってきている．これに対しプロテオーム解析は，転写・翻訳および翻訳後修飾などを経て実際に機能しているすべてのタンパク質を対象とする

1 トランスクリプトーム解析とプロテオーム解析

　ヒトのゲノムDNA上にコードされた遺伝子の数は2万余りである[2]ことが明らかとなり，ニューロンなどの機能的に分化した細胞ではおおよそ1割程度の遺伝子がタンパク質にまで翻訳され機能していると考えられている．遺伝子は図8-40に示すようにまずmRNAに転写されるが，このとき多くの遺伝子は，スプライシングの違いによって複数のバリアントとなる．この段階のmRNAの集合体がトランスクリプトームである．従来個々のmRNAは，ノーザンブロット法やプロテクションアッセイ法などで検出されていたが，近年ではさまざまな塩基配列のプローブが1枚の基板に固定化されたDNAマイクロアレイ（DNAチップ）や次世代シークエンサーを用いて一斉に（網羅的に）解析されることが多くなってきている．

　一部のRNAはタンパク質に翻訳されず，それ自体が調節因子として機能しているのではないかと考えられているが，多くのmRNAは最終的にタンパク質に翻訳され，さらに糖鎖の付加やリン酸化，アセチル化，パルミトイル化などさまざまな翻訳後修飾を受けたうえで，細胞の骨格構造や細胞内器官，物質輸送のシステム，エネルギー代謝や物質代謝の酵素系，神経伝達システムなどで機能している．プロテオームとは，このようなタンパク質の集合体をひとまとめにした概念であり，プロテオームを一斉に（網羅的に）解析することによって，細胞の分化や老化，機能調節の機序などを明らかにしようとする研究手法がプロテオミクスである．

2 網羅的解析のための分離技術

　すでに述べたように，トランスクリプトームレベルで網羅的に発現解析する方法としては，1990年代後半に開発されたDNAマイクロアレイ法（DNAチップ法）[3,4]がある．この方法は，チップの作り方によりスタンフォード方式とAffimetrix社の方式に大きく分けられる．スタンフォード方式では，主に天然のDNAを鋳型としてPCR法で増幅したDNA断片をスライドグラス上に高密度にスポットしたものを利用するのに対し，Affimetrix社の方式では，基板上で20〜25 merのオリゴヌクレオチドを直接合成するというものである．DNAマイクロアレイ法については，「DNAマイクロア

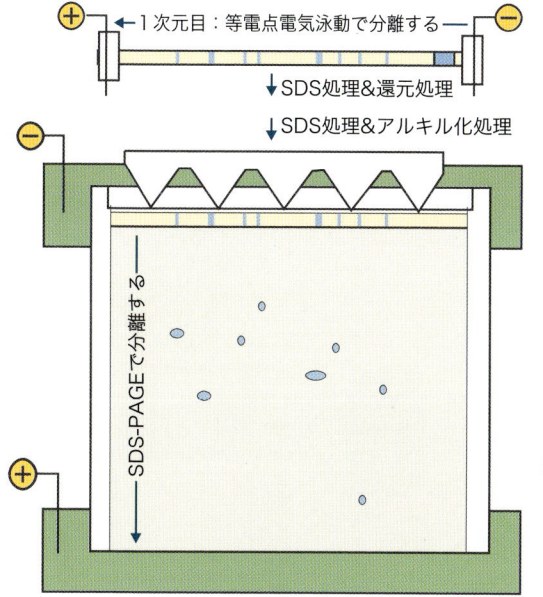

●図8-41 二次元電気泳動法による
タンパク質の分離

細胞や組織から抽出されたタンパク質は最初に等電点電気泳動で分離され，次にSDS-PAGEで分離される

レイデータ解析入門（Steen Knudsen/著，塩島 聡，他/監訳，羊土社，2002）」などに基本原理からチップ作製技術，データ解析技術まで詳しく解説されているのでそちらをご覧いただきたい．

一方，プロテオームレベルで網羅的に発現解析する方法としては，主に二次元電気泳動に基づいた方法[1]と一次元あるいは二次元LC（liquid chromatography）に基づいた方法（ショットガン法）[5]が利用されている．この他，SELDI（surface-enhanced laser desorption/ionization）法[6]と呼ばれる簡易型のプロテインチップ法や，抗体マイクロアレイ法などもある．

オーファレル[7]によって開発された二次元電気泳動は，タンパク質を尿素や中性の界面活性剤で変性し，一次元目に変性系の等電点電気泳動を行い，さらに二次元目にSDS-PAGEを行って，個々の一本鎖ポリペプチドとしてスポット状に分離展開するものである（図8-41）．翻訳後修飾を含めたタンパク質発現動態が把握できる優れた技術である一方，「操作が面倒である」とか「再現性が低い」，「熟練が必要」，「自動化が困難」といった問題点もあった．これを解決するために開発された方法が，LCシステムとESI-MS（electrospray ionization-mass spectrometry, エレクトロスプレーイオン化型質量分析計）をオンラインで直結した「ショットガン方式のプロテオーム解析法」[5]である（図8-42）．

当初のショットガン方式には，翻訳後修飾の解析や定量的な解析が困難であるといった欠点もあったが，その後の技術開発によって，これらの課題も次第に解決されるようになっている．両者は一長一短があるので，それをよく理解し研究の目的によって使い分けることが重要である．

3 網羅的解析における定量的な比較分析技術

1) 二次元電気泳動に基づくプロテオーム解析における定量分析

■標識法

二次元電気泳動で分離されたタンパク質の検出法には，泳動前に放射性同位体や蛍光色素で標識しておく方法[8]と，泳動後にCBB（coomassie brilliant blue）や銀，蛍光色素などで染色する方法の2通りがある．さらに放射性同位体で標識する方法にも，^{35}S-Metなどを新たにつくられるタンパク質に取り込ませるメタボリックラベリング法のほか，^{135}Iなどで化学的に修飾する方法や^{32}P-ATPなどでリン酸化によって取り込ませる酵素法などさまざまな方法があるが，すべての操作を，放射性同位体の取り扱いが許可された管理区域内で行う必要があるため，最近はあまり行われなくなっ

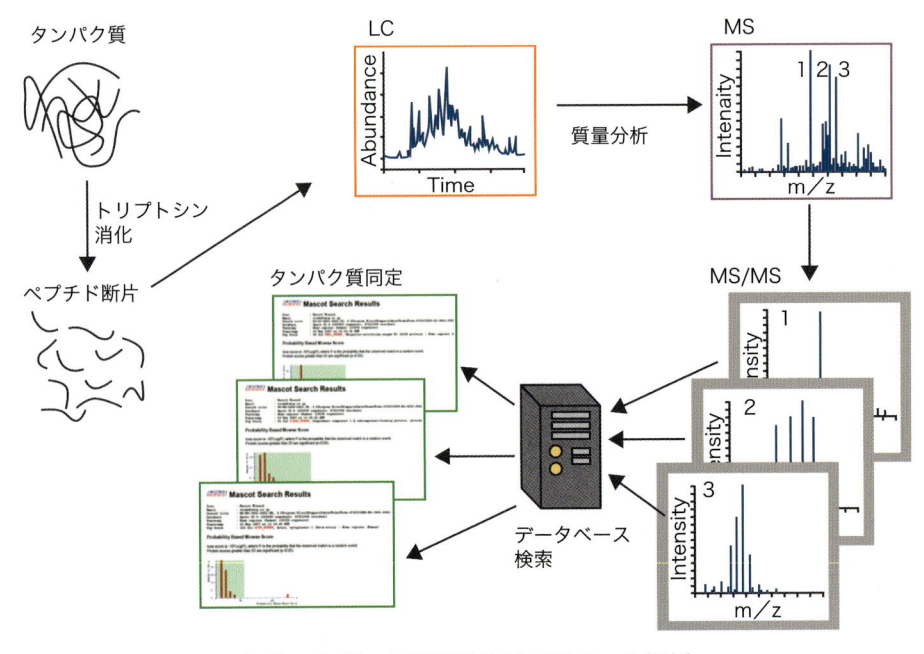

●図8-42　ショットガン方式による網羅的プロテオーム解析
タンパク質を最初にペプチド断片化し，液体クロマトグラフィーで分離後，質量分析（MSおよびMS/MS）によって同定する

てきている．

むしろ最近は，Cy3やCy5などの蛍光色素で標識する2D-DIGE（two-dimensional difference gel electrophoresis）法[8]（図8-43）がよく用いられている．標識の原理は標識キットと検出システムを取り扱っているGEヘルスケア社のホームページなどで紹介されているので，詳しくはそちらをご覧いただきたい．この方法の最大の特徴は，比較したい2種類のサンプルを異なる波長特性をもった蛍光色素で標識し，両者を正確な量比で混合して1枚のゲル板上で二次元展開するところにあり，二次元電気泳動の再現性が低い場合でも，画像解析によって両者を定量的に比較解析することができる．ただし，この方法は継時的な変化を追うような多点分析には不向きであることや，後述のように質量分析法でタンパク質を同定する際に，良好な質量スペクトルが得にくいことなどの問題点もある．

■ 染色法

タンパク質の同定を行う必要があるときには，二次元電気泳動後にCBBなどで色素染色し，コンピュータによる画像解析で定量的比較解析する方法[9]が，一般的に行われており，発表論文数も多い．CBB染色はスポットを肉眼で観察でき，可視光の廉価なスキャナーやCCDカメラで画像を取り込むことができ便利であるが，検出感度が低く，微量なタンパク質の解析には不向きである．一方，銀染色法は感度がCBBの50倍以上あり，微量のタンパク質の検出に適しているものの，タンパク質の種類によって染色性が異なり，定量性の点では問題がある．これに対し，SYPRO® Ruby Protein Stain（ライフテクノロジーズ社）などの蛍光色素による染色法[10]は，銀染色と同程度の高感度であるうえにタンパク質に対する染色性もCBB同様にほぼ均一であり，定量性が認められる濃度範囲（ダイナミックレンジ）も広い．

■ 画像解析

染色されたゲルの画像は，二次元電気泳動画像解析用のソフトウェアを用いてスキャナーやCCDカメラで取り込み，バックグラウンドの補正やノイズの除去などを行った後にスポットを検出し，濃度を定量的に数値化する．二次元電気泳動で観察されるスポットの染色強度は，ゲルに供されたタンパク質の量に依存し，実験誤差が生じやすい．そこで一般には，1枚のゲル上で検出されたすべてのスポットの染色強度をベース

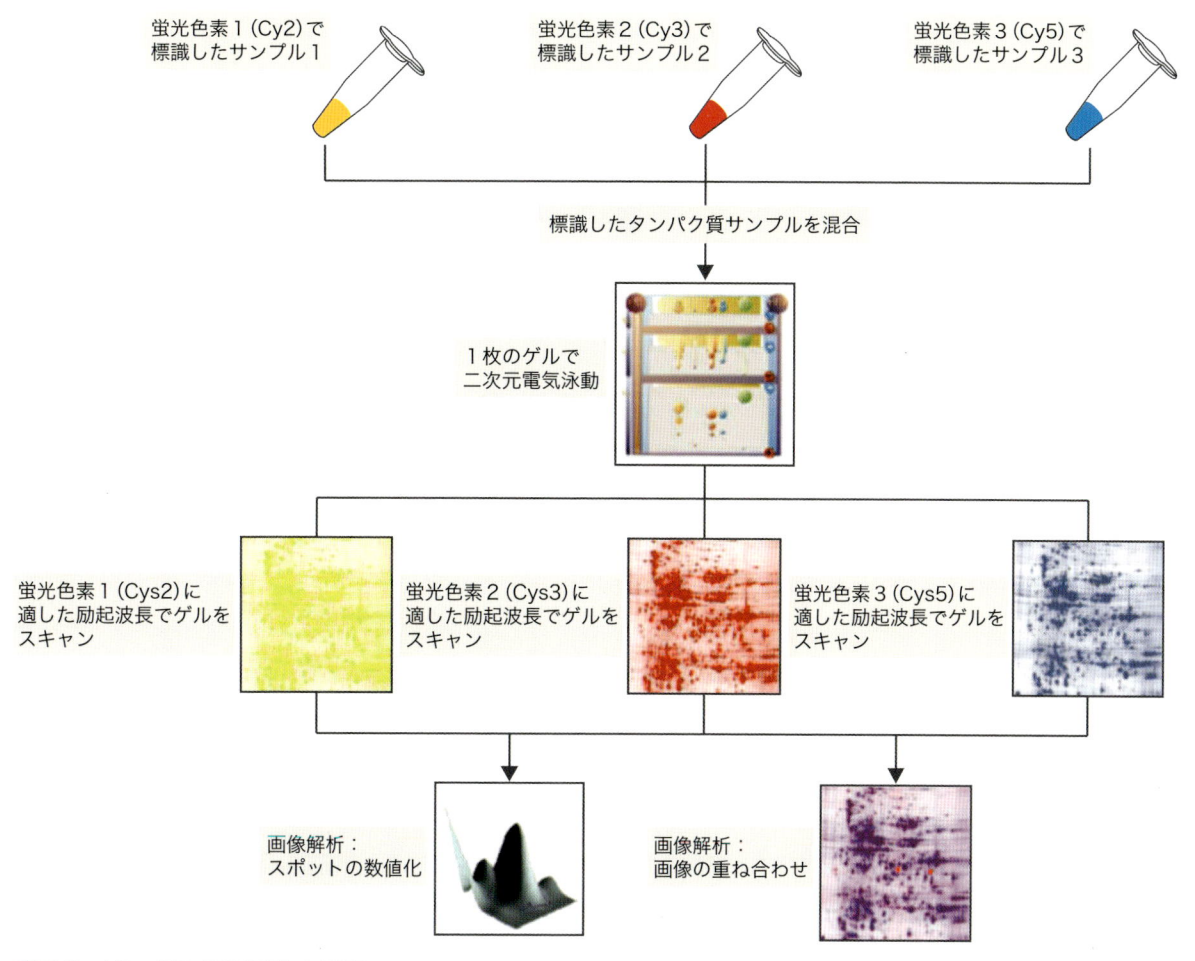

● 図8-43 2D-DIGE法の原理
比較したいサンプルのタンパク質をあらかじめ異なる波長特性をもった蛍光色素でラベルし，それらを混合して二次元電気泳動を行った後に，色素ごとの波長でそれぞれのタンパク質を定量的に検出することによって，サンプル間での発現レベルの違いを解析する

にして相対定量値（PPM値）を求め（この操作をequalizationと呼んでいる），この相対定量値を用いてゲル間の比較分析を行う．

2）ショットガン方式の プロテオーム解析における定量分析

タンパク質をあらかじめトリプシンなどで消化し，ペプチド断片としてLC（液体クロマトグラフィー）で分離，ESI（エレクトロスプレーイオン化）方式などの質量分析計で検出と同定を行うショットガンプロテオミクス（図8-42）では，質量分析におけるシグナル強度がそれぞれのペプチドのイオン化効率に依存し，絶対定量性が低い．そのため，サンプル間の定量的な比較解析を行うために，さまざまな工夫がなされている．その1つがCICAT®法（アプライドバイオシステムズ社）やiTRAQ®法（ライフサイエンステクノロジーズ社）などの安定同位体標識法[11,12]である．また近年では，MRM（multiple reaction monitoring，多重反応モニタリング）法[13,14]が広く行われるようになっている（SRM法とも呼ばれる）．

4 網羅的解析における タンパク質の同定技術

従来タンパク質の同定には，エドマン分解法によるペプチドシークエンサーが利用されてきた．しかしペ

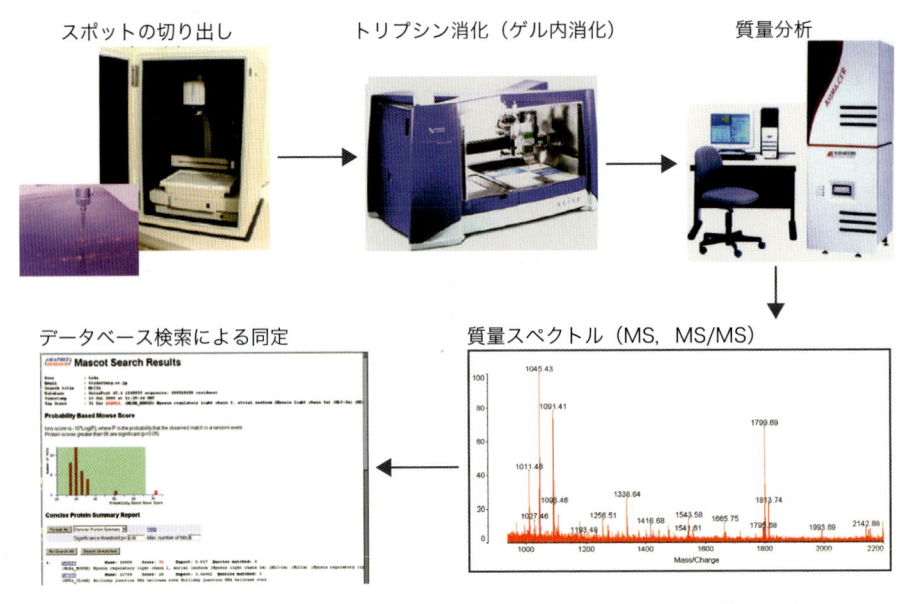

●図8-44　トリプシン消化ペプチドの質量分析によるタンパク質の同定
（ペプチドマスフィンガープリント法およびMS/MSイオンサーチ法）

二次元電気泳動で分離され，定量的に比較分析されたタンパク質のスポットをゲルから切り出し，トリプシンで消化した後，MALDI-TOF型などの質量分析計で質量スペクトル（MS，MS/MS）を測定．得られたデータをMASCOTサーバなどのデータベース検索エンジンに投げかけて同定を行う

プチドシークエンサーでは，十分な長さの配列を読むために数pmol（ピコモル）以上のタンパク質が必要であり，1つのタンパク質を同定するのに十数時間かかることなどから，網羅的解析には不向きな方法であった．これに対し，近年プロテオミクスで利用されている質量分析によるタンパク質の同定（図8-44）では，必要とされるタンパク質の量が数十fmol（フェムトモル）以下と格段に高感度であり，二次元電気泳動のゲルで分離されたタンパク質の同定や，二次元のLCで分離されたペプチドが帰属するタンパク質の同定に十分な感度を有している．また，1つのタンパク質を同定するための質量スペクトルを読むのに要する時間もMALDIイオン化法で数秒～数十秒，ESIイオン化法の場合には1秒以下と圧倒的に短く，網羅的解析に適した同定法である．

（戸田年総）

■文献
1) Wasinger, V. C. et al.: Progress with gene-product mapping of the Mollicutes: *Mycoplasma genitalium*. Electrophoresis, 16: 1090-1094, 1995
2) Schmutz, J. et al.: Quality assessment of the human genome sequence. Nature, 429: 365-368, 2004
3) Schena, M.: Genome analysis with gene expression microarrays. Bioessays, 18: 427-431, 1996
4) Gunderson, K. L. et al.: Mutation detection by ligation to complete n-mer DNA arrays. Genome Res., 8: 1142-1153, 1998
5) Wolters, D. A. et al.: An automated multidimensional protein identification technology for shotgun proteomics. Anal. Chem., 73: 5683-5690, 2001
6) Merchant, M. & Weinberger, S. R.: Recent advancements in surface-enhanced laser desorption/ionization-time of flight-mass spectrometry. Electrophoresis, 21: 1164-1177, 2000
7) O'Farrell, P. H.: High resolution two-dimensional electrophoresis of proteins. J. Biol. Chem., 250: 4007-4021, 1975
8) Unlu, M. et al.: Difference gel electrophoresis: a single gel method for detecting changes in protein extracts. Electrophoresis, 18: 2071-2077, 1997
9) Garrels, J. I.: Two dimensional gel electrophoresis and computer analysis of proteins synthesized by clonal cell lines. J. Biol. Chem., 254: 7961-7977, 1979

10) Steinberg, T. H. : Ultrasensitive fluorescence protein detection in isoelectric focusing gels using a ruthenium metal chelate stain. Electrophoresis, 21 : 486-496, 2000
11) DeSouza, L. et al. : Search for cancer markers from endometrial tissues using differentially labeled tags iTRAQ and cICAT with multidimensional liquid chromatography and tandem mass spectrometry. J. Proteome Res., 4 : 377-386, 2005
12) Kuyama, H. et al. : An approach to quantitative proteome analysis by labeling tryptophan residues. Rapid Commun. Mass Spectrom., 17 : 1642-1650, 2003
13) Boja, E. S. & Rodriguez, H. : Mass spectrometry-based targeted quantitative proteomics : achieving sensitive and reproducible detection of proteins. Proteomics, 12 : 1093-1110, 2012
14) Rezeli, M. et al. : MRM assay for quantitation of complement components in human blood plasma - a feasibility study on multiple sclerosis. J. Proteomics, 75 : 211-220, 2011

索引

数字

1嗅細胞-1受容体ルール	72
1糸球-1受容体ルール	74
2D-DIGE	386
2光子励起顕微鏡	56, 352
5ステップ法	156
^{18}F-dopa	158

欧文

A

activation likelihood estimation	271
ADAM	315
ADAR2	307
ADHD	293
AI	226
ALE	271
ALS	331
AMPA	49
AMPA型受容体	139, 178
animal cap	96
ApoE4	153
APP	313
Aranzio	64
Arch	361
ASD	293
autoregulation	367
α-amino-3-hydroxy-5-methyl-4-isoxazole propionic acid	178
α-synuclein	320
α-シヌクレイン	320, 331
αセクレターゼ	314

B

BAC	377
BACE-1	314
BDNF	140, 201
blood oxygenation level dependent	366
BLUFドメイン	362
BMI	32
BMP	116
BMP4	97
BOLD	366
Boltzmann定数	371
Brillouinの式	371
β-catenin	97
βアミロイド仮説	330
β-カテニン	97
βセクレターゼ	314

C

C9ORF72	305
CA1	64
CA2	64
Ca^{2+}・カルモジュリン依存性タンパク質リン酸化酵素II	179
Ca^{2+}シグナル	133
Ca^{2+}チャネル	185
CA3	65
call	269
CaMK II	179, 198
cAMP	72
CCA	373
Cdk5	127
cell-attached patch	340
Cerberus	98
Chordin	97
CNGチャネル	72
CNIHs	196
CNV	294
complex cell	213
conditioning lesion model	163
copy number variation	294
Corin	157
Cre/loxP	379, 380
CSPGs	164
Cys-ループ受容体チャネル	196
Cキナーゼ	197
γセクレターゼ	314

D

D1受容体	84, 280
D2/S2受容体遮断	278
D2受容体	84, 280
D2受容体遮断	278
DA作動薬	283
DAニューロン	285
DCN	224
deep brain stimulation	325
de Garengeot	64
Dickkopf-1	99
diNSC	110
DJ-1	323
DNAチップ	384
DNAマイクロアレイ法	384
DNAメチル化修飾	118
dorsal root ganglion	163
DRG	163
DSM-5	288
DTNBP1	284
D-セリン	195, 282

E・F

eEPSP	337
EGF	201
EGF受容体ファミリー	115
eIPSP	337
embryonic stem cell	105
endocytosis	171
eph/ephrin	138
EPSC	337
EPSP	170, 177, 337
ESP1	231
ES細胞	105, 106, 154, 377
exocrine gland-secreting peptide 1	231
exocytosis	171
fear conditioning	243
fEPSP	337
FGF	201
FGF8	103
floor plate cells	101
Follistatin	97
Frzb-1	99
FUS	303
FWHM	369
Fアクチン	53, 131

G～I

GABA	50, 82, 84
GABAニューロン	152
gap junction	46
Gbx2	103
GECI	356
genetically encoded calcium indicator	356
GluR	194
GluR δ	89
Glu伝達	281
Gluニューロン	285
Gタンパク質共役型受容体	72
H_2O^{15}-PET	368
hemodynamic reference function	372
Heschl's gyrus	224
HGF	201, 308
Hox遺伝子群	101
HPA系障害説	289
HRF	372
ICA	373
ICC	224
ICS	373
ID	368
IL-6ファミリー	115
individual recognition	230
induced pluripotent stem cell	105
initial dip	368
inside-out patch	340
intrinsic growth ability	163
in vivo 2光子イメージング	354
in vivo multi-recording法	342
iN細胞	110
IP3受容体チャネル	197
IPSC	337
IPSP	170, 337
iPS細胞	105, 106, 154, 309, 325
ISVZ	127

K・L

K$^+$チャネル	185
K神経節細胞	210
K層	212
LD	293
leucine-rich repeat kinase 2	323
Lewy body	320, 331
LIM	104
lipocalin	230
Lorente de Nó	64
LOVドメイン	362
LRRK2	323
LSO	224
LTD	56
LTP	54
Lynx1	141
L-ドーパ	156, 325

M

MAG	164
major histocompatibility complex	230
major urinary protein	230
MCBL法	355
mechanoelectrical transduction	219
MET	219
Mg^{2+}ブロック	179
mGluR1	89
MHC	230
MHCペプチドリガンド	230
microRNA	119
mitophagy	323
MPTP	320
MS/MSイオンサーチ法	388
MSO	224
multi-cell bolus loading	355
multiple recording法	337
Munro-Kellie doctrine	366
MUP	230
M神経節細胞	210
M層	212

N・O

N1m	270
Na$^+$チャネル	185
nerve growth factor	201
neural crest cell	102
neurotrophin	201
NF-κB	304
NGF	201
NgR1	141
Nieuwkoop	97
NMDA	49
NMDA型Glu受容体	281
NMDA型受容体	54, 139, 179, 278, 281
NMDA遮断薬	283
N-methyl-D-aspartate	179
Nodal	97
Noggin	97
Nogo-A	164
Nogo Receptor	164
NpHR	361
NRG1	284
NT-3	201
NT-4	201
ocular dominance plasticity	140
OFF反応	209
olivocochlear bundle	222
OMgp	164
ON反応	209
Optineurin	304
oRG細胞	127
OSVZ	127
Otx2	103
outside-out patch	340

P

P2X受容体チャネル	197
Papez回路	64
parkin	323
PCP	281
PCZ	125
perineuronal net	141
PI3キナーゼ	204
PINK1	323
PirB	141
PLCγ	204
PP1	183
P/Q型Ca^{2+}チャネル	89
preplate	59
primary auditory area	226
primitive cortical zone	125
protein phosphatase 1	183
PS	337
PSD	53
PSD-95	50, 140
P神経節細胞	210
P層	212

R・S

radial migration	121
rapamycin (mTOR) 経路	165
Ras	204
reeler	124
RMS	146
RNAプロセシング	306
RNA編集	195, 307
rostral migratory stream	146
SAP102	140
Schaffer側枝	66
schizophrenia	279
SDIA法	156
Semaphorin3A	165
Shh	101
Siamois	97
simple cell	213
SNP解析	294
SOD1	301, 331
SPM	372, 373
subplate	59
super oxide dismutase1	331

T〜W

T2	369
T2*	369
T2*コントラスト	368
TAR DNA-binding protein 43 kDa	331
TARPs	196
TDP-43	303, 331
TGFβ	97
tonotopic organization	222
Trk	202
tTA	381
θ-γリズム	152
unipolar brush cell	90
V1R	232
V2R	232
VCP	304
VDCC	186
VGKC	190
VGSC	188
voltage-dependent Ca^{2+} channel	186
voltage-gated potassium channel	190
voltage-gated sodium channel	188
vomeronasal recepter	232
WAIS-III	295
Wernicke's area	227
Wnt1	103

和文

あ

アクチン後方移動	132
アクチン線維	53
アクチンフィラメント	131
アストロサイト	42, 106, 114, 308
アスペルガー症候群	293
アセチルコリン	82
アセチルコリン受容体	141
アデノ随伴ウイルス	348
アニマルキャップ	96
アポリポタンパク質E	313
アマクリン細胞	209
アミロイドβペプチド（Aβ）	312

アミロイド前駆体タンパク質	313	エピソード記憶	250	画像解析	386	機能トポグラフィカルマップ	61
アリストテレス	25	エンケファリン	84	下側頭葉	216	気分障害	287
アルツハイマー病	153, 312	遠心性神経	222	可塑性	30	記銘	249
アロマターゼ	245	延髄	37	活動電位	30	キメラ動物	378
アンサンブル	32	エンドサイトーシス	171	下頭頂小葉	216	逆転プリズム眼鏡	256
アンドロゲン受容体	245, 247	横側頭回	224	カハール	27, 53	逆回し言語音	270
アンフェタミン類	280	オキシトシン	297	カハール・レチウス細胞	121	逆向性健忘	64, 253
イオンチャネル	45	オット・マンゴールド	97	顆粒細胞	76, 89	キャリア仮説	230
イオンチャネル型受容体	48	オプトジェネティクス	360	顆粒皮質	59	嗅覚	71
移植治療	106	オプトロード	364	顆粒細胞層	212	嗅球	71
一次聴覚野	226, 270	オペラント条件づけ	251	ガル	25	嗅細胞	71
一次脳胞	99	オリゴデンドロサイト	43, 117, 285	カルシウムイメージング	355	球脊髄性筋萎縮症	309, 328
一酸化窒素	239	オレキシン	38	カルシウム感受性色素	355	嗅皮質	72
一酸化窒素合成酵素	82	音韻	271	カルシニューリン	183	橋	37
遺伝子改変	256, 349, 376	音響脳磁界反応	270	カルモジュリン依存性リン酸化酵素	198	強磁性体性	366
遺伝子工学	376	音源定位	224	加齢	151	共焦点顕微鏡	354
遺伝子銃	348	音声言語	269	ガレヌス	25	鏡像描写課題	253
遺伝子導入	344			カレントクランプ	337	興味・喜びの喪失	288
遺伝子量効果	305, 329	**か**		感音難聴者	273	筋萎縮性側索硬化症	300
遺伝性筋萎縮性側索硬化症	331	外顆粒層	59	感覚貯蔵	250	空間記憶	150
遺伝率	259	開口放出	171	感覚毛	219	グリア	36, 278
意味記憶	250	外側膝状体	138	眼球優位可塑性	140	グリシン	282
意味処理	272	外側毛帯核	222	感作	251	グルタミン酸	82, 280
意欲の減退	279	海馬	63, 177, 254, 284	肝細胞成長因子	201	グルタミン酸興奮毒性	307
インジェクション	377	外胚葉	94	肝細胞増殖因子	308	グルタミン酸受容体	48, 54
インスリン	201	海馬歯状回	150	感受性期	233	グルタミン酸受容体チャネル	194
陰性症状	278, 279	海馬新生ニューロン	149	感情鈍麻	279	グルタミン酸伝達	278
ウィスコンシンカードソーティングテスト	255	海馬台	63	間接路	80	クロルプロマジン	280
ウイルスベクター	348	外有毛細胞	220	桿体	209	馴化	251
ウィルヒョー	42	外乱	238	貫通線維束	66	ケージ化 Ca^{2+}	171
ウェルニッケ野	227	外来遺伝子	376	間脳	37, 254	ケタミン	281, 290
ヴォルテージクランプ	337	会話・思考内容の貧困化	279	眼優位性カラム	135, 214	ゲノムワイド関連解析	261
うつ病	287	カウンターマーキング行動	231	記憶形成	149	幻覚	279, 280
運動・空間視	208	化学シナプス	46	記憶障害	149	健忘症	253
運動学習	255	下丘	221	記憶の座	256	コア領域	226
運動神経損傷モデル	43	蝸牛神経核	221	機械刺激感受性チャネル	219	語彙	272
運動ニューロン	300	下丘中心核	222, 224	器官培養	345	抗アンドロゲン療法	332
運動の不定性	240	角回	272	希死念慮	288	抗うつ作用	149
易疲労性	288	学習	152	基底膜	219	攻撃行動	246
エクソサイトーシス	171	学習障害	293	希突起膠細胞	43	後根神経節	163
エストロゲン受容体	245	覚せい剤	280	機能円柱	61	抗精神病薬	279
エピゲノム修飾	118	カクテルパーティー効果	224	機能カラム	214	高度難聴	274
				機能局在論	25		

INDEX

興奮性シナプス後電位 170, 177
興奮性シナプス後電流 337
交連線維 60
コカイン 280
黒質緻密部 81
黒質網様部 81
個体認知 230
骨形成タンパク質 116
古典的条件づけ 251
コルサコフ症候群 255
ゴルジ細胞 89
コルチコトロピン放出ホルモン 290
混交要因 262
コンディショナル 380
コンドロイチン硫酸プロテオグリカン 164

さ

再生能 162
罪責感 288
最適周波数 222
細胞移植 154
細胞接着分子 45
細胞体 41
細胞体トランスロケーション 122
細胞培養 344
細胞密集領域 125
サイレントシナプス 139
左側頭葉 284
サブスタンスP 84
三量体Gタンパク質 197
視覚前野 215
視覚野 138
磁化率 366
磁化率効果 367
肢間協調 238, 239
糸球モジュール 73
軸索 28, 41
軸索再生阻害因子 163
自己像認知 295
自己組織化 239
自己複製能 145

視細胞 209
視床 81, 284
歯状回 63
視床下核 84
歯状核赤核淡蒼球ルイ体萎縮症 328
糸状仮足 131
視床下部 243
事象関連fMRI 372
視床腹側前核 69
視線計測 295
実験者効果 262
シナプス 28, 30, 45, 157
シナプスオーガナイザー 134
シナプス可塑性 46, 52, 177
シナプス結合 133
シナプス後肥厚部 53
シナプス小胞 171
シナプスボタン 340
視物質 209
自閉症スペクトラム 293
集合興奮性シナプス後電位 337
集合電位 337
集中困難 288
終脳 39
周波数局在性 222
周波数弁別 220
終末部 41
収斂 30
主嗅覚系 72, 231
樹状突起 28, 40
樹状突起間相反性シナプス 76
樹状突起フィロポディア 134
受精 95
出力 60
主要組織適合抗原複合体 230
受容体 45
受容体チャネル 174
主要尿タンパク質 230
順向性健忘 64
上衣細胞 43
上オリーブ外側核 222, 224
上オリーブ内側核 222, 224

上オリーブ複合体 221
上丘 138
消去 252
条件恐怖反応 243
条件的遺伝子改変 256
小膠細胞 43
小細胞層 212
常磁性体性 366
小錐体細胞層 59
情動の経験の記憶 244
小脳 39, 235, 236, 240, 255, 284
小脳糸球体 89
上皮細胞成長因子 201
植物極 95
食欲の変化 288
初代培養 345
ショットガン法 383
ショットガン方式 385, 387
鋤鼻器 231
鋤鼻系 231
鋤鼻受容体 232
シルビウス裂 272
シングルチャネル記録 340
神経栄養因子 200
神経外胚葉 95
神経回路異常 285
神経可塑性仮説 289
神経管 99
神経幹細胞 106, 113, 144, 151
神経再生 147, 149
神経細胞 36
神経細胞層 59
神経上皮細胞 114
神経成長因子 201
神経節細胞 209
神経堤細胞 102
神経伝達物質 193
神経伝達物質受容体 193
神経発達障害 278, 285
神経板 94
神経誘導 94
人工多能性幹細胞 105

人工内耳 274
シンドビスウイルス 348
新皮質 59
錐体 209
錐体路 80
垂直誘導シグナル仮説 98
髄板内核 84
水平細胞 209
水平誘導シグナル仮説 98
睡眠障害 288
数理的モデル 240
スキル学習 255
ステロイドホルモン 245
ストリオソーム 84
ストレスホルモン 244
スパイン 41, 53, 134
スパイン構造 52
スパインネック 53
スパインヘッド 53
性行動 247
静止膜電位 173
星状膠細胞 42
星状細胞 89
精神運動制止 288
精神疾患 149, 151
成体神経幹細胞 150
正中心核 84
成長円錐 131
青斑核 82
脊髄小脳 87
脊髄小脳失調症1型 328
脊髄損傷 109, 162
接続特異性 27
セロトニントランスポーター 289
セロトニン 82
線維芽細胞成長因子 201
全か無かの法則 29
前向性健忘症 253
線条体 80, 155
前庭小脳 87
前庭動眼反射順応 256
先天聾 274
前脳胞 99

前部帯状回	284	ダマシオ	272	投射ニューロン	82	脳神経科学	24
躁うつ病	287	短期記憶	55, 250	動的極性	27	脳深部刺激療法	325
想起	249	単極ブラシ細胞	90	動物極	95	ノックアウトマウス	376
双極細胞	209	単純型細胞	213	頭部誘導能	98	ノルアドレナリン	82
双極性障害	287	淡蒼球外節	82	ドーパミン	81, 155, 280	ノルアドレナリントランスポーター	289
僧帽細胞	72	淡蒼球内節	82	ドーパミン－グルタミン酸相互作用	283		
ソーティング	156	知能検査	295	ドーパミン伝達	278	**は**	
側座核	84	チャネルロドプシン-2	359	毒性タンパク質断片仮説	330	パーキンソン病	80, 154, 319, 320, 331
束傍核	84	注意欠陥多動性障害	293	特徴周波数	222	灰色新月環	95
側方抑制	76	中隔側坐核	69	特徴抽出性	213	背外側前頭前野	284
ソマトスタチン	82, 316	中間表現型	262	独立成分解析	372	胚性幹細胞	105
		中枢パターン発生器	235	登上線維	88	背側蝸牛神経核	224
た		中脳	37, 285	ドッキング	172	背側経路	208, 215
ターミナルトランスロケーション	122	中脳黒質	155, 319	トポグラフィック	133	バインダー	272
第1世代（定型）抗精神病薬	278	中脳胞	99	トランスクリプトーム解析	384	バクテリオロドプシン	360
第2世代（非定型）抗精神病薬	278	中脳歩行誘発野	236	トランスジーン	378	バスケット細胞	89
大うつ病性障害	287	聴覚皮質	222	トランスジェニック	376, 377	パターン形成	94
台形体核	222	聴覚路	269	トランスポーター	41	発散	30
大細胞層	212	長期記憶	55, 250	トレッドミル	238	発生工学	376
代謝型受容体	175, 197	長期増強	30, 54, 178, 254			発達障害	293
代謝調節型受容体	49	長期抑圧	31, 56, 178, 239, 254, 255	**な**		パッチクランプ	337
苔状線維	66, 88	聴神経	221	内因性光シグナル	352, 358	ハノイの塔パズル	253
大錐体細胞層	59	聴皮質	274	内顆粒層	59	パラベルト領域	227
大脳基底核	80	直接路	80	内在性ニューロン	82	パルブアルブミン	82
大脳小脳	87	陳述記憶	250	内側膝状体	222	ハロドプシン	360
大脳新皮質	58	底板細胞	101	内側前頭葉皮質	284	反磁性体性	366
大脳新皮質地図	59	適応制御	235	内有毛細胞	220	ハンス・シュペーマン	96
大脳皮質	81, 106	デキサメサゾン	290	匂い分子	72	半値幅	369, 370
大脳皮質発生	121	テストステロン	230	二次元電気泳動	383, 385	ハンチントン病	80, 328
タイプI代謝型グルタミン酸受容体	237	手続き学習	255	ニュークープ	97	反発キュー	132
ダイレクト・リプログラミング	110, 111	テトラサイクリン	381	乳頭体内側核	69	被殻	82
多極性移動	122	電位依存性Ca^{2+}チャネル	186, 187, 188	入力	60	光遺伝学	360
多形細胞層	59	電位依存性K^+チャネル	190, 191	ニューロスフィア	145	皮質下投射	68
多細胞同時カルシウムイメージング法	356	電位依存性Na^+チャネル	186, 188, 189	ニューロトロフィン	201	皮質投射	68
脱抑制	84	電位依存性チャネル	185	ニューロペプチドY	82	皮質板	59
脱リン酸化酵素-1	183	電位感受性プローブ	352, 358	ニューロン	36, 45, 106	尾状核	82
多能性幹細胞	105	電気シナプス	46	ニューロン新生	144, 150	微小管	131
多分化能	145	電気穿孔法	349	妊娠阻止	233	ヒストン修飾	118
多変数解析	374	伝搬仮説	308	認知症	151	非線形振動子	239
		統合失調症	278, 279	ネプリライシン	316	非陳述記憶	250
		統合失調症様異常発現薬	280	脳磁図	270	ヒポクラテス	25
				脳室下帯	144	表現促進現象	328

ヒルデ・マンゴールド	96
非連合学習	251
部域特異化	94
フィロポディア	131
フェノバルビタール	153
フェロモン	71, 231
フェンサイクリジン	281
フォルマント	227
副嗅覚	231
副嗅球	232
複雑型細胞	213
副腎皮質刺激ホルモン	290
腹側経路	208, 215
腹側脊髄小脳路	238
物体視	208
ブトン	61
プライミング	172
プラスミン	316
フラビンタンパク質	358
ブルース効果	233
プルキンエ細胞	88, 237
ブレイン・マシン・インターフェース	32
プレスチン	221
プレセニリン	313
プレプレート	108, 121
ブロードマン	39, 59
プロテオーム解析	383, 384
プロニューラル	115
分化誘導	106
分散培養	345
分子層	59
平行線維	88
平衡電位	173
ベクター系	344
ヘッシェル回	224, 270
ペプチドマスフィンガープリント法	388
ベルト領域	227
ヘルペスウイルス	348
辺縁系	285
扁桃体	242
ヘンリー・モレゾン	39
方位カラム	214
放射状グリア	114, 122
房飾細胞	72
縫線核	82
ホールセル記録	357
ホールセルパッチクランプ	337, 339
歩行	235, 236
保持	249
母子間相互作用	230
ホメオティック遺伝子群	99
ポリグルタミン病	329
ホルト・フレーター	98
翻訳後修飾	384

ま

膜電位発生	174
膜融合	172
マシャド・ジョセフ病	328
マトリックス	84
マトリックスメタロプロテアーゼ	316
ミエリン関連タンパク質	163
ミオシンモーター	132
ミクログリア	43, 308
ミスフォールドタンパク質	308
免疫療法	309
妄想	279, 280
網羅的行動テストバッテリー	261, 262
モノアミン仮説	289

や

山中因子	107
誘引キュー	132
優性遺伝形式	328
有毛細胞	219
幼児性健忘症	254
陽性症状	278, 279
抑うつ気分	288
抑制性シナプス後電位	170, 337
抑制性シナプス後電流	337
四足歩行ロボット	240

ら・わ

ラジアルグリア	120
ラボアジェ	25
リーラーマウス	124
リーリン	124
リハーサル	250
リプログラミング	111
リポカリン	230
リポフェクション	348
隆起漏斗系ドーパミン神経分泌細胞	232
量の形質	260
菱脳胞	99
臨界期	137
リン酸カルシウム	348
劣性若年性パーキンソニズム	319
レット症候群	294
レビー小体	320, 331
連合学習	251
連合性軸索側枝	66
連合線維	60
連鎖解析	260
レンチウイルス	348
ロードーシス	247
ロコモーション	122
ワーキングメモリー	251

プロフィール

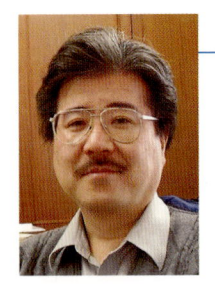

真鍋俊也（まなべ としや）

東京大学医科学研究所教授．京都大学医学部在学中より生理学講座の久野 宗教授（名誉教授・故人）のもとで神経系の電気生理学的研究をはじめ，卒業（1985年）後は大学院にて特に脊髄運動ニューロンの可塑性に関する研究に従事した．大学院修了（1989年）後は，米国カリフォルニア大学サンフランシスコ校（UCSF）のRoger Nicoll教授の研究室において，海馬のシナプス伝達可塑性の研究を開始した．ポストドクトラルフェローおよびリサーチアソーシエイトとしてUCSFにて4年間，主に電気生理学的手法を用いてLTPの誘導・発現機構の解明をめざして研究を続けた．東京大学医学部助手および講師、神戸大学医学部教授を経て、2001年より現職に就く．現在は、電気生理学に加え分子生物学的手法や遺伝子改変マウスなどを用いた行動学的実験手法も取り入れ，LTPやLTDをはじめとする中枢シナプス可塑性や記憶・学習や情動などの高次脳機能の分子機構とその破綻の分子基盤を明らかにしようと試みている．

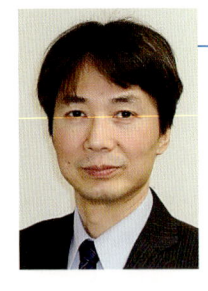

森　寿（もり ひさし）

1985年広島大学理学部生物学科卒業，1991年大阪大学大学院医学研究科博士課程修了，1991年新潟大学脳研究所助手，1994年東京大学医学部助手，1999年東京大学大学院医学系研究科講師，2003年富山医科薬科大学教授，2005年より大学統合により富山大学大学院医学薬学研究部教授．遺伝子操作マウスを作製し解析することで，脳機能や病態の分子機構を明らかにしたいと考えている．マウスの脳機能を解析しつつ，常に自分の脳が試されているのを実感している．研究結果に対する素直な驚きと謎解きを楽しむ感覚を大事にしたい．

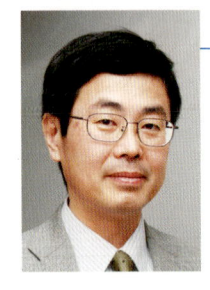

渡辺雅彦（わたなべ まさひこ）

北海道大学大学院医学研究科教授．東北大学医学部在学中より解剖学教室に出入りし，卒業後は筑波大学大学院医学研究科形態学専攻に進学し1988年修了．金沢大学医学部と東北大学医学部の解剖学講座助手を経て，1992年厳冬，津軽海峡を渡る．脳の構造的発達の分子細胞機構に関する研究を行っている．特に，シナプス回路形成におけるグルタミン酸シグナル伝達機構の役割や、神経情報伝達の分子基盤と取り組んでいる．

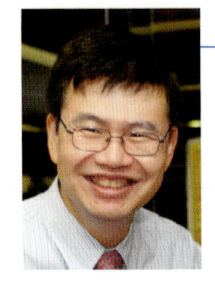

岡野栄之（おかの ひでゆき）

1983年慶應義塾大学医学部卒業．同年，同大学医学部生理学教室助手，1985年大阪大学蛋白質研究所助手，1989年米国ジョンス・ホプキンス大学医学部へ留学，1992年東京大学医科学研究所化学研究部助手，1994年筑波大学基礎医学系分子神経生物学教授，1997年大阪大学医学部教授，2001年より現職の慶應義塾大学医学部生理学教室教授．2009年より、内閣府・最先端研究開発支援プログラム「心を生み出す神経基盤の遺伝学的解析の戦略的展開」中心研究者．専門は神経発生，特に神経系前駆細胞の分化制御機構．最近は神経幹細胞研究を中心に，成体脳でのニューロン新生の脳機能における意義の解明や，再生医学的な観点からの研究も力を入れてやっている．また，研究はもちろんのこと，いかに優秀な人材を育てるかということに重きをおいている．趣味は，音楽鑑賞，読書，スポーツ，旅行（出張以外）．

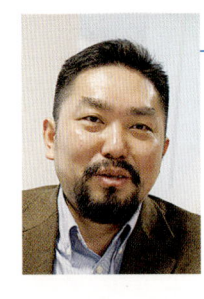

宮川　剛（みやかわ つよし）

東京大学で博士（心理学）を取得後，理研BSI，米国国立精神衛生研究所，バンダービルト大学，マサチューセッツ工科大学，京都大学大学院医学研究科を経て藤田保健衛生大学総合医科学研究所教授．大学院入学時より，遺伝子改変マウスの詳細な行動解析を行うことにより，遺伝子が行動にどのような影響を与えるのかについて調べている．これまでに200系統近くの遺伝子改変マウスを多くの研究室との共同で解析．得られた精神疾患モデルマウスの脳を調べ，一部の細胞が擬似未成熟状態にあるという現象が共通してみられることを発見．この機序の解明に取り組んでいる．

改訂第3版 脳神経科学イラストレイテッド
―分子・細胞から実験技術まで

2000年 7月30日	第1版 第1刷発行	編　集	真鍋俊也, 森　寿, 渡辺雅彦,
2004年 3月30日	第4刷発行		岡野栄之, 宮川　剛
2006年 3月25日	第2版 第1刷発行	発行人	一戸裕子
2008年 4月15日	第2刷発行	発行所	株式会社 羊 土 社
2013年 4月 1日	第3版 第1刷発行		〒101-0052

東京都千代田区神田小川町2-5-1
TEL　　03 (5282) 1211
FAX　　03 (5282) 1212
E-mail　eigyo@yodosha.co.jp
URL　　http://www.yodosha.co.jp/

Ⓒ YODOSHA CO., LTD. 2013
Printed in Japan

ISBN978-4-7581-2040-1

印刷所　株式会社 Sun Fuerza

本書に掲載する著作物の複製権，上映権，譲渡権，公衆送信権（送信可能化権を含む）は（株）羊土社が保有します．
本書を無断で複製する行為（コピー，スキャン，デジタルデータ化など）は，著作権法上での限られた例外（「私的使用のための複製」など）を除き禁じられています．研究活動，診療を含み業務上使用する目的で上記の行為を行うことは大学，病院，企業などにおける内部的な利用であっても，私的使用には該当せず，違法です．また私的使用のためであっても，代行業者等の第三者に依頼して上記の行為を行うことは違法となります．

JCOPY ＜(社) 出版者著作権管理機構 委託出版物＞
本書の無断複写は著作権法上での例外を除き禁じられています．複写される場合は，そのつど事前に，(社) 出版者著作権管理機構（TEL 03-3513-6969, FAX 03-3513-6979, e-mail : info@jcopy.or.jp）の許諾を得てください．

イラストレイテッドシリーズ好評発売中！

糖尿病学イラストレイテッド
―発症機序・病態と治療薬の作用機序
春日雅人／編

合併症も含めて最新知識を網羅．一冊で糖尿病が丸ごとわかります

■ 定価（本体6,400円＋税） ■ B5変型判 ■ 309頁 ■ ISBN 978-4-7581-2031-9

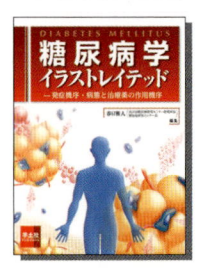

がん生物学イラストレイテッド
渋谷正史，湯浅保仁／編

がん遺伝子から治療まで，がん生物学の必須知識を完全網羅

■ 定価（本体6,200円＋税） ■ B5変型判 ■ 412頁 ■ ISBN 978-4-7581-2021-0

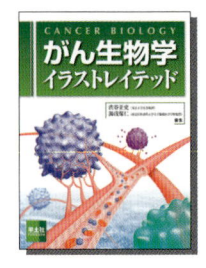

改訂第3版
分子生物学イラストレイテッド
田村隆明，山本　雅／編

必須知識のすべてを網羅．基本から先端まで確実にわかる大好評テキスト

■ 定価（本体4,900円＋税） ■ B5変型判 ■ 349頁 ■ ISBN 978-4-7581-2002-9

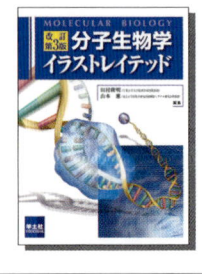

改訂第2版
免疫学最新イラストレイテッド
小安重夫／編

豊富なイラストで難しい免疫学がよく理解できると評判のテキスト

■ 定価（本体 5,200円＋税） ■ B5変型判 ■ 293頁 ■ ISBN 978-4-7581-2001-2

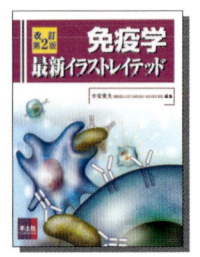

タンパク質科学イラストレイテッド
竹縄忠臣／編

ヒトと病気の仕組みを明らかにするタンパク質科学を体系的に学べるテキスト

■ 定価（本体 5,400円＋税） ■ B5変型判 ■ 333頁 ■ ISBN 978-4-89706-492-5

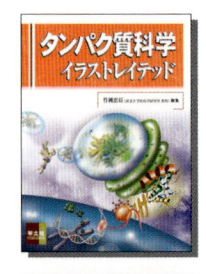

発行　羊土社 YODOSHA
〒101-0052　東京都千代田区神田小川町2-5-1　TEL 03(5282)1211　FAX 03(5282)1212
E-mail : eigyo@yodosha.co.jp
URL : http://www.yodosha.co.jp/

ご注文は最寄りの書店，または小社営業部まで

バイオサイエンスと医学の最先端総合誌

実験医学

2013年で**30周年**を迎えた実験医学は
これからも誌面・ウェブ双方で進化してまいります！

定期購読のご案内

【月刊】毎月1日発行　B5判
定価（本体 2,000 円＋税）

【増刊】年8冊発行　B5判
定価（本体 5,400 円＋税）

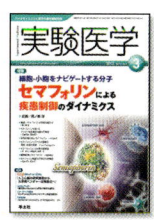

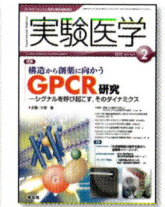

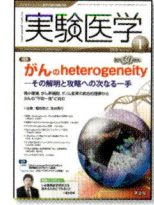

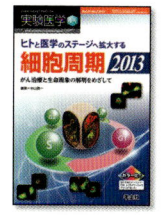

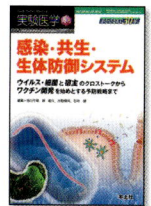

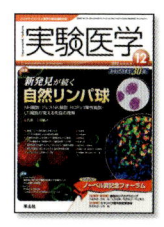

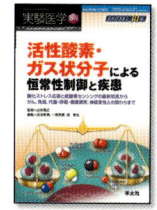

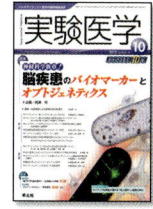

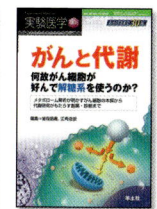

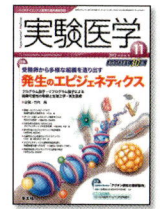

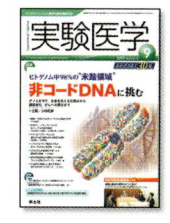

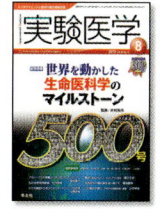

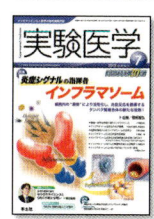

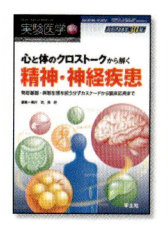

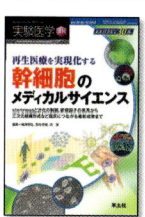

定期購読の❹つのメリット

1 注目の研究分野を幅広く網羅！
年間を通じて多彩なトピックを厳選してご紹介します

2 お買い忘れの心配がありません！
最新刊を発行次第いち早くお手元にお届けします

3 送料がかかりません！
国内送料は弊社が負担いたします

4 贈り物にも最適です！
ラボの後輩に，留学中のあの人に，
「実験医学」定期購読のプレゼントが大好評です
（※詳細は弊社営業部にお問合せください）

定期購読料　送料サービス
※海外からのご購読は送料実費となります

☐ **月刊（12冊／年）のみ**
1年間　12冊　24,000円＋税

☐ **月刊（12冊／年）＋ 増刊（8冊／年）**
1年間　20冊　67,200円＋税

2年間のご購読もお申し込みいただけます

お申し込みは最寄りの書店，または弊社営業部まで！

TEL 03 (5282) 1211　　FAX 03 (5282) 1212　　MAIL eigyo@yodosha.co.jp
WEB www.yodosha.co.jp　▶ 右上の「雑誌定期購読」ボタンをクリック！

羊土社おすすめ新刊書籍

みる見るわかる 脳・神経科学入門講座 改訂版 前編
はじめて学ぶ、脳の構成細胞と情報伝達の基盤

渡辺雅彦／著

基礎知識が一気に学べると好評の入門書が大幅改訂！ニューロンやシナプス，情報伝達の基本を1つ1つ整理しながら押さえていくので，理解度が違います．読みやすいボリュームながらイラストも満載！

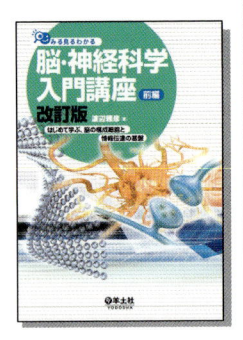

- 定価（本体3,600円＋税）
- B5判　191頁　ISBN978-4-7581-0729-7

みる見るわかる 脳・神経科学入門講座 改訂版 後編
はじめて学ぶ、情報伝達の制御と脳の機能システム

渡辺雅彦／著

大切なポイントを整理，複雑で多様な脳の構造と機能がスッキリわかる！特に伝達物質で切った解説は，分子から機能への道のりが見える他に類がない構成です．初学者～研究者までお勧めです．

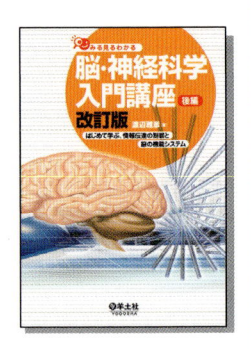

- 定価（本体3,600円＋税）
- B5判　189頁　ISBN978-4-7581-0730-3

進化医学 人への進化が生んだ疾患

井村裕夫／著

がん，肥満，糖尿病，高血圧，うつ病…人はなぜ病気になるのか？　進化に刻まれた分子記憶から病気のメカニズムに迫る「進化医学」．診断，治療法の確立にも欠かせない，病気の新しい考え方をわかりやすく解説！

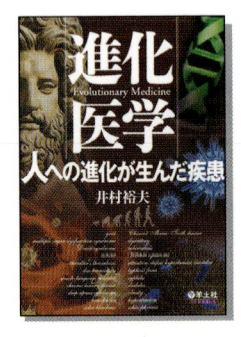

- 定価（本体4,200円＋税）
- B5判　239頁　ISBN978-4-7581-2038-8

マウスカラーアトラスと写真で見る脳実験マニュアル

黒川 衛／編

マウスの頭部解剖からヒト脳の基礎知識まで掲載したアトラス編と，脳関連実験手技や行動解析法がカラー写真でわかる実験・解析編の2部構成．マウスの基礎知識が満載なので，分野を問わずマウスを扱う研究者は必見！

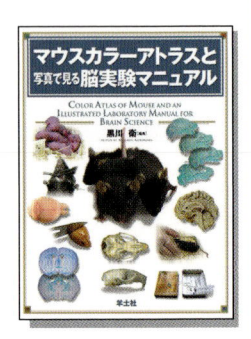

- 定価（本体6,800円＋税）
- A4変型判　212頁　ISBN978-4-89706-494-9

発行　羊土社 YODOSHA
〒101-0052　東京都千代田区神田小川町2-5-1　TEL 03(5282)1211　FAX 03(5282)1212
E-mail：eigyo@yodosha.co.jp
URL：http://www.yodosha.co.jp/

ご注文は最寄りの書店，または小社営業部まで